U0363679

主　编　朱明德
副主编　刘建平　许剑民　洪建国　朱邦贤

名医忠告

（第二版）

上海科学技术出版社

图书在版编目(CIP)数据

名医忠告 / 朱明德主编. —2版. —上海：上海
科学技术出版社，2014.1（2016.9重印）

ISBN 978-7-5478-2040-7

Ⅰ.①名… Ⅱ.①朱… Ⅲ.①常见病—诊疗
Ⅳ.①R4

中国版本图书馆 CIP 数据核字(2013)第269933号

名医忠告（第二版）

主编　朱明德

上海世纪出版股份有限公司
上海 科 学 技 术 出 版 社　出版
（上海钦州南路 71 号　邮政编码 200235）
上海世纪出版股份有限公司发行中心发行
200001　上海福建中路 193 号　www.ewen.co
上海盛通时代印刷有限公司印刷
开本 889×1194　1/32　印张 26.5
字数：700 千字
2005 年 9 月第 1 版
2014 年 1 月第 2 版 2016 年 9 月第 5 次印刷
ISBN 978-7-5478-2040-7 /R · 680
定价：58.00 元

上海医学名家
上海农工党人

献给广大读者的健康大礼

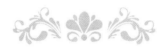

内 容 提 要

去医院看病，往往有很多的问题想问医生，但是医生很少有时间予以详细的解释说明。那怎么办？很简单，请翻阅《名医忠告》（第二版），能很快找到答案。

2005 年，《名医忠告》（第一版）问世，受到广大读者的喜爱，之后多次重印。在继承第一版精华的基础上，本书编委会根据近年来我国疾病谱的变化及医学领域的最新进展，对全书内容，特别是"专家忠告"这一主体部分进行了修改完善，增加"就诊策略""治疗主张""诊治误区""特别提醒""健康管理""小贴示"等广大读者朋友们较为关注的内容，以使本书更加实用，更能满足广大读者朋友的需要。

《名医忠告》为您和您的家人防病治病出谋划策，并免费提出健康忠告，值得拥有！

编 委 会

第一版编委会

序

朱明德教授是我非常敬重的一位老领导，他曾任上海第二医科大学（上海交通大学医学院前身）教授、副校长，上海交通大学医学院附属仁济医院主任医师、院长。朱教授是一位著名的临床医生，从医50余年，挽救了无数百姓的生命；他也是一位出色的医学教育家，创建了全国临床医学教育学会，为培养临床医学人才做出了卓越贡献。作为临床医师和医学教授的他，多年来不懈地致力于医学科普教育，主持《名医坐堂》节目、编写医学科普著作、做各种健康教育讲座，甚或开设公益咨询——话聊健康室，为普通百姓带来更广泛和实惠的帮助。

朱明德教授主编的《名医忠告》是一本面向普通百姓的医学科普图书，2005年初次出版，深受广大读者的喜爱。这次再版，朱教授提出以上海市农工党员为主体组成编写队伍，我欣然赞同。这样做，一是我有底气：上海农工党员中，医药卫生领域的党员数量占全市党员总数的1/2，而且大多任职于各大三甲医院的临床第一线，经验丰富，名医辈出，让他们来担任编写主体人员是非常适当的；二是出于我们农工党人的社会责任感：上海是农工党的诞生地，以上海的农工党人为主体编写一本专业级的医学科普图书，造福百姓，也是农工党人义不容辞的责任。因此，这本书可以说是"上海医学名家献给全国人民的一份厚礼"，也可以说是"上海农工党人献给广大读者朋友们的一份健康大礼"。

近年来，与人们的不良生活方式和行为习惯密切相关的各种慢性病发病率逐年攀升，患病人群的规模越来越大，而同时各类慢性病并不能根治，患病者更加需要的是长期健康管理，控制病情发展，带病生存和生活，提升生命质量。《名医忠告》（第二版）修订中充分考虑了这一因素，在保留第一版精华的基础上，每个病种增加了"就诊策略""诊治误区""健康管理""特别提醒"等内容，特别适合家庭健康管理及就医指导之用。

　　这本书的出版，既是朱明德教授及其他医学名家医学生涯的延伸，也是老百姓追求健康长寿的得力助手。愿这本书能成为广大读者的良师益友。

蔡　威

2013年10月于上海

　　（序者为全国政协常委，农工党中央副主席，上海市政协副主席，农工党上海市委主委，上海交通大学副校长，上海市儿科医学研究所所长、主任医师、博士生导师）

　　《名医忠告》（第一版）于2005年问世，其后多次重印，深受读者欢迎。

　　所幸的是，新版《名医忠告》承蒙农工党上海市委蔡威主委和金如颖副主委亲自组织，上海交通大学、复旦大学、同济大学和上海中医药大学各附属医院专家名医悉心编写，并由张海萍同志联络落实，确保本书的编写质量与水平。

　　如今，中国非感染性慢性疾病高发。当年征服急性感染性疾病的利器，是抗生素和疫苗；现今防治非感染性慢性疾病的法宝，是健康的生活方式和良好的行为习惯。健康与生活的关系如此紧密。可见，健康教育和健康管理更显重要。在临床诊治疾病同时，医生的提醒和关照，显得格外珍贵。医者多一句提醒，百姓少一些疏忽；医生多一点忠告，病家多一分健康。

　　为此，新版《名医忠告》编写体例彻底跳出诊疗手册常规模式，对编写内容和文中标题做了较大调整和改动，以更体现本书编写主旨和突出重点"忠告"。

　　新版删去第一版"谁是元凶""蛛丝马迹"两个小标题，内容更新精简为300字左右，作为无标题的"概述"。接着是大家关注的"您需要做哪些检查"简要内容；余下全文均为"专家忠告"，下设"就诊策略""治疗主张""诊治误区""特别提醒""健康管理"等小标题。最后必要时附设"小贴士"。

　　作家、评论家费振钟先生称，当今是"无视身体的时代和困于疾病的社会"，我顺应加上"忙于治病的医院"。此刻，合上全书定稿文卷时，由衷感佩困于临床医疗又重视本书编写的医业同仁。

　　希望本书对社会大众身心保健和防病治病有更多、更新的提醒和帮助。由于时间紧迫，编写较为仓促，欢迎读者朋友们不吝批评指正。

　　《名医忠告》(第二版)面市正值马年将至，时兴"送礼送健康"。本书权作献给广大民众的一份新年礼物，愿大家马年大吉，健康快乐！

朱明德

2013年10月于上海

目 录

1. 呼吸科疾病

急性气管支气管炎

急性气管支气管炎最常见的致病因素是病毒感染，受凉为最重要的诱发因素。先发生上呼吸道（鼻、咽喉）炎症，再向下蔓延引起气管与支气管炎。在病毒感染的基础上可发生细菌感染。有一部分患者也可直接由细菌感染而发病。其他因素如化学气体、粉尘、寄生虫、过敏等，也可引起本病。常有畏寒、全身乏力、鼻塞、流涕、咽痛、声音嘶哑等"感冒"症状。体温可高达39℃或更高。3～5日后，体温自行或经治疗逐步下降，若体温不退要警惕肺炎的发生。先以刺激性干咳为主，半数患者有咳痰，多为白色黏痰，以后出现黄脓痰，咳嗽可持续数周，吸烟者则更长。

◎您需要做哪些检查

体格检查 咽部呈弥漫性充血、红肿，扁桃体充血肿大，可能有白色脓性分泌物。有的患者于发病初期，咽部仅轻度充血。肺部听诊，呼吸音粗糙，以后可听到较粗的痰鸣音或哮鸣音。

血常规检查 在发病初期白细胞计数不高或反而比正常值低，中性白细胞数不高，淋巴细胞数增多。当混合有细菌感染时，白细胞计数可增高，中性粒细胞数也增高。

胸部 X 线摄片检查 可发现两肺纹理增粗。若发现有斑片状阴影，则应考虑合并有支气管肺炎。老年患者若肺部出现团片状阴影，应高度警惕是否患有肺癌。

鉴别诊断 其他肺部疾病，如肺炎、肺脓肿、肺结核、肺癌等，也可能出现发热、咳嗽等症状，应提高警惕，注意鉴别，以免延误诊断。

◎专家忠告

就诊策略 "感冒"后持续高热不退，咳嗽、咳痰影响工作休息，或出现胸痛、气急症状，请及时看呼吸内科门诊，经专科医师检查后明确诊断，予以相应的治疗。

治疗主张

对症处理 发热可给退热药，如对乙酰氨基酚、感冒冲剂等口服。病初以干咳为主，可给复方甘草合剂、联邦止咳露等。疾病后期痰液黏稠不易咳出，可服氨溴索（沐舒坦）、标准桃金娘油（吉诺通）等祛痰剂。

抗病毒治疗 如病初尚未有细菌感染，则可服利巴韦林、板蓝根、柴胡冲剂等。

抗细菌治疗 应用抗生素治疗，如阿莫西林、头孢拉定、阿奇霉素等。

联合使用干扰素 如病初病情即较重，可联合使用干扰素，以提高机体免疫力，控制病毒感染。

连续数日高热不退的患者，特别是老人和小儿应注意水、电解质平衡，维生素及热量的供应。

气管支气管炎患者要注意保暖，避免风寒侵袭。避免吸入粉尘、化学气体。若病情迁延或反复，可服些补气类中药，如党参、孩儿参、黄芪、茯苓、灵芝等，以提高机体免疫力，帮助炎症吸收。

并发症的防治 本病常见的并发症主要有肺炎、自发性气胸、疝气发作。患者可参阅本书中的有关章节，了解这些并发症的主要症状，及时去医院就诊。

诊治误区 急性气管支气管炎以病毒感染多见，因此不要随意使用抗生素，应听从医生的建议。对年龄在45岁以上的患者，若经常发生咳嗽、咳痰等类似气管支气管炎的症状，特别是出现痰中带血现象，应警惕肺癌和肺结核的发生，需及时进行肺部X线检查，避免漏诊、误诊，延误治疗。

特别提醒 年老、体弱、多病、年幼、反复呼吸道感染等人群应特别注意天气冷暖变化，可口服补气类中药，如益气补肺冲剂，对预防病毒感染有一定作用。一旦受凉，出现感冒症状，应尽早治疗。

症状严重的患者，病初即应

检查血常规,以帮助区分是病毒感染还是细菌感染,正确选择治疗方法。

健康管理 应改善含有粉尘、化学气体的工作环境,必要时脱离相应的环境;易感人群应避免劳累、受凉;长期吸烟者尽早戒烟。

◎小贴士

在发病初期,对发高热的患者单凭症状有时很难区分究竟是细菌感染还是病毒感染,医生也很难用药。血常规检查对鉴别诊断有重要作用,若白细胞计数不增高或反而降低,淋巴细胞数较多,可认为是由病毒或支原体等非典型病原体感染引起的;相反,若白细胞计数明显增高,超过 $10 \times 10^9/$ 升,中性白细胞数超过 70% ,则可认为是由细菌感染引起的。当然,有时在判断上也会遇到困难,需密切观察病情变化,以调整治疗的药物。

肺 炎

常见的致病微生物为肺炎链球菌、流感嗜血杆菌、肺炎支原体、嗜肺军团菌、病毒等。这些微生物借飞沫或尘埃悬浮在空气中,或停留于口咽部。如过度劳累、淋雨受凉,或老年体弱、吸烟、酗酒,以及患有各种慢性心、肺疾病等,致病微生物就会侵入肺部,在肺部形成炎症,并进一步发展。肺炎的全身症状为畏寒、寒战、发热、咳嗽、咳痰(白色黏液痰或脓性痰)、胸闷、胸痛、气促等。

◎您需要做哪些检查

根据临床症状、胸部 X 线检查和血象检查,可以初步做出诊断。

胸部 X 线摄片检查 摄后前位胸片,或结合侧位片,对诊断肺炎有很大帮助,并可了解病变的部位和范围,还可用于鉴别其他肺部疾病,如肺结核、肺癌等。

CT 检查 通常不必每次都做胸部 CT 检查。但是,在根据临床症状、胸部 X 线检查和其他常规检查仍不能确诊肺部病变性质时,则应进一步做胸部 CT 检查。

痰液检查 痰液病原学检查对诊断和治疗肺炎都有极重要的参考价值。临床初步诊断为肺炎,通过痰液检查,可以确诊为由哪一种致病菌引起。根据药物敏感试验,可正确选用抗生素。对于大多数不需住院的肺炎患者,痰液病原学检查并非必要,因为这些患者大多为常见病原体感染,可参照相关诊治指南用药。

纤维支气管镜检查　如果经过上述检查仍不能确诊,或经过抗炎治疗效果不理想,就应该接受纤维支气管镜检查。通过该检查,可以直接观察支气管内的病变,并采取呼吸道分泌物或肺组织做病原学检查,以明确诊断和指导治疗。

◎专家忠告

就诊策略　如果有发热、咳嗽等急性呼吸道症状,应该至呼吸内科门诊,呼吸内科医师检查和治疗后,会根据病情判断是否需要住院治疗,以及是否需要行其他进一步的检查(肺CT、气管镜、痰细菌学检查等)。

治疗主张

药物治疗　肺炎治疗的关键在于正确、合理地使用抗生素,常用药物有大环内酯类抗生素,如红霉素、阿奇霉素等,以及青霉素类、头孢菌素类和新喹诺酮类等。但是,患者自己不要随意用药,医生会根据病情选择合适的治疗方案。

患者在患病期间要适当卧床休息,多饮水,饮食宜清淡,并少食多餐。因发热会使营养消耗增加,所以要注意补充营养,如牛奶、瘦肉、鸡蛋、蔬菜和水果等。若体质差,营养不良,可通过静脉补充营养。若有咳嗽、咳痰、气喘等症状,可以同时服用一些止咳、化痰、平喘的药物。

经正确治疗,通常在第3日症状开始逐渐好转,体温渐趋正常。如果仍然无效,甚至病情加重,应做进一步检查。

并发症的防治　脓胸是最常见的并发症,表现为肺炎经治疗后发热仍不退,或体温一度恢复后又升高,并伴有胸闷、胸痛、气促。如疑为脓胸,应当接受胸腔穿刺检查并进行治疗。急性呼吸窘迫综合征是最危重的并发症,发生于严重肺炎的患者,迅速出现气促、呼吸困难等缺氧症状,甚至吸氧治疗也不能缓解,须及时进行抢救治疗,包括机械通气治疗。

康复治疗　急性肺炎治愈后,可根据体力状况逐步恢复工作和学习。老年、体弱或同时患有其他慢性疾病的患者愈后恢复期较长,并可能有病后消瘦、营养不良的表现,应当注意体重变化并调整饮食习惯。注意补充蛋白质和碳水化合物(又称糖类),多吃水果和蔬菜,使体力尽早恢复。

诊治误区 ①不发热、不咳嗽就不可能是肺炎:一般而言,热、咳、肺内听见水泡音,胸片有阴影等,是典型的肺炎症状。但并非所有肺炎都有以上典型表现,如营养不良儿、体弱多病老年患者肺炎有时可无发热表现,甚至少部分老年患者只表现为精神萎靡、食欲不振。因此,咳嗽、发热是肺炎常见症状,非必备症状。②随意用药:虽然多数肺炎是由细菌引起的,但也有不少肺炎是由病毒、衣原体、支原体、真菌等病原体引起的,或由过敏引起。滥用抗生素类药物,不但达不到治疗效果,还容易引起种种不良反应。正确的做法是听从医生的分析,选择合适的药物。③不规则用药:部分患者担心抗生素的副作用,会过早停药;而有些患者用药随意性太大,用用停停;还有少数患者自行延长使用时间。这些都会影响到疾病的治疗,因此抗生素的使用应严格听从医生指导。

特别提醒 肺炎的治疗应该坚持完成全部疗程,何时停药需遵从医生的指导,千万不要觉得体温已经恢复正常,或者自己觉得已经好转,就自行停用药物。切记,治疗不彻底会导致疾病复发。老年人、体弱或患有各种慢性病的肺炎患者临床症状可能不典型,约有1/3的患者可无急性起病和发热症状,仅表现为神疲乏力、精神不振、嗜睡、胃纳不佳等;或者表现为原有的慢性疾病加重,如慢性支气管炎患者痰量增多、痰液变脓、气促加甚,糖尿病患者血糖不稳定,心脏病患者心功能发生改变等。

健康管理 要注意休息、加强营养支持,避免劳累、戒烟是各项治疗的基础。

◎ 小贴士

避免到人口密度过高的区域,老弱多病患者可以在秋冬季节到社区卫生中心注射流感疫苗或肺炎疫苗。

慢性阻塞性肺疾病

慢性阻塞性肺疾病(COPD)是一种具有气流受限特征的肺部

疾病,呈进行性发展。COPD 与慢性支气管炎、肺气肿有密切关系。吸烟是目前公认的 COPD 最重要的危险因素,且被动吸烟同样可能导致 COPD 的发生。吸入职业粉尘、烟尘等刺激性气体,以及棉尘等也可以促使 COPD 的发病。此外,空气污染、呼吸道感染也是导致 COPD 发病的重要因素。有家族史,或婴幼儿时期存在肺发育、肺生长不良者,出生低体重者,更容易罹患 COPD。COPD 起病较缓慢、病程较长,一般均有慢性咳嗽、咳痰等慢支的症状,但也有少数患者虽有明显气流受限,却无咳嗽、咳痰症状。标志性症状是气短或呼吸困难,最初仅在劳动、上楼或爬坡时有气促,休息后气促可以缓解,此时症状容易被忽视。随着病变的发展,在平地活动时也可出现气促,但此时肺功能很可能已经发展至中重度阻塞性通气功能障碍。

◎您需要做哪些检查

肺功能检查是判断气流受限的主要客观指标,对 COPD 诊断、病情严重程度及治疗反应判断等都有重要意义。其主要表现为阻塞性通气功能障碍,通常以使用支气管舒张药后第一秒用力呼气量占用力肺活量百分率(FEV_1/FVC), FEV_1 实测值占预计值百分率作为 COPD 的诊断和分级标准。此外,尽管 COPD 早期胸片可无异常变化,但对因咳嗽、气促而就诊的初诊患者或症状有所加重的复诊患者,具有重要的鉴别诊断意义。必要时还需查血气分析以了解是否发生低氧血症、高碳酸血症及酸碱平衡失调等。

◎专家忠告

就诊策略 对于有反复气促症状,尤其是有长期吸烟病史的患者,即使自认为不存在慢性咳嗽、咳痰症状,初诊时亦可能已存在中重度气流阻塞,应对病情予以重视,需定期至门诊就诊,按照医嘱规律用药;急性发作严重时需至急诊留观或住院治疗,检查评估是否并发呼吸、循环衰竭,并接受积极治疗。部分经胸部影像学检查明确合并肺大疱的患者,如在短时间内气促症状明显加重,需立即急诊就医摄片,排除大疱破裂导致气胸可能。对于肺组织压缩明显甚至导致张力性气胸的严重患者甚至需要立即进行胸腔内置管闭式引流,以免危及生命。

治疗主张 吸烟者首先应戒烟,这是减慢肺功能损害最有效的措施。在 COPD 非急性发作期,医生会根据病情严重程度制定长期治疗方案。支气管舒张剂是控制 COPD 症状的重要治疗药物,主要包括 β_2 受体激动剂和抗胆碱能药。首选吸入治疗。短效制剂适用于各级 COPD 患者,按需使用,以缓解症状;长效制剂适用于中度以上患者,可预防和减轻症状,增加运动耐力。对于部分患者需要联合吸入糖皮质激素和长效 β_2 受体激动剂。不推荐长期口服、肌注或静脉应用糖皮质激素治疗。对于病情严重的患者,建议其接受长期家庭氧疗,一般要求低流量吸氧治疗,且吸氧时间>15 小时/日,这对已并发呼吸衰竭的患者可提高生活质量和生存率。康复治疗可以使因进行性气流受限、严重呼吸困难而很少活动的患者改善活动能力,是 COPD 患者在稳定期重要的治疗手段。患者可在医生指导下进行腹式呼吸、缩唇呼吸及适当的肌肉训练、营养支持等。对于免疫力低下的患者可适当应用免疫调节药物或定期接种疫苗,可增强抵抗力,减少急性发作次数。

COPD 急性发作常因感染诱发,导致气流受限加重,严重时并发呼吸衰竭及右心功能衰竭。此时,应进行控制性氧疗、抗感染治疗,辅以支气管扩张药物,严重者需口服或静脉使用糖皮质激素。对于并发呼吸衰竭的患者的治疗可参考本书中"呼吸衰竭"相关内容。

诊治误区 咳嗽、气促是相当常见的呼吸道症状,对于长期有类似症状的患者,除 COPD 以外,需积极排查结构性肺病或其他存在气流受限的疾病,有时需进一步行肺部 CT 检查以排除支气管扩张、肺结核、间质性肺病等,同时需详细询问病史以鉴别支气管哮喘的可能。

部分患者需警惕并发气胸或肺动脉栓塞,尤其对于经验性治疗无明显改善的患者,需予以积极排查。

存在低氧血症的 COPD 患者需要低流量吸氧治疗(1~3 升/分),高流量的氧疗往往会加重二氧化碳的潴留,导致呼吸衰竭的恶化,应引起重视。

此外,部分吸烟患者对平素吸烟时伴有的咳嗽、咳痰症状认为是正常现象，直到有活动受限时才就诊，而此时往往肺功能已经明显下降，该类患者应引起高度重视，并及时就医。

特别提醒　COPD 是慢性进行性疾病，目前尚无法使其病变完全逆转，尤其在反复急性发作后，肺功能可进行性减退，故应培养健康的生活方式。对有高危因素的人群，应加强其对该疾病的认识。早发现、早干预，可防止该疾病的发生或延缓肺功能的衰退。

健康管理　患者应认识到戒烟的重要性，加强耐寒锻炼，增强体质，提高抗病能力。在气候骤变时或寒冷季节，应注意保暖，避免受凉，预防感冒、流感。改善环境卫生，做好防尘、防大气污染工作。加强个人劳动保护，避免烟雾、粉尘及刺激性气体对呼吸道的影响。

◎小贴士

呼吸道感染是诱发 COPD 急性发作的常见因素。个人卫生习惯对于呼吸道疾病的传播有重要影响。如学习咳嗽礼仪、勤洗手等，均可减少交叉感染的概率。如果口罩运用不当，不常清洗，反而会成为细菌滋生处，需适当注意。

支气管哮喘

支气管哮喘（哮喘）是一种常见的慢性呼吸道疾病，多见于儿童和老年。哮喘发病受遗传因素和环境因素相互影响。致病因素包括特异性变应原（又称过敏原），如花粉、尘螨、蟑螂、真菌、动物皮屑和分泌物、鱼虾及化妆品等；也包括非特异性因素，如冷空气、职业粉尘、烟雾、精神因素等。呼吸道病毒或支原体感染也可诱发哮喘。此外，包括阿司匹林在内的解热镇痛药物或胃食管反流疾病等也与哮喘有关。患者接触各种致病因素后哮喘迅速发作，先有数秒钟至数分钟的鼻痒、流涕、喷嚏、眼痒、流泪和干咳，继而出现胸闷、喘息和呼吸困难，甚至被迫端坐，严重时出现发绀、大汗淋漓，甚至精神改变。急性发作后期，患者咳出大量黏痰，症状缓解。也有部分患者接触致病因素数小时后才出现哮喘症状，常在夜间或清晨发作或加重。

一般来说，症状的发作有规律可循，如接触明确变应原后，或有明显季节性。典型的支气管哮喘有 3 个特性，即喘息症状的反复发作性、发病时哮鸣音的弥漫性，以及气流阻塞的可逆性。此外，如仅有反复发作的慢性咳嗽或胸闷等症状，尤其合并其他系统过敏性疾病，如过敏性鼻炎、荨麻疹，或有过敏性疾病家族史时，需考虑到不典型哮喘的可能。

◎您需要做哪些检查

根据主要临床症状可初步做出诊断。如果症状不典型，医生会进一步检查，如进行呼吸功能检测等。

呼吸功能检测主要包括支气管舒张/激发试验、呼气流量峰值测定等。前者的阳性结果往往支持哮喘的诊断，同时也可以反映气流阻塞的程度。呼气流量峰值测定可由患者在家中自行完成，亦可判断哮喘病情的严重程度，其波动率可用来观察病情变化，并有助于医生根据连续记录资料了解病情的演变，以便调整治疗方案。正常人呼气流量峰值昼夜波动率小于 20%。如果一段时间波动率增加，或呼气流量峰值绝对值进行性降低，虽然不一定有哮喘症状出现，但表示哮喘病情不稳定，需要调整用药，或及时就医。

此外，变应原测定可帮助发现促发哮喘的因素，以便在日常生活中加以防范，对于哮喘急性发作的预防有重要意义。查找变应原可结合自身哮喘发作规律、室内外环境、生活习惯（是否养宠物、饮食习惯）和变应原测定，做综合分析。目前，常用手段包括皮肤点刺试验、外周血变应原特异性抗体检测等。

需要注意的是，呼吸困难和喘鸣并非仅见于哮喘，其他疾病也可以出现类似的症状，比如左心功能衰竭引起的心源性哮喘，肺内占位性病灶（如肿瘤等）阻塞大气道或有异物吸入等原因导致的气促症状，医生会根据具体情况，建议您做一些有关检查，如胸部 X 线、胸部 CT 检查，或做一些特殊检查进一步鉴别。

◎专家忠告

就诊策略 如果是哮喘急性发作，且使用急救药物后症状无明显缓解时，应该看急诊内科。急诊医生检查和治疗后，会根据病情判断是否需要留诊观察或住院治疗。如果发作频率较低且程度较轻时,可以看呼吸科专科门诊。专科医生也会根据相应的检查结果,决定是门诊治疗随访,还是住院进一步治疗。对于合并过敏性鼻炎的患者,建议同时就诊耳鼻喉科进行相应治疗。对于门、急诊医生诊断不明确或治疗效果不好,又不能住院治疗的,需排除少见疾病可能,则建议到专家门诊,甚至特需门诊做进一步诊治。

治疗主张

哮喘病的防治原则　非急性发作期（缓解期）进行长期预防治疗,避免和减轻急性发作,防止病情进行性发展;急性发作期应迅速缓解症状,保持正常活动能力。

哮喘非急性发作期的治疗　医生会根据病情安排阶梯式长期治疗方案,即首先采用最有效的药物治疗,尽快控制病情,通常每3个月医生会根据症状、用药情况和肺功能变化等重新评估病情,并调整治疗方案,保证哮喘得到有效控制。

在哮喘非急性发作期,用作长期预防性治疗的药物有:①吸入型糖皮质激素,如倍氯米松、布地奈德、氟替卡松气雾剂或干粉

吸入剂。此类药物应作为首选。若轻度持续哮喘,可单独使用;若病情较重,则可适当增加剂量或联合使用其他药物。吸药后用清水漱口,可减少口腔念珠菌感染和全身不良反应。②长效 β_2 受体激动剂,如沙美特罗、福莫特罗气雾剂、沙丁胺醇、特布他林缓释口服剂、丙卡特罗片。此类药物应与吸入型糖皮质激素联合应用,进行长期治疗,不宜单独应用。③缓释茶碱或控释茶碱,用于哮喘长期治疗,可以单独应用或联合吸入型糖皮质激素治疗。茶碱在体内的代谢和清除受许多因素影响,因此,患者应将服药后出现的情况告诉医生,以便医生在开处方时选择合适的剂量。④其他药物,如色甘酸钠气雾剂,抗白三烯类药（如孟鲁司特、扎鲁司特）,以及抗组胺药（如酮替芬、氯雷他定、西替利嗪等）。此外,对于部分存在特定变应原的患者可在药物治疗的基础上选择脱敏治疗。

哮喘急性发作期的治疗　患者在哮喘的长期病程中难免会有急性发作。快速缓解症状的药物有短效 β_2 受体激动剂,如沙丁胺醇气雾剂、特布他林气雾剂等;抗

胆碱胺药物,如异丙托溴铵气雾剂;短效茶碱,如氨茶碱片剂或静脉注射剂。建议哮喘患者随身携带沙丁胺醇气雾剂或特布他林气雾剂。如在医院外(家庭或社会中)患者哮喘急性发作,可先自行使用短效 β_2 受体激动剂吸入治疗,最初 1 小时内可吸入 3 次。如果哮喘症状较轻,吸药后症状消失,或缓解能维持 4 小时或 4 小时以上者,可以继续在家治疗,但应注意避免过量使用 β_2 受体激动剂。如果哮喘症状较严重,吸入 β_2 受体激动剂后经 1 小时仍不缓解,或短期内(3 小时以内)反复发作,甚至病情逐渐加重,以及过去曾有急性严重发作住院抢救史,或近期内曾使用过糖皮质激素,都应及时去医院就诊,以免延误治疗。病情严重时甚至需要机械通气。

康复治疗　哮喘患者须戒烟,包括不主动吸烟和避免被动

并发症的防治　哮喘急性发作时可并发气胸或呼吸衰竭等。如果哮喘急性发作时患者自感症状与以往发作不同,或者按常规治疗无效,都要及时与医生联系,检查原因,及时发现可能出现的并发症。

吸烟。避免室内外环境因素的刺激,室内因素包括宠物、花粉、被褥中的尘螨和真菌、家具、涂料、厨房烟雾等,以及职业性内环境;室外因素包括汽车尾气、花粉及寒冷等。多种食物如牛奶、海鲜、豆类、花生、巧克力,以及食用色素、防腐剂等也可引发哮喘,但个体差异较大。因此,须避免能引起自身哮喘急性发作的食品。

诊治误区　部分患者存在"谈激素色变",对"激素"高度恐慌,拒绝应用激素吸入剂等情况,这种想法非常不正确。首先,吸入激素的剂量是非常小的,主要作用于气道的局部,全身吸收很少;此外,拒绝吸入激素的治疗会导致气道炎症持续存在,症状反复发作,最终会导致肺功能下降。因此,建议一定要遵从医生的治疗意见。

特别提醒　外源性变应原及其他致喘原是诱发哮喘的重要因素。因此,查明变应原并尽量避免接触环境中的致喘原极为重要,消除病因是哮喘治疗的第一步。

此外,哮喘是慢性疾病,患者应当充分认识哮喘为慢性过敏性气道炎症,具有易反复以及急性

发作等特点。因此要坚持长期治疗，规律使用消炎药（主要是吸入型糖皮质激素）治疗。如果过早减量甚至停药，或者不按医嘱，擅自改变用药方案，使用药物不规律，必定会造成复发。长期如此，气道重塑将导致肺功能不可逆损伤。

健康管理　患者应提高对哮喘病的认识，并加强自我管理能力，加强与医务人员的联系和沟通，对自己的病情和治疗方案有全面了解。这样才能坚持贯彻长期治疗计划，并根据病情变化及时调整治疗方案。

◎ 小贴士

正确使用吸入器：吸入疗法起效快，不良反应少，因此是哮喘治疗中最常用的给药方式。目前有多种吸入治疗器械，要充分发挥其治疗作用，还需正确掌握使用方法，请医务人员复核使用方法的正确性。

肺 结 核

肺结核是一种由结核杆菌感染引起的慢性呼吸道传染病。飞沫传播是肺结核最重要的传播途径，其通过患者咳嗽、喷嚏、大笑、大声谈话等方式，将含有结核分枝杆菌的微滴排放到空气中而传播。如一次吸入结核杆菌数较多，或机体免疫力下降，则结核杆菌就可在体内大量繁殖引起发病。轻症患者可毫无主观症状，不少人肺内或纵隔内有钙化点，但自己并不知道过去何时患过肺结核。病变范围比较大、活动性比较强的患者可出现低热、乏力、咳嗽、咳痰、咯血、盗汗、心悸、胃口下降、胸痛等症状。若病变范围比较广泛，正常肺被破坏严重，则可出现大咯血、气急、不能平卧、口唇与指甲青紫等症状。更严重的患者可发生肺源性心脏病，出现气急、端坐呼吸、颈静脉怒张、四肢浮肿、肝肿大等症状。

◎ 您需要做哪些检查

胸部 X 线摄片检查　为最基本的重要检查，从 X 线片上可以看到病变部位、大小、活动度、有无空洞等。

CT 检查　如上述情况尚不清楚，则应进行胸部 CT 检查，以进一步明确病变部位、范围、有无空洞等。

痰抗酸杆菌检查　痰涂片检

查是简单、快速、易行和可靠的方法，但欠敏感。结核分枝杆菌培养是诊断结核病的金标准。通常初诊患者需要送 3 份痰标本，包括清晨痰、夜间痰和即时痰，如无夜间痰，宜在留清晨痰后 2～3 小时内再留 1 份痰。复诊患者需每次送 2 份痰标本。

结核菌素试验　可观察患者是否受到过结核杆菌感染。阳性结果不能区分是结核分枝杆菌的自然感染还是卡介苗接种的免疫反应。一般取 0.1 毫升（5 国际单位）做皮内注射，48～72 小时观察和记录结果。测量硬结的直径，小于或等于 4 毫米者为阴性（－），5～9 毫米者为弱阳性（＋），10～19 毫米为阳性（＋＋），大于或等于 20 毫米或虽然小于 20 毫米但局部出现水泡和淋巴管炎为强阳性反应（＋＋＋）。判断结核菌素试验的临床意义，必须由医生根据患者的具体情况加以综合判断。

血清结核抗体检查　抽血检查，若为阳性，说明过去有过结核杆菌感染，但不说明目前一定有结核杆菌感染；阴性则说明目前无活动性肺结核或过去未曾感染过结核杆菌，在鉴别诊断中价值有限。

动脉血气分析　对评估患者有无肺功能衰竭、酸碱平衡失调，以及指导治疗均有重要作用，特别是对重症肺结核或伴有肺功能不全和衰竭的患者有重要作用。

纤维支气管镜检查与活检　对于诊断不明，或为了解有无支气管结核，则需做纤维支气管镜检查，必要时还要做活检和刷检，以期找到诊断依据。

◎专家忠告

就诊策略　如果有大量咯血、气急症状者，应该看急诊内科，进行初步治疗。急诊医生检查和治疗后，会根据病情判断是否需要到呼吸科门诊。如果有长期干咳超过 3 周、伴或不伴低热、盗汗，应该尽早进行 X 线检查；如果初步考虑是结核，应该进一步检查痰结核菌；如确诊是肺结核的患者应该到区县结核病防治门诊规范治疗。

治疗主张

抗结核药物治疗　目前，最常用的抗结核药物有异烟肼、利福平、吡嗪酰胺、乙胺丁醇、链霉素、利福喷汀。这些作为第一线治疗的药物，是抗结核治疗中首选的最有效的药物。按照年龄、肝肾功能、病情不同,选用 3 ~ 4 种药物组成短程治疗方案,是目前初治或早期复治患者的最常用的治疗方案,其疗效好,可使 95% 以上初治患者的痰结核菌阳性转为阴性。

痰结核菌阳性患者初治治疗方案:①2SHRZ/4HR,即在头 2 个月内联合应用 4 种抗结核药物,链霉素(S)+异烟肼(H)+利福平(R)+吡嗪酰胺(Z);后 4 个月去掉链霉素(S)和吡嗪酰胺(Z),继续口服异烟肼(H)和利福平(R)。②2HRZE/4HR,即在头 2 个月内联合使用异烟肼(H)、利福平(R)、吡嗪酰胺(Z)和乙胺丁醇(E),以后 4 个月继续服用异烟肼(H)和利福平(R),停服吡嗪酰胺(Z)和乙胺丁醇(E)。

痰结核菌阴性患者初治治疗方案:①2HRZ/4HR,即在头 2 个月内联合应用 3 种抗结核药物,异烟肼(H)+利福平(R)+吡嗪酰胺(Z);后 4 个月去掉吡嗪酰胺(Z),继续口服异烟肼(H)和利福平(R)。

复治患者除可选用上述各药外,常联合使用对氨基水杨酸钠、乙硫异烟胺、丙硫异烟胺等。

注意药物产生的不良反应:在用药前应做血常规、血小板、尿常规、肝功能、肾功能等检查,以便正确地判断用药后产生的不良反应。

并发症的防治　肺结核病的并发症主要有自发性气胸、肺源性心脏病、肺部继发感染、大咯血。患者可参见本书中相关内容。

诊治误区　肺结核最常见的症状是咳嗽,无特异性,易被忽视,起初易被误认为是感冒或支气管炎而延误诊治。建议对于咳嗽、咳痰 3 周以上或者原有咳嗽加重,且常规治疗后疗效欠佳者,应该至正规医疗机构就诊,排除结核病可能。

若胸片有异常,应到肺科专科医院进一步详细检查,切忌草率下"陈旧性肺结核"结论。是否"陈旧"需经过一系列检查,比如纯化蛋白衍生物(PPD)皮试、血沉、痰结核菌、胸部 CT 等,并结合病史以及原有 X 线片比较才能确定。

在人们传统观念中,诊断肺结核和判断疗效的主要方法是进行 X 线检查,其实痰菌检查是诊断肺结核的金指标。另外,现在结核病的化疗是杀菌治疗,患者服药以后,体内的结核菌迅速被杀死,最灵敏的观察指标就是痰菌检查出现转阴,而 X 线表现是病灶坏死组织的修复过程,要晚于杀菌过程,因此远没有痰菌检查灵敏。痰结核菌检查在肺结核诊断和治疗中比 X 线检查重要得多。

大多数肺结核患者可以在不住院的条件下治愈,在家庭治疗,对社会和家庭传染的威胁并不大于住院治疗者,因此,只是对少数危急、重症肺结核患者,疑难患者,伴有严重合并症或并发症的肺结核患者,以及抗结核药物过敏或有严重不良反应的患者,可采取住院治疗。患者出院后,应转至当地结核病防治机构继续实施严格的治疗管理,直至疗程结束。

有些患者服用抗结核药物1~2个月后,咳嗽、咳痰等症状缓解或者减轻,就掉以轻心,误认为治愈而不规律用药,甚至停药,从而造成结核反复,导致结核复治、难治。

有些患者在抗结核治疗过程中,出现药物不良反应,此时应及时向医生寻求帮助,是否需要立即停药或换药应遵从医生的建议,患者自己不应轻易中断治疗或改变治疗方案,否则可能导致治疗失败,还可能增加耐药结核的产生。

特别提醒 肺结核病在早期阶段由于肺部病变以渗出性炎症为主,干酪成分较少,故比较容易治好;一旦肺部正常组织遭严重破坏,形成大的干酪块或巨大空洞,则治疗比较困难。因此,一旦有呼吸道症状,如咳嗽、低热、盗汗等,应尽早进行胸部 X 线摄片检查。

不规则用药易产生耐药性,故特别强调要规则用药。为保证规则服药,应建立家庭监督员制,即家人监督患者服药。

要特别注意观察药物不良反应,特别是肝功能损害及过敏反应。治疗前、治疗后应每个月都做肝功能检查。一旦有明显的恶心、呕吐、眼睛发黄等症状,应及时检查肝功能。过敏反应也相当多见,最常见的反应为药疹,即皮肤上出现鲜红色斑丘疹或丘疹,伴瘙痒,一旦发现,应立即告诉医生,并停止所有可疑的药物,进行抗过敏治疗。待皮疹完全消退后,再逐渐从小剂量开始试用,以后逐日增加药物剂量,待用到正常剂量,确认无反应后再开始试用第二种药物。

健康管理　患了肺结核后,除了依靠各种抗结核药物以外,还应注意康复治疗,这对疾病恢复大有裨益。应适当地加强营养,多吃些新鲜水果、蔬菜,以补充各种维生素。可适当地补充多种维生素和微量元素。在急性期,卧床休息时间可长些,但不必一直卧床不动,这样反而不利康复。不要进行剧烈的体育活动,不要在太阳下暴晒,不要太早起床活动,特别在天冷季节,以免受凉感冒,导致机体免疫功能降低,促使病变扩散。

应特别注意手的卫生,外出回家一定要用肥皂洗手,不要在不卫生的饭店用饭,以免传染上肝炎。因为很多抗结核药物对肝脏均有不同程度的损害,一旦感染上肝炎,那就雪上加霜,会严重干扰抗结核治疗的进行,可能导致病情恶化,变成难治性结核病。在结核病治疗过程中最令人担心的是肝功能受损,所以应特别注意保护肝脏,尽量不同时使用几种对肝功能不利的药品。

患肺结核后,应戒烟戒酒,不要过度娱乐。

◎小贴士

结核病患者,特别是痰结核菌阳性的患者,应注意做好家庭隔离工作,以免传染给家人,尤其是儿童。结核病主要通过患者咳嗽传染,因此,患者应特别注意在咳嗽时用手绢或手巾纸将嘴巴遮住,不让飞沫喷向空间。痰结核菌阳性患者最好实行分食,以免引起消化道传染。养成良好的卫生习惯,不要随地吐痰,在公共场所、公共车辆上不要对着别人咳嗽等,都是预防结核病传染的重要举措。

原发性支气管肺癌

原发性支气管肺癌简称肺癌,为起源于支气管黏膜或腺体的恶性肿瘤。肺癌的病因与大气污染、吸烟、物理化学致癌物质、电离辐射、慢性肺部炎症性病变、遗传和基因的改变等有关。早期肺癌常无任何症状,一旦出现明显症状时,病情往往已比较严重。45岁以上的患者,若有刺激性咳嗽伴迁延不止的痰血,应及时检查。一般不发热，若肺部有阻塞性炎症时则可有发热，甚至高热。应用抗生素治疗后，体温可逐渐下降。少数患者可出现癌性发热，表现低热或高热，抗炎治疗无效。大的支气管阻塞或因大量胸水压迫会引起气急。肿瘤压迫或侵犯周围器官会引起肩胛、手臂疼痛，压迫喉返神经会引起声嘶，侵犯膈神经会引起呃逆，压迫颈交感神经会引起同侧瞳孔缩小、上眼睑下垂、眼球内陷、额部汗少，压迫上腔静脉会引起颈静脉怒张等。肺外症状包括骨关节痛、杵状指（手指、足趾末端粗大）等。

◎您需要做哪些检查

胸部 X 线摄片检查　至今仍为最重要的诊断手段。由于有不少患者肺癌位于心脏后面，容易漏诊，所以最好同时拍侧位片。

胸部 CT 检查　为了进一步观察病变特征、病变部位、支气管受累情况、纵隔淋巴结有无肿大、纵隔大血管是否受侵，以及为了对肿瘤分期，需要做 CT 检查。

脑部 CT 检查　可发现有无脑转移，是术前或化疗前的常规检查，以后应根据医生意见随访复查，以期早发现脑转移。

磁共振成像（MRI）检查　对发现癌肿是否侵犯纵隔或肺内大血管、是否有脑转移很有价值。

癌脱落细胞检查　非常重要，若痰内找到癌细胞，即可明确诊断，以免除其他一些痛苦的检查，并可尽早进行治疗。

纤维支气管镜检查及病理活检　对诊断很有帮助。若癌肿长在比较大的支气管上，则可见到癌肿的直接或间接表现。对病灶进行活检、刷检、冲洗等检查可进一步明确诊断，同时支气管镜检查也是外科手术前的必要检查。

活组织检查　对锁骨上和颈部肿大的淋巴结、皮下结节进行针吸或摘除活检，对明确诊断非常重要。

全身骨显像　对明确有无全身骨骼系统转移非常重要，可以帮助肺部病变定性诊断。

正电子发射计算机断层扫描（PET-CT）检查　PET-CT 是目前临床上用以诊断和指导治疗肿瘤的重要手段，该检查可帮助医生对患者病变进行准确分期，从而确定合适的治疗方案。

血或胸水肿瘤标志物检查　抽静脉血或胸水检查进行肿瘤相

关标志物的测定,对诊断有一定帮助。

纵隔镜检查　　主要是对纵隔淋巴结进行活检评价,有助于明确诊断和进行肿瘤的分期。

胸腔镜检查　　主要用于确定胸腔积液或胸膜肿块的性质。

开胸肺活检　　对于常规检查不能明确诊断的患者,可考虑开胸肺活检,但术前应对患者进行全面评估。

◎专家忠告

就诊策略　　40 岁以上男性长期或重度吸烟者,应该每年进行 X 线检查;或出现以下情况时,应进行排癌检查:①刺激性咳嗽 2～3 周,且抗炎镇咳无效。②原有慢性呼吸道疾病,近来咳嗽性质发生改变。③持续痰中带血。④同一部位反复发生肺炎。⑤原因不明的肺脓肿或治疗效果不理想。⑥原因不明的四肢关节疼痛及杵状指(趾)。⑦X 线显示局限性肺气肿或段、叶性不张。⑧肺部孤立性圆形病灶和单侧肺门增大。⑨肺内出现新增大的病灶。⑩无中毒症状的、血性的、进行性增多的胸腔积液。且应该找有经验的专科医师进行就诊。

治疗主张　　肺癌治疗方法有外科手术治疗、化疗、放疗、靶向治疗、免疫治疗、中药及各种局部治疗(如,介入疗法、多极射频治疗、电化学治疗等)。治疗原则确定前,必须进行上述各项检查,以明确病理类型和分期;同时必须进行各项生化常规、血常规、心肺功能、B 超等检查,以明确各脏器功能情况;然后再确定首先采取哪一种方法治疗。

手术治疗　　详见本书"心胸外科疾病"中的相关内容。

化学治疗(简称化疗)　　是治疗肺癌的一种重要治疗方法,目前广泛地应用于临床。化疗应根据每位患者的不同情况,制定化疗方案及综合治疗方案。化疗会产生一些不良反应。常见的不良反应有食欲减退、恶心呕吐、白细胞数及血小板数下降、腹泻、口腔溃疡等。关于化疗引起的骨髓抑制,一般在化疗后 10～14 日白细胞数、血小板数可降到最低点,3 周左右逐渐恢复正常,患者体力也逐渐恢复。因此,化疗后一般要休息 2～3 周。若上述各项指标及体力恢复得比较慢,则需要适当地延长一些时间。当有继发感染时,应酌情给予抗生素治疗。

放射治疗（简称放疗） 是另一种有效的治疗方法，已广泛应用于肺癌的治疗。医生会根据患者的具体情况决定是否采用放疗以及何时给予放疗。肺癌放疗也可产生难以避免的不良反应，如食管炎、放射性肺炎、恶心、呕吐、乏力、白细胞数与血小板数下降等。放疗过程中应注意每周检查血常规和血小板，若白细胞数或血小板数明显减少，则根据减少程度和速度考虑是否继续或暂停放疗。

靶向治疗 是指以肿瘤组织或细胞中所具有的特异性分子为靶点，利用分子靶向药物特异性阻断该靶点的生物学功能，从而达到治疗肿瘤的目的。由于该类药物的靶向性较强，药物副作用较传统化疗药物少，且可口服治疗，不需要住院，从而解决了很多患者生活上的困难，比较常用的易瑞沙、特罗凯等都能在国内市场上买到，还有其他的靶向药物可能在不久的将来会进入临床。但患者是否是靶向治疗的合适人群，需要医生的判断及做一些特殊的检测。

免疫治疗 为了提高机体免疫力，肺癌患者可使用免疫制剂，医生会根据患者具体情况酌情选用。

中药治疗 许多中药可使癌细胞凋亡，从而达到控制癌症发展、延长生存期的作用。同时，中药有提高机体免疫力、提高体力状况、改善生活质量的作用。依笔者临床经验，不少晚期癌症患者服用中药后，胃纳增加，疲乏好转，体力增强，气急减轻，病情稳定，生存期延长。因此，联合中药治疗对提高综合疗效有一定好处。

局部治疗 包括介入治疗、多极射频治疗等方法，选择应用时需结合患者具体情况。

并发症的防治 肺癌常见的并发症有细菌感染、胸腔积液、心包积液、颅内压增高、大咯血、急腹症。其主要症状、检查与诊断、治疗方法参见本书中有关内容。

诊治误区 临床上常有些既往有肺部疾病[如慢性阻塞性肺疾病（COPD）、肺结核、支气管扩张等]的患者，当出现咳嗽、咳痰症状的加重，且治疗效果不佳时，常常归咎于原有疾病或认为医生用药不到位，而不进行积极的检查而导致延误病情。由于肺癌的临床表现缺乏特异性，因此应遵从医生的建议。

部分患者对化疗存在误解，有人认为老年患者不宜进行化疗，其实年龄不是决定能否化疗的绝对因素，关键取决于患者的体能状况及各重要脏器的功能状态，这些需要进行相关的检查后进行综合评估。化疗是肺癌综合治疗手段中重要的组成部分，有的患者发现得早，可以首选手术，而根本不需要化疗；有的患者需要先化疗，创造手术机会；有的患者手术后为了巩固疗效，再追加化疗。

临床上有相当部分的患者家属要求医护人员向患者完全隐瞒病情。实际上，这样做会引起部分患者的过分焦虑、猜测，以致不相信医护人员，不利于医患沟通，从而影响患者的治疗。其实，绝大多数的患者在经历一段时间后是可以平静对待自己的病情的，因此，大多数情况下是可以选择适当时机、适当的方式将病情告知患者的。

特别提醒　肺癌的临床表现缺乏特异性，因此，当专科医生根据病情建议行进一步检查时，希望患者能够积极配合，以提高早期诊断，从而可大大改善肺癌患者的生存状况。目前研究认为低剂量肺 CT 是一种值得推广的肺癌筛查手段。

健康管理　肺癌患者均需要长期定期随访，尤其在放化疗期间，一定要遵从医生的建议按时检查随诊。平日应注意营养及饮食结构，多吃水果及蔬菜以保持肠道通畅，补充各种维生素和微量元素，应戒烟酒。

◎小贴士

吸烟是肺癌的主要危险因素，包括主动吸烟和被动吸烟，因此戒烟是当务之急。女性肺癌的发病与室内空气污染有关，应注意改善厨房条件，减少煤烟、油烟的污染。对于有慢性肺部疾病的患者应加强随访。

气　胸

气胸有自发性气胸和外伤性气胸两种。

自发性气胸病因：①先天性胸膜下气肿致肺泡破裂，也称特发性气胸，比较多见。瘦长型的青年人中更为多见，常在剧烈运动后发病。②患者原有肺气肿，由于气肿致肺泡破裂而成气胸。

③由金黄色葡萄球菌肺炎、肺结核、肺脓肿、食管穿孔等胸部疾病造成。自发性气胸有三种类型：闭合型、开放型和张力型。闭合型气胸症状较轻；开放型气胸由于肺和胸膜上破口较大，肺脏受压后气胸破口未能闭合，气体随着呼吸运动，在肺部破口中进出，患者除感觉胸痛、胸闷外，还可有气急症状；张力型气胸即气胸破口呈活瓣样，气体只进胸腔而不出来，致使胸腔内张力不断上升，可出现严重的气急甚至窒息感，所以张力型气胸最为严重。张力型气胸严重影响循环功能时，可引起血压下降，休克昏迷甚至死亡。

外伤性气胸患者往往有明确的外伤史，以胸痛、胸部出血、咯血、呼吸困难为主要症状，可能伴有其他部位受伤、骨折等症状。若胸腔内有大出血，患者可出现面色苍白、心率增快、脉搏微弱、休克、头昏、气促等症状。

◎您需要做哪些检查

自发性气胸检查 ①听诊：可发现病侧呼吸音明显降低，叩诊呈过清音或鼓音。②X线检查：为最重要的常规检查手段，应

尽早施行，X线透视或拍胸片都可以。③CT检查：对于小量气胸、局限性气胸以及肺大疱，CT检查比X线更加敏感和准确。

外伤性气胸检查 详见本书"心胸外科疾病"中的相关内容。

◎专家忠告

就诊策略 如突发明显的胸痛、气急，尤其在剧烈咳嗽、用力屏气大便或提重物后，应立即至急诊内科就诊。明确诊断后，急诊医生根据症状、体征、胸部平片判断肺被压缩量及病情严重程度，决定是否排气治疗，如有必要需留院观察。

治疗主张 自发性气胸发生后，患者首先应注意休息，保持大便通畅，大便时不能用力屏气，必要时给予润肠通便。若有咳嗽，应给予镇咳药口服，以免咳嗽使气胸加重。

排气治疗 如果患者气急较严重，应给予吸氧，并尽早进行排气治疗。对于闭合型气胸，如果肺压缩小于20%，可不必抽气，让其自行吸收，一般经10日左右可吸收完；如果肺压缩大于20%，则应抽气治疗，以缩短痊愈时间。对于开放型气胸，应插管

并做水封瓶引流。对于张力型气胸，应当分秒必争，进行抢救，否则，可因胸内压力过高，压迫纵隔与心血管，引起循环功能衰竭，导致死亡。对于原来肺功能就已经不佳的患者，应立即用气胸箱抽气，尽快排气，减少胸内压力。待排掉一部分气体后，患者气急可能有所减轻，此时应积极准备插管，用水封瓶引流。如果进入胸腔的气体量比排气量还多，则应立即给予负压吸引，以加快排气速度。家属在护理过程中，应注意观察管子的固定情况，并应注意观察水封瓶内气体逸出的情况。若水封瓶里玻璃管内水柱静止不动，说明引流管被堵住，应立即报告护士和医生，以尽早排除堵塞，继续引流气体。

胸膜粘连术　就是向胸膜腔内注入某些药物或消毒医用滑石粉，使两层胸膜产生炎症反应，最终使得病侧胸膜粘连，从而防止再发生气胸。在注射或喷药前应先抽掉气体，以免治疗失败。

外科手术　对于肺内有大疱者可考虑手术摘除。胸腔镜手术创伤小、恢复快，为首选的手术方法。

其他治疗　若有支气管或肺内炎症，应选用合适的抗生素治疗。若有小支气管痉挛，则应用支气管解痉剂，对消除支气管活瓣形成和治疗高压性气胸有较好效果。对于支气管痉挛较严重的患者，无禁忌时还可加用激素，如强的松或氢化可的松等药物。若为结核病空洞破裂引起，则应积极治疗肺结核。

外伤性气胸患者往往有严重疼痛、虚脱或休克等症状，应当先予以止痛和抗休克治疗。搬动患者时应特别注意，避免骨折的肋骨端再次刺破肺脏。若有开放型气胸，则可引起严重的纵隔摆动，导致循环功能紊乱及衰竭，所以应紧急处理伤口，用消毒纱布覆盖、包扎，制止呼吸时气体自由出入胸腔及纵隔摆动。同时，应根据症状及气胸张力情况决定是否要抽气。若气急症状明显，肺压缩较多，则应立即抽气。若为张力型，则应即刻插管，并行水封瓶引流，及时给氧、抗休克、抗感染、止血治疗。若胸腔内出血较多，经内科治疗仍不止者，则应手术止血。

并发症的防治　①呼吸循环衰竭：主要发生于张力型气胸患者，患者出现发绀、严重呼吸困难、心率加快、血压下降等症状；对于老年人，原呼吸功能就已经不全，高压性气胸将造成生命危险。治疗应立即吸氧，并快速排气，以减低胸腔内压力。②纵隔及皮下气肿：表现为严重气急，胸骨后疼痛，锁骨上及颈部皮下有踏雪感。治疗应紧急排出气体。③胸腔感染：表现为发高热、寒战、胸痛，X线片上可见胸水增多，胸水检查白细胞明显增多。治疗应及时应用广谱抗生素静脉滴注，并插管引流胸水。④血胸：因胸腔内粘连血管被撕裂而造成。治疗应给予止血药，若出血不止，则应考虑胸腔镜探查及止血，或剖胸手术止血。⑤急性肺水肿：与一次抽气过快、过多有关。治疗应立即给予吸氧，并给予利尿剂、强心剂。

康复治疗 及时治疗肺部炎症及支气管痉挛。若为气虚患者，可服一些补气类中药，如党参、黄芪、茯苓、山药、灵芝等，以提高免疫力，减少呼吸道炎症。

诊治误区 支气管哮喘及慢性阻塞性肺疾病（COPD）患者出现咳嗽、气急加重尤其伴胸痛者，不要简单以为急性发作，自行服药，请及时就医，通过两侧肺部听诊比较和胸部X线摄片明确是否并发气胸，避免漏诊，耽误治疗。年轻男性，尤为瘦高体型者，仅仅出现胸痛或气急，无明显呼吸道感染症状者，不要忘了摄片排除自发性气胸。

特别提醒 一旦发生气胸，应立即送往医院急诊，并进行紧急处理。气胸反复发作的患者，平时应注意避免剧烈运动和繁重的体力劳动；预防感冒，一旦发生了，应及早治疗。伴便秘的患者，应多吃水果、蔬菜，睡前服轻泻剂，如大黄苏打片、龙荟丸、酚酞等，以避免大便时过度用力，诱发气胸发作。此外，应注意安全生产，防止严重创伤发生。

健康管理 自发性气胸被控制后要防止复发，应避免用力过大，不做剧烈的体育活动，保持大便通畅；外伤性气胸患者应注意心理治疗，消除恐惧、愤恨等心理障碍，同时应该注意其他部位创伤的恢复。

◎小贴士

气胸症状的轻重与有无肺部基础病及功能状态、气胸发生的速度、积气量的多少及压力大小有关。如果原已存在严重肺功能减退（如，COPD 患者），即使气胸量小，也会出现明显的呼吸困难；如果是年轻人，即使肺压缩 80% 以上，症状也可以很轻。

胸腔积液

胸腔内积存各种液体（漏出液、渗出液、血液、脓液或乳糜液）均称为胸腔积液。胸腔积液的病因：①结核杆菌感染。②肺内恶性肿瘤或胸膜恶性间皮瘤或其他器官肿瘤转移到胸膜上。③肺炎。④肺吸虫、丝虫等寄生虫感染。⑤其他原因，如心力衰竭、肝功能衰竭、营养不良、结缔组织疾病、肾病综合征等。

结核性胸膜炎引起的胸腔积液 病初发热，体温高低不一，同时伴有结核性中毒症状。开始可有病侧胸痛，随着病情进展，胸水逐渐增多，胸痛逐步减轻，直至消失。

肿瘤引起的胸腔积液 开始即胸水量较多，可以没有胸痛，一旦癌症进一步发展，侵犯壁层胸膜和胸壁组织时则可产生程度不同的胸痛。这种胸痛不因胸水量增多而减轻，在剧烈疼痛的同时，可伴有烦躁不安、睡眠不佳、胃口减退、体重减轻、体力明显下降等症状。

炎症引起的胸腔积液 大多数先有肺炎症状，如发热、咳嗽，咳嗽常较剧烈，咳黄色脓样痰或血性脓痰，体温可高达 39℃ 以上，炎症波及胸膜时可产生胸痛，但随着胸水量的增多，胸痛可缓解，可伴有夜间睡眠不佳、胃口下降、疲倦等。

寄生虫感染引起的胸腔积液 起病可缓慢，也可急性发作。在发病初期，有刺激性咳嗽、咳痰、胸痛、乏力等症状，痰呈果酱样。有的患者可出现过敏性症状。严重丝虫感染的患者可出现乳糜胸，胸水颜色像奶汁，呈乳白色或微黄色，同时可有“象皮腿”。

肺栓塞引起的胸腔积液 由于血栓或癌栓引起肺动脉栓塞，从而造成相应区域的肺组织坏死，可产生血性胸水。患者可突然出现剧烈胸痛、呼吸困难、咳嗽、咯血、出冷汗等症状。

心力衰竭引起的胸腔积液 右心衰竭或全心衰竭的患者呼吸困难，伴颈静脉怒张，面部和下肢浮肿，肝脏肿大。

肝功能衰竭引起的胸腔积液

患者出现乏力、胃纳减退、消瘦、腹壁静脉曲张、肝掌及腹水等症状,腹水进入胸腔可引起一侧或双侧胸水。

营养不良引起的胸腔积液患者出现全身性浮肿,后可出现胸水、腹水。

结缔组织疾病引起的胸腔积液 患者长期发热,伴关节酸痛、乏力等。红斑狼疮患者面颊部常见蝴蝶斑,血中可查到红斑狼疮细胞或类风湿因子。全身多脏器功能均可受累,肝功能、肾功能、心功能等均较差。

肾病综合征引起的胸腔积液 患者出现面部浮肿、疲乏、恶心等肾功能不全的症状。

◎您需要做哪些检查

X 线摄片检查 可以明确胸水的部位、数量、肺野内有无病灶等。

B 超检查 可明确胸水部位及胸水量。

胸部 CT 检查 容易发现肺内隐蔽部位的病变。若胸水较多,应当先行胸穿抽水,尽量抽光,然后再摄片,这样可更好地发现肺内病变。

胸水检查 抽取胸水并进行检查,除做常规的细胞计数、分类、生化检查外,还应做脱落细胞检查、肿瘤标志物测定、抗酸杆菌浓缩涂片及培养、普通细菌培养及药物敏感试验、腺苷脱氨酶(ADA)测定。

胸膜穿刺活检 虽然阳性率较低,但若获得阳性结果,则对诊断有非常大的作用。

胸腔镜检查 经上述各项检查,病因仍不明确者,特别是怀疑有肿瘤时,可考虑做该检查。此项检查准确率较高,可达95%以上。

寄生虫检查 特别对外周血嗜酸性白细胞增高的患者,应做相关寄生虫血清抗体检测或虫卵检查。

心脏检查 检查有无心脏病及心力衰竭(心衰)症状,若有心衰,则胸水可能为心衰所造成。

其他检查 若胸水为漏出液,则应检查肾功能、肝功能。若患者为妇女,应做妇科检查,注意有无卵巢肿瘤。

◎专家忠告

就诊策略 如果出现发热、胸闷、气促、乏力等不适,应该看普内科。经普内科医师检查,发现有胸腔积液,则转至呼吸专科门诊就诊。专科医师会根据患者病情及相应的检查结果,决定是否住院治疗,是否行胸腔穿刺抽液等检查。

治疗主张

胸水引流减压　当胸水量较大时,胸水引流是最重要的治疗措施。在胸壁上消毒、局部麻醉后用胸腔穿刺针刺进胸腔,再用大针筒抽取胸水,也可用深静脉穿刺管留置持续引流。胸水引流一定量后应收集在玻璃管内立即送到化验室或病理科做胸水常规、生化、细菌培养、细胞学等检查。患者及家属均应注意,一旦胶布因出汗等原因脱落,应重新加压贴好或更换胶布,以免引流管滑脱。胸水抽光后必须做胸部X线摄片(正侧位片)检查和胸部CT检查,以寻找原发病变,这对病因诊断至关重要。

胸腔内注入药物　结核性胸膜炎引起的胸腔积液,应尽可能将胸水抽尽,以减少胸膜增厚对肺功能的影响;肿瘤引起的胸腔积液,胸水抽尽后可注入抗癌药、免疫制剂,以促进胸膜腔的闭锁。为了取得较理想的疗效,药物注入胸腔后必须左右、上下转动身体,使药物均匀分布于两层胸膜的各个角落。胸腔内注入药物后需夹管一定时间,然后继续引流胸水,可根据引流量的多少决定拔管或再次注入药物。

病因治疗　胸腔积液除进行局部处理外,还应针对引起胸腔积液的各种疾病(结核病、恶性肿瘤、肺炎、寄生虫感染、心脏病、结缔组织疾病等)进行相应的治疗。请读者参见本书相关内容。

并发症的防治　①创伤性气胸:为预防气胸发生,抽胸水时针头不能过深。一旦发生,如肺脏压缩大于20%,应给予抽气治疗。②胸腔内出血:应严密观察出血量、血压变化。可给予止血药,若出血量较多,则应给予输血。经上述治疗仍不能控制出血时,则应考虑剖胸止血治疗。③胸腔内感染:应进行胸水细菌培养及药物敏感试验,并进行抗生素治疗。④复张后肺水肿:患者可表现为剧咳、气促、咳大量泡沫样痰,双肺满布湿啰音,动脉血氧分压下降,X线可显示肺水肿征象。此时应立即停止引流,给予吸氧,酌情应用糖皮质激素及利尿剂,控制液体入量。⑤高热反应:多种免疫制剂或抗癌药注入胸腔内可引起高热反应,体温可高达 39℃ 以上。应给予退热药治疗,必要时可用激素治疗。⑥胸部疼痛:不少药物注入胸腔内可引起疼痛。在注射液中加入适量止痛药,同时再口服止痛药,可预防和减少疼痛发生。剧痛者可使用一些作用较强的止痛药如盐酸布桂嗪(强痛定)。⑦胸膜反应:部分患者抽液时可发生头晕、冷汗、心悸、面色苍白、脉细等现象。此时应立即停止抽液,使患者平卧,必要时皮下注射 0.1% 肾上腺素 0.5 毫升。

康复治疗 注意适当增加营养。反复抽胸水的患者蛋白质损失较多,应增加蛋白质含量较高的食品。若血浆白蛋白较低,则可适当静脉输注人体白蛋白,以提高血浆白蛋白浓度,帮助机体恢复。在对引起胸腔积液的各种疾病进行相应的治疗后,也应继续进行相应的康复治疗。如何进行康复治疗,请参见本书相关内容。

诊治误区 结核性胸膜炎有胸腔积液,只服药不去抽胸水,这是完全错误的。患了结核性胸膜炎后,在正规治疗结核性胸膜炎的同时需要定期配合抽水,这样

病情恢复快,效果好,如果胸水停留时间过长而不能吸收,则会有纤维蛋白等沉积而形成胸膜肥厚,给结核性胸膜炎的治疗增加难度。

特别提醒 在治疗前一定要查明原因,以免延误治疗时间。对于年龄较大的患者,应特别警惕癌性胸水。胸水检查不要忘记检查脱落细胞、肿瘤标志物和 ADA。胸水引流完后必须进行胸部 CT 检查,必要时要做气管镜、经皮肺穿刺和胸腔镜检查。对于绝大多数患者来说,经以上检查后均可明确诊断。

健康管理 要戒烟,注意休息,补充蛋白质等营养成分是各项治疗的基础。

◎小贴士

胸腔积液可由多种疾病引起,一定要查明原因,针对原发病进行治疗。

阻塞性睡眠呼吸暂停低通气综合征

因肥胖而颈部粗短、鼻炎、鼻息肉、鼻甲肥大、鼻中隔弯曲、扁桃体肥大、腺样体增生、舌体肥

大，以及下颌畸形导致上气道狭窄等，均可引起本病。

睡眠时上气道软组织、肌肉的塌陷性增加，可以导致呼吸气流中断。典型症状是睡时打鼾，鼾声响亮，时有屏气（呼吸暂停）现象，可伴有手足异常活动，呼吸暂停多伴随着喘气、憋醒或响亮的鼾声而终止。可伴心悸、多汗和胃部灼热感，或伴夜间多尿、遗尿、不自觉坐起等。晨起有头晕、头痛、乏力、未睡醒等感觉。日间记忆力差，注意力不集中，嗜睡，甚至工作、学习或驾车时瞌睡，容易发生事故。

◎您需要做哪些检查

结合肥胖、颈部粗短等可能病因和典型症状可做出初步诊断。可以利用表1（Epworth 嗜睡评估量表）判断日间嗜睡程度。若评分超过 9 分，表示可能患睡眠呼吸暂停综合征，应该进一步做检查。也可测定体质指数（BMI），即体重（千克）/身高^2（米^2），若体质指数大于 28，则患有阻塞性睡眠呼吸暂停综合征的可能性很大，须进一步做检查。

睡眠呼吸检查 多导睡眠图监测是诊断睡眠呼吸暂停综合征

表1 Epworth 嗜睡评估量表（ESS）（日常生活中白天嗜睡程度）

患者所处状态	有无打盹、嗜睡的可能性和评分（从不 0 分，很少 1 分，有时 2 分，经常 3 分）
坐着阅读时	
看电视时	
在公共场所坐着不动时（如在剧场或开会）	
长时间坐车中间不休息时（超过 1 小时）	
坐着与人说话时	
饭后休息时（未饮酒）	
开车等红灯时	
下午静卧休息时	

的标准方法。在医院中进行检查,观察睡眠时胸腹呼吸活动、口鼻气流、氧饱和度、心电图、脑电图、鼾声等 10 多项睡眠时的生理变化。也可在家中用较简易的初筛诊断仪做初步检查,必要时再到医院做多导睡眠图监测。睡眠呼吸暂停指睡眠状态下,周期性出现口鼻气流停止 10 秒以上;低通气指呼吸气流或胸腹壁呼吸运动幅度较基础值下降 50% 以上,并伴有基础氧饱和度下降 4% 以上。阻塞性睡眠呼吸暂停综合征发生时口鼻气流停止,但胸腹壁呼吸运动仍存在,如果睡眠呼吸暂停和(或)低通气每小时超过 5次,整夜睡眠 7 小时过程中超过30 次,即可明确诊断。

其他检查 包括头颈侧位 X线摄片检查、CT 检查、内镜检查与肺功能检查等,可以帮助了解上呼吸道结构形态的变化,为选择治疗方法提供参考。

◎专家忠告

就诊策略 如果睡时打鼾,鼾声响亮,时有屏气(呼吸暂停)等现象请至呼吸专科就诊。专科医生会根据病情判断是否需要住院治疗,以及做睡眠呼吸检测等

检查。对于门急诊医生诊断不明确或治疗效果不好,又不能住院治疗的,则建议到专家门诊,甚至特需门诊进一步诊治。

治疗主张

病因治疗 若有鼻咽部疾病、颌面畸形,必须进行治疗。

一般治疗 ①减肥:如肥胖超重,则减肥十分重要。控制饮食,低脂肪饮食,增加活动量,纠正不良习惯(如晚餐后久坐看电视)。药物减肥要在医生指导下进行。②戒烟、戒酒:酗酒可引发和加重打鼾,睡前 3 小时不宜饮酒。③改变睡姿:侧卧位或高枕卧位可改善症状。④停用镇静、催眠药。

药物治疗 目前尚无确切有效的治疗药物。各种鼻减充血剂可改善鼻黏膜水肿引起的症状,部分抗抑郁剂、呼吸兴奋剂及茶碱可能有帮助,但均仅用作辅助治疗。

氧疗 氧疗可减少睡眠呼吸暂停的发生,并可减轻睡眠呼吸暂停造成的低氧血症,对伴有心脑血管疾病的患者尤为需要。在家中可利用压缩氧气瓶或氧发生器,通过鼻导管或口鼻面罩于睡眠时进行吸氧治疗。

经鼻持续气道内正压通气（CPAP）治疗 是治疗中重度阻塞型睡眠呼吸暂停低通气综合征患者的首选方法。可有效消除夜间打鼾，纠正夜间低氧血症，改善睡眠质量，远期可减少心脑血管并发症的发生。但是，该项治疗需要每晚使用，一旦停用，睡眠呼吸暂停仍会出现。目前，该类呼吸机已日趋小型化，携带方便，操作简易。

手术治疗 颌面畸形引起的睡眠呼吸暂停综合征应手术矫治。由肥胖等引起的睡眠呼吸暂停综合征可采用悬雍垂咽腭成形术治疗，但术后复发较多。

并发症的防治 长期低氧血症可引起多种并发症，如神经系统疾病、高血压、冠心病、肺心病、脑血管意外、糖尿病、肢端肥大症、甲状腺功能障碍和性功能障碍等，应进行相应的治疗。预防的关键是纠正阻塞性睡眠呼吸暂停。

诊治误区 ①许多人认为打鼾不是病，不予重视。其实，如果睡眠时打鼾，同时伴有呼吸暂停，不仅是一种疾病，而且久病可引起心脑血管疾病等多种并发症，应该引起警惕，并及时就医检查。

②药物可以治疗鼾症。目前为止，在国际范围内尚没有一个公认的药物可以用来治疗鼾症。市场上有一些用于鼻腔的药物虽然可以减轻鼾声，但效果很有限，且有一定的副作用，绝对不能说是治疗鼾症的好办法。治疗阻塞性睡眠呼吸暂停综合征有多种方法，目前较为可取的方法是睡眠时应用呼吸机。有人顾虑应用呼吸机影响睡眠，其实应用呼吸机纠正上气道阻塞后，夜间睡眠质量和日间精神状态都会大有改善。

特别提醒 使用呼吸机前应请医生指导，并注意经常对呼吸机管道、面罩进行清洗和消毒。由于该疾病可以引起全身器官损害，部分患者可以以心血管系统的异常表现为首发，因此对于一些药物治疗效果不佳的高血压或冠心病患者应注意是否合并有阻塞性睡眠呼吸暂停低通气综合征。

健康管理 肥胖患者应控制饮食，增加体育锻炼以减轻体重，避免劳累、戒烟是各项治疗的基础。

◎小贴士

阻塞性睡眠呼吸暂停综合征

（OSAHS）是一种典型的"生活方式相关疾病"，因而改进生活方式成为治疗 OSAHS 的重要一环，包括鼓励患者减少体重、增加体育锻炼、戒烟、戒酒、不服用镇静药物、改良睡姿避免仰卧、养成良好的睡眠习惯等，在此基础上进一步使用无创通气治疗。

呼吸衰竭

呼吸衰竭是由于肺功能严重受损而引起低氧血症，可伴有二氧化碳潴留，并由此引起一系列代谢紊乱和功能异常的综合征，分为急性呼吸衰竭和慢性呼吸衰竭两类。患者感到气急，呼吸费力，须端坐呼吸、张口呼吸、抽泣样呼吸，并随着呼吸衰竭的加重而变得明显。

缺氧和二氧化碳潴留会引起神经与精神症状，患者因缺氧可出现精神错乱、狂躁、昏迷、抽搐等，慢性呼吸衰竭患者可出现智力障碍和定向力障碍。轻中度二氧化碳潴留的患者仅出现失眠、烦躁、定向力障碍等兴奋症状，易被忽视。重度二氧化碳潴留的患者，可出现严重的神经、精神症状。

此外，缺氧也会降低神经系统对二氧化碳潴留的耐受性和适应性。患者可表现为心率加快、血压升高、心悸、头晕，甚至呼吸困难，外周浅表静脉充盈，皮肤湿暖、红润、多汗，在熟睡后刚醒来时头痛尤为明显。

患者消化道黏膜充血、水肿、糜烂、溃疡，甚至出血，可有呕吐、黑便。

◎您需要做哪些检查

体格检查　呼吸方面可见患者呼吸次数、呼吸幅度和呼吸类型改变。急性呼吸衰竭时，患者呼吸次数增加，可达 30~40 次/分，呼吸深大伴鼻翼（鼻孔周围）扇动。慢性呼吸衰竭患者大都伴有呼吸肌疲劳、呼吸辅肌参加（参与呼吸），表现为点头或提肩呼吸。伴有呼吸肌疲劳的患者呼吸类型发生改变，如胸腹矛盾呼吸运动（即呼吸时胸与腹运动方向不一致）。慢性阻塞性肺疾病患者呼吸衰竭时呼吸类型则由慢而深的呼吸变为浅快或不规则的呼吸，严重者出现二氧化碳麻醉后，可引起呼吸减慢，甚至呼吸停止。心血管方面，患者心率加快、血压升高、心律异常，并有血流动力学异常。急性严重心肌缺氧可诱发心律失常、心室颤动以及心跳骤停。严重或长期缺氧可导致心力衰竭、血压降低，甚至发生休克。长期肺动脉高压可诱发右心衰竭，出现颈部和皮肤浅表静脉充盈、肝肿大和下肢浮肿。

实验室检查　严重缺氧和二氧化碳潴留的患者还可伴有肝肾功能异常和电解质紊乱。

动脉血气分析　需抽动脉血检查。若动脉血氧分压（PaO_2）小于 60 毫米汞柱，可诊断为 I 型呼吸衰竭；若同时伴动脉血二氧化碳分压（$PaCO_2$）大于 50 毫米汞柱，则可诊断为 II 型呼吸衰竭。再根据血液 pH，将其分为失代偿性呼吸衰竭和代偿性呼吸衰竭。若血 pH 小于或等于 7.35，可诊断为失代偿性呼吸衰竭；若血 pH 为 7.35～7.45，则可诊断为代偿性呼吸衰竭。

肺部影像检查　胸片或 CT 等影像学改变与病史结合往往对呼吸衰竭的病因诊断有重要意义。

◎专家忠告

就诊策略　急性呼吸衰竭往往发展迅速，病情危重，死亡率高，多数情况下需要急救处理，积极抢救治疗。慢性呼吸衰竭患者常常已对低氧血症或高碳酸血症产生耐受，此时对于机体内环境是否处于代偿阶段的评估尤为重要。若血气分析提示已处于失代偿状态，则建议积极采取治疗措施，以防止疾病进一步恶化。

治疗主张

病因治疗　查明引起呼吸衰竭的基础疾病和诱因，并进行相应的治疗。诱因中肺部感染最为常见，应进行抗感染治疗。

呼吸支持　现有很多方法可保证通气量和改善气体交换，如用鼻导管、面罩吸氧以纠正低氧血症，还可用呼吸兴奋剂刺激通气，使用鼻、口鼻面罩进行无创通气，纠正二氧化碳潴留。但是，如果应用这些措施一段时间后，仍不能解决二氧化碳潴留和低氧血症，则应及时建立人工气道，进行机械辅助呼吸。同时，需注意纠正水、电解质失衡和酸碱紊乱。

并发症的防治　呼吸衰竭的并发症包括消化道出血、循环衰竭、营养不良、机械通气气压伤、呼吸机相关肺炎、呼吸机依赖等，这些会大大降低抢救成功率。因此，应密切监测患者，及时采取措施,防治这些并发症。

康复治疗　康复治疗主要为改善肺功能,提高免疫功能,预防病情急性加重,可进行氧疗及家庭机械通气治疗。呼吸阻力锻炼和体操有助于改善呼吸肌力和运动耐力,减少二氧化碳潴留。免疫调节药物有助于提高免疫功能,减少病原微生物感染和预防急性加重。家庭氧疗,每天给氧15小时以上能提高生活质量和改善精神状态。家庭机械通气有助于减少二氧化碳潴留和提高动脉血氧分压。但是,呼吸阻力锻炼、体操和家庭机械通气治疗的专业性均较强,应在有关医生的指导下进行。

诊治误区　呼吸困难有时也是心源性疾病的伴随症状,且往往与心功能不全同时合并存在,很难完全区分。心、肺功能衰竭常常互为因果,病史的询问对于孰因孰果的判断尤为重要,治疗原则的掌握亦有不同侧重,应予以重视。

特别提醒　发现急性呼吸衰竭症状时应及时送到医院进行诊治。抢救急性呼吸衰竭时应注意保持呼吸道通畅,及时给氧和稳定心脏功能,尤其是对于过敏、窒息、药物中毒等引起的呼吸衰竭。慢性呼吸衰竭的治疗应特别注意预防急性加重,特别是避免受凉、感冒、继发感染,避免与有呼吸道感染的患者接触。一旦出现咳嗽加重、痰量增加或咳黄色脓痰,则提示呼吸道感染,即应立即求医,及时给予抗生素治疗,改善气促、咳痰等症状。对于老年患者,尤其需警惕因长期卧床、咳痰无力、痰液阻塞气道,或因伴随脑血管意外、吞咽功能欠佳而误吸等原因引起的窒息。

健康管理　慢性呼吸衰竭患者多存在慢性肺部疾病,对于长期存在二氧化碳潴留者,建议家庭氧疗或自备家用无创呼吸机,这对患者改善通气、提高生活质量有所帮助。

◎小贴士

对于在好发季节呼吸衰竭反复发作的患者,建议定期进行疫苗接种,或接受适当免疫治疗,提高身体抵抗力,减少发作次数。

（李燕芹）

2. 心内科疾病

心力衰竭

原有风湿性心脏病、冠心病、高血压、原发性心肌病、病毒性心肌炎、先天性心脏病等的患者,由于感染、快心室率性心房颤动和各种快速性心律失常、钠盐过多、输液过多过速、体力过劳、精神压力过重、情绪激动、环境天气的急剧变化、妊娠分娩等心脏负荷加重,洋地黄用量不足或过量和利尿治疗过度,合并甲状腺功能亢进或低下、严重贫血、肺栓塞等,有可能诱发心力衰竭。

左心衰竭表现为呼吸困难,呼吸困难最先发生于体力活动能力降低的时候,称"劳力性呼吸困难";进而平卧时发生呼吸困难,患者为了减轻呼吸困难,采取半坐位或坐位,称"端坐呼吸";发展到后来,患者在午夜、凌晨睡眠时因突感胸闷、气促而被迫坐起,称"阵发性夜间呼吸困难"。右心衰竭表现为小便少、有浮肿,浮肿以双下肢为主,傍晚加重为特点;部分患者早期仅出现胃口差、易疲劳、乏力等不适症状。

◎您需要做哪些检查

根据病史、体征,做常规心电图检查、24 小时动态心电图检查、胸部 X 线检查、心脏彩色超声检查;再做有关实验室检查,如痰细菌培养,抽血测定肝功能与肾功能,抽血进行血气分析,抽血测定电解质与甲状腺功能,以确定有无心力衰竭的诱发因素。最近几年新开展的项目 B 型利钠肽(BNP)的测定或者 NT-proBNP 的测定,有利于鉴别诊断。

作为治疗依据,医生还会结合检查情况,将心力衰竭患者的心功能状态所属级别分为 4 级:

Ⅰ级功能状态为体力活动不受限，一般的体力活动不引起疲劳、心悸、呼吸困难或心绞痛；Ⅱ级功能状态为体力活动受限制，休息时感觉舒适，但从事一般的体力活动就会引起疲劳、心悸、呼吸困难或心绞痛；Ⅲ级功能状态为体力活动受限，休息时尚无症状，从事轻体力活动就会引起疲劳、心悸、呼吸困难或心绞痛；Ⅳ级功能状态为体力活动能力完全丧失，休息时仍有心力衰竭症状或心绞痛，进行任何体力活动都会使症状加重。

◎专家忠告

就诊策略 如果是急性发作的心力衰竭，应该看急诊内科。急诊医生检查和治疗后，会根据病情判断是否需要住院治疗。如果是慢性心力衰竭，则可以看心内科专科门诊。专科医生也会根据相应的检查结果，决定是门诊治疗随访，还是住院进一步治疗。对于门急诊医生诊断不明确或治疗效果不好，又不能住院治疗的，则建议到专家门诊，甚至特需门诊进一步诊治。

治疗主张 心力衰竭患者治疗时，主要使用的药物有利尿剂[呋塞米（速尿）、氢氯噻嗪（双氢克尿塞）、螺内酯（安体舒通）]、血管扩张剂（硝酸酯类、血管紧张素转换酶抑制剂如卡托普利、血管紧张素Ⅱ受体拮抗剂如缬沙坦等）、强心剂（如，洋地高辛等）及β受体阻滞剂（如，美托洛尔等）。

家庭吸氧是很重要的治疗方法，也是改善症状的措施之一。医院急诊科可以开单子配氧气袋或小的氧气钢瓶。氧气袋所能供应的氧气量很有限；钢瓶比较好，可以供应较长时间使用氧气。最近几年，医疗器械商店还可以购到制氧机，虽然价格比较贵，但使用更方便，且不需要更换氧气钢瓶，具体使用方法会有工程师上门指导。

诊治误区 心力衰竭时可有血栓和栓塞现象、心源性肝硬化等并发症，需要注意预防。右心衰竭可以出现肝脏淤血，甚至黄疸及肝硬化，不要误以为肝炎。

最近几年，心肌病发病率有增加的趋势，而且常常表现为"感冒"样症状，到门急诊"吊盐水"效果不佳，病情反而逐渐加重，然后拍胸片发现"大心脏"，才考虑"扩张型心肌病、心力衰竭"。对于咳嗽、气急患者，最简单的办法就是拍个"胸片"，既可以看心脏大小，判断心脏功能，又可以看肺部状况，避免漏诊误诊，耽误治疗。

特别提醒　疑有急性左心衰竭发作的患者，必须取端坐位，切忌躺平，且应立即拨打"120"电话呼叫救护车急救。

心力衰竭患者一定要戒酒，饮酒会加重心力衰竭。

长期使用利尿剂者需要定期检查电解质。

脚肿也并非都是"右心衰"引起，临床常见的抗高血压药物"氨氯地平类钙离子拮抗剂"引起的脚肿，导致患者做各项检查，并且结果均正常。其他还有单侧脚肿，另一侧脚不肿的，要看血管外科，是否有静脉回流受阻；双侧脚肿的还有肾病综合征、甲状腺功能减退、严重低蛋白血症等。

患者出现气急、呼吸困难并非都是"左心衰竭"，其实常常是肺部疾病导致（如支气管哮喘、气胸、大量胸腔积液等），还有严重贫血、酸中毒时也会气急，需注意鉴别诊断，可测定 BNP。

健康管理　要注意休息，低盐饮食，避免劳累、过度兴奋及精神紧张是各项治疗的基础。

◎小贴士

心衰标志物：B 型利钠肽（BNP）及其 N 末端 B 型利钠肽原（NT-proBNP）的浓度增高，已被公认在不明原因呼吸困难时可以协助鉴别诊断（呼衰还是心衰），也是近几年心衰临床诊断上的一个重要进展。

急性心力衰竭

急性心力衰竭是一种由于急性的心脏病变（常见的有急性心肌炎、急性大面积心肌梗死、严重快速心律失常、过量快速输液）引起心排血量急骤降低，导致组织器官灌注不足和急性淤血的临床病理综合征。临床上以急性左心衰竭较常见，表现为急性肺水肿。

典型发作症状为突然严重的气急，每分钟呼吸可达 30～40 次，端坐呼吸，阵阵咳嗽，面色灰白，口唇青紫，大汗，常咳出泡沫样痰，严重时可从口腔和鼻内涌出大量粉红色泡沫样痰（急性肺水肿）。发作时心率、脉搏增快（但老年人不一定增快），血压在开始时升高，以后可以降至正常，甚至休克,部分严重患者可以出现昏厥,乃至心搏骤停。此时,患者往往呈高度紧张状态,有恐死感。患者必须尽早去医院就诊。

◎您需要做哪些检查

医生根据患者提供的病史,以及体检的资料,诊断急性心力衰竭并不困难。患者身体情况可以的话,在体格检查的同时做床边心电图检查、胸部 X 线摄片、动脉血气分析等检查,以进一步明确病因和确切估计病情。

◎专家忠告

就诊策略 如果是急性发作的心力衰竭,应该看急诊内科。急诊医生检查和治疗后,会根据病情判断是否需要住院治疗。对于门急诊医生诊断不明确或治疗效果不好,又不能住院治疗的,则建议到专家门诊,甚至特需门诊进一步诊治。

治疗主张 急性心力衰竭患者必须及时抢救。①体位:让患者取坐位,双腿下垂,以减少静脉回流,切忌让患者躺平。②吸氧:高流量氧气吸入(每分钟 10~20升纯氧吸入),并在湿化瓶内加75% 乙醇(酒精)或有机硅消泡

剂。③镇静:静脉注射或皮下注射吗啡乃是治疗急性肺水肿的有效措施,但对伴有颅内出血、神志障碍、慢性肺功能不全的患者则属禁忌,年老体弱的患者应减量使用。④利尿:呋塞米(速尿)可静脉注射,降低心脏前负荷。⑤扩血管:可选用硝普钠或硝酸甘油静脉滴注,缓解症状效果显著。⑥强心:静脉注射毛花苷丙,适用于心房颤动伴快速心室率或已知有心脏增大伴左心室收缩功能不全的患者,重度二尖瓣狭窄伴窦性心律的患者禁用。⑦捆扎:四肢轮流结扎,降低心脏前负荷。

诊治误区 详见本章"心力衰竭"中诊治误区的相关内容。

特别提醒 详见本章"心力衰竭"中特别提醒的相关内容。

健康管理 详见本章"心力衰竭"中健康管理的相关内容。

◎小贴士

详见本章"心力衰竭"中小贴士的相关内容。

心律失常

心律失常的病因:①各种心脏疾病,如心肌炎、心肌病、冠心

病、先天性心脏病、风湿性心脏病等。②离子通道病，如心肌钠离子通道病变引起的 Brugard 综合征。③长期高血压会引起房性心律失常，如房早、房速、房颤。④甲状腺功能亢进（甲亢）、妇女绝经前后（围绝经期），或仅仅是精神、神经内分泌因素而无确切病因。

心律失常的诱发因素：①高度紧张，劳累，情绪过度波动。②各种严重感染。③外伤，尤其是脑外伤。④过饱饮食，吸烟，饮烈性酒，喝浓茶或咖啡。⑤妊娠，分娩。⑥消化道出血，呼吸道出血，外伤造成大量出血。⑦剧烈运动（尤其是等张运动、过度屏气）。⑧剧烈呕吐、腹泻导致电解质紊乱。⑨药物致心律失常。

常见的不适有发作性心悸、心慌，咽喉部突发堵塞感，胸闷，严重时伴有头昏、黑朦、昏厥，也可出现失语、偏瘫等脑梗死的情况，极个别者可发生猝死。患者自扪脉搏通常有不规则、漏搏、停搏等感觉。

◎您需要做哪些检查

常规 12 导联心电图检查可立即进行，但不能全面反映患者的心率、心律变化，有一定片面性。

24 小时动态心电图记录可反映患者 24 小时内生活、工作与症状发作时心律、心率的关系，能告知患者每分钟最快和最慢心跳次数、有无早搏、早搏持续时间、有否心肌缺血发生。

胸部 X 线摄片、心脏彩色超声、运动平板试验、潘生丁心肌显像（ECT）等检查　可进一步明确患者有无其他心脏疾病。

颈椎 X 线摄片、脑血流图、头颅 CT、耳鼻喉科等检查　头昏、眩晕患者应进行这些检查，以排除颈椎病、基底动脉供血不足、梅尼埃综合征（内耳前庭功能紊乱）等疾病。

必要时抽血进行甲状腺功能、柯萨奇病毒中和抗体等测定，以明确病因。

◎专家忠告

就诊策略　心律失常患者必须由专科医生决定是否治疗及制定相应的治疗方案，切莫乱投医，更忌擅自乱用药。

治疗主张　心律失常的治疗包括两个方面，一是抗心律失常，二是积极治疗原有的心脏病。

抗心律失常　①药物治疗：是目前治疗心律失常的最主要方法。②直流电除颤复律：用高能电流胸外电击，同步电击治疗快速房颤、室上速或预激综合征的快速心律失常；非同步电击除颤治疗室性纤颤，属抢救措施。③介入性微创治疗：射频消融治疗预激综合征、隐性旁道所致室上速、快速房颤等。④安置人工心脏起搏器，治疗Ⅱ度Ⅱ型和Ⅲ度房室传导阻滞、病态窦房结综合征、快慢综合征。射频消融、人工心脏起搏器安置术详见本书"心脏病介入治疗术"。

异位快速型心律失常药物的应用：治疗各类早搏、短阵异位心动过速、房颤等通常有四大类药物。第一类为作用于钠通道使心肌细胞膜稳定的药物，其中 IA 类以奎尼丁为代表，IB 类以利多卡因为代表，IC 类以普罗帕酮（心律平）为代表。第二类为 β 肾上腺素受体阻滞剂，代表药物有美托洛尔、普萘洛尔（心得安）等，对窦性心动过速有明显疗效，但能使心跳变慢，老年患者应用要谨慎。第三类为延长动作电位（复极过程）的药物，以胺碘酮（可达龙）为代表，对房颤药物复律、预激综合征伴心动过速、各类室性心律失常均有明显疗效，但甲亢、甲减患者禁用。第四类为钙通道阻滞剂，以维拉帕米（异搏定）为代表，用于房性早搏或窦性心动过速。

缓慢房室传导阻滞型心律失常的治疗：目前尚无理想药物。紧急时静脉滴注异丙肾上腺素，也可用阿托品，但由于有口干、排尿困难等不良反应，一般很少应用。中药如人参、参麦注射液、黄芪、附子注射液等也有一定作用。必要时安置起搏器。

并发症的防治　严重的心律失常可造成不同程度的脑缺氧。患者可有跌倒、昏厥，发生骨折、脑震荡等并发症。抗心律失常药物本身可致心律失常，如心动过速、传导阻滞等，因此，必须在专科医生指导下用药，定期做 24 小时动态心电图记录，及时发现问题，及时处理。

康复治疗　患者情绪切勿紧张，定时、定量服药，定期复查 24 小时心电图，在医生指导下逐渐减量直至停药。服药 2～3 年完全是可能的，过早停药会出现反复，甚至出现反跳。

诊治误区　无症状而在体检

时发现的早搏多数是良性的,不宜过度治疗。

特别提醒　心律失常最有价值的检查方法是 24 小时动态心电图记录。有早搏不一定就有心脏器质性病变或心肌炎、冠心病。

由于抗心律失常药物本身有一定的致心律失常作用,因此,在抗心律失常治疗过程中用药一定要慎重,密切观察心率、心律和心功能变化,与专科医生保持联系,避免因错用抗心律失常药物而使病情加重,甚至危及生命。抗心律失常药与其他药物联合应用时一定要注意药物的相互作用,以免药物的不良反应更为严重。

健康管理　抗心律失常必须进行全身综合治疗,必须在心脏专科医生指导下制定或修改综合治疗方案。去除诱因和根治病因极为重要。

◎小贴士

部分复杂心律失常患者,药物治疗效果不好,可采用射频消融治疗或者安装起搏器治疗。

高 血 压

高血压中 90% 以上为原发性高血压(没有明确的病因),往往有家族史;5% ~ 10% 为继发性高血压,有明确的病因,如肾脏疾病、内分泌疾病、服用特殊药物,去除病因后血压即可降到正常。

早期患者常无症状或症状不明显。随着病程延长,血压逐渐升高,并出现症状,有的在体检时发现,有的在出现脑中风、冠心病、心肌梗死、尿毒症、眼底出血、间歇性跛行就诊检查时才被发现。常见症状有头痛、头晕、烦躁、心悸、胸闷、肢体麻木、乏力、易激动等。

◎您需要做哪些检查

高血压的标准为静息时收缩压大于或等于 140 毫米汞柱,舒张压大于或等于 90 毫米汞柱,通常高血压时两者都高。单纯收缩期高血压是指收缩压大于或等于 140 毫米汞柱,而舒张压小于 90 毫米汞柱,多见于老年高血压。

血压测定可分为诊所测压、24 小时动态血压测定和在家自测血压。

有些人在诊所测得的血压偏高,而在医院环境之外血压正常,这种现象称为"单纯诊所高血压",俗称"白大衣高血压"。因此,需采用24小时动态血压记录或家庭、社区测压来证实。24小时动态血压测定能客观地反映血压升高的严重程度、持续时间和昼夜节律变化，有助于诊断，为治疗过程中调整降压药的剂量、给药时间和给药次数提供科学的依据。

在家自测血压常用非汞柱血压计（电子血压计）。为保证非汞柱血压计的准确性，应到医院与汞柱血压计同时测量，进行校正。自测时应注意：①熟练掌握自测血压计的使用方法。②开始测压前，应在安静的环境中静坐数分钟，切勿紧张。③应该用标准袖带，上臂粗壮者用大号袖带，儿童用较小的袖带。④首次就诊或自测时应测两臂血压，以防止有末梢血管疾病的存在而影响其测定值。⑤老年人、糖尿病患者、多发体位性低血压患者应测定立位血压。⑥无论采取什么体位测量，袖带的位置应与心脏在同一水平。⑦不宜选用测量手指或肘部以下血压的家庭非汞柱血压计。

高血压患者在就诊过程中往往还要做一些常规的检查，这是为了明确是原发性高血压还是继发性高血压，明确高血压的严重程度，以及是否有合并症。

◎专家忠告

就诊策略　高血压患者可以在社区卫生中心诊治，如血压控制不佳则需到专科医生处治疗及制定相应的治疗方案，疑难顽固性高血压才需要看特需门诊，切莫乱投医。

治疗主张　治疗目标是最大限度地减少心脑血管并发症和死亡的危险。高血压患者血压应达到理想或正常水平，即小于140毫米汞柱/90毫米汞柱，老年患者的收缩压降到150毫米汞柱以下，糖尿病、肾脏病患者应降到小于130毫米汞柱/80毫米汞柱。危险层次越高的人，越应该达到所确定的目标和更加积极地治疗其他危险因素。高血压的治疗必须是长期的，甚至是终身用药，才能防治靶器官损害、心脑血管意外等的发生，不能随意突然停药，若需要更换降压药物，应接受医生的指导。

药物治疗　以降低血压、治疗其他危险因素和有关疾病为目的。常用的降压药有利尿剂[氢氯噻嗪（双氢克尿塞）、螺内酯（安体舒通）等]、β受体阻滞剂

（如,美托洛尔、普萘洛尔等）、钙拮抗剂（硝苯地平等）、血管紧张素转换酶抑制剂（卡托普利、培哚普利等）、血管紧张素Ⅱ受体拮抗剂（氯沙坦等）、肾上腺素能受体阻滞剂（哌唑嗪、酚妥拉明）。在我国还有中西药小复方制剂,如珍菊降压片、复方罗布麻片等。

对于患者来说,了解降压药治疗的原则是极为重要的,即使是家属也应有所了解,以便更好地配合医生治疗。使用高血压药物的原则:①从小剂量开始,以减少不良反应。如果降血压反应良好,但未达降血压目标,患者又能耐受,可增加该药的剂量。②合理联合用药,可以最大程度地降低血压,同时使不良反应减小到最低程度。我国的一些中西药小复方制剂,就是由此原理设计的。③如果一种药物的疗效很差,或是耐受性差,必须换另一类药物,而非加大该药的剂量或加用第二种药物。④使用每日1次具24小时药效的长效降压药物,其优点是能方便和更平稳地控制血压,将血压的波动减小到最低程度,并有保护靶器官、减少心血管疾病事件发生的作用。

⑤药物治疗开始的时间:一旦被确认为高危组和极高危组患者,确定血压值后要尽快治疗;对中危组和低危组患者,可酌情根据其他因素由医生决定什么时间开始治疗。

并发症的防治 高血压的危险性在于损伤人体的大脑、心脏、肾脏、眼底及周围血管等重要器官(称为靶器官),可造成脑卒中(脑出血或缺血性脑梗死)、冠心病、心肌梗死、肾功能不全(尿毒症)、眼底视网膜血管病变、动脉瘤形成、周围血管栓塞等。轻者致残,重者致命。最多见的并发症为脑血管意外。

诊治误区 有些患者到医院量血压精神紧张(白大衣现象,诊所高血压)以致血压升高,被误诊为原发性高血压。

特别提醒 高血压患者首先必须排除继发性高血压。一旦明确为原发性高血压必须长期治疗,甚至终身用药。注意除了血压控制到目标水平外,还须防治心、脑、肾、眼底动脉、周围血管的并发症,以防严重事件的发生。正确掌握家庭自测血压的方法,以免被误导。

健康管理 要注意休息,低

盐饮食,避免劳累、过度兴奋及精神紧张是各项治疗的基础。摄盐不要过多,吸烟者应戒烟。多吃含不饱和脂肪酸和优质蛋白质较多的食物,如鱼类。多吃水果,合适的水果有苹果、山楂、橘子、猕猴桃。具有降压作用的蔬菜有芹菜、大蒜、西红柿、菠菜、洋葱、茭白、胡萝卜、茄子、黄瓜、南瓜、木耳、马铃薯、海带。避免空腹或睡前喝大量浓茶,提倡饭后饮淡绿茶。可选择的运动项目有太极拳、体操、步行,运动量不要过大,应避免进行竞技性运动或屏气用力的运动,不要做头低于肩部的运动。还要学会松弛精神。

◎小贴士

临床上遇到部分假性高血压,俗称白大衣现象,也称为诊所高血压。因为患者到医院见到医生精神紧张,引起血压增高,而平时在家中自测血压正常,所以患者服用降压药物后反而感到头晕,这类患者需要做24小时动态血压监测,排除高血压诊断。

高胆固醇血症

血脂是血浆中的胆固醇、三酰甘油(甘油三酯)、磷脂及游离脂肪酸和微量的类固醇激素及脂溶性维生素等的总称。血浆中脂质除游离脂肪酸与蛋白结合外,其余均与球蛋白结合成水溶性脂蛋白,才能在血液循环中运送。根据超速离心及纸上电泳或醋酸纤维薄膜电泳等分析,可将脂蛋白分为四类:高密度脂蛋白(HDL)、低密度脂蛋白(LDL)、极低密度脂蛋白(VLDL)和乳糜微粒(CM)。低密度脂蛋白胆固醇是导致动脉粥样硬化的主要危险因素。

◎您需要做哪些检查

空腹抽血化验血脂全套即可看到常用的四项指标:总胆固醇、三酰甘油(甘油三酯)、高密度脂蛋白、低密度脂蛋白。验血的前一天要素食。最近几年高血脂发病率逐年增高,所以30岁以上成年人应至少每年测一次空腹血脂,对于缺血性心脑血管病及其高危人群,则应每3~6个月测定一次血脂。

◎专家忠告

高血脂本身不会引起任何症状,只有等到心脑血管出现动脉粥样斑块病变后才会出现相应的症状，如心脏的冠状动脉斑块阻塞引起心绞痛，严重的会导致急性心肌梗死，甚至猝死；脑动脉斑块阻塞引起头晕等脑供血不足的症状，甚至脑梗死。

治疗主张 大量循证医学证据和基础研究均显示，他汀类药物强化降脂是预防和治疗心脑血管动脉粥样硬化斑块的基石。他汀类药物强化治疗可通过降脂、降低 C 反应蛋白水平、抑制血管平滑肌细胞增生、抑制炎症反应、改善血管内皮细胞功能、抑制血小板聚集等作用，达到稳定或逆转斑块、促进血管内皮修复和预防斑块破裂血栓形成的作用。低密度脂蛋白胆固醇每下降 1 毫摩尔/升，主要心脑血管事件下降 21%。冠心病患者和外周血管（颈动脉、双下肢动脉）有斑块病变的患者，其低密度脂蛋白胆固醇一般要求控制在 2.0 毫摩尔/升以下，甚至 1.8 毫摩尔/升以下。

诊治误区 虽然血脂很高，但无任何不适症状，不需要治疗，这是很错误的观点。如果等到动脉硬化斑块阻塞血管引起供血不足症状时，再服药已经迟了，甚至

部分人会出现急性心肌梗死等引起猝死。

有些人担心他汀类药物损伤肝脏等副作用，不愿意服药。其实他汀类药物引起肝脏损伤的发生率很低，只要密切观察，及时调整用药，还是很安全的。

还有部分人，服药后血脂正常了就停药，常常会出现反跳。血脂正常可以将药物减量，但大多数人不能停药，尤其是已经有心脑血管疾病患者。

特别提醒 不同群体降脂目标不同，不能简单地看化验单上的箭头是否朝上。一个人如果没有冠心病，仅仅有血脂异常需要一级预防，如果有冠心病则需要二级预防。心血管危险因素越多，越易有心脑血管靶器官的损害，要求控制血脂的水平就越严格，低密度脂蛋白胆固醇治疗达标也就越低。如患急性冠状动脉综合征又伴有糖尿病，那么其低密度脂蛋白胆固醇被要求降到 1.8 毫摩尔/升以下。

健康管理 "饮食控制，适当运动"是治疗高血脂的基础。如果没有生活方式的改善，单纯靠药物治疗是很难达到理想治疗效果的。

◎ 小贴士

2002年有一位患者血脂很高合并谷丙转氨酶(GPT,又称丙氨基酸转移酶)升高,在几家大医院看了专家门诊,都因为谷丙转氨酶轻度升高而不敢用药。来门诊就诊时就与患者一起分析转氨酶升高的原因,查了所有的肝炎指标均呈阴性,B超显示脂肪肝,所以告诉他可能是脂肪肝引起的转氨酶增高,可以试用他汀类药物看看,但必须密切观察。然后每周复查血脂和肝功能,发现胆固醇逐渐降到正常,转氨酶也逐渐降到正常,最后证实当初的判断是正确的。

心绞痛

供应心脏血液的血管被命名为冠状动脉。心绞痛是指由于冠状动脉供血不足、心肌暂时急剧缺血,而引发的以发作性胸骨后、胸前区不适疼痛为主要症状的心肌缺血缺氧综合征。

诱发因素:劳累、情绪激动、愤怒、焦虑、过度兴奋、过饱饮食、寒冷、吸烟、发作性各类心动过速,其他原因如出血、休克等。

典型心绞痛具有以下主要症状。①疼痛部位:主要发生在胸骨体上段或中段之后以及左胸胸前区,范围有手掌大小(绝非点状),疼痛界限不清,严重时可放射至左肩、左臂内侧,达环指、颈、咽或下颌部。但是,有部分患者仅感胸前区不适而无疼痛。②疼痛性质:可以有压痛、闷、紧缩感、灼热感,但绝不会有针尖样刺痛,很少有刀割样疼痛。发作时患者往往不由自主地停止原来的活动,直至症状消失。③疼痛持续时间:疼痛出现后常逐步加重,一般在3~5分钟后缓解消失,很少超过20分钟。休息或舌下含服硝酸甘油后疼痛在数分钟内缓解。可数日或数周内发作1次,也可在1日内发作多次,此时应警惕急性心肌梗死的发生。

◎ 您需要做哪些检查

冠心病心绞痛的病理变化是一个动态的过程,因此,检查与诊断时也必须考虑这一特点。

静息心电图(EKG)检查静息时EKG可以正常,发作时出现ST段缺血型下降大于或等于0.1毫伏或伴有T波低平、倒置的改变。

运动试验（二级梯、平板及踏车试验）　患者在做一定量的运动后，心率增快，心肌耗氧量增加，若有冠状动脉狭窄则会出现胸闷、胸痛及 ST 段缺血的改变。运动试验阳性者，可以确定冠心病。运动试验是冠心病无创性检查方法中最有价值的检查。

24 小时动态心电图检查　主要用于诊断心律失常，检查时患者做一定量的运动，如果 ST 段有动态变化可作为诊断冠心病的依据，但有一定的局限性。

同位素心肌显像　静脉注射某种同位素后应用特殊仪器，探测心肌缺血程度，可评估有无心肌缺血及判断是否有缺血存活心肌，其敏感性高；有极小部分（尤其是下壁心肌灌注不足）假阳性，必须结合临床症状及其他检查综合判断。

冠状动脉造影　冠心病诊断的"金标准"（即最可靠的方法）为经皮穿刺冠状动脉造影，就是经皮肤穿刺动脉将心导管直接置入冠状动脉开口处，注入造影剂，同时进行影像记录，以供分析。该项检查能明确看到冠状动脉主干及其分支血管有无狭窄，狭窄部位、程度、范围。但该方法是创伤性检查，有一定的风险，必须在有条件的医院内进行，目前国内已实行准入制。

在进行冠心病的诊断时，必须与心脏性神经症、围绝经期综合征、急性心肌梗死、肋间神经痛、急性病毒性冠状动脉炎、带状疱疹、肋软骨炎、流行性胸痛等不典型胸痛鉴别。

◎专家忠告

就诊策略　心绞痛患者必须由专科医生制定相应的治疗方案，切莫乱投医，更忌擅自乱用药。

治疗主张　改善冠状动脉的供血和降低心肌的耗氧，同时治疗动脉硬化，去除易患危险因素和诱因。

病情发作时的治疗　①休息：发作时立即停止现有活动。②药物治疗：病情较重时可使用速效的硝酸甘油片，立即舌下含服。麝香保心丸、速效救心丸、丹参滴丸等有一定的缓解症状作用，但以硝酸甘油片最有效，起效最快。

缓解期的一般治疗　尽量避免各种诱发因素。调节饮食，一次进食不应过饱，禁烟酒。调整日常生活与工作量,减轻精神负担。保持适当的体力活动,以不诱发心绞痛症状为度。一般不需卧床休息,但诊断为初发型、恶化型、变异型、卧位型、梗死后心绞痛,急性冠状动脉综合征以及疑有心肌梗死先兆的患者,在医生指导下,应休息,并配合药物治疗,以防严重事件的发生。

缓解期的药物治疗 抗心绞痛药物有:①硝酸酯制剂。长效制剂(长效异乐定、单硝酸异山梨酯缓释片等),每日1次,每次1粒即可;中效制剂(硝酸异山梨酯),每日3次,每次1粒;快速制剂(硝酸甘油片),发作时舌下含服1~2片,数分钟内起效。因为此类药物是血管扩张药,服用后少部分人会头痛,应从小剂量开始,逐步适应。②β受体阻滞剂(美托洛尔、普萘洛尔等),必须在医生指导下服用。③钙离子拮抗剂(维拉帕米),此类药物治疗变异型心绞痛最有效。改善心肌微循环,增加心肌供血的药物有丹参、银杏叶,心肌极化液为常用药。

药物治疗无效、心绞痛加剧、发作频繁的患者必须进行冠状动脉造影,然后判断是否要行经皮腔内冠状动脉成形术(PTCA)或金属支架安置术。多支冠状动脉病变时,可行胸外科冠状动脉旁路移植术(简称搭桥,详见"心胸外科疾病")。

并发症的防治 冠状动脉病变进行性加剧,或突然发生闭塞,可导致急性冠状动脉综合征(不稳定型心绞痛、急性心肌梗死甚至猝死)。其防治方法是及时及早诊断和治疗心绞痛。有症状加重趋势时进行冠状动脉造影检查,为支架术或搭桥术提供依据,以防意外事件发生。

康复治疗 冠心病心绞痛是冠心病中的一种,不可能根治,所以缓解期的各项治疗原则是尽量消除或控制危险因素,长期服用他汀类药物和阿司匹林类抗血小板药物。

诊治误区 不典型的胸痛会被误诊为胃肠道疾病、牙周炎、肩周炎。而胃病(胃癌)、肝癌、肺癌等由于不典型胸痛,常被误诊为心绞痛。

特别提醒 有冠心病易患危险因素的人,一旦有胸闷、胸痛等心前区不适症状,应及时就诊,明确是否存在冠心病,积极去除可治疗性危险因素,同时进行冠心病心绞痛的特殊治疗。年龄大于45岁的人若有胸痛、心前区不适，不等于患了冠心病，但须请专科医生诊断。

心电图只有 T 波改变，即使是倒置或 ST 段压低改变，也不能随便诊断为冠心病，需做 24 小时动态心电图检查、运动试验、心脏彩色超声检查、同位素心肌显像或冠状动脉造影后才能确诊。冠状动脉造影是最可靠的诊断方法。

确诊为冠心病心绞痛的患者，若有发作加频、疼痛程度加重，休息及含服硝酸甘油无效，则要高度怀疑不稳定型心绞痛、梗死前心绞痛，以及心肌梗死的发生，立即去有条件的医院急诊，以免丧失抢救时机。

老年人即使存在严重冠状动脉病变，由于症状不典型，可以是无痛型，易导致漏诊、误诊。

健康管理 详见"高血压"健康管理的相关内容。

◎小贴士

药物治疗效果不佳则需要尽早做冠状动脉造影，根据造影结果决定是否选择介入治疗或者外科搭桥。

心肌梗死

心肌梗死是由于供给心脏某部位的血液突然急剧减少或完全中断，导致心肌因缺血而坏死的一种疾病。据统计，2/3 的患者在心肌梗死前有先兆症状，即心绞痛从原来的稳定型变为不稳定型，发作次数增加，疼痛程度加重，轻体力活动甚至休息时也有胸痛、胸闷、气急的发作。

心肌梗死的典型症状是剧烈的胸前区疼痛，疼痛向左侧颌下、肩背部、左臂尺侧小指放射，偶尔向右肩背部、胃脘部放射，并可有剧烈的腹痛。疼痛不仅程度剧烈，且持续时间长（15 ~ 30 分钟），休息和舌下含服硝酸甘油片均无法缓解。同时，患者大汗淋漓、心悸、胸闷、脉律不齐。病情严重的患者可出现意识丧失（昏厥）、四肢抽搐、大小便失禁，甚至突然死亡（称"心源性猝死"）。但是，有部分患者上述症状不典型，尤其是部分老年患者并无明显的疼痛（无痛性心肌梗死），主要症状为胸闷、呼吸困难，甚至出现急性肺水肿；部分老年患者出现精神异常；也有部分患者出现脑卒中症状。

◎您需要做哪些检查

急性心肌梗死的诊断依据有三项:病史、心电图、血清酶谱。

病史询问与体格检查　患者及家属首先应详细、准确地向医生汇报有否心肌梗死的易患因素(如,高血压、高脂血症、糖尿病、吸烟、饮酒、男性、绝经后妇女、心脑血管病家族史、特殊工种、长期紧张的坐位脑力劳动、高尿酸血症、超重或肥胖等)、冠心病心绞痛病史及本次发作的种种症状。医生会随即对患者进行体格检查。

心电图检查　心电图不仅能明确有无心肌梗死,梗死的部位、面积、范围和有无心律失常的并发症,还能明确心肌梗死处于什么分期。

心肌酶谱检查　在急诊时先做肌酸磷酸激酶及同工酶(CK、MB)、肌钙蛋白等检查。但由于抽血、检验需要一定的时间,所以,心电图检查是最快、最重要的立即检查项目。

其他检查　待病情稳定后,还可以做心脏彩色超声、同位素心肌显像、冠状动脉及左心室造影检查(参见本书"附录"),确切了解阻塞的血管、梗死的部位及面积,有无并发症如室壁瘤、穿孔、二尖瓣反流,以及心内附壁血栓的情况,对病情、预后评估及治疗方案的制定提供客观依据。

病史、心电图上心肌梗死特征性的动态演变、心肌酶谱增高,这三项中只要有两项符合,即可诊断为心肌梗死。

◎专家忠告

就诊策略　如果是急性心肌梗死,应该看急诊内科。急诊医生检查和明确诊断后即可与心内科值班医生联系,尽早做冠状动脉造影和介入治疗。

治疗主张　急性心肌梗死是一个十分凶险的急性病症,是否及时、合理、有效地治疗将直接影响并发症的发生、猝死的发生率及存活者的生活质量。患者在家庭或社区疑有心肌梗死时,首先不要紧张,先采取院外急救措施,如吸氧、舌下含服硝酸甘油片。若有条件而且无胃溃疡出血者,则立即给予300毫克阿司匹林及300毫克波立维口服,对患者进行心理护理,安慰病员及家属,切忌紧张,尽快用救护车将患者送入有心脏专科的医院进行抢救。

治疗原则　①增加心肌供血供氧，争取早期溶栓，急诊进行经皮腔内冠状动脉成形术（PTCA）以迅速解除冠状动脉的阻塞，挽救心肌。②降低心肌的耗氧量，控制或缩小梗死范围。③预防并及时治疗并发症。④积极去除诱因，有条件者根治易患因素，从而降低死亡率，提高存活者的生活质量。

高度怀疑或确诊心肌梗死后应立即连续进行心电图、心肌酶谱、生命体征的监测，按急性心肌梗死的诊疗规范进行抢救。

治疗方法　医生将根据诊疗常规及患者的实际病情制定具体的治疗方案。先用药物进行溶栓，链激酶、尿激酶、组织型纤维蛋白溶酶原激活物（rTPA）等能溶解冠状动脉血管内的血栓而使其再通，恢复心肌的血液供应。为了保证疗效，最好在症状出现后 6 小时内使用，配合肝素和阿司匹林、波立维能增强疗效。因为溶栓可引起出血，所以进行该项治疗前必须排除胃肠道出血、重度高血压、近期有脑卒中、前 1 个月内进行过外科手术、出凝血功能异常等情况。在治疗过程中应连续监测心电图、心肌酶谱及凝血功能，以便及时发现并发症。对老年患者，尤其对高龄患者虽非绝对禁忌，但应用必须十分谨慎，药物溶栓必须在心脏专科监护室中进行。

冠状动脉造影、PTCA、金属支架安置术等介入治疗，专业性要求非常高，详见本书"附录"。

并发症的防治　心肌梗死并发症一旦发生，大都较严重，必须立即采取紧急措施。常见急性心肌梗死并发症有：①早期若心肌梗死面积较大，易造成心力衰竭，导致心源性休克、泵衰竭、急性肺水肿，此时可出现心律失常、头昏、黑矇、昏厥，甚至猝死。②急性心肌梗死 1 周左右可以发生心脏穿孔，同样可致猝死。③梗死 3～4 周可出现梗死后综合征，患者再次出现胸痛、低热 38℃ 左右、白细胞计数增高、左肩及胸痛。服用阿司匹林之类药物后，症状会渐渐消失。④心肌梗死后可并发乳头肌功能不全、室壁瘤。

康复治疗　早期急性心肌梗死患者必须绝对卧床 1～2 周，住院时间将根据梗死的范围、有无并发症而定。若无严重并发症，通常住院 4 周左右。具体康复措施:①早期持续吸氧,稳定后间歇吸氧,出院后可以在家吸氧。在活动前后、大便前后须吸氧,以增加心肌供血,有利于康复及减少并发症的发生。②避免激动和过度的体力活动,放松情绪。③急性期以流质、半流质清洁易消化食品为宜,少量多餐,切忌一次性饮食过量而使胃过度扩张,饮食以少盐为好。④绝对卧床 1~2 周后必须在医生指导下逐步增加活动量,切忌操之过急,必须掌握适度(能忍受且无不适症状出现)。⑤在专科医生指导下定时定量服药,定期复诊,切勿道听途说,擅自加减药物。⑥严禁吸烟及饮烈性酒。⑦用粪便软化剂和轻泻剂保持大便通畅,大便时切忌用力屏气,以防猝死的发生。⑧增强体质,预防感染等诱发因素的发生。

诊治误区 下壁心肌梗死症状不典型,会误诊为胃肠道毛病、牙痛病、肩周炎等。

特别提醒 有冠心病易患因素或有冠心病心绞痛的患者,若出现上述临床先兆症状应立即去医院急诊。

老年人,尤其是高龄老人心肌梗死症状不典型,可以是无胸痛型,但若出现各种不典型症状如呼吸困难、牙痛、腹痛、背痛、精神意识障碍时,患者、家属、医生要高度警惕心肌梗死的可能,以免漏诊、误诊,丧失抢救时机。

健康管理 消除或控制冠心病所有危险因素,要注意休息,低盐饮食,避免劳累、过度兴奋及精神紧张。

◎小贴士

6~12 小时内的急性心肌梗死需要尽早做冠状动脉造影,根据造影结果决定是否选择介入治疗或者外科搭桥。

肺 心 病

肺心病是一种继发于肺部疾病(如,老年慢性支气管炎、哮喘)的心脏病,可分为急性肺心病和慢性肺心病。急性肺心病主要由来自静脉系统或右心腔的栓子进入肺循环,使肺循环受阻,急性肺栓塞导致肺动脉压急剧升高,引起急性右心扩张和右侧心力衰竭所致。慢性肺心病 90% 是由老年慢性支气管炎所致。本病发展较缓慢,除原发于慢性支气管炎和肺、胸疾病而出现的咳、痰、喘、肺气肿等症状外，还逐步出现心功能、肺功能不全及其他器官(脑、肾等)受累征象。到后阶段，患者发绀、杵状指(手指末端呈鼓槌状)、肺气肿(呈桶状胸)，可以有肝脏肿大、下肢浮肿，甚至会产生腹水、腹部膨隆。当因呼吸衰竭而缺氧，同时二氧化碳潴留时，可出现肺性脑病症状，即头痛、嗜睡、幻觉及抽搐。

◎您需要做哪些检查

长期有慢性阻塞性肺部疾病的患者，应定期做血常规、胸片、心电图、呼吸功能、心脏彩色超声、血气、电解质的检查。了解自己是处在老慢支、肺气肿、肺心病的哪个阶段。一旦确诊肺心病，又要知道是处于缓解期还是处于急性加重期。

血液检查 肺心病伴急性感染时白细胞计数大于 $10 \times 10^9/$ 升，中性粒细胞计数高于 75%。部分老年患者因长期缺氧而使血红蛋白和红细胞增多。

X 线摄片检查 对肺心病的诊断极有价值。同时，胸部 X 线摄片可明确是否有急性重症感染。

心电图检查 心电图同样是诊断肺心病的重要依据之一。

超声心动图检查 对肺心病诊断有一定的价值。

动脉血气分析和电解质测定 在急性加重期，患者需定期抽血复查，以准确评估呼吸功能，指导治疗。若在重症监护室，急性加重期患者可进行血流动力学的监测，包括中心静脉压和右心室、肺动脉、肺小动脉楔压的测定，对心、肺功能做出评价，指导临床治疗。

◎专家忠告

就诊策略 肺心病患者必须由专科医生决定是否治疗及制定相应的治疗方案，切莫乱投医，更忌擅自乱用药。

治疗主张 处于肺心病急性加重期的患者需重症监护，应积极控制感染，保持呼吸道通畅，并控制呼吸衰竭和心力衰竭，合理氧疗，进行营养支持。

控制呼吸道感染 是治疗本病发作的重要环节，抗生素及早合理应用直接关系到本病的预后。所以，寻找致病菌(方法是痰培养，一般要求在留痰前刷牙、漱口，用力咳出深部的痰液，放入无菌的培养瓶中进行培养)，选择有效、敏感、安全的抗生素是控制感染的关键措施。在紧急情况下,因不可能等待检查结果,所以,必须立即进行抗感染治疗。首先选用杀菌药,剂量要足,经静脉给药。由于病原体往往是混合感染,所以在感染较严重时宜选用两种以上的抗生素。在治疗过程中,应密切注意各种抗生素可能引起的副作用(真菌感染,肝功能、肾功能损害和骨髓抑制)。

保持呼吸道通畅,改善通气功能 必须应用支气管扩张剂,常用的有 β_2 受体激动剂,如丙卡特罗(美喘清)、特布他林(博利康尼)、沙丁胺醇(喘乐宁)等;茶碱类,如氨茶碱(尽量避免直接静脉推注)、二羟丙茶碱(喘定)、长效氨茶碱等;抗胆碱类,如溴化异丙托品;肾上腺皮质激素,如曲安奈德(去炎舒松)、泼尼松(强的松),以局部吸入逐渐取代口服或静脉用药。对已发生呼吸衰竭的肺心病患者,应用呼吸中枢兴奋剂可使通气暂时得以改善,使动脉血二氧化碳分压下降,有利于患者清醒后咳嗽排痰。

纠正缺氧 持续进行低流量氧疗,吸入的氧浓度在 24%~35%(称"控制性氧疗"),对缓解期、急性期都是提高动脉血氧分压的重要措施,但应避免高流量、高浓度的氧吸入,以免造成呼吸抑制。对严重呼吸衰竭患者要使用呼吸机,是插管还是气管切开则由医生根据病情决定,若有指征,应及早应用,这对改善预后有益。患者与家属均要积极配合医生,以免延误逆转病情的机会。

治疗心力衰竭 ①用利尿剂消肿,减轻心脏前负荷,但利尿不宜过快过多,否则易导致低钾低氯性碱中毒,使痰液黏稠不易排出,加重呼吸衰竭,还可使血液浓缩而易发生栓塞并发症。目前,利尿剂可用氢氯噻嗪(双氢克尿塞)、螺内酯(安体舒通),应小剂量、间断服用,隔日1次或每周2次。重度水肿时可静脉滴注呋塞米(速尿)。②用血管扩张剂,如硝酸甘油,以减轻右心前负荷,降低肺血流阻力及氧耗量。③用强心剂,如地高辛、毛花苷丙(西地兰)治疗心力衰竭。但部分肺心病患者,尤其是老年肺心病患者长期处于缺氧状态,对洋地黄的耐受性低,其治疗量与中毒剂量颇为接近,所以,强心剂量采用常规剂量的 1/2~1/3 为宜,且应注意剂量个体化原则。

其他治疗　应用低分子量肝素和中药丹参、川芎、当归、穿心莲抗凝治疗肺血管微血栓的形成，从而改善症状。

并发症的防治　肺心病的并发症主要由慢性缺氧所致，可致脑缺氧和全身小血管栓塞性疾病，最严重的可致多脏器功能衰竭。因此，应积极治疗慢性支气管炎，尽可能不让它发展成肺气肿，更要防止进入急性加重期，否则会严重影响患者的生活质量。

康复治疗　肺心病目前无法根治，它的缓解期治疗也就是康复治疗，对减少其急性发作和延缓病情发展是极其重要的。康复治疗期间应戒烟。若有感染必须及早应用有效抗生素。肌注核酪、气管炎菌苗或死卡介苗、多价肺炎球菌疫苗等可提高非特异性免疫能力，预防感染。要加强呼吸锻炼，慢性肺心病患者要多做缓慢的深吸气、深呼气运动，胸腹动作要协调，深呼吸时要缩唇，可防止肺泡萎缩，改善肺功能。同时，每天要有适度的体力活动，以增加运动耐力。重度慢性呼吸衰竭及心力衰竭患者应长期氧疗，间歇吸入氧气浓度为30%左右。中医中药辨证治疗有一定的辅助治疗作用。

诊治误区　如果仔细询问病史，不难诊断。临床上误诊的原因大多是没有询问咳、痰、喘病史。

特别提醒　预防感染、提高免疫能力是防止本病急性发作、延缓病情发展、保证一定生活质量的关键。戒烟是预防慢性支气管炎及肺心病的首要因素。本病的治疗必须兼顾治疗心力衰竭、慢性感染，改善肺功能。

健康管理　本病的基本病理是缺氧，坚持长期氧疗，特别是家庭氧疗是一种改善症状、提高生活质量和无副作用的有效措施。肺心病心力衰竭的治疗与一般心力衰竭的治疗有所不同，尤其是洋地黄（地高辛）的应用要小剂量，以防中毒。

病毒性心肌炎

病毒性心肌炎是指病毒感染所造成的心肌本身的炎性病变。临床上常见的致病病毒有柯萨奇病毒、埃可病毒、脊髓灰质炎病毒、流感病毒、疱疹病毒。患者大都为青壮年。

先有发热、鼻塞、流涕、全身

倦怠的感冒样症状，或有发热、恶心、呕吐、腹泻等消化道症状。病情较重的患者可出现胸痛、呼吸困难、头昏、黑矇症状，甚至昏倒。患者虽然体温正常，但仍有心动过速，自己扪脉搏可有不规则感觉。极个别的急性发病患者可出现左、右心力衰竭，甚至全心力衰竭的严重症状（见"心力衰竭"）。当患者出现发热、上呼吸道感染样症状或发热、腹泻等消化道症状的同时，出现心慌、胸闷等不适症状时，应去心脏专科就诊。

◎您需要做哪些检查

24 小时动态心电图检查能准确地反映心律失常的发生情况。

胸部 X 线摄片检查、心脏彩色超声检查　该两项检查在心肌炎的诊断中均无特异性的价值，但可排除其他心脏疾病的存在。

相关病毒的检测　目前尚无分离病毒及测定全部病毒的中和抗体和补体的方法，一般仅能测定柯萨奇 B 病毒的中和抗体及补体滴度，其阳性结果也只能证实患者曾经有过柯萨奇病毒的感染。若在发病后 3 周内 2 次抽血测得的抗体滴度增高 4 倍，才能

诊断为阳性。若再测得病毒抗原阳性（CVB 阳性），诊断价值相对就大一些。仅有柯萨奇病毒中和抗体及补体阳性，并不能排除其他病毒感染所造成的心肌炎。

心内膜心肌活检　有助于本病的诊断和预后的判断。但由于创伤较大，对仪器设备和医生的临床技能要求较高，所以无法作为病毒性心肌炎的常规诊断方法。

◎专家忠告

就诊策略　心肌炎患者必须由专科医生制定相应的治疗方案，切莫乱投医，更忌擅自乱用药。

治疗主张　患者应卧床休息并加强营养补充。

抗病毒感染和抗细菌感染服用利巴韦林（病毒唑）、阿昔洛韦、苦参碱（抗柯冲剂）、黄芪等抗病毒药物，同时对重症患者适当应用抗生素和免疫增强剂胸腺肽或转移因子，预防继发细菌感染。

严密监测临床症状，根据不同的临床症状进行治疗　如用抗心律失常药物治疗各种异位搏动，有Ⅱ度Ⅱ型以上房室传导阻

滞伴有不同程度脑缺氧(头昏、黑矇,甚至昏厥)时,要及时安置临时心脏起搏器。有心力衰竭时,按心力衰竭治疗(详见本书"心力衰竭")。

目前,心肌炎的发病机制主要有自身免疫因素,对出现心力衰竭、有房室传导阻滞的重症患者主张早期应用糖皮质激素,疗程多为短期应用。

急性心肌炎除暴发型外,绝大多数预后良好。

并发症的防治　急性心肌炎的并发症可以是心脏受累的特征性表现:①各种心律失常。②心力衰竭,严重时泵衰竭、休克。③极少数急性患者未能完全恢复而转为慢性,心脏扩大,心电图异常,心功能低下,此时常难以与扩张型心肌病相鉴别。

预防方法　患者上呼吸道感染要及时治疗,一旦发现心脏受累的临床症状时,应及时治疗,休息4~6周,并定期随访,做心电图检查,检测病毒抗原中和抗体和补体。

诊治误区　年轻患者体检发现早搏或ST-T改变并不能诊断为心肌炎。

特别提醒　预防感染、提高免疫能力是防止本病急性发作、延缓病情发展、保证一定生活质量的关键。

健康管理　急性期患者经治疗后,应根据具体病情逐渐恢复体力活动。在专科医生指导下修改治疗方案,包括各种抗心律失常药物的应用。避免劳累过度,预防呼吸道感染。

不要以为早搏就是心肌炎或心肌炎后遗症的表现,也不要以为柯萨奇B病毒中和抗体、补体增高就是患上了心肌炎,阴性就不是心肌炎,必须根据病史、体征、心电图、病毒抗原中和抗体与补体等,进行全面分析评估后才能确诊,否则会造成不必要的心理障碍和过度治疗。

确诊为心肌炎的患者应严格进行规范治疗,谨防个别病例迁延发展为心肌病。

扩张型心肌病

心肌病是指除心脏瓣膜病、冠状动脉粥样硬化、肺源性心脏病和先天性心脏病外,以心肌病变症状为主的一组疾病。多数原因不明,通常分为扩张型、肥厚型、限制型和未定型。

扩张型心肌病起病缓慢，有进行性加重的胸闷、活动后气急，甚至须端坐呼吸，夜间无法平卧，有乏力、浮肿和肝大等症状，部分患者可发生栓塞或猝死。主要体征为心脏扩大，75% 的病例可听到第三心音或第四心音奔马律。常合并各种类型的心律失常。

◎您需要做哪些检查

有上述症状的患者做胸部 X 线摄片检查、心电图检查、超声心动图检查三项检查后便能够明确诊断。

◎专家忠告

就诊策略 心肌病患者必须由专科医生决定治疗方案，切莫乱投医，更忌擅自乱用药。

治疗主张 本病病因未明，除行心脏移植术外，目前尚无彻底的治疗方法。

目前的治疗原则是针对充血性心力衰竭和各种心律失常（具体治疗方法见"心力衰竭"与"心律失常"），限制体力活动，低盐饮食，应用洋地黄和利尿剂。因本病较易发生洋地黄中毒，所以需慎重使用。近年来，应用倍他乐克、卡托普利、氯沙坦、缬沙坦，

或使用三腔（CRT）起搏器等综合治疗措施，能收到较好的效果。

诊治误区 往往首次以咳嗽、肺部感染为表现，易误诊为一般的肺部感染。

特别提醒 预防感染、提高免疫能力是防止本病急性发作、延缓病情、保证一定生活质量的关键。

健康管理 避免过度劳累、肺部感染和水、电解质紊乱。

肥厚型心肌病

多数患者有心悸、发作性胸痛（心绞痛）、劳力性呼吸困难等症状。有些患者起立或运动时出现眩晕，甚至昏厥；有些患者无自觉症状，在体检中被发现；个别患者可发生猝死。

对临床或心电图表现类似冠心病的患者，若患者较年轻，难以考虑为冠心病又不能用其他心脏病来解释，则应想到本病的可能。结合心电图、超声心动图及心导管造影检查结果进行分析，可以做出诊断。若有阳性家族史（猝死、心脏增大等）更有助于诊断。

◎您需要做哪些检查

在进行下列检查后才能明确诊断：①胸部 X 线摄片检查。②心电图检查。③超声心动图检查，对本病的诊断有重要意义。④必要时可做心导管造影检查（详见本书"附录"）。⑤必要时做心内膜下心肌活检。

本病通过超声心动图、心血管造影及心肌活检方法，可与高血压性心脏病、冠心病、先天性心脏病、主动脉瓣狭窄等相鉴别。

◎专家忠告

就诊策略　心肌病患者必须由专科医生制定相应的治疗方案，切莫乱投医，更忌擅自乱用药。

治疗主张

治疗原则　本病的治疗原则为弛缓肥厚的心肌，防止心动过速，以及维持正常窦性心律，减轻左室流出道狭窄和抗室性心律失常。常用 β 肾上腺素能受体阻滞剂，如普萘洛尔、美托洛尔等，从小剂量开始，逐渐加大剂量，若患者症状减轻，则可长期应用。对于室上性心律失常的患者，使用维拉帕米效果较好；但对梗阻型且肺小动脉楔压较高、以往有左心力衰竭病史、病态窦房结综合征或房室传导阻滞的患者，则宜慎用。在梗阻型患者中，应慎用正性肌力药物，如洋地黄类药物和动脉扩张剂。重症梗阻型患者可以试用切开或切除肥厚的室间隔心肌的治疗方法。患者应避免剧烈运动、持重或屏气等，以减少猝死的发生。

并发症的防治　主要并发症有心绞痛、脑缺氧昏倒、心律失常、猝死（极少发生）等，必须在心血管专科医生指导下治疗。

诊治误区　明显的倒置 T 波，易误诊为冠心病。

特别提醒　本病用药与一般心脏病用药有所不同，必须在专科医生指导下使用。需要终身治疗，必要时做手术或心脏移植。本病有家族遗传史，一人发现，其他直系亲属应做检查。

健康管理　避免剧烈运动、过度劳累、肺部感染和水、电解质紊乱。

感染性心内膜炎

感染性心内膜炎是由细菌、真菌和其他微生物（如，立克次体、衣原体等）感染心脏瓣膜、心内膜或邻近的大动脉内膜，并伴随赘生物而引起的感染性疾病。急性感染性心内膜炎主要由金黄色葡萄球菌引起，亚急性感染性心内膜炎由草绿色葡萄球菌引起最为常见，临床上以亚急性感染性心内膜炎多见。

60%的患者原有心脏基础病变，起病隐匿，大多数患者有发热，呈弛张型或间歇型中低度发热，一般低于39℃，午后和晚上较高，伴有寒战、出汗和进行性脸色苍白、头痛、背痛和肌肉关节痛。发热时间往往超过2周。同时可伴有以下一项或几项体征：①身体任何部位出现淤点。②指甲和趾甲下裂片状出血。③在指和趾垫出现豌豆大的红色或紫色压痛性结节。④在手掌和足底有直径1～4毫米的出血红斑。⑤感到左上腹胀痛，摸到肿大的脾脏。

◎您需要做哪些检查

尿液检查 约半数患者可出现血尿和轻度蛋白尿。肉眼血尿提示肾梗死，红细胞管型和大量蛋白尿提示弥漫性肾小球肾炎。

血液检查 亚急性患者主要表现为不同类型、不同程度的贫血，白细胞计数正常或轻度增高。揉捏耳后穿刺的第一滴血液涂片检查有时可见大单核细胞。

血培养 是诊断菌血症和感染性心内膜炎的最直接的方法。对未经治疗的亚急性患者，应于第一日内连续3次采血检查，2次采血时间间隔至少1小时；已用过抗生素的患者，须停药2～7日后再重复采血。

眼底检查 视网膜上可有卵圆形出血斑块，斑块中心呈白色，称为"Roth斑"。

超声心动图检查 是诊断感染性心内膜炎最有价值的检查，既能明确有无基础心脏疾病，又能诊断是否有心内膜炎。

◎专家忠告

就诊策略 心内膜炎患者必须由专科医生制定相应的治疗方案，切莫乱投医，更忌擅自乱用药。

治疗主张

抗生素治疗 是最重要的治疗措施。治疗原则为：①早期应用。②用大剂量、长疗程的抗生素并以静脉给药为主。③当病原微生物不明时，急性患者选用对金黄色葡萄球菌、链球菌和革兰阴性杆菌均有效的广谱抗生素治疗；亚急性患者采用针对包括肠球菌在内的大多数链球菌的抗生素。④已分离出病原体时，应测定几种抗生素的药物最小抑菌浓度和最小杀菌浓度，作为选择抗生素的基础。⑤有条件时，在用药次日测定血清杀菌浓度（SBT）。⑥加用小剂量氨基糖苷类抗生素，旨在发挥协同杀菌作用。切忌因体温正常而随便中止治疗。

经验性治疗　在病原微生物尚未有培养结果时采用。①急性患者用苯唑西林钠静脉注射或静脉滴注，或氨苄西林加喹诺酮类药物（如，环丙沙星、莫昔沙星）静脉滴注。②亚急性患者用氨苄西林静脉注射，或加喹诺酮类药物静脉滴注。一旦鉴定出致病菌，应根据药物敏感试验做相应调整。

已知病原微生物时，应针对不同的病原微生物使用不同的抗生素治疗。

病原微生物为草绿色链球菌、粪链球菌，则：①患者年龄小于65岁，且无肾衰竭或第八对脑神经损害或严重合并症时，可用大剂量青霉素加阿米卡星（丁胺卡那霉素）静脉滴注，共用2周；若有并发症（如，中枢神经受损、休克、转移性脓肿），由中等耐药菌株所造成或复发，则再延长青霉素盐治疗2周。②患者年龄大于65岁，或有肾衰竭或第八对脑神经损害时，仅用青霉素治疗4周。③患者对青霉素和头孢菌素过敏时，可用万古霉素静脉滴注，但必须做药浓度和肾功能监测。

若病原微生物为A族链球菌、肺炎球菌，则可用青霉素G钾盐静脉滴注，或头孢唑林钠静脉滴注，共用2～4周。

若病原微生物为金黄色葡萄球菌和表皮葡萄球菌，则可用苯唑西林钠、头孢唑林钠静脉滴注，共用4～6周。

若有严重感染播散，每一方案在开始3～5日均加用喹诺酮类药物。

患者出现下列情况时，应做心外科人工瓣膜置换术：①严重瓣膜反流造成心力衰竭。②真菌性心内膜炎。③虽用抗生素治疗，但血培养持续阳性或反复复发。④经抗生素治疗仍反复发作赘生物（大于或等于10毫米）伴大动脉栓塞。⑤主动脉瓣受累造成房室传导阻滞。

并发症的防治 本病若未进行及时有效治疗，将会造成很多细菌菌栓随全身血运播散的严重并发症。如心肌脓肿、急性心肌梗死、化脓性心包炎、心肌炎、动脉栓塞、细菌性动脉瘤、脑栓塞、中毒性脑病、脑脓肿、化脓性脑膜炎、肾脓肿等。

感染得以控制后，患者应注意休息、补充营养，切忌再次呼吸道感染。若有龋齿，应及时拔除。定期去医院心血管专科随访，并做心脏超声检查，创造条件进行基础心脏病的手术治疗。

诊治误区 不典型的发热和关节疼痛，易误诊为免疫系统疾病，使用抗生素导致病情加重。

特别提醒 有先天性心脏病、后天获得性心脏病的患者，谨防呼吸道感染、龋病、牙龈脓肿、不适当的拔牙，一旦发生应进行及时有效的治疗。

原有各类心脏疾病的患者，长期发热2周以上，感染难以控制时，要高度怀疑本病存在。长期发热出现脑卒中时也要怀疑本病，均需做心脏彩色超声检查、脑CT检查，并按本病治疗。

一旦怀疑或确诊本病则必须进行足量、足时（6周）的有效抗菌治疗，切忌热退停药。整个治疗期间要观察药物引起的不良反应，并及时调整。

有瓣膜穿孔、心内赘生物形成、反复大血管（包括脑血管）栓塞的患者，应及时到有条件的医院行手术治疗。

健康管理 全身营养支持也极为重要，同时，应积极抗感染和及时行外科手术治疗。

急性心包炎

心包炎指由病毒和结核菌感染、肿瘤浸润、损伤后化脓造成的心包腔内积液，可产生心脏压塞等临床症状。

心前区痛：最初出现的症状。大都见于急性非特异性心包炎和感染性心包炎。其疼痛程度和性质不一，轻者仅为胸痛，重者呈缩窄性或尖锐性痛。疼痛部位在心前区或胸骨后，疼痛可放射至颈部、左肩、臂部等，吸气和咳嗽时疼痛加重，有时在变换体位或吞咽时出现。

呼吸困难：最突出的症状，因肺淤血、肺或支气管受压而造成。

患者心脏被压塞时，呼吸须端坐、身躯前倾，呼吸表浅而快，伴有发绀等症状。

其他症状：发热、干咳、声音嘶哑、吞咽困难、烦躁不安、呃逆等。

◎您需要做哪些检查

有上述症状的患者做以下检查便可明确心包炎的诊断：①胸部 X 线检查，尤其须摄立位与卧位的胸片，以观察心影是否随体位而改变。②心电图检查，以明确是否有低电压。③超声检查，能肯定有无心包腔内积液。

一旦确诊有心包炎后，明确其性质十分重要，这直接关系到治疗与预后。心包穿刺术是明确心包炎性质最可靠的方法。常见心包炎的临床类型有急性非特异性心包炎、结核性心包炎、肿瘤性心包炎、化脓性心包炎、心脏损伤后综合征，通过心包穿刺术抽收积液，可明确其性质。

◎专家忠告

就诊策略　心包炎患者必须由专科医生决定是否需要穿刺治疗及制定相应的治疗方案，切莫乱投医，更忌擅自乱用药。

治疗主张

病因治疗　抗感染、抗结核、抗肿瘤治疗等。

对症治疗　如使用镇痛药。

心包穿刺　解除心脏压塞，减轻大量渗液引起的心功能受累症状。

心包切开引流　同时用抗生素，以治疗化脓性心包炎。

心包切除术　主要指征为急性非特异性心包炎有反复发作，药物治疗效果差。结核性心包炎如发展为缩窄性心包炎，也需进行外科手术剥离。

并发症的防治　心包炎的主要并发症为心脏压塞，当出现下列征象时提示存在心脏压塞。①颈静脉怒张：静脉压显著升高。②血压下降：动脉收缩压下降，舒张压不变，脉压减小，可出现休克征象。③奇脉：吸气时动脉收缩压下降 10 毫米汞柱或更多，伴有脉搏减弱或消失。④大量心包渗液体征：在外伤所致心包积血或急性心肌梗死发生心室破裂时，可发生急性心脏压塞。此时可根据血压突然下降或休克、颈静脉显著怒张、心音低弱且遥远，做出心脏压塞的诊断。出现上述征象时应立即行心包穿刺抽液以解除压塞症状。

康复治疗 心包炎的康复方法应根据病因而定,肿瘤性心包积液大都是晚期转移性的,只能予以姑息支持治疗。其他类型的心包炎待内科药物治疗控制后,患者应适当休息,注意营养,以低盐饮食为宜。结核性心包炎、病毒性心包炎易复发,为避免复发,患者应定期摄 X 线胸片,做超声心动图检查或 B 超检查。患者应积极治疗原发病,提高机体免疫能力,并在医生指导下逐渐恢复体力活动。

诊治误区 目前心脏彩超不能区分脂肪组织和液体,所以在日常体检和门诊中常会遇到"少量心包积液"的结论,导致受检者很紧张。注意诊断时要结合临床表现,积液可能是少量脂肪垫,没有问题,不需担心。

特别提醒 一旦明确有大量心包积液,应进行心包穿刺抽液,明确疾病性质,便于及时制定有效的治疗方案。

结核性心包炎可能发展为缩窄性心包炎,除进行抗结核治疗外,必须抓住时机进行手术治疗,以免发展为心肌萎缩和心源性肝硬化等严重病变。

健康管理 详见本书"感染性心内膜炎"相关内容。

现场心肺复苏

多种心血管疾病、严重创伤、触电、溺水、自缢及某些药物中毒均可发生心搏、呼吸骤停。一般认为心脏搏动停止 4~6 分钟,就可以出现不可逆的大脑损伤。停止时间越长,复苏成功的希望就越小。

◎复苏对象

患者意识突然丧失,昏倒于各种场合;面色苍白或转为发绀;颈动脉搏动消失,心音消失;呼吸骤停或呈抽泣样,逐渐缓慢,直至停止;瞳孔散大;部分患者可有四肢抽搐,大小便失禁。对以上各条应综合分析,前三者最为重要,并应以此考虑为心搏骤停,立即进行心肺复苏。

◎复苏步骤

心肺复苏步骤:①判断心搏、呼吸是否骤停和呼吸道是否畅通。其方法是:轻轻摇动患者肩部,高声呼叫:"喂! 你怎么了?"同时观察患者面色,用手触摸颈动脉,感觉是否有搏动;也可以用指甲掐压人中穴、合谷穴约 5 秒,当患者出现眼球活动、四肢活动或疼痛感后掐压应立即停止。摇动肩部时不可用力过重,以防加重损伤。②呼救。一旦初步确定患者心搏、呼吸骤停,应立即呼叫周围其他人来帮忙。来人除协助做心肺复苏外,还应该立即拨打急救电话"120",并协助将患者送往医院。③将患者放置于适当体位。进行心肺复苏时,正确体位为仰卧位,患者头、颈、躯干应平直,双手放于两侧。若需调整体位,要小心地使其全身各部整体转动,使患者手臂过头,拉直双腿,特别要保护颈部。可以一手托颈,一手扶肩,平稳地将患者转动到仰卧位,解开其上衣,暴露胸部。如果患者有心搏、呼吸,但意识仍不清,则气道有被痰液、呕吐物、后坠的舌根等堵塞的危险,应放置于侧卧体位,以避免气道堵塞。即将患者靠近抢救者一侧的腿弯曲,将靠近抢救者一侧的手臂置于其臀部下方,然后轻柔地将患者转向抢救者,使患者的头后仰,保持脸面向上。抢救者一手保持患者头部后仰,一手置于患者背后,防止其向后翻转,以尽

量保持体位稳定。④畅通呼吸道。抢救者一手置于患者前额,使患者头后仰,另一手示指和中指托起患者下巴。但若怀疑患者颈椎损伤,则不能使其头后仰,以免加重损伤。要注意解除体外气道压迫,特别是操作者的手指。要保持气道处于开放的位置。⑤判断呼吸。维持气道开放后,抢救者应侧头,以耳部贴近患者口鼻部,观察患者胸部有无起伏,以面部感觉患者气道内有无气体呼出,以耳部听患者气道内有无气体流过的声音,观察时间约为5 秒。若患者有呼吸,应注意保持患者呼吸道通畅。部分患者心搏骤停可能为窒息所致,气道通畅以后,呼吸恢复,缺氧纠正,心搏可以自行恢复。

◎人工循环

患者心搏停止后,脉搏也会消失,因而首先要判断患者有无脉搏。因为颈动脉位置靠近心脏,便于暴露,所以,大都采用颈动脉触摸法来判断患者有无脉搏。在开放患者气道的情况下,抢救者一手置于患者前额,保持患者头部后仰,另一手指尖在气管旁软组织深处轻轻触摸。检查

时用力不能过大，检查时间不能超过 10 秒，不要将自己手指的动脉搏动误认为是患者的脉搏；同时要注意患者的全身情况，如有无意识、发绀，以及呼吸、瞳孔情况。人工循环的主要方法是胸外按压，还有一种开放式心脏按压术，现场急救很少使用，一般要由专业人员实施。胸外按压正确位置应为胸骨的中下 1/3 处，通俗地说就是胸廓正中偏下的位置。最好让患者仰卧于硬板或地上，抢救者双手掌重叠，双臂绷直，垂直向下用力按压。按压应以腕关节为支点，以肩臂的力量向下按压。按压时要平稳，有规律，不要左右摇晃，不要冲击式猛压，下压及放松的时间应大致相等，放松时手掌不需离开患者胸壁，但是要尽量放松，不要让胸壁受到任何压力。按压的频率为 100 次/分左右，按压深度为成人患者 4～5 厘米。若按压有效，则能触及患者颈动脉或股动脉搏动。正确的按压对心肺复苏非常重要，要点是正确的按压方法和力度。胸外按压非常费力，最好由多人轮换操作，以保精力充沛，提高复苏效果。

◎注意事项

掌握正确的心肺复苏术一定要经过专业的训练，如果一个非专业人士碰到这种紧急情况，首先不能慌乱，先查明患者的情况，注意患者发病前后的一些细节，也许对医生以后的救治非常有价值。尽可能按照以上介绍的方法对患者进行急救，以提高患者的生存率。拨打急救电话也非常重要，应尽早将患者送往专业的医院进行救治。

及时而有效的现场急救可以挽救患者的生命。这需要大力普及复苏知识，使尽可能多的现场目击者能早期实施成功的复苏术。

千万不要误以为心脏停搏已经许久，便不再抢救，应立刻按前述的方法不停地进行心肺复苏，同时将患者迅速送往医院，一分钟也贻误不得。

只有医生认定患者已经死亡，才可停止抢救工作。

（刘建平）

3. 消化科疾病

慢性胃炎

慢性胃炎是胃黏膜受到多种因素长期损伤后引起的慢性炎症,其发病率随年龄而增加。病因主要有:①幽门螺杆菌感染。是慢性胃炎的主要病因。②免疫因素。部分患者血清中能检测到壁细胞抗体,伴有恶性贫血者还能检出内因子抗体。③物理因素。长期饮浓茶、烈酒、咖啡、过热过冷过于粗糙的食物,可导致胃黏膜的反复损伤。④化学因素。长期大量服用非甾体消炎药,可破坏黏膜屏障;烟草中的尼古丁不仅影响胃黏膜的血液循环,还可导致幽门括约肌功能紊乱,造成胆汁反流;各种原因的胆汁反流均可破坏黏膜屏障,造成胃黏膜慢性炎症改变。⑤其他。心力衰竭、肝硬化合并门静脉高压、营养不良都可引起慢性胃炎。糖尿病、甲状腺病、慢性肾上腺皮质功能减退和干燥综合征同时伴有萎缩性胃炎者亦较多见。

慢性胃炎缺乏特异性症状,可有中上腹痛或不适、食欲不振、嗳气、泛酸、恶心等消化不良症状。症状常与进食或食物有关。有胃糜烂者可有上消化道出血,长期少量出血可引起缺铁性贫血。体征大都不明显,有时上腹轻压痛。胃体胃炎严重时可有舌炎和贫血。

◎您需要做哪些检查

胃镜检查　是诊断慢性胃炎的主要方法。根据情况,胃镜下可多点夹取活检及幽门螺杆菌检测。

幽门螺杆菌检测　详见本书"消化性溃疡"相关内容。

钡餐X线检查　通过气钡

双重对比造影,可显示胃黏膜相。虽然其诊断慢性胃炎常常是不准确也不全面的,但在排除某些恶性病灶如浸润型胃癌(皮革胃)、了解胃肠动力等方面,胃镜检查无法取代。

胃液分析 抽取胃液,测定胃酸分泌功能,有助于萎缩性胃炎的诊断及指导临床治疗。现由于胃镜的大量开展,临床已很少用。

血清学检测 ①胃蛋白酶原(PG)测定。胃蛋白酶原有 Ⅰ 型和 Ⅱ 型两类,PG Ⅰ/Ⅱ 比值随胃体萎缩程度加重而降低。②血清胃泌素测定。胃体萎缩性胃炎时常中度升高,伴有恶性贫血的胃萎缩患者明显增高。③维生素 B_{12} 测定。胃体萎缩性胃炎时可出现维生素 B_{12} 吸收不良。④自身抗体。胃体萎缩性胃炎时血清壁细胞抗体常呈阳性。血清内因子抗体阳性率比壁细胞抗体低,但如果检测到内因子抗体,对诊断恶性贫血帮助很大。

◎专家忠告

就诊策略 一般有症状的慢性胃炎患者,建议及时到消化内科门诊就诊,专科医生会安排胃镜等相关检查,明确胃炎的分类及程度,根据检查结果给予不同治疗方案。

治疗主张 包括病因治疗、对症治疗,无症状的慢性浅表性胃炎可不做任何处理。慢性胃炎需要根据不同的临床症状和内镜及病理改变情况选择不同的治疗方法。

根除幽门螺杆菌 详见本书"消化性溃疡"相关内容。

对症治疗 浅表性胃炎,以反酸、腹痛为主要表现,除给予黏膜保护剂外,可给予抑制胃酸治疗。慢性胃炎,黏膜萎缩、肠上皮化生明显者,以黏膜保护剂为主;消化不良以腹胀、早饱为主要表现者,应用促动力药物有助于改善症状;伴有胆汁反流者,应用促动力药物的同时,可给予中和胆汁的黏膜保护剂,如铝碳酸镁(达喜)等。萎缩性胃炎伴恶性贫血者可给予维生素 B_{12} 和叶酸,中药胃复春、猴菇菌片等对肠上皮化生可能有益。

诊治误区 需要注意的是,消化不良症状并不一定由慢性胃炎引起,当按慢性胃炎处理后症状改善不明显时,需要考虑其他疾病如胆囊疾病、胰腺疾病等,可通过 B 超检查、生化检查等排除。

特别提醒　慢性胃炎一般预后良好，萎缩性胃炎伴有重度肠化生、不典型增生者有发生癌变可能，故应密切随访，一般 6 ~ 12 个月胃镜复查一次。

健康管理　饮食宜选择易消化无刺激性的食物，少吃过酸过甜食物及饮料，忌烟酒、浓茶、咖啡，进食时宜细嚼慢咽。

◎小贴士

一般老年人的胃炎常有萎缩、肠化，且可随年龄增长而程度增加，治疗时应考虑选用胃黏膜营养性药物为主，避免长期应用制酸剂和大量用药。老年人易有维生素和微量元素缺乏倾向，也可考虑适当补充（如、锌、硒等微量元素）。

消化性溃疡

消化性溃疡指胃肠道黏膜被胃酸和胃蛋白酶等自身消化而发生的溃疡，其深度达到或穿透黏膜肌层，直径多大于 5 毫米。溃疡好发于胃及十二指肠，也可发生在食管下端、小肠、胃肠吻合口及其附近的肠袢，以及异位的胃黏膜，如位于肠道的 Meckel 憩室。消化性溃疡的发生是一种或多种有害因素对黏膜破坏超过黏膜抵御损伤和自身修复的能力所引起的综合结果。十二指肠溃疡常在空腹时疼痛，进食后缓解；胃溃疡疼痛一般在餐后半小时开始，持续 1 ~ 2 小时后逐渐缓解，直至下一餐进食后又开始。十二指肠溃疡常发生夜间痛，而胃溃疡甚少有夜间痛。

下列情况应考虑溃疡有穿孔的可能：①典型疼痛症状消失，疼痛变得持续而剧烈。②疼痛与饮食无关。③以往从未有过如此剧烈的疼痛。腹痛合并呕吐则提示有幽门梗阻的可能。部分老年消化性溃疡患者，腹痛症状不明显，但疼痛之外症状如食欲不振、恶心、呕吐、体重减轻、贫血（粪便潜血阳性）等症状显著。儿童溃疡病疼痛部位弥散，多在脐周，呕吐症状多见。

◎您需要做哪些检查

钡餐 X 线检查　须在空腹时进行。大都采用钡剂和空气双重对比造影，能借钡剂充填溃疡的凹陷部分而呈龛影，是溃疡的直接征象。十二指肠球部畸形、激惹现象和局部压痛为溃疡的间接征象。在上消化道出血活动期禁止进行钡餐 X 线检查。钡餐检查不能获得病理学证据,对于钡餐检查有怀疑的患者,建议胃镜检查以获得准确诊断。

胃镜检查 是最直接可靠的检查方法,其优越性在于:①可以对胃十二指肠黏膜及其病变直视和摄影。②可在直视下取活组织做病理检查,鉴别溃疡的良恶或病变的性质。③可以发现钡餐难以发现的小而浅的溃疡。④可用于溃疡并发症的治疗,如溃疡出血时的止血治疗。消化性溃疡内镜下分为三期:溃疡活动期(A期)、溃疡愈合期(H期)、疤痕期(S期)。近年来,消化内镜诊断学有了很大进展,出现了超声内镜、放大内镜、色素内镜等多种技术手段,对于提高内镜的诊断率和进行内镜下的治疗,做出了重要贡献。

幽门螺杆菌检测 诊断方法分两大类:①侵入性检查(通过胃镜取活组织),包括细菌培养、组织学检查、快速尿素酶试验。②非侵入性检查,包括 ^{13}C 或 ^{14}C 尿素呼气试验(^{13}C 或 ^{14}C-CBT),粪便抗原检测、血清幽门螺杆菌

抗体检测。临床诊断标准:任一项诊断方法阳性可诊断为幽门螺杆菌阳性。

胃液分析 溃疡病患者胃酸排出量有很大个体差异,与正常人之间有明显重叠,所以胃酸测定对溃疡病患者的临床诊断无重要意义,现临床已很少开展。

粪便潜血试验 活动性溃疡患者粪便潜血试验可呈阳性,对于判断溃疡有无活动出血有一定意义。

◎专家忠告

就诊策略 如果是长期慢性的规律性腹痛,建议至消化内科门诊就诊,可预约胃镜等相关检查,并给予药物治疗。如果是慢性腹痛出现急性加重,或伴呕吐、黑便等异常情况,应及时去急诊内科就诊。急诊医生检查和治疗后,会根据病情判断是否安排进一步的治疗,必要时可以安排专科住院治疗。对于门急诊医生诊断不明确或治疗效果不好,又不能住院治疗的,则建议到专家门诊,甚至特需门诊进一步诊治。

治疗主张 消化性溃疡病的治疗目的为:①缓解症状。②促进溃疡愈合。③预防并发症。

④预防复发。降低胃内酸度的药物对缓解症状和促进溃疡愈合起关键作用,而根除幽门螺杆菌可以在相当程度上防止溃疡病的复发。

降低胃酸　目前,临床使用较多的是 H_2 受体拮抗剂(西咪替丁、雷尼替丁、法莫替丁、尼扎替丁、罗沙替丁等)和质子泵抑制剂(奥美拉唑、兰索拉唑、泮托拉唑、雷贝拉唑、埃索美拉唑等)两大类。质子泵抑制剂(PPI)是目前使用的最强大的胃酸分泌抑制剂。

根除幽门螺杆菌　PPI 与两种适当抗菌药物(如,阿莫西林、克拉霉素、甲硝唑、呋喃唑酮)合用的三联疗法作为根除幽门螺杆菌(Hp)的首选治疗,此三联疗法 1 周后可使 Hp 的根除率达到 80% ~ 90%。一旦首次根除失败,需经分析原因后进行第二次根除,大多换用四联疗法——PPI +2 种抗菌药物+铋剂,或换用其他有效抗菌药物,或增加疗程以增加根除率。目前,也有证据首次推荐四联疗法的治疗。有效根除幽门螺杆菌感染治疗 1 ~ 2 周,溃疡面积较小者可使溃疡直接愈合。对溃疡面积较大,有近期出血等并发症者,或症状未缓解者,抗幽门螺杆菌治疗结束后应继续抗酸治疗 2 ~ 4 周。抗幽门螺杆菌感染治疗完成 4 周后应进行再次检测,了解是否达到根除幽门螺杆菌的目的。一般选用 ^{13}C 或 ^{14}C 尿素呼气试验进行复查,复查前 1 周需停止使用抗酸药物,防止检测中出现假阴性。对于多次无法根除者,可进行药敏试验,确定敏感的药物。

保护胃黏膜　常用的保护胃黏膜药物有硫糖铝、胶体铋、替普瑞同和膜固斯达等。硫糖铝宜在每次进餐前 1 小时服用,连续 4 ~ 6 周为一疗程。胶体铋每日早餐前半小时和晚餐前半小时服用,疗程为 4 周,最长连续使用不得超过 8 周。慢性肾功能不全者慎用,仅有的不良反应是黑舌和黑粪。替普瑞同是萜类衍生物,一般成人每日 3 次,餐后半小时内口服,可根据年龄和症状轻重酌情适当增减。

外科治疗　主要适用于:①急性溃疡穿孔。②穿透性溃疡。③大量或反复出血,内科治疗无效者。④器质性幽门梗阻。⑤胃溃疡癌变或癌变不能除外者。⑥顽固性或难治性溃疡,如幽门管溃疡、球后溃疡等。

维持治疗 根据具体情况决定。对 Hp 感染阴性的溃疡者，Hp 相关性溃疡而 Hp 未能根除者，根除 Hp 后溃疡复发者，长期服用非甾体消炎药（NSAID）者，有严重出血并发症者以及伴有严重疾病者，药物维持治疗是减少溃疡复发和并发症的重要方法。有三种方案可供选择：①正规维持治疗。适用于反复发作、症状持久不缓解、合并多种危险因素或伴有并发症者，多数主张至少维持 1~2 年。②间隙全剂量治疗。在患者出现严重症状或内镜证明溃疡复发时，可给予一疗程全剂量治疗。③按需治疗。在症状复发时或好发季节前给予短程治疗，症状消失后即停药。

诊治误区 内镜检查和钡餐 X 线检查是确诊消化性溃疡的主要手段，特别是以内镜检查尤为重要。但仍应与下列疾病做鉴别：①胃癌。对于怀疑恶性溃疡的患者，应做内镜下多处活检，阴性者必须短期内复查并再次活检。临床上，对胃溃疡应在内科积极治疗下，内镜检查随访，直至溃疡愈合。②功能性消化不良。部分症状酷似消化性溃疡，内镜检查则示胃黏膜无明显病变。③慢性胆囊炎和胆石症。疼痛与进食油腻食物有关，往往伴有发热、黄疸，鉴别需借助腹部超声或磁共振胰胆管成像及内镜逆行胰胆管造影检查。④胃泌素瘤。多为顽固性多发性溃疡，异位溃疡，易并发出血、穿孔，多伴有腹泻和明显消瘦，由胰腺非 β 细胞分泌大量胃泌素所致。

特别提醒 必须按医嘱服药，贵在坚持。应遵守日常生活注意事项，尤其是禁止烟酒和避免有害药物。不论药物治疗是否有效，均应遵医嘱进行内镜复查和检测幽门螺杆菌。出现严重并发症时，可能需外科手术治疗。

健康管理 应避免过度紧张与劳累，一般无需卧床休息，但溃疡活动期伴并发症时，需卧床休息。平时应细嚼慢咽、规律进食，急性活动期可少食多餐。应戒烟酒，避免食用咖啡、浓茶、辛辣等刺激性食物，防止过饱。对少数伴有焦虑、紧张、失眠等症状的患者，可短期使用一些镇静药。对可诱发溃疡病的药物临床使用应慎重，如 NSAID、肾上腺皮质激素等。若必须使用上述药物，尽量选用肠溶剂型或小剂量间断应用,并可同时使用抗酸剂、黏膜保护剂等。

◎ 小贴士

没有胃酸就没有溃疡;没有幽门螺杆菌就没有溃疡复发;有一个健康的黏膜屏障就不应该有溃疡形成。

上消化道出血

上消化道出血包括食管、胃、十二指肠、胰胆等病变引起的出血,胃空肠吻合术后的空肠上段病变所致出血亦属于此范围。大致由下列几种疾病引起:消化性溃疡、食管胃底静脉曲张破裂、急性胃黏膜病变、应激性溃疡、胃肿瘤、十二指肠疾病、食管贲门黏膜撕裂、食管疾患、胃血管性疾病、上胃肠道邻近器官疾患。

呕血与黑便是上消化道出血的特征表现。短时间内胃积血量达250～300毫升时可出现呕血。呕血通常伴有黑便,但黑便患者可无呕血。通常,幽门以下出血易造成黑便,幽门以上出血易造成呕血。若出血量大、速度快,来自食管静脉曲张破裂,则呕血大都呈暗红色或鲜血;反之,若经胃酸作用,则呈咖啡色。粪便一般呈黑色或柏油样,但十二指肠部位的出血如果速度过快,则粪便颜色会变紫红色。短时间内出血量超过400毫升时,即可出现周围循环障碍症状,如头晕、心悸、出汗、口干等;出血量大于700毫升可出现晕厥、肢体冷感、皮肤苍白、血压下降等;出血量大于1 000毫升即可产生休克、精神萎靡、烦躁不安、反应迟钝、意识模糊等,老年患者则症状出现更明显和更早。

◎ 您需要做哪些检查

粪便隐血检查　少量出血即可出现阳性。对没有明显呕血和黑便的患者,疑有慢性消化道出血时,可做粪便隐血检查。若结果阳性,则提示每日出血量在5～10毫升以上。检查前应忌肉食4日,连续查粪便3次。若出现肉眼黑粪,则提示每日出血量达60～100毫升;若进食较多量家禽家畜血或服用铁剂和某些中药也可导致黑粪。

胃镜检查　出血后48小时内进行,为上消化道出血的首选诊断方法,其诊断准确率达80%～94%。为提高诊断准确率,可在出血后 2 小时内进行,检查前应补充血容量、纠正休克,对于焦虑者可酌情用镇静剂。严重心肺疾病、精神失常的患者,以及处于休克状态、疑有胃肠道穿孔的患者,严禁胃镜检查。胃镜一般只能达到十二指肠降部。

钡餐胃肠造影检查 一般要求在病情稳定和出血停止后才施行。

选择性动脉造影 适用于内镜检查未发现病变和出血灶者,以及不能或不愿接受内镜检查者。检查宜选择在出血活动期进行,出血量大于 0.5 毫升/分才可显示造影剂外溢,确定出血部位。本法操作迅速、诊断率高,并可利用介入治疗方法立即控制出血,但有一定的创伤性,不宜作为首选方法。

◎专家忠告

就诊策略 慢性消化道隐性出血往往仅在常规体检中发现有原因不明的缺铁性贫血,一般患者可前往血液科门诊就诊,检查中应注意消化道疾病的相关检查,如粪便隐血试验、胃肠镜等,以便及时发现消化道出血的疾病,转消化专科进一步治疗。急性消化道出血一般有呕血、黑便及失血性周围循环障碍的症状,应立即前往医院急诊内科就诊,必要时安排急诊胃镜等检查。

治疗主张 应针对病情选用个体化治疗,各病因出血治疗对策应有区别。

补充血容量 准确评估失血量,及时补充血容量和纠正水、电解质和酸碱平衡失调。输血和补液速度因出血量和个体情况而定,宜先快后慢,可根据心率、呼吸、尿量、体征等监测指标调整。避免输血、输液量过多过快而引起急性肺水肿,以及对肝硬化合并门静脉高压的患者门静脉压力增加诱发再出血。

药物治疗 ①止血药物:去甲肾上腺素 8 毫克溶于 100～200 毫升冰盐水中,分次口服或胃灌洗后胃管注入,可达止血效果,但其作用短暂。维生素 K_1 参与凝血酶原和多种凝血因子在肝内的合成,剂量为 10 毫克,2～4 次/日,静注。②抑酸剂:胃内 pH>6 时血液才能凝集,才能止血。只有质子泵抑制剂(PPI)剂量足够大时才能达到 pH>6 的抑酸水平,如奥美拉唑,每日 40～80 毫克,静脉注射。③血管加压素:常用于食管胃底静脉曲张破裂出血的患者。血管紧张素胺主要不良反应有头痛、腹痛、大便次数多等,现已有新型制剂如特利加压素。④生长抑素类药物:是一种对食管胃底静脉曲张破裂出血有效安全的药物,止血率为80%～90%,临床常用八肽的生长抑素和十四肽的生长抑素。

气囊压迫止血　常用的是三腔双囊管压迫治疗食管胃底曲张的静脉破裂出血,止血率为50%～80%,主要用于药物治疗失败或无手术指征者。操作时应取得患者的配合,出血停止后及时拔除。

内镜治疗　内镜直视下止血方法的运用和发展,令止血成功率大大提高(90%)。内镜下止血已成为上消化道出血治疗的有效方法。①药物局部喷洒法:直视下对出血灶喷洒去甲肾上腺素、立止血、凝血酶等药物,缺点是作用表浅,有再出血可能,目前已少用。②局部注射法:直视下将止血药或硬化剂注射到出血灶内,主要适用于溃疡、肿瘤等非静脉曲张破裂出血,并发症主要是穿孔。③物理凝固法:直视下导入探头或装置对出血灶加温或冷冻、凝固出血点,包括电凝、微波、激光、氩气刀等,本类方法的选用很大程度上取决于各医疗机构的设备和经验。④止血夹法:适用于血管性出血,是内镜治疗血管性出血的必备抢救设备。⑤硬化剂治疗:是对食管胃底静脉曲张的主要止血方法,近年来由于内镜下套扎法兴起,硬化剂注射已少用。⑥曲张静脉套扎术:套扎术对食管静脉曲张出血止血成功率可达90%以上,但对胃底静脉曲张操作难度大,成功率降低。

经颈内静脉肝内门体分流术(TIPS)　目前已不推荐作为常规疗法。

介入治疗　适用于对内镜无法确定出血部位或内镜检查禁忌而选用选择性动脉造影者。

外科手术　应先选择非手术疗法,下述情况可考虑紧急外科手术:①经药物治疗、内镜治疗后仍出血不止者。②反复呕血或黑便伴低血压者。③紧急输血量超过1 600毫升仍不能止血者。④内镜下不能控制的动脉出血或出血过快,内镜检查无法看清出血病灶者。

诊治误区　一般情况下呕血和黑便常提示有消化道出血,但在某些特定情况下应注意鉴别。首先应与鼻出血、拔牙或扁桃体切除而咽下血液所致者加以区别；也需与肺结核、支气管扩张、支气管肺癌、二尖瓣狭窄所致的咯血相区别。此外，口服动物血液、骨炭、铋剂和某些中药也可引起粪便发黑，应注意鉴别。

特别提醒 消化道出血在治疗过程中需准确判断出血是否停止。有下列表现，应认为有继续出血或再出血，须及时处理：①反复呕血，颜色转为暗红色，黑便次数增多伴肠鸣音亢进。②周围循环衰竭的表现，经积极补液输血治疗后未见明显好转或好转后又恶化。③红细胞计数、血红蛋白计数、血细胞比容持续下降，网织红细胞计数持续增高。④补液和尿量足够的情况下，血尿素氮持续或再次增高。

健康管理 凡发生呕吐和黑便者，应收住院诊治，卧床休息，严密观察心率、脉搏、血压。缺氧的患者应给予吸氧，烦躁不安的患者可用适量镇静剂。呕血的患者应保持呼吸道畅通，以防窒息。休克状态或上腹饱胀、恶心的患者应禁食。消化道出血停止后12小时可进食温冷流质，逐步过渡到半流质饮食。早期进食对中和胃酸，保持营养，维持水、电解质平衡，促进肠蠕动均有利。出血量较大时，应放置胃管，以便判定是否已止血，还可直接灌注药物。输血和补液速度因出血量和个体情况而定，宜先快后慢。

◎ 小贴士

对于呕血、黑便患者，内镜诊断正确率明显高于 X 线诊断，且检查时间越早，对病变的检出率也相应越高，在出血后24小时内完成检查者称紧急内镜检查，而在 24～48 小时完成者称急诊内镜检查。检查前应建立静脉输液通道，予以补充血容量、输血等措施，在血压等生命体征正常的前提下，由有经验的医生操作。

（曹　勤　范竹萍）

胃食管反流病

胃食管反流病指酸性的或酸性连同碱性的胃内容物非生理性逆流到食管等处所造成的食管以及食管外的一组化学性炎症性病变，以烧心、反流等症状的食管炎为主要表现。常见的病因有：①食管下端括约肌功能降低及一过性食管括约肌松弛。②小肠细菌过度生长。③心理、社会因素。

一半以上患者可有烧心症状，多出现于餐后 1～2 小时，仰卧、侧卧、前屈等体位以及剧烈运动时，也可诱发烧心感。胸骨后、剑突下或上腹部疼痛，可向周围放射。早期因食管炎引起食管痉挛，表现为间歇性吞咽困难，晚期瘢痕形成导致食管狭窄，烧心感可较前减轻，但吞咽困难进行性加重。还有部分人会出现发作性夜间哮喘、咳嗽、睡醒后声嘶而被误诊。

◎您需要做哪些检查

结合患者病史，典型的烧心及反流症状者，只需纤维食管镜或纤维胃镜发现食管炎、24 小时食管 pH 监测阳性即可确诊。内镜检查，能准确判断有无反流性食管炎及其炎症程度。不典型症状者（如，咽喉炎、哮喘、咳嗽、胸痛等），在内镜、24 小时食管 pH 监测不能确诊的时候，可以做质子泵抑制剂试验性治疗，如果质子泵抑制剂治疗有效，也可考虑胃食管反流病。

另外，还需根据不同的症状及并发症情况，如胸痛、夜间哮喘、咳嗽者需进一步检查心电图、胸片等以做鉴别诊断。

◎专家忠告

就诊策略　典型患者大多是慢性反复的烧心、吞咽困难及胸痛，应该看消化内科，同时看心内科排除心绞痛，看五官科喉镜检查排除咽喉炎等。如果是急性严重的胸痛、哮喘发作或吞咽困难应看急诊内科，急诊医生会做初步检查及紧急处理，待症状缓解后，再进一步筛查原因。

治疗主张　胃食管反流病呈现慢性及反复性，因此治疗是在减轻胃食管反流症状及预防并发症的同时，防止疾病的复发。

药物治疗　胃食管反流病属上消化道动力障碍性疾病，反流性食管炎又是因胃酸反流而造成的组织损害，因此，主要使用的药物有促动力剂［如，多潘立酮（吗丁林）、西沙必利、伊托必利等］、抑酸剂（质子泵抑制剂如奥美拉唑、埃索美拉唑、雷贝拉唑、兰索拉唑和泮托拉唑，H_2 受体拮抗剂如法莫替丁等）及其他中和胃酸药［如，铝碳酸镁（达喜）等］来缓解症状和防止复发。

并发症的防治　反流性食管炎可以并发食管溃疡、出血、狭窄和恶变。有纤维狭窄而出现吞咽困难的患者宜给予定期食管扩张治疗。短而单纯的狭窄可用橡皮或特氟隆扩张器进行扩张，弯角和扭曲的狭窄则需用逐级增粗的钢扩张器在内镜或放射摄影的控制下进行扩张。

诊治误区　内镜下食管炎不仅仅是胃食管反流病的表现，也可能是真菌性食管炎、药物性食管炎等。

近50%被疑为心绞痛的胸痛患者是食管源性胸痛，此类患者心电图及心肌酶谱检查正常，硝酸甘油治疗无效而质子泵抑制剂（PPI）治疗有效的大多是胃食管反流病患者。

特别提醒　大多数胃食管反流病通过 PPI 治疗有效，但停药后容易复发，故可以按照个体需求维持治疗。

健康管理　胃食管反流病患者可抬高床头睡觉，减少卧位及夜间反流。戒烟禁酒，避免系紧腰带，避免高脂、咖啡等刺激性食品。

◎小贴士

质子泵抑制剂（PPI）试验性治疗：标准剂量 PPI，每日2次，持续7日，是治疗手段，也是对不典型胃食管反流病的诊断方法之一。

Barrett 食管：由于长期胃酸的腐蚀引起食管正常的鳞状上皮被变异的柱状上皮所代替，容易发展为异型增生，甚至食管癌，需定期监测。

急性胰腺炎

急性胰腺炎是指由多种病因造成胰酶激活后所致的胰腺组织的局部炎症反应，可伴有其他器官功能的改变。轻症患者仅有胰腺间质炎症水肿，重症患者可有胰腺坏死、出血，且炎症波及胰腺周围组织，甚至累及远处器官，引起全身系统性并发症。

急性胰腺炎的病因甚多，常见的有胆石症、大量饮酒和暴饮暴食。本病临床表现为左上腹或上腹部剧烈疼痛（持续刀割样痛），在几小时内疼痛达到高峰，可向左背部放射，蜷曲或前驱体位稍可缓解。一般表现为中等程度发热，持续3~5日。在腹痛时或腹痛后出现恶心、呕吐不适，呕吐物多为胃内容物，可混有胆汁，呕吐后一般腹痛无改善。重症胰腺炎可在肚脐周围或两肋部出现皮下青紫,常伴休克表现,四肢厥冷,心率增快,体温增高,血压降低。可有上消化道出血和黄疸。

◎您需要做哪些检查

在了解病史和腹部体检后,如果怀疑急性胰腺炎,必须急查血淀粉酶和腹部 CT。典型急性胰腺炎患者血淀粉酶在起病 48 小时内较正常高出 3 倍或更多,胰腺 CT 可发现胰腺的肿大或伴有周围的渗出。另外,需要检查腹部超声、磁共振胆胰管显影（MRCP）、血脂等分析急性胰腺炎的可能病因。而血压、血常规、血细胞比容、C 反应蛋白、血钙、血糖、肝肾功能、血氧分压及腹部 X 线片等检查能进一步评估疾病的严重程度及并发症情况。

◎专家忠告

就诊策略　发热、持续腹痛、恶心、呕吐,应立即至急诊内科就诊,急诊医生在检查诊断后会安排留院观察或住院进一步治疗。

治疗主张

轻症治疗　一般采用禁食、胃肠减压、静脉输液、对症性止痛治疗等。

重症治疗　在轻型急性胰腺炎治疗的基础上,加强监护、液体复苏（每日补液量可达 5 ~ 10 升,可根据病情选择右旋糖酐改善微循环,白蛋白纠正低蛋白血症,维持水、电解质稳定等）、抗感染、抑制胰酶（加贝酯或抑肽酶等）、抑制胰腺外分泌（生长抑素及其类似物）、促进肠蠕动恢复（大承气汤口服或灌肠等）等治疗,胆源性胰腺炎可视情况给予紧急胆道减压术并去除嵌顿结石,必要时可行外科手术治疗。

手术治疗　手术指征为:①胆石跌入胆总管引起急性化脓性胆管炎等急症。②局部并发症,如感染性坏死、脓肿、假性囊肿等。③支持疗法不能改善临床症状。

诊治误区　胆石症、消化道脏器穿孔和肠梗阻等多种急腹症均可能出现血淀粉酶的升高,所以淀粉酶升高并不一定就是急性胰腺炎,但非急性胰腺炎的急腹症所引起的淀粉酶升高一般不超过正常上限的 3 倍。

血淀粉酶分为淀粉酶 S 和淀粉酶 P,腮腺来源的淀粉酶升高在临床误诊为急性反复发作性胰腺炎已有先例。

特别提醒 内镜逆行胰胆管造影术(ERCP)和十二指肠乳头肌切开取石的操作可能诱发急性胰腺炎。急性胰腺炎患者出院后也要坚持一段时间的清淡饮食。急性胰腺炎发病2周后,部分患者可能再次出现持续腹痛不适,应警惕胰腺假性囊肿和胰腺脓肿的发生。

健康管理 急性胰腺炎是一种严重的疾病,且容易复发。所以,患者无论在急性期或康复期均需密切与医护人员配合,其中,遵守禁食和严格禁酒特别重要。有胆结石的患者应在适宜的时候行选择性胆囊切除术,高脂血症者需调整生活方式。

◎小贴士

胰腺假性囊肿:胰腺周围的包裹性积液,是急性胰腺炎的并发症。一般在急性胰腺炎起病后2周发生,4~6周成熟,大的囊肿可产生压迫症状,出现腹痛不适,部分患者可在上腹部扪及块状物。

(顾伟威 陈志威 范竹萍)

肠易激综合征

肠易激综合征是临床上最为常见的一种胃肠道功能紊乱性疾病,是一类具有特殊病理生理基础的心身疾病。其病因和发病机制尚不清楚,比较公认的相关因素有心理因素、内脏感觉功能异常、胃肠运动紊乱、肠道感染、食物因素、家庭和遗传因素。

腹痛和腹部不适为肠易激综合征最突出的症状,多位于下腹部,特别是左下腹,也可游走。腹痛程度各异,但不会进行性加重,很少在睡眠中发作。发作和持续时间不定,常在排气或排便后缓解。可有腹泻、便秘、腹泻与便秘交替及排便过程不适。腹泻者可解黏液便,或水样便,多在晨起或餐后发生,不会发生在夜间,无大便失禁,常在精神紧张、情绪变化、劳累、受凉时发生。便秘者可为碎粪,或干硬如羊粪状。部分患者便秘、腹泻交替发生。可伴排便费力、肛门阻塞感、排便窘迫感、排便不尽感、直肠坠胀感。其他常伴有消化不良症状,如餐后饱胀、厌食、嗳气、呃逆等,相当一部分患者伴有全身自主神经功能紊乱表现。体格检查一般情况良好,腹部可触及乙状结肠肠段,可伴有压痛,直肠指检可发现肛门痉挛和痛感,无其他异常体征。

◎您需要做哪些检查

根据病史、体征，需要排除器质性疾病。注意就诊患者是否有报警症状或体征：①发热、体重下降大于3千克、便血或黑便、贫血、腹部包块以及其他不能用功能性疾病解释的症状和体征者。②新近出现持续的大便习惯改变或发作形式改变或症状逐步较重者。③有大肠癌家族史者。④年龄超过40岁者。⑤短期内科治疗无效者。

首先排除大肠器质性疾病，应行全结肠镜检查，肠镜下可见黏膜无异样，活检也正常；有时则可见充血和黏液分泌增加。必要时可行钡餐X线检查和钡剂灌肠X线检查，X线检查可见到肠肌张力过强、肠袋增多、局部肠段狭窄、痉挛或压痛等现象。

其他重要的检查还有：血、尿、粪常规；粪便寄生虫检查，粪便细菌培养；血生化（肝肾功能、血糖、甲状腺功能）、血沉；腹部B超。必要时再考虑系统检查。

◎专家忠告

就诊策略　如果患有上述消化道症状，应当及时到消化内科门诊就诊，专科医生会通过详细询问病史、临床特征、用药史及心理精神史结合常规的体检，判断是否需要进一步做检查及做哪些检查，进行诊断和鉴别诊断；部分有心理障碍患者，需至心理门诊诊治。

治疗主张

饮食调整　有胃肠胀气的患者应忌食豆制品等产气食物；便秘型患者应多食高纤维食物；腹泻型患者应食少渣食物；避免敏感食物、不耐受食物或寒冷食物。

心理和行为疗法　包括心理治疗、催眠疗法、生物反馈治疗、认知行为治疗等。

药物治疗　便秘型可予以乳果糖、甲基纤维素等，可口服胃肠动力药；腹泻型可口服洛哌丁胺（易蒙停）。胃、肠痉挛患者可口服匹维溴铵（得舒特）或曲美布汀等解痉药。腹泻或腹泻便秘交替患者可口服米雅BM（酪酸菌制剂）、培菲康（双歧杆菌嗜酸乳杆菌肠球菌三联活菌）等益生菌，能纠正肠道菌群失调而使症状好转。焦虑、抑郁的患者可口服抗焦虑或抗抑郁药物，但均应在医生指导下使用。

诊治误区　有腹泻症状的患

者,需要与感染性腹泻和吸收不良综合征鉴别,另外结直肠肿瘤、甲状腺功能亢进也常见此症状,需要完善相关检查以资鉴别。有便秘症状者,需要与药物滥用、机械性梗阻、代谢性疾病、神经肌肉性疾病、抑郁症相鉴别,还应与功能性便秘鉴别。

特别提醒　确定有无报警症状和体征,如有,需要通过进一步检查谨慎排除器质性疾病,诊断做出后还要注意随访,以确保诊断的正确性。治疗选择应以个体化为准,特别要注意心理治疗。有些患者病情间断发生,不需要长期服药,可在出现症状时用药。

患者在症状控制后或处于缓解期中,应注意:①避免一些有关的精神因素,以防症状的再现,必要时可口服维持量的抗焦虑、抗抑郁药物。②饮食调整,酸奶对调整肠道菌群失调有帮助,可以试饮。

健康管理　起居要有规律,睡眠和进餐要有规律。饮食合理,筛选和避免敏感及不耐受食物,避免肠道感染、避免心理障碍或精神异常。保持心情愉悦,工作节律要有张有弛。

◎ **小贴士**

罗马Ⅲ标准:为最新国际诊断肠易激综合征的标准。在新近的 3 个月内,每个月至少有 3 日发生反复发作的腹部疼痛或不适症状,并具有以下特点中的两项或两项以上:①排便后腹痛或腹部不适改善。②伴随排便频率改变。③伴随粪便性状的改变。

炎症性肠病

溃疡性结肠炎和克罗恩病两者统称为炎症性肠病,是一种慢性肠道非传染性炎症性疾病。其致病因素有遗传因素、感染因素、免疫因素、环境因素等。

溃疡性结肠炎常见的症状为腹泻,可伴或不伴血便。腹痛一般较轻,常位于左下腹、右下腹或下腹部。发热、不适、消瘦大都见于结肠广泛病变者。病变局限于直肠者,可仅有血便,里急后重可有可无。重症患者,腹部有压痛、反跳痛、腹膨隆,结肠有动力失常或中毒性扩张等。

溃疡性结肠炎可有肠外表现,最常见的有关节痛、关节炎,累及肢体关节,使其肿胀或畸形;

强直性脊柱炎也较多见;皮肤可有结节红斑;眼部可有葡萄膜炎;肝脏可有自身免疫性胆管炎(如,慢性硬化性胆管炎);口腔溃疡也较常见。

克罗恩病可累及全消化道,临床表现可多种多样,与肠内病变的部位、范围、严重程度、病程长短以及有无并发症有关。肠道症状有腹痛,多为隐痛、阵发性加重或反复发作,以右下腹多见,其次为脐周或全腹痛。腹泻,为糊状或水样便,一般无脓血或黏液。便血量不多,便鲜血者少。部分患者可出现腹块。可出现肛周脓肿、肛门瘘管形成。可伴发热、营养不良等全身症状。可出现肠梗阻、肠穿孔、肛瘘、癌变等并发症。

克罗恩病的肠外表现有:关节痛、关节炎、口疱疹性溃疡、结节性红斑、坏疽性脓皮病、炎症性眼病、慢性活动性肝炎、脂肪肝、胆石症、硬化性胆管炎、强直性脊柱炎、血管炎、白塞综合征、淀粉样变性、骨质疏松和杵状指等。

◎您需要做哪些检查

内镜检查　对初发者甚为重要,目的在于确诊和确定病变范围以便制订治疗方案。溃疡性结肠炎患者结肠镜下可见结肠黏膜的正常血管纹理消失、黏膜水肿和黄色渗出物,黏膜脆,触之易出血;重症可有自发性出血。慢性病变可呈管状结肠,腔内有假性息肉。中毒性巨结肠因结肠壁薄如纸,极易发生穿孔,禁止进行乙结肠镜检查。克罗恩病的肠道黏膜可伴圆形、线形溃疡,呈鹅卵石样改变,肠腔狭窄僵硬或炎性息肉样表现,病变之间黏膜正常或轻度充血,呈跳跃式分布。超声内镜有助于确定病变范围和深度,发现腹腔内肿块或脓肿。小肠镜或胶囊内镜有助于确定小肠克罗恩病,但需腹部平片排除小肠梗阻。

钡剂灌肠 X 线检查　与内镜检查起互补作用。溃疡性结肠炎早期钡剂灌肠 X 线检查可能正常,晚期则可显示结肠缩短、呈管状,结肠袋消失,结肠僵直而有狭细段。空气与钡剂对比造影可示黏膜细颗粒状,表面略不规则。较重患者在钡剂排空后可见颗粒增粗。重症溃疡性结肠炎伴回肠倒灌的患者,其回盲瓣可呈畸形且多呈开放状态,回肠末段黏膜呈不规则状。全消化道和结肠气、钡双重造影能了解克罗恩病末端回肠或其他小肠的病变和范围,病变为裂隙状溃疡、卵石征、假息肉、瘘管形成等,呈节段性分布,单发或多发性不规则狭窄和扩张。腹部 CT、磁共振成像(MRI)对确定是否有肠壁增厚且相互分隔的肠袢、腹腔内脓肿等诊断有一定价值。

其他检查　血常规、血沉、C 反应蛋白、血清蛋白电泳、血电解质、粪常规、粪培养等;抗酿酒酵母菌细胞壁抗体、抗中性粒细胞胞浆抗体、血清肿瘤坏死因子 $-\alpha$(TNF$-\alpha$)等。

◎专家忠告

就诊策略　发现相关症状或体征,应及时至消化科专科门诊就诊,专科医生会根据病情判断是门诊检查治疗,还是住院进一步诊治。对于发生急性并发症者,应即刻至急诊就诊。

治疗主张　治疗前综合评估病情,包括病变累及范围、部位,病程的长短、疾病严重程度以及全身情况,给予患者个体化、综合化治疗。

1. 溃疡性结肠炎

药物治疗　水杨酸制剂(SASP 或 5-ASA)和肾上腺皮质激素是目前控制炎症性肠病最有效的药物。①轻型:先用 SASP 或 5-ASA,治疗剂量为 3~4 克/日,分 3~4 次口服。直肠炎者可用栓剂,部位较低者可保留灌肠。②中型:水杨酸类药口服治疗不佳者,则口服强的松或强的松龙,每日 30~40 毫克,症状控制后再逐渐减量。③重型:首先注意改善全身状况,纠正水、电解质紊乱及低蛋白血症和贫血,注意补充维生素。患者腹泻和脓血便严重时,可短期禁食,必要时完全胃肠外营养支持。用大剂量皮质激素治疗,并加用广谱抗生素控制可能存在的继发感染。对激素无效者可短期应用环孢素。对水杨酸类或肾上腺皮质激素治疗无效者,可使用其他免疫抑制剂,如环孢素等。

维持巩固期的治疗　皮质激素逐渐减量维持,并可加用 SASP 或 5-ASA 或免疫抑制剂。

外科手术指征　①肠穿孔。②大量或反复严重出血。③肠梗阻。④癌变或多发性息肉。⑤并发中毒性巨结肠经内科治疗 12~24 小时无效者。⑥结肠周围脓肿或瘘管形成。⑦并发关节炎、皮肤和眼部病变药物治疗无效。⑧长期内科治疗无效,影响儿童发育。

2. 克罗恩病

药物治疗 慢性期和轻、中度活动期患者使用水杨酸类药物。SASP 治疗剂量 4~6 克/日,分 4 次口服。小肠型克罗恩病可用 5-ASA,目前已研制成 5-ASA 剂型有美沙拉嗪、奥沙拉嗪、巴柳氮等。对直肠、乙状结肠、降结肠病变可采用栓剂。严重肝、肾疾病、婴幼儿、出血性体质及对水杨酸制剂过敏者不宜应用 SASP 和 5-ASA 制剂。中、重度克罗恩病患者采用激素治疗。强的松或强的松龙 30~60 毫克/日,用药 10~14 日后逐渐减量维持。不能口服者可静滴激素,14 日后改口服维持。

对氨基水杨酸类或肾上腺皮质激素治疗无效者,可改用或使用其他免疫抑制剂,如硫唑嘌呤、甲氨蝶呤、FK506 等。加用甲硝唑能减轻肠黏膜的破坏,减轻疾病的活动指数。目前,也有环丙沙星、克拉霉素成功治疗的报道。加用肠道益生菌对改善克罗恩病有积极意义。

生物治疗 英夫利昔单抗是肿瘤坏死因子抑制剂,能治疗和有效预防复发。

外科手术 由于外科手术不能治愈克罗恩病,而且术后复发率高,应尽量避免手术。对内科治疗无效的肠梗阻、瘘管或窦道形成、腹腔内感染、肠出血、疑有恶变等并发症者,行手术治疗。

诊治误区 由于治疗的特殊性,需要特别与一些疾病鉴别,以防应用激素或免疫抑制剂会加重感染性疾病的病情。需要鉴别的疾病有感染性肠病如细菌性痢疾、阿米巴痢疾、血吸虫病等,非特异性感染如肠结核,肿瘤性疾病如结肠癌、小肠淋巴瘤、肉瘤等。此外,溃疡性结肠炎和克罗恩病两者也需要相鉴别,因为治疗的药物剂量、种类、疗程、并发症、预后等情况都是有差异的。

特别提醒 用强的松治疗的患者,见效后应逐渐递减用量,一般每周减 5 毫克,直至全撤。服 SASP 和免疫抑制药物的患者,应定期做血象检查,以便及早发现骨髓抑制。妊娠期患者勿用免疫抑制剂。定期就医复查,使病情长期保持缓解状态。炎症性肠病是慢性疾病,在药物治疗的同时,支持疗法也十分重要,如卧床休息、加强营养、纠正代谢紊乱、改善贫血和低蛋白血症等。

健康管理 合理饮食,适当锻炼,增加户外运动,提高机体免疫力,减少微生物感染,合理用药。已患病者,按医嘱规律服药、正确减量、维持用药、定期复查,不能随意停药。日常生活中避免精神刺激、过度劳累、饮食失调,保持精神乐观。在饮食上,要避免大吃大喝,不要吃辛辣、过冷、生硬的食物,以高热量、高维生素、富有营养、易于消化且柔软的饮食为好,并提倡少量多餐。

◎小贴士

生物制剂治疗克罗恩病针对性强,副作用少,临床应用前景十分广阔。目前,临床已经使用的有英夫利昔单抗,它是一种肿瘤坏死因子抑制剂,能有效治疗克罗恩病和预防其复发,其他生物制剂如 IFN-α、IFNβ-1α、NF-κB 抑制剂、上皮细胞生长因子、生长激素等的有效性仍需进一步研究。

息肉与息肉病

息肉是指黏膜面突出的一种赘生物,呈圆形或半圆形,界限清楚,有蒂或无蒂,可有分叶状、乳头状或蕈状,大小自 0.1 厘米至 6.0 厘米不等,红色或充血样,可有糜烂或出血。息肉在消化道生长的部位,最多见的为结肠(包括直肠),其次为胃,较少见的为小肠,一般较少发生于食管。少量的息肉可以是局部炎症刺激所造成的组织增生,大量的息肉则大部分属于家族遗传性疾病,少数属于自发性突变。

单发息肉可分为炎性息肉、增生性息肉、腺瘤性息肉和绒毛样息肉,其中绒毛样息肉易恶变,需及时治疗去除。

多发性胃肠道息肉病一般可分为腺瘤性息肉和错构瘤性息肉综合征两大类。腺瘤性息肉包括:①家族性结肠息肉病。是一种常染色体显性遗传性疾病,偶见于无家族史者。全结肠与直肠均可有多发性腺瘤,常在青春期或青年期发病,有高度癌变倾向。②Gardner 综合征。是一种伴有骨和皮肤、眼、甲状腺等软组织肿瘤的肠息肉病,体积较大,也有高度癌变倾向,但癌变年龄稍晚一些。③Turcot 综合征。有家族性结肠腺瘤病,通常伴有中枢神经系统的肿瘤,如脑和脊髓的胶质母细胞瘤或髓母细胞瘤。错构瘤性息肉综合征包括：①Peutz-Jeghers综合征。又称黑斑息肉病，多发性胃肠道息肉，合并皮肤与黏膜的黑色素沉着，以下唇和颊内口腔黏膜处最为显著。②幼年性结肠息肉病。以多发性青少年结直肠息肉为特征，有遗传性，且有很高的恶变倾向。③Cronkhite-Canada综合征。主要特点是整个胃肠道都有息肉，有外胚层变化如脱发、指甲营养不良和色素沉着等，无息肉病家族史，成年发病。症状以腹泻最为常见，病情重，预后差，有恶变可能。

◎您需要做哪些检查

钡餐X线检查和空气双对比造影 在胃和小肠的多发性息肉病中，钡餐X线检查可显示多个充盈缺损；在结肠多发性息肉病中，钡灌X线检查也能显示多个充盈缺损。对疑有中毒性结肠扩张、缺血性结肠炎、肠穿孔的患者则禁用。

内镜检查 胃和十二指肠部位的息肉可在上消化道内镜直视下诊断，应做多部位的活检，以诊断是否有恶变。小肠息肉可通过胶囊内镜或小肠镜予以诊断或治疗。结肠部位的息肉则做肠镜检查，并进行多部位活检，以明确病理诊断。

近年来，采用CT扫描后经二维和三维成像即CT仿真结肠镜对大于1厘米腺瘤样息肉可快速、无损伤性地检出，且患者耐受性好。

◎专家忠告

就诊策略 对于有临床症状表现的患者，请至消化科专科门诊就诊，必要时住院，予以完善相关检查，明确治疗；若出现消化道出血、肠梗阻等并发症应立即急诊就诊或住院诊治。有息肉病家族史的患者，应尽早至消化科专科门诊随访，定期行内镜检查。

治疗主张

内镜下治疗 孤立性的胃息肉和结肠息肉可采用内镜下治疗。通常，有蒂息肉或无蒂的小息肉主要使用内镜下氩离子激光烧灼或高频电圈套切除法。治疗体积较大或范围较广的息肉，常需用内镜下黏膜切除术(EMR)或黏膜下剥离术(ESD)，这些治疗一般创面较大、较深，有发生出血或穿孔的可能性，需住院治疗，治疗后观察1~2日即可出院。

无法行内镜下治疗的大息肉应考虑手术切除治疗。

外科手术治疗 多发性胃息肉、多发性结肠息肉采用外科手术治疗。

并发症的防治 并发症可有肠套叠等，但最严重的是癌变。一旦发现便血即应就医，遵医嘱接受有关检查。若诊断为消化道多发性息肉病，应及时手术，以防癌变。

康复治疗 患者在手术后初期，若进食有困难，则可静脉滴注高营养液，以维持热量需求。术后应食易消化的软质食物，少量多餐，保持个体对热量的需求。

诊治误区 症状不明显，且无特异性，可与其他消化道疾病相混淆，如上腹部不适和隐痛需与消化道溃疡、糜烂、胃癌、消化不良等疾病相鉴别，腹胀或大便习惯改变需与大肠癌、肠易激综合征、功能性胃肠病相鉴别。

特别提醒 有消化科症状者，应及早就医，按医嘱治疗或及早手术。家族中有结肠肿瘤患者、家族性息肉病、炎症性肠病等情况者，更不能疏忽，要及时进行胃肠镜检查，并在专科门诊定期复查。

健康管理 合理饮食，适量运动，心理平衡，避免感染；胃息肉如果合并幽门螺杆菌感染，应当积极治疗根除幽门螺杆菌；炎症性息肉常伴有肠道炎症性疾病如溃疡性结肠炎、克罗恩病等，应积极治疗原发疾病；定期复查内镜。胃肠息肉的生长原因目前尚不完全清楚，可能与慢性炎症、便秘、机械刺激及有常食肉类食物有关。因此，饮食清淡，多吃蔬菜、水果，少吃肉类、海鲜，养成良好的排便习惯，少吃辛辣食物，不长期饮酒，均有助于预防胃肠息肉的发生。有的息肉根据其病理结果，内镜下治疗后需按医嘱复查内镜。

◎**小贴士**

CT仿真结肠镜对大于1厘米腺瘤样息肉可快速、无损伤性地检出，且患者耐受性好。胶囊内镜和小肠镜能较好地检出和治疗小肠息肉。

（顾静莉 范竹萍）

肝 炎

肝炎可由以下多种原因引起：①病毒性肝炎，包括甲型、乙型、丙型、丁型和戊型肝炎病毒。②酒精性脂肪性肝炎。③非酒精性脂肪性肝炎。④自身免疫性肝病，包括自身免疫性肝炎（AIH）、原发性胆汁淤积性肝硬化（PBC）、原发性硬化性胆管炎（PSC）。⑤药物性肝炎，抗生素、非甾体消炎药、抗肿瘤药物等引起肝炎。⑥代谢性肝炎，Wilson's病、血色病也可有肝炎表现。⑦其他疾病累及肝脏，如心力衰竭、感染、肿瘤、胆石症等。

短期内出现的乏力、疲倦；食欲明显减退，厌油腻食物，进食时有恶心、呕吐；上腹饱胀，有重物压在上腹部的感觉；尿色明显加深，色似红茶；眼睛巩膜黄染等表现，常提示急性肝炎可能，应及时去医院进行检查。

◎您需要做哪些检查

病史检查　甲肝、戊肝患者病前常有与其他甲肝或戊肝患者密切接触史或不洁饮食史；乙肝、丙肝、丁肝患者常有输血史、人工肾血透史、有未经严格消毒的注射或不洁性生活史，其中丁肝病毒是缺陷病毒，只能在已感染乙肝病毒的前提下感染；非病毒性肝炎患者要了解饮酒史、长期或近期药物史以及肝病家族史等。

体格检查　有无意识障碍，有无肝性面容，有无黄疸，有无肝掌，有无颈前或胸部蜘蛛痣，有无肝肿大，有无脾肿大，有无腹水，有无双下肢浮肿和出血倾向等。

辅助检查　①肝脏生化检查：明确是否存在肝损害，并初步分析肝损害的严重性，评价肝功能是否受损。包括谷丙转氨酶（丙氨酸氨基转移酶，ALT）、γ谷草转氨酶（天冬氨酸氨基转移酶，AST）、总胆红素、直接胆红素、谷氨酰转肽酶、碱性磷酸酶、总蛋白、白蛋白、胆汁酸等。②肝炎病毒标记物：明确是否由于肝炎病毒感染引起肝炎，包括甲肝抗体、乙肝"两对半"、丙肝抗体、戊肝抗体等，慢性乙肝或丙肝患者需要进一步做病毒复制标志物（乙肝病毒 DNA 及丙肝病毒 RNA 定量）。③自身免疫性肝炎全套：明确是否存在自身免疫性肝病，包括血清抗线粒体抗体、抗平滑肌抗体、抗核抗体等。④腹部影像学检查：彩超检查可以筛查是否存在脂肪肝、血吸虫性肝病、肝硬化、腹水、肝癌等，必要时可以联合 CT 或磁共振成像（MRI）检查。⑤出凝血功能：对重症肝炎者,凝血酶原时间检查是疾病严重程度的重要判定指标之一。⑥甲胎蛋白(AFP):慢性肝炎患者需检查 AFP,鉴别原发性肝癌的发生。⑦肝穿刺活检:对于反复肝功能异常,常规检查尚不能明确病因的肝炎患者,可行超声定位下肝穿刺检查。

◎专家忠告

就诊策略　如果是重症肝炎,应该看急诊内科。如果是病毒性或不明原因肝损害,则可以看肝病科或感染科专科门诊。专科医生也会根据相应的检查结果,决定是门诊治疗随访,还是住院进一步治疗。

治疗主张　肝炎的治疗是在保肝治疗,稳定肝脏功能,避免急性肝功能衰竭的同时,积极寻找病因,以便对因治疗,减少长期炎症对肝脏的损伤。

病毒性肝炎　甲肝多呈自限性,尚无有效的抗病毒疗法,故以对症支持疗法为主。戊肝的临床表现与甲肝相类似,治疗原则也基本一致。丁肝的治疗在护肝对症的同时,可以选择 α 干扰素(IFN-α)。成人急性乙型肝炎大多数呈自限性,以积极护肝对症为主;其中,5% ~ 10% 进展至慢性乙型肝炎,可以根据患者个体情况,如符合治疗适应证可选择IFN-α、核苷酸类似物(如,拉米夫定、阿德福韦酯、替比夫定、恩替卡韦等)或联合治疗。急性丙型肝炎容易慢性化,可早期抗病毒治疗,阻断疾病进展;慢性丙型肝炎的治疗可以选择 IFN-α 单用或联合利巴韦林治疗。

酒精性脂肪性肝炎　首要的治疗就是戒酒,非酒精性脂肪性肝炎在保肝治疗的同时,应加强饮食控制和运动治疗;自身免疫性肝病的治疗可选用糖皮质激素、免疫抑制剂、熊去氧胆酸等;药物性肝炎主张找出损肝药物,停用损肝药物的同时,加强护肝治疗,必要的时候可使用糖皮质激素冲击治疗。

诊治误区　肝炎可由肝炎病毒感染引起,也可由乙醇(酒精)、自身免疫性肝病、药物等其他原因引起,所以得了肝炎不一定就会传染、需要隔离。e 抗原(HBeAg)阳性慢乙肝,俗称“大三阳”,乙肝病毒复制活跃,传染性较高;HBeAg 阴性慢乙肝,俗称“小三阳”,不能忽视,有不少“小三阳”患者乙肝 DNA 定量检查提示大量病毒复制,具有高传染性。

特别提醒　进行腹部(肝胆胰脾)超声检查时应空腹,以保证检查的准确性。慢性肝炎患者一定要戒酒,避免损肝因素。慢性乙型肝炎病毒携带者也要定期复查肝功能、乙肝 DNA、"两对半"定量、肝脏超声及 AFP。

健康管理　要注意休息,禁酒,肝炎患者乏力纳差,不应勉强多吃,建议以易消化吸收食物为主,待食欲恢复后再逐渐恢复饮食;重症肝炎患者建议低盐、低蛋白质、低脂肪、高碳水化合物饮食,以流质、半流质为宜;肝昏迷患者禁食富含蛋白质的食物。

◎小贴士

乙肝"两对半":①表面抗原(HBsAg)。乙肝病毒感染的标志,并不反映病毒复制情况及传染性高低,在乙肝抗病毒治疗过程中,有一定的指导意义。②表面抗体(HBsAb)。乙肝病毒保护性抗体,单项阳性,多提示乙肝疫苗接种后或慢性乙肝已愈。③e抗原(HBeAg)。乙肝病毒复制的标志,阳性多提示乙肝病毒复制活跃。④e抗体(HBeAb)。阳性多提示乙肝病毒复制减少,传染性低,但并非完全没传染性。⑤核心抗体(HBcAb)。非保护性抗体,不能中和病毒,阳性多提示既往感染或现症感染。

肝硬化

肝硬化是一种常见的慢性、进行性、弥漫性肝病,在肝细胞广泛变性和坏死的基础上,肝脏纤维组织弥漫性增生,形成再生结节和假小叶,导致肝小叶正常结构和正常解剖结构的破坏。代偿期肝硬化可无特异性表现,常在健康体检或手术中发现,而失代偿期肝硬化临床表现可累及全身多个系统。表现为食欲减退可伴有恶心、呕吐不适、乏力、右上腹肝区隐痛、腹胀、腹泻;早期多表现为体重的下降,晚期肝硬化可因为腹水及浮肿原因,体重下降不明显,甚至体重增加;凝血功能的障碍可导致牙龈、鼻腔、皮肤黏膜出血,女性可有月经量增多表现。另外,由于肝硬化所致的门静脉高压、脾肿大等因素易诱发食管胃底静脉曲张破裂出血,表现为呕血、黑便,甚至休克死亡。男性可有性功能减退及乳房发育,女性可有闭经甚至不孕。肝糖原代谢减弱,可引起血糖波动。肝性脑病:可有人格改变、行为失常、扑翼样震颤、意识障碍、昏迷等。

◎您需要做哪些检查

根据病史、体征,做腹部彩超、肝功能检查,能初步诊断肝硬化,必要时可结合肝脏 CT、磁共振成像(MRI)等进一步明确;通过白蛋白、胆红素、出凝血功能、血清胆固醇水平、腹水情况及肝性脑病筛查,了解肝脏合成和代谢储备功能;进一步检测病毒性肝炎标记(乙肝、丙肝、丁肝)、自身免疫性肝炎抗体(血清抗线粒体抗体、抗平滑肌抗体、抗核抗体、免疫球蛋白组合等)等了解肝硬化的病因,必要时行肝脏活检;检测全血细胞分析、血清甲胎蛋白(AFP)、粪隐血、钡餐或胃镜等,进一步评估肝硬化可能引起的并发症情况;有腹水者,应进行腹水常规、生化、白蛋白、腺苷脱氨酶(ADA)等检测。

◎专家忠告

就诊策略　如果是肝硬化失代偿引发食管静脉曲张破裂出血、肝性脑病等情况,应该看急诊内科。急诊医生检查和治疗后,会根据病情判断是否需要住院治疗。如果是代偿期肝硬化,则可以看消化科专科门诊。专科医生也会根据相应的检查结果,决定是门诊治疗随访,还是住院进一步治疗。

治疗主张　肝硬化的治疗是综合性的。首先是在忌用损肝药物的同时,对病因进行治疗。如酒精性肝硬化患者必须戒酒;乙肝后肝硬化有病毒复制者应行抗病毒治疗,可选择核(苷)酸类似物(如,拉米夫定、替比夫定、恩替卡韦、阿德福韦酯等);胆汁淤积性肝硬化可用熊去氧胆酸等利胆药物。

其次,要针对不同个体肝硬化所出现的并发症进行治疗。腹水患者在控制水、钠摄入的基础上,可视情况口服利尿剂(螺内酯、呋塞米等);低蛋白血症患者可定期输注白蛋白改善血浆胶体渗透压,也有利于腹水的消退;胃底食管静脉曲张患者应行胃镜评估,做胃镜下套扎治疗和(或)口服 β 受体阻滞剂(普萘洛尔),降低门静脉压力,预防出血;脾脏肿大引起白细胞、红细胞及血小板严重低下者,可考虑脾脏切除手术;而出现失代偿肝硬化严重并发症(食管胃底静脉曲张破裂出血、肝性脑病、腹膜炎、肝肾综合征等)患者应住院治疗;符合肝移植指征者,可考虑行肝移植,能延长生存期和生存质量。

诊治误区　肝硬化多数是由慢性肝病长期发展而来的,但不少人认为"脂肪肝"不要紧,不需要治疗随访,而临床上很大一部分脂肪性肝病恰恰是隐匿性肝硬化的罪魁祸首。

肝硬化引起门静脉高压、脾肿大,脾功能亢进可消耗大量红细胞、白细胞、血小板,导致血细胞一系、二系,甚至三系下降,不要误诊为血液系统疾病。

胃底食管静脉曲张、脾肿大患者并非一定存在肝硬化,可能是由于长期门脉系统机械性梗阻如门静脉血栓引起门静脉高压所致。

特别提醒　体检发现肝硬化时,应及时寻找肝硬化病因,同时全面评估肝脏功能及肝硬化并发症情况,制定完整的治疗方案和随访方案。肝硬化患者一定要戒酒,避免损肝因素。腹水者长期使用利尿剂,需要定期检查电解质。

健康管理　要注意休息,禁酒,给予高纤维素、易消化食物,盐和水的摄入应根据患者水、电解质情况进行调整,食管静脉曲张者应禁食坚硬粗糙食物。

◎小贴士

AFP:甲胎蛋白(AFP)是一种糖蛋白。正常情况下,这种蛋白主要来自胚胎的肝细胞,胎儿出生约2周后AFP从血液中消失,因此正常人血清中AFP的含量尚不到20微克/升。AFP严重升高者应怀疑原发性肝癌。

肝性脑病:又称肝昏迷,是肝功能衰竭或门体分流引起的中枢神经系统精神神经综合征,常见于终末期肝病。如果肝功能衰竭和门体分流得以纠正,肝性脑病可以逆转,但易反复。

中　毒

少量或微量物质接触或进入人体后,与组织细胞成分发生化学或物理反应,引起组织细胞的功能性或器质性病变,导致暂时或永久性损害,甚至危及生命,该过程即称中毒。

不同毒物引发的急性中毒症状不一，例如急性有机磷杀虫剂中毒时，中毒者呼出的气体中有股蒜味，两眼瞳孔缩小，多汗，全身肌肉发生颤动。

一氧化碳中毒（俗称"煤气中毒"），轻度中毒者可有剧烈的头痛、头昏、四肢无力、口唇黏膜呈樱桃红色，脱离中毒环境，吸入新鲜空气或氧疗后，症状能很快消失；重度中毒者则可出现昏迷、脑水肿、呼吸衰竭、肺水肿、消化道出血、休克、心肌损害及多脏器功能衰竭。

"瘦肉精"中毒者，表现为心悸、多汗、肌肉震颤、恶心、失眠、呼吸困难，严重者可发生惊厥或高血压危象。

苯二氮䓬类药物中毒也就是常见的"安眠药"中毒，可在吞服过量、同时服用其他镇静催眠药物或饮酒时发生，轻者表现为嗜睡、乏力、头痛、言语含糊不清、共济失调等，重者则可出现昏迷、瞳孔散大、呼吸抑制、脉速、血压下降、尿少，甚至休克等。

◎您需要做哪些检查

通过陪伴人员所叙述的病史或集体中毒的情况，急性中毒者大都能初步诊断，但有的则必须进一步检查，以取得确切资料。毒物分析是诊断中毒病因的确诊标准，也是治疗的根本依据。必要时应对中毒者身体遗留的毒物进行鉴定，根据中毒者情况，可对呕吐物、尿液、粪便或血液进行毒物分析，如考虑有毒气体中毒需毒物化学分析者，应由专业人员进行采样鉴定。

◎专家忠告

就诊策略 如果发生急性中毒，首先要将中毒者搬离中毒现场（尤其是环境中含有高浓度有毒气体时），同时陪护人员也要注意自身安全与防毒。密切关注中毒者的生命体征（呼吸、心跳及血压）、意识状态及一般情况，若出现生命体征不稳定，应现场急救，维持生命体征的同时，立即护送至医院急诊就诊。

治疗主张 在一般急救措施稳住生命体征的基础上，积极清除尚未吸收的毒物，促进已吸收毒物的排出，并针对不同毒物作用所引发的并发症，对症支持治疗。

①毒物接触皮肤黏膜者，应立即除去污染衣物，用大量温水

冲洗,如有创面,可用2%硼酸洗净后再行包扎。②有毒气体进入呼吸道者,在搬离中毒现场后,仍造成呼吸道损害者,可用生理盐水加入地塞米松、普鲁卡因、庆大霉素等（具体视情况而定）雾化吸入。③眼球接触毒物者,应迅速用大量生理盐水冲洗,并立即转入眼科进行专科检查。④消化道中毒者,应及时进行消化道毒物的清除,如催吐、洗胃、导泻或全胃肠灌洗。催吐药可用硫酸铜、阿扑吗啡等,但对于误服强酸、强碱及其他腐蚀剂者禁用;对一般口服中毒患者都应进行洗胃,但对于深度昏迷、强腐蚀剂中毒、挥发性烃化合物及休克者禁用;导泻可用硫酸镁、硫酸钠等,对于昏迷或存在心肾功能不全者应注意高镁血症的神经抑制作用;全胃肠道灌洗可用于百草枯中毒者。

对于已吸收入血的毒物,可通过利尿、血液净化等方式排出,也可通过特定的解毒药代谢排出,如阿托品、碘解磷定（PAM）可用于有机磷农药中毒者,纳洛酮可用于阿片、酒精中毒者,亚硝酸盐硫代硫酸钠可用于氰化物中毒者。

诊治误区　急性中毒者早期可仅有恶心、呕吐、嗜睡、乏力、头晕等不适,应与急性胃肠炎、神经精神疾病进行鉴别,早诊断早处理。

特别提醒　疑似急性中毒时,应尽快将中毒者搬离中毒现场（尤其是环境中含有高浓度有毒气体时）,同时也要注意自身安全与防毒,同时尽快呼叫救护车急救。

持续微量摄入或接触有毒物质,引起有毒物质在体内的逐渐累积也可引起慢性中毒,尤其在工业生产过程中应加强毒性物质的管理和监测。

◎小贴士

克伦特罗:俗称"瘦肉精",可促进动物生长,增加瘦肉比。屠宰前未及时停药的动物,在肝、肺、眼球及肌肉组织中存在较高的药物残留,因此,进食这种动物内脏或肉类后易引发瘦肉精中毒。

（陈志威　范竹萍）

4. 血液科疾病

贫　血

贫血通常是指外周血液中，单位体积内血红蛋白（Hb）、红细胞（RBC）或血细胞比容（Hct）低于正常最低值。其中，以血红蛋白来衡量贫血与否最为重要。成年男性血红蛋白低于 120 克/升，女性血红蛋白低于 110 克/升，就称为贫血。妊娠中后期因血浆量增加，血液发生稀释，故孕妇贫血为血红蛋白低于 100 克/升。贫血仅仅是一种症状，不是一种独立的疾病，是许多不同病症的一种共同表现。引起贫血的原因主要有：红细胞生成不足、红细胞破坏过多、失血过多。贫血患者一般表现为皮肤黏膜苍白，可通过指甲、手掌皮肤、口唇黏膜和眼睑结膜观察，缺铁性贫血患者的指甲除苍白外，还可有反甲或匙状甲。患者往往自觉疲倦、思睡、乏力、头晕、耳鸣、眼花、记忆力减退，严重时甚至昏迷，稍微活动后感觉气急、心慌、胸闷、心跳加快，贫血严重者可出现浮肿。

◎您需要做哪些检查

病史与体格检查　患者必须确切地向医生提供自己的病史，如贫血的病程、发展经过，从事职业的性质，慢性病史，失血史，女性患者的月经史、妊娠史和生育史，日常饮食习惯和营养状况、药物史，以及家族遗传史等。据此，医生给患者做全面的体格检查，然后，还要针对性地做一系列必要的实验室检查，以便于诊断贫血的性质。

血常规检查　包括外周血三系细胞，即红细胞计数和血红蛋白浓度、白细胞计数、血小板计数检查。这些检查可初步了解是单纯血红蛋白浓度低的贫血,还是三系细胞都减少的贫血,并可根据血红蛋白浓度确定贫血的严重程度。

外周血涂片检查　在血常规检查的同时另取一滴血置于玻片上,推成一层薄薄的血膜,然后通过染色,再在显微镜下观察红细胞的形态、大小,不仅有助于贫血的形态学分类,而且又能从中发现异形细胞,同时还能发现白细胞和血小板的变化,对诊断具有重要价值。

红细胞指数检查　抽血检查红细胞平均体积(MCV)、红细胞平均血红蛋白量(MCH)、红细胞平均血红蛋白浓度(MCHC),此项检查有助于贫血的形态学分类。

网织红细胞计数　网织红细胞计数显著增高,提示有溶血性贫血的可能;网织红细胞计数显著降低,则提示有再生障碍性贫血(简称再障)的可能。

以上四项检查是贫血实验室检查中最基本的项目,也是几乎所有贫血患者首诊时必须做的检查。据此,可对贫血进行形态学分类,并可初步判断病因。

如果形态学分类属小细胞低色素性贫血,则大多为缺铁性贫血,应进一步做血清铁、总铁结合力,以及血清铁蛋白测定;如果铁不缺乏,提示为非缺铁性低色素性贫血,如海洋性(地中海)贫血,则应进一步做血红蛋白电泳和碱变性试验。

如果形态学分类属大红细胞性贫血,则必须进行骨髓涂片检查,以区别巨幼红细胞贫血或正常幼红细胞性大红细胞性贫血。若是前者,则需要测定血清维生素 B_{12} 或(和)叶酸浓度;若是后者,则可能是肝病引起的贫血。

若形态学分类属正常红细胞性贫血,同时伴网织红细胞计数增高,则溶血性贫血最有可能,可进一步测定血清总胆红素、间接胆红素。然后,根据病史和体检再做抗球蛋白试验、酸溶血试验、新鲜尿含铁血黄素试验等,以确定溶血性贫血的性质。如果形态学分类属正常红细胞性贫血,同时伴网织红细胞计数显著降低,外周血象有白细胞、血小板计数明显改变,或呈全血细胞减少,则应做骨髓检查,以明确是否属白血病、骨髓增生异常综合征(MDS)、多发性骨髓瘤或再障等血液系统恶性疾病。

◎专家忠告

就诊策略　如出现前述贫血常见症状,可先至内科门诊检查血常规、网织红细胞、肝肾功能等,结合病史初步判断病因。如怀疑胃肠道慢性失血引起的贫血,需至消化内科进一步检查大便隐血、胃肠镜等;如考虑慢性肾脏病引起的贫血,需至肾内科门诊就诊;如考虑血液系统原发疾病,需至血液科门诊就诊,贫血病因诊断困难者,需血液科专家门诊甚至多科会诊方可诊断。

治疗主张　必须强调,在贫血病因未明确前切忌乱投药,以免延误诊断和治疗。在贫血病因明确后应针对不同原因和不同类型进行治疗。

病因治疗　慢性失血性贫血,应纠正出血原因,如治疗胃及十二指肠球部溃疡,妇科治疗女性月经过多,对肿瘤患者尽早施行手术治疗。药物性贫血应及时停药,并绝对避免再次用药等。

药物治疗　如果诊断为缺铁性贫血,应给予补充铁剂治疗,一般采用口服铁剂,既方便又有效。为减少口服铁剂的胃肠道反应,可先从小剂量开始并在饱餐后服用,这样既能保证吸收完好,又可减少不良反应。避免同时喝茶、牛奶、咖啡以及服用抗酸药物,以免影响铁剂吸收。可同时服用维生素 C,以增加铁的吸收。一般在服药后 2 周开始见效,平均服药 2 个月左右可恢复正常。在贫血纠正后应继续用铁剂治疗 4 个月左右,以补足贮存铁。如果铁剂治疗 3 周后仍无良好反应,应检查原因,是否服药不当,有无活动性出血,以及诊断是否正确等。注射铁剂的不良反应较多,且偶有过敏性休克,因此,仅限于口服铁剂不能耐受、吸收不良、慢性失血、铁的丢失量超过铁的吸收量、有严重消化道疾病、口服铁剂后可能加重原发病的患者。是否需要注射铁剂应由医生根据具体情况来决定。如果患者患的是维生素 B_{12} 或(和)叶酸缺乏的巨幼细胞贫血,则应补充维生素 B_{12} 或(和)叶酸,这些患者一般不需要同时补充铁剂;若为营养不良者,同时缺铁和其他维生素、蛋白质,则需要同时补充铁剂及其他造血原料;若为肾性贫血,则可补充红细胞生成素。此外,雄激素对慢性再障有一定疗效,而自身免疫性溶血性贫血则需糖皮质激素治疗。

支持治疗　若急性大量失血超过总容量的 30% 或重度贫血（Hb<60 克/升）药物治疗一时难以奏效，则应给予适量输注少浆血，以改善缺氧症状。除此以外，一般情况下尽量不输血，对自身免疫性溶血的患者输血更应慎重。

脾脏切除法　对某些贫血患者，如遗传性球形红细胞性贫血（先天性溶血性贫血），以及自身免疫性溶血药物治疗不理想的患者，有一定的疗效。

骨髓移植或外周血干细胞移植　近年来在治疗再生障碍性贫血方面已日趋成熟，疗效也较肯定，但接受移植的患者要有一定的指征和条件，并要有人白细胞抗原相配的供体。因此，目前该治疗方法尚无法普遍进行。

特别提醒　贫血并非都是血液系统原发疾病，相反，慢性胃肠道失血恰恰是贫血最常见的病因，所以在就诊时一定要向医生提供全面详细的病史，医生在检查血常规、网织红细胞、铁代谢的同时，也不要忘记大便隐血这一便捷经济的筛查方法，这样才能减少漏诊误诊，特别是对于胃肠道肿瘤患者，早期诊断尤为重要。

另一方面，随着人们对疾病认识的提高，血液系统恶性疾病的诊断率也逐年提高，MDS、多发性骨髓瘤、再生障碍性贫血等并不罕见，骨髓检查有助于明确诊断。

贫血还可影响消化功能，出现恶心、呕吐、腹胀、腹泻、食欲减退等症状。缺铁性贫血可引起异食癖，如吃泥土等。女性患者可表现为月经不调、闭经和性欲减退。严重贫血患者尿中可出现少量蛋白质。如果贫血伴有黄疸和（或）酱油色尿，则应警惕可能为溶血引起的贫血。如果贫血伴有反复发热、皮肤黏膜出血或瘀点瘀斑，应高度警惕白血病、MDS、再生障碍性贫血等恶性疾病。老年患者贫血伴骨痛、泡沫尿，则需警惕多发性骨髓瘤。

健康管理　我国营养性贫血比例较高，小儿生长发育迅速而铁储备往往较少，乳汁中含铁又甚少，故在添加婴幼儿辅食时务必补足铁，家长还要指导孩子合理饮食，不挑食，特别是猪肝、猪血、瘦肉、黑木耳、黄豆等含铁量高的食物可适当多吃。妊娠及哺乳期妇女也应加大富铁食物的摄入,对于母亲和胎儿的生长发育均有益处。

◎小贴士

骨髓检查:包括骨髓细胞学、骨髓病理、细胞分化抗原、染色体及基因检查等,有助于判断贫血的病因和机制,对于溶血性贫血、血液恶性肿瘤(如,白血病、多发性骨髓瘤等)、骨髓增生异常综合征、骨髓纤维化的诊断有重要价值。

静脉血栓

静脉血栓是指在静脉血流迟缓、血液高凝状态或血管内膜损伤条件下,静脉管腔内形成的血凝块。绝大多数发生在盆腔及下肢静脉。老龄、长期卧床或制动、久坐(如,乘坐长途汽车或飞机)会造成静脉血流迟缓,大手术、肥胖、妊娠、口服避孕药、恶性肿瘤等易产生血液高凝状态,吸烟、糖尿病等可使血管内膜受损,这些都是诱发静脉血栓形成的危险因素。研究表明,静脉血栓的形成通常非单一因素引起,常常是由两个或两个以上因素的综合作用造成,例如大手术后长期卧床休息,极易诱发下肢深静脉血栓形成,甚至因血栓脱落导致肺栓塞。

本病表现为肢体肿胀疼痛、浅静脉曲张、栓塞后综合征(表现为患肢不适、浮肿、静脉曲张、皮肤色素沉着,甚至皮肤溃疡等)。栓塞后2年栓塞后综合征发生率为20%,5年可达50%～70%。急性期患者常出现发热、白细胞增高等。有38%～70%的患者可有肺栓塞并发症。下腔静脉血栓是由于下肢和盆腔静脉血栓形成并向近端扩展所致,临床表现为双下肢、耻骨区和外阴部出现明显的肿胀,两侧大腿、腹壁和臀部可见浅静脉曲张。上腔静脉血栓的临床症状以上半身(胸、颈、面)水肿最多见,尚可出现呼吸困难、昏厥、头痛等症状,可见颈静脉扩张和胸壁浅静脉曲张。

◎您需要做哪些检查

静脉造影 静脉注射造影剂,进行X线检查或摄片,可明确血栓形成的部位、大小和形状,是诊断静脉血栓的可靠方法。

CT检查 静脉注入造影剂后,对血栓形成可疑部位进行扫描、摄片,可以显示血栓的部位、大小和范围。

多普勒超声检查　能精确地识别静脉血栓的部位,还能测定静脉反流血流量。其敏感性为80%,特异性为90%。本方法无创伤性,是早期、快速、准确诊断静脉血栓最有价值的方法。

血栓与止血检查　包括血管内皮细胞受损标志物测定、血小板激活标志物测定、凝血因子活性测定、抗凝因子标志物测定、纤溶活性标志物测定、血液流变学参数测定,这些检查均为抽血检查。

上述血栓与止血检查,对血栓未形成之前(血栓前状态)、血栓的治疗效果和预后判断有一定的参考价值,但多指标的测定、综合分析和随病情做动态观察更有意义。切忌仅根据某一指标的异常就做出肯定性的判断。

根据病史和临床症状(如,肢体疼痛、肿胀和浅静脉曲张等),以及检查结果,在排除急性动脉闭塞、急性淋巴管炎和深静脉瓣膜功能不全等病变后,便可做出诊断。

◎专家忠告

就诊策略　产后大出血、创伤等大手术或老年性慢性心血管疾病需长期住院卧床者,一般有经验的临床医生均会采取相应措施预防深静脉血栓的形成。有其他危险因素如糖尿病、恶性肿瘤的患者,在内外科随访原发病的同时,也可相应地给予药物防治血栓形成。而既往体健、长期吸烟又经常长距离飞行的中年人,通常最容易忽视静脉血栓,待到突发下肢肿胀、疼痛甚至继发感染,才意识到问题严重,此时需急诊溶栓。

治疗主张

一般处理　静脉血栓急性期患者疼痛剧烈时,可给予镇静止痛剂,如巴比妥类、水杨酸类、可待因等;卧床休息,抬高患肢及应用湿热敷,可缓解血管痉挛,减轻疼痛,协助侧支循环的建立,促进炎症的吸收;若有炎症,应积极抗感染治疗。

肝素应用　具有抗凝和抗血栓的作用。应用方法:①普通肝素,每日(24小时)剂量由医生依临床需要而决定。预防用药大都用小剂量,且可皮下注射;治疗用药多用中等剂量,且以静脉滴注为主;大剂量很少用。在应用肝素的过程中,除注意剂量外,务必注意测定活化部分凝血活酶时间(APTT),使APTT的测定值维持在正常对照值的1.5~2.0倍。②低分子量肝素,临床常用的有那屈肝素钙(速碧林)和达肝素钠(法安明)等制剂,出血不良反应较普通肝素少。

口服抗凝剂　适用于防治亚急性和慢性血栓病,以华法林应用最广泛,使用后大多数患者可达到稳定和有效的血浓度。在应用过程中要特别注意测定凝血酶原时间(PT),使PT的国际正常化比值(INR)维持在1.8~2.5为宜。

溶栓药应用　溶栓药物如链激酶(SK)、尿激酶(UK)和重组组织型纤溶酶原激活剂(rtPA)等,可激活体内纤溶系统,从而溶解已形成的血栓。溶栓主张在栓塞24小时内进行,且需在医师指导下用药。

抗血小板　常用阿司匹林,每日100~350毫克;或氯吡格雷,每日75毫克,以防止血栓。

手术治疗　浅静脉血栓患者在内科药物治疗和观察期间,若有扩展趋向可能侵袭深部主干静脉,应及时施行手术。

特别提醒　静脉血栓重在预防,一旦形成血栓,则栓子随时可能脱落,栓塞重要动脉,形成肺栓塞等,或继发感染,即使病情控制也可能遗留栓塞后综合征。①预防静脉血流淤滞:术后早日下床活动是有效的预防方法,可采用抬高下肢、扎弹力绷带、穿弹力袜局部加压,以促进静脉回流,减少静脉淤滞。②抗凝剂预防用药:口服抗凝剂能有效地预防静脉血栓。它的主要缺点是出血。常规以凝血酶原时间的国际正常化比值作为实验室监测,使其维持在1.8~2.5可预防出血的发生。③肝素预防用药:主要用于预防手术后的静脉血栓形成。目前多主张小剂量用药,可用普通肝素、那屈肝素钙。④抗血小板预防用药:可用阿司匹林,剂量为每日100毫克,可长期服用。⑤中药预防用药:以辨证论治为原则,可以选用桃红四物汤、血府逐瘀汤等,也可选用活血化瘀药物,如当归、川芎、赤芍、丹参、桃仁、红花、鸡血藤、蒲黄、五灵脂、益母草、延胡索、三七、乳香、三棱、莪术等。

健康管理　应注意避免易诱发静脉血栓的危险因素,形成良好的生活习惯,如戒烟忌酒,久坐后定时起身活动,坚持快走、慢跑等锻炼,均可有效改善血液循环,保护血管内壁。长期卧床或行动不便者可由家属照料,经常抬高下肢、揉捏小腿肌肉、热毛巾湿敷等,以预防血栓形成。

◎小贴士

在美国等西方国家,静脉血栓栓塞(VTE)的发病率在心血管疾病中居第三位,10% 的医院死亡是由 VTE 导致的,我国 VTE 的发病率和诊断率也在逐年增加。因此,长期卧床、制动的患者应密切观察下肢周径有无变粗、有无静脉曲张或色素沉着,以及有无肺栓塞三联症(胸痛、呼吸困难、咯血)的出现,一旦怀疑肺栓塞,必须及时就诊。

周围动脉血栓与栓塞

血栓在动脉内原位形成,或栓子(血凝块、空气、肿瘤细胞团、脂肪、羊水或异物等)随血流嵌塞在周围小动脉,造成该动脉所供组织器官缺血甚至坏死,即为周围动脉血栓与栓塞,多数发生在四肢。其中,心源性栓子脱落占病因的 80% 以上,也可在动脉粥样硬化、介入操作或留置导管损伤周围动脉壁等基础上形成原位血栓。

急性动脉栓塞的症状轻重取决于栓塞的位置、程度、新的血栓形成多少、侧支循环是否发挥作用等因素,临床上常见"5P"症,即剧烈疼痛(pain)、肢体麻木(paresthesia)和运动障碍(paralysis)、患肢远端厥冷苍白(pallor)、无脉(pulselessness)。严重的急性动脉血栓形成还可能伴有休克等全身症状。而发生在动脉硬化基础上的原位血栓形成,由于多伴有慢性缺血,因此可有间歇性跛行、皮肤粗糙、肢端溃疡等供血不足的前驱症状,且有一定的侧支循环形成,部分代偿患肢血供,因此"5P"症状较急性动脉栓塞轻,栓塞定位也不明显。

◎您需要做哪些检查

皮温测定　用热像仪可同时显示肢体各部位的皮肤温度,间接反映组织的血供情况。动脉痉挛、栓塞处和侧支循环不良部位,在热像图上呈现异常阴影。

节段性肢体血压测定　正常情况下,两侧肢体对称部位所测得的血压是基本相同的,若差异大于 20 毫米汞柱,则提示压力低的一侧肢体动脉近端有狭窄或阻塞。

测压运动试验 正常人下肢运动后,踝部血压下降不明显,并在 5 分钟内恢复;间歇性跛行患者休息时,下肢血压可正常,但运动后患肢血压明显下降,且需 20 分钟后才能恢复。

脉波描记 可应用应变容积描记仪、光电容积描记仪、脉搏容积记录仪等。动脉狭窄或栓塞后,波幅变小,波峰变钝。

超声检查 利用超声多普勒方向性血流仪、超声血管成像仪和超声双功血管诊断仪进行检查。可初步判断病变部位和狭窄程度。

磁共振成像(MRI)检查 可显示血管的分布、形态、病变及范围,其敏感性为 83%。

选择性动脉造影检查 能清晰地看到血管的狭窄性或阻塞性改变和侧支循环的形成,至今仍是血管成像的最佳方案。

数字减影血管造影(DSA)检查 由计算机控制,可用静脉注射法或动脉插管法进行血管造影检查。

血管镜检查和血管腔内超声检查 血管镜可直视血管腔内表面病灶的部位、范围和性质,能评价动脉血栓的成熟程度;血管腔内超声检查能精确测定血管腔的狭窄程度,评价血管壁各层的状况和病变侵犯血管壁的深度。

血栓与止血检查 血管内皮细胞受损标志物测定、血小板激活标志物测定、凝血因子活性测定、抗凝因子标志物测定、纤溶活性标志物测定、血液流变学参数测定。这些检查均为抽血后在实验室测定。

◎专家忠告

就诊策略 如在房颤等心律失常病史的基础上出现急性"5P"症状,需在心血管内科控制心脏原发病以及抗凝、溶栓等药物治疗的同时,请血管外科紧急会诊处理。如为慢性动脉粥样硬化或血管内皮细胞受损形成血栓,可于心血管内科门诊随访,行预防性抗凝或抗血小板治疗,防止动脉狭窄进行性加重。

治疗主张

药物治疗 包括溶栓治疗、抗凝治疗、抗血小板治疗和扩张血管治疗。①溶栓治疗:主要药物有链激酶(SK)、尿激酶(UK)和重组组织型纤溶酶原激活剂

（rtPA），其中，以尿激酶应用最多。应在血栓形成早期尽快应用，效果较好。有出血、严重肝肾功能不全、药物过敏、大手术后5日内、妊娠3个月内和产后5日内禁用；高血压患者慎用。应用过程中抽血测定凝血酶时间（TT）、纤维蛋白原（Fg）和纤维蛋白（原）降解产物（FDP），以及D-二聚体（D-dimer）。②抗凝治疗：主要药物有肝素和华法林。它们能预防血栓形成和防止血栓进一步扩展，也可配合溶栓药物治疗。应用肝素过程中注意测定活化部分凝血活酶时间（APTT），应用华法林过程中注意测定凝血酶原时间（PT）及其国际正常化比值（INR）。③抗血小板治疗：常用的药物有阿司匹林、氯吡格雷等，也可配合溶栓药物治疗。④扩张血管治疗：扩张血管药物主要有烟酸类、罂粟碱类、黄嘌呤类、钙离子拮抗剂，以及前列腺素类等，但其疗效不确定。

外科治疗 包括以下几种手术方式。①动脉血栓内膜剥除术及血管形成术：适用于四肢较大动脉（如，股动脉、腘动脉等）、血栓栓塞和局限性粥样硬化斑块形成或血栓形成（病变范围在5厘米以内）。②动脉旁路移植术：适用于血栓形成较为局限，流入和流出道均通畅的患者，一般选用自体大隐静脉作为移植血管。③静脉动脉化手术：在患病部位人为造成动静脉瘘，促进侧支形成，增加组织供血。例如，股动脉可以与股浅静脉搭桥，动脉远端可以与胫腓干静脉转流。④栓子摘除术：适用于趾或指动脉分支以上的急性动脉血栓栓塞，但肢体没有坏疽。⑤经皮腔内血管成形术（PTA）：适用于中或大的血管，孤立的局限性短段狭窄患者，以及分散的多发性短段闭塞患者。PTA包括球囊成形术、动脉粥样斑块切除术、血管内支架和激光血管成形术等，现更有与血管镜结合的PTA，使其观察更为清晰直观。⑥深筋膜切开减压术：如肢体缺血超过6~8小时，即使手术恢复血供，由于肢体肌肉严重水肿，可出现骨室筋膜综合征，再次压迫复流的动脉，造成肢体缺血，因此需紧急行深筋膜切开减压术，待水肿消退后再行缝合。⑦截肢术：肢体已出现坏疽，一旦分界线明确后，需行截肢术，否则可因败血症、感染性休克危及生命。

特别提醒　早期动脉血栓与栓塞可采取如下预防措施：注意患肢的保暖，足部保持干燥清洁，避免创伤，防止感染，适度运动。高压氧舱对改善肢体缺血有一定帮助。中医中药可在病程中作为驱邪、化瘀、扶正治疗，急性期以驱邪为先，慢性期以化瘀为本，稳定期以扶正气为主。主要适用于急性期趋于慢性期阶段，分清病程阶段，辨证施治，以取得疗效。

健康管理　①防止动脉粥样硬化：防治高血脂、高血压、高血糖、高血黏度等与动脉粥样硬化相关的病理状态，如出现以上疾病应早发现、早诊断、早治疗，延缓血管受累。②调整生活习惯：适当增加体力活动，节制饮食，避免肥胖，彻底戒烟，不可酗酒，减轻压力，劳逸结合。

◎**小贴士**

在血管外科中，非手术治疗只作为辅助治疗，药物的疗效往往有限，尤其当栓子为动脉粥样斑块、心内膜、陈旧性血栓或空气、肿瘤、脂肪等组织时，药物治疗几乎无效，均需血管外科急诊手术。只有出现心脑或其他脏器严重病变不能耐受手术、四肢远端末梢动脉血栓或栓塞、肢体已有坏疽，不适宜手术取栓者，才采取内科保守治疗。

肺栓塞

肺栓塞是指栓子进入肺动脉及其分支，阻断组织血液供应所引起的肺节段或大面积灌注不足、梗死及动脉血氧分压下降，机体供氧不足。栓子多为下肢深静脉或右心血栓脱落，或骨折引起脂肪滴入血、分娩时羊水进入子宫动脉，以及肿瘤细胞团、气泡、异物等。下肢深静脉血栓的成因前文已述，右心血栓脱落多因房颤、心力衰竭和亚急性感染性心内膜炎造成。

呼吸困难伴随晕厥、低血压或发绀是急性大块型肺栓塞的典型症状。突发性的胸痛，并与呼吸有关，常伴随咯血、咳嗽，提示肺血管内有较小栓子的栓塞；类似心绞痛发作的胸痛，提示较大栓子的栓塞。胸痛、咯血、呼吸困难是肺栓塞的常见"三联症"，但多数病例并不会三个症状全部出现。老年患者和发病前无心肺疾病的患者常以胸闷、气促为主要症状，无明显呼吸困难和胸痛，但可伴发绀、烦躁等。50%的患者有38℃左右的低热，伴局部疼痛、发绀和胸腔积液等，常提示急性肺栓塞。以休克、惊恐、晕厥、恶心、呕吐和出冷汗作为首发症状的患者，往往与大块肺栓塞有关。

◎您需要做哪些检查

X线摄片检查 呼吸困难而X线摄片正常往往是肺栓塞的有力证据；肺栓塞时，多见同侧横膈升高和肺不张。

心电图检查 心电图呈典型的$S_IQ_{III}T_{III}$改变或慢性右心负荷加重。

血管多普勒超声检查 主要用于诊断下肢深静脉血栓栓子脱落造成的肺栓塞。

肺通气/灌注扫描 结合锝标记人体白蛋白，做肺灌注血流扫描和通气扫描检查。若通气扫描正常而肺灌注扫描有缺损，则考虑肺栓塞；若通气扫描和肺灌注扫描都有缺损，则为肿瘤或结核。

肺动脉造影 若肺通气/灌注扫描不能确诊肺栓塞，则应考虑做肺动脉造影，这是肺栓塞诊断的"金标准"，但操作有创伤性，并发症较多为其缺点。

胸部CT 螺旋CT有利于三维重建，直接显示肺段血管；增强CT可以清楚显示血栓部位、形态、与管壁的关系及腔内受损状况。胸部CT为无创检查，对急诊患者价值很高，也有助于指导治疗和评价疗效，目前临床较常使用。

血气分析 肺栓塞时动脉血氧分压（PaO_2）小于80毫米汞柱，若PaO_2大于90毫米汞柱可不考虑肺栓塞。

血栓与止血检查 详见"周围动脉血栓与栓塞"相关内容。

◎专家忠告

就诊策略 如出现突发胸痛胸闷、呼吸困难、咯血、晕厥等症状，合并长期卧床、心瓣膜病、房颤、骨折、分娩、肿瘤等危险因素时，需首先考虑肺栓塞，应至呼吸内科急诊行相关检查排除或明确诊断，同时至心内科、骨科、产科等相关科室处理原发病。

治疗主张

一般处理 密切观察，连续监测，保持安静，维持吸氧，有效止痛等。

支持疗法 用多巴胺防治休

克,用喘定解除气管痉挛,用酚妥拉明等扩张肺血管。

肝素治疗　肝素不能溶解肺血栓,但能预防肺梗死的扩展、复发,并可作为溶栓治疗的补充。应用普通肝素的剂量 24 小时为 20 000～25 000 单位,持续静脉滴注,并测定活化部分凝血活酶时间(APTT),使 APTT 的测定值为正常对照值的 2.0～2.5 倍。低分子量肝素达肝素钠(法安明)的剂量 24 小时为 15 000～20 000单位,持续静脉滴注,以活化因子 X a 抑制试验作监测,使其测定值在 0.5～0.7 单位/毫升。

华法林治疗　第 1 日用7.5～10毫克,第 2 到第 3 日每日用 5.0～7.5 毫克,第 4 日及以后每日用 2.5～5.0 毫克维持。常规以凝血酶原时间(PT)的国际正常化比值(INR)作为实验室监测,使其维持在 2.5～3.0 为宜。

溶栓治疗　常用溶血栓药是尿激酶(UK),推荐剂量为 1.5 万～2.0 万单位/千克,持续静滴 12～24 小时;重组组织型纤溶酶原激活物(rtPA)0.5～0.75 毫克/千克静脉滴注,持续 1～2 小时。检测纤维蛋白原(Fg),使其维持在 1.25～1.5 克/升;检测凝血酶时间(TT),使其延长至正常对照值的 2.0～2.5 倍;检测纤维蛋白(原)降解产物(FDP),使其维持在 300～400 毫克/升为宜。上述用药必须密切临床观察。

特别提醒　应用华法林持续抗凝治疗,每日 2.5～5.0 毫克,使凝血酶原时间的国际正常化比值维持在 2.0～2.5 为宜。另可根据辨证论治的原则,应用活血化瘀中药;或阿司匹林与食用海参制品合用也具效果。

健康管理　下肢深静脉血栓形成(DVT)是引起肺栓塞的最常见病因,尤以老年慢性病、大手术后长期卧床的患者为甚,预防 DVT 可由家属照料,经常抬高下肢、揉捏小腿肌肉、热毛巾湿敷等,并密切观察下肢周径有无变粗、有无静脉曲张或色素沉着。

◎ 小贴士

D-二聚体检测:D-二聚体是纤维蛋白降解产物的良好标记物,以血浆 D-二聚体大于 500 微克/升作为诊断的阳性值,其判断肺栓塞的敏感性为 95%～98%。老年人 D-二聚体可以生理性增高,大于 500 微克/升,故超过 70

岁者,其诊断的特异性仅为14.3%。

特发性血小板
减少性紫癜

特发性血小板减少性紫癜(ITP)也称免疫性血小板减少性紫癜,是由于抗自身血小板抗体与血小板结合,引起血小板破坏增加,从而引起皮肤黏膜、胃肠道甚至颅内出血等的一系列症状。由于脾脏产生抗血小板抗体,对包裹抗体的血小板进行"扣押",故脾脏在ITP的发病中扮演重要角色。

出血症状:皮肤、黏膜和内脏出血是ITP突出的临床表现。据上海某大型医院统计,皮肤紫癜者占95%,齿龈出血者占43%,口腔黏膜出血者占38.5%,鼻出血者占38.5%,月经过多者占20.7%,便血者占14%,阴道流血者占7%,颅内出血者占5.5%,呕血者占5%,咯血者占2.2%,蛛网膜下腔出血者占0.3%。

本病可分为急性和慢性两型,它们的特征列于表2。

表2　急性型与慢性型特发性血小板减少性紫癜的比较

	急性型	慢性型
年龄	2~6岁	20~40岁
男女比例	1:1	1:(2~4)
前驱感染	50%~80%	少见
起病	突然	缓慢
黏膜出血	常见,严重	不常见,较轻
脾大	无	可有,一般小于2厘米
自发缓解率	大于80%	小于10%
血小板计数	常小于20×10^9/升	常为30×10^9~80×10^9/升
巨核细胞	增多,且左移	增多或正常,伴成熟障碍
血小板表面抗体(PAIgG)增高	明显	增高

（续表）

	急性型	慢性型
血小板寿命	1~6 小时	12~24 小时
血小板功能	明显异常	可以异常
血小板转换率	明显加快	加快
对激素反应	不常见	常见
脾切除疗效	不肯定	较好

◎您需要做哪些检查

病史检查 儿童患者在发病前 1~4 周内大多有前驱感染史，包括上呼吸道感染、麻疹、风疹、腮腺炎等；成人患者在发病前大多无明显前驱感染史。

连续血小板计数和出血时间检测（出血时间测定器法） 血小板计数高于 $50×10^9$/升时，出血时间可正常，无临床出血症状；血小板计数为 $30×10^9$~$50×10^9$/升时，出血时间可轻度延长，可见自发性或创伤后出血现象；血小板计数为 $10×10^9$~$30×10^9$/升时，出血时间可中度延长，有自发性瘀斑及月经过多；血小板计数低于 $10×10^9$/升时，出血时间可重度延长，有自发性皮肤、黏膜和内脏出血，甚至脑出血危及患者生命。

骨髓巨核细胞检查 急性型患者较正常人增加 2~4 倍，慢性型患者则增加 6~8 倍。前者呈巨核细胞明显左移现象；后者则伴成熟障碍，虽有巨核细胞的绝对数增加，但其生存时间明显缩短。

血小板表面相关免疫球蛋白 G、M、A（PAIgG、PAIgM、PAIgA）测定及血小板表面相关补体（PAC3）测定 70%~90% 的患者 PAIgG 升高，30%~84% 的患者 PAIgM 升高，20%~57% 的患者 PAIgA 升高。ITP 患者 PAIg 和 PAC3 升高是非特异性的，许多免疫性疾病和非免疫性疾病（如，再生障碍性贫血、恶性肿瘤）患者 PAIg 和 PAC3 也可增高。

血小板寿命测定 采用 ^{51}铬（^{51}Cr）或 ^{111}铟（^{111}In）测定血小板寿命，正常为 8~11 日。急性型患者的血小板寿命明显缩短

（2～6小时），对 ITP 的诊断及与其他血小板减少症的鉴别诊断具有重要的意义。

血小板功能测定　ITP 患者的血小板黏附、聚集、释放和血块收缩皆异常。此外，患者的血小板花生四烯酸代谢障碍，表现为血栓烷 A_2（TXA_2），以及 17-碳羟酸（HHT）和丙二醛（MDA）的水平减低。

多次实验室检查血小板减少；脾不肿大或仅轻度肿大；骨髓检查巨核细胞数增多或正常，有成熟障碍；有以下五项中任何一项异常：泼尼松治疗有效、脾切除治疗有效、PAIgG 升高、PAC3 升高、血小板寿命缩短；排除继发性血小板减少症，便可诊断。

◎专家忠告

就诊策略　发现皮肤黏膜出血点时，应先查血常规，如发现血小板减少，则需至血液科门诊就诊。如为慢性复发 ITP 患者突发皮肤大片瘀点、瘀斑、口鼻黏膜出血不止、胃肠道较大量失血或突然喷射性呕吐、意识不清，需立刻至内科急诊就诊。

治疗主张

紧急治疗　指临床上有明显出血，尤其是颅内出血，血小板计数明显减低，尤其低于 20×10^9/升者，应进行紧急治疗。①甲泼尼龙（甲基泼尼松龙）静脉滴注。②丙种球蛋白（IVIg）静脉滴注：适用于急性型、血小板计数严重减少、难治性慢性型，以及脾切除术前准备，但是停药后血小板计数又减低。③血浆置换法：此法对血浆中抗体滴度高的难治性 ITP 有效。④血小板输注：输入的供体血小板可被受体血小板抗体所破坏，故输后血小板计数增高不明显，但毛细血管脆性改善，出血症状减轻。⑤脾切除：应用上述措施仍未能控制出血者，若有外科手术指征，要果断进行脾切除术，术后血小板计数可于数小时内开始增高，24 小时可达正常水平，2 周内达高峰；若术后 7～10 日内血小板计数未见增高，则难以达到完全缓解。颅内出血一旦经 CT 证实，应紧急先行脾切除术，然后开颅取出血肿；同时，静脉滴注丙种球蛋白和血小板悬液，维持血小板计数在 80×10^9/升以上。

长期治疗　使血小板计数稳定于"安全"水平（30×10^9/升）以上。①肾上腺皮质激素：这类药物可以阻止血小板的破坏,并能抑制血小板抗体的产生。血小板计数增高的水平与泼尼松的剂量有关:泼尼松每日剂量为1毫克/千克时,有36%~44%患者的血小板计数超过100×10^9/升;1.5毫克/千克时,则70%~80%患者的血小板计数可以增高;2~3毫克/千克时,则80%以上的患者血小板计数大于100×10^9/升。②免疫抑制剂:常用药物为环磷酰胺、硫唑嘌呤、长春新碱等。应用免疫抑制剂的指征是:肾上腺皮质激素及(或)脾切除术无效或效果差的患者、伴有脾功能亢进的患者。应用免疫抑制剂要注意它们的不良反应。③脾切除:脾切除仍是治疗慢性ITP的有效方法。小儿年龄大于6岁,脾切除后的完全缓解率为80%,成人脾切除后的完全缓解率为70%~80%,但复发率为27%。一般而言,血小板计数高于50×10^9/升、年龄大于60岁、病程在半年以内的患者,脾切除疗效相对较好。

难治性(顽固性)ITP的治疗 难治性ITP患者指经肾上腺皮质激素治疗和脾切除治疗无效,血小板计数不能维持在30×10^9/升以上,且有反复发作的患者。此时治疗甚难,可试用环孢菌素A、COP方案(环磷酰胺、长春新碱、泼尼松)、长春新碱血小板复合物、静脉注射丙种球蛋白、达那唑、促血小板生成素(TPO)以及利妥昔单抗(美罗华、抗CD_{20}单抗)等。

孕妇ITP的处理 孕妇ITP患者在分娩期出血发生率高达7%~15%,病死率高达11%;围产期新生儿血小板减少的发生率为34%~80%,病死率高达6%~31%。因此,对孕妇ITP患者的处理可采取下列措施。①临产期处理:定期测定血小板计数,使血小板计数至少维持在大于50×10^9/升。可应用甲泼尼龙、长春新碱和大剂量静脉注射丙种球蛋白。②分娩期处理:以选择剖腹产为宜,加输单采血小板,胎儿分娩后给予静脉滴注催产素和肌注麦角新碱,以取得强而持久的子宫收缩,确保产后止血。围产期新生儿处理,应密切观察,并定期检查血小板,严重者可用甲基泼尼松、丙种球蛋白、单采血小板,甚至做血浆置换疗法。

特别提醒 对激素治疗有反应的患者,血小板计数在用药1

周后可见上升，2～4周达到峰值水平，待血小板数量恢复或接近正常，可根据血小板数量的多少，逐渐慢慢将激素减量，以至完全停药，一般需坚持3～4个月，切勿病情好转后突然停药。激素治疗ITP的反应率为60%～90%，如激素应用达4周仍未完全缓解，需考虑其他方法。

健康管理 呼吸道、胃肠道等感染、劳累、精神压力过大等影响机体免疫状态的诱因均可促使已升高的血小板再次降低，使不易获得的治疗成果毁于一旦，因此，必须严防感冒，注意个人卫生，学会自我精神调节，使机体免疫水平尽量勿受外界干扰，也可以给予中医中药进行调理和治疗。

◎小贴士

ITP为排他性诊断，即在做出ITP这一诊断之前，需先排除已知因素引起的血小板减少性疾病，如血栓性血小板减少性紫癜（TTP）、先天性血小板减少、脾功能亢进、免疫性疾病（如，系统性红斑狼疮、甲状腺疾病、炎症性肠病等）、药物性血小板减少、淋巴增殖性疾病（如，淋巴瘤、慢性淋巴细胞白血病等）、人类免疫缺陷病毒（HIV）等，老年人需慎重排除骨髓增生异常综合征（MDS），妊娠妇女还需排除妊娠期血小板减少症及妊娠高血压病引起的血小板减少。上述疾病可通过相应的凝血功能检查、免疫指标、骨髓穿刺等明确诊断。

弥散性血管内凝血

弥散性血管内凝血（DIC）常由感染、恶性肿瘤、组织损伤和外科手术、病理产科、肝脏疾病，以及其他原发病所引起。除出现原发疾病的症状以外，还有其他一些症状。①广泛性出血：以自发性、广泛性、多部位的出血为特征，出血部位有皮肤、胃肠道、口腔黏膜、创面、注射部位、泌尿道和生殖器。②休克或循环衰竭：常见于急性型或亚急性型弥散性血管内凝血，休克可导致微循环进一步障碍和组织器官功能衰竭。③微循环栓塞：肺微循环发生栓塞时，可突然发生呼吸困难、发绀、胸闷、咯血，最后可导致呼吸窘迫综合征；肾脏微循环发生栓塞时，可出现少尿、血尿、蛋白尿、管型尿和氮质血症或肾衰竭胃肠道微循环发生栓塞时,可出现呕吐、呕血、便血、腹痛、腹泻等;脑部微循环发生栓塞时,则会出现脑出血、昏迷、嗜睡、视力障碍、头痛、精神等症状。④微血管病性溶血:常有黄疸、腰酸背痛、发热、血红蛋白尿及贫血等症状。

◎您需要做哪些检查

筛检试验　①血浆凝血酶原时间(PT):大部分患者PT延长,但也有部分患者PT缩短或正常。②血小板计数(PLT):患者PLT减少,但患有肝脏疾病、急性白血病、肾病综合征、出血热,以及化疗、放疗并发弥散性血管内凝血时,由于原发病本身PLT减少,故无诊断价值。③血浆纤维蛋白原(Fg)含量:在高凝血期,Fg可升高;在消耗性低凝血期和继发性纤溶期,Fg可降低。④活化部分凝血活酶时间(APTT):50%～86%的患者APTT延长。

确诊试验　①血浆鱼精蛋白副凝试验(3P)试验:具有特异性,但它的假阳性率较高。②血浆纤维蛋白(原)降解产物(FDP)测定:弥散性血管内凝血患者血清FDP明显增高。③抗凝血酶活性(AT∶A)测定:大部分患者抗凝血酶活性水平降低,但伴有肝脏疾病的患者,抗凝血酶活性不能作为诊断指标。④凝血酶时间(TT)测定:患者凝血酶时间延长超过正常对照3秒以上有临床意义,但其特异性低。⑤D-二聚体(D-dimer)测定:患者血浆D-二聚体含量明显增高或呈阳性反应,它是确诊弥散性血管内凝血的特异性指标。⑥纤溶酶原活性(PLG)测定:患者的测定值降低。

分子标志物检测　凝血酶原片断(F1+2)测定、凝血酶抗凝血酶复合物(TAT)测定、可溶性纤维蛋白单体复合物(SFMC)测定、组织因子(TF)测定、纤溶酶抗纤溶酶复合物(PAP)测定。

◎专家忠告

就诊策略　如果在原有感染、肿瘤等疾病基础上伴发全身出血,包括瘀点、瘀斑增多,需排除DIC可能。考虑是DIC,应该看急诊内科。急诊医生会根据病情判断是否为DIC,如为DIC则需要住院治疗。

治疗主张　DIC的治疗原则是综合处理,因果并治。

治愈或去除原发病　若原发

病能得到及时有效的控制,则血管内凝血过程可随之终止,机体的正常止血功能会很快恢复。有时尚需应用支持疗法,根据临床具体情况,给予补充血容量,纠正水、电解质和酸碱平衡,治疗休克,充分给氧等支持疗法;改善微循环,以低分子量右旋糖酐、复方丹参注射液或山莨菪碱(654-2)注射液来改善微循环,维持血流灌注。

中止血管内凝血过程　首选普通肝素或低分子量肝素。普通肝素以 24 小时内 15 000 ~ 20 000 单位持续静脉滴注为宜,或者以每 24 小时每千克体重 60 ~ 70 单位持续静脉滴注为宜,疗程一般为 3 ~ 4 日。低分子量肝素[如,达肝素钠(法安明)]以 24 小时内 10 000 ~ 15 000 单位持续静脉滴注为宜,以后以每 24 小时 5 000 ~ 10 000 单位持续静脉滴注为宜,疗程一般为 3 ~ 4 日。

补充凝血因子　①输注新鲜全血和(或)新鲜血浆:以补充红细胞、血小板和各种凝血因子。②输注血浆制品:当 Fg 含量小于 1.5 克/升时可以输注纤维蛋白原制剂;若 PT 延长大于 18 秒,则可选用凝血酶原复合物(PCC)。③补充抗凝血酶制剂:肝素的抗凝作用需依赖抗凝血酶(AT),故在肝素应用过程中,需检测抗凝血酶活性(AT:A),使其维持在 80% ~ 120%,可以输注新鲜血浆或抗凝血酶制剂。④输注血小板悬液:当血小板计数小于 30 × 10^9/升或呈持续性降低时,可以考虑输注单采血小板或血小板悬液,以使血小板计数维持在止血水平(大于 50×10^9/升)。

使用抗纤溶药物　在治疗 DIC 的过程中若出现继发性纤溶功能亢进,临床有出血倾向,实验室测定纤溶酶抗纤溶酶复合物(PAP)、纤维蛋白(原)降解产物(FDP)和 D-二聚体增高,则需用抗纤溶药,如对羟基苄胺或止血环酸静脉滴注。但是,在休克和尿闭时慎用。

特别提醒　在应用肝素的过程中,必须定期做监测试验(用普通肝素,测定 APTT;用低分子量肝素,测定抗活化因子 X)。肝素不宜骤然停用,需逐渐减量至停药,以防肝素反跳而致临床出血加重。

健康管理　DIC 的疗效和预后取决于其病因是否能彻底治愈或解除。若为细菌性感染和产科意外所致,由于病因相对容易治愈和解除,故 DIC 的疗效和预后相对较好;若为严重肝病和恶性肿瘤所致,由于病因难以治愈,故 DIC 的疗效和预后较差。

◎小贴士

弥散性血管内凝血若发病时病情较重,需及时至急诊就诊。如仅仅为皮肤少量瘀斑、瘀点,可能为血小板减少及其他血液系统疾病,可于血液科门诊就诊。

血友病

血友病是一种少见的伴性隐性遗传性疾病,患者几乎都是男性。血友病分为 A(甲)型和 B(乙)型两种。A 型是由于患者缺乏凝血因子Ⅷ(FⅧ)所致,B 型是由于患者缺乏凝血因子Ⅸ(FⅨ)所致,因此,患者的血液不易凝固而引起临床出血症状。

自发性或轻微外伤后引起关节和肌肉持久而严重地出血是血友病的重要特征。

◎您需要做哪些检查

筛选试验　目前推荐用活化部分凝血活酶时间(APTT)为筛选试验(而不用试管法凝血时间)。但是,亚临床型血友病APTT 也会正常。

确诊试验　测定凝血因子Ⅷ凝血活性(FⅧ:C)和凝血因子Ⅸ凝血活性(FⅨ:C)。

鉴别试验　血友病 A 应与血管性血友病做鉴别,故需测定出血时间(BT)和血管性血友病因子抗原(vWF:Ag)。血友病 A 仅 FⅧ:C 降低,而 BT、vWF:Ag 均正常;血管性血友病则 FⅧ:C、vWF:Ag 均降低,BT 延长。

血友病 A 的诊断　男性患者,有或无家族史,有家族史者符合伴性隐性遗传的规律。有关节、肌肉、深部组织出血史;或创伤、手术后(包括小手术)出血史等。实验室检查:活化部分凝血活酶时间延长,亚临床型正常或稍延长;血小板计数(PCT)、BT、血块收缩、凝血酶原时间(PT)正常;凝血因子Ⅷ凝血活性(FⅧ:C)降低或缺乏。应排除继发性凝血因子Ⅷ活性降低。

血友病 B 的诊断　原则同血友病 A,但中、轻型较多;凝血因子Ⅸ凝血活性(FⅨ:C)降低或缺乏。应排除继发性的凝血因子Ⅸ活性降低。

◎专家忠告

就诊策略　血液科门诊就诊。

治疗主张

替代疗法　①替代疗法为当前首选和有效的治疗措施，但应强调下列问题：补充的凝血因子需达到止血水平；在特殊情况下，如发热、感染或循环中出现凝血因子抑制物时，尚需再提高凝血因子的止血水平。②血液制品的选择：适用于治疗凝血因子Ⅷ缺乏（血友病 A）的制品有冷沉淀，适用于轻型及中型血友病 A 患者；中纯度制品，适用于中型及重型血友病 A 患者或出现凝血因子Ⅷ抑制物的患者；凝血因子Ⅷ浓缩剂（抗血友病球蛋白制剂），适用于各型血友病 A 和出现凝血因子Ⅷ抑制物的患者。适用于治疗凝血因子Ⅸ缺乏（血友病 B）的制品有凝血酶原复合物（PCC），含凝血因子Ⅱ、Ⅶ、Ⅸ、Ⅹ；凝血因子Ⅸ浓缩剂。

药物治疗　除输注血液制品外，也可选用其他药物治疗，尤其更适用于非活动性出血期。DDAVP（1-去氨基-8-右旋精氨酸加压素）是一种人工合成的加压素衍生物，有抗利尿作用及增加凝血因子Ⅷ水平的作用，常用于轻型血友病 A、凝血因子Ⅷ凝血活性水平较低的携带者及血管性血友病。达那唑是一种人工合成的雄激素，可以提高患者的凝血因子Ⅷ凝血活性水平，降低输注血液制品的需要量。

手术治疗　只要于术前、术中和术后，正确应用凝血因子Ⅷ浓缩剂或凝血酶原复合物制剂，适当输注新鲜血液和新鲜血浆，并以 APTT 和 FⅧ∶C（FⅨ∶C）作为实验室监测，对血友病患者可以进行各种手术。

辅助治疗　虽不能提高凝血因子Ⅷ或凝血因子Ⅸ凝血的活性水平，但对止血有一定的辅助作用。①抗纤溶药物：本药能保护和延续已形成的凝血块，使其不被纤溶活性所降解，对止血有一定作用，但泌尿系出血患者应慎用，以防损害肾功能或造成急性肾衰竭。肾上腺皮质激素对加速血块吸收，以及减轻出血局部的炎性反应有一定疗效，适用关节腔、肾脏、腹腔、咽喉部、脑出血、拔牙、手术后，以及产生凝血因子Ⅷ抑制物的患者。卡巴克络（安络血）对关节、肌肉和创伤、手术出血有效,静脉滴注疗效更佳。②局部抽血:关节出血和肌肉出血时,在补充治疗的同时,经消毒可以抽出局部积血,减轻局部肿胀和疼痛,抽血后需加压包扎。

并发症的防治 ①凝血因子Ⅷ(FⅧ)抑制物:少数血友病患者,由于长期反复接受血液和(或)血浆制品治疗,体内会产生FⅧ或凝血因子Ⅸ(FⅨ)抑制物。治疗可用FⅧ或FⅨ浓缩物做大剂量的输入。这是一种有效的治疗方法,但费用昂贵为其缺点。同时,合并应用免疫抑制剂如环磷酰胺和肾上腺皮质激素,必要时输注丙种球蛋白制剂。②输血传播性疾病:长期输注血液和血浆制品治疗的血友病患者,约有一半出现肝炎,以丙型肝炎和乙型肝炎为多见;也可患获得性免疫缺陷综合征。需按传染性肝炎和获得性免疫缺陷综合征进行治疗。③关节畸形和血友病假瘤:可以酌情应用外科手术治疗,改善关节畸形和消除假瘤的危害。但是,必须充分做好手术准备,以防手术大量出血。

特别提醒 血友病患者应终身严防外伤,尤其是防止刀割伤。在关节或肌肉出血完全停止后,可以慢慢地做些适当的关节或肌肉的非损伤性活动,如缓慢的散步、轻柔的按摩或在医师指导下做适当的理疗,以防止关节畸形或血友病假瘤的形成。

健康管理 由于感冒和发热后,凝血因子的消耗增多,易引起或加重出血,因此,要严防感冒或发热。根据辨证论治的原则,在不同病期应使用不同的中药,以辅助止血或关节的恢复。

◎小贴士

血友病的出血为关节、肌肉、深部组织出血,而非皮肤表面的瘀点、瘀斑。

过敏性紫癜

过敏性紫癜的病因有感染、食物过敏、药物过敏、花粉过敏、昆虫咬伤等,但确切的过敏原因往往难以确定。儿童及青少年较多见,男性较女性多见,起病前1~3周往往有上呼吸道感染史。

一般在出血点或紫癜发作前1~2周内常有发热、上呼吸道感染、头痛、乏力、纳呆等症状。1/3的患者以皮肤紫癜或瘀斑为首发症状。50%的患者见于膝、腕、肘、踝等大关节的游走性疼痛,且伴有肿胀、发热或积液。关节症状一般在数日内消失,不留后遗症,但可反复发作。以关节症状为主要表现者称为"关节型过敏性紫癜"。

50%～90%的患者发生脐周、下腹部绞痛或持续性钝痛,伴恶心、呕吐、腹泻、便血等症状。腹部检查时,可有局限性或弥散性压痛,但无反跳痛和肌紧张。严重者可发生肠套叠、肠段坏死和肠穿孔等。以腹部症状为主要表现者称为"腹型过敏性紫癜"。

肾脏症状一般在紫癜发生后1周内出现,可有程度不等的蛋白尿、血尿和管型尿;严重者可因肾小球坏死而伴有高血压、少尿、浮肿,甚至肾衰竭。患者常在数周内恢复,但可反复发作,甚至迁延数月至数年。

其他神经系统症状常见的有头痛、偏瘫、昏迷、抽搐等;呼吸系统症状为咯血、哮喘、胸腔积液、肺炎等。

◎您需要做哪些检查

血常规检查　轻症患者的红细胞和血红蛋白正常,重症患者可伴轻度贫血。白细胞计数正常或轻度增高,嗜酸性粒细胞增多;血小板计数正常或轻度降低。

尿常规检查　可见蛋白尿、血尿或管型尿。

粪常规检查　可能有虫卵和(或)隐血试验阳性。

免疫学和酶学检查　抗"O"增高,70%以上患者血沉增快,血清白蛋白和球蛋白降低,免疫球蛋白 G（IgG）及免疫球蛋白 A（IgA）可增高,尿亮氨酸氨基肽酶（LAP）、γ-谷氨酰转肽酶（γ-GTP）、碱性磷酸酶（ALP）和同工酶明显增高。

止凝血检查　出血时间、凝血时间和血块收缩均正常;30%～50%的患者毛细血管脆性试验阳性,70%～80%的患者甲皱毛细血管镜检异常;血小板黏附、聚集和第 3 因子有效性正常;凝血因子凝血活性正常;少数患者因出血严重出现纤维蛋白(原)降解产物（FDP）增高;多数患者血黏度增高。

病理检查　肾穿刺病理检查可以诊断肾损害的类型和程度,对治疗和预后有指导意义。

◎专家忠告

就诊策略　可就诊于血液内

科门诊、皮肤科门诊,如有肾脏表现可以就诊于肾脏内科门诊。

治疗主张

消除病因　采用抗生素和驱虫剂可有效地控制和治疗细菌、病毒、寄生虫等感染,避免和禁食有可能致敏的食物(水产品、蛋奶类),以及药物(某些抗生素、解热镇痛药)。此外,外伤、虫咬、寒冷、精神紧张等也应避免。

脱敏治疗　抗组胺药物,可选用苯海拉明、异丙嗪及氯苯那敏(扑尔敏)等,若同时配用葡萄糖酸钙可能效果更好。近年来,赛庚啶、酮替芬等也在应用。

肾上腺皮质激素　可口服泼尼松或地塞米松。在病情严重时,可用甲泼尼龙或地塞米松,静脉滴注,连用 3～7 日,待病情好转后改为口服。据报道,肾上腺皮质激素对单纯紫癜型、关节型和腹型有效,可预防肠套叠的发生,但对消化道出血患者要慎用。

止血药物　疗效不定。可选用止血敏或安络血等。严重出血者可用抗纤溶药,如氨基己酸、氨甲苯酚(PAMBA)或止血环酸等,但剂量不宜过大,在少尿或血压减低时禁用,严防肾衰竭。

免疫抑制剂　对紫癜性肾炎患者,可试用肾上腺皮质激素联合免疫抑制剂,如泼尼松加环磷酰胺(或硫唑嘌呤)等。

抗凝治疗　可试用肝素或华法林与肾上腺皮质激素、免疫抑制剂联合或交替应用。

中药治疗　根据辨证论治的原则,坚持长期中药治疗。急性期用凉血止血法,常用犀角地黄汤加减;慢性期多用昆明山海棠片和雷公藤多苷片等中成药,对肾型患者有一定疗效。

特别提醒　必须指出,本病单纯一种临床表现者少见,临床上往往是两种或两种以上症状同时或先后出现。

健康管理　①防止细菌、病毒和寄生虫感染。②慎用药物,如抗生素(青霉素、链霉素等)、激素类(合成雌激素、睾酮、胰岛素等)、镇静剂(苯巴比妥类、水合氯醛、盐酸三氟拉嗪)、解热镇痛剂(水杨酸类、氨基比林、保泰松、安乃近)等。③避免食物过敏,如鱼、虾、蟹、牛奶、禽蛋等异体蛋白;避免外伤、昆虫叮咬、花粉等。④坚持中药治疗,以辨证论治为原则。清热凉血以犀角地黄汤加减,热毒清除后改归脾汤或红枣汤加减,也可应用雷公藤治疗。

霍奇金淋巴瘤

霍奇金淋巴瘤（HD）为淋巴瘤的一种，病因尚未明确，病毒病因学说目前最受重视，尤其是 EB 病毒与 HD 的关系。HD 主要发生在淋巴结内，表现为无痛性淋巴结肿大，最常见的发病部位是颈部或锁骨上淋巴结，左侧多于右侧，许多患者于洗澡、更衣或照镜子时偶尔发现该部位有包块。肿大的淋巴结质地坚实而有弹性，早期互不粘连，晚期可融合成块，此时往往固定，不可推动，但一般与表面皮肤不粘连。

深部淋巴结也可以受累，主要产生压迫症状，如纵隔淋巴结肿大可以压迫气管、食管、上腔静脉，产生呼吸困难、吞咽困难、声音嘶哑和面部、上肢浮肿等上腔静脉综合征表现。腹腔淋巴结肿大可以引起腹痛、腹部包块、恶心、腹泻、肠梗阻等胃肠功能失调症状。后腹膜淋巴结肿大一般表现为长期原因不明的发热。如果肿大的淋巴结压迫输尿管，则可以引起肾盂积水。如果肿大淋巴结压迫脊髓或脊髓神经根受累，可发生下肢软弱乏力、大小便失禁，甚至截瘫。

HD 晚期可以发生广泛的淋巴结外病变，如肝脾肿大、胸膜或肺实质的病变、皮肤损害、骨骼疼痛、骨折，以及神经系统的病变。HD 可伴有全身症状，早期可表现为周期性发热，晚期可有发热、乏力、盗汗、消瘦、全身瘙痒等。

◎您需要做哪些检查

病理活检　是确诊 HD 及病理类型的主要依据，应选择颈部、腋下或腹股沟的肿大淋巴结，要求完整切除，并做淋巴结切片及细胞形态学观察。

血象和骨髓检查　常规检查，对于了解 HD 骨髓侵犯、病变程度有帮助，少数患者骨髓中可以找到 R-S（Reed-Stemberg）细胞。骨髓检查还应包括骨髓活检，以提高诊断率和可靠性。

影像学检查　包括 X 线摄片检查、B 超检查、CT 检查和磁共振成像（MRI）检查。这些检查是了解 HD 病变范围和确定临床分期的重要手段。应注意，不同的影像学检查手段对不同部位病变有其不同的特异性和敏感性，不可以用一种检查手段代替其他检查手段。

淋巴管造影 是检查 HD 患者后腹膜和盆腔淋巴结相当精确的方法,其敏感性和特异性在90%以上,比 CT 检查更敏感、精确,但开展较困难。

淋巴结扫描 阳性诊断率高,能发现普通 X 线片上无法显示的病灶。

^{99m}锝(^{99m}Tc)全身骨扫描用于了解淋巴瘤患者骨髓功能活性水平,寻找骨髓受侵病灶,选择穿刺定位,并随访观察。

实验室检查 测定血沉、血清 β_2 微球蛋白、血清铁蛋白、外周血铁蛋白、血清乳酸脱氢酶、血清碱性磷酸酶、中性粒细胞碱性磷酸酶等,对于判定疾病缓解期和活动期,以及判断预后有一定价值。

剖腹探查和脾切除术 目的在于阐明腹腔病变,准确进行分期和分型,弥补淋巴管造影术无法查明肠系膜淋巴结和脾脏有无病变的不足。

◎专家忠告

就诊策略 就诊于血液科门诊。

治疗主张 HD 的治疗主要取决于病理类型和分期,故早期正确分型、分期是取得良好疗效的先决条件。治疗手段主要是采取放疗和化疗,近年来自体造血干细胞移植用于晚期 HD 的治疗也取得一定疗效。由于联合化疗与放疗的方法已取得重要进展,患者经早期合理的治疗可望获得痊愈。

治疗原则 ①ⅠA 或ⅡA 期:若有大的纵隔肿块,应采用化疗与放疗的综合治疗;病理为淋巴细胞消减型,采用全淋巴结照射。②ⅡB 期:一般采用全淋巴结放疗,也可采用联合化疗。③ⅢA 期:单纯放疗或与化疗综合治疗。④ⅢB 或Ⅳ期:单纯化疗或化疗加照射。

化疗方案 常用的化疗方案有 MOPP(氮芥+长春新碱+甲基苄肼+泼尼松)、ABVD(多柔比星+博来霉素+长春碱+甲氮咪胺)等。较早采用 MOPP 方案治疗的 HD 患者完全缓解率可达80%以上,其中,有相当多的患者无病生存10年以上。因此,尽早治疗,并争取初治完全缓解是极其重要的。ABVD 方案对初治 HD 患者的疗效与 MOPP 相似,可用于 MOPP 治疗失败的患者,对结节硬化型的疗效优于 MOPP，且方案中没有烷化剂存在，因而不会引起第二肿瘤和不育症，缺点是毒性较 MOPP 大。当然，也可以采用两个方案交替使用，或在 MOPP 的基础上加其他药物以提高疗效。总之，化疗方案，尤其是初治方案的选择应根据病理类型、分期、预后因素，并结合患者的自身条件慎重考虑。

化疗与放疗综合治疗　最初应用于 HD 进展期，但近年来倾向于把化疗与放疗综合治疗用于 HD 早期（Ⅰ、Ⅱ期）。特别是有纵隔肿块、全身症状、淋巴结外病变的患者，应用化疗与放疗综合治疗可降低复发率。

自体造血干细胞移植　大剂量化疗和（或）放疗加自体造血干细胞移植可使一部分复发或难治性晚期 HD 患者获得长久的缓解。自体造血干细胞移植的时机选择：①首次缓解期。②首次诱导缓解失败。③首次复发后。④两次复发后。⑤晚期患者。

特别提醒　尽管造血干细胞移植治疗 HD 已有了一定经验，但仍存在许多问题，比如最佳移植时机的选择，以及移植的风险等，因此，应在医生的指导下慎重选择。

健康管理　避免接触苯等有毒有害物质。

◎小贴士

无痛性淋巴结肿大为霍奇金淋巴瘤重要的特征，日常生活中可以注意观察颈部、腋下或腹股沟淋巴结是否有肿大。如发现在上述部位有进行性增大的包块，需及时就医。

非霍奇金淋巴瘤

非霍奇金淋巴瘤（NHL）为淋巴瘤的一种。病因尚未明确，一般认为 NHL 与病毒感染，特别是 EB 病毒、成人 T 细胞性淋巴瘤/白血病病毒感染有关，与细菌感染（幽门螺杆菌）、免疫功能异常也有关。器官移植、放化疗后，以及使用免疫抑制剂治疗可使 NHL 的危险性增加，放射线、有机毒物接触等多种因素均可能与 NHL 的发生、发展有关。

临床上 NHL 大都首先侵犯浅表淋巴结，与霍奇金淋巴瘤（HD）相比，受侵犯的淋巴结区更广泛，深部淋巴结如纵隔淋巴结、后腹膜淋巴结及肠系膜淋巴结受侵较常见,部分患者起病时即出现多处淋巴结肿大,很难确定何处为首发部位。此外,NHL往往原发于淋巴结外器官。从病情进展的速度来看,NHL的进展速度更快。进展过程中,HD往往首先侵犯邻近的淋巴结区,随后向远处播散,而NHL侵犯不相邻淋巴结区的机会较多,出现"跳站"现象,给诊断带来一定困难。HD累及肝、脾往往出现于病情的晚期,而NHL累及肝、脾常较早发生,部分患者以肝、脾肿大为首发症状。除肝、脾外,NHL还可侵犯全身其他多种器官和组织,如肺、消化道、骨骼、皮肤、神经系统、乳腺等。

NHL患者往往伴有发热、盗汗、进行性消瘦等多种全身症状。NHL侵犯骨髓较常见,可出现进行性贫血。

◎您需要做哪些检查

诊断主要依靠临床表现、X线检查和病理学检查,其中病理学检查是必不可少的。

病理检查 最好取完整的淋巴结送检,而不是取部分淋巴结。针吸活检虽然对诊断有一定的参考价值,但常常不能提供足够的材料以做出全面的诊断,且针吸也易发生血肿。当出现以下情况时,应考虑恶性淋巴瘤的可能,及早做淋巴结活检:无明显原因的进行性淋巴结肿大;淋巴结结核、慢性淋巴结炎经正规的抗结核或一般抗炎治疗无效;淋巴结肿大及发热,虽有反复,但总的趋向为进展性;不明原因的长期低热或周期性发热,特别是伴有皮肤瘙痒、多汗、消瘦,以及浅表淋巴结肿大。

X线检查 对恶性淋巴瘤的诊断有重要参考价值。X线检查包括胸部后前位片及侧位片,必要时辅以体层摄影,主要观察肺门、纵隔,以及胸内其他淋巴结。下肢淋巴管造影检查可帮助明确盆腔、后腹膜淋巴结有无侵犯。此外,根据临床症状,还可以对可疑受侵部位进行检查。

CT、磁共振成像(MRI)、B超检查 对发现纵隔、后腹膜及其他隐匿的病变有很大帮助。

◎专家忠告

就诊策略 就诊于血液科门诊。

治疗主张

诊断性治疗 有的患者因长

期消瘦、乏力或原因不明的低热，或个别患者淋巴结肿大，因顾虑活检造成播散，而进行诊断性治疗。其中，相当多的病例后来证实不是恶性淋巴瘤。目前认为，除非有特殊指征(如，肿块较大，长期发热，或在手术前给予几日的放疗或化疗以创造手术切除的条件)，一般不宜进行诊断性治疗。

放射治疗　目前多数专家认为，NHL 患者病变较广泛，单一应用放射治疗疗效有限，尤其是对伴有淋巴结外病变或骨髓受累的患者。对 NHL 患者，放疗主要用于巨块型淋巴瘤，可有效控制局部症状；病变广泛的患者，应配合全身化疗，提高疗效。

化学治疗　①中、低度恶性 NHL：低度恶性 NHL 患者发病时往往病变广泛，但临床进展却缓慢。对于 I 期或 II 期的患者可选用联合化疗方案 COP(环磷酰胺+长春新碱+泼尼松)、CHOP(环磷酰胺+长春新碱+泼尼松+多柔比星)等，有效率在 60% ~80%。若加用局部放疗，许多患者可获得长期生存。②中度恶性淋巴瘤：中度恶性 NHL 的治疗意见比较一致，可选用的化疗方案以

CHOP 为代表，完全缓解率为 50% ~80%。其疗效与患者的病期、既往治疗，以及亚型有关。③高度恶性淋巴瘤：此类患者就诊时多数已经属于中、晚期，治疗上应以化疗为主，可选用更多药物联合的第三代化疗方案。

自体造血干细胞移植治疗　①低度恶性 NHL：虽然病程较缓慢，但化疗后复发率高，多数患者会进展成高度恶性 NHL，几乎无法治愈。因此，建议采用净化的自体骨髓移植或外周血造血干细胞移植，能有效提高患者的完全缓解率，在一定程度上可以提高长期生存率。②中、高度恶性 NHL：患者应用常规的联合化疗，治愈率为 20% ~50%。对于初治未达到完全缓解的患者，自体造血干细胞移植能有效提高疗效；对难治性和复发的患者来说，自体造血干细胞移植仍不失为一种可行的方法，至少对一部分患者可能有一定效果。

淋巴瘤的生物治疗　①干扰素：对中、高度恶性 NHL 疗效较差，主要用于治疗低度恶性 NHL。α 干扰素对初治的低度恶性 NHL 有良好疗效，其疗效与常规化疗相当。②利妥昔单抗(美

罗华）：对 $CD_{20}(+)$ B 细胞 NHL 有特效，但价格昂贵。

特别提醒　患者发病时可有消瘦、乏力、盗汗等表现，如发现上述症状并伴有淋巴结的肿大，需考虑排除非霍奇金淋巴瘤。

骨髓增生异常综合征

骨髓增生异常综合征（MDS）是一种起源于造血干细胞的克隆性疾病。由于部分 MDS 患者可以向白血病转化，该病也曾有"白血病前期"之称。

MDS 的初发症状缺乏特异性，部分患者可无明显自觉症状。几乎所有患者都有不同程度的贫血症状，如头昏、乏力、疲倦，可持续数月至数年。血小板减少有关表现为皮肤瘀点、牙龈出血、鼻出血，严重者可有消化道出血或脑出血。约半数患者可以出现发热，特别是在疾病晚期。发热与感染相关，呼吸道感染最多，还有败血症和肛周、会阴部感染。在未转化为急性白血病的患者中，感染和（或）出血是主要死亡原因。部分患者可有肝、脾、淋巴结肿大，肿大的程度常不显著，肝肿大常在肋下 2~3 厘米，肿大的淋巴结刚能被触及。少数患者有肋骨疼痛或四肢关节痛。

◎您需要做哪些检查

作为决定疾病预后和选择治疗方案的依据，目前临床上采用"FAB 分类法"，根据骨髓中原始细胞的多少及外周血中原始细胞的有无进行分类，将骨髓增生异常综合征分为 5 个亚型：难治性贫血（RA）、环形铁粒幼细胞增多性难治性贫血（RAS）、原始细胞增多性难治性贫血（RAEB）、转化型原始细胞增多性难治性贫血（RAEB-T）和慢性粒细胞单核细胞白血病（CMML）。

根据病史和体征，定期复查血常规明确存在持续的一系或多系血细胞减少，再行骨髓象检查、骨髓细胞培养、骨髓病理切片等寻找病态造血的证据及实现 MDS 的分型，并行外周血网织红细胞计数、骨髓染色体检查、组化染色检查、流式细胞术检测、叶酸及维生素 B_{12} 检测、骨髓单个核细胞 Coombs 试验等排除其他引起血细胞减少的疾病。近期研究发现，环形铁幼粒红细胞的比例是预测 MDS 向白血病转化概率的独立指标，但该指标并不能单独用于预测患者生存期。

◎专家忠告

就诊策略 MDS 患者如果因血小板减少发生大出血或因粒细胞减少出现严重感染,应该先看急诊内科行积极对症处理以稳定生命体征。对于一般情况尚可的患者,则可以看血液科专科门诊。专科医生会根据相应的检查结果,决定门诊随访或住院治疗,并给予针对患者的个体化的治疗方案。对于门急诊医生诊断不明确或治疗效果不好,又不能住院治疗的,则建议到专家门诊,甚至特需门诊进一步诊治。

治疗主张 目前对 MDS 的治疗方法可分为:对症支持治疗、诱导分化剂、刺激造血药、化学治疗、表观基因组修饰治疗,以及造血干细胞移植。近年来还发展了免疫治疗、抗血管生成治疗等新疗法。

对症支持治疗 包括输血、祛铁治疗和抗感染治疗。对于贫血严重和有明显出血倾向的患者,输血是纠正血象异常、改善症状的有效手段,但长期输血会导致体内铁超负荷,使多种脏器发生纤维化和功能损害,患者定期检测血清铁蛋白水平,运用螯合剂祛铁治疗可以减轻体内铁负荷。近期有研究表明,规律使用铁螯合剂不仅可以预防大量铁负荷造成的脏器损伤,并且能在一定程度上减少长期依赖输血患者的输血量和输血频率,而患者对于输血的依赖性是判断其预后的重要指标之一。

诱导分化剂 MDS 以病态造血和无效造血为特征,即骨髓产生的细胞不能分化成熟为功能正常的细胞,使该类细胞大量堆积而正常细胞缺失。诱导分化剂的作用在于使此类细胞成为成熟的细胞而发挥正常功能。它不同于一般的化疗药物,对其他迅速增生细胞无毒性。

刺激造血药 主要分为雄激素类药和造血生长因子两大类,后者有包括集落刺激因子(CSF)和促红细胞生成素(EPO),有增强抗感染能力和纠正贫血的作用。

免疫抑制剂 近年来,发现免疫抑制剂对于年龄较轻,危险分组为低危的患者有一定疗效,但单一使用免疫抑制剂的完全缓解率和长期生存率常较低。

化学治疗 小剂量化疗为非

治愈性治疗,目的是改善生活质量,降低死亡率,但也可能延长生存期并降低向白血病转变的危险;而强化疗的目的是清除肿瘤性克隆,使正常造血重建,从而达到长期缓解的目的。应用治疗急性髓性白血病的诱导缓解方案能提高高危 MDS 的疗效,但与原发性急性髓性白血病相比,治疗效果仍差。化疗药物的不良反应以胃肠道反应及骨髓抑制最为常见。目前,5-羟色胺受体拮抗剂已广泛应用于抗肿瘤药物引起的呕吐,造血生长因子用于防治化疗引起的粒细胞下降,效果十分理想,可使化疗较顺利地进行。

表观基因组修饰治疗 阿糖胞苷和吉西他滨具有去甲基化的作用,通过抑制 DNA 甲基转移酶,接触抑癌基因的过度甲基化,促使细胞分化凋亡。但这两种药物均能引起骨髓抑制。

造血干细胞移植 异基因骨髓移植是治愈年轻 MDS 患者的一种有效手段。目前,MDS 患者行异基因造血干细胞移植的长期无病生存率已经较数年前提高,能接受移植的患者年龄也较以前提高。但是,考虑到移植相关死亡率和较高的复发率,选择移植

作为一线治疗手段时仍需谨慎。

特别提醒 由于 MDS 多见于老年患者,起病一般隐匿,许多患者在疾病早期,贫血是唯一的症状,而老年人的贫血又很容易被忽视,因此,造成 MDS 早期诊断困难。要特别警惕不伴有其他临床症状的单纯贫血,特别是当药物治疗效果不好时,要及时去医院进行血常规和骨髓涂片的检查,必要时要到有条件的医院进行进一步检查,以免误诊误治。

健康管理 在生活、工作环境中,应注意针对致癌物质的防护,特别是有肿瘤家族史的读者;在进行放射治疗、化学治疗及免疫抑制治疗时,需定期复查血常规,及早发现血象变化予以及时诊断、尽早治疗。

MDS 患者的主要死亡原因为感染和出血,因此,有效预防感染和出血是延长患者生存期、减少死亡率的重要手段。患者应注意个人及家庭的卫生状况,保持皮肤、口腔及泌尿生殖器的清洁,保持居室内通风良好,定期消毒,应避免与患感冒或其他传染性疾病的人员接触。与此同时,患者应注意定期门诊随访,定期监测提示治疗效果和药物副作用的指

标动态,了解病情转归。

保持良好的情绪和精神状态,保持乐观、开朗的心境。

血液肿瘤的化学治疗

近50年来,抗肿瘤药物迅速发展,化学治疗(简称"化疗")已有可能治愈部分肿瘤。经化疗后可治愈的肿瘤有:恶性滋养细胞肿瘤、急性淋巴细胞性白血病、急性粒细胞性白血病、霍奇金淋巴瘤、非霍奇金淋巴瘤、睾丸肿瘤、肾母细胞瘤、胚胎性横纹肌肉瘤、尤文瘤、小细胞肺癌及卵巢癌等。术后辅助化疗可提高乳腺癌、大肠癌等患者的生存率。

◎哪些情况不适合化疗

白细胞计数低于 $4.0×10^9$/升或血小板计数低于 $80×10^9$/升的患者,肝、肾功能异常的患者,心功能障碍的患者,不宜选用蒽环类化疗药物。一般情况下,衰竭的患者,严重感染和电解质、酸碱平衡严重失调的患者,胃肠道梗阻的患者,禁忌化疗。有药物过敏史的患者,应忌用紫杉醇等化疗药物。

◎哪些情况需要停药观察

治疗过程中患者出现以下几项中的任何一项时均需停止化疗,进行观察,并做必要处理:①白细胞计数低于 $3.0×10^9$/升或血小板计数低于 $80×10^9$/升。②肝功能、肾功能或心功能损伤严重。③感染发热,体温在38℃以上。④出现并发症,如胃肠道出血或穿孔、肺大咯血等。⑤经2个疗程化疗后,病情继续恶化,应改用其他方案。

◎化疗可能造成的不良反应

目前,尚无法完全避免抗肿瘤药物的不良反应。有些患者及家属因担心抗肿瘤药物的不良反应而拒绝有效的治疗,以致失去治愈的机会,这是不对的。有些家属担心患者经过手术治疗,体质较弱,希望调养较长一段时间后再接受化疗,这也是一种不正确的想法。虽然患者体内较大的肿瘤病灶已经手术切除,但原发灶较大的肿瘤患者体内往往存在残留的微小病灶,残留的病变细胞在术后增殖速度加快。因此,此时应用化疗,肿瘤细胞对药物敏感,疗效较好。应用辅助化疗的合适时间一般为术后3周左右,此时患者体力已有所恢复,而残留肿瘤尚未长成较大结节,化疗可取得较为满意的结果。

抗肿瘤药物的不良反应以胃肠道反应及骨髓抑制最为常见。近来,5-羟色胺受体拮抗剂已广泛应用于治疗抗肿瘤药物引起的呕吐,造血生长因子用于防治化疗引起的粒细胞下降,效果十分理想,可使化疗较顺利地进行。现将抗肿瘤药物的不良反应及防治方法简述如下。

局部反应 ①抗肿瘤药物局部外渗可引起组织坏死及溃疡。一旦发现药物外渗,应立即停止输液,注入生理盐水5~10毫升,稀释渗出药物,然后以2%普鲁卡因做局部封闭、冷敷,以后可用金黄散或硫酸镁外敷。②药物引起的栓塞性静脉炎防胜于治。药物应稀释至一定程度,抗癌药滴完后可快速静脉滴注生理盐水以减轻药物对血管壁的刺激。在静脉滴注药物过程中,一旦感到局部有热、胀、刺痛等感觉,应立即告知医护人员,以便及早处理。

全身反应 ①胃肠道反应:几乎每种抗癌药物均有不同程度的消化道反应,以恶心、呕吐最为常见,顺铂、氮芥、亚硝脲类药物引起的胃肠道反应最为严重。目前,对抗癌药引起的严重呕吐的治疗,一般在化疗前用5-羟色胺受体拮抗剂,已取得较好的治疗效果。以上药物与生理盐水100毫升在化疗前半小时静脉滴入,也可加用地西泮(安定)、地塞米松以提高止吐效果。抗代谢药及抗癌抗生素可引起口腔黏膜炎,治疗时应加强口腔护理,可用制霉菌素液漱口或局部涂抹,也可用中药冰硼散、珍珠散局部涂抹,进食不烫不冷的高营养流质饮食。引起腹泻的药物有5-氟尿嘧啶、开普拓(伊立替康)等。腹泻每日多于5次或血性腹泻的患者应停药。开普拓引起的腹泻最为严重,若治疗不当,可能致命,因此,应在具备专业知识的医生指导下使用。长春新碱可引起便秘,因此,高龄患者应减少剂量;若同时用5-羟色胺受体拮抗剂或吗啡类止痛药,则便秘更为严重。②骨髓抑制:绝大多数抗肿瘤药物均可引起不同程度的骨髓抑制。抗癌药物引起骨髓抑制的程度与患者的骨髓贮备功能密切相关。若过去曾接受过化疗或放疗,特别是盆腔放射,更易引起明显的骨髓抑制。骨髓抑制最初表现为白细胞特别是粒细胞减少,其次为血小板减少,严重时血红蛋白也减少。白细胞最低的时间一般出现在用药后2周左右,停药后2~3周会恢复正常;但丝裂霉素、亚硝脲类有延迟性骨髓抑制作用,白细胞最低出现在用药后4~6周,需经7周才能恢复。因此,在停用抗癌药后还需密切注意白细胞的变化,若发现白细胞计数在 $3.0×10^9$/升以下,应及时应用造血细胞因子。抗癌药物引起的严重粒细胞下降可导致感染发生。此外,丝裂霉素可引起微血管溶血性贫血。微血管溶血性贫血的发生与丝裂霉素的累积量有关,大多数发生于用药总量大于60毫克的病例中。③心脏毒性:以蒽环类抗癌抗生素产生的心脏毒性最为多见和严重,因此,有心脏病史者应避免应用蒽环类抗生素。心肌病的发生率与多柔比星(阿霉素)的累积量有关。用药前应检查心电图,必要时应做左心室射血分数测定。若能在用药期间密切观察患者,累积量控制在安全范围以内,使用

蒽环类抗生素还是安全的。④肺毒性:博来霉素最易引起肺毒性,总量超过400毫克可造成肺纤维化。高龄(70岁以上)、肺功能不全、纵隔或肺曾经接受过放射的患者,应慎用或不用博来霉素(博莱霉素)类药物。⑤肝毒性:化疗抗癌药造成的肝毒性轻重不一,阿糖胞苷、亚硝脲类、达卡巴嗪(氮烯咪胺)可引起暂时性氨基转移酶(转氨酶)升高,长期应用甲氨蝶呤可引起肝硬化,长期应用6-巯基嘌呤可引起胆汁淤积、肝坏死。若给药后短期内出现转氨酶升高,则大都为一过性,停药后可迅速恢复正常。化疗期间应定期检查肝功能,一旦发现转氨酶升高,应及时应用保肝药物。肝功能恢复正常后方可开始下一疗程化疗,原有肝病史的患者应适当减少抗癌药的剂量。⑥泌尿系统毒性:顺铂的肾毒性最为突出。预防措施是应用顺铂时定期监测肾功能、充分水化,以及采用联合化疗以减少顺铂的剂量。在顺铂化疗时不应同时使用氨基糖苷类抗生素。大剂量甲氨蝶呤也可损伤肾功能,定期监测血浓度、水化和碱化尿液,则肾毒性可明显减少。亚硝脲类药物可

引起肾小球硬化、肾小管萎缩及肾间质纤维化,因此,此类药累积量应控制在1 500毫克以下。⑦发热:平阳霉素易引起高热,一般出现在肌内注射或静脉滴注后2～4小时,通常为自限性毒性,偶尔发热可达40℃以上,且发生气急、血压下降,甚至死亡。淋巴瘤患者应用此药更易发生高热,因此,使用常规剂量平阳霉素前应先注射1毫克,观察体温、血压有无变化,若无发热,以后应用平阳霉素前可先注射地塞米松5毫克,则更为安全。⑧皮肤和毛发:环磷酰胺、5-氟尿嘧啶、马利兰、阿霉素、平阳霉素等可引起皮肤色素过度沉着。皮肤经放疗后再应用阿霉素、放线菌素D(更生霉素),则皮肤会发生红斑及色素沉着,类似放射性皮肤反应,称为回忆反应。常引起脱发的药物有阿霉素、泰素、足叶乙苷(依托泊苷)、环磷酰胺。脱发是一种暂时现象,停药后可自行恢复。应用阿霉素时使用特制的冰帽,对脱发有一定的预防作用。⑨神经系统:长春新碱可引起肢体远端麻木、感觉异常、肌无力及深腱反射抑制,停药后逐渐恢复。长春新碱也可引起腹泻、便秘及膀胱无力。顺铂可引起高频区耳聋,大剂量5-氟尿嘧啶可引起小脑共济失调。⑩过敏反应:可分为局部及全身两种。局部过敏反应表现为沿静脉出现的风团、荨麻疹及红斑,以阿霉素及表柔比星(表阿霉素)给药时常见。用药后15分钟内出现的症状或体征应视为全身性过敏反应,可表现为颜面发红、荨麻疹、低血压、发绀,应立即停止给药。有药物过敏史者不宜使用紫杉醇。用紫杉醇前应常规给予以下药物:地塞米松20毫克于使用紫杉醇前12小时及6小时分别口服,苯海拉明50毫克或西咪替丁300毫克于使用紫杉醇前半小时静脉滴注。常规使用预防性治疗,在医生观察下应用紫杉醇还是安全的。

远期不良反应　①对性腺的影响:某些烷化剂如环磷酰胺、苯丁酸氮芥(瘤可宁)等可影响睾丸及卵巢的功能,引起不育。男性表现为阳痿、精子减少、活力降低;女性表现为月经不调、闭经等。许多患者在化疗停止后可恢复正常生育能力。②第二个原发肿瘤:霍奇金淋巴瘤有效治疗后偶可发生第二个原发肿瘤,与化疗有关的第二个原发肿瘤为急性非淋巴细胞性白血病。白血病的发生与烷化剂的累积剂量和用药时间有关。

总之,抗肿瘤药物与其他药物一样有其治疗作用,也会产生一定的不良反应,关键在于在有经验的医生指导下应用化疗,治疗过程中医务人员合理用药,密切观察,患者积极配合,可使抗癌药物的不良反应明显减少,并取得更好的疗效。

◎ 化疗中的注意事项

化学治疗必须在有经验的专科医生指导下进行,化疗过程中应根据病情变化和药物不良反应,随时调整治疗用药及进行必要的处理。

化疗过程中应密切观察血象、肝功能、肾功能和心电图变化。定期检查血象(包括白细胞、红细胞及血小板计数),一般每周检查 1 ~ 2 次,当白细胞和血小板降低时每周应检查 2 ~ 3 次,直至血象恢复正常。每次化疗前应检查肝功能、肾功能,应用蒽环类化疗药物如阿霉素、表阿霉素等治疗前应检查心电图。

65 岁以上或一般情况较差的患者,应酌情减少用药剂量。

如有骨髓转移的患者,治疗中应密切观察血象变化;以往化疗、放疗后有严重骨髓抑制的患者,用药剂量应适当调整;全骨盆放疗后的患者,应密切随访血象,并根据情况适当减少用药剂量;严重贫血的患者,应先治疗贫血,后再行化疗治疗。

(李军民)

5. 肾内科疾病

慢性肾脏病

慢性肾脏病（简称 CKD）是绝大多数的肾脏疾病（肾小球肾炎、隐匿性肾炎、肾盂肾炎、过敏性紫癜肾炎、红斑狼疮肾炎、痛风肾、IgA 肾病、肾病综合征、膜性肾病、糖尿病肾病、高血压肾病、小管间质性肾炎、多囊肾等）的统称。只要有肾损害依据（病理、血、尿、影像学异常）和（或）肾小球滤过率（GFR）小于 60 毫升/（分·1.73 米^2），持续时间大于或等于 3 个月就可诊断为慢性肾脏病。

由于慢性肾脏病发病率高、伴发的心血管病患病率高，病死率高；而全社会对慢性肾脏病的知晓率低，防治率低、伴发心血管病的知晓率低，已使慢性肾脏病成为全球性公共健康问题。2006 年国际肾脏病学会和国际肾脏基金联合会共同倡议，将每年 3 月份的第二个星期四定为"世界肾脏日"，目的是唤起大众对慢性肾脏病的高度关注。

◎您需要做哪些检查

尿液检查 蛋白尿和血尿是最常见的表现。如患者排出的尿泡沫多而消散慢，往往提示蛋白尿。24 小时尿蛋白定量测定对诊断、治疗和判断预后均有重要意义；尿微量蛋白分析有助于鉴别肾小球疾病和肾小管性疾病。血尿的原因众多，慢性肾脏病的血尿属肾小球性血尿，相差显微镜检查可见异型红细胞。

血液检查 抽血检查肾功能、血气分析、电解质、血糖、免疫指标、肿瘤指标等。

B 超检查 检查肾脏的大小、形态和结构。肾脏缩小、结构不清往往提示慢性肾脏病的较晚阶段。

肾活检　对肾实质性病变的诊断、治疗和预后,具有重要价值。

肾小球滤过率(GFR)检查　根据 GFR 的水平可将慢性肾脏病的发展分为 5 期:CKD1 期,GFR 大于 90 毫升/(分·1.73 米^2);CKD2 期,GFR 60 ~ 89 毫升/(分·1.73 米^2);CKD3 期,GFR 30 ~ 59 毫升/(分·1.73 米^2);CKD4 期,GFR 15 ~ 29 毫升/(分·1.73 米^2);CKD5 期,GFR 小于 15 毫升/(分·1.73 米^2)(或已经透析者)

◎专家忠告

就诊策略　早期慢性肾脏病患者通常没有明显的症状,所以若非通过相关检查,难以发现相对早期的患者。但是,很多"蛛丝马迹"也可以在早期出现,比如腰酸、腰痛、浮肿、小便泡沫多、高血压、贫血、夜间排尿增多等。其实这些已经是肾脏发出的警报,如果不及时就医,就可能造成无法挽回的结果。慢性肾脏病早期征兆主要有:晨起眼睑或颜面水肿,午后多消退,劳累后加重,

休息后减轻;小便泡沫多,长久不消散,常表明尿液中蛋白质较多;尿色呈浓茶色、洗肉水样、酱油色或浑浊如淘米水;高血压;无明确原因的腰背酸痛;小便量骤减或陡增;年轻人夜尿增加,则可能是肾脏功能不良的早期临床表现,尤其应引起注意。

健康体检是早期发现肾脏病的最好方法,定期到医院做尿常规检查,就可以初步筛查出是否患有慢性肾脏病。如果尿常规检查出尿蛋白、血尿等,就应该引起重视,及早到医院就诊治疗。可以看肾内科专科门诊。专科医生也会根据相应的检查结果,决定是门诊治疗随访,还是住院进一步治疗。对于门诊医生诊断不明确或治疗效果不好,则建议到专家门诊,甚至特需门诊进一步诊治。

治疗主张

一般治疗　急性、急进性、慢性、隐匿性肾炎和肾病综合征表现的患者,其治疗原则和方法,与各型肾小球肾炎和肾病综合征基本相同。

饮食治疗　饮食上要少吃盐、勿暴食、多喝水、不憋尿。食盐量大会增加肾脏的负担;而如果一次吃过量的蛋白质,代谢产

生的尿酸及尿素氮会增加肾脏的工作量；每天喝充分的水并随时排尿，避免肾脏结石。肾功能正常者不需限制蛋白质入量；但肾功能减退、血尿素氮和肌酐增高时，应进低蛋白质饮食，以控制每日的蛋白质摄入量，摄入的蛋白质以牛奶、鸡蛋、鱼肉、鸡肉等优质蛋白质为首选，而少进食富含植物蛋白质的食物如豆制品。

利尿、降压　患者出现少尿、浮肿时，可选用利尿药，服用利尿剂时需注意监测电解质，同时也要避免过度、过快利尿。高血压和尿蛋白是加速肾小球硬化、促进肾功能恶化的重要因素，积极控制高血压和减少尿蛋白是治疗慢性肾脏病的两个重要环节。慢性肾脏病高血压患者要慢慢地降压，降压幅度过大、速度过快，都可能引起肾功能恶化。某些特定的降压药在降低血压的同时还能减少尿蛋白，医生通常会选择这类降压药。

免疫抑制治疗　有的慢性肾脏病患者需要免疫抑制治疗。免疫抑制剂主要有糖皮质激素和细胞毒制剂，如环磷酰胺、环孢霉素A、麦考酚吗乙酯、他克莫司等，这些免疫抑制剂均有较多副作用，使用时要注意预防和监测。

透析治疗　是治疗晚期慢性肾脏病的主要手段，以人工方法替代失去功能的肾脏，有血液透析（血透）和腹膜透析（腹透），（详见"慢性肾衰竭"）。

康复治疗　患者应避免对肾脏有损或加重肾功能减退的各种因素。定期复查尿液和肾功能，避免寒冷潮湿、过度疲劳等，防止呼吸道和消化道感染。

诊治误区　很多慢性肾脏病患者没有任何症状，甚至有的患者已经肾功能受损了仍没有明显不适，容易掉以轻心。如果尿液检查有异常要及时到肾内科就诊。肾活检是明确病理诊断、指导治疗及判断疾病严重程度和预后的重要手段，当病情需要时应及时做肾活检。血肌酐是一个很不敏感的肾功能指标，轻度升高已说明有很大部分肾功能受累，要引起高度重视。GFR 是能更敏感地反映肾功能的指标，可通过公式计算。

特别提醒　乱用药而导致的慢性肾脏病屡见不鲜。很多感冒药、消炎止痛药、减肥药和中草药都有肾脏毒性，而这些药物都十分常见，使用广泛，没有医药知识的市民在自我用药时往往容易出现各种问题。肥胖的人容易患高血压、糖尿病等慢性病,而这些慢性病如果控制不好,很容易损害肾脏,间接引发慢性肾脏病。所以这些患者应密切关注血压、血糖、血脂、血尿酸等指标,至少每半年监测一次尿常规、尿微量蛋白及肾功能,以便早期发现肾脏损害。慢性肾脏病防治中既要重视早期诊治,又要避免跟着广告跑。目前大多数慢性肾脏病难以根治,期待灵丹妙药,想把慢性肾脏病根治是不切实际的,治疗的目标应该定位在控制并发症和延缓疾病进展方面,避免进入肾衰竭。

肾小球肾炎

肾小球肾炎简称为肾炎,临床可分为急性、急进性、慢性和无症状性血尿和(或)蛋白尿四类。不论何种类型的肾炎,均与免疫有关,感染在肾炎的病因与诱因中均起了主要作用。

急性肾炎多与链球菌感染引起的免疫反应有关,常见于上呼吸道感染(多为扁桃体炎)、猩红热、皮肤感染(多为脓疱疮)等链球菌感染后。急进性肾炎也与免疫有关,其诱发因素包括感染、吸烟、吸毒、接触某些有机化学溶剂、碳氢化合物等。慢性肾炎与急性肾炎是两种不同的肾脏病,仅很少部分由急性肾炎发展演变而成,绝大部分患者起病时就是慢性肾炎。无症状性血尿和(或)蛋白尿,以往也称为隐匿性肾炎,其病因复杂多样。

◎您需要做哪些检查

尿液检查 血尿是最常见的表现,有时血尿易被肉眼发现,有时需在显微镜下才能被发现。血尿的原因众多,肾炎的血尿属肾小球性血尿,相差显微镜检查可见到红细胞形态奇异、五花八门,形状大小明显不一。肾小球性血尿的红细胞容积分布曲线呈非对称曲线,其峰值红细胞容积小于静脉峰值红细胞容积。蛋白尿是肾炎的基本表现。患者排出的尿,泡沫多而消散慢,往往提示蛋白尿。肾炎的蛋白尿为肾小球性,尿蛋白的成分以白蛋白为主,病变严重时出现大分子蛋白质。24 小时尿蛋白定量测定对诊断、治疗和判断预后均有重要意义。正确留取 24 小时尿标本十分重要,留尿标本不规范,会影响诊断与治疗。首先,要准备一个清洁带盖的大容器。早晨起床第一次排尿,注意一定要弃去,并记下该时刻(于第2日同一时刻收集最后一次尿)。从第一次尿排弃后,每次尿均要滴尿不漏地放入容器中,次日同一时刻排最后一次尿,且一定要放入容器中。最后一次尿若忘掉或未放入容器中,会影响检测结果。留尿标本看似简单,实则易发生误差而影响诊治。

血液检查　抽血检查肾功能、血气分析、电解质以及免疫指标等。

B超检查　检查肾脏的大小、形态和结构。肾脏缩小、结构不清往往提示肾炎的较晚阶段。

肾活检　肾穿刺抽取少量肾组织做病理切片检查简称"肾活检",是肾脏病临床常用的诊断手段。这项检查对肾实质性病变的诊断、治疗和预后具有重要价值。肾活检是在局部麻醉下,经B超显像做引导,用一根细小的活检针,穿过皮肤到达肾脏,抽取少量肾组织,经切片染色后在显微镜(光学、电子和免疫荧光)下,确定肾病的病理学类型。肾小球肾炎在以下情况需考虑做肾活检:①急性肾炎不典型,或病情在2个月内未好转。②急进性肾炎综合征。③慢性肾炎诊断或鉴别困难。④无症状性血尿和(或)蛋白尿须做鉴别诊断等。

◎专家忠告

就诊策略　如果出现血尿、蛋白尿、水肿、少尿、肾功能异常等,可以看肾内科专科门诊。专科医生也会根据相应的检查结果,决定是门诊治疗随访,还是住院进一步治疗。对于门诊医生诊断不明确或治疗效果不好,又不能住院治疗的,则建议到专家门诊,甚至特需门诊进一步诊治。

急性肾炎典型症状:血尿、蛋白尿、水肿、暂时性高血压与肾功能减退,称急性肾炎综合征。患者常因血尿或晨起眼面浮肿而就诊。

急进性肾炎典型症状:血尿、蛋白尿、肾功能急剧减退、高血压、贫血及少尿性急性肾衰竭,称急进性肾炎综合征。患者大都因血尿、少尿、肾功能衰竭而就诊。

慢性肾炎典型症状:蛋白尿、血尿、水肿、高血压和肾功能缓慢减退,大多无明显症状,病情迁延,病变缓慢进展,不易引起重视,但肾功能在进行性减退,要警惕。临床上慢性肾炎急性发作时出现急性肾炎综合征,以高血压为突出表现时像高血压肾病。

无症状性血尿和（或）蛋白尿典型症状:仅有血尿和（或）蛋白尿,而无水肿、高血压及肾功能减退,又称隐匿性肾炎。有些患者尽管无临床症状,但肾功能在进行性减退,切不可掉以轻心。

治疗主张

一般治疗　急性期,尤其当出现肉眼血尿、少尿、水肿和高血压时,患者应卧床休息,待上述症状消退后可逐步起床活动。仅有尿液异常的患者,不必长期卧床休息。有些患者有蛋白尿或镜下血尿迁延不愈,但无明显症状,可恢复正常生活,不过要避免过度劳累或剧烈运动。患者心理、精神和思想上的放松、休息,也许比体力休息更为重要,因而,心理护理、精神关爱、解除思想疑虑等不亚于药物治疗。

饮食治疗　急性期,尤其当出现少尿、水肿和明显高血压时,患者应进少盐饮食（一般每日少于3克食盐）必须强调,无水肿、无高血压时不必限盐,过分控制

钠盐,会导致血容量减少,甚至损伤肾功能。同时,明显少尿者应限制液体入量。肾功能正常者不需限制蛋白质入量,但肾功能减退、血尿素氮和肌酐增高时,应低蛋白饮食,需控制每日的蛋白质摄入量。摄入的蛋白质以牛奶、鸡蛋、鱼肉、鸡肉等优质蛋白为首选;虾、蟹等海鲜虽营养丰富,但易产生过敏,以少食为宜。急性肾炎患者的饮食宜清淡,可选有利尿作用的食物,如冬瓜、西瓜、荠菜、马兰头等,还有茅根竹蔗水、冬瓜赤小豆粥、玉米须葫芦茶糖水和参芪芡实猪肾汤等。慢性肾炎患者可选用芡实白果粥、莲子芡实瘦肉汤和冬虫草炖老鸭等。无症状性血尿和（或）蛋白尿患者可选大蒜煨鲤鱼、芡实白果煨猪肾、田七炖鸡等。以上中药食疗应在医生指导下选用。

利尿、降压　是肾炎常用的对症治疗方法。患者出现少尿、浮肿时,可选用利尿药,宜排钾利尿剂与滞钾利尿剂合用,以使其作用相加而不良反应减少。需注意,单独长时间应用滞钾利尿剂易产生高血钾,这是一种无声无息潜伏着致命危险的并发症,须高度警惕。强力利尿药如呋塞米

(速尿)，如应用不当致过猛过剧利尿，又会引起循环血容量不足，诱发肾功能减退，这也要避免。降压治疗详见"慢性肾脏病"。

免疫抑制治疗 是肾炎治疗最常用的基本方法。免疫抑制剂主要有糖皮质激素和细胞毒制剂。但必须牢记，急性肾炎不用上述免疫抑制剂，慢性肾炎有时需要用。急进性肾炎主要用甲泼尼龙冲击伴环磷酰胺治疗。用甲泼尼龙冲击治疗时，应注意继发感染和钠、水潴留等不良反应。环磷酰胺会引起感染、骨髓抑制、肝功能损伤、脱发、出血性膀胱炎和性腺损害等，因此，治疗期间应密切观察，注意防治。其他一些免疫抑制剂如环孢霉素A、麦考酚吗乙酯、他克莫司等也可用于治疗肾炎。

透析治疗 急性肾炎和急进性肾炎伴急性肾衰竭的患者，根据病情需要有时需做透析治疗。

康复治疗 患者应避免对肾脏有损或加重肾功能减退的各种因素。冬季少去通风不良的公共场所，夏天空调温度不宜太低，以防呼吸道感染。及时治疗皮肤病，防止脓皮病发生。

肾炎患者服药时要三思而后行，肾毒性药物是诱发肾功能恶化的常见因素。庆大霉素、卡那霉素、造影剂、某些降压药、感冒药、退热药、止痛药等，均应慎用。肾功能受损时，非肾毒性药物也可因肾排泄障碍引起血浓度升高，产生肾外毒性或毒性反应。一般人心目中，中药药性平和不会有毒性，殊不知，历来认为无毒性作用的天然中草药，近年也不时发现有毒，也不宜盲目使用。总之，肾炎患者用药要比常人多些心计，避免应用肾毒性药物，必须用药时，也要咨询医生根据肾功能减少剂量或延长用药间隔时间。

诊治误区 详见"慢性肾脏病"。

特别提醒 不需用青霉素等抗生素防治急性肾炎，一般也不宜用泼尼松和环磷酰胺抑制急性肾炎免疫性炎症。慢性肾炎的主要治疗目的是保护肾功能，防止其进一步减退，而不是消除蛋白尿和血尿。防治感染和高血压对保护肾功能至关重要，血管紧张素转换酶抑制剂和（或）受体拮抗剂是肾炎患者首选的降压药，但在首次用药时需监测肾功能变化，并要注意高血钾并发症。用

药要三思而行,中草药也并非
"平安无事"。

少数急性肾炎病患者,可并
发急性肾衰竭、高血压脑病和心
力衰竭,急进性肾炎多有少尿型
急性肾衰竭。适时积极透析治
疗,可有效防治上述并发症。积
极防治加重肾功能损伤的诱因如
感染、尿路梗阻、肾毒性药物,以
及有效控制高血压等,是防治慢
性肾炎并发慢性肾衰竭的重要措
施。

肾病综合征

在大量蛋白尿基础上,出现
低蛋白血症、全身性水肿和高脂
血症等一组肾病症状,称为肾病
综合征。显然,它不是一个单独
的肾脏病,而是由各种肾小球病
变引起的具有共同临床表现的综
合征。原发性肾病综合征,儿童
主要由微小病变肾病引起,青少
年以系膜增生性肾炎、局灶节段
性肾小球硬化多见,中青年以系
膜毛细血管性肾炎居多,而中老
年则以膜性肾病为主。继发性肾
病综合征,儿童以过敏性紫癜肾
炎、乙型肝炎病毒相关性肾炎和
先天性肾病综合征多见,中青年

常见于狼疮肾炎,中老年则以糖
尿病肾病、淀粉样变肾病骨髓瘤
肾病、其他肿瘤相关性肾病等为
多见。

微小病变肾病,上述四大综
合征群(全身性水肿、大量蛋白
尿、低蛋白血症、高脂血症)明
显,但血尿、高血压及肾功能减退
罕见,对激素治疗反应好,但易复
发。系膜增生性肾炎,可有血尿、
高血压,有的患者有肾功能损伤,
对激素和细胞毒药物疗效不一
致。系膜毛细血管性肾炎,血尿
明显,还可出现贫血、高血压及肾
功能受损相应症状,对治疗反应
差,预后不良。膜性肾病,易伴发
血栓、栓塞性病变,出现相应症
状,但部分患者可自发缓解。局
灶节段性肾小球硬化,易发生血
尿,并可出现高血压及肾功能减
退的相应症状。

◎您需要做哪些检查

尿液检查和血生化检查　24
小时尿蛋白定量检查,是诊断本
病的基础;大量蛋白尿,加上血浆
白蛋白降低和血脂升高,则可确
诊。其中,24 小时尿蛋白大于
3.5 克,血浆白蛋白少于30 克/升
是诊断所必需。

确定为肾病综合征后，还要根据临床及其他的检查结果，与过敏性紫癜肾炎、狼疮肾炎、乙肝相关性肾炎、糖尿病肾病、淀粉样变肾病肿瘤骨髓瘤肾病、其他肿瘤相关性肾病等继发性肾病综合征相鉴别。

肾活检 及时肾活检，明确病理类型，以便指导进一步治疗。

◎专家忠告

就诊策略 如果出现泡沫尿、水肿、少尿等，可以看肾内科专科门诊。专科医生也会根据相应的检查结果，决定是门诊治疗随访，还是住院进一步治疗。对于门诊医生诊断不明确或治疗效果不好，又不能住院治疗的，则建议到专家门诊，甚至特需门诊进一步诊治。如果水肿、少尿很明显甚至引起呼吸困难等严重症状者应立即到急诊紧急处理。

治疗主张 少尿、水肿明显时，应卧床休息、低盐、低脂饮食。不必通过饮食补充大量蛋白质或静脉输入血浆或白蛋白等，只要正常摄入蛋白质，0.8～1.0克/（千克体重·日）的优质蛋白饮食（富含必需氨基酸的动物蛋白）已足够。热量要保证充分，每日每千克体重不应少于126～147千焦（30～35千卡）。

利尿剂、降压药物应用 详见"肾小球肾炎"、"慢性肾脏病"。

抑制免疫性炎症 为治疗原发性肾病综合征的主要治疗方法，所用药物主要是肾上腺糖皮质激素和细胞毒药物。激素常用泼尼松、泼尼松龙和甲泼尼龙等。激素起始量要足，减量要慢，维持用药要久，这是几十年临床经验的总结。遗憾的是，不少青年患者，尤为女青年患者，怕用药后因肥胖、多毛、痤疮等影响容貌，而擅自停药、减药或没用足药量，造成病情反复，甚至疾病恶化。实际上，这些不良反应在激素减量、停药后很快会消失。细胞毒药物常用环磷酰胺。环磷酰胺有许多毒性，可引起毛发脱落，不过，疗程结束，停药不久后，仍会长出一头秀发。环孢霉素A、麦考酚吗乙酯、他克莫司等是近年来开始用于治疗肾病综合征的新的免疫抑制剂。

康复治疗 定期复查尿液和肾功能。排尿时注意观察尿液泡沫多少及自然消散时间，若泡沫增多、消散时间延长，则要随时去医院诊治。在用激素和环磷酰胺维持治疗时,要注意药物毒性反应。出现水肿、高血压、高血脂、感染、肝损害、血白细胞减少等时,要及时就医。

诊治误区 应及时做肾活检检查,以明确诊断。激素和免疫抑制剂治疗疗程要足,否则易反复,切记不能自行减药、停药。本病易并发感染,特别在用激素和免疫抑制剂治疗期间,感染易加重病情,影响疗效,并可引起病变复发和肾功能减退,故应积极防治,切勿等闲视之。膜性肾病易有血栓、栓塞性并发症。若肾静脉血栓会加重病情,且难以治疗。所以,防治血液浓缩和高血脂、高血压等很重要。

特别提醒 部分肾病综合征患者可并发急性肾衰竭,应积极进行临时透析过渡治疗。蛋白质和脂肪代谢紊乱是本病的重要并发症,会导致营养不良、儿童生长发育受阻,要及时补充营养,低脂饮食,必要时用降脂药物。

盲目补充蛋白质,可增加尿蛋白排出,还会加重肾功能损伤,真是"得不偿失"!一味强力利尿,可引起血液浓缩,发生低血容量和血栓、栓塞性并发症,要当

心。健为美之本,激素和免疫抑制剂治疗,可使本病缓解,其不良反应仅暂时影响青春容貌,切不可为"美"擅自停药、减药,以致病情反复,"健美两伤"!

IgA 肾病

肾脏免疫病理学中,以肾小球系膜区免疫球蛋白 A(IgA)沉积为特征的一组肾小球疾病称为"IgA 肾病"。IgA 肾病是我国最常见的肾小球疾病,它是肾小球性血尿最常见的病因,同时也是终末期肾脏病重要的病因之一。在肾活检广泛开展前,还不认识本病,其常混在肾小球肾炎中,实质上它们是两类肾病。

本病好发于青少年,男性多见。发病前大多有呼吸道或消化道感染。患者常在上呼吸道感染后(1～3 日,偶可更短)出现突发性肉眼血尿,持续数小时至数日。感染与本病有关,但不直接致病,而是通过感染激发的免疫反应引起本病。

本病症状可包括原发性肾小球疾病的各种临床表现,但几乎所有患者均有血尿。其主要特征是血尿反复间歇发作,同时可伴

有蛋白尿、水肿、高血压、肾功能减退。有少数 IgA 肾病患者,可表现为肾病综合征、急进性肾炎、慢性肾炎等。

◎您需要做哪些检查

尿红细胞相差显微镜检查确定肾小球性血尿。

血液检查 有近半数患者多次测血 IgA 可升高。

蛋白尿和肾功能检查 协助诊断并确定肾功能损害程度。

肾活检 确诊有赖于肾活检,肾小球系膜区有 IgA 沉积。并且,以肾脏特征性病理变化与急性、急进性、慢性肾炎相鉴别,与狼疮性肾炎、过敏性紫癜肾炎、乙肝相关性肾炎等相区分。

◎专家忠告

就诊策略 本病主要看肾内科专科门诊。专科医生会根据相应的检查结果,决定是门诊治疗随访,还是住院进一步治疗。对于门诊医生诊断不明确或治疗效果不好,又不能住院治疗的,则建议到专家门诊,甚至特需门诊进一步诊治。

治疗主张

一般治疗 急性、急进性、慢性、隐匿性肾炎型表现的患者,其治疗原则和方法,与肾小球肾炎的各型基本相同;肾病综合征型的治疗参照肾病综合征治疗。

康复治疗 在肾脏专科就诊,随访复查尿液和肾功能,避免寒冷潮湿、过度疲劳等,防止呼吸道和消化道感染特别重要。慢性扁桃体炎与肉眼血尿有关时,可考虑适时摘除扁桃体。

其他参见"肾小球肾炎"和"肾病综合征"。

特别提醒 参见"肾小球肾炎"和"肾病综合征"。

尿路感染

病原微生物入侵尿路引起感染性炎症,称为尿路感染,简称"尿感"。按感染部位,可分上尿路感染(如,肾盂肾炎)和下尿路感染(如,膀胱炎);有时难以定位,分不清是上尿路感染还是下尿路感染时,就统称为尿路感染。

◎您需要做哪些检查

尿液常规检查 可有白细胞尿、血尿、蛋白尿。尿沉渣镜检白细胞每高倍视野下大于 5 个(5个/HP)称为白细胞尿,对尿路感染诊断意义较大；部分尿感患者有镜下血尿，极少数急性膀胱炎患者可出现肉眼血尿；蛋白尿多为阴性至微量。部分肾盂肾炎患者尿中可见白细胞管型。

尿细菌培养　见到细菌生长是主要诊断依据。临床常用清洁中段尿进行尿细菌定量培养，菌落计数达到标准称真性细菌尿，尿感诊断确立。尿细菌定量培养的临床意义在于，尿菌落数大于或等于 10^5 个/毫升为有意义的细菌尿，常为尿感；10^4 ~ 10^5 个/毫升，为可疑阳性，要复查；小于 10^4 个/毫升，为可能污染，要重新送检。但如为革兰阳性球菌感染，则尿菌落数大于或等于 10^4 个/毫升即为有意义的细菌尿。留取细菌培养的尿标本，必须在 6 小时内不排尿。停用抗菌药 1~2 周再留尿做检查。外阴消毒很重要，外阴不洁或消毒不严，易污染尿标本；但若消毒液未冲洗干净，混入尿标本，则可抑制细菌生长，影响培养结果。尿感患者要多饮水，服碱性药，以缓解尿路刺激症状，但这也可能影响检测结果。尿标本容器必须消毒无菌。供检测的尿液一定要新鲜，放置时间长，尤其天热，细菌会大量繁殖；但尿液冷冻，则会抑制细菌生长。

X 线静脉肾盂造影　反复发作的尿感，尤其疑为尿路梗阻或畸形等复杂因素引起的尿感，需做 X 线静脉肾盂造影，但男性肾盂肾炎首次发病，就应做此项检查。造影发现有粗糙的局灶肾皮质瘢痕，伴相应的肾盂变形，可诊断为慢性肾盂肾炎。须知，并非急性肾盂肾炎病程超过一年半载就是慢性肾盂肾炎。

◎专家忠告

就诊策略　本病主要看肾内科专科门诊。专科医生会根据相应的检查结果，决定是门诊治疗随访，还是住院进一步治疗。对于复杂性尿感，还应看泌尿科专科门诊。急性肾盂肾炎或慢性肾盂肾炎急性发作全身感染症状明显时应及时到急诊处理。

急性膀胱炎　主要表现为尿频、尿急、尿痛等膀胱刺激症状，可伴有下腹部疼痛等，部分患者迅速出现排尿困难。尿液常混浊，并有异味，可伴镜下血尿和肉眼血尿。

急性肾盂肾炎　除尿路刺激症状外，有腰痛、肾区叩击痛，以及畏寒、发热、头痛、全身酸痛、恶心、呕吐等全身感染症状。

慢性肾盂肾炎 症状既不明显又不典型,可有低热、贫血、高血压、多尿、夜尿等肾功能不全表现。有的患者无明显症状,仅有细菌尿(无症状性细菌尿)。

尿路刺激 尿路刺激为尿感的信号,促使患者就医。要知道,上行性尿感刺激症状明显,而血行性尿感则刺激症状不明显。后者易被忽视,延误病情,应引起重视。

治疗主张

一般治疗 急性期注意休息,多饮水,勤排尿。发热者给予易消化、高热量、富含维生素饮食。膀胱刺激症和血尿明显者,可口服碳酸氢钠片1克,每日3次,以碱化尿液、缓解症状、抑制细菌生长、避免形成血凝块,对应用磺胺类抗生素者还可以增强药物的抗菌活性并避免尿路结晶形成。尿路感染反复发作者应积极寻找病因,及时去除诱发因素。

药物治疗 膀胱炎需用尿液浓度高的药物,而肾盂肾炎则要用肾和尿浓度均高的药。下尿路感染可用药3~5日,上尿路感染疗程为2周左右。慢性下尿路感染可用小剂量抗菌药长期抑菌疗法,慢性肾盂肾炎用抗菌药长程疗法。下尿路感染可用单一抑菌药口服,上尿路感染宜用杀菌药注射,重症肾盂肾炎常需两种抗菌药合用。如条件允许,尽可能在留尿培养或待细菌药物敏感试验报告出来后,应用敏感药物针对性治疗。急性肾盂肾炎以抗菌治疗为主;慢性肾盂肾炎,寻找并去除尿路梗阻或畸形等诱发因素比应用抗菌药重要得多。

临床常用药有复方磺胺甲唑、喹诺酮类、氨基糖苷类、头孢菌素类、半合成青霉素等。复方新诺明(复方磺胺甲唑)1979年被世界卫生组织定为治疗尿感首选药物,可以说久经考验,至今仍是治尿感的理想药,疗效好,耐药菌少,不良反应少。

并发症的防治 重症急性肾盂肾炎,尤其伴糖尿病时,易并发革兰阴性菌败血症、肾乳头坏死、肾周围脓肿等。防治措施有三条:①积极治疗基础病,如控制糖尿病。②去除复杂性诱因。③联合应用强效杀菌药,静脉注射。最为可怕的是慢性进行性肾脏损伤会引起肾功能减退,最好的防治办法为及时寻找并根除尿路梗阻和畸形等因素。

康复治疗　患者治疗后,在康复期间,一定要随访。这种病特别容易再发,再发时可以无明显症状,但同样存在隐匿地破坏肾脏的危险。一般应每1~2月定期复查尿常规,每3~6月测肾功能,共1~2年。尿感预防尤其重要。尽量多饮水,勤排尿,要养成定时饮水和排尿的习惯,把尿路的病菌冲洗干净。女性尿道口邻近肛门,若不注意卫生,则尿道口周围的细菌会引起尿感。女性排便后手纸要从前向后擦,切忌自后向前,以防肛门口细菌感染阴道,最好在排便后清洗肛门和会阴。已婚女性的尿感常与性交有关。可在房事后立即排尿,并服复方新诺明1~2片。以上简便易行的防治措施可有效减少甚至阻止尿感。

诊治误区　尿路刺激症状是尿感的重要表现。然而,尿频、尿急、尿痛,并不都是尿感。有很多其他疾病,其尿路刺激症状也很明显,使患者误认为是尿感。肾结核膀胱刺激症状突出,支原体、衣原体、病毒,以及近年日益增多的淋菌感染,都可有尿路刺激或尿道综合征,但这些都不是本文所指的狭义尿感。切不能一有尿路症状就认为是尿感,而擅自盲目服用抗菌药。

尿路感染可有脓尿或尿白细胞增多,但很多非尿感疾病同样有脓尿。上述肾结核、淋病、衣原体、支原体感染等,都可出现脓尿。绝不能一有脓尿或尿白细胞计数增高,就认为是尿感而服用抗生素。

特别提醒　尿路刺激症状不是尿感所特有的,无尿路刺激症状也可能是尿感;有时不是尿感,也可出现尿频、尿急、尿痛。因此,切忌擅自盲目服用抗菌药。尿路刺激症状不明显的肾盂肾炎,也可引起肾功能损害,应予以重视。慢性肾盂肾炎的防治,首先要找出并去除尿路梗阻和畸形等复杂因素。两种全然不同的再发性尿感,不能一视同仁,要区别对待。大多数慢性下尿路感染的女性患者,不必做全套泌尿学检查,更不需用贵重药治疗。康复期的随访复查和预防措施远比药物治疗重要。坚持多饮水、勤排尿,是最有效的预防方法;注意会阴部清洁;尽量避免尿路器械的使用,必须应用时,应严格无菌操作;与性生活有关的尿感,应于性交后立即排尿,并口服一次常用量抗生素;膀胱输尿管反流者,要"二次排尿",即每次排尿后数分钟,再排尿一次。

慢性肾衰竭

各种慢性肾脏疾病引起肾功能减退,导致代谢物潴留,水、电解质、酸碱平衡失调,出现全身症状,称为慢性肾衰竭,临床常称为"尿毒症"。

在慢性肾衰竭的不同阶段,其表现也各不相同。早期患者可以无任何症状,或仅有乏力、腰酸、夜尿增多等轻度不适;少数患者可有食欲减退、上腹饱胀、轻度贫血。中期以后,上述症状更趋明显。随着病情发展,在晚期尿毒症时,可出现心力衰竭、心包炎、重度贫血、严重高钾血症、消化道出血、同时可出现记忆减退、失眠、抑郁、淡漠、惊厥、昏迷等症状,甚至有生命危险。此外,还有皮肤、骨髓、肌肉、内分泌等系统异常。代谢紊乱主要为血尿素氮与肌酐增高引起的氮质血症、高血钾、高血磷、高血镁、低血钙、低血钠、低血氯,以及代谢性酸中毒等。

◎您需要做哪些检查

肾功能测定 血肌酐是最方便的常用指标,但不够敏感。临床上通常采用 MDRD 公式估算的肾小球滤过率(eGFR)来评估肾功能。根据 eGFR 水平可将慢性肾脏病分成 5 期(详见"慢性肾脏病")。

其他血液检查 如血常规、血气分析、钠、钾、氯、钙、磷、白蛋白、甲状旁腺激素等。

肾脏超声等影像检查 对鉴别急性肾衰竭,还是慢性肾衰竭很有帮助。肾脏缩小提示慢性,但无明显缩小不一定是急性。如糖尿病肾病引起的慢性肾衰竭,肾脏也可无明显缩小。

◎专家忠告

就诊策略 本病主要看肾内科专科门诊、专家门诊或特需专家门诊。肾内科医生会根据相应的检查结果,决定是门诊治疗随访,还是住院进一步治疗。如出现心力衰竭、高血钾等紧急情况应立即到急诊就诊。

治疗主张 首先要提高对慢性肾衰竭的警觉,努力做到早发觉早诊断。同时,对已有的肾脏疾患或可能引起肾损害的疾患（如，糖尿病、高血压病等）进行及时有效的治疗，防止慢性肾衰竭的发生。对轻、中度慢性肾衰竭应及时进行积极治疗，延缓、停止或逆转肾衰竭的进展，防止尿毒症的发生，其基本对策：①坚持病因治疗，如对高血压病、糖尿病肾病、肾小球肾炎等，坚持长期合理治疗。②避免或消除慢性肾衰竭急剧恶化的危险因素。③阻断或抑制肾单位损害渐进性发展的各种途径，保护健存肾单位。对患者血压、血糖、尿蛋白定量、血肌酐上升幅度、肾小球滤过率（GFR）下降幅度等指标，都应当控制在理想范围。

饮食疗法　尿毒症时摄入蛋白质过多，会加重病情；太少，又会营养不良。一般而言，每日蛋白质摄入量控制在 0.6 克/（千克体重·日）为宜，以优质蛋白，如鸡肉、瘦猪肉、鸡蛋、鱼、牛奶等为宜。少吃豆及其制品，因植物蛋白含非必需氨基酸较多，吸收差且增加肾脏负担。米、面中所含的植物蛋白也应减少，可用麦淀粉、番薯等代替部分主食。要注意，除非少尿、水肿、高血压，通常不必非常严格限制饮水和钠盐，不适当控制水、盐引起的失水、低钠，是加重肾功能损伤、促发尿毒症的诱因。

药物治疗　口服碳酸氢钠纠正酸中毒，轻者 1.5～3.0 克/日即可；中、重度患者 3～15 克/日，必要时可静脉输入。出现水钠潴留可根据需要应用袢利尿剂。出现高钾血症时，在限制钾摄入的同时，还应注意及时纠正酸中毒，并适当应用利尿剂增加尿钾排出，输注葡萄糖和胰岛素溶液促进钾离子转到细胞内，口服降钾树脂增加肠道钾排出，对严重高钾血症药物治疗效果不佳者，应及时透析治疗。血管紧张素转化酶抑制剂（ACEI）、血管紧张素 Ⅱ 受体 1 拮抗剂（ARB）、钙通道拮抗剂、袢利尿剂、β 阻滞剂、血管扩张剂等均可应用于慢性肾衰竭患者的血压控制。自从重组人红细胞生成素（rHuEPO）问世后，绝大多数患者均可以免除输血；而且患者心、肺、脑功能及工作能力均明显改善，一般采用皮下注射，血色素达标后应继续给予维持量。应用磷结合剂口服降低血磷，临床上较常用碳酸钙，一般每次 0.5～2 克，每日 3 次，餐中嚼服。明显低钙血症患者，可口服

1,25(OH)$_2$D$_3$（骨化三醇）。口服氧化淀粉或活性炭制剂、口服大黄制剂或甘露醇（导泻疗法）等，均是应用胃肠道途径增加尿毒症毒素的排出。这些药物主要应用于透析前慢性肾衰竭患者，对减轻患者氮质血症起到一定辅助作用，但不能依赖这些疗法作为治疗的主要手段。

透析疗法 是治疗晚期尿毒症的主要手段，以人工方法替代失去功能的肾脏，有血液透析（血透）和腹膜透析（腹透）。血液透析将患者血液引出体外，通过透析器排出代谢产物及毒素，同时补充需要的物质和营养后回到体内，不断循环。腹膜透析通过一根细小的硅胶管，把透析液灌入腹腔，利用腹膜作天然透析膜，达到清除代谢产物、补充需要物质的目的。腹透和血透各有优缺点，腹透较简便，可在家中进行。儿童、老年和糖尿病肾病患者以腹透为宜。

透析患者的水、钠摄入要适当限制，具体应视尿量、水肿、高血压和心功能等而定。

注意：肾衰竭时，对药物的排泄清除异常。有肾毒性的药物对肾损伤加重；无肾毒性的药物，则肾外不良反应增加。药物的使用剂量和频率应根据患者的肾功能水平进行调整。

肾脏移植 是本病较理想的替代治疗。成功的肾移植会恢复正常的肾功能（包括内分泌和代谢功能），可使患者几乎完全康复。肾移植需长期使用免疫抑制剂，以防排斥反应，常用的药物为糖皮质激素、环孢霉素A（或他克莫司）、麦考酚吗乙酯（或硫唑嘌呤）等。由于移植后长期使用免疫抑制剂，故并发感染者增加，恶性肿瘤的患病率也有增高。

并发症的防治 感染和心血管疾病是本病最主要的并发症，防治感染始终是处理本病的重要任务，抗菌药物应用要慎重。尿毒症患者心血管疾病高发，心血管疾病是导致尿毒症患者死亡首要原因，应积极防治高血压、心血管钙化、调节钙磷平衡等。高血钾对非透析治疗的患者，常为重要死因，因此，要谨慎应用滞钾的利尿药和降血压药，同时要密切观察，及时发现、适时透析。不适当限制水、钠，长期用排钠利尿剂，易并发低钠血症，要提高警惕，积极处理，用高渗氯化钠治疗可转危为安。还要配合医生防治维持透析和肾移植的各种并发症,如感染、营养不良、排异反应等。

康复治疗　尿毒症患者康复期不会是"平安无事",要认真保养,以防病情加重。首先要避免加重病情的感染、尿路梗阻、肾毒性药物、手术、妊娠等诱因。饮食中蛋白质、磷、脂肪及热量等,都要根据病情随时调整。透析患者尤其要注意感染的防治、营养的补充。

诊治误区　本病可引起各系统的症状,最常见为消化、血液、心血管、神经等系统和水、电解质、酸碱的代谢紊乱。临床上有不少患者是在诊治胃病、贫血等的过程中诊断了尿毒症,需引起重视。肾脏替代治疗包括血透、腹透和肾移植,是治疗晚期尿毒症的主要手段,当病情需要时应及时开始替代治疗,拖延可能会导致生命危险。

特别提醒　要防治可治性病因和可逆性诱因。有些尿毒症是可部分恢复的,并非都是"不治之症"。高血钾有致命危险,要特别注意防治。透析和移植,无济于任何肾脏病本身的治疗,仅仅是替代损坏殆尽的肾脏行使功能,而且,这种替代是长期的,也许是终身的。替代本身带来的各种并发症将伴随一生,对此要有足够的思想准备。

必须指出,对于一位尿毒症患者,最重要的治疗,莫过于心理护理、精神安慰、思想解压及社会的人文关爱!且这是长期的、持久的,患者需要深切关爱的人文精神的治疗。

(方　炜)

6. 内分泌科疾病

低血糖症

引起低血糖的原因很多。常见的低血糖分为禁食低血糖、餐后低血糖及药物性低血糖。禁食低血糖常见于清晨,禁食6~8小时后,主要由胰岛细胞瘤、垂体或肾上腺皮质功能减退、碳水化合物摄入不足及肝脏疾病所致。餐后低血糖常见于进餐后2~3小时,可由胃大部切除、2型糖尿病等引起。应用降糖药不当或胰岛素过量可诱发药物性低血糖。

正常人空腹血糖范围为3.9~6.1毫摩尔/升,血糖低于2.8毫摩尔/升会出现低血糖症状。

早期低血糖患者的症状主要有烦躁、饥饿、注意力不能集中、心慌、手抖、出汗、无力,继而出现头昏、视力模糊、听力减退、精神恍惚,严重者可致抽搐及昏迷。

慢性反复发作的低血糖患者,低血糖耐受性增强,有时血糖低到1.1毫摩尔/升而无明显的低血糖症状,但逐渐出现智力减退、精神错乱、体力衰弱等。年老及体弱多病患者,尤其是服用阻断肾上腺交感神经兴奋的普萘洛尔(心得安)、美托洛尔(倍他乐克)等药物时,可使患者对低血糖反应敏感性下降,容易出现昏迷,增加诊治困难。因肝脏或腹腔内、腹膜后肿瘤引起的低血糖还会出现原发疾病的一些症状。

◎您需要做哪些检查

病史检查 详细询问患者有无糖尿病史,是否经常饮酒,是否应用降糖药、胰岛素,是否有胃大部切除病史,以及低血糖发作的时间及症状。

空腹血糖测定 空腹抽血检查,若血糖低于2.8毫摩尔/升但无临床表现,称为低血糖;如血糖低于 2.8 毫摩尔/升,伴临床表现可诊断为低血糖症。

血胰岛素测定　空腹抽血检查,测定血胰岛素,应用过胰岛素的患者可测 C 肽。计算胰岛素释放指数,即血胰岛素(单位/毫升)/同步血糖(毫克/分升)。正常人胰岛素释放指数不超过 0.3;若大于 0.4,则要考虑胰岛 β 细胞瘤的可能。

胰腺 B 超检查、CT 检查、磁共振成像(MRI)检查　以确定胰岛 β 细胞瘤的部位和大小。胰岛 β 细胞瘤约 85% 是良性单发肿瘤,少数为恶性肿瘤、胰腺外肿瘤。

低血糖不发作时可做饥饿试验诱发低血糖、葡萄糖胰岛素延长释放试验及胰高糖素试验等以帮助诊断。

◎专家忠告

治疗主张

一般治疗　对轻度低血糖患者,可口服果汁或糖水等治疗;对重症或无法口服者用 50% 葡萄糖液 50 毫升,静脉注射。对大剂量应用胰岛素或口服降糖药的患者,存在再发低血糖危险,需要持续静脉滴注葡萄糖液,该类低血糖症的患者持续治疗至少 48 小时。

病因治疗　①反应性低血糖的治疗:反应性低血糖,即餐后低血糖,应少量多餐,以减轻葡萄糖对胰岛细胞的刺激,从而减少胰岛素释放引起低血糖的可能。②酒精性低血糖的治疗:酒精性低血糖患者宜禁酒。③药物性低血糖的治疗:药物性低血糖患者需在有经验的医生指导下及时调整降糖措施,才能避免低血糖的发生。④胰岛 β 细胞瘤的治疗:胰岛 β 细胞瘤在明确诊断、定位后宜手术治疗。不宜手术治疗者可用奥曲肽控制症状,以减少低血糖发作。恶性胰岛 β 细胞瘤不能根治的患者可用二氮嗪、链脲霉素、天冬酰胺酶等药物治疗。⑤垂体或肾上腺皮质功能减退的治疗:用激素替代治疗,常用氢化可的松 100 毫克静脉点滴,能快速有效地恢复正常血糖水平。

并发症的防治　起病缓慢、症状不典型的胰岛 β 细胞瘤患者,因长期低血糖导致脑细胞功能衰退,可出现痴呆症;也可诱发脑细胞局灶性坏死,出现症状性癫痫。此时,手术切除肿瘤后需应用促进脑细胞代谢的药物,进行抗惊厥治疗。

特别提醒 用阿卡波糖(拜糖平)、伏格列波糖(倍欣)等α-葡萄糖苷酶抑制剂和其他降糖措施后出现的低血糖症,必须以口服或静脉补充葡萄糖方能纠正,切勿通过进食碳水化合物类食品或蔗糖来纠正低血糖。

老年或伴有动脉硬化、冠心病、脑萎缩的患者在应用降糖药或胰岛素时应特别小心,此时,血糖控制标准宜放宽,因低血糖可以诱发心律紊乱、心肌梗死和脑梗死。

◎小贴士

日常生活中,常用的感冒药如阿司匹林和对乙酰氨基酚最容易引起血糖降低。糖尿病患者应避免同时服用这些药物和口服降糖药。由于很多感冒药都使用对乙酰氨基酚,所以糖尿病患者在服用时一定要详细阅读药品说明书,看看药物中是否含有该成分,以免误服造成药物性低血糖。

痛风及高尿酸血症

正常情况下尿酸2/3由肾脏排出,1/3从大肠排出,在血液中维持一定的浓度。当人体的代谢紊乱后,尿酸的合成增加或排出减少,结果引起高尿酸血症。当血中尿酸浓度过高时,尿酸即以钠盐的形式沉积在关节、软组织、软骨和肾脏中,引起组织的异物炎症反应,导致痛风。夜间突然发病,可因疼痛而惊醒,数小时内发展至高峰;可以出现受累关节肿胀,其中50%首发于单侧的大拇指(趾),活动受限;可伴有体温升高、头痛。这一时期称为急性关节炎期,血液化验可见白细胞总数升高。该期发病急骤,多数患者发病前无先兆症状,一般持续3~10日,也有数周后才缓解的。少数患者发作一次后很少再发作,大多数患者经1~2年后又会再次发作。多数患者发作有自限性。未经治疗或治疗不规范的患者在反复急性关节炎发作后将会进入慢性关节炎期。痛风发作会更频繁、间歇期缩短、疼痛加剧、受累关节增多。关节畸形、出现痛风石、活动障碍。痛风结石分布在耳郭、前臂伸侧面、脚趾与手指皮下结缔组织处,也可以沉积在关节的滑膜、软骨、骨皮质、肌腱和腱鞘处。结石小的如芝麻,大的如鸽蛋;质地有的软,有的很硬。结石长大后,其外表皮肤变薄溃破,形成瘘管,排出白色尿酸盐结晶物,经久不愈。

◎您需要做哪些检查

根据病史、体征,抽血做血常规检查,关节炎发作期间可有外周血白细胞增多。查血沉,发作时可有血沉增快。查尿常规,尿酸形成结石时,尿中可出现红细胞和尿酸盐结晶。查血尿酸,多数患者出现症状,可发现尿酸升高。但需注意的是,血尿酸水平与其临床表现的严重程度并不一定完全平行,少数患者可尿酸正常。行 24 小时尿尿酸测定,增多有助于尿酸性肾病与慢性肾小球肾炎所致的肾衰竭之间的鉴别。查肝肾功能,尿酸性肾病影响肾小球滤过功能时,可出现血尿素氮和肌酐增高。查四肢 X 线、腹部平片,受累关节出现边缘翘状突起,关节面不规则,关节间隙改变,腹部结石影。行关节腔穿刺术抽取滑囊液,针形尿酸钠结晶在急性发作期的检出率为 95%。行静脉肾盂造影,可发现结石影。行双能 X 线骨密度(DXA),早期发现受累关节的骨密度改变。

◎专家忠告

就诊策略　如果是急性发作的痛风,应该看急诊内科。急诊医生检查和治疗后,会根据病情判断是否需要住院治疗。如果是痛风慢性期,则可以看内分泌科专科门诊。专科医生也会根据相应的检查结果,决定是门诊治疗随访,还是住院进一步治疗。

治疗主张　高尿酸血症的治疗主要包括药物减少嘌呤生成,增加尿酸排泄,以及急性痛风性关节炎的治疗等三方面。①苯溴马隆(立加利仙):它的主要作用是抑制肾小管对尿酸的吸收,促进尿酸排泄。②别嘌呤醇:主要作用是减少尿酸合成。值得注意的是,在用药初期可诱发痛风急性发作,可在开始服用的 4～8 周时,同时服用小剂量秋水仙碱预防。老年人,尤其是 70 岁以上高龄患者,大都伴有肾功能自然衰退,因此,别嘌呤醇的应用剂量宜小。别嘌呤醇可产生过敏性皮疹、腹痛、腹泻、白细胞减少、肝功能损害等不良反应。③碳酸氢钠:碱性药物,以避免尿酸盐尿路结石形成。多饮水,保持每日尿量在 2 升以上,以利尿酸排出。

④秋水仙碱:急性痛风性关节炎发作期使用。90%以上患者使用后关节疼痛缓解或消失,但不影响血尿酸的水平。宜早用,但有较明显的恶心、呕吐、腹痛、腹泻、黑便、白细胞减少等不良反应,宜小剂量开始,以后每2小时服1次,症状缓解后即减量,维持数日后停药。须在医生指导下用药。其他消炎药物有吲哚美辛(消炎痛)、布洛芬、美洛昔康(莫比可)、罗非昔布(万络)、泼尼松可缓解关节疼痛,但均有胃肠道反应。

诊治误区 最近几年,高尿酸血症发病率有增加的趋势,而且常常表现为"脚痛"样症状,外用止痛膏效果不佳,病情反而逐渐加重,然后拍四肢X线,腹部平片后才发现受累关节出现边缘翘状突起,关节面不规则,关节间隙改变,腹部结石影。故"脚痛"要避免漏诊误诊,应及时就诊,切勿耽误治疗。此外,有尿酸盐结晶物沉积在关节附近的患者,在应用减少嘌呤生成或促进尿酸排泄的药物治疗时,使血尿酸浓度明显下降,可能使局部沉积的结晶物再溶解,从而促发痛风急性发作。

特别提醒 高尿酸血症患者一定要戒酒、海鲜忌口,同时要少吃肉食类食品,要多饮水,症状较重的要及时就诊来决定诊治方案。

健康管理 要注意休息,养成良好饮食、生活习惯,多吃蔬果类食品,肉类食品要适量,同时尽可能少吃海鲜,酒类要忌口。患者无明显症状时不必治疗,但忌用高嘌呤食物,如动物肝、肾、脑、肉汤、沙丁鱼、凤尾鱼、牡蛎、蛤、淡菜、牛羊肉、啤酒、花菜、鱼卵等。宜进低嘌呤食物,如绿叶蔬菜、胡萝卜、西红柿、水果、牛奶、鸡鸭蛋、鸡鸭血、弃汤瘦肉等。避免饮酒、寒冷、剧烈运动、外伤,避免服用氢氯噻嗪、吡嗪酰胺、阿司匹林等影响血中尿酸浓度的药物。

◎小贴士

成人尿酸水平同心血管病和心血管病危险因素相关(包括慢性肾病、冠心病、脑卒中、糖尿病、先兆子痫和高血压)。美国学者的一项最新研究发现,美国健康青少年血清尿酸水平升高同血压升高相关。该研究结果于2012年2月21日在线发表于《高血压》（*Hypertension*）杂志。

（王卫庆）

甲状腺功能亢进症

甲状腺功能亢进（简称"甲亢"）是甲状腺腺体功能失调，生成过多甲状腺激素并释放到血液循环中，作用于全身的组织和器官，导致机体以高代谢和神经精神兴奋性增高为主要表现的临床综合征。甲亢的根本致病元凶是体内存在过多的甲状腺激素，来源大致可分为以下几种：①甲状腺受到了体内自身抗体的刺激，进而产生了过多的甲状腺激素。②甲状腺发生了肿瘤，该肿瘤分泌了过多的甲状腺激素。③甲状腺的上级"领导"——垂体或下丘脑出了问题，产生了过多的促甲状腺激素。④生产甲状腺激素的原料——碘过多，导致生产过剩。⑤在特殊的生理时期，比如妊娠前3个月，体内绒毛膜促性腺激素大量分泌，该激素原本对甲状腺有非常轻微的刺激作用，因体内含量微弱几可忽略。⑥进食了含甲状腺激素的食品或药品，如未清除甲状腺的动物头颈或甲状腺片、左旋甲状腺素钠。

本病表现为易激动、失眠、心慌、手抖、怕热、多汗、易饥、消瘦、乏力、大便次数增多等症状。少数老年患者上述症状不明显，相反表现为厌食、消瘦、抑郁、嗜睡。部分患者颈前区有一个随着吞咽动作而上下运动的肿块。部分患者伴有突眼（单侧或双侧）、眼球活动障碍、眼睑浮肿、结膜充血等。少数患者可出现胫前区皮肤黏液性水肿（橘皮样变）、白癜风、脂溢性脱发、鼓槌状手指等。个别患者在感染、妊娠、手术等诱因下出现心力衰竭、高热、大汗淋漓、腹泻、昏迷等甲亢危象。

◎您需要做哪些检查

体格检查　凡遇心慌、手抖、怕热、出汗、易饥、多食、消瘦，伴甲状腺弥漫性肿大、突眼者，不难诊断甲亢，也不会与只有弥漫性甲状腺肿不伴功能改变的单纯性甲状腺肿相混淆。

甲状腺激素测定　症状不典型的患者宜及时抽血测定甲状腺激素水平，如血清总甲状腺素（TT_4）、总三碘甲腺原氨酸（TT_3）、促甲状腺激素（TSH）。甲亢患者 TT_4、TT_3 升高；一般甲亢 TSH 降低，中枢性甲亢 TSH 正常范围或升高。生育年龄妇女或服用避孕药的患者,最好测定游离甲状腺素(FT₄)、游离三碘甲腺原氨酸(FT₃)。

甲状腺自身抗体测定 TSH受体抗体是甲亢最常见的致病性抗体,血中该抗体阳性具有诊断价值,也被作为判断预后和药物治疗的停药指标。该抗体可以透过胎盘导致新生儿甲亢,所以也可作为新生儿甲亢发生的预测指标。

超声检查 所有甲亢患者都应行甲状腺超声检查,对明确甲亢病因、指导治疗均有意义。突眼的患者还应行眼A超检查,对评估球后水肿、评估治疗时机有帮助。

CT或MRI检查 突眼的患者,尤其是单眼突出的患者需做眼眶CT或MRI检查,以排除眼球后肿瘤、颅内肿瘤、血管畸形等可能,进而评估眼外肌、视神经受累情况。甲状腺肿大向胸骨后延伸的患者建议行胸部CT检查,明确气管压迫情况。

口服葡萄糖耐量加胰岛素释放试验 部分患者甲亢活动时有糖耐量损伤,对于空腹血糖升高的患者宜做口服葡萄糖耐量加胰岛素释放试验,以明确糖尿病诊断。

肝功能和血常规 甲亢本身会影响肝功能和外周血象,抗甲状腺药物也会对两者造成影响,故在用药前后应常规监测肝功能和血常规。

◎专家忠告

就诊策略 无论是何种原因引起的甲状腺功能亢进症,均应该首先就诊内分泌科。一般在门诊诊治,发生以下情况,建议内科急诊:①甲亢危象。②甲亢伴发急性心力衰竭。③甲亢伴快速性心律失常,口服药物不能控制。④甲亢伴粒细胞减少。⑤甲亢伴低钾麻痹。⑥甲亢伴妊娠剧吐。突眼患者应同时就诊眼科,合并甲亢性心脏病患者应同时就诊心血管内科,合并其他自身免疫性疾病者就诊风湿免疫科。

治疗主张

药物治疗 是最常用的治疗方法,一般初发甲亢、不伴有甲状腺肿大的甲亢建议抗甲状腺药物治疗,药物有甲巯咪唑(他巴唑)、丙基硫氧嘧啶。丙基硫氧嘧啶仅建议在妊娠前3个月或不能耐受甲巯咪唑的患者应用,尤其不建议作为儿童患者的首选用药。此类药物均有降低白细胞、药疹、肝损害等副反应,治疗中宜随访肝功能、外周血象。剂量随病情而变动,分控制阶段、减量阶段和维持阶段,疗程一般长达1.5~3年。开始治疗时宜加用普萘洛尔(心得安)或美托洛尔(倍他乐克)等辅助药物。忌用高碘食物(如,海带、紫菜、海蜇、海苔等)、药物及加碘食盐。

核素治疗　适用于对药物治疗不能耐受、药物治疗后复发、不能规律随访的患者,20岁以下患者不作为首选治疗,禁用于5岁以下患者。伴重度突眼的患者不建议应用,轻中度突眼患者建议联合糖皮质激素治疗。合并甲状腺结节的患者建议先对结节的良恶性做出评估,排除恶性后方可用该法治疗。

手术治疗　适用于对药物治疗不能耐受或不能奏效的患者,以及合并有甲状腺结节的患者。但是,需在甲亢症状控制后施行,以防危象出现。

突眼患者治疗比较困难,建议先对甲状腺功能和眼病的严重程度、活动度进行充分评估后再决定治疗策略。控制甲状腺功能是基础,戒烟是前提,处于活动期的患者可选用糖皮质激素、眶放疗等,眶减压术适用于严重突眼导致视神经受损、角膜受损的患者。

并发症的防治　甲状腺功能亢进常见的并发症有以下几种。①粒细胞减少或缺乏:严重者可危及生命,所以治疗过程中密切监测血象,若出现咽痛、发热等提示症状及时就诊。②心力衰竭、心律失常、甲亢危象:往往在甲亢未被控制时由感染、创伤、手术、妊娠、分娩所诱发,及时识别,采取措施并应用防治甲亢药物是提高抢救成效的关键。③甲亢合并肌肉病变:如重症肌无力、周期性麻痹,宜在神经内科、内分泌科医生共同合作下诊治。

诊治误区　并非血中T_3、T_4升高的患者一定是甲亢,甲状腺炎症也会导致一过性的血中甲状腺激素水平的升高,甚至出现"甲亢"的临床表现,容易误诊为甲亢而给予抗甲状腺药物治疗。但炎症的实质是甲状腺受到了破坏,其甲状腺本身的功能非但不亢进,反而是低下的,若再加上抗甲状腺药物的作用,就雪上加霜了,会加重甲状腺功能的减退。

此时需结合临床表现、甲状腺相关抗体的检测、吸碘率的测定来明确诊断。

特别提醒 甲亢是以高代谢和神经精神兴奋性增高为主要表现的临床综合征，主要特征是食欲亢进、消瘦、心悸心慌、大便次数多、情绪激动等，而少数甲亢患者临床表现不典型，以心律失常、周期性麻痹、腹泻或阵发性高血压等为首发表现，容易引起诊断延误，而极少数老年人的甲亢，表现为纳差、食欲低下、沉默寡言、情绪低落等，需要特别注意。

甲亢突眼者宜戒烟、低盐饮食，佩戴墨镜，忌食辛辣、酒等刺激性食物。孕妇不能做甲状腺吸碘率检查和131碘治疗。

甲亢症状未控制时宜避免剧烈的体力活动，以及大量进甜食，以防止诱发心律紊乱、心力衰竭、四肢瘫痪等。

健康管理 要注意休息，忌碘饮食（不能吃紫菜、海带及海鲜，服用无碘盐），避免感冒、劳累、过度兴奋及精神紧张，绝对禁烟。甲亢比较严重的，一般不建议参加体育运动，建议慢步行走，即使参与体育活动，也要控制心率在100次/分以下。

◎**小贴士**

促甲状腺素受体抗体（TRAb）的检测已成为甲状腺功能亢进症诊断、停药、预测复发的重要依据。

（王卫庆　管樑）

甲状腺功能减退症

甲状腺功能减退症简称"甲减"。由甲状腺本身疾病（如，炎症、放疗、肿瘤、手术、先天性缺如或发育不良）所造成的，称为原发性甲减。由垂体或下丘脑疾病（如，炎症、肿瘤、血管病变、外伤、手术）引起的，称为继发性甲减。原发性甲减比较多见，其病因又以自身免疫性甲状腺炎最为常见。

甲减主要症状为低代谢综合征，如纳减、乏力、怕冷、动作缓慢、皮肤干燥、毛发枯黄脱落、面色萎黄、虚肿、淡漠、记忆力减退、嗜睡、月经过多、便秘、体重增加等，严重者还可出现胸水、腹水、心包积液等。胎儿时期得病的患者会影响智力和体格的发育，出现呆小症，有唇厚、舌大、鼻梁塌陷、眉毛稀少、腹大、脐疝、矮小等体征。

◎您需要做哪些检查

体格检查　凡有原因不明的体重增加、纳减、乏力、怕冷、倦怠、便秘、月经增多、嗜睡、毛发脱落的成年人，以及矮小、智力发育迟钝的儿童，均需考虑此病。

血清甲状腺激素测定　抽血测定血清甲状腺激素水平，如总三碘甲腺原氨酸（TT_3）、血清总甲状腺素（TT_4）降低，或游离三碘甲腺原氨酸（FT_3）、游离甲状腺素（FT_4）降低，同时伴促甲状腺激素（TSH）升高，即能确诊为原发性甲减。不伴 TSH 升高的为继发性甲减。

血液检查　严重的原发性甲减可有贫血，血中总胆固醇升高，24 小时尿肌酸也升高。因慢性淋巴细胞性甲状腺炎引起的原发性甲减血中甲状腺抗体，如甲状腺球蛋白抗体（TGAb）、甲状腺过氧化酶抗体（TPOab）升高。

心脏超声　部分甲减患者可出现心包积液。

◎专家忠告

就诊策略　建议内分泌专科就诊，大多数患者只需门诊治疗，对于甲减原因不明确或者怀疑继发性甲减的患者需要住院检查治疗，如治疗过程中出现心悸、胸闷、胸痛、意识障碍建议及时就诊。

治疗主张　补充甲状腺激素（如，甲状腺干制剂、左甲状腺素），从小剂量开始，每隔 1～2 周逐渐递加，直到治疗剂量，使甲状腺激素水平、TSH 水平均恢复到正常范围并达标，最后确定维持剂量，大多数患者需要终身服用。

治疗过程中宜随访检查心率、心电图、甲状腺激素水平、TSH 水平。

诊治误区　很多患者认为甲亢需要忌碘，而甲减需要补碘，这个观点不完全正确。原发性甲减由不同的原因所导致，如因缺碘所致则需要适量正确地补碘，但大多数原发性甲减病因为自身免疫性甲状腺炎，过量的碘摄入则会起到反作用，诱发或加重自身免疫性甲状腺炎，所以这部分患者应避免富碘饮食。另外，在甲减治疗初期应缓慢加量，尤其是老年患者，如加量过快可能诱发心悸、心绞痛。

特别提醒　怀疑甲减未经甲

状腺激素替代治疗的患者禁用镇静剂、安眠药。寒冷、感染、手术、麻醉等可诱发甲减危象，表现为昏迷、低体温（36℃以下）、低血糖、低血压、低氧血症、二氧化碳潴留、少尿，甚至多脏器功能衰竭。因此，昏睡不醒的患者宜及时保暖，送医院抢救。

幼儿甲减一旦确诊，应尽早使用甲状腺激素替代治疗，并定期随访甲状腺功能，调整剂量，以防影响智力、体格和性腺发育。

妊娠妇女如甲减控制不佳可能造成流产、早产、胎儿智力及骨骼发育不良，造成严重后果。所以妊娠妇女一旦发现甲减必须赴内分泌专科或甲状腺专病门诊就诊，并定期随访甲状腺功能，妊娠期 TSH 控制在 2.5 微单位/升以下为宜。

健康管理 忌用致甲状腺肿的食物，如卷心菜、白菜、花菜、油菜、萝卜等十字花科蔬菜和木薯、核桃等，供给足量蛋白质，限制脂肪和富含胆固醇的食物，补充维生素；注意保暖和休息。

◎小贴士

食物及某些药物会干扰甲状腺素的吸收，故建议口服甲状腺片及左甲状腺素宜在早餐前至少 30 分钟空腹口服。补充外源性甲状腺激素的患者需要适量补钙以防骨量减少或骨质疏松，如服用钙片须和甲状腺激素间隔至少 4 个小时。

结节性甲状腺肿

由于碘摄入异常、致甲状腺肿物质、先天缺陷或者遗传等导致的甲状腺增大到正常大小 2 倍以上者，称为单纯性甲状腺肿。单纯性甲状腺肿分为两个阶段：初期的弥漫性甲状腺肿和后期代偿及增生产生的结节性甲状腺肿。长期单纯性甲状腺肿的病史，病情进展缓慢，数年后甲状腺形成结节，甲状腺呈结节样肿大，肿大程度不一，多不对称，可有一个结节，多数为多个结节，结节大小不等，质地可硬可软，一般光滑无触痛。有时结节边界不清，有分叶状感觉。根据结节结构的异质性，可分别伴发如下表现。①结节继发出血：可有疼痛和结节体积突然增大。②功能自主性结节：出现乏力、体重下降、心悸等甲亢症状。③体积较大的结节：可有喉部紧缩感，严重时可有呼吸困难、吞咽困难和声音嘶哑等局部症状。④甲状腺癌:结节坚硬、不活动。

◎您需要做哪些检查

甲状腺功能检查,明确可能存在的甲亢或者甲减;甲状腺 B 超检查以确定甲状腺大小、结节大小、结节数量及性质等;甲状腺相关抗体测定,排除并发的慢性淋巴细胞性甲状腺炎的存在;摄碘率和甲状腺扫描,排除可能存在的 Graves 病和功能自主性结节;尿碘测定,确定碘摄入的状态;必要时进行甲状腺细针穿刺检查,以明确诊断并排除甲状腺癌的存在。

◎专家忠告

就诊策略 结节性甲状腺肿一般需要看内分泌科,专科医生会根据临床表现和病史开展相应的检查,在明确诊断以及对病情做出相应评估后,决定治疗或者随访方案。对于巨大的结节性甲状腺肿或者局部症状明显者可以看头颈外科,寻求外科手术治疗,但建议术前进行相应评估。

治疗主张 结节性甲状腺肿一般无需治疗。由于碘缺乏造成的甲状腺肿可补充碘剂。对结节性甲状腺肿患者使用甲状腺激素治疗目前尚缺乏证据,建议视促甲状腺激素(TSH)水平和患者的年龄等情况适当补充甲状腺激素。手术指证:①巨大甲状腺肿及胸骨后甲状腺肿压迫气管、食管或喉返神经而影响生活工作者。②结节性甲状腺肿继发甲亢患者。③结节性甲状腺肿疑有恶变者等。患者不能耐受手术时可考虑[131]碘(^{131}I)同位素治疗。

诊治误区 碘缺乏可以引起甲状腺肿,但不是所有甲状腺肿均与碘缺乏有关,而且高碘摄入也会引起甲状腺肿,因而需要在明确患者碘摄入状态后方可补碘治疗,而且结节性甲状腺肿患者补碘应慎重,以免诱发自主性结节发生甲状腺功能亢进。

目前尚无证据显示结节性甲状腺肿患者可以得益于甲状腺激素治疗,部分患者用药时甲状腺体积可缩小,但停药后易复发。因而需要根据患者年龄、疾病史等一般情况以及 TSH 水平判断是否给予甲状腺激素治疗。

轻、中度甲状腺肿无需手术治疗,只有在局部压迫症状明显或者巨大甲状腺肿、合并甲亢或者疑有癌变可能时,才建议手术治疗。

特别提醒 结节性甲状腺肿良恶性的鉴别无绝对分界线,重在随访。一般经 3～12 个月重复 B 超检查。若 B 超疑诊恶性,则宜行甲状腺细针穿刺,寻找有无癌细胞。对高度怀疑者,手术探查颇有必要。

健康管理 减少致甲状腺肿食物的过多摄入,包括卷心菜、花菜、油菜、萝卜等十字花科蔬菜和木薯、核桃等。

◎小贴士

所有结节性甲状腺肿患者均需进行甲状腺功能与甲状腺 B 超检查,以排除可能的甲状腺功能异常及恶性病变。

肥 胖 症

肥胖是指一定程度的明显超重与脂肪层过厚,是体内脂肪积聚过多而导致的一种状态。通常,我们常用体重指数(body mass index, BMI)来计算。大多数肥胖者不伴有内分泌及遗传性疾病,称为单纯性肥胖。因内分泌疾病,如下丘脑疾病、2 型糖尿病、皮质醇增多症、甲状腺功能减退、胰岛 β 细胞瘤、性腺功能减退等引起的肥胖仅占 5%～10%。本文主要讨论单纯性肥胖。肥胖症主要是由于遗传和环境因素共同参与且相互作用的结果。造成肥胖的原因很多:①摄入过多或进食行为不良(如,进食过快)。②体力活动过少。③饮酒及戒烟。④环境状况、社会经济和心理因素。⑤胎儿与儿童早期营养不良。⑥病毒感染如腺病毒 Ad-36。⑦遗传因素。

◎您需要做哪些检查

体格检查 测量身高、体重并计算 BMI,测量血压、心率、腰围、臀围、颈围,注意腹部及四肢有无紫纹,有无黑棘皮症,注意男性患者是否存在乳房女性化。

血液生化检查 患者可出现血脂异常,还可能出现因脂肪肝引起的肝功能异常。

尿液检查 患者可出现微量蛋白尿。

口服葡萄糖耐量加同步胰岛素释放试验 大部分肥胖患者存在高胰岛素血症及胰岛素抵抗,其中还有不少患者甚至可出现糖耐量异常及糖尿病。另外,若存在空腹低血糖的同时胰岛素/血糖大于 0.3 应考虑胰岛 β 细胞瘤。

甲状腺功能、促肾上腺皮质激素（ACTH）、皮质醇测定及 1 毫克地塞米松抑制试验　除外继发于甲状腺功能减退、库兴综合征等疾病所致的肥胖。

睡眠呼吸监测　一部分患者可同时伴有睡眠呼吸暂停综合征。

妇科 B 超检查　女性患者伴月经紊乱者多存在多囊卵巢。

结合患者病史，若疑有可能为继发性肥胖者应积极行相关检查，查明原发病。

◎专家忠告

就诊策略　肥胖者就诊时内分泌专科医师要根据患者病史（现病史、既往史、出生史及喂养史、家族史、用药史等）、饮食及睡眠习惯、学习情况、工作性质、起病年龄特点及伴随症状等全面分析。医生会根据相应的检查结果，决定是门诊治疗随访，还是住院进一步治疗。

医学界对判定是否肥胖也设定了一些标准，有很多计算公式，其中一个大家比较熟悉的是体重指数（BMI）= 体重（千克）/身高^2（米^2），欧美国家这个指数在 18.5 ～ 24.9 属于正常，25 ～ 29.9 属于超重，>30 则为肥胖；东方人的体形相对娇小，标准有所调整，我国成人的标准为 BMI 在 18.5 ～ 23.9 属于正常，24 ～ 27.9 属于超重，> 28 就是肥胖。单一运用 BMI 评估肥胖在准确度和全面性上有一定的局限性，无法区分非脂肪组织，无法评估脂肪沉积部位的分布，而腰围在一定程度上可反映腹部脂肪组织沉积量及分布，世界卫生组织（WHO）认为，亚太地区男性腰围≥90 厘米，女性腰围≥80 厘米，就属于中央型肥胖。但是每个人的体形不同，又有所差异，所以有一个更加精确的计算标准，就是看腰围与臀围的比值，若男性比值≥0.9，女性比值≥0.85，亦属于中央型肥胖。根据肥胖程度，单纯性肥胖分为轻度、中度、重度（也即引起并发症的危险程度）。WHO 根据 BMI 将肥胖分为 Ⅰ、Ⅱ、Ⅲ 级，其体重指数分别为 30.0 ～ 34.9、35.0 ～ 39.9、40.0 或 40.0 以上。

一般而言，轻度肥胖对生活与工作的影响较小，不会引起并发症。但是，因肥胖症可以是代谢综合征的一部分,故单纯性肥胖症伴发高血压、高血脂、高胰岛素血症、高血糖、冠心病的概率是非肥胖者的 3 倍左右,甚至可伴发高尿酸血症、多囊卵巢综合征。肥胖症还可伴发脂肪肝、胆石症、下肢静脉栓塞、男子阳痿、女子闭经不育甚至肿瘤等,严重者可影响心肺功能,夜间易打鼾、白天嗜睡,出现低换气综合征(低氧血症、高碳酸血症、嗜睡、昏迷)和睡眠呼吸暂停综合征等。

若脂肪集中于大网膜、腹部脏器周围、臀部、大腿、腹壁等处,则合并心脑疾病,以及中风、心肌梗死的机会更多。

治疗主张　单纯性肥胖患者,尤其是代谢综合征引起的肥胖患者,宜从幼年时就开始饮食治疗,除了生长发育所需的热量、营养要素外,不宜摄食过多。轻度、中度肥胖的成年人宜用饮食减肥和运动减肥。而重度肥胖者则在饮食和运动的基础上,根据各自情况需要结合药物甚至手术治疗。体重减少 5% ~10% 可以显著降低肥胖相关疾病的发病危险,这是治疗肥胖的主要目标。

饮食减肥　分为四类,即低脂饮食、低碳水化合物饮食、低热量饮食以及极低热量饮食。研究发现,这几种主要的节食方法(低脂饮食、低碳水化合物饮食、低热量饮食)在减肥效果上并无明显差异,但极低热量饮食[每日摄入 1 675 ~3 349 千焦(400 ~800 千卡)热量],因其能引起瘦体质减少,痛风风险增加以及电解质平衡紊乱等不良反应而不作广泛推荐。尝试该方法的患者需要在医生的指导下进行,并严格预防并发症的发生。

当然,在肥胖的低热量饮食治疗过程中,原则上需要保证营养所必需的氨基酸、维生素、矿物质和水的供应。

运动减肥　年轻无并发症的肥胖患者可以参加能量消耗大的健身运动。活动能力受限、伴有并发症的肥胖患者可参加低强度持续时间较长的运动,方式有步行、体操、游泳、踏车、球类、登梯、跳绳等,一次运动时间可从 10 分钟开始,后可增加至 60 分钟,一般以 40 ~50 分钟为宜,从每周 3 次增加到每日 1 次。运动量以患者能够承受为度,一般不使运动时的心率超过 170 减去年龄岁数。年老体弱的肥胖患者也可以做静态运动,以锻炼局部肌肉,增加能量消耗,运动宜少量多次。

药物减肥　通过服用药物以降低食欲、减少吸收、增加排泄、增加产热,从而达到减肥的目的。

减少吸收的药物有抑制碳水化合物吸收的 α-糖苷酶抑制剂(如,阿卡波糖、伏格列波糖)和双胍类(如,二甲双胍)。两种均有腹胀、产气、腹泻等反应,适用于有糖尿病倾向的肥胖患者。抑制脂肪吸收的有奥利司他,用药后出现油性粪便。中药轻泻剂有生大黄、纤维素类保健品。

抗抑郁药氟西汀能抑制食欲,适用于肥胖伴抑郁的患者,但可出现口干、嗜睡、头昏等不良反应。西布曲明是另一种有抑制食欲、增加产热作用的减肥药,但可出现头昏、心慌、升高血压等不良反应,由于其不良反应严重,故目前国家食品药品监督管理局已禁用该药。

手术减肥　对于 BMI≥32 的患者,或者 BMI>27 合并糖尿病,经过严格的饮食运动治疗无效者,可考虑减重手术治疗(bariatric surgery)。主要的手术方式有空回肠短路手术、胆管胰腺短路手术、胃短路手术、胃成形术、迷走神经切断术及胃气囊术等。通常手术的疗效较明显,一般 2 年内可减轻超重体重的 50% ~ 70%,死亡率<1%,并且由肥胖带来的一些合并症,如 2 型糖尿病、睡眠呼吸暂停综合征等也可有不同程度的改善。但毕竟手术多少会有一定的创伤性和危险性,而且术后可能存在一些并发症,诸如倾倒综合征、营养不良等。所以奉劝那些体重正常或轻度超重的爱美人士,减重手术并非美容手术,还需在医生指导下谨慎选择。

局部脂肪抽吸适用于健康中年人,以超声乳化后抽吸腹部过多脂肪,纠正因肥胖引起的行动不便。

康复治疗　肥胖的防治应贯穿于生命的全过程,即从幼年时抓起,尤其是有肥胖家族史者。对于高危人群,即有肥胖倾向的患者,宜终身强调饮食及运动疗法。成年人饮食可以参照糖尿病标准,糖耐量损伤者应强调禁用单糖(葡萄糖、果糖),也不宜摄入超过生理需要量的碳水化合物(淀粉类食品)。长期坚持饮食疗法和运动治疗的患者,若突然停止下来,体重会反弹。所以,要获得减肥成功必须坚持饮食疗法和运动疗法。热量的限制宜个别化,即须根据患者的需要和可能来制定,要循序渐进。减肥前须对患者的健康状况、脏器功能有充分的了解,必须在内分泌、营养、体疗等医生指导下进行。

诊治误区 很多肥胖患者自认为自己没病,没必要上医院就诊。其实早在 1997 年,WHO 就将肥胖症列为仅次于吸烟和艾滋病的第三大慢性杀手,肥胖者发生 2 型糖尿病、心血管病、脂肪肝的危险性分别是普通人群的 3 倍、2～3 倍和 7 倍。但是,为超重或肥胖而上医院就诊的人仍然不多,因为多数人心里还是觉得肥胖或者超重不是病。绝大多数人非得等到肥胖伴发症发作时才会想到去医院就诊。

谈及肥胖症的治疗,其实大家都明白,就是"减肥"二字,再具体化一些,就是饮食控制和加强运动。但在日常生活中,我们会发现很多减肥者一而再,再而三地减肥,却仍然无法控制好体重。因为很多减肥方法并不正确,更不科学。一些近年来流行的饮食减肥法,比如素食减肥,无碳水化合物、0 脂食物、高蛋白质饮食减肥及水果减肥,这些不均衡的饮食会导致人体所需的各营养物质摄入的严重失衡,长期不均衡的营养食谱不仅会对身体造成伤害,而且未必能达到减重的目的,有时甚至可能引起内分泌紊乱,反而导致体重增加。关于运动减肥,不少减肥者认为运动强度越大,运动越剧烈,减肥效果越好,其实这也是一种错误的认识。小强度运动时,肌肉主要利用氧化脂肪酸获取能量,因此脂肪消耗得快。运动强度增大,脂肪消耗的比例很小。因此,轻松和缓、长时间的低强度运动最有利于减肥。很多人喜欢在餐后做运动,但事实上饭前 1～2 小时(即空腹)进行适度运动,如步行、跳舞、慢跑、骑自行车等,有助于减肥。这是由于此时体内无新的脂肪酸进入脂肪细胞,较易消耗多余的脂肪,减肥效果优于饭后运动。此外,我们常在一些广告宣传中听到或看到"减腰"、"减臀"、"减腹"等词句,这些所谓的"局部减肥"事实上是不科学的。运动消耗的热量大于摄入的热量,就会导致全身脂肪的减少,而不会只减一个部位,其他部位不变。

现在社会上、网络上存在不少出售各类"减肥药"的店家,吸引了众多的减肥者。理想的减肥药应该达到如下要求:能稳定持久地减少体内的脂肪,特别是减少腹部脂肪量,而对蛋白质代谢影响较小;停药后不易反弹;服用方便,不良反应少,无成瘾性,安全性好。但现在还没有能完全达到以上要求的减肥药物。过度依赖药物减肥,容易引起严重的副作用。

特别提醒 随着肥胖的发病率的升高,各种减肥方法也不断涌现,其中更不乏一些听来新奇而效果宣称得很神奇的方法,如苹果餐、21日减肥法等。其实说简单了,就是减少热量或脂肪的摄入,但需注意的是太极端太苛刻的饮食方法往往不易坚持,容易反弹,而且可能导致营养不良,甚至过分限制饮食可能对心理产生不良影响。在有些爱美女性,可能出现厌食症、厌食-暴食交替等进食障碍。此外,年老体衰并有心、脑、肺等并发症的患者不能用运动疗法,运动时也不能给予极低热量饮食。

健康管理 饮食控制及加强运动是减肥最基本也是最首要的方法,应贯穿整个治疗过程。

◎小贴士

儿童肥胖与成人肥胖的发病机制不同。儿童肥胖主要是脂肪细胞数量增加的结果,成人肥胖不仅表现为脂肪细胞数量的增多,而且脂肪细胞体积也增大。而减肥只能缩小脂肪细胞的体积,并不能减少其数量,所以年龄越小,控制肥胖的效果越好。

减肥有时是一件很容易的事,但是维持体重就是一件难事了,所以在减肥期间,必须养成一个一生可以遵行的生活习惯,才是长久之计。而这个一生可以遵行的生活习惯会和你的思想生活密切相关。结合生活习惯的减肥习惯才能是持久的,减肥方法无他,只是在于能否持之以恒。

代谢综合征

代谢综合征是一种以胰岛素抵抗为基本病理生理基础,不仅出现糖、脂、蛋白质等多种物质代谢紊乱,而且存在肥胖(尤其是中心性肥胖)、血糖异常、高血压和高血脂、白蛋白尿及高尿酸血症等促发动脉粥样硬化的多种危险因素的聚集，并最终导致各种心脑血管疾病的发生和恶化的临床综合征，本征也曾被称为"X综合征"或"胰岛素抵抗综合征"。由此可见，代谢综合征实质上是一系列心血管疾病危险因子的聚集状态。它的发病基础是肥胖及胰岛素抵抗。

代谢综合征的表现可以是多样化的，全世界对于它的定义也略有不同，但其核心有以下5个方面：①中心性肥胖。华人男性腰围≥90厘米，女性≥80厘米。②三酰甘油（甘油三酯，TG）水平>1.7毫摩尔/升（150毫克/分升），或已经进行针对此项血脂异常的治疗。③高密度脂蛋白胆固醇（HDL-C）减低。男性<1.0毫摩尔/升（40毫克/分升），女性<1.3毫摩尔/升（50毫克/分升），或已经进行针对此项血脂异常的治疗。④血压升高。收缩压≥130毫米汞柱或舒张压≥85毫米汞柱，或已经诊断高血压并开始治疗。⑤空腹血糖（FPG）升高。≥5.6毫摩尔/升（100毫克/分升），或已经诊断为2型糖尿病。

◎您需要做哪些检查

体格检查　询问病史，并进行体格检查。体重明显增加，尤其是腰围明显增加，应高度怀疑代谢综合征的可能。另外，通过体格检查还可以发现血压升高等代谢综合征的相关表现。

生化检查　空腹血糖、葡萄糖耐量试验、血脂检测（包括血清胆固醇、三酰甘油、高密度脂蛋白及低密度脂蛋白）也是本征诊断必不可缺的检查项目。

胰岛素抵抗的检测　虽然，到目前为止，没有明确的胰岛素抵抗的定义，但中华医学会糖尿病学分会现将中国人群中稳态模型评估公式——HOMA-IR的下四分位数定为胰岛素抵抗，供临床参考。而目前临床上常用的评价胰岛素抵抗的方法有：①胰岛素钳夹试验。是评价胰岛素抵抗的"金标准"，但因其费时费力，不适合临床全面推广，只在小样本临床研究中开展。②频繁采样的静脉葡萄糖耐量试验（FSIGT）。③HOMA-IR测定。它的计算公式为：胰岛素抵抗=胰岛素（微单位/毫升）×葡萄糖（毫摩尔/升）÷22.5；由于其来源于空腹血糖和胰岛素,而这两者临床上方便易得,因此是目前最常用的胰岛素评价指标。

另外,由于代谢综合征患者可能已经存在一定程度的心血管疾病或异常情况,因此,建议在这些患者中进行冠心病、脑血管疾病的早期筛查和诊断(请查阅本书的有关内容)。

◎专家忠告

就诊策略　代谢综合征的发生不在一朝一夕,因此它的治疗也是一个漫长和持久的过程。对于存在肥胖、高血压或高血糖的患者,应及时至内分泌科或肥胖专病门诊进行全面的相关检查。不仅要及时明确诊断,还应该全面评估疾病发生的程度和心脑血管疾病的累积情况,这对进一步的治疗至关重要。

治疗主张　患者一旦明确本病,即应积极治疗,以降低心脑血管疾病和 2 型糖尿病风险。①一级预防:指生活方式的改进,这是本病治疗的关键,包括中等度的热量限制、适度增加体力活动和饮食成分的改变,以期第一年体重下降达 5% ~ 10%。②二级预防:指针对代谢综合征各组分的

药物治疗,以减少各种危险因子对代谢和心血管后果的远期影响。

改善胰岛素抵抗和高血糖　改善胰岛素抵抗是治疗代谢综合征的关键,而且可以延缓 2 型糖尿病的发生和减少心血管疾病风险。已证实的药物包括二甲双胍和噻唑烷二酮类药物。

改善血脂异常　针对代谢综合征出现的主要血脂异常,首选贝特类药物即过氧化物酶体增殖物激活受体 α(PPARα)激动剂以减低 TG、载脂蛋白 B(ApoB)和非 HDL-C,并可升高 HDL-C 水平和降低低密度脂蛋白胆固醇(LDL-C)水平;也可选用他汀类药物以降低 LDL-C 及所有含 ApoB 的脂蛋白。但一般不建议贝特类和他汀类合用。

降压治疗　除糖尿病患者须在血压≥130/80 毫米汞柱时就抗高血压治疗外,其他情况下按血压≥140/90 毫米汞柱时行抗高血压治疗。目前认为,血管紧张素转换酶抑制剂和血管紧张素受体阻断剂是更加适合代谢综合征的抗高血压药物,这两类药除降压外还可改善胰岛素抵抗。

诊治误区　顾名思义,代谢综合征是一组疾病的总称,它的核心是肥胖和胰岛素抵抗。因此,我们在治疗此病的时候,应特别避免"头痛医头、脚痛医脚",应该从病因上去治疗此病,尤其是培养良好的生活习惯,减轻体重,这才是治疗的关键。

特别提醒　除了上面提到的代谢综合征的各个组成成分外,其他一些疾病或状态也是代谢综合征的一种表现,如高尿酸血症、蛋白尿、非酒精性脂肪肝、多囊卵巢综合征等。另外,现在许多研究发现,一些非代谢性疾病甚至某些癌症也与代谢综合征相关,如乳腺癌、前列腺癌、结肠癌等。这些现象更提示我们,早期诊断和治疗代谢综合征非常重要。

◎小贴士

代谢综合征是多种心血管病危险因子的聚集状态,实质上是发生心脑血管疾病的"温床"。对于高危人群,应强调尽早、长期、综合性防治原则,强调各相关学科密切配合,这样才能避免和减轻代谢性心血管疾病迅速增加和患者年轻化的威胁。

糖 尿 病

糖尿病患者血糖浓度增高,体内不能被充分利用,特别是肾小球滤出而不能完全被肾小管重吸收,以致形成渗透性利尿,出现多尿。由于多尿,水分丢失过多,发生细胞内脱水,刺激口渴中枢,出现烦渴多饮,饮水量和饮水次数都增多,以此补充水分。由于大量尿糖丢失,机体处于半饥饿状态,能量缺乏需要补充从而引起食欲亢进,食量增加。同时又因高血糖刺激胰岛素分泌,所以患者易产生饥饿感,食欲亢进,老有吃不饱的感觉,食量比正常人明显增多,但还不能满足食欲。由于胰岛素分泌不足,机体不能充分利用葡萄糖,使脂肪和蛋白质分解加速来补充能量和热量。其结果使体内碳水化合物、脂肪及蛋白质被大量消耗,再加上水分的丢失,患者体重减轻、形体消瘦,以致疲乏无力,精神不振。

◎您需要做哪些检查

血糖检测　凡有典型"三多一少"症状的患者,需空腹抽血测定血糖。若空腹血糖≥7.0毫摩尔/升,餐后 2 小时血糖≥11.1 毫摩尔/升,即可诊断为糖尿病。有的患者虽症状不典型,但若两次随机检查空腹血糖或餐后 2 小时血糖大于或等于上述标准时也能确诊为糖尿病。患者空腹血糖在 5.6~6.9 毫摩尔/升内应做葡萄糖耐量试验,即口服 75 克葡萄糖,在服用前和服用后即刻、30 分钟、60 分钟、120 分钟、180 分钟抽血测定血糖。介于正常人和糖尿病标准之间,即空腹血糖在 5.6~6.9 毫摩尔/升,餐后 2 小时血糖在 7.8~11.1 毫摩尔/升者,称为糖耐量异常。空腹抽血测定血糖前 8 小时应禁食。

血清胰岛素与 C 肽测定 一般与血糖同步检测,可反映胰岛素的储备能力,结合血糖高低又可换算胰岛素敏感指标,确定有无胰岛素抵抗。

糖尿病相关抗体测定 血清谷氨酸脱羧酶抗体(GAD)、胰岛细胞抗体(ICA)、胰岛素自身抗体(IAA)在免疫介导性糖尿病,即 1 型糖尿病中有较高的检出率。测定这些抗体有助于区别 1 型糖尿病还是 2 型糖尿病。

糖化血红蛋白(HbA1c)检查 它可以作为诊断糖尿病的补充指标,以及评定近 3 个月血糖控制好坏的指标。糖化血红蛋白测定无需空腹,仅需静脉采血即可测定。

尿液检查 常规尿液分析观察患者尿糖、尿酮情况,判断是否存在酮症;测定晨尿白蛋白排泄率,若每分钟 ≥20 微克,或每日≥30 毫克,则有助于检出早期糖尿病肾病变。

眼底检查 有助于视网膜病变的检测,若发现糖尿病特有的微血管瘤,以及出血、渗出、增殖性视网膜炎等,有助于确诊糖尿病。

神经传导速度检测 肌电图上外周神经,特别是腓总神经感觉神经传导速度的减慢能早期反应周围神经病变。

外周血管超声 若存在动脉斑块形成或已经存在粥样硬化,有助于诊断糖尿病血管病变。

B 超检查 测定膀胱残余尿,若超过 30 毫升则有助于诊断糖尿病尿潴留。

结合患者病史,若疑为继发性糖尿病者应积极行相关检查,查明原发病。

◎专家忠告

就诊策略 如果发生糖尿病

急性并发症,如糖尿病酮症酸中毒、非酮症高渗性昏迷、低血糖昏迷,应该迅速送至医院内科急诊抢救。急诊科医生检查和治疗后,会根据病情判断是否需要留院观察至病情稳定或住院治疗。如果是糖尿病血糖控制不佳或者存在慢性并发症,则可以看内分泌科专科门诊。专科医生也会根据相应的检查结果,决定是门诊治疗随访,还是住院进一步治疗。对于门急诊医生诊断不明确或治疗效果不好,又不能住院治疗的,则建议到专家门诊进一步诊治。

治疗主张

饮食治疗 糖尿病饮食控制是最重要最基本的治疗方法。为便于计算,从事轻体力劳动的成年患者每日主食(米、面)控制在250~300克,早晨50~100克,中午100克,晚上100克。每餐荤菜50克(包括鸡蛋),蔬菜每日可食500克,食油每日约为20克。粗粮如麦麸、荞麦面等,因含较多粗纤维可比米面略多食一些。少吃含淀粉量高的土豆、山芋、芋艿、山药等。豆制品、瓜子、花生不能作为充饥的零食随便吃。只有血糖控制得较好时可以吃含糖量不高的苹果、生梨、杏

子,否则只宜吃含糖量少的草莓、番茄、地瓜、柚子等。

运动治疗 适当运动有助于葡萄糖的利用,但过度运动反而会使患者处于应激状态,血糖升高。运动方式、运动量、运动时间要因人而异,最好有体疗医生指导。原则上每次运动10~30分钟,每日1~2次,每周3~5日。运动量以不使心率加快到[170−年龄(岁)]/分为宜。运动方式可以是散步、骑车、打太极拳、游泳、球类活动等。

药物治疗 在饮食和运动不能很好地控制血糖时,应采取药物治疗。

1型糖尿病除有短暂(数月)的"蜜月期"外,一般要终身补充胰岛素。除急救外,平时餐前15~30分钟皮下注射,剂量宜按照血糖水平、年龄、体重、有无合并症与并发症确定,应在医生指导下确定并适时调整剂量。注射部位可以选用上臂、大腿、腹部。第一次注射要在医生或护士指导下操作,以免计算错误,造成低血糖,导致昏迷或死亡等严重后果。

2型糖尿病常用的口服降糖药有以下几大类。①磺酰脲类:有短效的甲苯磺丁脲、格列喹酮

(糖适平)、格列吡嗪(美吡达)，中效的格列齐特(达美康)、格列吡嗪缓释片(瑞易宁)，长效的格列本脲(优降糖)、格列美脲(亚莫利)等。一般短效的每日需用2~3次，中效、长效的每日仅用1~2次(剂量大时宜分次服用)。多数磺酰脲类降糖药需在餐前半小时服用，它们均能刺激胰岛素分泌，故低血糖为该类药物最主要的不良反应，其他尚可有皮疹、胃肠道不适、体重增加、肝损害、白细胞减少等不良反应。②非磺脲类胰岛素促泌剂:有瑞格列奈(诺和龙、孚来迪)、那格列奈(唐力)。其作用快于磺酰脲类，故餐后降血糖作用较快。通常在餐前15分钟内服用本药，服药时间也可掌握在餐前0~30分钟内。不良反应有低血糖、视觉异常、胃肠道反应、肝功酶指标升高、皮疹，多数病例为轻度和暂时性。③双胍类:如二甲双胍(格华止)。这类降糖药不刺激胰岛素分泌，但能增加葡萄糖利用，减少葡萄糖吸收。为减少腹胀、腹痛、腹泻等反应，可在餐中服用。④α-糖苷酶抑制剂:有阿卡波糖(拜糖平、卡博平)、伏格列波糖(倍欣)。在餐前吃第一口饭时

嚼碎服用，可阻断碳水化合物的吸收。不良反应有腹胀、腹痛、产气多，但对肝肾影响小。⑤噻唑烷二酮类:有罗格列酮(文迪雅)、吡格列酮(卡司平、艾汀)。此类药物为胰岛素增敏剂，通过增加外周组织对胰岛素的敏感性、改善胰岛素抵抗而降低血糖。其副作用有肝功能异常、水肿、体重增加、轻中度的贫血。⑥中药:有白芍、大黄、金银花、玉米须;中成药有金芪降糖丸、糖脉康，均有辅助作用，但迄今尚未开发出能降低血糖的单味中药。

近年来，尚有新型降糖药物研发成功并推广上市，如DPP-4抑制剂(西格列汀、维格列汀、沙格列汀等)、GLP-1类似物(利拉鲁肽、艾塞那肽)。

血糖控制的目标　新发病的1型糖尿病患者，以及无明显心、肝、肾并发症的2型糖尿病患者，为防止慢性并发症的发生，应尽可能将血糖控制到正常水平，空腹血糖控制在6.0毫摩尔/升以下，餐后2小时控制在7.8毫摩尔/升以下。健康状况较差，有过心绞痛、脑卒中及植物神经功能失常的老年患者，为安全起见，目标空腹血糖可控制在7.8毫摩

尔/升以下,餐后2小时血糖控制在10毫摩尔/升以下。老年患者常常是一人多病,在应用阿司匹林、普萘洛尔、氢氯噻嗪、泼尼松等影响血糖水平的药物时,宜及时测定血糖,及时调整药量。

并发症的防治　糖尿病患者突然出现胃口不好、恶心、呕吐、乏力、昏睡、口干加重、少尿,要警惕糖尿病酮症酸中毒和非酮症性高渗性昏迷等急性并发症的可能,应及时就医,以防贻误诊治时机,酿成不可挽回的损失。接受降糖药或胰岛素治疗的过程中,若出现心慌、出汗、手抖、无力、视力模糊应及时就医,测定血糖。若发现存在低血糖,应及时饮用糖水或静脉注射葡萄糖,以纠正低血糖。

糖尿病患者出现四肢麻木、视力减退、蛋白尿、下肢疼痛时,宜严格控制血糖,最好用胰岛素治疗;同时,可用甲钴胺(弥可保、博可保)营养神经;注意改善微循环,可用前列地尔(凯时),中药丹参、银杏叶片;降低血黏度,可用己酮可可碱、肠溶阿司匹林(拜阿司匹林)、双嘧达莫(潘生丁)等。糖尿病足部溃疡在内科保守治疗无效时需截肢(趾)。

存在视网膜病变时用激光治疗,以改善症状并提高视力。

诊治误区　在临床工作中,发现绝大多数糖尿病患者得病几年或几十年,只做过空腹血糖、尿糖的检查,就认为糖尿病已经确诊,开始服用降糖药,其实这是错误的。现代医学认为,糖尿病是一种内分泌代谢紊乱性疾病,是由于胰岛素相对或绝对不足所引起的糖、脂肪和蛋白质代谢失常,其根本原因在于胰岛β细胞功能的缺陷。所以诊断糖尿病的客观指标是糖耐量试验结合同步胰岛素、C肽释放试验。通过以上的试验可以确定糖尿病1型还是2型,病情稳定与否,病情属轻度、中度还是重度,对于治疗和预后起着重要的指导作用。此外,尿糖的多少受肾糖阈控制,病理情况下尿糖与血糖常不成正比。

通常人们认为,糖尿病患者吃得越少越好。其实,糖尿病患者全身各器官处于营养缺乏状态。究其原因主要是饮食中糖分没有被吸收利用,加上人为地控制饮食,导致人体本已不足的营养更加缺乏。正常的饮食应该是早晨吃好,中午吃饱,晚上吃少。

有些患者得知自己患上糖尿

病后,听人说要锻炼,便不顾自己的身体状况,拼命锻炼,以为这样就可以治愈糖尿病了。其实,糖尿病患者要提倡科学、合理、适当运动,不宜过度运动而形成劳累。尤其是糖尿病合并心脑血管病者更不能勉强运动,否则事与愿违。

糖尿病患者都在寻找有效的降糖药物,一听说哪种药物能够在最快的时间降低血糖就认为是好药。殊不知,血糖高是胰岛功能障碍,单纯用降糖药治疗糖尿病,只能控制血糖,而不能从根本上恢复胰岛功能。患者一定要在糖尿病专科医师的指导下选择适合于自己的降糖药物。"胰岛素会成瘾,打上之后就摆脱不了了"这种观念以往在患者当中颇为盛行。而近年来,"胰岛素不会损伤肝肾,相比其他药物,副作用少"这一观点又渐渐占了上风,临床使用胰岛素越来越普遍,滥用趋势初显。

对糖尿病控制的标准要因人而异,不是所有的患者都要达到最理想的控制标准,过分严格控制,很有可能出现低血糖反应,而低血糖的危害性远远超过高血糖。如老年糖尿病患者的控制标准应低一些,如果合并有严重的并发症、频发低血糖或病情不稳定、长期卧床者更应修改标准,放宽尺度。

特别提醒 有些人特别是老年人,患了糖尿病但其临床症状却很不典型,没有明显的"三多一少"症状,因此很容易被忽视而延误病情。但是只要我们仔细观察,就可以发现糖尿病的另一些蛛丝马迹。①阳痿:男性糖尿病患者并发阳痿率可高达40%~60%。所以平常性功能正常的男性,如果一旦出现了阳痿,有可能是患上了糖尿病。②排尿困难:男女糖尿病患者早期常有排尿困难症状,除男性因前列腺肥大引起外,应考虑糖尿病的可能。③女性中心性肥胖:医学专家测试证明,女性腰围超过80厘米即属于中心性肥胖,是患糖尿病的特征之一。④分娩巨婴:孕妇分娩出体重4 000克以上的巨大婴儿,并有多次自然流产或死胎的病史。⑤周围神经炎:表现为肩部、手足麻木,身体有灼热感或蚁走感,跟腱反射减弱或消失。⑥间歇性跛行:走路常感下肢疼痛难忍,不能继续行走,有时有手掌挛缩现象。⑦菱形舌炎:舌体中央的舌乳头萎缩,表现为局部无舌苔覆盖的菱形缺损区。⑧低血糖:患者出现多汗,尤其是局部出汗多,饥饿、头昏、心慌、易激动并反复发作。⑨皮肤病:全身皮肤瘙痒,特别是女性的阴部瘙痒更明显。皮肤易生疖、疱,伤口和皮肤感染愈合慢。⑩眼睛疲劳、视力下降:眼睛容易疲劳,视力急剧下降,看东西模糊不清,眼睛突然从远视变为近视或以前没有的老花眼现象等,要立即进行眼科检查。

血糖波动大的 1 型糖尿病或有并发症的 2 型糖尿病患者需自备快速血糖检测仪,学会自测血糖。快速血糖检测仪的测定值比静脉抽血血糖测定值低 10% ,定期记录用药和血糖水平,随身携带糖尿病笔记。服用阿卡波糖(拜糖平)、伏格列波糖(倍欣)出现低血糖后,不宜用进食糕点来纠正,必须进食葡萄糖,或静脉注射葡萄糖。

有磺胺类药过敏史的患者不宜应用磺酰脲类降糖药、水杨酸、单胺氧化酶抑制剂、保泰松,不能饮酒,以避免低血糖发生。妊娠期糖尿病患者不能应用口服降糖药,而只能用胰岛素来控制血糖。2 型糖尿病患者出现急性、慢性并发症时,或在手术前,或是口服降糖药血糖控制不佳时,均需应用胰岛素。

胰岛素宜放在 4℃冰箱内保存。

妊娠期糖尿病患者若无明显心、肾、神经、视网膜病变,在严格控制血糖(常需应用胰岛素治疗)下可以正常分娩。如有顽固性高血压、蛋白尿、视网膜病变、神经病变,则宜终止妊娠。当然妊娠中为保母婴安全,宜定期测试胎儿成熟指数、胎盘功能,选择适当的分娩方式和分娩时间。

糖尿病患者要保护好双足,若发现感觉减退、皮肤色泽改变、温度降低、疼痛、足背动脉搏动减弱、有胼胝时,应选用宽松软底布鞋、弹性鞋垫,及时按摩、理疗,严防烫伤、挤压伤。

健康管理　饮食控制及适当锻炼是治疗糖尿病最基本也是最首要的方法,应贯穿患者终身。

◎ 小贴士

怎样预防糖尿病?

①通过运动和饮食来实现减肥,特别要关注腹部脂肪,因为减重能大大改善糖耐量。②控制高血压,这与糖尿病病情发展密切

相关。③定期做血糖检查,有肥胖或超重、血压与血脂有点偏高、有糖尿病家族史等糖尿病患病高风险者,30岁以后每3年测一次血糖;一般人群45岁以后每3年测一次血糖。这样可以早发现、早诊断、早治疗,甚至可以防止糖尿病高危人群发展成为糖尿病患者。

（王卫庆）

7. 风湿科疾病

系统性红斑狼疮

系统性红斑狼疮是典型的自身免疫性疾病,全身各系统和脏器均可累及,血清中有多种自身抗体存在,特别是抗核抗体。目前病因未明,可能与遗传、环境、性激素和免疫系统紊乱有关。

典型的系统性红斑狼疮患者常有关节炎、面部蝶形红斑和(或)盘状红斑、白细胞减少、血小板减少、肾炎、胸膜炎、心包炎和累及中枢神经系统的相应症状。以上症状中的某几项常在疾病活动过程中出现或反复出现。当通过治疗病情获得缓解后,上述症状基本消失。若病情进展,患者可因脏器受严重损害导致功能衰竭而死亡。

◎您需要做哪些检查

抗核抗体的检测 血清中含有众多的自身抗体是系统性红斑狼疮的特征之一。因此,患者需要做一系列的有关抗核抗体的检测,以及有关脏器的检查,以明确诊断,同时了解内脏受累的情况。

其他检查项目 血常规、尿常规、血沉、C反应蛋白、肝功能、X线胸片和心脏超声检查。若尿常规检查发现蛋白尿,则还需抽血做肾功能检查、24小时尿蛋白定量检查。怀疑有肺间质病变时,要做肺高分辨率CT检查。

◎专家忠告

就诊策略 患者通常会因为出现皮疹而就诊于皮肤科,因蛋白尿就诊于肾脏科,因血细胞减少就诊于血液科;但应考虑到是否存在全身性免疫性问题的可能,需请风湿免疫专科医生会诊。系统性红斑狼疮的诊断依据包括:①颧部红斑。②盘状红斑。

③光敏感（日光照射引起皮肤过敏）。④口腔溃疡。⑤关节炎（非侵蚀性）。⑥浆膜炎：胸膜炎或心包炎。⑦肾脏病变：24小时尿蛋白大于0.5克、管型尿。⑧神经病变：癫痫发作或神经精神病（排除药物或已知的代谢紊乱）。⑨血液学疾病：溶血性贫血，或白细胞计数降低至少2次，或淋巴细胞减少，或血小板减少。⑩免疫学异常：抗双链脱氧核苷酸（dsDNA）抗体阳性，或抗Sm抗体阳性，或抗磷脂抗体阳性。⑪抗核抗体阳性。符合上述任何四项标准时可诊断为系统性红斑狼疮，但早期的或不典型系统性红斑狼疮可能不完全符合上述标准，尚需请专科医生做进一步的检查或随访。

治疗主张　目前尚无根治方法，治疗的最终目标是达到病情的长期缓解。随着医学免疫学的发展，对系统性红斑狼疮发病机制的认识和诊断手段的进步，以及治疗方法的不断改进，大部分患者都能达到临床缓解，10年生存率已明显提高。目前对该病治疗的国内外共识是，早期诊断和早期治疗是改善本病预后的重要途径。药物治疗中，糖皮质激素和免疫抑制剂仍然是系统性红斑狼疮治疗的最有效的基础药物。根据病情的严重程度及个体的差异，给予恰当的糖皮质激素和免疫抑制剂治疗，能使大多数系统性红斑狼疮活动得到控制和进一步达到临床缓解。值得一提的是，羟氯喹和（或）氯喹在狼疮治疗中意义重要，有充分的证据证明这类药物有助于稳定病情、减少疾病的复发，同时有助于减少激素的副作用。其长期应用的安全性较好，少见的并发症是黄斑变性，因此使用该药的患者应每年检查眼底。

诊治误区　糖皮质激素和免疫抑制剂均会产生一定的不良反应，在使用时既要考虑效益又要考虑风险。在长期服用大剂量激素的过程中，出现的常见并发症有骨质疏松、感染、消化道溃疡与出血、缺血性骨坏死、糖尿病等。这些并发症的检查、诊断、治疗方法可参见本书有关内容。有的患者或家属因害怕上述药物产生的不良反应而不愿意用药，这种因噎废食的做法显然不利于对系统性红斑狼疮的控制。长期处于疾病的活动状态将造成各脏器不可逆的损害，对预后带来极为严重的影响。

特别提醒 应注意饮食卫生和营养,补充多种维生素、牛奶、钙片。避免日晒,因为紫外线可能会加重皮疹和诱发狼疮活动。生活作息要有规律,注意劳逸结合,避免感染。积极乐观的情绪对免疫系统有调节作用,是狼疮患者康复的良药。育龄期的女性患者,在疾病缓解状态下可以在医生指导下妊娠生育,但怀孕可能诱发狼疮活动并对胎儿产生影响,应采取必要的避孕措施,以避免疾病活动情况下怀孕和非计划妊娠。

在系统性红斑狼疮患者的漫长治疗过程中,一定要注意下列几点。①一定要在风湿病专科医生的指导下进行正规治疗。②不要认为自我感觉好了,病就好了。一定要遵照医生的嘱咐,乱减激素、乱停药或不注意生活规律都会造成病情的反复和发作。③注意并发症症状,及早就医。

类风湿关节炎

类风湿关节炎是以多关节炎症为突出表现的全身性自身免疫性疾病。关节的滑膜炎症不断进展增殖,可侵蚀关节软骨和骨质,造成关节的不可逆的破坏,导致关节畸形和功能障碍。四肢多关节肿疼是类风湿关节炎的主要表现,关节软组织肿胀、热、痛,双手(近端指间关节和掌指关节)、双足关节(跖趾关节)和腕关节肿疼发生率最高。若有上述关节区域的多关节肿疼应及早就诊。少数患者早期发病不典型,表现为单关节肿疼,也应及早就诊明确诊断。若不能短期内明确诊断,则须进行长期随访。关节外的脏器受到的损害为皮下类风湿结节、眼炎、干燥性角膜结膜炎、肺间质性炎症、心包炎、胸膜炎、浅表淋巴结肿大及肝脾肿大等,并出现相应的症状。

◎您需要做哪些检查

血常规、尿常规检查和肝功能、肾功能检查 可作为诊断、鉴别诊断的参考依据,并可作为能否服用抗风湿药物或检测药物毒性反应的依据。

血沉检查 血沉增快,C反应蛋白升高。可了解类风湿关节炎的活动性,观察药物治疗的效果。

类风湿因子测定 空腹时抽

血检查较好，免受血脂的影响。要查滴度，若仅检测阳性或阴性，则结果价值有限。类风湿因子的增高是类风湿关节炎的诊断标准之一，但类风湿因子在诊断上无特异性。因此，类风湿因子呈阳性滴度并不意味着就是类风湿关节炎，类风湿因子呈阴性也并不能排除类风湿关节炎，需要结合临床进行诊断。目前，临床上抗环瓜氨酸肽抗体的检测是类风湿关节炎更为特异的指标，对诊断和病情评估价值很大。

◎专家忠告

治疗主张　类风湿关节炎的治疗关键在于早期、规范化治疗，治疗的目标在于"达标"。所谓"达标"是指通过各种治疗手段，以期尽快使得疾病达到、并维持在临床缓解或者低活动度状态；最大限度地减少骨侵蚀和关节功能丧失的发生，最终提高患者的生活质量。类风湿关节炎的治疗是一个长期的过程，建议每1～3个月于风湿专科就诊，以便评估是否"达标"，及时调整方案并监测药物可能的副作用。早期联合应用改变病情药是"达标"治疗的关键环节，其中经典的药物有甲氨蝶呤（MTX）、柳氮磺胺吡啶（SASP）、氯喹或羟氯喹、来氟米特、青霉胺、环孢素等。

非甾体类消炎镇痛药对类风湿关节炎的抗炎镇痛有明确疗效，但无关节骨侵蚀保护作用，应在专科医生的指导下选择应用。小剂量糖皮质激素不但抗炎效果突出，同时联合其他改变病情药可有减轻骨侵蚀的效应，剂量一般为每日5～15毫克，由于激素的副作用同样突出，需要有经验的专科医生根据病情需要使用。

近年来，国内外研制了许多生物制剂来治疗类风湿关节炎，其疗效无论从抗炎和控制疾病活动，还是关节骨侵蚀的保护和生活质量提高方面，已将类风湿关节炎的治疗学提升到了一个新的时代。其中以肿瘤坏死因子（TNF）拮抗剂为代表，包括TNF可溶性受体、抗TNF单克隆抗体，给药的途径包括皮下注射、静脉注射。生物制剂疗效突出但价格昂贵，目前多适用于传统改变病情药物无效或存在高危因素的严重患者。

诊治误区　甲氨蝶呤是类风湿关节炎最为常用的改变病情药物，该药已经在临床应用超过40

年,疗效确切、安全性较好、价格便宜、使用方便（每周口服1次）。有些患者看到该药说明书上作为化疗药治疗某些肿瘤的适应证,不免谈"甲氨蝶呤"色变。其实本药在类风湿关节炎的应用无论从剂量、方式、甚至作用机制,都与在肿瘤中的应用大不相同,因此大可不必产生疑虑和担心。但应用改变病情药物需要定期监测血常规、肝肾功能等指标,应用非甾体类消炎镇痛药需要警惕胃肠道反应,严重的不良反应为消化道溃疡、出血、穿孔。因此,有消化道溃疡史或近期曾有消化道出血的高危患者应尽量避免使用,或选用胃肠道副作用小的选择性环氧合酶-2（COX-2）抑制剂。此外,可加用胃黏膜保护剂和抑制胃酸分泌的药物来防治药物引起的消化道溃疡。应用抗TNF生物制剂需要筛查是否存在结核、肝炎等隐匿感染,治疗过程中也应警惕感染的发生。尽管上述药物存在可能的副作用,但均在可控范围内。

类风湿关节炎的治疗切忌病急乱投医,轻信偏方或江湖郎中。

国内的植物制剂,如雷公藤、白芍总苷等有抗炎镇痛作用,但目前尚无长期临床疗效的评价,能否减缓骨破坏尚无确切的依据,雷公藤制剂对性腺有明显的抑制作用,会引起闭经、不育,应用时应严格掌握适应证。

特别提醒 类风湿关节炎的关节症状处于急性期,如肿、疼、局部皮温升高时,应让相应关节休息,但必须使关节经常保持在功能位。急性期过后,要主动或被动地活动各个受累关节,保持关节的功能。肌力的锻炼也同样重要,可以在非甾体类消炎镇痛药或小剂量激素控制炎症和疼痛的情况下,进行适度训练,原则上以不引起活动时疼痛明显加重或活动后关节症状加重为度。患者应选择健康的生活方式,戒烟戒酒。

如关节已经发生畸形,除了根据关节炎的活动程度进行药物治疗外,还可以考虑物理疗法。若关节畸形已不可纠正且明显影响了日常生活,则可请骨科医生做进一步处理。

干燥综合征

干燥综合征是一种外分泌腺受累的系统性自身免疫病,发病率不亚于类风湿关节炎，是一种常见病。病因不明，由于以前对本病认识不足，常常被误诊或延误诊断。

该病可有以下临床表现。①口腔干燥：唾液分泌量减少而引起口干、舌质红绛、舌开裂、唾液黏稠，需频频饮水，严重时感到吞咽干粮困难，夜间要起床饮水。②眼干燥：泪液流量减少，严重者欲哭无泪，经常有眼红、异物感、烧灼感，眼分泌物增加。③腮腺肿大：患者可有单侧或双侧腮腺肿大。④其他症状：部分患者有肾小管病变，大部分表现为肾小管酸中毒，出现低血钾症状，早期患者疲乏无力。部分患者可出现下肢紫癜性皮疹。

◎您需要做哪些检查

血液检查 干燥综合征患者中70%抗干燥综合征A（SSA）抗体阳性，50%患者抗干燥综合征B（SSB）抗体阳性。上述抗体被称为干燥综合征的标记性抗体。未经治疗的患者血沉增快，免疫球蛋白升高，其中以免疫球蛋白G（IgG）升高多见。70%～80%的患者血清中类风湿因子阳性。

诊断口腔干燥症的客观依据 ①未经刺激，唾液流量减少。②腮腺造影，结果异常。③同位素唾液腺显像检查，结果异常。④唇腺活检，灶性淋巴细胞大于或等于 1 灶/4 毫米^2。上述四项中有两项异常，则可诊断为口腔干燥症，其中，唇腺活检是很重要的检查。

诊断眼干燥症的客观依据 ①Schirmer 试验，大于 10 毫米/5 分钟为正常，小于 5 毫米/5 分钟肯定不正常。②角膜染色试验阳性，滴孟加拉红试剂，用裂隙灯检查角膜，一侧大于 10 个着色点为不正常。③泪膜破裂时间测定，结果异常。④球结膜活检，有类似唇腺的表现。以上四项中若有两项异常，则可诊断为眼干燥综合征。其中，角膜染色试验是很重要的检查。

存在眼干燥症和口干燥症和（或）前述 SSA/SSB 抗体阳性者可诊断为干燥综合征。

◎专家忠告

就诊策略 干燥综合征的诊查需要多个学科来完成，如唇腺活检由口腔科进行检查，角膜染色试验与泪膜破裂时间由眼科进行检查，而完善免疫学检查、明确诊断和系统治疗方案常需要风湿专科医生的帮助。由于干燥综合征分为原发性干燥综合征和继发性干燥综合征,前者不伴有其他结缔组织疾病或自身免疫性疾病,后者伴有结缔组织疾病,也需要风湿专科的全面评估,以便明确是否同时存在其他免疫异常。

治疗主张 本病尚无法根治。传统上主要是对症处理,如应用人工泪液或唾液的代用品,如人工泪液,以改善口、眼干燥症状。抗生素眼膏、眼药水有助于减轻外眼部炎症和感染。中药中的滋阴补肾药物,如麦冬、枸杞、枫斗等可泡茶饮用。

诊治误区 过去认为本病是慢性、良性过程,现在则认为本病可呈进行性并累及重要脏器,因此,早期诊断和早期治疗对改善预后有积极的意义。必要时须激素联合免疫抑制剂治疗。

特别提醒 干燥综合征可并发呼吸道感染,且并发的呼吸道感染不易控制。因此,一旦有咳嗽、感冒等症状或有黄痰出现,应及时到医院治疗,不要拖延时间。

干燥综合征还可并发淋巴瘤。若患者出现持续性腮腺肿大、淋巴结肿大、脾脏增大、持续发热、原有的高免疫球蛋白血症突然下降低于正常等,应去医院做进一步检查。

骨关节炎

骨关节炎(OA)又称骨关节病、退行性关节炎、肥大性关节炎或增生性关节炎,表现为关节软骨发生磨损脱失、引起关节间隙狭窄,同时伴发软骨下骨硬化和骨赘形成,最终导致关节功能的丧失。老年人群骨关节炎发病率高。

骨关节炎分为原发性骨关节炎和继发性骨关节炎。原发性骨关节炎病因不明,继发性骨关节炎与各种原因引起的关节损伤和修复过程有关。

骨关节炎临床表现为关节疼痛、关节肿胀、关节活动受限、晨僵在 30 分钟以内。

◎您需要做哪些检查

体格检查 年龄 45 岁以上,有上述关节症状和体征。

X 线摄片检查 有关节间隙狭窄、骨赘形成。

血液检查 血沉或其他实验室检查正常。

◎专家忠告

就诊策略 本病无法根治，只能减轻或消除疼痛，保护或维持关节功能，改善生活质量。关节的处理可采用理疗，疼痛明显时可服消炎镇痛药物，或肾上腺皮质激素局部封闭，保守治疗无效时可考虑手术治疗。以膝骨关节炎为例，药物治疗无效的患者可做关节镜清理术，后期做膝人工关节置换。脊柱骨关节炎可使用护颈和牵引，明显的椎管或神经根压迫需要手术干预。

治疗主张 使用消炎镇痛药物可控制症状，如对乙酰氨基酚、非甾体类消炎镇痛药（包括外用剂型）。在用消炎镇痛药治疗无效，或不能耐受，或关节腔积液炎症明显时，可用糖皮质激素关节腔内注射，但同一关节每年注射次数不能超过4次。透明质酸关节腔内注射也有助于改善症状，患者在注射后48小时内应减少负重。1周1次，一般3~5次为一疗程。

骨关节炎的并发症主要有肌肉萎缩和骨质疏松。①肌肉萎缩：膝、髋关节的骨关节炎，特别容易引起下肢肌肉的萎缩，适当的锻炼对增强肌力和减少肌萎缩是很重要的。②骨质疏松：骨关节炎患者大都为老年人，老年人的骨质疏松非常普遍，患有骨关节炎后由于疼痛造成活动量减少，常可使原来的骨质疏松更趋明显。防治方法为进食富含钙质的食品或补充钙片、维生素D、双磷酸盐，有助于改善骨质疏松。具体方法见"老年性骨质疏松症"。

诊治误区 有的患者认为关节不好就要经常锻炼，使关节活络，事实上这是错误的认识。骨关节炎患者要在减轻关节负荷的前提下适度活动，因此应避免剧烈、强负荷的跑、跳、蹲或爬楼梯，同时，轻体重也很重要。

特别提醒 介绍两种股四头肌训练法，对增强膝关节周围肌力有利。

股四头肌健身操 患者仰卧，双下肢伸直，膝关节伸直向下施压。此时股四头肌收缩，保持该姿势5秒，然后放松5秒，重复10次，每天做3次，逐步增加锻炼次数。每次的锻炼量由重复10次逐渐增至15次。该操也可坐位进行，方法同卧位。

直腿提高法 患者仰卧床

上,锻炼右腿时,首先屈曲左膝,并使左足平放,右腿伸直,收缩股四头肌,并缓迈上抬至最大限度,然后缓慢下降,在离床15厘米的高度维持5秒,再放回床上,重复5～10次,每天做2～3次。若在运动期间出现严重疼痛或在运动后持续疼痛,可将动作重复次数减半。

（叶　霜）

8. 神经内科疾病

三叉神经痛

三叉神经痛分为原发性和继发性两型。原发性三叉神经痛是指应用各种检查并未发现与发病有关的器质性或功能性病变，病因至今尚未完全明了，多数学者认为血管压迫为原发性三叉神经痛的主要原因。继发性三叉神经痛是指三叉神经本身或其周围存在器质性病变，神经系统检查有阳性体征发现，在临床上较常见的有小脑角肿瘤、颅底蛛网膜炎等；此外，某些颅中窝的肿瘤、颅底转移瘤、三叉神经根炎、延髓空洞症、血管病、颅骨病变及代谢中毒性疾病等也可引起疼痛的发作。

三叉神经分布区是两耳横贯顶部连线前的额顶部和整个面部。三叉神经痛即在这些区域内突然发生的剧痛，历时仅数秒至1~2分钟，不发作时，可完全正常。患者发作的次数差别很大，从每日2~3次到数十次不等。有的患者轻轻触碰其鼻翼旁边、面颊部或咀嚼进食时均可引起疼痛发作。这种易触及之处称为"触发点"或"扳机点"。发作可呈周期性，连续发作数日到数月，之后有数日到数月的不发作间歇期。

若三叉神经分布区内出现持续疼痛、张口时下颌歪斜、眼球活动障碍或视物重影、面部针刺感觉减退、下颌角部位触及肿物、一侧肢体无力且行走不稳等，均应去医院就诊。

◎您需要做哪些检查

X线摄片检查　可选择颅底X线片或内听孔片，观察圆孔、卵圆孔或内听孔有无受损。

鼻咽部检查　查鼻咽部有无肿瘤。

前庭功能检查　查有无听神经瘤病变。

CT检查、磁共振成像（MRI）检查　查有无破坏性或肿瘤性病变。

◎专家忠告

就诊策略　出现三叉神经痛的患者首先应去神经内科就诊，区分是原发性还是继发性，如为继发性需积极寻找病因，对于长期的剧烈的三叉神经痛患者必要时可至疼痛科（麻醉科）或神经外科门诊就诊。

治疗主张　对于三叉神经痛的治疗，临床上常常采用循序渐进的方法，在疼痛发作时采用无创的对机体损伤小的药物治疗，除用止痛剂外，还可用抗癫痫药，以预防发作，如卡马西平、苯妥英钠、奥卡西平、加巴喷丁等，但长期的剧烈的三叉神经痛患者仅仅依靠药物治疗很难获得持久有效的止痛效果，此时往往需要采用注射疗法或三叉神经周围支撕脱术、射频热凝治疗或伽马刀治疗等有创治疗方法，最后才考虑手术治疗。

诊治误区　三叉神经痛易误诊为牙痛，常会因此拔牙，拔牙后疼痛并不减轻。

特别提醒　服药过程中若出现行走不稳或皮疹，可能是药物不良反应，应立即停药并去医院就诊。若必须长期服用这些抗癫痫药，应定期做血常规检查，观察有否红细胞、白细胞的变化，若下降明显，应及时停药并去医院就诊。

健康管理　保证足够的睡眠和休息，避免过度劳累；适当参加体育运动，锻炼身体，增强体质；动作轻慢，尽量避免刺激扳机点。注意防风，避免冷风直接刺激面部。鼓励患者用温水洗脸、刷牙、漱口，保持个人卫生。进食可口、温度适宜的食物，防止营养不良。

◎小贴士

三叉神经痛作为一种慢性疼痛综合征，其发生发展常与心理因素如抑郁、焦虑等情绪障碍同时存在，心情放松有利于改善患者的病情。

特发性面神经麻痹

特发性面神经麻痹是因茎乳

孔内面神经非特异性炎症所致的周围性面瘫,又名面神经炎,病因未完全明了。多数患者先有一侧耳后痛,于数小时或 1～3 日内出现痛侧面部的额部肌肉皱缩、蹙眉、眼睛闭合、提唇和露齿等肌力减弱症状,1～4 日达到高峰。最严重的表现是该侧额部肌肉完全不能皱缩,不能蹙眉,眼睑不能闭合。用力闭合时,可见眼球向外上方转动而露出白色巩膜。同时出现嘴向健侧歪斜,笑或露齿时更为明显;鼓腮或吹口哨时该侧漏气。进食时食物易滞留在病侧齿颊之间。由于周围面神经病变的部位不同,有的患者还可伴有面神经麻痹侧的舌前 2/3 区不知食物味道。该侧耳朵听到的声音异常,耳郭和外耳道感觉减退,甚至外耳道出现疱疹。

◎您需要做哪些检查

若出现上述症状,面部针刺感觉正常,眼球活动无异常,没有进食吞咽障碍和肢体无力便可诊断。一般不必要做头颅 CT 检查,但特殊者例外。若有条件,可做面神经传导检查。

若仅有嘴歪向一侧,鼓腮吹哨时漏气,而没有皱额、蹙眉和眼睑闭合障碍,则是大脑病变的中枢性面神经麻痹的症状,应做进一步检查;若同时伴有肢体无力,则应急诊。对于反复发生的特发性面神经麻痹,应进行耳部、头颈部检查、薄层颞骨 CT 扫描或磁共振成像(MRI)检查,以除外面神经肿瘤和其他引起周围面瘫的疾病。

◎专家忠告

就诊策略　出现急性口角歪斜伴有肢体无力的患者应立即去神经内科急诊就诊,排除颅内病变。仅有口角歪斜而无其他症状也应尽早至神经内科门诊就诊,早治疗预后好。慢性恢复期可至康复科、针灸科康复。起病后一年以上仍未恢复的患者可考虑去整形科门诊做整容手术。

治疗主张

一般治疗　患者若无糖尿病、高血压、胃出血等病,急性期应尽早使用糖皮质激素,如地塞米松静脉滴注或泼尼松口服。用泼尼松时,还需加用氯化钾,同时应用维生素 B_1、维生素 B_6、维生素 B_{12} 等营养神经的药物。若外耳道有疱疹,则可口服阿昔洛韦(无环鸟苷)。此外,可自行做按摩热敷疗法,即用手把麻痹侧的额肌往上推,不能闭合的上眼睑肌往下推,麻痹的面颊肌往上推,每次15～20分钟,每日2～3次。还可用热度适中的热水袋或热毛巾敷在麻痹侧的耳后乳突区及耳前1/2面颊部做热敷,每次15～20分钟,每日2～3次。也可用理疗,如红外线照射或超短波透热疗法。麻痹侧眼睑不能闭合会引起角膜干燥溃疡,该眼可用金霉素眼膏,特别是睡眠前需使用;必要时也可使用眼罩,甚至眼睑缝合以保护角膜;也可在急性期用穴位药物敷贴疗法。

特别提醒 面神经炎患者应及时消除患者的心理负担,以积极的心态配合治疗,同时注意保护好患者的眼、口腔、耳鼓膜,避免造成损伤,坚持面部神经肌肉的锻炼,促进面部神经肌肉的功能恢复。

健康管理 面部护理急性期应注意休息,注意面部保暖,选用温水洗脸;外出时应佩戴围巾、口罩,注意防风防寒;应避免患侧靠近空调、风扇、窗边缝隙处;久坐或睡眠,尤其是乘坐车辆时,不可放下车窗,以免因受寒而加重病情。应鼓励患者尽早进行面肌功能锻炼,除揉搓按摩患侧面肌外,还应进行主动性运动,如皱眉、举额、闭眼、鼓腮、吹口哨等动作,每次10分钟,一日坚持数次。部分患者可有味觉障碍,可能影响到患者的食欲,除饮食的温度适宜外,还应鼓励患者食用营养丰富、易于消化的食物,饮食宜清淡,避免干硬、粗糙、辛辣的食物,多食水果、蔬菜。注意眼部卫生,防止眼部感染。对眼睑不能闭合或闭合不全患者,日间用氯霉素滴眼液滴眼数次,夜间则在睡前用红霉素软膏涂眼,以防止因干燥而引起角膜炎症,甚至角膜溃疡。患者外出时可佩戴眼罩或眼镜。

◎小贴士

目前,对特发性面神经麻痹诊断的最可靠的客观定量检查方法是神经电生理检查——面神经运动潜伏期及M波波幅的测定,它能判断面神经损害的程度及范围,并能指导治疗和判断预后。

急性感染性多发性神经炎

病因及发病机制目前尚不清楚,属于迟发性过敏性自身免疫病,由体液和细胞免疫共同介导。部分患者起病前 1～4 周曾出现鼻塞、咳嗽、咽痛等上呼吸道感染症状,也可先出现胃部不适、腹泻等消化道症状。多数患者可出现从手、足部逐渐向肩臂和大腿部发展的四肢对称性无力,半数患者的病情约在 1 周后表现最为严重。患者四肢不能活动,一般无大小便障碍。有些患者出现眼睑不能闭合,不能提唇,或进食吞咽时咳呛,舌不能伸出口外。病情严重的患者除四肢不能活动外,还会累及呼吸肌而出现呼吸困难、唇和指(趾)部发绀。少数患者肌肉萎缩,四肢发麻,甚至剧烈疼痛;也有部分患者可无感觉障碍。部分患者心动过速,血压忽高忽低,出汗多,皮肤潮红,手足肿胀。少数患者发病前有脊髓灰质炎、麻疹等疫苗接种史。多数患者恢复良好。2%～10% 的患者可有手足瘫痪、肌肉萎缩等后遗症。

◎您需要做哪些检查

若患者出现以上症状,便可做出诊断。

血钾和心电图检查　若无感觉障碍,则需抽血测定血钾和做心电图检查,以排除低血钾症。

脑脊液检查　患者的脑脊液常有变化,表现为脑脊液中的细胞蛋白分离现象,即细胞数正常,而蛋白计数很高。起病后 3 周,此种变化最易出现。

◎专家忠告

就诊策略　急性起病的由手、足部逐渐向肩臂和大腿部发展的四肢对称性无力患者应立即去神经内科急诊就诊,一般都需要住院治疗。

治疗主张　需经常保持呼吸道畅通,定时翻身拍背。患者若进食咳呛,宜及早插胃管喂食。瘫痪肢体宜及早进行运动训练,不宜放置热水袋以免烫伤,也可配合针灸、理疗。密切观察患者的呼吸、心率、血压变化,以便对呼吸麻痹和心血管并发症及时处理。应用血浆置换法及应用大剂量免疫球蛋白治疗急性期患者,有一定的疗效,但价格昂贵。皮质类固醇类药物,如地塞米松、泼尼松等的应用,目前虽有争议,但仍有应用。鼓励患者做肩、肢、肘、腕、踝和掌指(趾)关节伸屈活动,或协助上述关节进行被动活动。

诊治误区　急性起病的由手、足部逐渐向肩臂和大腿部发展的四肢对称性麻木、无力，不要误以为颈椎病、脑梗死等，有"感冒"样症状，到门急诊"吊盐水"效果不佳，病情反而会逐渐加重，甚至出现呼吸困难、唇和指（趾）部发绀，这时一定要去神经科急诊就诊，排除急性感染性多发性神经炎。

特别提醒　在急性期应特别注意呼吸道症状及心血管症状的变化，因为本病主要死因是呼吸麻痹、肺部感染及心力衰竭。

健康管理　急性感染性多发性神经炎起病急，但疾病的进展期及恢复期都需要较长时间，可达数月。患病 1 年后有 10% 的患者不能独立行走，这部分患者需要长期的康复训练，如果得不到恰当的治疗，可能会产生严重的肢体无力和关节挛缩。当患者的吞咽功能受累时，需要注意营养问题，此时常常需要借助胃管鼻饲流质饮食。

◎ 小贴士

早期神经电生理检查对疾病的诊断及估计预后很重要，轴索损害型高峰期功能障碍较脱髓鞘型更重，是早期做好机械通气准备的预测因素。

震颤麻痹

震颤麻痹又名"帕金森病"（Pakinson's disease，PD），以运动减少、肌肉强直、震颤（抖动）为主要症状。中老年时起病，开始时常为一侧上肢情不自禁地轻微抖动，情绪紧张时加重，拿物时抖动反而消失。同时，活动时肢体发硬，屈伸不灵活。之后，逐渐可从一侧上肢发展到同侧下肢或对侧上肢，最后可以发展到四肢，甚至下颌也可抖动。患者患病后全身肌肉发硬，活动不灵活，因而从座位起立时很缓慢；走路时，起步跨不开，跨出后步态小，向前冲。行走过程中转身时要多次小步态才能慢慢地转过来，行走时两上肢摆动动作消失。面部因肌肉强直，表情活动和应有的眨眼动作减少。患者也可伴有出汗增多或减少、便秘等症状。少数患者从卧位站起时会因头晕而昏倒。若连续测量卧位和站位时的血压，收缩压相差超过 30 毫米汞柱，称为"直立性低血压"。本病呈进行性加重，若不予治疗，患者一般会在起病后 10 年左右因肌肉严重强直而不能行动。

◎您需要做哪些检查

根据患者运动减少、肌肉强直和静止性震颤等主要症状和进行性加重的病程即可做出诊断。但煤气中毒、锰中毒、动脉硬化、药物(甲氧氯普胺、氯丙嗪、奋乃静、利血平、甲基多巴等)都可以产生类似帕金森病的症状,应注意鉴别。若是药物不良反应引起的,只要及早停药,症状会减轻或消失。

震颤麻痹的诊断目前主要依据临床症状和体征,以及对抗帕金森病药物的治疗反应,目前临床上尚无一个准确诊断的客观指标。正电子发射计算机断层扫描(PET)是早期诊断帕金森病最敏感的方法,但价格昂贵,不宜临床推广。其他检查如 CT、磁共振成像(MRI)等结构成像对疾病的诊断并无特异性,主要为了早期排除引起震颤麻痹的其他疾病。

◎专家忠告

就诊策略 中老年人出现逐步发展的步态缓慢、伴肢体抖动应去帕金森病专病门诊就诊,如无这类门诊,可先去神经内科就诊,明确诊断,药物的选择和剂量调整应在专科医生的指导下进行。

治疗主张 对帕金森病的运动症状和非运动症状应采取综合治疗,包括药物治疗、手术治疗、康复治疗及心理治疗等。药物治疗作为首选,是整个治疗过程中的主要治疗手段,坚持以最小剂量达到最满意的效果,而手术治疗则是药物治疗的一种有效补充。

治疗药物 ①抗胆碱能药(主要有苯海索):主要适用于有震颤的患者,老年患者慎用,合并有狭角型青光眼及前列腺肥大患者禁用。②金刚烷胺:对伴有少动、强直、震颤均有改善,对伴有异动症的患者可能有帮助。肾功能不全、癫痫、严重胃溃疡、肝病患者慎用,哺乳期妇女禁用。③复方左旋多巴:是治疗帕金森病最有效的药物,根据病情逐渐增加剂量,活动性溃疡者、狭角型青光眼及精神病患者慎用。④多巴胺受体激动剂:包括非麦角类(普拉克索、罗匹尼罗、吡贝地尔)和麦角类(包括溴隐亭、协良行),尤其适用于年轻患者病程初期,麦角类多巴胺受体激动剂会导致心脏瓣膜病变和肺胸膜纤维化,现已不主张使用,大多推崇非麦角类多巴胺受体激动剂。⑤单胺氧化酶 B 抑制剂:目前国内有司来吉兰和雷沙吉兰。⑥儿茶酚-氧位-甲基转移酶(COMT)抑制剂:包括恩托卡朋或托卡朋,需与复方左旋多巴同服,单用无效。

晚期 PD 的临床表现极其复杂,其中有疾病本身的进展,也有药物副作用或并发症的因素参与。长期治疗疗效明显减退,同时出现异动症者可考虑脑深部电刺激术(DBS)治疗。需强调的是手术仅是改善症状,而不能根治疾病,术后仍需应用药物治疗。

诊治误区 缓慢进展的运动减少,伴一侧肢体乏力、麻木,不要误以为脑梗死、脑供血不足或颈椎病,尤其当治疗无效时更应去神经内科门诊就诊,明确诊断。另外,门诊中经常有患者发现手抖或头部颤抖就误以为自己得了帕金森病,其实引起肢体或头部颤抖的原因多种多样,不一定就是帕金森病,在神经科疾病中,除了帕金森病之外,最常见的抖抖病是原发性震颤。

特别提醒 目前应用的治疗手段,无论药物或手术都只能改善症状而不能阻止病情的发展,无法治愈。因此,治疗不能仅顾及眼前而不考虑将来,治疗上应不求全效。

健康管理 对单纯帕金森病患者一般提倡高糖、高脂饮食,能量主要来源于碳水化合物,通常碳水化合物与蛋白质供能比例应维持在(4~5):1。高蛋白饮食不利于抗帕金森药物吸收,因此高蛋白食物宜在晚餐供给。果蔬中含有丰富的维生素、微量元素以及促进肠道蠕动的膳食纤维,一些特殊蔬菜如蚕豆等,可经常食用。瓜子、杏仁、黑芝麻等富含酪氨酸,可促进左旋多巴的合成,对患者有益。长期饮用绿茶和咖啡可明显降低帕金森病的发病率。

◎小贴士

嗅觉障碍也是帕金森病的临床表现之一,且在发病早期就可能存在嗅觉功能的下降。

病毒性脑炎

由病毒感染而引起的脑实质炎症称为病毒性脑炎。本病起病大都为急性,部分为亚急性。早期有的患者出现发热症状,有的患者起病时无发热症状,以后随着病情的发展,逐渐出现低热、中热、高热。部分患者有头痛症状,程度不一。部分患者起病时有癫痫发作。部分患者反应迟钝、呆滞,理解和判断力下降,定向、计算与记忆力发生障碍。

病情严重的患者可出现躁动、妄想、嗜睡、意识模糊、昏迷等症状。患者大脑脑干受到影响时可出现眼睑下垂、瞳孔散大、眼球活动受限、看物时出现双影的症状。患者眼球向两侧注视时眼球会跳动,吞咽时咳呛,舌不能伸出口外或伸舌歪斜,唇部有疱疹。

有的患者肢体并未瘫痪,但手指指鼻不稳,行走不稳,甚至不能讲话;有的患者肢体可出现瘫痪。患者常伴有颈部强直,两下肢伸直后向腹部屈曲达70°时,臀部和大腿背侧处疼痛。病情严重的患者可出现昏迷。

◎您需要做哪些检查

若出现上述症状,说明大脑或脑干受累,加上伴有颈部强直,临床上可初步诊断为脑炎。

血常规检查 白细胞计数增高或无明显改变。

脑电图检查 80%～90%的患者有弥漫性异常或在弥漫性异常基础上有局限性异常。

CT或磁共振成像(MRI)检查 可发现多个播散的密度减低界限不清的病灶。

脑脊液检查 半数患者脑脊液压力、细胞数、生化检查均正常;少数患者脑脊液压力增高,细胞数和蛋白质轻度增高,糖和氯化物正常。脑脊液检查还可测定各种免疫球蛋白,并可分离病毒。

确诊是否是病毒性脑炎及病毒性脑炎的种类,需要有病毒学和免疫血清学的诊断结果来证实。

◎专家忠告

就诊策略 急性起病的发热、头痛患者都应去医院的内科或神经内科就诊,不要误认为感冒而自行口服止痛药和退热药,对于头痛、发热进行性加重的患者,尤其伴意识改变、肢体抽搐者,更应尽早去神经内科或内科急诊就诊,明确诊断。

治疗主张

抗病毒治疗 在临床表现、初始脑脊液和影像学资料基础上,怀疑病毒性脑炎的患者应尽快给予阿昔洛韦治疗。肾上腺皮质类固醇激素能控制炎症反应和水肿，减少炎症因子的释放。多采用早期、大量、逐渐减量的给药方法。

对症治疗　颅内高压和脑肿胀可以用甘露醇治疗，抬高头位30度，头部保持与躯干成直线以免影响血液心脏回流，保持正常有效通气。病毒性脑炎常合并惊厥，频繁或持续的惊厥会导致患者严重的病理生理紊乱，加重颅内高压，应该积极治疗。抗惊厥药物可选巴比妥类、苯二氮䓬类、丙戊酸钠、卡马西平、左乙拉西坦等。治疗急性播散性脑脊髓炎推荐大剂量肾上腺糖皮质激素，替换治疗包括血浆交换和静脉丙种球蛋白。乙脑、水痘、风疹等病毒性脑炎均应送到传染病院诊治。

并发症的防治　脑炎病程中，患者常有意识障碍、肢体瘫痪等，所以需注意营养及进食方法（昏迷患者应及时予以鼻饲）；勤翻身，防止肺炎、压疮；排尿障碍时，应予无菌导尿，以免肾和膀胱等泌尿系统感染。肢体瘫痪时，要进行主动锻炼和被动活动。

康复治疗　有肢体活动障碍时，可用理疗、按摩、针灸等方法，以帮助肢体功能恢复。如有智能障碍，则应加强日常教育和智能训练。

诊治误区　对于治疗效果不良的病毒性脑炎甚至症状在进行性加重者，需反复行腰穿检查观察脑脊液各项指标的变化情况，检查是否合并细菌、隐球菌、结核菌等其他感染或神经系统的脱髓鞘病变，不要因害怕腰穿、不愿行腰穿检查而延误诊断和治疗。

特别提醒　有癫痫发作者应按癫痫治疗规则坚持服药，直到不发作后数年左右，脑电图结果正常才能在医师指导下逐渐停用抗癫痫药，绝不能擅自停药。有癫痫发作的患者，应慎用益智剂。

健康管理　对症支持治疗、给予静脉营养对于重症和昏迷患者至关重要，可维持患者水、电解质平衡。对于高热患者，应予以物理降温，如患者体温在40℃以上时，降温不宜过快，以免引起寒战等不良反应；应注意保持呼吸道通畅，预防褥疮及呼吸道、泌尿道感染等并发症，在恢复期可行康复治疗。

◎小贴士

病毒性脑炎的预后与病变的

范围和病情的轻重有关。脑部病变局限、病情较轻时，预后往往良好。如昏迷持续时间较长，或有频繁惊厥、脑部缺氧明显、病理变化重者，预后多较差，常有神经、精神后遗症。单纯疱疹性病毒脑炎患者的病死率高达30％以上，约半数的存活者有后遗症。

癫　痫

癫痫俗称"羊癫疯"，是由多种原因引起的脑细胞的突然性异常放电，导致患者出现发作性、反复性的脑功能紊乱，表现为运动、感觉、意识、行为、自主神经紊乱等一过性的脑功能障碍。癫痫发作的形式有大发作、部分性发作、失神发作等。

大发作时症状　发作者神志不清，发作可分三期。①强直期：出现上睑抬起，眼球上窜，发出叫声，可咬破舌尖，吐出白沫，上肢屈曲内收，下肢强烈伸直，持续10～20秒后肢端出现微小的震颤而进入阵挛期。②阵挛期：震颤幅度增大并延及全身，出现间歇性痉挛，每次痉挛后都有短暂的肌肉松弛，痉挛频率逐渐减慢，间歇松弛逐渐延长，经0.5～1分

钟，抽搐停止。以上两期常伴有心跳增快，血压升高，汗液、唾液和支气管分泌物增多，瞳孔扩大，皮肤自苍白转为发绀，呼吸暂时中断，大、小便失禁。③惊厥后期：呼吸首先恢复，心跳、血压、瞳孔等逐渐恢复正常，意识清醒；自发作开始至意识清醒为5～10分钟，醒后对抽搐全无记忆。

部分性发作时症状　单个肢体或一侧口角抽动，或仅是上述部位感到发麻或闻到一股难闻的臭味等，患者意识并不丧失；也可发展到全身抽搐，伴神志不清。有些患者可做出一些无意识的机械的重复性动作，如吸吮、咀嚼、舐唇、搓手、奔跑、歌唱等。这些无意识动作称之为"自动症"。

失神发作时症状　患者突然呆滞，事后立即清醒，对发作无记忆。若短期内大发作频繁，两次发作间意识不恢复，称为"癫痫持续状态"。

◎您需要做哪些检查

癫痫大发作主要是根据患者发作时出现的情况是否符合癫痫的典型症状，以及瞳孔有否散大来进行诊断的。

辅助诊断方法主要是脑电

图。脑电图上可有痫性波（尖波或锐波）发放。大发作、失神发作和部分性发作的脑电图各有特殊表现。癫痫发作时脑电图检查可得 95% 阳性结果，不发作时也可有 80% 的异常。脑电图检查前应洗发、进食，检查时听从医务人员的嘱咐做睁闭眼试验，同时安宁静心，不能做任何思考，因为这些会影响脑电的发放。然而，有 15% ~ 20% 的癫痫患者脑电图可以无异常表现。有些患者仅在睡眠中癫痫发作，所以，有条件时可做动态脑电图检查。

部分性发作的癫痫患者若在脑电图上有局灶性放电，则必须做头颅 CT 检查或磁共振成像（MRI）检查，以排除脑瘤等病变。视频脑电图（VEEG）和高场强 MRI（1.5 特以上）是用于癫痫定位诊断的两项最基本检查，必要时可行磁共振功能成像（fMRI）、脑磁图（MEG）、正电子发射计算机断层扫描（PET）等，以协助定位诊断。

◎专家忠告

就诊策略 急性频繁发作或发作间期意识欠清的患者应立即去神经内科急诊就诊，及时治疗，终止发作。偶尔一次发作或发作次数较少的患者也应去癫痫专病门诊或神经内科门诊就诊。

治疗主张 在癫痫发作的当时，要防止患者自伤和窒息。应随即扶之仰卧，松解领口纽扣；做好抽搐时肢体和脊柱的保护工作，不可强按患者的肢体以免发生骨折；在背后垫衣被之类的软物，以免椎骨损伤；在患者口中上下白齿间放毛巾（不可放在门齿中间），以保持呼吸道通畅并防止舌咬伤。若有条件即注射苯巴比妥，预防下一次发作。若患者处于癫痫持续状态，应急送医院抢救。

癫痫确诊后，1 年或数年发作一次的患者，应观察随访；发作次数较多的患者，应请医生查明病因，针对病因治疗。若暂时无法查明病因，则需进行药物治疗，予以控制。为了控制平时发作，应根据癫痫发作类型选用相应的药物，以一种药物治疗为主，能控制发作的最小剂量为佳。坚持每日服药，做到能完全控制。4 年后进行脑电图检查，若无异常放电，则在半年内可逐渐减量，直至停药。

目前可以抽血测定抗癫痫药

物的血中浓度，且可测知其有效血浓度值的范围。若一种药物虽能达到有效浓度，但效果不明显，或因副反应而不能继续应用，则应改用次选药物。须注意，更换药物也应缓慢进行。

药物治疗是治疗癫痫的首选方法，大约70%的癫痫患者对药物治疗有效。药物治疗是目前最常用、最重要的手段。在临床中广泛使用的抗癫痫药物包括苯妥英钠、苯巴比妥、丙戊酸钠、卡马西平、地西泮、氯硝西泮等。新型抗癫痫药主要有加巴喷丁、拉莫三嗪、奥卡西平、托吡酯、左乙拉西坦、氨己烯酸、噻加宾、非尔氨酯、唑尼沙胺、普加巴林等。新一代抗癫痫药疗效与传统抗癫痫药相当，但前者具有较好的药代动力学特点，不良反应较少，特别是药物间相互影响少。药物选择时除根据癫痫发作类型以外，也要考虑药物的副反应、安全性及经济承受能力。

诊治误区　确定患者是否患有癫痫主要依据完整的病史资料，常规脑电图、MRI（或 CT）、视频脑电监测癫痫发作的结果，不要将心因性发作、晕厥以及低血糖、应激、睡眠缺乏、药物滥用等所致的非癫痫性发作误认为是癫痫。

癫痫病的治疗贵在坚持，有的患者在一段时间不发作后就擅自停药，反而会令癫痫复发，严重者会引发癫痫持续状态而危及生命，抗癫痫治疗是一个漫长的过程，即使病情得到控制，一般也要在发作完全得到控制 2～5 年后，再综合考虑减药和停服时间，这都需在医生的指导下进行，千万不可自作主张。

特别提醒　患者要克服自卑心理，坚持正规服药，参加日常社交和工作，避免进食咖啡、浓茶等兴奋性食物，戒烟和酒，不要大量饮水（大量饮水有时会引起癫痫发作），避免个别患者的已知诱发因素（如，看电视、玩牌等）的发生，避免过度劳累、睡眠不足和情绪波动，睡眠时不可将头埋在被褥中（发作时易造成窒息）。

健康管理　合理膳食很重要，需补充足够的营养，多食用维生素高的水果蔬菜，勿食烟、酒、浓茶、咖啡及刺激性食物，切勿过饥或过饱，勿暴饮暴食，暴饮暴食使胃部过度膨胀，容易诱发癫痫发作。患者应避免劳累，保证充足睡眠。成人保证每日睡眠 7～

9 小时,儿童 8 ~ 16 小时,睡眠不足可使大脑兴奋性增高而诱发或加重癫痫发作,过度劳累也可使患者全身肌肉代谢加快,体内乳酸堆积,血液偏酸,影响脑细胞正常活动而诱发癫痫发作。

◎小贴士

癫痫发作诱发因素很多,精神过于紧张或焦虑均可对癫痫产生影响。大量调查结果显示癫痫患者发生紧张、心悸、头痛等明显高于健康人。90% 癫痫患者感到精神上有压力,而精神紧张又是诱发该病的重要因素。因此,心理咨询、安慰、精神放松等方法缓解患者的紧张或焦虑情绪,可在一定程度上减少该病的发作。

由于癫痫大都突然发作,患者常会突然跌倒,故不能进行高空作业、驾驶车辆或在车床、磨床等机器旁工作,也不能从事一切在癫痫发作时会危及自身安全和他人安全的工作。癫痫发作时不可喂食硬性粗糙食品,以免窒息。服药过程中一旦出现皮疹,应即停药,去皮肤科就诊。

关于癫痫患者的恋爱和婚姻问题,首先应将患病情况坦诚告诉对方,相互了解才能有真诚的爱情。若仅一方有癫痫病则还可以恋爱结婚。癫痫遗传的可能性很小,可正常生育。但若双方都有癫痫,则最好不要结婚生育。

脑 卒 中

脑卒中又名急性脑血管意外或中风,可分两类。一类属于出血性的(脑出血),多见于高血压兼动脉硬化的患者,或蛛网膜下腔出血的患者。其原因多数是颅内动脉瘤、脑血管畸形,或高血压、动脉硬化。另一类是缺血性的,有短暂性脑缺血发作,大都见于动脉硬化的患者。脑栓塞多数是由于心脏的小栓子或动脉硬化斑块脱落所致。脑血栓形成大多见于动脉粥样硬化及糖尿病患者。

出血性脑卒中起病较缺血性脑卒中急,且起病时有头痛。脑卒中患者大都有嘴歪、单个肢体瘫痪,甚至偏侧肢体瘫痪。蛛网膜下腔出血的患者例外,仅有剧烈头痛、呕吐、颈前屈受限,无肢体瘫痪,部分患者可出现程度不同的意识障碍。脑卒中严重的患者可抽搐昏迷。瘫痪肢体经治疗后,过一段时间才能逐渐恢复,很多患者留下了程度不等的后遗症——对侧不同程度的瘫痪,感觉缺失,甚至讲话不清。

各类脑卒中具有上述共有症状,但也有不同之处。①短暂性脑缺血发作:起病急,症状一般持续5~20分钟,24小时症状完全消失,但可反复发作。②脑栓塞:脑卒中发病最急的一种类型,体格检查时常可发现心房颤动和长骨骨折等脑栓塞的栓子来源。③脑血栓形成:常在安静状态下发病,发病过程较缓慢,一般为数分钟到2日,起病时头痛少见,大都见于高龄和糖尿病患者。④脑出血:大多有动脉硬化性高血压,常在活动或情绪激动时发病。起病快,起病时常有头痛,血压增高。⑤蛛网膜下腔出血:起病急,常伴有短暂意识不清,有剧烈头痛、呕吐,颈部前屈受限,无肢体瘫痪。

◎您需要做哪些检查

头颅CT检查　脑出血早期在CT片上即可出现高密度影。蛛网膜下腔出血在发病5日内,CT片上可见蛛网膜下腔内有高密度影;若超过5日或出血量少,则CT片上可无异常表现。脑栓塞和脑血栓形成等缺血性脑卒中,早期在CT片上无异常表现,在24~48小时后才出现低密度阴影。MRI、DWI对超急性期和急性期脑梗死病灶具有高度敏感性,可在常规CT、MRI阴性的情况下显示脑梗死灶,再结合MRA显示病变大血管狭窄及闭塞的情况,给临床提供可靠的影像学资料,可以为临床溶栓治疗提供依据,也有利于早期合理治疗方案的制定和为预后判断提供可靠的帮助。

另外,颈动脉硬化与缺血性脑血管病有密切相关性,采用彩色多普勒超声检查颈动脉、椎动脉内中膜厚度、管腔内径、有无斑块、溃疡、血管狭窄及血流动力学改变,可早期评价和判断动脉粥样硬化进展程度,防止或延缓动脉粥样硬化的发展,对于减少脑血管事件的发生有重要意义。

◎专家忠告

就诊策略　一旦出现急性起病的头痛、嘴歪、言语不清、偏侧肢体瘫痪、感觉异常都应去神经内科急诊就诊,抓紧时间,及时行CT检查,明确诊断。及时治疗对控制疾病的进展,促进神经功能恢复,改善预后意义重大。

治疗主张

1. 脑出血的治疗

内科治疗　发病后应卧床休息，保持安静，减少探视，密切观察体温、脉搏、呼吸、血压、瞳孔和意识的变化，保持呼吸道的通畅；调整血压；控制脑水肿降低颅内压，可选用20%甘露醇、甘油果糖静脉滴注，或用呋塞米（速尿）静脉推注；止血治疗在脑出血的超早期（起病3小时内）具有阻止血肿扩大、减少血肿扩延、减轻脑组织损伤、增进神经功能恢复的作用。

外科治疗　脑出血患者的外科治疗对挽救重症患者的生命，促进神经功能恢复有益，手术治疗宜在发病后6～24小时内进行，手术方法包括开颅血肿清除术、钻孔穿刺、血肿吸引术、脑室引流术等，通常脑叶和小脑出血宜尽早手术治疗。

康复治疗　对脑出血患者的神经功能恢复和生活质量的提高有益，脑出血后只要生命体征平稳，神经功能缺陷症状停止进展48小时后即可开始神经康复治疗。康复治疗包括物理治疗、作业治疗、语言治疗等，因人而异。

由于75%～85%非外伤性蛛网膜下腔出血患者为颅内动脉瘤破裂，破裂过的动脉瘤有更高的再出血率，尤其是在初次出血后不久。治疗上急性期注意患者的生命体征，预防脑血管痉挛的发生。予以钙通道阻滞剂尼莫地平，夹闭颅内破裂的动脉瘤仍是消除病变并防止再出血的最好方法。

2. 脑梗死的治疗

溶栓治疗　脑梗死溶栓治疗就是为早期再通闭塞动脉，恢复血供，抢救神经功能。随着神经病学和溶栓剂的研究和发展，溶栓治疗已经成为缩小梗死面积和降低致残率的最有效方法，溶栓治疗的时间是发病后越早越好，最晚不宜超过6小时，最好在3小时内进行。"时间就是大脑，时间就是生命。"静脉推注或静脉滴注仍是目前国内外应用最广泛的溶栓方法。溶栓治疗的副作用主要是出血。

抗血小板聚集治疗　在脑梗死的患者中，大多数病例多伴有高血压、高血脂、血黏滞度增高、血流缓慢等。血小板聚集、微血栓形成是导致脑梗死的主要原因。有效地降低血黏度在脑梗死的治疗以及预防中有重要作用，常用的药物有阿司匹林、硫酸氢氯吡格雷、奥扎格雷钠等。

应用他汀类药物　除具有良好的降血脂效果外，还具有与阿司匹林类似的抗血小板凝集作用，稳定斑块从而减少脑动脉再次栓塞的可能性。

神经保护剂、自由基清除剂　如依达拉奉。

抗凝治疗　目的在于防止血栓扩展和新血栓形成。常用药物有肝素、低分子量肝素及华法林等，尤其对有房颤的患者。

降纤治疗　通过降解血液中纤维蛋白原，增强纤溶系统活性，抑制血栓形成。常用药物有降纤酶、巴曲酶以及安克洛酶和蚓激酶等。

外科手术治疗　对于急性大面积脑梗患者，传统的内科治疗往往病死率较高，此时考虑外科减压手术，可预防脑疝死亡。

早期康复治疗　脑梗死后早期康复治疗对降低致残率、促进神经功能恢复、提高生活质量等具有重要意义。早期康复的目的在于预防肌肉萎缩和关节挛缩。具体包括维持关节活动范围，经常变换体位，鼓励患者早期下床活动等。

若有颈内动脉狭窄或内膜明显增厚的患者则除服用阿司匹林外，还应请神经外科会诊，考虑可否进行血管造影检查，必要时行支架术或颈动脉内膜剥离术。

诊治误区　有的患者常认为脑梗死需定期去医院吊针，让血管打通，其实梗死的脑细胞死亡是不可逆的，坚持服药能最大程度上预防复发，但并不会逆转病情。

特别提醒　脑卒中常伴有以下几种并发症。①消化道出血：这是脑卒中所致的应激性溃疡，严重者呕吐咖啡色物体，轻者为黑粪。预防方法是，在脑卒中起病时即用抑制胃酸分泌的药物。②肺部和泌尿系感染：肺部感染的原因，一是咳嗽吐痰不畅，特别是昏迷患者；二是静卧不动。预防的方法是勤翻身，勤拍背，勤吸痰，定时变换卧位。泌尿系统感染大都见于插导尿管的患者，预防的方法是插导尿管时严格消毒，无菌操作，滞留导尿管的患者应定时用灭菌药水冲洗膀胱。③压疮：这是由于骨骼关节部位较长时间与床面受压所致，所以，应定时变换体位。④心功能异常：表现为心脏跳动不规则，甚至心力衰竭。一旦出现心跳减弱、频率加速、呼吸急、口吐红色泡沫等,应立即送医院。

长期服用他汀类降脂药的患者需定期复查肝功能,一旦出现肌肉酸痛应尽早到医院复查肌酶。

健康管理 从流行病学上推测,脑梗死可能是多种因素在遗传基础上协同作用的结果。多年来研究已证明,肥胖、脑力劳动、吸烟饮酒嗜好、高脂高盐饮食等不良生活方式与动脉硬化密切相关。而危险因素以高血压为主,其次是吸烟饮酒、糖尿病、高胆固醇血症。所以健康的生活方式——戒烟戒酒,多参加体育运动,积极治疗高血压、糖尿病和高胆固醇血症,是预防中风最有效的方法。

◎小贴士

尽管年龄、家族史等是脑卒中不可改变的危险因素,但只要积极控制可改变的危险因素,完全可以防止和推迟脑卒中的发生。创造家庭和睦的环境,思想上高度重视,情绪上不过于紧张;在医生指导下积极治疗高血压、心脏病、糖尿病、高脂血症等,并定期监测相关指标;警惕脑卒中的诱因,避免紧张、兴奋、忧虑、脑力或体力过劳等因素,并注意气候的剧变和生活习惯的改变等客观环境因素的影响;养成合理的饮食习惯,提倡中老年人以低钠、低胆固醇、低脂肪食物为主,副食品宜多样化,在食量上不易过饱或过饥,多吃富含纤维的蔬菜和水果;戒烟禁酒,每日饮少量红葡萄酒对患者有益;密切观察和高度注意脑卒中的前兆症状,一旦出现及时到医院诊治。

(毛智樱)

9. 精神科疾病

精神分裂症

精神分裂症(schizophrenia)多发于青壮年时期,起病通常缓慢且持续。经过临床研究和归纳,虽未能找出其合理的病因,但其诱发因素仍有迹可循:①遗传倾向。②社会环境因素。③内分泌因素。④脑器质性因素。⑤部分患者脑结构发生异常。

精神分裂症的主要症状表现为,患者基本个性、思维、情感、行为产生分裂,通常精神活动与环境不相协调,进而影响患者行为及情感。患者的基本思考结构及认知发生碎裂,这种解离现象会造成思考形式障碍,并可导致无法分辨内在及外在的经验。从内容上主要包括思维的障碍、妄想、幻觉等阳性症状的划分;部分精神分裂症患者还可能出现情感倒错、意向倒错等瓦解症状和情感迟钝、意志减退等阴性症状。

◎您需要做哪些检查

医学上影像学技术的发展,为人们了解活体脑的功能和结构提供了便利途径。关于精神分裂症脑部异常的研究主要包括:第一,通过 CT 或 MRI 寻找有无使精神分裂症患者易感性升高的脑部损伤及其部位;第二,利用功能性影像学技术,如 PET、SPECT、fMRI,观察局部神经元活动情况,建立神经系统功能障碍与精神分裂症临床特点之间的相互联系;第三,通过脑组织的分子结构图像,明确神经元功能有无缺陷及其病理过程的本质。

目前,精神分裂症的主要诊断标准有:ICD-10 第五章精神和行为障碍诊断标准(国际标准)、DSM-IV(美国标准)、CCMD-3

（中国标准），还有法国、日本的一些地区性标准。其中前两种标准的影响较大，应用也较广泛。

另外，配合一些精神分裂症的基本症状标准检查也利于判断的准确性。

Ⅰ Bleuler（1911年）精神分裂症的基本症状：联想松弛（Assoziationslockerung）；情感障碍（Affektstorung）；孤独症（Autismus）；矛盾症（Ambivalenz）。

Ⅱ Taylor 和 Abrams（1978年）精神分裂症的诊断标准：①至少具有下列三项之一。A. 思维形式障碍。B. 至少有一项一级症状。C. 情感钝化、不适切、强度不足的无关情感、对相爱的人不关心或无非凡的情感流露、情感反应缺如、缺乏社交礼仪。②意识清楚。③能排除情感障碍。④能排除器质性脑病、致幻剂或精神活性物质滥用及其他原发躯体疾病。

Ⅲ 精神分裂症 RDC（Spitzer 等，1981年）标准：①活动期至少具有下列两项者，可确诊为精神分裂症；具备一项者，作为疑似病例处理。A. 思维被广播，思维被插入，思维被夺。B. 被支配（或被影响）妄想，其他怪异的妄想，或多个妄想。C. 躯体妄想、夸大妄想、虚无妄想或其他妄想，但不伴被害或嫉妒内容，且持续1周以上。D. 任何类型的妄想，伴任何形式的幻觉，且持续1周以上。E. 持续评述患者行为或思想的幻听，或2人以上的会话性幻听。F. 与患者的情绪不协调的言语性幻听。G. 任何形式的幻觉，终日存在且持续数日，或断续出现持续1个月以上。H. 显著的思维形式障碍，伴钝化或不适切的表情，或伴任何类型的妄想或幻觉，或伴显著的行为紊乱。②自患者出现明显变化起，精神症状持续2周以上。

◎专家忠告

就诊策略 认识精神分裂症的早期症状是十分重要的，可及早发现及早治疗。急性起病者病前很难发现或者根本就不存在早期症状。大部分患者是在无明显诱因下缓慢起病，需要仔细观察分析。诊断要点如下：①可靠的病史与精神检查，患者表现有特征性的思维和知觉障碍，情感不协调、意志活动缺乏。②社会适应能力下降。③意识清晰，智能完好，但无完全的自知力甚至丧失。④病程有缓慢发展,迁延不愈的趋势,活动期精神病性症状持续不短于 1 个月,包括前驱期症状不短于 3 个月。⑤无特殊阳性体征。

治疗主张　精神分裂症的治疗一定要遵循早发现早治疗原则,采取药物治疗、心理治疗、工作治疗、娱乐治疗及各方面疏导的相互结合,以消除或减轻患者的各种障碍。本书药物仅供参考,具体服药请以医嘱为主。

对于此类患者的治疗除采取适量抗精神病药物治疗,可选用副作用相对较少的第二代(非典型)抗精神病药物,包括利培酮、喹硫平、齐拉西酮、阿立哌唑、奥氮平、氯氮平、帕利哌酮、氨磺必利。可适当配合第一代(典型)抗精神病药物,包括氯丙嗪、五氟利多、氟哌啶醇、奋乃静、氟奋乃静、舒必利等。

此外,还应特别注重患者的心理干预。①首先,患者和家属应该正确认识精神疾病。每个人都不希望自己得病,无论什么病。但得病是自然现象,我们无法选择,也不能回避。在遇到重大或严重的疾病时,患者和亲属都要经历几个心理阶段——惊慌、不知所措;紧张害怕、否认;将信将疑、四处就医;内疚、责备、懊悔,伴随焦虑、抑郁、自卑、悲观;恐惧、害怕;最后,形成各种慢性适应、接受和面对。实际上,我们身体的各系统都可能出现问题或疾病。心理和精神也一样,出现问题是回避不了的。遭遇精神疾病和心理问题,不必惊慌失措、悲观,医学科技的迅速发展带来了疾病治疗的迅速发展,只要我们积极面对,绝大多数预后都是好的,治疗方式既不复杂也不难。即使一时难治,只要不放弃,患者、家属、医生之间建立良好的治疗关系和治疗联盟,共同应对疾病,系统接受正规治疗,都会有好转,甚至达到治愈。②配合心理治疗,帮助解决患者心理问题和实施危机干预;通过行为治疗,帮助患者恢复社会功能,掌握疾病的管理能力,使患者能够适应在社会中的正常生活,促进患者身心的全面康复。

特别提醒　精神分裂症应除了及时、正规、系统地住院治疗外,出院后的维持治疗、预防疾病的复发也是很重要的。要注意观察药物的治疗效用,既要防止患者一次吞服大量,也要保证患者服药到肚。患者病情波动、出现较重的药物副作用、出了皮疹等情况需立即去医院复查。多给患者补充维生素 B_{12}，如动物肝脏、肾脏、牛肉、猪肉、鱼类、贝类、蛋、牛奶、乳酪、乳制品、腐乳、禽类等。而大量服用维生素 C 时，会促进体内维生素 B_{12} 及叶酸的排泄。多食绿色蔬菜及新鲜水果。

健康管理　喧闹、嘈杂的居住环境会使患者病情加重，建议为患者安排安静舒适的环境接受治疗。忌患者单独外出，忌喝酒吸烟，否则会增加自由基水平，引起神经氧化损害。避免患者受精神刺激，如看惊险、凶杀小说、电视、电影等，以免增加患者的刺激，加重患者病情。

◎小贴士

患者在康复期间可以适当配合相关心理治疗，内心得到成长和强大，可使其在与疾病抗衡的过程中更有勇气和信心去面对困难。

睡眠障碍

任何原因引起的睡眠时间减少、睡眠质量下降或生物钟紊乱等睡眠量不正常以及睡眠中出现异常行为的表现，都被称为睡眠障碍。正常人每隔 24 小时有一次觉醒与睡眠的节律性交替。根据年龄不同，睡眠量常有差异：新生儿睡眠时间是 18～20 小时，儿童 12～14 小时，成人 7～9 小时，而老年人一般只需 5～7 小时。

睡眠障碍包括睡眠失调和异态睡眠。儿童常因生理因素、心理因素、睡眠习惯、环境因素导致多醒、梦魇、异样睡眠障碍等；青少年及成年期，身体生理因素变化和生活压力，导致失眠、睡眠剥夺和不规律睡眠；人到中年，尤其进入更年期，面对各种再适应问题，出现更多睡眠障碍；老年阶段，生理机制的老化、脑功能衰减使他们睡眠时间减少或睡眠过多、睡眠倒错。

◎您需要做哪些检查

了解睡眠障碍需做一些特定的检查，包括：①多导睡眠脑电图检查（普通脑电图再加心率、呼吸检查项目）、眼球运动检查、肌电图，以及其他相关的检查如血氧饱和度。②借助各种量表测定，如 Epworth 睡眠量表（ESS），夜间多相睡眠图（nocturnal polysomnographic recordings, NPSG)记录,多相睡眠潜伏期测定(multiple sleep latency test, MSLT)等。其中, NPSG 多用于评价内源性睡眠障碍患者,如阻塞性睡眠呼吸暂停综合征,周期性腿动,经常性深睡状态,如 REM 行为紊乱或夜间头动。对于失眠尤其是入睡困难为主的失眠,则不适用于该测定。MSLT 常在 NPSG 后进行,用于评价睡眠过度。此测试可以发现发作性睡病中的日间过度睡眠和入睡初期的 REM 期。MSLT要在患者正常的清醒周期中进行,并随后观察一个正常的夜间睡眠。③在询问病史和重点神经系统查体基础上,还可有针对性地选择如 CT 和磁共振成像(MRI)检查,血常规、血电解质、血糖、尿素氮,心电图、腹部 B超、胸透等各项辅助检查。

◎专家忠告

就诊策略　对于睡眠障碍的患者,应到医院进行细致的医学检查和精神病学检查,必要时要进行睡眠的实验室检查,通过全面检查分析得出疾病的原因,再考虑具体的治疗方案。多数睡眠障碍的患者可找到特殊治疗方法。其主要方法有心理治疗、药物治疗等。

治疗主张　针对睡眠障碍的治疗,首先要找出其原因,如精神病患者,应去精神科治疗,以尽快控制精神症状;如因环境习惯的改变所造成的,可适当服用安眠药;如有心理压力、情绪不稳者,应采用松弛疗法,以摆脱困境,消除紧张、焦虑情绪,恢复正常睡眠。

心理治疗　失眠从表面上看是一种躯体症状,但实际是一种情绪障碍,是由于患者情绪失控而引起的心境上的改变,他们的情绪多持续性地处于低落状态,紧张、害怕、担心、怀疑、愤怒、憎恨、抑郁、焦虑等。正常人入睡,只要保持心情平静,大脑和身体就会自然逐渐放松下来,进入睡眠状态。而失眠的人虽然身体躺在了床上,但精神始终无法放松。大脑高速运转,他们总是心理不平衡,无时无刻不在为未来发生的事情发愁,苦恼,惶惶然有如大难临头,提心吊胆,紧张不安,受焦虑、抑郁、担忧、烦恼、紧张、害怕等各种因素干扰,根本无法入睡,或者睡不踏实。总而言之,睡眠障碍是由情绪、心理问题引起的,所以要消除患者的睡眠障碍,首先要消除患者矛盾心理,对其进行心理疏导:解除患者对失眠的焦虑和恐惧情绪,保持良好的心态,避免精神刺激;培养其开朗乐观的性格,树立治疗信心;引导其正确对待生活中的各种矛盾,克服心理的负面情绪;帮助其树立正确的世界观、人生观。然后,配合心理治疗中专业的放松疗法和行为疗法等方式,帮助患者形成良好的睡眠习惯和睡眠规律。如定时休息,睡前不饮浓茶或咖啡;注意锻炼身体,参加体育活动等。

药物治疗 本书药物仅供参考,具体服药以医嘱为主。虽然药物治疗某些情况下可以较快看到治疗效果,但应避免长期持续使用药物或多种药物混合使用。可以使用的药物有苯二氮类药物,如阿普唑仑、艾司唑仑、氯硝西泮等,可以有助于改善患者睡眠质量并减轻患者的焦虑反应。对患有其他疾病导致的睡眠障碍,要配合吃药解决诱发疾病,如抑郁症患者可使用抗抑郁药。同时还可配合中西医结合治疗。

改善睡眠环境 室内最佳温度应保持在 18 ~ 22℃,人体会感觉舒适,有助于入睡。注意遮光和隔音,创造一个舒适、安全的睡眠环境。

其他 注意饮食调整,多参加室外活动,保持健康的身体和积极的心理状态。

特别提醒 ①部分失眠患者为环境性失眠,多只是暂时性,恢复原来的环境就可安然入睡,不必服用药物。②睡眠障碍可能是某些疾病的并发症状,失眠也可能导致机体的生理活动发生一系列的改变。长期缺乏睡眠可以引致许多神经、精神及亚健康症状。由于其他疾病造成的失眠,须首先治疗疾病,单纯治疗失眠常无济于事,甚至可能掩盖病情。③西药治疗失眠多可能产生药物依赖性,慎防药物成瘾,但也要注意不能突然停药,避免症状反复。另外,我们不但要重视失眠,还要重视其他形式的睡眠障碍。例如,睡眠过度不但是疾病的症状,其中有些类型(如,睡眠呼吸暂停综合征)还可引起心脏病发作或突然死亡。

健康管理 想要良好的睡眠要挑选合适的枕头,过高的枕头会破坏颈椎的自然弯曲度,使颈后的肌群和韧带紧张、僵硬;枕头过低,会使下颌自然上抬,咽喉受到压迫,口腔里的小舌自然下垂,阻塞呼吸道,如打鼾;另外,枕头过软或过硬等因素也会影响睡眠的质量。饮食上,热糖水可以产生大量血清素,抑制大脑上皮质兴奋,有助睡眠;苹果、香蕉、龙眼、莲心、山药、牛奶等具有改善肌肉疲劳或安神的作用,对睡眠都有一定程度的帮助。

◎小贴士

睡眠障碍,常是因长期的思想矛盾或精神压力、脑力劳动者用脑过度,劳逸结合长期处理不当及病后体弱等原因引起。患病后,首先要解除上述原因,重新调整工作和生活。要正确认识睡眠障碍的本质,其起病通常是缓慢发生的,病程较长,伴有反复,但预后是良好的。要解除自己"身患重病"的疑虑,适当参加体力劳动和体育运动,这有助于睡眠障碍的恢复,树立战胜疾病的信心。

老年痴呆

老年痴呆是指既往正常的智能由于某些疾病而出现衰退,是一种由病变引起的综合病症。通常包括记忆力、认知力、情绪与行为等一系列的症状与体征。常见的有阿尔茨海默病(AD)、血管性痴呆和混合型痴呆。

阿尔茨海默病主要的病理变化是大脑皮质广泛的、弥漫性萎缩,即脑变性。根据疾病的发展和认知功能缺损的严重程度,可分为轻度、中度和重度。

与脑血管因素有关的痴呆,统称为血管性痴呆,一般在50~60岁发病,男性多于女性。疾病病因主要是脑内血管病变,即颈动脉与椎基底动脉两大系统。可以是这些血管本身的病变,也可以是颅外大血管及心脏的病变间接影响脑内血管供血不足而致脑组织缺血缺氧性改变,最终使大脑功能全面衰退。

◎您需要做哪些检查

脑电图 阿尔茨海默病患者的早期脑电图改变主要是波幅降低和α节律减慢。脑电图检查,第一阶段多数正常,第二阶段可见到慢波明显增多,第三阶段可见到全面的慢波,为重度异常。

CT检查 第一阶段多数正常;第二阶段可见到脑室增大及

脑沟变宽等异常,也有少数患者检查结果正常;第三阶段 CT 检查结果为全面的脑萎缩。血管性痴呆患者的脑电图可有非特异性改变或有局灶性慢波。

磁共振成像(MRI)检查 MRI 检查显示皮质性脑萎缩和脑室扩大,伴脑沟裂增宽。由于很多正常老人及其他疾病同样可出现脑萎缩,且部分 AD 患者并没有明显的脑萎缩。所以不可只凭脑萎缩诊断 AD。Spect 和正电子发射计算机断层显像可显示 AD 的顶-颞叶联络皮质有明显的代谢紊乱,额叶亦可能有此现象。AD 病因未明,目前诊断首先主要根据临床表现做出痴呆的诊断,然后对病史、病程特点、体格检查、脊神经系统检查、心理测试与辅助检查的资料进行综合分析,排除其他原因引起的痴呆,才能诊断为 AD。

正电子发射计算机断层扫描(PET)检查 阿尔茨海默病患者 PET 检查可测量到糖代谢的明显改变。血管性痴呆患者 PET 检查可见梗死灶局部代谢和血流降低。

脑脊液检查 阿尔茨海默病患者的脑脊液一般无异常,但近期发现脑脊液中的 τ 蛋白有增高的现象。

神经心理学检查 具体的方法是用 1% 毛果芸香碱(匹罗卡品)滴眼液给患者滴眼后,在不同的间隔时间用特殊红外线摄影机记录瞳孔直径的变化。阿尔茨海默病患者瞳孔扩大较正常人明显。

◎专家忠告

就诊策略 首先要确定有否痴呆,然后要明确痴呆的原因。痴呆的确诊主要根据临床症状,即多种认知功能减退,并导致交际、学习,以及生活自理能力和使用日常工具的能力明显下降。目前有许多诊断标准,我国现使用的标准是《中国精神障碍分类与诊断标准(第三版)》(CCMD-3)。

治疗主张 本书药物仅供参考,具体服药请以医嘱为主。

改善胆碱神经传递的药物 老年痴呆的一个主要原因是胆碱不足,导致患者记忆减退、定向力丧失、行为和个性改变等。因此,具有增强胆碱能作用的药物在老年痴呆症的治疗方面发挥了重要作用。目前常用的有 4 种乙酰胆碱酯酶（AChE）抑制剂，包括他克林、安理申、艾斯能和加兰他敏[另外一种是 N-甲基-D-天冬氨酸（NMDA）受体拮抗剂，盐酸美金刚]。

改善脑血液循环和脑细胞代谢的药物　老年痴呆患者存在糖、蛋白、核酸、脂质等代谢障碍，同时其脑血液流量及耗氧量明显低于同龄正常人。因此，脑代谢激活剂和脑循环改善剂，尤其是具有脑血管扩张作用的脑代谢激活剂成为老年痴呆治疗的一大类可供选用的药物。此类药物如脑复康、喜得镇、己酮可可碱、脑通等。

钙拮抗剂　此类药物易于通过血脑屏障，选择性扩张脑血管，减少因钙离子内流造成的神经细胞损伤或死亡，从而改善记忆和认知功能。

激素类药物　使用雌激素治疗老年痴呆症可以缓解女性患者的症状，并可以延缓或防止患者病情发展。研究认为，雌激素的这方面作用与其抗氧化，减少淀粉样蛋白沉积对细胞的损伤，促进神经元的修复，防止神经细胞死亡等有关。加拿大研究人员发现，男性睾丸素可以用来治疗包括老年痴呆症在内的多神经退化性疾病。该国医学界几十年来一直在用男性睾丸素治疗男性记忆力丧失、抑制等病症，并使用睾丸素增强女性精力和性欲，积累了丰富的经验。

非甾体消炎药　经常服用阿司匹林或消炎镇痛药物的老年人患老年痴呆和认知障碍的危险性明显降低。小剂量阿司匹林可以减少老年痴呆症恶化。这是因为阿司匹林具有增强脑血流量，防止血液凝固的作用。此外，正在研究的非甾体消炎药布洛芬、双氯芬酸、奈普生等都有可能成为治疗老年痴呆症的有效药物。

自由基清除剂和抗氧化剂　有人利用具有自由基清除作用的银杏叶提取物 EGB-761 治疗老年痴呆患者，发现有明显的认知功能改善作用。维生素 E 是重要的抗氧化剂，具有自由基代谢的神经保护作用，还可能通过抑制和清除脑内 β-淀粉样蛋白沉积，产生延缓衰老的作用。其他自由基清除剂还有，褪黑素、姜黄素、去铁敏、艾地苯醌、甲磺酸替拉扎特等。维生素 C 具有清除自由基、抗氧化作用，能够稳定细胞膜。

毒蕈碱受体激动剂 高剂量服用毒蕈碱 M1 受体激动剂占诺美林,可明显改善老年痴呆患者的认知功能和动作行为能力。但由于该药在胃肠及心血管方面的严重副作用,许多患者不能继续治疗。为此,研究者正在寻求避免此类副作用的经皮给药方案。

特别提醒 无论是阿尔茨海默病,还是血管性痴呆,早期发现和早期治疗都是非常重要的。及时治疗可控制疾病的症状或减缓疾病的进程,可尽可能保持患者的社会生活能力,减缓其精神衰退。到症状严重时,看护工作也是非常重要的,可保证患者的安全和舒适。凡经医生诊断为老年痴呆的患者,无论病程长短,常常需要接受药物治疗,一般以口服给药为主。

在家照料老年痴呆患者服药应注意以下几点:①痴呆老人常忘记吃药、吃错药,或忘了已经服过药又过量服用,所以老人服药时必须有人在旁陪伴,帮助患者将药全部服下,以免遗忘或错服。②对伴有抑郁症、幻觉和自杀倾向的痴呆患者,家人一定要把药品管理好,放到患者拿不到或找不到的地方。③痴呆老人常常不承认自己有病,或者常因幻觉、多疑而认为家人给的是毒药,所以他们常常拒绝服药。这就需要家人耐心说服,向患者解释,可以将药研碎拌在饭中吃下,对拒绝服药的患者,一定要看着患者把药吃下,让患者张开嘴,看看是否咽下,防止患者在无人看管后将药吐掉。④痴呆患者服药后常不能诉说其不适,家属要细心观察患者有何不良反应,及时调整给药方案。⑤卧床患者、吞咽困难的患者不宜吞服药片,最好研碎后溶于水中服用。昏迷患者要下鼻饲管,应由胃管注入药物。

健康管理 通过散步等改善昼夜生活节奏,将有纪念意义的照片纪念品等放置在患者旁边给予安心感,这些药物以外的手段也被认为对患者的失眠、不安等症状有效。

常见的儿童心理障碍

常见的儿童心理障碍包括偏食、咬指甲、吮吸手指、性识别障碍、孤独症、退缩行为、依赖行为、分离性焦虑、神经性尿频、遗尿、入睡困难、夜惊、神经性呕吐、睡行症、梦魇、拔毛癖、品行障碍、攻击行为、对立违抗性行为、多动症、抽动症、选择性缄默症、屏气发作、口吃、言语发育延迟、厌学等。

儿童发生心理障碍的原因，常与环境因素有关，特别是家庭环境，如母爱剥夺、亲子关系和家庭气氛不和谐等。一些严重的躯体疾病或脑损害（如，癫痫、脑外伤、中毒、感染等），也会造成儿童心理障碍。而很多心理障碍是可以通过对孩子目前和以前的表现进行比较而早期发现的，如发现孩子突然的异常转变，家长就要考虑孩子是否存在心理障碍，及时带孩子诊断治疗。

◎您需要做哪些检查

医生诊断儿童心理障碍，主要靠询问家长，以及观察孩子。询问和观察的主要内容包括：孩子发生的问题、孩子目前的健康状况、行为或情绪的变化、生长发育状况、家庭文化教育及经济背景等。医生在接触观察中，必须掌握一定的技巧。

在儿童心理障碍的诊断中，心理测验也是很重要的方法。目前常用的心理测验：①韦克斯勒儿童智力量表（WISC）。②艾森克个性问卷（EPQ）。③韦克斯勒学龄前及学龄初期智力量表（WPPSI）。④斯丹福比纳（Stanford-Binet）智力量表。⑤《中国比奈测验》，是1924年和1936年陆志韦等修订比奈西蒙智力测验的基础上，由吴天敏主持再修订，于1982年正式出版的智力测验量表，适用范围是2～18岁。⑥韦克斯勒学前和小学智力量表，是通用的量表之一。学前和小学量表适用于4.5～6.5岁，儿童量表适用于6～16岁。⑦艾森克（少年版，Eysenck）人格问卷（EPQ-J，适用于7～13岁）。⑧瑞文推理能力测验，是纯粹的非文字智力测验，适用年龄范围非常广泛，6岁以上任何年龄都可使用。后来又编制了瑞文彩色推理能力测验，适用于5～11岁儿童和心理有障碍的成人。⑨《丹佛小儿智能筛选测验》，可以初步区分儿童智力是否正常。⑩《格塞尔发展程序量表》，是对4周至6岁婴幼儿神经心理发展的评定量表。⑪由首都儿科研究所编制的《0～4岁幼儿神经、心理发育诊断量表》和《五十项儿童智能筛查量表》，测验学前儿童的综合能力，且操作方法简单。⑫Vineland社会成熟量表。⑬丹佛发育诊断量表。

国内大部分有修订版可供使用。患儿的家长可询问医生，了解这些心理测验。

◎专家忠告

治疗主张　儿童心理疾病是个令人不容忽视的问题。对孩子心理问题和精神疾病的治疗，主要分为 4 个部分，分别是心理咨询、心理治疗、药物治疗和康复训练。儿童心理障碍的产生与环境（特别是家庭环境）密切相关，矫正和治疗应以心理治疗为主，并依障碍的性质予以适当的药物治疗。如偏食、咬手指、口吃、遗尿、多动障碍、暴怒、分离性焦虑、学校恐惧症等，可以通过行为治疗方法（如，厌恶疗法、系统脱敏法、暂时隔离法等）加以矫正。

家庭行为治疗是治疗儿童心理障碍的一种有效方法，主要以行为矫正的方法来改善家庭环境和家庭交往模式。这种方法对矫正儿童的暴怒、分离性焦虑、学校恐惧症、对立违抗性行为及品行障碍等可以有较好的效果。认知行为治疗也是矫治儿童心理障碍的重要方法。父母与儿童的互动在家庭治疗中非常重要，对幼小的儿童，可同时接触家长和孩子，给幼童一种安全感；对稍大一点的儿童，可先接触父母，了解情况，然后再检查孩子；对大年龄的儿童，一般需先接触孩子再接触家长，让儿童感受到尊重，以便建立良好的关系。在观察过程中，应当注意儿童与父母的互动反应，从互动反应来了解问题。心理治疗须由经过专业培训的心理医生来实施。

药物治疗在儿童心理障碍的治疗中也有一定的作用。如当儿童出现焦虑或抑郁症状，可适当使用一些抗焦虑或抗抑郁药物；遗尿儿童睡前使用适量的丙米嗪或甲醋酚酯（氯酯醒），会有较好的疗效；多动障碍儿童可以使用一定量的中枢神经兴奋剂，如哌醋甲酯（利他林）、匹莫林或咖啡因等；对于那些冲动行为难以克制的儿童，可使用少量的镇静剂，让其平静下来。这些药物均须在专业的心理医生指导下使用。

在对儿童心理障碍进行药物治疗时，一般都会从较小的剂量开始，慢慢增加用药量，争取用"最小有效剂量"控制住病情。

而对于成人的治疗,则会从一个能迅速控制病情的剂量开始。这是因为,孩子的身体尤其是脑部发育还不成熟,在治疗中不仅要考虑到对病情的控制,更要避免对孩子的身体机能产生影响。在治疗的过程中,药量也会根据病程进展不断调整。此外,对于孩子一般主张用单一品种的药,减少合并用药可能产生的不良反应。

◎小贴士

孩子在生长发育过程中,并不是均衡地发展,有些方面发展超前,有些方面却落后,尤其是孩子上幼儿园、小学和中学之后,和别的同学相比,在某些方面出现了落后现象,家长要注意及早找心理专家分析诊断和矫治,以免由现在的心理问题发展成为将来的心理障碍。总而言之,不管孩子多大,只要是发现孩子出现行为异常、学习困难、睡眠障碍、性格缺陷、情感障碍、社交不良、性角色偏差等情况,都应该及时带孩子去儿童心理门诊,请儿童心理医生和你一起关注孩子的心理发展,帮助孩子健康成长。

心境障碍

心境障碍(mood disorder)是以显著而持久的情感或心境改变为主要特征的一组疾病。临床上主要表现为情感高涨或低落,伴有相应的认知和行为改变,可有精神病性症状,如幻觉、妄想。大多数患者有反复发作的倾向,部分可有残留症状或转为慢性。

根据《中国精神疾病分类方案与诊断标准(第三版)》,心境障碍包括双相障碍、躁狂症和抑郁症等几个类型。双相障碍具有躁狂和抑郁交替发作的临床特征,既往称躁狂抑郁性精神病(manic depressive psychosis)。躁狂症或抑郁症是指仅有躁狂或抑郁发作,习惯上称为单相躁狂或单相抑郁。临床上单相躁狂较少见。

◎您需要做哪些检查

与很多内外科疾病不同的是,由于抑郁心境障碍目前病因未明,因此临床至今还没有一种或者一系列的检查或者化验可以进行诊断,一些症状评估量表可有助于医生对抑郁症状严重程度有量化的参考,但并不能作为诊断的依据。

抑郁心境障碍目前诊断还是以临床诊断为主,因此诊断需要到正规医院进行专业判断,确诊为抑郁症需要有2位精神科副主任医师以上职称者均一致诊断为抑郁症才能确诊。目前国内常用的重性抑郁发作诊断标准包括CCMD-3标准和美国《精神障碍诊断与统计手册(第四版)》(DSM-Ⅳ)诊断标准。

◎专家忠告

就诊策略 对心境障碍的治疗可以从打开患者的心结开始。心理医生可以运用各种心理方法帮助患者找到病症产生的原因,从众多的应激和生活事件中找到长期积压在心中的"结",使患者认清由于这些心结的积压,自己的心理状态是如何从亚健康时的急躁、烦躁一步步向着暴躁和狂躁的疾病状态递进的。从而认识到这些"心结"给自己带来的毁灭性痛苦,产生改变的动机以及治愈的信念,结合专业心理咨询师的指导,循序渐进,逐渐放下包袱,心灵和谐一致,从而在内心唤起幸福感,以及追求幸福的能力。

治疗主张 本书药物仅供参考,具体服药请以医嘱为主。药物治疗的特点是起效相对较快,疗效比较确定,适合于中度、重度抑郁症患者,但是想要达到最佳治疗效果必要的心理治疗也是必不可少的。

抗抑郁药是当前治疗各种抑郁障碍的主要药物,能有效解除抑郁心境及伴随的焦虑、紧张和躯体症状,有效率为60% ~ 80%。

目前一线的抗抑郁剂包括:①SSRI类药物,如帕罗西汀、舍曲林、氟西汀、西酞普兰、氟伏沙明等,俗称"五朵金花"。SSRI类不良反应较少而轻微,尤其是抗胆碱能及心脏的不良反应少。常见的不良反应有恶心、呕吐、厌食、便秘、腹泻、口干、震颤、失眠、焦虑及性功能障碍等。②SNRI类药物,如文拉法辛、度洛西汀。SNRI疗效肯定,起效较快,有明显的抗抑郁及抗焦虑作用,对难治性病例亦有效。常见的不良反应有恶心、口干、出汗、乏力、焦虑、震颤、阳痿和射精障碍,大剂量时部分患者血压可能轻度升高。③NaSSA类[NE和特异性5-羟色胺(5-HT)能抗抑郁药],

如米氮平。其有良好的抗抑郁、抗焦虑及改善睡眠作用，口服吸收快，起效快，抗胆碱能作用小，有镇静作用，对性功能几乎没有影响。常见的不良反应为镇静、倦睡、头晕、疲乏、食欲和体重增加。④安非他酮。去甲肾上腺素、5-HT、多巴胺再摄取的弱抑制剂，对单胺氧化酶没有抑制作用，适用于抑郁症以及双相抑郁，优势为对体重以及性功能影响小。常见的不良反应有激动、口干、失眠、头痛或偏头痛、恶心、呕吐、便秘、震颤、多汗等。⑤对于一些焦虑明显、伴有睡眠障碍的患者，可以短期使用一些苯二氮䓬类（安定类）药物或者一些新型的助眠药物，如唑吡坦、佐匹克隆。对于一些症状严重，甚至伴有精神病性症状的患者，可以合并抗精神病药物治疗。

特别提醒　诊断以临床作为根据：症状表现、病程以及家族史，有时还可参考躯体治疗的效应。最常见的诊断错误是把情感性精神障碍诊断成精神分裂症或分裂情感性精神病。鉴别精神分裂症与情感性障碍非常重要，不仅因为锂剂对于后者有效（而对分裂症却有潜在的神经毒性），

且情感性运动障碍患者应避免发生迟发性运动障碍。事实上并没有什么可鉴别的特殊征象，必须综观临床表现、家族史、病程以及其他方面才可以做出诊断。

健康管理　开发积极情绪，限制消极情绪，有四个要点：第一把握现实，第二看清事实，第三减少烦恼，第四投入精力。

保持积极状态，转化消极状态，有四个要点：第一寻找快乐，第二保持本色，第三坚持不懈，第四适度发泄。

◎小贴士

若第一次抑郁发作且经药物治疗临床缓解的患者，药物的维持治疗时间多数学者认为需6个月至1年；若为第二次发作，主张维持治疗3~5年；若为第三次发作，应长期维持治疗。维持治疗的药物剂量多数学者认为应与治疗剂量相同，亦有学者认为可略低于治疗剂量，但应嘱患者定期随访。

双相障碍的复发率明显高于单相抑郁障碍，若在过去的2年中，双相患者每年均有1次以上的发作者，主张应长期服用锂盐预防性治疗。服用锂盐预防性治

疗,可有效防止躁狂或抑郁的复发,且预防躁狂发作更有效,有效率达80%以上。预防性治疗时锂盐的剂量需因人而异,但一般服药期间血锂浓度保持在0.4～0.8毫摩尔/升的范围之内即可获得满意的效果。

心理治疗和社会支持系统对预防心境障碍的复发也有非常重要的作用,应尽可能解除或减轻患者过重的心理负担和压力,帮助患者解决生活和工作中的实际困难及问题,提高患者应对能力,并积极为其创造良好的环境,以防复发。

神 经 症

神经症是一组非精神病性功能性障碍的总称,此类患者经常能体验到一些不良情绪(如,紧张、不安、恐惧、情绪低落等)和各种功能性的躯体不适感。神经症的形成原因包括以下两类。①内部原因:幼年或少年期一些痛苦的生活经历,或有缺陷的养育环境,以及在此基础上形成的人格特点,如过度地追求完美、非常注重细枝末节、刻板,或过分依赖、过分在意别人对自己的看法

等。②外部原因:生活和工作中的压力和困难,即精神刺激,这些对一般人来讲可能无足轻重的事件对于患者却有着重要意义。

目前,根据我国的精神障碍诊断分类,神经症主要包括焦虑症、强迫症、恐怖症、躯体形式障碍等。

◎专家忠告

就诊策略 神经症是常见的精神障碍疾病,无论是选择什么样的治疗方法,心理治疗是必不可少的治疗方法。

治疗主张

支持性心理治疗 当人在生活和工作中遇到各种挫折,或是遇到精神或躯体疾病时,可能会产生剧烈的心理冲突,并出现紧张、焦虑、悲观抑郁等情绪反应和消极的观念,比如自杀念头。此时,如果我们热心地对待患者,耐心倾听他们的诉说,对他们的痛苦寄予高度的同情、理解和尊重,同时又给他们尽可能的建议、指导、劝解、疏导、鼓励、安慰,以至一定的保证,让患者知道自己不是孤立无援的,树立起战胜疾病的勇气和信心,并进而从超负荷的心理压力下解脱出来,恢复心

理的平衡,甚至最终治愈各种症状,这就是支持性心理治疗。适用于各种神经症。

认知治疗　就是帮助患者矫正扭曲的认知,或说改变各种不正确的看法,从而达到治疗患者,使患者改善或消除适应不良的情绪和行为,适用于抑郁性神经症、焦虑症、恐怖症、强迫症等。

行为治疗　是通过条件反射或学习以及适当的奖励和处罚来改进或改变人的行为,与此同时,人的态度和情感也会随着行为的改变而出现相应的改变。用于治疗神经症的行为疗法主要有系统脱敏疗法、冲击疗法、预防方法等。

生物反馈治疗　是在行为治疗的基础上发展起来的,通常需使用一些治疗仪器,比如肌电生物反馈仪、皮肤电反馈仪等。治疗时将患者体内生理活动的信息记录下来,并经过仪器放大变成我们可以看见或听见的信号,让患者根据这些信息信号,在一定范围内调节控制自己的生理活动。通过反复学习和训练,患者掌握了这一技术,就可以放松自己,减轻或消除紧张焦虑等各种症状,适用于焦虑症、恐怖症、失眠障碍以及各种躯体不适等。

特别提醒　神经症与精神分裂症、心境障碍的主要区别如下。

"神经病"是指人体内神经系统受损后产生的疾病。这些器官的受损有一定的规律性,主要呈现感觉和运动方面的改变,如感觉过敏、疼痛或麻木,但精神上没有异常,不出现思维、情感和行为的破裂或紊乱。常见的神经病有坐骨神经痛、癫痫等。"神经症"主要是由心理、社会因素导致产生的一类心理疾病,神经系统没有病变,它的预后一般比精神病要好。

"精神病"是由于大脑机能紊乱,往往表现在人的精神活动的障碍。如感觉、知觉、运动方面的障碍是不按神经分布的,有别于神经病。如精神分裂症、更年期精神病、老年性精神病,表现为精神失常。虽然有些神经病的患者,也可能有精神病状(如,脑萎缩产生的记忆困难),但这部分疾病,治疗仍以治神经病为主。而绝大部分的各种精神病,治疗到目前为止还没有找到明显的神经细胞或纤维的形态学上的改变。

"心境障碍"(情感性精神障

碍)以明显而持久的心境高涨或低落为主的一组精神障碍,并有相应的思维和行为改变。可有精神病性症状。如幻觉妄想。大多数患者有反复发作的倾向,每次发作多可缓解,部分可有残留症状或转为慢性。抑郁发作,当深入反复地接触抑郁患者时仍有可能得到某些应答反应,患者多可会流露出抑郁情绪。

◎小贴士

通常来说,神经症的治疗包括药物治疗和心理治疗。具体采用哪种治疗方法,要由医生根据患者的病情而定,但是必要的药物治疗和心理治疗相结合对绝大多数患者是最好的选择。

(万丽珠)

10. 老年科疾病

老年科疾病防治概要

老年人的健康长寿与情绪、运动、营养、生活状况、社会环境及保健医疗等密切相关,要防治老年人常见病,就应该从以下几点着手:保持乐观的情绪;注意合理的饮食营养;重视平时的保健与医疗,每年定期进行体格检查1~2次;养成良好的生活习惯;参加适当的体力劳动和体育运动。

◎老年人的营养

老年人代谢特点　老年人随着年龄的增加,在身体形态和机能方面的变化主要表现在:①机体组成成分中代谢不活跃的部分比重增加,如65岁与20岁相比,体脂多出部分可达体重的10%~20%;而细胞内水分却随年龄增长呈减少趋势,造成细胞内液量减少,并导致细胞数量减少,出现脏器萎缩。②器官功能减退,尤其是消化吸收功能、代谢功能、排泄功能及循环功能减退,如不适当加以调整,将会进一步促使衰老过程的发展。

合理膳食是身体健康的物质基础,对改善中老年人的营养状况、增强抵抗力、预防疾病、延年益寿、提高生活质量具有重要作用。老年人的食养原则有:饮食有节,忌暴饮暴食;忌肥甘厚味;不可偏嗜;不勉强进食;忌怒后进食;忌过冷过热饮食;忌过咸,宜清淡;注意餐后养生(如,餐后漱口、扣齿、按摩腹部等)。

随着年龄的不断增长,老年人的活动量逐渐减少,能量消耗降低,机体内脂肪组织增加,而肌肉组织和脏器功能减退,机体代谢过程明显减慢,基础代谢一般要比青壮年时期降低约 10% ~ 15%，75 岁以上老人可降低 20% 以上。因此，老年人每天应适当控制热量摄入。

六大营养素需求

蛋白质 老年人对蛋白质的利用率下降，维持机体氮平衡所需要的蛋白质数量要高于青壮年时期，而且老年人对蛋氨酸、赖氨酸的需求量也高于青壮年。因此，老年人补充足够蛋白质极为重要，蛋白质对于维持老年人机体正常代谢，补偿组织蛋白消耗，增强机体抵抗力，均具有重要作用。老年人应每日每千克体重供给蛋白质 1.0 ~ 1.5 克。同时，老年人因消化吸收能力差，应增加优质蛋白质摄入，如奶类、鸡蛋、豆类、鱼、虾、瘦肉等。

脂肪 老年人脂肪摄入量一般以不超过总热能的 25% 为宜。适量的脂肪供给可促进脂溶性维生素的吸收，供给机体必需脂肪酸，为机体提供热量，是人体不可缺少的营养素。一般认为空腹血胆固醇水平在正常范围内的老年人，每日膳食胆固醇以不超过 300 毫克为宜，高胆固醇血症的老年人则应控制在 200 毫克以内。

碳水化合物 碳水化合物易于消化吸收，是人体最重要的能源物质。老年人胰岛素对血糖的调节作用减弱，糖耐量低，故有血糖升高趋势。碳水化合物过多摄入，在体内可转化为甘油三酯，易诱发高脂血症，所以老年人应控制糖果、精制甜点心摄入量。碳水化合物主要来源为淀粉，大部分可从粮食、薯类中获取；其次也可食用一些含果糖多的食物，如各种水果、蜂蜜、果酱等。

膳食纤维 膳食纤维对于老年人具有特殊的重要作用，每天适宜摄入量为 20 ~ 30 克，相当于每天吃 300 克粮食、300 ~ 400 克蔬菜、100 ~ 200 克水果，才能达到。因为老年人消化系统功能减弱，平滑肌紧张性降低、蠕动缓慢，故随着年龄的增长，老年人便秘的发病率增高。而适量的膳食纤维摄入可刺激肠蠕动，能有效地防治老年性便秘。同时膳食纤维还有防治高血脂、胆石症、结肠癌以及降血糖等功效。此外，不少食物中的多糖类，如枸杞多糖、香菇多糖等，有提高机体免疫功能和促进双歧杆菌生长的作用，有益于老年人的健康长寿。

维生素 维生素 A 能维护

上皮组织健康,增强抗病能力,具有抗癌作用。从食物上可选择一些含有胡萝卜素的蔬菜,因为胡萝卜素在体内可转变成为维生素A。可口服维生素A胶丸,但切忌过量,以免中毒。

维生素D缺乏可引起老年性骨质疏松症,在妊娠分娩次数较多的老年妇女,因维生素D缺乏引起的骨质疏松症更为常见。老年人的含维生素D的食物供给量为每日400国际单位。由于皮肤中含有维生素D的前身物,经阳光紫外线照射后可转变为具有生物活性的维生素 D_3,故提倡老年人适当增加一些户外光照时间。需口服维生素D者,须当心因体内排泄较慢而发生蓄积中毒的问题,应在医生指导下进行。

维生素E是一种有效的抗氧化剂,能减少体内脂质过氧化物的产生,稳定生物膜结构,对机体具有保护作用。

叶酸缺乏被认为是导致心血管疾病的一种危险因素。萎缩性胃炎及胃癌癌前病变者,给患者补充叶酸有防止胃壁细胞癌变的作用。老年人每日叶酸摄入适宜量为400微克。叶酸广泛存在于动物、植物性食物中,尤以肝、肾、绿叶及黄叶蔬菜、酵母中的含量较为丰富。

维生素C能增强机体免疫力,既可用于防治感冒,又具有防癌作用;能维持毛细血管的完整(如维生素C缺乏可引起坏血病,出现牙龈、皮下出血);能促进铁的吸收,对缺铁性贫血有辅助治疗作用;能拮抗组织胺和缓激肽,对过敏性疾病和结缔组织病有一定预防作用;参与脂肪代谢调节,促进血胆固醇转化,使血脂下降。临床上维生素C广泛应用于高脂血症、克山病、风湿病、出血性疾病、肝胆疾病、过敏性疾病、结缔组织病、化学性中毒等疾病的治疗。

老年人对硫胺素(维生素 B_1)的需要与一般成人相似,但由于硫胺素在谷皮、谷胚中含量较多,所以喜食精白米面且饮食单调的老年人,易发生硫胺素缺乏症。患者可出现浮肿、肢端发麻或感觉迟钝以及心音异常等。因此,老年人膳食不宜过于精细,适当吃点粗粮可调剂伙食并有利于预防硫胺素缺乏。要注意煮粥勿加碱,防止硫胺素被过多破坏。食物中粗粮、豆类、花生、瘦猪肉、肝、肾、心以及酵母中均含有丰富的硫胺素,谷胚、麦片类食品也是硫胺素的良好来源。老年人硫胺素每日膳食供给量为1.4毫克。

口角炎、舌炎及脂溢性皮炎是核黄素(维生素 B_2)缺乏的常见症状。核黄素主要来自动物性食品,而且在烹调过程中易损失破坏,故老年人应注意补充核黄素。老年人每日膳食核黄素供给量为1.4毫克。

尼克酸缺乏可发生癞皮病,表现出皮炎、腹泻、痴呆等症状。尼克酸具有扩张末梢血管和降低血胆固醇作用,可用于治疗高脂血症、缺血性心脏病、动脉硬化等疾病,因此尼克酸对于老年人来说也是十分重要的营养素。尼克酸含量较多的食物有肝、瘦肉、花生、豆类、粗粮及酵母等,但玉米中尼克酸为结合型尼克酸,不能为机体吸收利用,食用时可适当用碱处理,使结合型尼克酸转变为游离型,方可为机体所吸收。

胆碱能促进脑细胞功能,提高记忆能力,保证神经信息传递,促进脂肪代谢,降低血清胆固醇等作用。如胆碱缺乏,可发生肝脏脂肪浸润和功能异常,肾脏损害,老年性痴呆。胆碱缺乏还可造成基因损伤,导致细胞突变而发生肝癌。老年人每日胆碱适宜摄入量为450毫克。胆碱广泛存在于各种食物中,肝脏、花生、麦胚、大豆中的含量尤为丰富。

维生素在维持正常人生理代谢中的作用是重要的,但不要以为维生素多多益善。如超量摄入维生素 C 可致泌尿系统结石,腹泻及贫血等副作用。

矿物质

钙:老年人常因胃酸分泌减少、胃肠机能减退,使钙的吸收减少,加上体内代谢过程中对钙的储存及利用能力下降,常发生钙负平衡状况。老年人每日膳食应注意摄入一些含钙丰富的食品,如牛奶、大豆及豆制品、芝麻酱、木耳、海带等,并且经常晒太阳使皮肤中的 7-脱氢胆固醇转变为维生素 D_3,以促进钙的吸收利用。

铁:老年人对铁的吸收利用能力下降,容易发生缺铁性贫血。含铁较丰富的食物有大豆及其制品、黑豆、豌豆、芥菜、香菜、桂圆、猪肝、肾、乌鱼、虾子、淡菜、芝麻酱等。

锌:老年人缺锌时可致味觉失灵,严重时可使心肌梗死、慢性肾炎、关节炎等疾病的发病率增高,故老年人应注意膳食锌的补充。含锌量相对比较丰富的食物有瘦肉、鱼类、豆类及小麦,尤其是麸皮中含量较高,所以膳食不宜过于精细。

氟:氟是人体必需的微量元素之一,饮食中氟的摄入不足,易致龋齿,对老年人则易导致发生骨质疏松症。氟在粮食及蔬菜中含量不高,许多地区饮水中含量也很低,但茶叶中含氟量较高,故提倡老年人适当饮茶。

钠:人体钠主要来自食盐中的氯化钠,一般情况下不易发生缺乏。但钠摄入过多却危害很大,摄食过咸食物可能因钠在体内过多潴留,导致循环血量增加,易诱发高血压、心脏病及浮肿等疾患。

铬:铬是体内葡萄糖耐量因子的重要组成成分,与葡萄糖耐量有关,还能降低血胆固醇,升高高密度脂蛋白,有利于防治动脉粥样硬化,故老年人应注意膳食铬的补充,含铬丰富的食物有粗制糖、黑胡椒、瘦肉等。

镁:老年人镁缺乏时,可导致血钙下降,使神经肌肉的兴奋性亢进,肌肉震颤,手足抽搐,反射亢进,共济失调,易发生心血管疾病尤其是心律失常。含镁丰富的食物有大麦、荞麦、燕麦片、黄豆、黑米、菠菜、油菜、苜蓿等。

硒:硒为人体必需的微量元素,具有抗氧化的防御作用,能调节甲状腺素代谢、维持维生素 C 及其他分子的还原状态、预防动脉粥样硬化、提高细胞免疫功能。含硒蛋白是人体抗氧化防御系统中重要的抗氧化酶,它能清除羟自由基和脂质过氧化自由基,且与维生素 E、β 胡萝卜素等有协同作用。缺硒会引起心肌损害及使某些肿瘤发病率增加。老年人每日硒适宜摄入量为 50 微克。含硒丰富的食物有动物内脏和海产品,如海带、紫菜、海鱼等。

钾:钾在体内能维持碳水化合物、蛋白质的正常代谢,维持细胞内的正常渗透压、神经肌肉的应激性、心肌的正常功能及细胞内外的酸碱平衡和离子平衡,有降低血压的作用。低血钾患者可出现心律失常、肌肉无力瘫痪、肾功能障碍等。富钾食品主要有各类水果和蔬菜。

水 老年人细胞内液量减少,同时老年人饮水欲望减退会加重体内水分的不足,故老年人应养成饮水习惯,每日摄入水量应在 2 000 毫升左右。正确的饮水方法应是少量多次。清晨饮适量温开水,有利于刺激食欲、促进循环。

营养管理　保持正常体重,预防超重和肥胖;不吸烟,控制饮酒;加强体育运动,以身体微汗,不感到疲劳,运动后自感身体轻松为准,持之以恒;避免精神紧张、情绪激动、失眠、过度劳累、生活无规律、焦虑、抑郁,这些因素可使脂代谢紊乱。中老年人不要长期打麻将、下棋,应保持心平气和,尽量少生气。

食物多样化,减少食物中致病物和致癌前体物的摄入:不吃或少吃烟熏食物,不吃油炸食物、腌制食品和霉变食物;多吃淀粉类食物:每日吃 600 ~ 800 克各种谷类(谷类食品)、豆类、植物类根茎,加工越少越好;要限制精制糖的摄入,不提倡饮酒;减少红肉摄入量:每日应少于 90g,最好用鱼和家禽代替红肉,同时要限制高脂饮食,特别是动物脂肪的摄入,应选择恰当的植物油(如橄榄油等);限制盐和调料;不吃保存过久的食物;增加保护性的营养素:适量补充抗氧化营养素,如天然 β 胡萝卜素、维生素 E、维生素 C 及微量元素硒等,有防癌作用;膳食纤维能稀释肠内致癌物并促进其排泄,具有防癌作用,每人每日需膳食纤维 20 ~ 40 克,主要的食物来自水果和蔬菜;适当增加蛋白质和钙,钙有预防结肠癌的作用;多食真菌类食物:食用真菌类食物中的多糖,如蘑菇多糖、灵芝多糖、云芝多糖等,具有诱生干扰素和防癌的作用;坚持适当运动(运动食品):每日应坚持锻炼(如快走);要注意食物添加剂的滥用以及污染物的残留。

三大营养素中,碳水化合物占总热量的 50% ~ 60%,提倡用粗粮、面和一定量杂粮,忌葡萄糖、蔗糖、蜜糖及其制品。蛋白质含量一般不超过 15%,脂肪不超过 30%,控制胆固醇摄入量,不超过 300 毫克/日。三大营养素占总热量的比值可根据脂代谢、糖代谢、肝功能、肾功能及体重等具体情况予以调整。限制脂肪摄入量,选择优质蛋白,补充无机盐维生素,合理安排餐次。

另外,值得一提的是,合理的营养治疗对任何类型的糖尿病都是行之有效的最基本的治疗措施。

◎老年人用药特点

老年人随着年龄的增长,体内各个器官功能逐渐衰退,药物在体内的吸收、分布、代谢、排泄及药效反应等方面与青壮年都有很大的差异。老年人往往一人多病,用药种类较多,因此老年人药物不良反应的发生率也随之增加。抗菌药引起的不良反应最多,降糖药引起的不良反应危险性最大。老年人用药既要达到理想的效果,又保证用药的安全,尽可能减少或避免其毒性反应。

老年人生理变化对药物治疗的影响

药物的吸收　老年人由于胃黏膜的萎缩,胃酸分泌减少,使某些药物离子化和溶解度发生改变,药物在胃肠中有效吸收面积减小,因而影响药物的吸收。老年人胃排空减慢,肠动力降低,胃肠血流量减少。老年人对被动扩散方式吸收的药物,如阿司匹林、对乙酰氨基酚、保泰松等无影响;而对主动转运方式吸收的药物如维生素 B_1、维生素 B_6、维生素 B_{12}、维生素 C、铁剂、钙剂等吸收减少。

药物的分布　老年人的体内组成部分发生了明显的改变,全身及细胞内含水量减少。老年人肌肉组织减少,脂肪组织相对增加,因而使水溶性药物的分布降低,脂溶性则增高。水溶性药物(如,吗啡)起效快,药物作用及副作用均会增加。脂溶性药物(如利多卡因、胺碘酮)用药后血药浓度暂时偏低,达到稳态浓度的时间长,但久用容易发生药物蓄积中毒。随着年龄的增长,血中白蛋白浓度逐渐降低。若使用蛋白结合率高的药物(如,华法林)时,游离型药物浓度增高,药效和药物的毒性也增加。

药物的代谢　药物主要在肝脏代谢。老年人肝组织缩小,局部血流量减少,使氧化代谢随年龄的增长而降低,因此影响药物在肝内的清除。

药物的排泄　药物主要经肾脏排泄,肾功能随年龄增长而降低,主要由于心输出量的减少,肾血流量亦减少,肾小球以及肾小管的功能降低,导致药原形由肾脏排出体外的时间延长,药物的蓄积不良反应出现的概率亦相应增加。如地高辛的清除率,老年人与青年人相比下降36%,血浆半衰期限延长30%。

老年人合理用药

1. 医生方面

合理选药　①明确诊断，了解过去的用药史和不良反应，对症用药，按药理药性选用药物，有针对性地选择疗效好、副作用小、适应病症的安全有效的药物。②从近期和远期疗效综合考虑选药，尤其是慢性病需长期用药，需要特别考虑远期效果。③既要考虑药物的治疗作用，也要考虑药物的毒副作用，如用阿托品、普鲁本辛等抗乙酰胆碱药物治疗消化系统和心血管系统疾病时，要考虑老年人常伴有前列腺肥大，用药后可能发生排尿困难；异烟肼等抗结核药，在老年人容易发生精神障碍症状。④选择适合老年人服用的方便的剂型，治疗方案尽量简单，病情好转及时停药。

用药剂量个体化　老年人对药物的反应存在较大的个体差异，宜从小剂量开始，酌情选择剂量，60 岁以上老人用药剂量为成人的 3/4 至 1/2，为确保药物迅速起效，老年人可用成人剂量的下限。

合并用药　简化用药方案，减少用药种类，注意药物间的相互作用。如老年糖尿病患者易合并冠心病，若降糖药和心得安合用，后者不仅可以加重低血糖反应，还可以掩盖低血糖症状，使低血糖反应的危险性明显增加。而且简单用药比复杂用药的依从性高。

重视生物节律　老年人用药应注意机体对时间的感受性，如甲苯磺丁脲的半衰期以 8:00 时给药较长，服药后半小时的降血糖幅度明显大于 18:00 时给药者。如肾上腺皮质激素类药物全日药量早晨一次服用比全天多次投药效果好，副作用低。

2. 老年人自身

谨遵医嘱，按时服药　特别是老年人处于痴呆、抑郁症或独居时，更应警惕防止误服或过量服药。

不滥用抗衰老药物和补药　滋补药或抗衰老药能改善代谢和营养，调节免疫功能，但不宜滥用。有些老年人，原本身体各方面都正常，但为了益寿延年，不是注意日常生活的自我保健，却把自身健康寄托在滥服保健药品上。由于市场上的保健药品功能上多是强调以"补"为主，而忽视了生理机能上的调理，有的甚至含有多种违规的添加剂或激素，老年人过多地服用了这些保健品,结果往往适得其反,甚至引发药源性疾病。如果每日大量服人参根粉,可引起人参综合征,表现为高血压、失眠、皮疹、精神错乱等症状。阴虚火旺者服人参,不但不能获得疗效,还可能出现便秘、流鼻血等症状。

◎ 老年康复

老年人生理特点　衰老是生命不可抗拒的自然规律,随着年龄的增长和生理解剖上的退行性变化,导致老年人在生理上功能上出现许多障碍和病变。

循环系统　随着年龄的老化,心肌纤维减少,结缔组织增加,心肌顺应性和收缩效率降低,心输出量减少。主动脉增宽,瓣膜功能减退,易发生心功能不全。心肌兴奋性、传导性和收缩性均减弱,易发生心律不齐。血管弹性纤维减少,动脉粥样硬化,易引起老年人收缩期血压增高,心肌缺血。

呼吸系统　老年人呼吸肌萎缩,肺通气和换气功能降低,对组织的供氧量下降,对缺氧和酸碱失衡的调节活动都降低。肺组织萎缩,毛细血管减少,肺泡变薄,弹性减退,肺泡扩张,易形成老年性肺气肿。呼吸道防御功能明显下降,易发生呼吸系统感染。

消化系统　牙不健全,唾液分泌减少,咀嚼力减低,食欲减退。胃肠运动减弱,排空迟缓。胃酸降低,铁吸收障碍。肝体积缩小,血流量减少,肝细胞合成蛋白质的功能减退,各种酶活性减弱,解毒功能下降,特别影响药物代谢。

泌尿系统　肾单位减少,肾动脉硬化,肾功能下降,肾血流降低,调节酸碱和水电解质代谢的作用减弱,肾储备减少,易受药物毒性作用的损伤。膀胱肌萎缩,容量减少,括约肌萎缩,易出现尿频、尿失禁。

神经系统　脑细胞减少,脑体缩小,脑重减轻,脑室扩大,血脑屏障功能下降,脑血流量和氧耗量降低,皮层的综合分析能力下降。外周神经传导速度减低,使感觉减退、触觉和温觉阈值下降、深部腱反射减弱甚至消失。睡眠生理周期变化,近期记忆力严重减退,注意力不集中,性格偏执。

内分泌系统　老年人的内分泌腺体对刺激的反应程度低,反应时间慢。垂体重量减轻,体积下降。甲状腺合成及分泌减少,使机体的应激能力明显减弱。靶细胞对激素的敏感性降低,通过反馈作用,增加激素分泌,长期刺激促使敏感性进一步下降,形成恶性循环。胰岛的功能减退,对葡萄糖刺激的应答能力减弱;肝细胞膜表面的胰岛素受体减少,对胰岛素的敏感性降低。因此老年人常见糖耐量降低,易患糖尿病。

免疫系统 机体在衰老过程中胸腺萎缩,骨髓造血干细胞减少,外周血免疫细胞数减少,免疫细胞分化增殖及发挥免疫反应的能力降低,免疫细胞间的相互调节失去平衡,导致整个免疫功能紊乱与衰退。这使机体防御感染的能力减弱,自身稳定功能紊乱和免疫监视功能减退。因此老年人易受到细菌、病毒感染。

心理变化 心理变化也是老年人非常严重的一个问题。如老年人在离职之后家庭和社会角色的改变,容易产生失落感。心理问题是诱发心身疾病的潜在危险因素。情绪的改变主要是表现出情绪比较低落、焦虑和抑郁,性格的变化是比较固执、爱发牢骚等。

老年人虽然随着年龄的增长,心理上发生了某些变化,但也有可以挖掘的部分,如老年人掌握的经验。

老年病的特点 ①衰老与老年疾病的发生有密切联系,几乎所有的老年疾病都与衰老有直接或间接关系。②多病共存:有资料报道每位老年人平均共患6种疾病,表现为多种器官同时患病;同一器官的多种病变;多种疾病共存并相互影响;合并多种慢性病的同时,急性病和致残率增加。③症状和体征不典型:如老年肺炎和感冒仅表现纳少、乏力,缺乏呼吸道症状。共存的多种疾病之间的相互影响,使症状不典型。④发病过程缓慢:老年人起病隐匿,自然经过缓慢、症状表现不明显。所以对老年人要定期健康检查,早发现、早诊断、早治疗。⑤发病方式独特:常以跌倒、不想活动、精神症状、大小便失禁及生活能力丧失等老年病五联症之一或几项表现出来,年龄越大越是如此,因此切忌将其误认为年老所致而延误诊断和治疗。⑥病情变化迅速且易出现合并症。⑦药物不良反应多:从肠道的吸收、肝脏的代谢、各个组织的分布、到肾脏的排泄,整个药物代谢功能下降,容易造成不良反应。

老年康复 老年康复医学是指为了恢复伤、病、残老年人的各项功能或增强、维持他们的残存功能从而采取的评定、诊断和康复治疗措施,以减轻其身心和社会功能障碍,使其活动能力和生活质量达到尽可能高的水平和重返社会。

康复治疗的对象 ①有明确伤病残(如骨折、脑卒中、偏瘫、心肌梗死、失明等)的老年人。②有慢性病(如心脏病、慢性阻塞性肺病等)的老年人。③虽没有明显疾病,但生理适应能力差,功能衰退,如体力减弱、肌肉萎缩、关节僵硬、认知功能差的老年人;由于平衡能力与协调能力低下,步态不稳,易倾跌;或骨质疏松易导致骨折,以致失去自我照顾生活能力的老年人。

针对上述情况,老年康复医学可分为下列三类:①预防性康复,预防造成老年人残疾的疾病出现,是康复医疗中最积极的措施。②一般性医疗措施,即解决疾病的问题,如对老年人心脏病、呼吸系统疾病等进行常规医疗处理并配合康复措施。③有目的地恢复已丧失功能,针对老年人常见的特有的功能障碍,如认知功能障碍、生活不能自理等进行康复治疗,想办法改善功能障碍和功能丧失。

康复治疗的主要目标 ①恢复因伤病致残老年人的日常生活活动能力,恢复老年人的躯体、心理或者社会上的一些功能。②减少发生久病卧床和老年痴呆的机会。③减轻老年患者对家庭的负担和对社会的压力。④创造良好的生活环境,建立有充实感的精神生活。

康复医疗应注意的问题
①康复应早期进行。任何一类疾病,康复介入越早,效果越好。②从实际出发,选择合理的康复治疗计划和方法。③告知老年患者一些疾病的相关知识和康复相关知识,争取老年人积极主动的配合。④加强对老年人心理的调整。⑤老年人的最大问题是不能坚持治疗,所以应该让老年人在医院进行康复治疗之后,在社区或家庭里继续做维持性治疗,以巩固疗效。⑥确保康复治疗安全。⑦重视基层单位在康复中的作用。老年人生活场所是在社区和家庭,治疗主要是在基层医疗

单位或社区医疗服务单位完成。故应重视和发展社区康复,使更多的老年人能够得到康复。

康复医疗措施　①对老年人而言,无论是否丧失劳动能力,康复医疗中的各种措施均适用,其中物理治疗、医疗体育、作业疗法、康复心理治疗均是具有针对性的治疗措施。②老年人由于生理上的一些特点,对物理治疗及医疗体育的反应不同于年轻人,治疗效果会受到一定的影响。如老年人皮肤变薄、干燥及皱缩,可影响热疗的治疗效果。老年人细胞分裂及细胞生长速度迟缓,组织修复能力降低,物理治疗的强度及时间必须适当。老年人组织氧化速度迟缓,因此要避免强烈的热疗与剧烈的锻炼。老年人骨骼肌肉的反应速度、力量、耐久力减弱,因此运动量要适当。老年人温觉及痛觉迟钝,无论用深度热疗或浅表热疗均容易引起烫伤,应严格掌握剂量。③体操、太极拳等具有养生、防病、健身作用,能增强身体素质,延年益寿,特别适合于老年人进行康复锻炼。④物理疗法用于老年病康复治疗比较安全。⑤老年人参加运动锻炼应注意安全,选择项目应根据自身的生理、体力特点及平日锻炼的程度。老年人在进行医疗体育锻炼前要经过医生的全面检查,在锻炼过程中应进行自我监督,防止运动过量。⑥不同年龄的人具有不同的心理特点,老年人易产生焦虑、抑郁、疑病、孤独、恐惧等。老年人有明显脑动脉硬化,还会出现情绪失控、性格顽固,甚至出现妄想、疑心及嫉妒等精神病态,可进行心理康复治疗。老年人应了解自己的心理变化,有利于防止及纠正老年期发生的精神疾患,加强晚年心身健康。⑦作业疗法是采取生活、工作、生产劳动、休闲游戏、社会交往等活动,使用工具或设备来进行作业训练,以增强体质、改善心理素质,使老年人达到最大限度的生活自理,恢复工作、学习和适应社会的能力,提高生活质量。老年人要根据自己的身体条件,请专业人员选择合适的作业方法。专业人员要对老年人进行耐心细致的指导,原则是循序渐进、从轻到重、从简到繁,而且根据患者的不同情况,对作业活动及时进行调整,以适应患者需要。同时还要将各种训练方法教给家属,患者在家属的帮助下继续进行各种作业治疗。

预防性康复治疗　运动是延缓衰老、防病抗老、延年益寿的重要手段。通过运动可调节人体内在的积极因素,增强各系统器官的功能,降低高脂血症者血清胆固醇及三酰甘油(甘油三酯)的含量,有助于控制冠心病的危险因素,增强对外界环境变化的适应能力,提高工作能力及抗病能力,使老年人即使得病,也能较快康复。老年人运动特别需要注意三点:一个是贵在坚持;二要适度量力;三要循序渐进,让运动更安全。老年人运动六戒:戒负重练习,戒屏气使劲,戒激烈竞赛,戒急于求成,戒头部位置变换(如,翻滚、倒立),忌晃摆旋转。

适合老年人锻炼的运动有医疗体操、太极拳、五禽戏、自我保健按摩及实用性医疗运动(如,步行)等。锻炼时间可以从 10 分钟逐渐延长至 30 分钟。老年人适宜步行,步行速度要适当。运动疗法宜每天进行,间隔时间过长,易导致无效或效果不明显;应注意心血管反应,心血管疾病患者,禁忌运动时过分用力或憋气;掌握好训练量,训练量应以训练后第二天不感觉到疲劳和疼痛为宜。

特别提醒　饭后百步走并不科学,研究证明,老年人进餐后 60 分钟,血压由原来的 18.5 千帕下降到 17.2 千帕,心率上升,运动后出现体位性低血压可占 25%。由此表明,餐后运动对老年人心血管有明显副作用,因此餐后 2 小时内应避免运动锻炼。

老年人易跌倒,加之骨质疏松,一旦跌倒,很容易引起骨折。为了防止跌倒,可配用手杖,必要时使用轮椅。患病长期卧床的老年患者,肌肉萎缩,关节活动不便,失去自我照顾生活的能力,大大影响生活质量,必须重视日常生活中的动作训练及作业疗法。

(刘建平)

老年慢性腹泻

老年慢性腹泻属临床常见病、多发病。腹泻是指排便次数超过平日习惯的次数,粪质稀薄,每日排粪量超过 200 克,或含未消化食物或脓血。慢性腹泻指病程在 2 个月以上的腹泻或间歇期在 2~4 周内的复发性腹泻。慢性腹泻可从急性迁延而来,也可一开始就呈慢性症状。因病因不同可能伴有腹痛、发热、消瘦、腹部肿块或贫血等症状。

胃源性:慢性萎缩性胃炎、胃手术后及胃癌等,由于胃酸缺乏,食物在胃内停留时间较短,使食物消化受影响而引起腹泻,粪便中可见到较多未消化的食物。

肠源性:肠道慢性感染、结肠息肉、结肠癌以及结肠过敏等均可导致腹泻。

肝胆胰疾病:如慢性胆囊炎、慢性胰腺炎、胰腺癌等,可因脂肪消化不良而导致脂肪泻,大便恶臭,有泡沫和脂肪油滴。以腹泻为首发症状的肝癌也并不少见。

其他疾病:糖尿病(因植物神经损害而导致胃肠功能紊乱)、甲状腺功能亢进(迷走神经张力增加,胃肠蠕动加快)、肾上腺皮质功能减退、尿毒症等可致腹泻。

医源性:抗生素相关腹泻(菌群失调)等。

功能性:如肠易激综合征,患者常有情绪紧张或焦虑。

◎您需要做哪些检查

根据病史和体征,进行相应检查,如粪便常规和隐血检查、直肠指检、腹部 B 超、肠镜检查,必要时做钡剂 X 线、腹部 CT、磁共振成像(MRI)、小肠吸收功能试验等,要注意非肠源性腹泻。

◎专家忠告

就诊策略　慢性腹泻患者常因病情迁延不愈到处就医,最终造成经济上的损失及精神上的沉重压力。久治不愈者一定要明确诊断后再谈治疗。

治疗主张　若对患者采取正确治疗措施,完全可以达到治愈或基本治愈的目的。

病因治疗　针对不同类型腹泻采取相应治疗。

对症治疗　尽量避免选择成瘾性药物,应在明确病因后使用。止泻药物大致分为肠蠕动抑制剂〔如,复方苯乙哌啶、洛哌丁胺(易蒙停)〕、收敛止泻剂〔如,鞣酸蛋白、碱式碳酸铋(次碳酸铋)〕、黏膜保护剂〔如,双八面蒙脱石(思密达)〕、微生态制剂〔如,双歧杆菌嗜酸乳杆菌肠球菌三联活菌(培菲康)、地衣芽孢杆菌活菌(整肠生)〕、吸附剂(活性炭)等几种类型。对失眠、焦虑和有心理障碍者可给予镇静剂或进行心理治疗。

并发症的防治　慢性腹泻的老年患者如禁食时间过久或长期热量不足,常可引起营养不良和各种维生素缺乏症。消化不良与营养不良可互为因果,造成恶性循环。老年人还会出现电解质紊乱,或因全身抵抗力降低而继发感染等并发症。

特别提醒　原则上讲,止泻药只适用于非感染性腹泻,而感染性腹泻一般不用。

健康管理　①注意个人卫生和饮食卫生,饮食宜易消化、少渣,保障每日热能供应,不暴饮暴食,不贪食油腻生冷,发病期间适当多喝盐水。选择一些健脾止泻的食物,如山药、薏苡仁、大枣、莲肉(去芯)、栗子、扁豆等;少吃容易引起腹泻的食物,如蜂蜜、香蕉、芝麻、麻油、花生仁等。对慢性病的康复治疗要树立信心,少担忧,少焦虑。②生活规律,避免疲劳受凉,尤其腹部要保暖。适当活动锻炼,增强机体免疫功能,积极治疗原发病,不滥用抗菌药物。

◎小贴士

老年人慢性腹泻影响肠道对钙的吸收,是导致骨质疏松的原因之一。

老年便秘

正常人每日排便1~2次或2~3日排便1次,便秘患者每周排便少于2次并且排便费力,粪质硬量少。除便次减少外,有的患者可突出地表现为排便困难,排便时间可长达30分钟以上。随着年龄的增加,结肠壁肌肉收缩蠕动的能力减退,粪便运转的时间延长。排便需要一组肌肉,包括骨盆底部的耻骨直肠肌和肛门内、外括约肌来协调完成。虚弱的老年人的这组肌肉无力,使得肛管内压力降低,肛门口周围的感受器敏感性和反应性下降,即使粪便运转抵达直肠,也无能力将其排出肛门口,高龄老人出现粪便嵌塞的较多。此外,慢性便秘老人可有腹胀、食纳减少等表现。体检左下腹有存粪的肠襻,肛诊有粪块。老年便秘的原因很多,活动减少、饮食因素、精神心理因素、肛肠疾病,以及药物使用不当等均可导致或加重便秘。

◎您需要做哪些检查

首先要排除器质性疾病。根

据病史体征进行相应检查,粪便常规和隐血检查、直肠指检、纤维肠镜检查(排除引起便秘的其他疾病,如结肠息肉样增生、结肠癌肿、结肠憩室病等)、盆底肌电图检查(判断有无肌源性或神经源性病变)、肛门直肠测压(评估肛门括约肌和直肠有无动力感觉障碍)等。如病程在几年以上,病情无变化者,大多提示功能性便秘。

◎专家忠告

就诊策略　老年慢性便秘的治疗在于建立合理的饮食和生活习惯。养成定时排便的习惯,可晨起饮用凉开水促进排便,避免抑制便意;平时多食用含纤维素多的食物和多饮水,避免久坐不动,多做放松性运动;调节好情绪和心理状态。有特殊症状时(如,便血、贫血、消瘦、发热、黑便、腹痛等和肿瘤家族史)应就诊进行相关检查。对于部分慢性便秘者短时间的药物辅助治疗是必需的,有助于正常排便反射的重建。

治疗主张

病因治疗　确诊为器质性疾病所致的便秘要进行病因治疗。

非药物治疗　是治疗慢性便秘的首选方式。①坚持参加锻炼:对60岁以上老年人的调查表明,年老体弱极少行走者便秘的发生率占15.4%,而坚持锻炼者便秘的发生率为0.21%,因此鼓励患者参加力所能及的运动,如散步、走路或每日双手按摩腹部肌肉数次,以增强胃肠蠕动能力。对长期卧床患者应勤翻身,环形按摩腹部或热敷,并加强腹肌和盆底肌的锻炼。②培养良好的排便习惯:进行健康教育,帮助患者建立正常的排便行为。可练习每日晨起排便1次,即使无便意,亦可稍等,以形成条件反射。③合理饮食:老年人应多吃含粗纤维的粮食和蔬菜、瓜果、豆类食物。多饮水、每日至少饮水1 500毫升,尤其是每日晨起或饭前饮1杯温开水,可有效预防便秘。此外,应食用一些具有润肠通便作用的食物,如黑芝麻、蜂蜜、香蕉等。④其他:防止或避免使用引起便秘的药品,不滥用泻药,积极治疗全身性及肛周疾病;调整心理状态,良好的心理状态有助于建立正常排便反射。

药物治疗

(1)促动力药:缩短胃肠通

过时间,增加排便次数,如莫沙比利等。

(2) 泻药:①润滑性泻药。大多是无机矿物油,容易通过肠腔而软化粪便,可以口服或灌肠。此类制剂主要有甘油(丙三醇)、液状石蜡,适宜于老年人心肌梗死后或肛周疾病手术后,避免用力排便,对药物性便秘无效。长期服用后会影响脂溶性维生素A、D、E、K 的吸收。②溶剂性泻药。含有纤维素或纤维素衍生物,有亲水性和吸水膨胀性的特点,可使粪便的水分及体积增加,促进肠蠕动而转运粪便,适宜用于低渣饮食的老年人。溶剂性泻药不但通便,还能控制血脂、血糖,预防结肠癌的发生。在服用时必须同时饮 240 毫升水或果汁,以免膨胀后凝胶物堵塞肠腔而发生肠梗阻。③刺激性泻药。刺激结肠蠕动,但会产生腹痛,水、电解质紊乱等不良反应。此类药物有果导、蓖麻油、番泻叶、大黄苏打等,不宜长期使用。④高渗性泻剂。如山梨醇、乳果糖溶液是含不被吸收碳水化合物的电解质混合液,可增加肠腔的渗透压和酸度,从而易于排便。⑤盐性轻泻药。如硫酸镁、磷酸钠,由于渗透压的作用会很快增加粪便中水分的含量,半小时后即可产生作用。此类泻剂可引起电解质紊乱,不宜长期使用,对粪便嵌塞者可灌肠排出粪便。有肾功能不全者不宜使用含镁制剂。

灌肠 仅在粪便嵌塞时应用,是临时措施,不能长期使用。老年人不宜用肥皂水灌肠,可用生理盐水或甘油灌肠。有些顽固性便秘患者,灌肠后粪块仍不能排出,此时只能用指套抠挖粪石,但必须在手指套上洒些利多卡因麻醉剂,轻轻插入,将粪块分裂,再用温盐水灌肠,排除粪块。

生物反馈治疗 适用于功能性排便障碍。该疗法通过工程技术手段反复训练,提高直肠的顺应性、敏感性,启发排便。生物反馈治疗可训练患者在排便时松弛盆底肌肉,使排便时腹肌、盆底肌群活动协调。对便意阈值异常的患者,应重视对排便反射的重建和调整对便意感知的训练。

手术治疗 要掌握好手术适应证,术前需要进行疗效预测。术前必须进行一系列检查如肛管压力测定,证明结肠确实没有张力而肛管尚有足够的张力时,才可做结肠切除术。

特别提醒 老年人使用泻药疗程不宜过长，用量不宜过大。若产生药物耐受，不要单纯提高用药量或次数来恢复疗效，而应选择不同作用机制的其他类型泻药交替使用。

健康管理 ①养成定时排便的习惯。②建立低脂肪、高纤维的合理饮食结构，注意多吃新鲜蔬菜和水果，并形成多喝水的良好习惯。③加强精神与生活方式调理，规律生活，精神愉快，积极运动锻炼，以提高机体器官功能，增强肠蠕动能力，防治便秘。④泻药只能短期使用，一旦缓解就要及时停药，防止形成依赖性而加重慢性便秘。

◎小贴士

老年便秘者要注意以下问题：①心脑血管意外事件。患高血压病或动脉粥样硬化严重的老年人，常因便秘、排便用力过猛、腹压升高、血压升高、心肌耗氧增加而引起心绞痛发作，被称为"便秘性心绞痛"；或发生急性心肌梗死、心律失常、主动脉瘤或心脏室壁瘤破裂而猝死，也可发生脑血管意外。②食管裂孔疝。便秘可以诱发食管裂孔疝，表现为烧心痛，酷似冠心病的心绞痛。③结肠病变。由于便秘，粪便潴留肠道，刺激结肠黏膜会产生结肠憩室病。由于粪便内厌氧状态的细菌代谢会产生一些致癌物质，久而久之会引发结肠癌。④乙状结肠扭转及肠梗阻。因粪便的嵌塞而发生。⑤肛周疾病的发生，如痔、瘘、直肠脱垂等。⑥老年人腹股沟斜疝、皮肤瘙痒症、慢性支气管炎等病也常因便秘而加重症状。

老年骨质疏松症

骨质疏松症是在遗传因素和环境因素的共同作用下，影响高峰骨量以及骨量丢失并最终发展至骨质疏松。这些影响因素包括内分泌、药物、饮食营养、运动、遗传因素、种族、性别以及生活方式。骨质疏松症分为原发性和继发性，原发的骨质疏松症可以分为Ⅰ型（绝经后骨质疏松症）和Ⅱ型（老年骨质疏松症），继发的骨质疏松症（继发于药物，尤其是糖皮质激素，或是其他各种能增加骨量丢失的病变）也称为Ⅲ型骨质疏松症。

◎您需要做哪些检查

通过病史、临床表现、骨密度测定、骨吸收、骨形成的指标测定,骨质疏松不难诊断。必要时做进一步检查,排除甲状旁腺功能亢进及骨髓瘤等疾病的可能。

◎专家忠告

就诊策略　一般来说,骨质疏松症一旦出现明显的疼痛症状时,骨骼中的骨量已经丢失约20%,骨破坏大于新骨的生成,骨骼中的矿物质减少,骨骼中的骨小梁变细、变脆或发生断裂。此时单纯服用钙剂效果往往不太理想,需要及时就诊,综合治疗骨代谢失衡,不仅要促进骨生成,同时也要阻止骨流失,这样才能有效控制骨质疏松。

治疗主张

维生素 D　400~800 单位/日,经常户外活动及适当日照获得维生素 D,日照少的患者口服维生素 AD 丸,1 丸/日。病情严重的可用活性维生素 D,如阿法骨化醇(法能)等。

钙剂　碳酸钙维生素 D_3 片(钙尔奇 D)、螯合钙等,800~

1 500毫克/日元素钙(包括食物钙及钙剂),继发性骨质疏松尚需治疗原发病,消除危险因素。

抗骨质疏松药物　可以分为抑制骨吸收药物,促进骨形成的药物,及双重作用药物。合理选择抗骨质疏松药物,要通过两个方面去考虑:患者的特点,适合哪些药物,有哪些合并症;药物的特性,药物的适应证和禁忌证。对患者要给予个性化的评估,选择最合适的药物,既能达到抗骨质疏松的疗效,又能使副作用减到最低。

(1) 骨吸收抑制剂:①性激素替代疗法。尼尔雌醇,结合雌激素(倍美力)、替勃龙(利维爱)、雄性激素(无禁忌证,且有适应证时),剂量随个体差异而定。②双磷酸盐。如阿仑磷酸盐(固邦、福善美)、依替膦酸(邦特林)等,可减少骨质疏松性骨折的发生。③严重骨质疏松尤其骨折、骨痛时,用降钙素(密钙息鼻喷剂)等。④选择性雌激素受体调节剂。此类代表药物是雷洛昔芬,可以增加骨密度,降低首次再次椎体骨折的风险。

(2) 骨形成促进剂:骨形成促进剂可以增加骨密度,对椎体和非椎体骨折都有很好的预防作用,代表药物是甲状旁腺素。

(3)双重药理作用:代表药物是雷奈酸锶,能增加胶原蛋白与非胶原蛋白的合成,通过增强前成骨细胞的增殖而促进成骨细胞介导的骨形成。同时可以抑制前破骨细胞的分化,从而抑制破骨细胞介导的骨吸收。它用于治疗绝经后的骨质疏松以降低椎骨及髋骨骨折的发生。还有植物性雌激素药物,现在临床上用的是依普黄酮,它是合成的异黄酮衍生物,同样既能抑制骨吸收,又能刺激骨形成。

康复运动　合适的体育锻炼运动可以促进骨骼的新陈代谢,体育运动中肌肉的收缩,应力的刺激以及良好的血液循环可以激发成骨细胞的生长,有利于新骨形成。规律的运动还可以加强人体骨组织对钙及其他矿物质的吸收,使钙及其他矿物质在骨架中的含量增加,最终使骨量和骨密度增加。可根据患者的病情、能力制定运动计划,选择适合老年患者的项目,如步行、慢跑、打太极拳等,每周至少有 5 日进行运动,每日至少运动 30 分钟。

特别提醒　老年人对疼痛敏感性差,即使骨折,也未感到明显疼痛。若不及时就诊,容易耽误治疗。因此,老人跌倒后不能认为没有疼痛就不会发生骨折,只要跌倒就要及时就诊。

健康管理　生活有规律,戒烟限酒,避免浓咖啡。

不偏食,要减少盐、糖的摄入,应选择含钙、蛋白质高的食品,多吃蔬菜、水果以保证足够的维生素 C,多喝牛奶。要吃绿色有机食品,尽量少用含太多镁、磷的饮料和加工食品。

加强锻炼,经常有计划地参加户外活动,如打太极拳、散步、慢跑等,运动量要根据自身的体质来定,要经常晒太阳。

服用一些预防性的药物,一个人每日钙的需要量是 1 000 毫克,而根据我国饮食习惯,每日摄入钙的量约 400 毫克,远远低于正常需求,因此可适当地服用补钙药物和维生素 D。

保持良好的心情,不要有过大的心理压力,压力过重会导致酸性物质的沉积,影响代谢的正常进行。适当的调节心情可以保持弱碱性体质,从而预防骨质疏松的发生。

◎ 小贴士

老年骨质疏松重在预防，做到"早预防、早检测、早治疗"，减少骨质疏松症，预防骨折发生的危险。已有骨质疏松的老人走路要平稳，防止骨折。已发生骨折的患者，要坚持肢体的康复活动，指、趾关节上下左右摆动，以防止僵硬造成血液循环不足，影响骨折愈合。定期监测骨密度，以便及时发现和纠正低骨量。有糖尿病、慢性肝脏疾病、肾脏疾病的患者，要积极治疗原发病，避免因慢性疾病造成骨代谢紊乱。

老年晕厥

晕厥是由于全脑组织缺氧、缺血导致短暂（一般数十秒至几分钟）的意识丧失，发病迅速、自限且能够完全意识恢复。发作时患者因肌张力低，不能维持正常姿势而倒地。有些患者在晕厥之前有头晕、眼花、恶心、四肢发软、出冷汗等先兆症状，但更多的是意识丧失突然发生。老年人晕厥的危险还在于晕倒后的头外伤和肢体骨折。

心源性晕厥：由于心脏疾病引起心脏排血量减少，输送到脑部的血流量不足，从而发生晕厥。心源性晕厥患者的病死率为18%～33%。

脑源性晕厥：是指脑部血管发生一时性广泛性缺血所出现的晕厥。脑源性晕厥最常见的是动脉粥样硬化引起管腔狭窄或闭塞，老年患者因血液黏稠度高、血流缓慢影响脑的血液供应，更易引起晕厥。高血压病患者短时间内血压突然升高，也可发生脑血管痉挛而晕厥。

反射性晕厥：包括血管迷走性晕厥、颈动脉窦晕厥、体位性晕厥、咳嗽晕厥、吞咽晕厥、排尿排便性晕厥等。这类晕厥的特点是多有一定的促发因素，如疼痛、饥饿、恐惧、疲劳、咳嗽、排尿排便、体位变化等；晕厥前常有前驱症状，如头痛头晕、耳鸣眼花、恶心、出冷汗、面色苍白等。

其他原因引起的晕厥：人的意识维持除了脑血流供应外，还需依赖血液中的葡萄糖和氧气，任何原因引起的一过性低氧血症或血糖过低均可引起晕厥。此外，血管扩张剂、利尿剂、安定类镇静药、抗抑郁药、抗震颤麻痹药的使用也与老年晕厥患者的发病有关。

◎您需要做哪些检查

老年人发生晕厥后,应尽可能寻找事件目击者,详询病史。了解晕厥发作的诱因、发作与体位的关系、与咳嗽及排尿的关系及其用药情况。完善体检,做立卧位血压测量或倾斜试验。确定有无器质性心脏病、心律失常等原因可行心电图、动态心电图监测或心脏超声检查,必要时行心电生理检查。脑源性晕厥可做脑血流图、脑电图、颈动脉和椎动脉血管彩色超声、颈椎 X 线摄片等检查,头颅 CT、磁共振成像(MRI)等影像学检查可明确中枢神经系统病变性质。有些常规项目也必须检查,包括血常规、血糖等。

◎专家忠告

就诊策略　晕厥本身无死亡危险,但可能是严重潜在疾病的征象,伴有高致残率和死亡率。故晕厥后应及时就诊治疗,切勿清醒了就不当回事。

治疗主张　针对各种病因进行治疗,避免各种诱因。当出现晕厥的先兆症状时,应令患者平卧,安置于舒适状态,注意保暖,解开紧身的衣领,呼吸新鲜空气。

心源性晕厥患者,若系快速心律失常,则要用抗心律失常的药物,不能擅自服用药物,必须去医院治疗。若系慢性心律失常,尤其是病态窦房结综合征,需装置心脏起搏器。

脑源性晕厥患者,要积极治疗颈椎病,避免或减少颈项动作。颈动脉窦过敏患者应避免穿硬领衣服,转头宜慢或在转头同时逐渐转动整个身体,避免刺激颈动脉窦感受器造成反射性低血压。

有脑卒中(中风)后遗症的患者要继续服用改善脑血管血流量的药物,小剂量阿司匹林抗凝药可预防中风再发,调脂药可预防脑血管意外,慎用利尿药。

特别提醒　对高龄晕厥患者进行诊断评估的目标是要排除危及生命的疾病以及预防反复发作的跌倒。

在日常生活中,晕厥患者吞咽咀嚼要慢,咳嗽吐痰要畅,夜间排尿时要穿好衣裤注意保暖,养成定时排便的习惯,如有排便困难可选择导泻剂。糖尿病老人要注意降糖药的剂量,避免低血糖引起的晕厥。患者晕厥发作时意识丧失,恢复后也会感到全身乏力、虚弱,肢体发凉,因此在晕厥后要注意保暖护理和营养调补,应补充多种维生素及微量元素,以恢复心、脑细胞的功能。

健康管理　加强患者的自我保健意识,掌握诱发晕厥的因素,加以避免。生活有规律,处事乐观。如起坐不宜过快,由卧位或久蹲位转为直立位时,可先活动双下肢几分钟,动作应缓慢。对餐后低血压者,宜少食多餐,餐后平卧片刻再活动。老年人的上衣领勿过紧,转颈活动不要过快。平时尤其是夜间排尿时不要过急,必要时可取蹲位排尿。适当进行一些体育锻炼,以散步、慢跑、快走为宜,锻炼下肢骨骼肌肉,提高下肢静脉张力,可防止直立性低血压。定时体检,注意血压、血脂及血糖等指标的平稳。

◎小贴士

由于晕厥患者来急诊时往往是晕厥已发作后无症状的,且不能回忆所发生的具体事件,急诊医生在处理时应把重点从诊断转移到对患者的危险分层方面,若患者高龄或有合并症、有心脏病基础、有心力衰竭病史或表现、有心电图异常包括心律失常或传导障碍,应作为高危人群做进一步检查、监护、评估。

(杨　玲)

11. 普通外科疾病

单纯性甲状腺肿

单纯性甲状腺肿的病因是甲状腺素的需求大于供应,机体甲状腺素相对或绝对的不足,从而使甲状腺组织代偿性增生肥大。它又称"地方性甲状腺肿",女性多见。甲状腺不同程度地肿大,肿大结节对周围器官造成压迫,出现相应的症状。早期表现为甲状腺对称性、弥漫性肿大,质软,表面光滑,随吞咽上下移动。之后在肿大腺体的一侧或两侧可扪及单个或多个结节。较大的甲状腺肿压迫气管可影响呼吸,病情严重的患者在休息、睡觉时也感觉呼吸困难;压迫食管和喉返神经可出现吞咽困难和声音嘶哑。胸骨后的巨大甲状腺肿压迫颈深部大静脉时可使患者出现面部青紫、肿胀。

◎您需要做哪些检查

B超检查 可发现甲状腺内单发或多发结节,并能分辨出结节为囊性或实性。

同位素扫描检查 若发现甲状腺内多发大小不等、功能不一的结节,可诊断为结节性甲状腺肿。

颈部X线摄片检查 了解气管是否受压。

细针穿刺细胞学检查 结节性质可疑时可进行该检查。用直径为0.7~0.9毫米的细针直接刺入结节,从几个方向穿刺取样,涂片后在显微镜下做细胞检查,诊断准确率可达80%以上。

◎专家忠告

治疗主张 青春发育期或妊娠期的生理性甲状腺肿,不需要药物治疗,宜多食含碘丰富的食物，如海带、紫菜等。20 岁以下年轻患者的弥漫性甲状腺肿，可口服小剂量甲状腺素片，从而抑制机体的反馈代偿机制。

并不是所有的甲状腺肿均需手术治疗，当出现下列症状时，应考虑手术治疗：①出现气管、食管或喉返神经受压迫的临床症状。②胸骨后甲状腺肿。③巨大甲状腺肿影响生活和工作。④结节性甲状腺肿继发甲状腺功能亢进或疑有恶变。

特别提醒　青春发育期、妊娠期或绝经期的一些妇女，也可发生轻度甲状腺肿，称"生理性甲状腺肿"，常在成年后或妊娠后自行缩小。环境缺碘（饮水、食物中含碘量不足）是引起本病的主要因素，尤其是流行地区，平时应食用碘盐。

健康管理　合理饮食、积极补碘可有效预防该病的发展。

（许剑民　朱德祥）

甲状腺结节

近年来甲状腺结节的发生率显著提高，日益引起人们的重视。要了解甲状腺结节，首先要了解何为甲状腺，何为结节。甲状腺是位于颈部正中的内分泌重要器官，主要生产甲状腺激素，甲状腺激素的生理功能主要是维持人体的新陈代谢，促进生长发育，对长骨、脑和生殖器官的发育生长至关重要。正常甲状腺是由众多滤泡组织组成的，当出现异常的组织时可成为"结节样物"，也可称为"团块"，这其中包括甲状腺腺瘤、结节性甲状腺肿、慢性甲状腺炎（假性团块）、甲状腺恶性肿瘤等，这些病变均需要治疗。

◎您需要做哪些检查

触诊检查　医生的触诊检查是初期的检查，可称为初筛。

B 超检查　近年来超声检查越来越受到重视，随着设备的改进、技术的提高，其对甲状腺结节的诊断率大幅提高，而且对于是否是恶性肿瘤也能提供重要的信息。由于没有辐射等副作用，B 超检查可用于随访中的连续检查。

甲状腺功能检查　是甲状腺结节诊治的重要检查项目，包括甲状腺素（TT_4）、游离甲状腺素（FT_4）、总三碘甲腺原氨酸（TT_3）、游离三碘甲腺原氨酸（FT_3）、促甲状腺激素（TSH）、甲状腺过氧化物酶抗体（TPO –

Ab)、甲状腺球蛋白抗体（TG-Ab)、甲状腺球蛋白等。这些指标不能鉴别甲状腺结节的良恶性，但能为围手术期的准备提供信息。

核素扫描 以往常见的核素扫描因超声检查逐渐成熟而减少，但某些特殊的时候还是被应用，如判断甲状腺组织是否有残余，恶性肿瘤是否有淋巴结转移，转移的甲状腺组织是否嗜碘，为内放射治疗提供依据。

CT扫描、磁共振成像（MRI）检查 需判断较大结节与周围组织关系时可做，对判断是否存在淋巴结转移具有重要的参考价值。

甲状腺结节穿刺活检 将甲状腺结节组织通过穿刺的方法取出，进行病理学检测。到目前为止，病理学检查是决定肿瘤性质的最终诊断，而病理学检查需要将组织直接取出，方法只有穿刺和手术切除后获得组织。穿刺方法不需手术是其优点，但由于穿刺的组织范围有限，可能存在假阴性，即没有穿刺到恶性组织，检查结果可为良性（因恶性肿瘤可能存在于较大的良性结节中），因此需要多次穿刺检查。而较小

的结节常态下较难穿到，目前在超声引导下的甲状腺结节穿刺技术日益成熟，此将带来更精确的结果。

◎专家忠告

甲状腺结节很容易被忽略，而其发病率很高。因此，有规律的体检很重要。在选择体检项目时注意要选择灵敏的超声检查，以及验血项目中的甲状腺功能。发现有甲状腺结节也不要紧张，但也不要大意，应积极就诊于专科医生。

治疗主张 甲状腺结节的治疗以手术为主，若为良性肿瘤可观察随访。少量的甲状腺滤泡增生的患者可出现自愈现象。但若为恶性肿瘤，治疗的手段以手术彻底切除为主，并能极大地提高生存率；若延误手术，有的恶性肿瘤可能导致严重后果。因此选择是否手术和何时手术是治疗的关键。

随着设备和技术的改进及转换医学的应用，甲状腺结节的手术水平近年来得到了很大的提高。甲状腺的血液供应非常丰富，手术时出血量相对较多，但良好的手术操作可使出血量仅有

5～10毫升，比有的验血抽的血还要少，而且术后恢复较快，除了有咽喉部疼痛和异物感外没有特别不适，因而不要有太多的顾虑。

甲状腺是个整体，其中有结节是目视下的表现，其周围极有可能存在胚芽状态的肿瘤，因而从医学病理解剖角度，不能仅仅切除肿瘤本身，切除范围应包括结节周围的甲状腺，这在医学上称为甲状腺次全切除。对于恶性肿瘤切除的范围应更大，以防止肿瘤的复发。同时，若为恶性肿瘤，肿瘤类型不同其切除的范围也不相同。

若为摄碘良好的甲状腺恶性肿瘤，还可进行^{131}碘的内放射治疗，即服用含有放射性元素的碘剂，被甲状腺组织（包括肿瘤组织）吸收，放射线破坏组织。其前提是体内不含或含微量甲状腺组织，否则大量的放射性碘被正常甲状腺组织吸收，一方面不良反应大，另一方面肿瘤组织吸收减少，治疗作用减弱。

诊治误区 "结节开不干净，开也白开，还要复发。"这个观点有一定道理，但较片面。由于甲状腺是一个整体，多发的结节（如结节性甲状腺肿）可能意味着整个甲状腺有问题，因而在我们仅完成次全的甲状腺切除后，遗留的甲状腺组织中仍可能存在结节的胚芽组织；即使遗留的甲状腺组织为正常组织，也有可能发展为结节。但手术的目的之一是将结节切除后进行病理学检查，最终判断结节的良恶性质，若为恶性，手术切除是重要的治疗手段。而且绝大部分的肿瘤有一定的诱发因素，也就是存在一定的偶然性，因此，切除结节后大多数不会复发。

"甲状腺结节是海鲜吃多了的结果，因此不能吃海鲜。"此观点源于碘的摄入。甲状腺在生成甲状腺素时需要碘作为原料，当原料过多时可能促进甲状腺结节生长，因此需控制碘的摄入。但原料过少也能促进甲状腺为生产出更多甲状腺素而增生，使结节增大。海鲜中存在丰富的碘，可适当食用海鲜，补充碘，但要控制量，对含碘极其丰富的海带、紫菜更要适当控制。

"甲状腺结节手术后需终生服药，会有副作用。"有两种情况需要手术后补充甲状腺素：甲状腺功能减少和甲状腺抑制治疗。前者是指甲状腺多发结节或恶性肿瘤,双侧甲状腺组织大部分切除,残留的组织不足以生产出足够的甲状腺素供应机体的正常新陈代谢;后者指通过服用甲状腺素(或左甲状腺素),在补充机体甲状腺素的同时反馈抑制 TSH,而 TSH 是促进甲状腺组织生长的大脑垂体神经中枢分泌的物质,其减少了,残留的甲状腺恶性组织可能就会减慢生长,从而起到治疗作用。这种抑制作用对甲状腺恶性肿瘤中的一种类型——乳头状癌疗效最佳。上述两种情况建议终生服药,而大多数的部分(次全)甲状腺组织切除的患者通过一段时间的生长,残留的甲状腺组织会逐渐增大,恢复其生产甲状腺素的功能,则不需要终生服药。而我们现在服用的药物其实是机体内存在的、甲状腺组织产生的甲状腺素,如优甲乐,即左甲状腺素,是人工合成的甲状腺素,因而从理论上是没有副作用的。当然服用过多也可造成甲状腺功能亢进。因此通过检验血液了解甲状腺功能,并及时调整药物剂量尤为重要。

"甲状腺癌不要紧的,不一定要治疗。"甲状腺癌按病理类型分为乳头状癌、滤泡状癌、髓样癌和未分化癌。前两者称为分化型癌,即组织结构与正常组织相似,恶性程度相对较低,预后较好。但终究是恶性肿瘤,具备恶性肿瘤的特征,如易复发扩散,可出现转移(如,乳头状癌易转移到周围淋巴结,滤泡状癌易转移到肺)。因此,早期的手术切除治疗可消除这种隐患,还是必要的。

"小的甲状腺结节不用手术,如甲状腺结节大于一定尺寸(直径 1 厘米或 2 厘米)才需要手术。"传统的观念认为较小的甲状腺结节可以观察,有自愈的可能,这是指良性肿瘤。甲状腺结节的大小虽然不能反映肿瘤的性质,但能反映肿瘤的分期,较小的肿瘤可能是疾病的早期。根据美国肿瘤学治疗指南,在恶性肿瘤的分期里,甲状腺癌以直径 1 厘米和 4 厘米作为重要的分界,小于 1 厘米者称为微癌,其转移可能较小;大于 4 厘米者转移的可能性增大。但在临床中我们发现,小于 1 厘米的甲状腺乳头状癌也有转移的现象,如最小的 1 毫米甲状腺乳头状癌气管前旁淋巴结有转移。因此,甲状腺结节的大小不是决定是否手术治疗的标准,而通过影像学检查判断结节的可能性质才是决定是否需要手术的标准。

特别提醒 甲状腺结节具有一定的普遍性和特殊性,不能简单处理。目前提倡用科学手段判断其性质,然后根据甲状腺功能推断其是否能用甲状腺抑制疗法治疗。中医的一些治疗有其一定的道理,但要在医生的指导下通过辨证论治而进行个体化治疗。一些非手术治疗,如穿刺进行消融,有一定的效果,但要在明确结节是良性的基础上实施。微创手术要分辨类型,如颈部无伤口的内镜手术是指通过腋下等远端小切口,用内镜作为手术视野引导,进行甲状腺手术;还有在颈部开小切口,用内镜进行甲状腺手术。这些"微创"手术其实是围绕着颈部是否有切口而言的。另一种微创手术是指手术过程中造成的组织创伤最小,目前用超声刀等手术工具凝固血管,减少结扎血管的次数,甚至没有结扎,这样减少了手术出血量,同时还减少手术时间。应注意根据患者的具体情况选择个性化的手术方法。

健康管理 甲状腺结节发生率越来越高,这与体检的频繁和检测设备、技术的提高有关,而不单纯是与饮食和环境有关。不吃海鲜还是会发生甲状腺结节的,甚至缺乏碘的摄入也会导致甲状腺结节的产生。避免各种辐射是减少甲状腺结节的重要措施。有规律地进行体检是重要的早期发现结节并及时处理的手段。

(金晓杰)

亚急性甲状腺炎

亚急性甲状腺炎是由于病毒感染,甲状腺组织被破坏,胶体释出,刺激机体出现炎症反应。它常表现为甲状腺突然肿胀、发硬、吞咽困难及疼痛,常发生于病毒性上呼吸道感染或者流行性腮腺炎之后 1～2 周,是颈前肿块和甲状腺疼痛的常见原因。

◎您需要做哪些检查

基础代谢率测定 在安静、空腹时进行。可根据脉压和脉率计算,计算公式为:基础代谢率(%)=(脉率+脉压)-111,其中脉压=收缩压-舒张压(毫米汞柱);也可以用基础代谢率测定器测定。

甲状腺摄[131]碘率测定 显著减低。方法:口服或静脉注射

¹³¹碘后,借助仪器测定甲状腺摄¹³¹碘率。

亚急性甲状腺炎患者基础代谢率和甲状腺功能检测的 T_3、T_4 升高,摄碘率下降。

◎专家忠告

治疗主张　口服激素药泼尼松,每次 5 毫克,每日 4 次,2 周后减量,全程 1～2 个月;同时加服甲状腺素片,效果较好。停药后若复发,则予以放射治疗,效果较持久。

特别提醒　抗生素治疗本病无效。甲状腺功能的检测,对于疾病的预测有一定的帮助。

健康管理　对于曾经发生过亚急性甲状腺炎的患者,避免经常发生上呼吸道感染。

慢性淋巴细胞性甲状腺炎

慢性淋巴细胞性甲状腺炎又称"桥本病",是一种以自身甲状腺组织为抗原的慢性炎症性自身免疫性疾病,也是甲状腺肿合并甲状腺功能减退最常见的原因。它多见于年长妇女,病程发展缓慢,甲状腺呈弥漫性、对称性肿大,无痛,质韧,表面光滑。半数患者有甲状腺功能减低的表现,颈部淋巴结无肿大。

◎您需要做哪些检查

血液检查　抽血测定抗甲状腺抗体,如抗甲状腺球蛋白抗体(TGA)、抗甲状腺微粒抗体(TMA),若明显增加则为阳性,可确诊。有些患者需要多次检测。

其他检查　基础代谢率和甲状腺摄碘率降低,血沉加速,血清丙种球蛋白增高,白蛋白下降。甲状腺穿刺发现有大量淋巴细胞浸润。

◎专家忠告

治疗主张　可长期服用甲状腺素片。激素治疗效果不长久。除非有压迫症状,一般禁忌手术治疗。

特别提醒　该病伴血测定抗甲状腺抗体阳性,抗生素治疗无效。

健康管理　由于该病最终会发展成甲状腺功能减低,因此设法保护甲状腺功能是治疗的关键所在。

甲状腺腺瘤

甲状腺腺瘤是最常见的甲状腺良性肿瘤,多见于40岁以下的妇女。颈部出现圆形或椭圆形结节,多为单发,稍硬,表面光滑,边界清楚,无压痛,随吞咽上下移动,生长缓慢,也可因囊内出血而迅速增大,伴胀痛。

◎您需要做哪些检查

B超检查　可明确甲状腺结节的大小和性质(囊性或实性)。

血液检查　抽血测定游离三碘甲腺原氨酸(FT_3)、游离甲状腺素(FT_4)、促甲状腺激素(TSH),排除甲状腺高功能腺瘤。有20%患者会并发甲状腺功能亢进(甲亢)。

同位素扫描　有助于良恶性肿瘤的鉴别。将微量的放射性同位素^{131}碘或^{99}锝引入体内,用探测仪追踪放射性同位素的行径,测量放射性同位素在各个部位的聚集程度。将结节内的放射性密度与周围正常甲状腺组织的放射性密度进行比较,密度增高者为热结节,与正常相等者为温结节,较正常减弱者为凉结节,完全缺失者为冷结节。单个冷结节恶性的可能性较大,温结节大多为良性腺瘤,热结节几乎均为良性。

◎专家忠告

治疗主张　甲状腺腺瘤可引起甲亢和恶变(发生率分别约为20%和10%),因此必须手术治疗。应尽早进行手术,对较大的腺瘤行包括腺瘤在内的患侧甲状腺大部切除术,对于较小的腺瘤可进行摘除术。术中需要冰冻切片检查,以排除恶性肿瘤。

诊治误区　甲状腺腺瘤须与结节性甲状腺肿鉴别,结节性甲状腺肿大多见于单纯性甲状腺肿流行地区。甲状腺腺瘤经过数年,仍为单发;而结节性甲状腺肿的单发结节经过一段时间后,大多演变为多发结节。

特别提醒　甲状腺腺瘤手术后容易复发,因此定期的随访是十分必要的。

健康管理　小的腺瘤、多发性的腺瘤,可以通过药物治疗控制,只有短时间内增大明显的患者,才需要手术治疗。

甲状腺癌

甲状腺癌是最常见的甲状腺恶性肿瘤,约占全身恶性肿瘤的1%。

患者甲状腺内发现肿块,质硬、固定、表面不平,吞咽时上下移动性小。晚期患者因肿块压迫喉返神经、气管、食管和颈交感神经,可出现声音嘶哑、呼吸困难、吞咽困难和 Horner 综合征(瞳孔缩小、眼球内陷、上睑下垂及患侧面部无汗)等压迫症状。患者可出现颈部同侧淋巴结肿大。

◎您需要做哪些检查

B 超检查　可明确肿瘤大小、范围及有无局部浸润。

同位素扫描　冷结节(参见"甲状腺腺瘤")。

肿块穿刺　用细针刺入甲状腺肿块,取出组织,并做细胞学检查,有助于诊断,但误诊率较高。

◎专家忠告

治疗主张　手术切除是除了未分化癌以外的各型甲状腺癌的主要治疗方法。对于未分化癌,

通常采用放射治疗。

诊治误区　术前的影像学检查只能作为参考,对于单发结节,尤其伴有钙化的结节,需要积极手术干预,并进行术中快速病理学检查。

特别提醒　甲状腺癌术后预后一般都较好,因此不要过度紧张,专业的肿瘤医师可给出科学的评估。

健康管理　经常自我检查,若甲状腺多发结节中个别突然增大、变硬,应及时去医院就诊。儿童甲状腺结节半数为恶性,年轻男性单发结节或者结节生长迅速应警惕恶性可能。

甲状腺功能亢进症

甲状腺功能亢进症(甲亢)是由各种原因造成循环中的甲状腺素异常增多,而出现以全身代谢亢进为主要特征的疾病总称。它的主要症状为:甲状腺肿大,有明显的眼球突出,性情急躁,容易激动,失眠,两手颤动,怕热,多汗,皮肤潮湿,食欲亢进而消瘦,体重减轻,心悸,脉快,无力,易疲劳等高代谢症状。

本病可分为三类:①原发性

甲亢。最常见,甲状腺肿大的同时出现甲亢症状,患者常有突眼,年龄大多在 20～40 岁。②继发性甲亢。较少见,继发于结节性甲状腺肿,患者无突眼,年龄大多在 40 岁以上,易发生心肌损害。③高功能腺瘤。少见,甲状腺内有单发的自主性高功能结节,周围腺体萎缩,患者无突眼。

◎您需要做哪些检查

基础代谢率测定　在安静、空腹时进行。基础代谢率比正常值增高 20%～30% 为轻度甲亢,增高 30%～60% 为中度甲亢,增高 60% 以上为重度甲亢。

甲状腺摄[131]碘率测定　发病时,明显增高和吸碘高峰提前。

游离三碘甲腺原氨酸(FT_3)、游离甲状腺素(FT_4)测定　抽血测定,其中 FT_3 敏感性较高。甲亢时 FT_3、FT_4 均增高。

◎专家忠告

治疗主张　甲状腺功能亢进症的治疗重点在于控制症状,而不是"根治"甲状腺功能,合理的激素水平是理想的治疗目标。

手术治疗　对于中度以上的甲亢,甲状腺大部切除术仍是目前最常用的治疗方法,治愈率达 90%～95%,手术死亡率低于 1%。适应证为:①继发性甲亢或高功能腺瘤。②中度以上的原发性甲亢。③腺体较大,伴有压迫症状,或胸骨后甲状腺肿等类型的甲亢。④抗甲亢药物或[131]碘治疗后复发,或长期用药有困难。禁忌证为:①青少年患者。②症状较轻的患者。③老年患者或有严重器质性疾病不能耐受手术的患者。

甲亢患者需要做好充分的术前准备,包括心理准备、完善检查(颈部摄片、心电图、喉镜检查和测定基础代谢率)和药物准备(碘剂、硫氧嘧啶类加碘剂、普萘洛尔),以控制甲亢症状。

术后可能会出现并发症,如呼吸困难、窒息、喉返神经损伤、喉上神经损伤、手足抽搐、甲状腺危象和甲状腺功能低下等。因此,术后需密切观察患者,及时发现,积极处理。

药物治疗　主要用于甲亢术前准备和某些不宜手术的患者,如术后复发、合并其他严重疾病的患者。药物治疗的缺点是疗程长,复发率高。

放射性碘治疗　疗效发生

慢,治疗后甲状腺功能低下发生率高,目前主要用于术后复发、伴有全身严重疾病不宜手术及40岁以上的原发性甲亢患者。

特别提醒 甲状腺功能亢进症需要及时合理治疗,避免次生并发症的发生,如甲亢性心脏病、甲亢性高血压、甲亢性糖尿病等。

目前由于药物的进展,真正需要手术介入的甲亢患者已明显减少,但如果出现了并发症,则要早期手术治疗。

急性乳腺炎

急性乳腺炎是指乳腺的急性化脓性感染,多为金黄色葡萄球菌感染,大多见于产后哺乳的妇女,往往发生在产后3~4周,尤以初产妇为多,全身抵抗力下降、乳汁淤积和细菌入侵是其发病原因。常表现为乳房疼痛、局部红肿、发热(红肿热痛)。随着炎症发展,上述症状加重,可有寒战、高热、脉搏加快等症状。腋窝淋巴结可肿大、有压痛。后期,局部脓肿形成,可自行破溃,或经乳管从乳头排出脓液。

◎您需要做哪些检查

血常规检查 白细胞计数明显增高。

乳房检查 局部压痛明显,脓肿形成后可有波动感,局部穿刺可抽得脓液。

B超检查 可发现乳房脓肿。

◎专家忠告

治疗主张 早期未形成脓肿时不宜手术,可用青霉素或其他有效抗生素抗炎,同时充分排空乳汁,加强局部热敷。脓肿形成后(有波动感或在压痛明显处穿刺可抽到脓液),应及时切开引流,同时将脓液进行细菌培养并做药物敏感试验。

特别提醒 患侧乳房应停止哺乳,并以吸乳器吸尽乳汁,局部湿热敷;健侧不停止哺乳。若感染严重或脓肿切开引流后并发乳瘘,应停止哺乳,并应用药物(中药炒麦芽,西药己烯雌酚、溴隐亭等)回乳。

健康管理 预防重于治疗。预防关键在于避免乳汁淤积,防止乳头损伤,保持乳头清洁。经常用温水、肥皂洗净乳头,尤其在哺乳后。养成定时哺乳的习惯,不要让婴儿含乳头睡觉。每次哺乳时应将乳汁吸空,若有淤积,可按摩或用吸乳器排尽乳汁。乳头破损或皲裂应及时治疗。注意婴儿口腔卫生。

乳腺囊性增生病

乳腺囊性增生病也称慢性囊性乳腺病,是妇女多发病,常见于中年妇女(30～50岁)。乳房间断性胀痛并出现肿块,部分患者这种症状出现具有周期性。疼痛与月经周期有关,往往在月经前疼痛加重,月经来潮后疼痛减轻或消失,有时在整个月经周期内都感到疼痛。肿块为多发性,大小、质地不一,与周围组织无粘连,有时乳头可有浆液性或血性溢液。

◎您需要做哪些检查

体格检查　发现一侧或双侧乳腺有弥漫性增厚,可局限于乳腺的一部分,也可分散于整个乳腺,增厚区与周围乳腺组织分界不明显。少数患者可有乳头溢液。腋窝淋巴结不肿大。

◎专家忠告

治疗主张　症状严重者,主要是对症治疗,也可用中药或中成药调理,如口服中药逍遥散。中医中药治疗可控制疾病的发展,定期的 B 超随访可对疾病评估提供有意义的信息。

诊治误区　该病需要与乳腺纤维腺瘤相鉴别,B 超对于诊断有很大的帮助。

特别提醒　对于局限性乳腺囊性增生病,应在月经后 7～10 日内复查,此时为最佳检查时间。若肿块变软、缩小或消退,则可予以观察并继续中药治疗。若肿块无明显消退,应去医院进行手术治疗。

乳房纤维腺瘤

乳房纤维腺瘤的原因是体内激素水平不协调,雌激素水平过高,过度刺激诱发所致。它是女性常见的乳房肿瘤,单发多见,高发年龄为 20～25 岁。常表现为乳房有肿块,无明显自觉症状,与月经周期无关系。肿块增大缓慢,质似硬橡皮球,有弹性感,表面光滑,边界清楚,易于推动。

◎您需要做哪些检查

B超检查　可发现界限清楚的乳房肿块。对于术后的患者，定期B超筛查可早期发现复发病例或新发病例。

◎专家忠告

治疗主张　手术切除是唯一有效的方法，并做病理检查。

诊治误区　对于乳房肿块，不可盲目的诊断为"腺瘤"，积极的手术介入，术中快速病理评估可有效地做出合理的诊断。

健康管理　对于女性的乳房自查可降低"肿块"漏诊和延误诊断的比例。

乳 腺 癌

乳腺癌的病因尚不明确，目前认为雌激素、遗传因素、生育、哺乳等因素可能都参与其中。多发生于40～60岁绝经期前后妇女。常常是患者无意中发现乳房内出现无痛、单发的小肿块，肿块质硬、表面不光滑、边界不清、不易推动。随着肿瘤增大，出现乳房局部隆起，甚至出现乳房肿块表面皮肤凹陷、"橘皮样"改变、乳头凹陷或溢液、同侧腋窝淋巴结肿大或粘连成团等。

◎您需要做哪些检查

体格检查　乳房检查是早期发现肿瘤的重要手段，注意肿块的质地、乳头有无溢液、腋窝淋巴结有无肿大。

B超检查　可发现乳房肿块及其与周围组织的关系。

钼靶摄片　目前认为这是最有效的检出方法。

细胞学检查　可用细针抽吸肿块组织，涂片后在显微镜下做细胞学检查；也可做乳头溢液的脱落细胞检查。

◎专家忠告

治疗主张　手术治疗是乳腺癌的主要治疗方法之一。对病灶仍局限于局部及区域淋巴结的患者，手术治疗是首选的治疗方法。已有远处转移、全身情况差、主要脏器有严重疾病、年老体弱不能耐受手术的患者，则禁忌手术。

术后的辅助治疗应根据病理类型、有无转移、临床分期决定，治疗方案应由专科医生制定。

乳腺癌是一种全身性疾病，还应辅以化疗、放疗、内分泌、免疫、生物等综合治疗。术前化疗已渐受重视,术后化疗应视患者情况尽早开始。术后放疗应与术后早期化疗一起进行。对无法手术的患者,放疗是主要的治疗手段。检测雌、孕激素受体后具有内分泌治疗指征的患者,或切除卵巢、放射线照射卵巢、药物去势(去势治疗),或用他莫西芬(三苯氧胺)、孕酮类、芳香化酶抑制剂(来曲唑)等治疗(药物治疗)。近年来,分子靶向治疗飞速发展,针对乳腺癌细胞表面 HER-2 分子的单克隆抗体药物赫塞汀目前已应用于临床,显示良好疗效。免疫治疗就是使用淋巴因子激活的杀伤细胞(LAK 细胞),同时使用白细胞介素-2,也可用干扰素。

特别提醒　无意中发现乳房内单发结节呈生长趋势者,应尽早去医院检查,高度警惕乳腺癌的可能。

由于乳腺组织在不同年龄和月经周期中可出现不同的变化。因此,应注意正确的体检方法及其与月经的关系。

健康管理　35 岁以上的妇女,每次月经后 1 周内应做自检:可对镜检查双侧乳房的外观情况,如对称性、皮肤及乳头有无变化;用左手扪查右侧乳房是否有肿块,用右手扪查左侧乳房。一旦发现异常,应立即去医院就诊。

腹股沟疝

腹股沟疝为腹外疝的一种。腹外疝是由腹腔内的脏器或组织连同腹膜壁层,经腹壁薄弱点或孔隙,向体表突出所造成。发生的原因包括先天性发育过程缺陷和后天性腹股沟区解剖缺损、腹内压增高等。腹股沟疝分为斜疝和直疝两种,前者多见。本病常表现为腹股沟区有坠胀感,伴有突出的肿块,站立、行走、咳嗽、劳动、用力排便等腹内压增高时出现,平卧或用手将肿块向腹腔推送后消失;部分患者腹股沟肿块可一直存在,无法用手推入腹腔。如果腹股沟肿块突然增大,并伴有明显疼痛,肿块不能推入腹腔,应立即去医院就诊。

◎您需要做哪些检查

体格检查可见斜疝肿块可进入阴囊或大阴唇,直疝肿块不进入阴囊或大阴唇。

患者平卧回纳肿块后,用手

指紧压腹股沟深环,起立并咳嗽,斜疝肿块不再出现(此时手指有冲击感),直疝则肿块立即出现。

腹股沟疝嵌顿时肿块紧张、发硬,有明显触痛。

◎专家忠告

治疗主张

非手术治疗 ①1周岁以下的婴幼儿,因有自愈可能,暂不手术,可用棉线束带或绷带压住腹股沟深环,防止肿块突出。②年老体弱或伴有其他严重疾病而不能耐受手术的患者,前列腺肥大所致排尿困难的患者,便秘及慢性咳嗽、腹水等腹内压增高的患者,可用医用疝带一端的软压垫对着疝环顶住,防止疝块突出。

手术治疗 最有效的治疗方法是手术修补,常用方法有传统疝修补术、无张力疝修补术和经腹腔镜疝修补术。

诊治误区 对于腹股沟肿块,需要与腹股沟肿瘤、精索囊肿、隐睾等疾病相鉴别。

特别提醒 对于明确诊断的患者,应早期手术治疗,避免由于并发嵌顿而造成腹腔脏器的损害。避免慢性咳嗽、治疗便秘和前列腺增生等疾病,可预防疝气的复发。

股 疝

股疝发病率占腹外疝发病率的3%~5%,多见于40岁以上妇女。本病常表现为在大腿根部出现一半球形突起。肿块突出时,可伴有局部坠胀感。股疝容易发生嵌顿,发生嵌顿时,除引起局部明显疼痛外,还常伴有较明显的急性肠梗阻症状,如恶心、呕吐、腹胀、停止肛门排气排便。

◎您需要做哪些检查

在腹股沟韧带下方卵圆窝处可扪及肿块。平卧还纳内容物后,疝块有时不完全消失,且疝囊颈狭小,咳嗽冲击感不明显。

◎专家忠告

治疗主张 股疝容易嵌顿,因此一旦确诊,应及时手术治疗。

诊治误区 肥胖者大腿根部肿物不明显,易被疏忽,应仔细检查。

特别提醒 参见"腹股沟疝"相关内容。

急性阑尾炎

急性阑尾炎的病因包括梗阻、细菌感染、胃肠道功能紊乱、饮食习惯等。它的典型表现常有：①腹痛。典型的腹痛是转移性右下腹痛，即始发于脐周和上腹，数小时（6～8小时）后转移并局限在右下腹。70%～80%的患者具有这种典型的转移性腹痛特点。也有部分患者发病开始即为右下腹痛。②胃肠道症状。发病早期的患者可能有食欲减退、恶心、呕吐、腹泻、便秘等症状，但程度较轻。③全身症状。患者早期乏力，炎症严重或穿孔出现腹膜炎时，会出现全身中毒症状，表现为心率增快、发热、口渴、畏寒等。

◎您需要做哪些检查

腹部检查　右下腹压痛是急性阑尾炎最常见的重要体征。压痛点通常位于麦氏点（脐与右髂前上棘连线中外1/3交界处）。发病早期腹痛尚未转移至右下腹时，右下腹便可出现固定压痛。若发现右下腹饱满，扪及一压痛性包块，应考虑到阑尾周围脓肿的可能。

血常规检查　大多数患者血白细胞计数和中性粒细胞比例增高。

尿检查　一般无异常，如尿中出现少数红细胞，说明炎性阑尾与输尿管或膀胱相靠近；明显血尿说明存在泌尿系统的原发疾病。

腹部X线摄片检查　可见盲肠扩张和液气平面，偶然可见钙化的粪石，可帮助诊断。

B超检查　可发现阑尾周围脓肿、泌尿系结石，排除宫外孕、卵巢囊肿扭转等妇科疾病。但是，这些检查在急性阑尾炎的诊断中不是必需的，当用上述方法不能诊断时才选择应用。

◎专家忠告

治疗主张　绝大多数急性阑尾炎一旦确诊，应尽早进行阑尾切除术。

阑尾周围脓肿，病情较稳定，宜应用抗生素治疗或同时联合中药治疗，促进脓肿吸收消退。若脓肿扩大，无局限趋势，宜先行B超检查，确定切口位置后进行手术，切开引流。

特别提醒　婴幼儿、老年人或妊娠妇女患急性阑尾炎时，诊断和治疗均较困难,应格外注意。对于成年人的急性阑尾炎,手术后应进行肠镜检查,排除肠道肿瘤可能。年轻女性的阑尾炎,应早期手术,避免引起继发盆腔感染。

慢性阑尾炎

患者大多有急性阑尾炎发病史。患者经常右下腹疼痛,有的仅有隐痛或不适,剧烈活动或饮食不节可诱发急性发作。

◎您需要做哪些检查

体格检查 右下腹局限性压痛,这种压痛经常存在,位置也较固定。

钡餐 X 线检查 可见阑尾不充盈或充盈不全,72 小时后阑尾腔内仍有钡剂残留。

CT 检查 可了解阑尾本身及其与周围组织粘连的情况。

◎专家忠告

治疗主张 择期行阑尾切除术,术中需要探查末端 100 厘米回肠。

诊治误区 慢性阑尾炎需要与阑尾肿瘤相鉴别,术中快速病理可提供有意义的信息。

特别提醒 对于成年人的慢性阑尾炎,手术前应进行肠镜检查,排除肠道肿瘤可能。对于以腹痛为表现的慢性阑尾炎,手术后腹痛症状会持续一段时间,2～3 个月后好转。

肠 梗 阻

肠内容物不能正常运行、顺利通过肠道,称为肠梗阻,是外科常见的疾病。肠梗阻的病因包括:器质性原因致肠腔狭窄的机械性肠梗阻(最常见),由于肠道运动功能失调所致的动力性肠梗阻和由于肠壁血运障碍导致肠坏死的血运性肠梗阻。其中,肠梗阻伴有肠壁血运障碍,甚至肠管缺血坏死的绞窄性肠梗阻最为凶险。肠梗阻的主要症状有:阵发性或持续性腹痛(痛);呕吐,梗阻部位越高,呕吐出现越早、越频繁(吐);腹胀,低位梗阻比高位梗阻更明显(胀);梗阻早期、高位梗阻或不完全性梗阻时,患者仍可有少量残存粪便或气体自肛门排出,完全梗阻后停止肛门排气排便(闭)。

◎您需要做哪些检查

体格检查　是否可见腹部肠型和蠕动波,腹胀是否对称,有无压痛、反跳痛及腹肌紧张;对中老年患者做直肠指检,以发现有无直肠肿瘤及确定肿块与肠壁的关系。

血常规检查　可以了解是否有血液浓缩现象。

血气分析和电解质检查　可了解电解质紊乱、酸碱平衡失调和肾功能等全身状况。

呕吐物和粪便检查　若见大量红细胞,或隐血试验阳性,则应考虑肠管有血运障碍。

X线摄片检查　一般在肠梗阻发生4~6小时内,X线检查即可显示出肠腔内气体;立位腹部摄片可见多个液平面及胀气肠祥(立卧位平片)。当怀疑肠套叠、乙状结肠扭转或结肠肿瘤时,可做钡剂灌肠X线摄片检查,以助诊断。

◎专家忠告

治疗主张　肠梗阻的治疗原则是矫正因肠梗阻所引起的全身生理紊乱并解除梗阻。具体治疗方法要根据肠梗阻的类型、部位和患者的全身情况而定。

基础疗法　不论采用非手术治疗还是手术治疗,均需做基本处理,包括胃肠减压,纠正水、电解质紊乱和酸碱平衡失调,预防性应用抗生素,对症处理。

解除梗阻　①非手术治疗:主要适用于单纯性粘连性(特别是不完全性)肠梗阻、麻痹性或痉挛性肠梗阻、炎症性不完全性肠梗阻、蛔虫或粪块堵塞引起的不完全性肠梗阻、肠套叠早期等。其方法是在前述基本处理的同时,加用口服或胃管内灌注石蜡油或植物油、低压灌肠、中医中药治疗、针刺疗法等。保守治疗过程中,需密切观察患者症状、体征,如病情加重,有绞窄风险,则应转为手术治疗。②手术治疗:适用于各种类型的绞窄性肠梗阻、肿瘤及先天性肠道畸形引起的肠梗阻,以及非手术治疗无效的患者。

诊治误区　早期肠梗阻,梗阻以下肠管内容物仍可自行排出,不能因此否定肠梗阻的诊断。呕吐物为血性或咖啡色,或有血性黏液样粪便排出,提示有绞窄性肠梗阻存在,应争分夺秒积极手术治疗。腹部检查时应注意有无腹外疝嵌顿存在，尤其对于有腹外疝病史的患者。

特别提醒 腹痛发作时慎用解痉剂，若使用则需严密观察病情变化，禁用止痛剂。

健康管理 肠梗阻病因复杂，许多患者均经过保守治疗后疾病略有缓解，但容易复发，若没有明显机械性梗阻因素，中西医结合治疗可起到事半功倍的作用。

（许剑民　朱德祥）

胃、十二指肠溃疡

胃溃疡的主要症状为腹痛，腹痛位于上腹正中或略偏左，常在餐后 0.5 ~ 1 小时发作，持续 1 ~ 2 小时，进食不能缓解，甚至加剧疼痛，抑酸药物疗效欠佳，治疗后易复发。

十二指肠溃疡的症状主要为上腹部烧灼痛，疼痛多在餐后 3 ~ 4 小时发作，进食或服用抗酸药物后能使疼痛缓解或停止。有诊断意义的是夜间（如，凌晨 1 ~ 2 点）因腹痛而醒，进食或服抗酸药物后又可入睡。

◎您需要做哪些检查

体格检查 胃溃疡腹部压痛点常在剑突与脐的正中线或略偏左。十二指肠溃疡患者上腹部偏右有压痛

钡餐 X 线检查 胃溃疡正位观察可见一周围圆形或椭圆形密度增深的龛影，其周围黏膜呈放射状集中。十二指肠溃疡显示球部痉挛变形、黏膜水肿或有龛影，切线观察可见龛影突出于十二指肠轮廓之外，采用气、钡双重造影可提高 X 线检查的精确度。

纤维胃十二指肠镜检查 除发现溃疡外，还能区分溃疡属于活动期、愈合期或瘢痕期，并可取病变组织进行病理检查。

◎专家忠告

治疗主张

手术指证 经严格内科治疗 3 个月以上，溃疡仍不愈合或治愈后短期内又复发的患者；发生急性溃疡大出血、幽门梗阻、急性溃疡穿孔的患者；高位溃疡或胃和十二指肠复合溃疡的患者；胃镜检查提示溃疡直径大于 2.5 厘米的巨大溃疡或疑为恶变的患者，均应进行手术治疗。病史长，

症状渐趋加重,发作频繁,影响身体营养及正常工作与生活的患者也可以考虑外科手术治疗。

手术方法　胃大部切除术、高选择性迷走神经切断术。

特别提醒　胃、十二指肠患者可出现穿孔、溃疡出血、幽门梗阻等并发症,须特别注意。

胃、十二指肠溃疡急性穿孔时可出现下述表现。①腹痛:突发性中上腹剧痛,呈刀割样,持续并迅速遍及全腹,但仍以上腹部为重,伴有出冷汗、面色苍白、四肢发冷、脉搏快、呼吸浅等表现,经数小时后由于大量渗出液稀释而症状减轻。②感染:随时间推移会出现全身感染症状。③体格检查:患者多有急性痛苦面容,腹式呼吸受限或消失,全腹有压痛、反跳痛,疼痛以中上腹部最明显,腹肌紧张呈"木板样",肠鸣音减弱或消失,75%患者肝浊音界缩小或消失。④X线检查:80%患者站立位可见膈下游离气体。

溃疡出血可表现为急性大量呕血或黑便,多数患者只有黑便。短期内失血超过400毫升的患者可出现面色苍白、口渴、脉搏加快等症状,失血800毫升以上的患者可出现休克征象。血常规检查:早期有血液浓缩现象,表现为血红蛋白下降不明显,复检可见血红细胞计数、血红蛋白进行性下降,继之出现贫血和休克的一系列征象。大多数溃疡出血可经内科非手术治疗止血,5%~10%的患者需要外科手术治疗。严重大出血,短期内即出现休克的患者;非手术治疗止血无效的患者;不久前曾发生过类似大出血的患者;正在进行内科药物治疗而发生大出血的患者;合并穿孔或幽门梗阻的患者;年龄大于60岁,且合并心肺疾病的患者;已明确出血来自较大动脉、出血不易停止的患者,应进行外科手术治疗。若需急诊手术,最好在出血48小时内进行。

胃、十二指肠溃疡患者可出现瘢痕性幽门梗阻,这是因溃疡愈合形成的瘢痕所致,或因活动性溃疡的痉挛和炎性水肿而引起,两种原因常可同时存在。它的主要表现为呕吐,呕吐物常含隔餐甚至隔日所进食物,呕吐量大,呕吐物含大量黏液并有酸臭味,但不含胆汁,吐后自觉胃部舒适。体格检查可发现患者营养状态不佳,上腹部隆起,可见胃蠕动波,手拍上腹部可闻及振水声。

钡餐 X 线检查可见胃高度扩大、张力低,钡剂入胃后有下沉现象,有胃潴留表现。溃疡所致的瘢痕组织属器质性病变,是不可逆的,只有通过外科手术才能解除。空腹抽出胃液超过 300 毫升,或钡餐 X 线检查后 24 小时胃内仍有钡剂存留者,均应手术治疗。手术方法为胃大部切除及迷走神经切断加胃窦部切除。

健康管理　有 1% ~ 2% 胃溃疡可以发生恶变。因此,有长期慢性胃溃疡病史、年龄在 45 岁以上,溃疡顽固不愈合的患者,或症状迅速加重、饮食习惯改变、体重减轻、消瘦乏力、贫血等患者,应尽早去医院做进一步检查和治疗。

胃　癌

胃癌早期无明显症状,有时出现一些非特异性上消化道症状,如餐后上腹不适、隐痛、嗳气、返酸、食欲减退等。进展期上腹疼痛明显,食欲不振,体重减轻,乏力,出现呕吐、呕血或黑便。晚期可扪及上腹部肿块,肝肿大,腹水,锁骨上淋巴结肿大,消瘦,贫血明显。

◎您需要做哪些检查

体格检查　早期患者多无明显体征,常见上腹部深压痛;晚期患者可有上腹部肿块、左锁骨上淋巴结肿大。

钡餐 X 线检查　对早期胃癌确诊率达 86.2% 。

纤维胃镜检查　直接观察病变部位,对可疑病灶直接钳取组织进行病理组织学检查,可大大提高确诊率。

血液、大便常规检查　血常规可显示贫血,粪隐血试验大多呈持续阳性。

影像学检查　常用的影像学检查有腹部超声、超声内镜、多层螺旋 CT,可观察到胃肿物,同时可了解肿瘤胃外组织有无侵犯或转移,以及肝、胃周围淋巴结转移情况。

◎专家忠告

治疗主张

手术治疗　手术是唯一可能治愈胃癌的方法。手术方式有:①根治性切除术。是胃癌,特别是早期胃癌的有效治疗方法。②姑息性切除术。包括病灶在内的胃大部切除,主要是改善患者症状,提高患者生活质量,延长生存时间。③转流手术或其他手术。病灶不能切除且伴幽门梗阻者,可行胃空肠吻合术或空肠造瘘术。④病期较晚或主要脏器已受肿瘤侵犯,因而不能做根治性切除的患者,应争取做包括原发病灶在内的姑息切除手术,以利于综合治疗。

化疗、放疗及免疫疗法　中、晚期胃癌复发率较高,患者术后必须积极辅以化疗、放疗及免疫疗法等综合治疗,以达到临床治愈。免疫治疗分为主动免疫疗法如应用细胞因子,以及被动性免疫疗法如应用淋巴因子激活的杀伤细胞(LAK细胞)。前者着重于激发患者自身的免疫应答能力,后者则是向患者体内转移有抗肿瘤活性的免疫制剂,以弥补和替代患者自身免疫应答能力的不足。

无法切除的晚期胃癌,可进行转流手术(胃空肠吻合术),并积极采取综合治疗,以期提高生活质量和延长生存时间。

特别提醒　凡年龄在40岁以上,有胃病史,服药后虽可缓解但短期内又复发者,应考虑到胃癌的可能,尽早就诊。

健康管理　胃癌患者术后需要在专业的肿瘤内科医师指导下进行规范的辅助治疗。辅助化疗可降低术后转移复发,延长患者的生存期。

(许剑民　徐　博)

原发性肝癌

原发性肝癌的确切发病原因尚不清楚,但乙型/丙型肝炎病毒感染是肝癌的重要背景,85%以上肝癌发病与此有关。肝癌早期可无症状。当肿瘤变大时,可逐渐出现肝区痛、腹胀、纳差、乏力、消瘦、腹块、发热、黄疸等。肝癌的常见体征包括上腹肿块、黄疸、腹水、脾肿大、下肢肿等,早期肝癌常无这些体征,多在中晚期出现。

◎您需要做哪些检查

肝癌早期肝功能多正常,到中晚期或伴肝炎活动时可出现肝功能异常,如白/球蛋白比例倒置、氨基转移酶(转氨酶)升高、黄疸指数升高等。90%肝癌患者乙肝病毒指标阳性,10%~30%丙肝病毒指标阳性。

肝癌在彩超上表现为低回声

（肿瘤较大时为高或混合回声）不均实质光团，有丰富的动脉血流且阻力指数比较高（RI>0.6），超时造影呈"快进快出"（造影剂早期快速填充/快速流出）表现。CT和磁共振成像（MRI）动态增强也呈"快进快出"表现（动脉相早期快速填充，静脉相快速流出），与血管瘤"慢进慢出"表现截然相反。CT，特别是MRI检查可发现1厘米的早期微小肝癌，并能帮助精确定位肿瘤位置及其与肝内主要管道（门静脉、肝静脉和胆管等）的关系，判断手术的安全性和彻底性。

甲胎蛋白（AFP）为肝癌最好的肿瘤诊断指标，60%～70%肝癌患者血清AFP升高（正常值为20微克/升以下）。但临床上仍有30%的肝癌患者AFP为阴性，因此AFP阴性并不能否定肝癌的诊断，只要影像学特征符合肝癌表现同样可诊断为肝癌。另外，还有部分患者出现AFP假阳性，其AFP升高主要由肝炎/肝硬化伴活动性肝病引起，或为与胚肝、卵黄囊、胚胎胃肠道有关的少数良、恶性疾病。另外AFP还可反映肝癌的治疗效果和病情变化，术后随访AFP可帮助判断手术是否根治，也有助于检出亚临床复发肝癌及肝外转移病灶。

◎专家忠告

治疗主张

手术治疗 手术切除是肝癌病人获得长期生存的最重要手段，肝癌根治性切除后5年生存率可达40%～50%，甚至更高。根据肿瘤大小、数目、位置和肝硬化情况的不同，肝癌的切除方法有局部切除、肝段切除、肝叶切除、半肝切除、肝三叶切除等。手术切除适应证包括三个方面：一是患者全身情况（特别是心、肺、肾等主要脏器）良好可以耐受肝脏手术；二是肝功能代偿好，能够耐受部分肝脏切除；三是肿瘤病变局限可完整切除、没有肝外转移或仅有肝外局限性转移且能切除，且切除后剩余肝脏功能能够代偿。在没有肝硬化的情况下，肝脏最多可以切除75%。

肝癌术后复发再切除 若患者情况良好，符合上述肝癌切除适应证者，术后复发的肝癌或转移癌可考虑再次手术切除。

不能切除肝癌的外科治疗方法有肝动脉插管结扎、术中微波固化或冷冻治疗、术中肿瘤内注射无水乙醇、射频消融治疗（RFA）等。

非手术治疗　主要有肝动脉栓塞化疗（TACE）、超声引导下射频消融（RFA）、肝穿刺瘤内无水乙醇注射（PEI）等；其他非手术治疗还包括全身化疗、放射治疗、免疫治疗、中医治疗等。

特别提醒　预防和积极治疗肝炎是预防肝癌发生的重要措施，目前预防肝癌的主要措施为乙型肝炎疫苗接种。有报道接种乙肝疫苗后男性肝癌死亡率降低70%，女性降低62%。

早期发现、早期诊断、早期治疗是提高肝癌疗效的关键，在肝癌高发危险人群（乙型或丙型肝炎病史/肝硬化病史/肝癌家族史）进行无症状普查（彩超＋血清甲胎蛋白检测，每3～6个月1次）则是早期发现肝癌的重要途径。

继发性肝癌

继发性肝癌是指人体其他部位器官的恶性肿瘤转移到肝脏形成的肝脏恶性肿瘤，又称转移性肝癌。几乎所有部位器官的恶性实体肿瘤均可转移到肝脏，最常见的是结直肠癌、肺癌、乳腺癌、胃癌和黑色素瘤等。继发性肝癌的早期主要表现为原发癌的症状，常在原发病灶手术前、术中或术后随访中被发现。患者可有乏力、纳差、体重下降等非特异性症状。随着肿瘤增大，才表现出肝脏症状，如肝区疼痛、腹胀、食欲不振以及上腹部扪及肿块等。如肿瘤累及胆管或晚期患者，可因肝功能受损而出现黄疸、腹水、恶液质等表现。一旦出现肝脏临床症状，则转移灶常较大、较多。也有少数患者继发性肝癌症状明显，而原发灶隐匿不现。

◎您需要做哪些检查

实验室检查　肝功能多正常，血清乙型肝炎和丙型肝炎病毒指标多阴性。甲胎蛋白（AFP）多正常。多数原发于消化道特别是结直肠癌患者常伴血清癌胚抗原 CEA 和 CA19-9 升高，对诊断有一定价值。

影像学检查　继发性肝癌在超声图像上表现为多发（也可单发）类圆形低回声病灶，肿瘤边界清楚，周边有较宽的低回声晕环绕（"牛眼征"），此为继发性肝癌的特征性表现。彩超常显示肿瘤内线状、环状彩色血流,阻力指数(RI)大于0.6。CT或MRI图像上表现为多个类圆形或不规则低密度(低信号)病灶,动态增强扫描显示肿瘤周边环状增强,呈"牛眼征"表现。PET-CT诊断继发性肝癌的敏感性和特异性均较高,且可同时检测肝脏以外其他部位是否存在转移。

◎专家忠告

治疗主张 多数继发性肝癌发现时已经处于疾病的晚期,失去了最佳治疗机会,疗效多不理想。文献报道,继发性肝癌不经任何治疗5年生存率低于2%,非手术治疗5年生存率低于5%。近年随着诊断和治疗技术的进步,部分继发性肝癌特别是病灶比较局限、来源于结直肠癌的患者经过积极治疗获得了较好的治疗效果,而手术是最重要的治疗手段,以手术切除为主的综合治疗(手术、化疗、靶向治疗、局部治疗、免疫治疗等)是获得治愈及长期生存的有效方法。

手术治疗 适应证:①原发灶能根治性切除。②肝脏转移灶一般不超过5个或虽然超过5个但范围局限于肝脏一叶,肝脏切除不超过75%(如有肝脏基础病变则不超过50%)。③患者一般情况尚可,无严重心、肺、肝、肾等重要脏器功能障碍,能够耐受肝脏切除手术。④术前详细检查除外肝外转移灶或仅有局限性转移且能切除。继发性肝癌的手术切除方式与原发性肝癌相似,主要根据肿瘤大小、数目、位置及患者情况而定,包括局部切除、肝段切除、肝叶切除、半肝切除、肝三叶切除等。当肿瘤仅行肝脏局部或肝段切除即可达根治目的时,无需做肝叶以上大范围切除。术前行详细的影像学检查,必要时术中行B超检查以明确肿瘤大小、数目、位置及其与肝内重要管道的关系,从而决定手术方式。肝切除是结直肠癌肝转移癌的最有效并能获得治愈的首选治疗手段。文献报道,结直肠癌肝转移术后5年生存率可达30%~45%,甚至更高,手术死亡率在2%以下。

非手术治疗 包括肝动脉栓塞化疗(TACE)、超声引导下射频消融、冷冻、微波固化等局部治疗,以及全身化疗和生物靶向治疗等。目前,大肠癌、乳腺癌、肺癌等均有较好的化疗和靶向治疗药物,可较显著延长患者生存,改善预后。

诊治误区　以往认为肿瘤转移到肝脏为肿瘤晚期表现,常因诊断治疗水平低、预后差而放弃积极治疗。近年来,随着诊断、治疗技术的进步和多种治疗方法的综合应用,继发性肝癌的预后有了较大的改观,部分患者经过积极综合治疗而获得了长期生存,特别是部分结直肠癌肝转移患者经手术切除等积极综合治疗后5年生存率可达40%~50%。

特别提醒　本病有时表现为先发现转移灶,无法发现原发灶。此时只能先针对转移灶进行诊疗,在随访过程中若明确原发灶,再进行针对性的治疗。

肝血管瘤

肝血管瘤的确切病因和发病机制尚不清楚。一般认为它是一种先天性的血管畸形病变。患者一般无不适表现,多在B超体检或其他原因做上腹部检查时发现。瘤体增大后会引起上腹部不适、闷胀、腹痛等。患者多无肝炎、肝硬化病史。

◎您需要做哪些检查

患者肝功能及 AFP、CEA、CA19-9 等肿瘤指标多正常,诊断主要依靠影像学检查。彩超表现为网状高声实质光团,有动脉血流但阻力系数低,超声造影呈逐步向心性强化的"慢进慢出"(造影剂缓慢填充/缓慢流出)表现;CT 动态增强也呈逐步向心性强化的"慢进慢出"表现;磁共振成像(MRI)检查对血管瘤诊断特征性较强,其在 T2 加权呈强亮"灯泡征"表现,动态增强扫描也表现为逐步向心性强化的"慢进慢出"。

◎专家忠告

治疗主张　血管瘤较小者(5 厘米以下)无需特别治疗,定期进行彩超、CT、MRI 等影像学检查随访即可。如肿瘤生长迅速(超过 8 厘米)或有明显不适并影响正常工作生活,再考虑相应治疗。肝血管瘤的治疗方法包括手术切除、血管瘤捆扎、肝动脉栓塞、射频消融等,对那些多发/巨大血管瘤无法常规治疗者可行肝移植治疗。而手术切除为首选的最有效治疗方法,手术效果肯定,安全性高,并发症少。

诊治误区　必要的影像学评估对于鉴别诊断血管瘤和肝癌等疾病具有重要的作用,必要的随访也是很好的诊治策略之一。

特别提醒　肝血管瘤发展缓慢,病程可达数年至数十年,一般不会破裂,除非遭猛烈撞击;一旦肿瘤破裂,可引起急性大出血。此病未见恶变报道,预后良好。

肝　囊　肿

肝囊肿是指肝内出现的单发或多发的囊性病变,分为先天性和后天性肝囊肿。肝囊肿较小时常无明显临床症状,多数在体检时被发现。囊肿较大时可出现肝区疼痛、腹胀等上腹不适表现。囊肿内出血表现为突然出现的剧烈腹痛和囊肿迅速增大;囊内感染时患者可出现寒战、高热、肝区胀痛、白细胞计数增高等。

◎您需要做哪些检查

实验室检查　肝功能一般正常,严重多囊肝可有肝功能受损表现,如黄疸、腹水、白/球蛋白比例倒置等。肝炎指标和肿瘤指标如 AFP、CEA、CA19-9 等均正常,但囊肿癌变(囊腺癌)时则可伴 CA19-9、CEA 升高。囊肿感染时血白细胞计数增高。

超声检查　为肝囊肿诊断的首选方法,表现为无回声区,后壁回声增强。其敏感性和特异性均超过 90%。肝囊肿 CT 平扫为低密度,增强后无论动脉期还是门静脉期均无强化;如有囊肿感染或腺瘤样变、癌变时则可出现内部不规则实质性改变伴病变局部强化。

磁共振成像(MRI)检查　对肝囊肿的诊断准确率高于 CT,其在 T2 加权表现为特征性的"灯泡征"高信号,与血管瘤表现相同。但肝囊肿动态增强扫描无论动脉期还是门静脉期或延迟期均无强化,而血管瘤则是逐步向心性强化,可用于鉴别。

◎专家忠告

治疗主张　孤立性肝囊肿直径小于 5 厘米、无症状者可定期观察而无需特别处理。当囊肿增大超过 5 厘米,特别是 10 厘米或出现症状时需考虑相应治疗。治疗方法取决于囊肿类型、性质、数量和部位、有无并发症等,主要包括以下三种。

肝囊肿穿刺抽液及无水乙醇注射疗法　此为一种损伤小、痛苦小、准确而又简单的治疗方法。无水酒精注入囊腔后能使囊肿内壁细胞固定,分泌能力失活,囊肿逐渐萎缩闭合。其适应证为有症状、囊肿直径大于 5 厘米或增大趋势明显者。

腹腔镜肝囊肿手术治疗　是近年发展成熟起来的一种肝囊肿治疗方法,具有损伤小、疗效好、安全性高、恢复快等优点,为较大孤立性肝囊肿的首选治疗方法。包括囊肿开窗术(fenestration)和囊肿去顶术(unroofing)。适用于位置表浅、直径超过 8 厘米的肝囊肿,如有囊肿感染或恶变可疑时则以剖腹手术为宜。

剖腹手术治疗　对症状明显、囊肿巨大(直径大于 10 厘米)且位置深在、伴囊内出血、感染或恶变可疑时应考虑剖腹手术治疗。手术方法包括囊壁部分切除或囊肿开窗术、囊肿完全切除、肝叶切除、Roux-en-Y 囊肿空肠吻合术等。

多囊肝的治疗则比较困难。对无明显临床症状、肝功能代偿者可暂不处理,定期观察;对有明显临床症状而肝功能代偿者可以考虑剖腹手术,逐一切除较大囊肿的部分囊壁(开窗或去顶术),以缓解症状,但不能根治;对肝功能失代偿者则只能行肝移植(必要时结合肾移植)治疗。

特别提醒　肝囊肿预后良好,较少恶变。多囊肝则预后较差,部分病例最终可因肝功能(或肾功能)衰竭而死亡,需行肝移植(或肾移植)治疗。

(叶青海)

胆囊结石

胆囊结石是我国胆石症中发病率最高的一种,主要为胆固醇结石或以胆固醇为主的混合性结石。超过一半的患者终身无症状,为静止性胆囊结石,又称隐性结石。有症状的胆囊结石:不典型症状为右上腹隐痛不适、食后饱胀,易误诊为胃病;有时疼痛可能发散至下胸部及右胸部。典型症状为胆绞痛,表现为骤发性上腹正中或右上腹疼痛,伴右肩背部放射痛,疼痛持续数分钟至 1 小时后逐渐缓解,大多发生在饱餐、进油腻食物后,或睡眠改变体位时。疼痛剧烈时可伴恶心、呕吐。

◎您需要做哪些检查

体格检查 可有右上腹压痛。

B超检查 是最可靠的首选检查方法,确诊率达96%以上。

◎专家忠告

治疗主张 无症状者不需立即治疗,可定期随访。

手术适应证 ①有典型胆绞痛发作史。②胆囊结石直径大于2厘米,因长期刺激胆囊黏膜引起增生或不典型增生,易致胆囊癌变。③胆囊结石直径小于1厘米者,因部分小结石易排至胆总管,增加胆管炎和胆源性胰腺炎的发生率。④胆囊壁明显增厚,或胆囊壁出现钙化。⑤胆囊结石伴有直径大于1厘米的胆囊息肉或萎缩性胆囊炎。⑥出现严重并发症,包括胆绞痛、急性胆囊炎、急性化脓性胆管炎、急性胆源性胰腺炎、继发性胆总管结石等。

手术方法 胆囊切除术是目前治疗胆囊结石的最佳选择。有开腹胆囊切除和腹腔镜胆囊切除(LC)两种方法。前者适合于年龄在60岁以上的急症手术的患者;后者(LC方法)仅在腹部戳2~3个小孔,插入手术器械,在电视屏幕监视下完成胆囊切除,以其创伤小、恢复快等优点已在全世界得以普及和推广。当前,在一般情况下,约有90%的胆囊结石患者可以采用LC方法治疗。保留胆囊的各种治疗方法(如,利用胆道镜行保胆取石手术),由于其复发率高,不具推广应用价值。胆囊结石由于同时存在继发性胆管结石的可能,术中可能需探查胆总管。

特别提醒 对于反复发作的胆囊结石,及时的手术很必要,以避免反复发作后诱发胆囊癌的发生。结石的大小不是决定患者是否应该手术治疗的关键,发作频率、胆囊壁的炎症情况才能决定是否应该手术。

健康管理 平时少油、低脂饮食,不暴饮暴食,可以降低胆囊结石反复发作的频率。

肝外胆管结石

肝外胆管结石的典型症状为腹痛,常为绞痛,发生在剑突下或右上腹,可向右肩背部放射;寒战、高热,体温可高达39℃以上;黄疸。

◎您需要做哪些检查

体格检查　腹部剑突下和右上腹部可有深压痛。

实验室检查　白细胞计数及中性粒细胞增高，血清总胆红素和直接胆红素均增高，血清谷丙转氨酶、碱性磷酸酶增高，尿胆红素增高。若血淀粉酶显著升高，可能继发胰腺炎。

影像学检查　首选 B 超检查，必要时行磁共振胰胆管成像（MRCP）检查或超声内镜检查。CT 检查一般在上述检查结果有疑问或不成功时才考虑。

◎专家忠告

治疗主张

手术原则　①术中尽可能取尽结石。②解除胆道狭窄和梗阻。③术后保持胆汁引流通畅，预防结石再发。

常用手术方法　①胆总管切开取石，加 T 管引流术。②胆肠吻合术。③肝胰壶腹括约肌成形术。④近年来，随着十二指肠内镜逆行胰胆管造影术（ERCP）、内镜下十二指肠乳头切开术（EST）技术的成熟，联合应用十二指肠镜及腹腔镜对胆囊结石合并肝外胆管结石的治疗也取得良好疗效。

特别提醒　对于高龄、取石风险大患者，放置胆道塑料内支架引流胆道，也能起到很好的治疗效果。ERCP 大多可反复进行，尤其对于高龄患者可起到真正微创、有效的治疗效果。

健康管理　健康的饮食指导，能避免胆管炎的反复发作，降低对肝功能的影响。

肝内胆管结石

肝内胆管结石是指原发于肝管汇合部以上胆管内的结石，其多为胆色素结石，在农村多见，近年来其相对发病率有下降的趋势。合并肝外胆管结石时，其症状与前述的肝外胆管结石相似。未合并肝外胆管结石的患者，可多年无症状或仅有肝区胀痛不适，若发生梗阻和继发感染，则可出现寒战、高热。一般不出现明显黄疸。

◎您需要做哪些检查

体格体检　肝脏不对称性肿大，肝区有压痛、叩痛。

B 超检查　为首选检查方

法。

CT 检查和磁共振胰胆管成像（MRCP）检查　有重要诊断价值。

造影检查　直接造影可明确诊断。肝内胆管扩张者行经皮肝穿刺胆管造影（PTC）检查，成功率高；不扩张者首选经内镜逆行胰胆管造影（ERCP）检查。

◎专家忠告

治疗主张　治疗的目的在于制止胆管炎的复发。为了达到这个目的，迄今广为接受的治疗方法是手术治疗：①直接暴露肝内胆管，取净结石。②行局部肝段、肝叶切除，去除病灶。③切开（除）狭窄，扩大胆管成形，解除胆道淤积。④胆管切开取石后再做胆肠吻合术，使胆汁引流通畅。

特别提醒　肝内胆管结石手术后残留结石率是很高的，一般发生于手术病例的 1/3，因此应继续手术后的治疗，包括术后经引流管（T 管）窦道胆道镜器械取石。内镜 ERCP 取石对于肝内胆管结石的治疗效果有限，必要的手术治疗是不可替代的。

健康管理　肝内胆管结石的治疗目的是降低反复发作胆管炎

的比例，健康的饮食指导可起到很好的帮助作用。

胆道蛔虫病

蛔虫是常见的肠道寄生虫，其两端尖细，有钻孔的习性。蛔虫闯入胆道后可引起的一系列临床症状，故称为胆道蛔虫病。此病近年来发病进行性下降，但其急性发作时会给患者带来极大的痛苦，且蛔虫长期停留在胆管内，其虫卵和残骸将成为结石核心。它常表现为突发剑突下阵发性剧烈绞痛，可以为强烈的"钻顶"痛，疼痛可向右肩背部放射。合并胆道感染时出现腹痛、寒战、发热等胆管炎症状。

◎您需要做哪些检查

体格检查　通常单纯性胆道蛔虫病仅在剑突下或稍右侧有轻度深压痛，合并感染时则出现相应的胆管炎体征。

B 超检查　为首选检查方法，但当蛔虫已上达至肝内胆管或在晚期时蛔虫已在胆道内腐败、解体以后，则 B 超诊断准确度降低。

内镜逆行胰胆管造影（ER-

CP)检查　可同时进行诊断和治疗。

剧烈的腹部绞痛与不相称的轻微腹部体征是本病的特征和诊断要点,结合 B 超检查和 ERCP 检查便可明确诊断。

◎专家忠告

治疗主张　以非手术治疗为主,仅在非手术治疗无效或出现严重并发症时才考虑手术治疗。

非手术治疗　解痉止痛,疼痛发作时注射阿托品或山莨菪碱(654-2);利胆驱蛔虫,疼痛发作时可服用乌梅汤、食醋、30% 硫酸镁;抗感染;纤维肠镜或十二指肠镜取虫。

手术治疗　经积极治疗 5 日以上,症状无缓解;进入胆管内的蛔虫较多,难以用非手术疗法治愈,或蛔虫与结石并存;胆囊蛔虫病;合并严重并发症,如重症胆管炎、急性坏死性胰腺炎等,则应手术治疗。

特别提醒　对于单纯的胆管内蛔虫病,可以通过 ERCP 去除蛔虫。去除胆道蛔虫后,需要口服驱虫药,以去除消化道其他部位的蛔虫。

健康管理　养成良好的卫生习惯,饭前、便后洗手可以降低蛔虫的感染率,从而减少该病的发生。

急性胆囊炎

胆囊是一个盲袋,其胆囊管细长而弯曲,故而容易发生梗阻并引起急性胆囊炎。引起胆囊胆汁流出梗阻的最常见的原因是胆囊结石,占 80% ~ 95%。它主要表现为:①腹痛。常有油腻饮食史,或有长期疲劳等诱发因素,发病初期即有中上腹或右上腹持续性疼痛,典型表现为右上腹急性阵发性绞痛,向右肩背部放射。②发热。发病早期可以没有发冷及发热,若胆囊有化脓感染甚至坏疽、穿孔,可出现寒战、高热和全身中毒症状。同时多数患者伴有恶心、呕吐等消化道症状。

◎您需要做哪些检查

体格检查　右上腹有明显压痛、肌紧张,可触及肿大胆囊伴疼痛性吸气暂停,当炎性渗出较多或胆囊穿孔时,全腹出现压痛、反跳痛。

血液检查　血白细胞计数明显增高,中性粒细胞增高。

B超检查　为首选检查方法,可发现结石影、胆囊肿大及周围渗出等。

◎专家忠告

治疗主张　症状较轻的单纯性胆囊炎,或病程大于72小时而病情无加重的患者,治疗方法是:解痉镇痛,应用抗生素,纠正水、电解质和酸碱失衡,以及全身支持治疗。治疗期间应严密观察病情变化。

有下列情况的患者尤其应急诊手术:①胆囊肿大、张力较高、压痛明显。②胆囊穿孔伴弥漫性腹膜炎、急性化脓性胆管炎、急性坏死性胰腺炎等并发症。③既往有慢性胆囊炎或胆囊结石病史,或曾有急性发作。④非手术治疗无效。非结石性急性胆囊炎严重并发症的发生率高,故建议早期手术治疗。

手术方式首选胆囊切除术。对于一些高危患者,手术方法应该简单有效,如在局部麻醉下施行胆囊造瘘术,以达到减压和引流的目的;一般经6~8周,病情稳定后再行胆囊切除术。对于发病不超过72小时,经抗炎治疗后症状消失,腹部体征轻微的急性胆囊炎患者,腹腔镜下胆囊切除术也是可以考虑的治疗方式之一。

诊治误区　急性胆囊炎晚期的主要严重并发症是胆囊穿孔,且1/3~1/2的穿孔是发生在首次发作的急性胆囊炎。一旦发生胆囊穿孔,会继发胆汁性腹膜炎,死亡率较高,特别是在老年患者。

特别提醒　经过保守治疗缓解后的急性胆囊炎,若要再次选择手术,可能需要2~3个月,待炎症消退后才是最佳的手术时间。急性发作的患者,病程在1周内,有时也可通过微创手术获得良好的治疗效果。

慢性胆囊炎

慢性胆囊炎大多系急性胆囊炎反复发作而造成,常合并胆囊结石。少数一部分患者,虽诊断为慢性胆囊炎,但胆囊内并不含结石,统称为慢性非结石性胆囊炎。患者通常无明显典型症状,常有厌油腻食物、腹胀、嗳气及脂肪泻等消化不良症状,右上腹和右肩背部隐痛。

◎您需要做哪些检查

体格检查　右上腹可有轻度压痛。

B超检查　可见胆囊壁增厚、毛糙,以及胆囊缩小或萎缩。

胆囊造影检查　碘番酸口服后经胃肠吸收,肝细胞摄取,向胆道排泄,在胆囊内浓缩,然后摄片。慢性胆囊炎时,胆囊常不显影。

◎专家忠告

治疗主张　症状明显者,或B超检查证实胆囊或胆囊管畸形、胆囊萎缩伴有胆囊结石的患者,以LC手术切除胆囊为宜,以避免急性胆囊炎、胆囊癌等并发症的发生。

对未伴有结石、症状不明显、胆囊无明显萎缩的患者,可行非手术治疗,可应用利胆药物、口服助消化药物等,平时宜低脂饮食,多饮水,以利于胆汁的稀释,减少胆汁滞积。

诊治误区　反复发作的慢性胆囊炎,需要及时手术,切除病变的胆囊,避免胆囊癌的发生。

特别提醒　非手术治疗期间必须每3个月进行一次B超检查。若炎症未改善,则应做胆囊切除术。胆囊切除术后,需要口服一段时间的利胆药,降低继发胆总管结石发生的概率。

急性梗阻性化脓性胆管炎

急性梗阻性化脓性胆管炎(AOSC)是急性化脓性胆管炎的严重阶段,又称为重症急性胆管炎。多发于胆总管结石、肿瘤、蛔虫、肝胰壶腹括约肌炎性水肿或痉挛等,其中,胆总管结石是最常见的原因。此病起病急骤,除一般胆道感染的腹痛、寒战、高热和黄疸外,还可出现中枢神经系统受抑制(意识障碍、昏睡,甚至昏迷等)和休克(血压下降、脉率增快)等症状。

◎您需要做哪些检查

病史检查　以往常有胆管疾病发作史。

体格检查　右上腹压痛,腹肌紧张,肝区叩痛。

血液检查　血白细胞计数明显增高,血总胆红素、结合胆红素、谷丙转氨酶、碱性磷酸酶增高,另外血淀粉酶也可能增高,且凝血功能可出现障碍。

B超检查　可显示肝内外胆管扩张，并可发现胆管内结石等梗阻因素。

◎专家忠告

治疗主张

非手术治疗　包括抗休克、抗感染和全身支持治疗。具体是卧床休息，暂禁食，使用足量有效的抗生素，纠正水、电解质紊乱，恢复血容量，解痉对症处理等，既为治疗手段又是术前准备。在疾病早期，病情不严重时，行非手术治疗，若疗效不明显，即改行手术治疗。

非手术置管减压引流　常用方法有经皮肝穿刺胆管内置引流管引流（PTCD）和经内镜鼻胆管引流（ENBD）。若病情无改善，则及时进行手术治疗。

手术治疗　目的在于解除梗阻和引流胆道，以抢救生命，手术应尽量简单有效。常用方法为胆总管切开取石加 T 管引流术。

诊治误区　急性梗阻性化脓性胆管炎是导致良性胆道患者死亡的最主要原因。该病发作过程中忌用吗啡镇痛。不能认为黄疸不重则病情较轻，因为黄疸程度与病情严重程度不一致。手术的目的是抢救生命，只有在病情许可的情况下，才考虑同时做胆囊切除术。单纯胆囊造口术不宜采用。如胆囊病变严重，可同时行胆囊造口术。

特别提醒　及时治疗胆管结石，避免出现重症情况，危及生命。

◎小贴士

目前由于内镜技术的发展，内镜逆行胰胆管造影（ERCP）可作为高龄、危重患者缓解症状的重要手段。

胆囊息肉样病变

胆囊息肉样病变是一组向胆囊腔内突出的局限性息肉样隆起性病变的总称，分肿瘤性和非肿瘤性两类，以后者占大多数，常见的有炎性息肉、胆固醇性息肉、腺肌增生等。近年来，由于饮食结构和习惯的改变，胆固醇性息肉越来越多见，而且发病年龄也年轻化。一般无症状，少数患者有右上腹或中上腹不适，常在 B 超检查时被发现。

◎您需要做哪些检查

B超检查　为首选常规检查。对于较大的胆囊息肉样病变可以做超声造影,以分辨息肉内有无血流,而肿瘤性息肉血液供应相对丰富些。

X线摄片检查　需口服胆囊造影剂后再摄片。

◎专家忠告

治疗主张　对于直径小于或等于0.5厘米的胆囊息肉而无临床症状的患者可定期随访,疑为恶性胆囊息肉或有明显临床症状的患者应做胆囊切除术。若有下列临床症状时,恶变的可能性明显增加,应积极手术:中年以上女性患者,位于胆囊颈部,单个结节,直径大于1厘米,基底宽,合并胆囊结石。

诊治误区　对于直径在0.5厘米以下的小息肉,以观察随访为主,不主张手术;若息肉短时间内增大明显,则应该积极进行手术治疗。

健康管理　低脂、少油饮食可减缓息肉的增长速度,部分胆固醇性息肉有消退的可能。

◎小贴士

胆固醇性息肉:可能是胆囊胆固醇沉着症的一种,本身并不是真正的肿瘤,直径小于1厘米,并有蒂,常为多发性。

胆 囊 癌

胆囊癌大多发生于50岁以上的中老年,女性患者多于男性。85%以上的患者合并有胆囊结石。结石与胆囊癌的病因学之间的关系尚不明确,有文献报道,结石直径在3厘米以上者发生胆囊癌的比例可高达10%,可能是结石的长期刺激、胆囊黏膜的慢性炎症改变,或胆汁中致癌物质作用的结果。胆囊癌早期诊断困难,但常有胆囊结石和厌油腻、消化不良、中上腹隐痛不适等病史。晚期可有黄疸、腹水、腹部包块等相应的症状。胆囊癌的转移早而广泛,最常见是引起肝外胆管梗阻。

◎您需要做哪些检查

体格检查　右上腹可有压痛,有时可扪及上腹肿块。

B超检查、CT检查　B超为

首选,可发现胆囊黏膜的隆起性病变;联合增强的 CT 检查可明显提高诊断率。另外在排除急性胆囊炎的前提下,PET-CT 检查有助于判定是否有胆囊以外的癌转移存在,但是价格昂贵。

肿瘤指标检测　抽血检查癌胚抗原(CEA)、肿瘤相关抗原 CA19-9,CA72-4 阳性率较高,但无特异性。

◎专家忠告

治疗主张　手术是主要治疗方法,应做根治性切除术,但结果令人失望,极少数患者术后能生存至 5 年以上。无法根治的患者,尽可能做姑息性切除。晚期患者,可通过经皮肝穿刺胆管置管引流(PTCD),而不必行剖腹手术。

特别提醒　中老年患者,尤其是女性,当患有慢性萎缩性胆囊炎、有症状的胆囊结石、直径大于 2 厘米的胆囊结石、直径大于 1 厘米的胆囊息肉、基底较宽的胆囊息肉等疾病时,应尽早行胆囊切除术。

健康管理　胆囊癌患者预后比较差,积极的综合治疗可起到一定的改善生活质量的目的。

◎小贴士

胆囊癌大多起病隐匿,没有特殊症状,对于一些癌前期病变,需要积极治疗,降低胆囊癌的发生率。

胆管癌

一般是指原发于左、右肝管至胆总管下端的肝外胆管癌,近年来把肝内胆管癌也归入胆管癌的范畴,但不包括胆囊癌和壶腹部癌。无痛性、进行性加重的梗阻性黄疸是胆管癌的早期和主要症状,表现为皮肤与巩膜黄疸、瘙痒、尿黄、大便呈陶土样、食欲不振、消瘦、乏力、右上腹不适;但肝内胆管癌同原发性肝癌一样,早期无明显症状。

◎您需要做哪些检查

体格检查　皮肤、巩膜黄染。

B 超检查　作为首选和常规检查,但不能确定病变性质。近年来,内镜超声可以更准确地显示肝外胆管肿瘤,且在超声引导下直接穿刺病变组织做病理检查。

影像检查　磁共振胰胆管成

像（MRCP）检查对于初步确定胆管癌的可能性诊断具有重要价值，内镜逆行胰胆管造影（ER-CP）检查结合病理学活检有助于明确胆管癌的诊断。近年来，三维的螺旋 CT 胆道成像（SCTC）在肿瘤定位方面有一定优势。PET-CT 检查尽管价钱昂贵，但有利于远处转移的早期判断。

实验室检查 抽血检查肿瘤相关抗原 CA19-9 阳性率较高，但无特异性。血中胆红素显著升高，而氨基转移酶（转氨酶）只出现轻度异常。

◎专家忠告

治疗主张 手术切除是胆管癌患者获得较长期存活的主要手段，明显优于未手术者。尽量进行根治性切除，无法根治则进行姑息性切除。术中肿瘤不能切除者，应进行各种胆肠吻合术或胆管内放置记忆金属支撑管引流，以缓解梗阻性黄疸。

术前就预测不能切除或不能耐受手术的患者，则胆管狭窄部扩张后放置记忆金属支撑管引流。ERCP 相对于手术内引流具有创伤小，恢复快等优势。若胆道梗阻段较长等原因导致的 ER-CP 失败者，也可考虑 PTCD 外引流胆汁来缓解黄疸。

特别提醒 中老年患者患有胆道系统慢性结石、胆道慢性感染、胆管囊性扩张、原发性硬化性胆管炎等疾病时，应密切定期复查。

健康管理 胆管癌缺乏早期预警机制，出现黄疸是首要症状，缺乏有效的早期治疗方法。

◎小贴士

对于没有手术机会的患者，尽量选择内引流，让胆汁进入肠道内，恢复患者的水电解质平衡。

急性胰腺炎

急性胰腺炎是常见的急腹症之一，主要与胆道疾病、暴饮暴食、过量饮酒有关。按临床特点分类，可分为轻型急性胰腺炎（又名水肿性胰腺炎）和重症急性胰腺炎（又名出血坏死性胰腺炎）。患者常有：①突发性腹痛伴腹胀。位于中上腹，腹痛剧烈，可向腰背部放射。胆源性胰腺炎常在饱餐后出现腹痛；饮酒诱发的胰腺炎常在醉酒后 12~48 小时出现腹痛。腹胀一般严重且与腹痛同时存在。②恶心、呕吐。发作早，频繁，呕吐后不能使腹痛缓解。③发热。胆源性胰腺炎患者可有寒战、高热、黄疸；非胆源性胰腺炎患者体温可升高。④其他症状。可有不同程度的脉搏增快、血压下降等休克症状。

◎您需要做哪些检查

体格检查 有腹膜炎表现。水肿性胰腺炎时，压痛只限于上腹部，常无明显腹肌紧张。出血坏死性胰腺炎时，压痛明显，并有腹肌紧张和反跳痛，范围较广或延及全腹。

实验室检查 淀粉酶测定是最广泛应用的检查项目。其中，血淀粉酶在发病 2 小时后开始升高，24 小时达高峰，可持续 4～5 日。尿淀粉酶在发病 24 小时后开始上升，其下降缓慢，可持续 1～2 周，若明显升高则具有诊断意义。但胰腺广泛坏死时，淀粉酶可以不升高。腹腔诊断性穿刺有高淀粉酶活性的腹水。血清脂肪酶常在起病后 24～72 小时开始上升，可持续 7～10 日，对病后就诊较晚的急性胰腺炎患者有诊断价值。一些检查项目可预测病情严重程度，如发病 2 日以后的

血钙仍低于 2.0 毫克/升，在长期禁食状态下的血糖仍超过 11.0 毫摩尔/升，以及 C 反应蛋白明显升高等，均提示预后不良。另外，动脉血气分析是急性胰腺炎诊治过程中非常重要的指标，需要作动态观察。它一方面可反映机体的酸碱平衡失调与电解质紊乱；另一方面可以早期诊断呼吸功能不全，当动脉血氧分压（PaO_2）小于 60 毫米汞柱，表示有成人呼吸窘迫综合征（ARDS）的可能。

腹部 X 线摄片检查 可见上腹部充气肠段，为局限性肠麻痹，或可见到胆结石影、胰管结石影及腰大肌影消失等。是急性胰腺炎的辅助诊断方法，另可排除内脏穿孔等其他急腹症。

增强 CT 检查 是近年来被广泛接受的敏感的确诊急性胰腺炎的方法，对诊断和治疗方案的选择有很大帮助。

B 超检查 可作为主要辅助检查，可发现胰腺水肿、胰周积液，还可探查胆囊结石、胆管结石。但由于受肠腔胀气的影响，可造成假阴性，限制了其应用。

◎专家忠告

治疗主张　按个体化治疗方案处理。首先区分是胆源性胰腺炎还是非胆源性胰腺炎。

胆源性胰腺炎　分胆管梗阻性或非梗阻性两种。有胆管梗阻的患者应急诊手术或早期(发病72小时内)手术,解除胆管梗阻,畅通引流;在有条件的情况下,可经内镜行肝胰壶腹括约肌切开取石及(或)放置鼻胆管引流,其疗效显著,并发症少。无胆管梗阻的患者,先行非手术支持治疗,待病情缓解后,于出院前做择期胆道手术,以免出院后复发;非手术治疗无效的患者,应及时施行胆道手术。

非胆源性胰腺炎　CT检查可以明确坏死是否合并感染。未感染的患者进行非手术治疗;已感染的患者严密观察病情变化12~24小时,若无改善则进行手术治疗。非手术治疗方法:禁食,胃肠减压,使用有效抗生素、消化酶抑制剂(善得定、施他宁等),胃酸抑制剂,纠正水、电解质和酸碱平衡紊乱,加强营养,减痉镇痛(忌用吗啡)等。手术方法:清除坏死组织,通畅引流;病情严重的患者加空肠营养性造瘘及胃减压性造瘘。

局部并发症的处理　早期胰腺周围液体积聚不必手术,大多可自行吸收,少数可演变为胰腺假性囊肿或胰腺脓肿。若患者腹胀明显、腹腔积液,则可进行腹腔灌洗。针对胰腺假性囊肿,若无感染和全身症状,3个月后做内引流术;3个月内若发生感染,则及时做外引流术。针对急性胰腺脓肿应及时行脓肿外引流术。

诊治误区　急性胰腺炎一定要及时合理地治疗,避免反复发作引起慢性炎症。

特别提醒　对于急性胰腺炎患者,影响其预后的因素包括年龄大、低血压、低白蛋白、低氧血症、低血钙及各种并发症。极少数老年患者的急性胰腺炎只有腹胀而没有腹痛。

健康管理　低脂、少油饮食,避免暴饮暴食,可降低急性胰腺炎的发生。

胰头癌

胰头癌是胰腺癌中最常见的一种,占胰腺癌的70%~80%,男性多见,40岁以上好发,不易早期发现、切除率低和预后差为本病的特点。患者早期无明显症状,多表现为食欲不振或饮食习惯改变,尤不喜油腻和高蛋白食物。中晚期出现梗阻性黄疸,表现为皮肤和巩膜黄染、瘙痒、尿黄、大便呈陶土样改变等。

◎您需要做哪些检查

体格检查　早期很少有异常体征,中晚期在中上腹部可触及肿块,并可出现腹水。

血液检查　抽血测定空腹血糖、淀粉酶,可见升高。有黄疸时,血清总胆红素和直接胆红素增高,碱性磷酸酶增高,转氨酶可轻度增高。约80%的本病患者可出现外分泌功能低下。

尿液检查　测定尿淀粉酶,可见增高。

肿瘤标记物测定　抽血测定肿瘤相关抗原CA19-9,是最常用的胰腺癌的辅助诊断和随访指标。另外,可测胰胚抗原(POA)、胰腺癌相关抗原(PCAA)等,但都不具有特异性。

B超检查　作为筛选检查,显示肝内外胆管扩张,并可了解有无肝、胰腺周围淋巴结转移。近年来,将内镜和超声相结合的

内镜超声(EUS)方法使小胰癌得以发现,而且通过超声内镜下细针穿刺活检可以取得肿瘤的病理学依据。

影像学检查　多排螺旋CT可明确肿块的大小、位置及其周围的侵犯情况;磁共振胰胆管成像(MRCP)可显示胰、胆管梗阻的部位、扩张程度,具有重要的诊断价值;正电子发射计算机断层扫描(PET)检查可鉴别胰腺癌和慢性胰腺炎,可显示早期的胰腺癌,并可显示远处器官的转移。

内镜逆行胰胆管造影(ER-CP)检查　可显示梗阻以上部位胆、胰管扩张,并可在胆管内置入支撑管引流,以起到减轻黄疸的目的。

◎专家忠告

治疗主张

根治性手术切除　①根治性胰十二指肠切除术,手术指征为癌灶可以根治切除,无全身禁忌证。②保留幽门的胰十二指肠切除术,适用于病期较早的患者。③扩大胰十二指肠切除术,适用于门静脉局部受侵但可切除,无远处转移,全身情况尚可的患者。

不能根治的胰头癌治疗　①胆

管内、外引流,以解除或缓解梗阻性黄疸,包括通过内镜放置胆管内支架、胰管内支架和肠管内支架。②胃肠吻合术,适用于有十二指肠梗阻或已有明显十二指肠侵犯的患者,可借助腹腔镜技术。③解除或缓解癌痛,其方法有放疗、化学性内脏神经切除术、50%~70%的乙醇(酒精)行内脏神经阻滞、硬膜外置管后注入长效止痛药、口服麻醉性止痛药。

化学治疗　是主要的辅助治疗手段,包括全身化疗和区域性化疗。常用以吉西他滨或替吉奥(S1)为主要化疗药物的方案。

其他　除了放射治疗是重要的辅助手段,近年来还有高能聚焦、冷冻、射频、微波固化和免疫等疗法。另外,靶向治疗已成为治疗胰腺癌新的方法,目前报道的可用于胰腺癌的靶向药物主要有埃洛替尼、西妥昔单抗、贝伐单抗等,但疗效远不尽如人意。

特别提醒　中老年人出现梗阻性黄疸、中上腹不适、腹泻或胰腺炎症状时,应考虑到本病的可能。

健康管理　胰腺癌术前获得病理比较困难,超声内镜穿刺可获得比较高的阳性率。

◎小贴士

目前,对于胰腺肿瘤有比较好的药物治疗,专业的肿瘤科医师可以提供科学的指导。

胰体尾癌

胰体尾癌约占胰腺癌的1/3,较胰头癌更难早期发现。发病初期即可出现扩散,形成后在腹膜间隙广泛转移。它的突出症状为腰背痛,持续而不能缓解,致不能平卧。黄疸少见,或仅在晚期出现。

◎您需要做哪些检查

参见上述"胰头癌"检查与诊断方法。

◎专家忠告

治疗主张

胰体尾切除术　适用于无远处转移及全身情况允许的患者。

全胰切除术　当胰体尾部切除后发现切端阳性,或为多中心性胰体尾癌,或胰内广泛转移,应行全胰切除术。对于可能切除性胰体尾癌患者,术前宜先接受包括全身化疗或联合放化疗在内的新辅助治疗,再评估其疾病进展情况及可切除性。

姑息治疗　放疗、止痛、化疗(吉西他滨为主)与免疫治疗联合应用。近年来,通过介入或手术等方法将放射性同位素局部植入肿瘤组织附件,通过组织间放疗控制肿瘤,此治疗方法尚需进一步评估。

特别提醒　胰体尾癌可破坏胰岛组织而产生糖尿病,因此突发糖尿病的中老年患者,特别是不典型糖尿病且很快形成胰岛素抵抗者,要警惕本病。

健康管理　参见"胰头癌"。

壶腹部癌

壶腹部癌是指胆总管末端、壶腹部及十二指肠乳头附近的癌肿,主要包括壶腹癌、十二指肠腺癌和胆总管下端癌三种,又可称壶腹部周围癌。其病因未明,可能与胆石症或慢性炎症等因素有关。它的症状与上述胰头癌很相似,无痛性黄疸为最常见的临床表现。

◎您需要做哪些检查

基本与上述"胰头癌"检查与诊断方法相同。其中,内镜逆行胰胆管造影(ERCP)检查可观察十二指肠乳头病变并活检,磁共振胰胆管成像(MRCP)检查对诊断也有重要帮助。

◎专家忠告

治疗主张　手术切除是治疗的首选。手术后的辅助化疗方案根据术后的病理来制订。

手术治疗　与胰头癌手术方法相同。根治性手术为行胰十二指肠切除术,或保留幽门的胰十二指肠切除术,远期效果较好,5年生存率可达40% ~ 60%。姑息性手术为胆道内、外引流术,胆管空肠吻合术,胃空肠吻合术,经内镜肝胰壶腹括约肌切开置放支撑管引流术等。

辅助治疗　化疗、放疗、中医中药治疗。

特别提醒　壶腹部癌与胰头癌的鉴别主要依靠术后病理,其预后比胰头癌好。

门静脉高压症

门静脉血流受到阻碍发生淤滞,引起门静脉系统的压力增高,临床上出现脾肿大、脾功能亢进、食管胃底静脉曲张、呕血、腹水等症状,医学上称这种疾病为"门静脉高压症"。在我国,90%以上的门静脉高压症是由肝炎后肝硬化引起的。它通常表现为:①脾肿大。门静脉高压症患者均有不同程度的脾肿大,并由此导致脾脏功能亢进。②呕血、黑便。半数以上患者可发生急性上消化道大出血。在发生第一次大出血后1～2年内,半数患者可以再次大出血。③腹水。患者常因肝功能损害而出现腹胀、食欲减退,甚至腹水。④肝肿大、黄疸、腹壁静脉曲张、手掌发红、肝性脑病等。

◎您需要做哪些检查

血常规检查　脾功能亢进时,血细胞计数降低,以白细胞和血小板计数降低最为明显,逐渐出现贫血。因肝硬化伴门静脉高压症患者肝癌发生率高,故建议查甲胎蛋白(AFP)。

肝功能检查　白蛋白降低,球蛋白增高;在肝病活动期,谷丙转氨酶和胆红素常升高。

肝炎病毒检测　可了解门静脉高压症是否由肝炎引起,并了解肝炎的发展情况。

钡餐食管 X 线检查　可发现食管胃底静脉曲张。

B 超检查　可发现肝硬化、脾肿大、腹水,并扫描门静脉通畅性、血流量及血流方向等

腹部增强 CT 扫描　可以清晰地观察到门静脉的直径、有无血栓、肝脏病变程度及有无肝癌,脾脏的情况,腹水的量。

◎专家忠告

治疗主张　肝功能无明显损害者,应争取尽早手术,尤其是对于首次出血控制后须预防再出血的患者。一种手术方法为断流术:目的在于阻断曲张的食管胃底静脉的血流,以贲门周围血管离断术最为有效,适用于存在门静脉向肝血流的患者;另一种手术方法为分流术:将门静脉或其属支的血流转入体循环内,有中心性脾肾静脉分流术、远端脾肾静脉分流术、门腔静脉分流术、肠系膜上静脉与下腔静脉"桥式"分流术、经颈内静脉肝内门体分流术(TIPS)等。对于门静脉高压症出血患者中肝功能极差且经内科治疗无法改善者(终末期肝病)可考虑行肝移植。

严重脾肿大、脾功能亢进的患者应进行脾切除术;若有明显的食管胃底静脉曲张,可同时行

贲门周围血管离断术。

肝硬化引起顽固性腹水的患者,肝功能愈差腹水愈难消除,有效的治疗方法是肝移植。其他的方法有:补充白蛋白配以利尿药增加腹水的排出;顽固性腹水只能腹腔穿刺放液或行腹腔静脉转流术;放置腹腔静脉转流管,管的一端插入腹腔,另一端插入颈内静脉,导入上腔静脉。

诊治误区 对有食管胃底静脉曲张但未出血的患者,不宜做预防性手术,应服药进行护肝治疗。肝功能严重受损(黄疸、大量腹水)的患者,手术死亡率高,宜采取非手术疗法,包括输血、输液、防治休克、静脉滴注血管加压素、血管扩张药物、应用生长抑素、用三腔二囊管压迫止血、经纤维内镜注射硬化剂等。

健康管理 门静脉高压症患者饮食原则上宜给予热量充足、富含各种维生素的食物,有肝性脑病者应限制蛋白质摄入。食物以软食为主,应避免坚硬粗糙食物对食管胃黏膜造成机械损伤引起出血的风险,严禁饮酒。

◎小贴士

肝硬化引起顽固性腹水的患者,肝功能愈差腹水愈难消除,有效的治疗方法是肝移植。

(许剑民 叶乐驰)

结 肠 癌

结肠癌是我国常见的恶性肿瘤之一,以乙状结肠发病率最高。过多的动物脂肪和蛋白质饮食、缺乏新鲜蔬菜及纤维素食品,钙及维生素 D 的摄入过少以及缺乏适度的体力劳动被认为是结肠癌的高危因素。结肠癌的常见症状有:①大便性状改变。常为最早出现的症状,表现为稀便(腹泻),大便带血、脓或黏液。②腹痛。常为不确切的持续性隐痛,有的仅有腹部不适或腹胀感。③肠梗阻。一般在晚期出现,当有慢性低位不全梗阻时可出现腹胀、便秘或阵发性绞痛等症状。④腹部肿块。大多质硬,若癌肿穿透并发感染时,则肿块固定且有明显压痛。⑤其他。贫血、消瘦、乏力、低热等;晚期出现腹水、黄疸、肝肿大等。

◎您需要做哪些检查

大便潜血检查 一般作为初筛的手段,阳性者需进一步检查。

纤维结肠镜检查　一般可以确定诊断。

钡剂灌肠 X 线或气钡双重对比造影检查　在纤维结肠镜检查有困难或检查效果不满意时使用,有助于明确病变的部位、性质。

B 超检查、CT 检查　对了解腹部肿块性质、大小、部位,以及腹腔内淋巴结情况、有无肝转移等有帮助。

肿瘤标记物检查　癌胚抗原(CEA)对于结肠癌的诊断和术后检测有重要意义,但是对于早期结肠癌诊断意义不大。

◎专家忠告

治疗主张　治疗原则为以手术切除为主的综合治疗。

结肠癌内镜治疗　适用于早期结肠癌,癌组织尚未侵犯结肠的肌层。

结肠癌根治性手术　切除范围必须包括癌肿所在的肠段及其系膜和区域淋巴结,一般要求所切肠段两端距离肿瘤 10 厘米。右半结肠切除术适用于盲肠、升结肠、结肠肝曲的癌;横结肠切除术适用于横结肠中部癌;左半结肠切除术适用于结肠脾曲、降肠和乙状结肠癌。

单纯乙状结肠切除术　如果乙状结肠癌肿瘤较小,位于乙状结肠中部,且乙状结肠较长,则可考虑此手术方式。

结肠癌并发急性肠梗阻的手术　在进行胃肠减压和纠正水、电解质紊乱以及酸碱平衡失调等适当术前准备后,应尽早手术。右半结肠癌,若患者情况允许,可做右半结肠切除、一期回肠结肠吻合术;若患者条件不允许,则先做盲肠造口,二期进行根治手术。左半结肠癌,原则上应取梗阻部位的近侧做横结肠造口,二期再行根治手术。有条件的医院,可考虑先置入支架以解除梗阻,二期行根治手术。

化学治疗　配合根治性手术,可以提高生存率。

特别提醒　40 岁以上有以下任一表现者为高危人群:直系亲属中有结肠、直肠癌病史的患者;有癌症、肠道腺瘤或息肉史的患者;大便隐血试验阳性的患者;黏液血便、慢性腹泻、慢性便秘、慢性阑尾炎史及精神创伤史。

健康管理　应定期进行术后随访,术后 6 个月进行纤维结肠镜检查,以后每 6 个月纤维结肠镜检查1~2次持续2年,再以后每年检查1次,总共5年。同时做肺X线摄片、肝B超、腹腔和盆腔CT等检查,定期抽血测定血清癌胚抗原(CEA),以监测是否有复发和转移。

直 肠 癌

直肠癌患者通常会有以下症状:①直肠刺激。便意频繁,排便习惯改变,便前有肛门下坠感,伴里急后重、排便不尽感,晚期有下腹痛。②肠腔狭窄。癌肿侵犯致肠管狭窄,初时大便变形、变细,而后有腹痛、腹胀、排便困难、肠鸣音亢进等肠梗阻表现。③癌肿溃破感染。便血最为常见,表现为大便表面带血或黏液,甚至脓血便。④晚期症状。侵犯前列腺、膀胱可引起尿频、尿急、尿痛、血尿等。

◎您需要做哪些检查

直肠指检　是诊断直肠癌最重要的方法,我国直肠癌患者中约有75%为低位直肠癌,大多可在直肠指诊中触及。直肠指检可明确肿瘤的大小、范围、部位和固定程度,以及距肛门的距离,从而决定手术方式和范围。

内镜检查　对所有不明原因的便血、直肠指检可疑或已扪及肿块的患者,均应进行直肠镜、乙状结肠镜或纤维结肠镜检查,并取活组织做病理检查。

B超检查、CT检查、磁共振成像(MRI)检查　术前常规进行B超检查,若发现肝脏有转移,则进一步做CT检查;CT检查还可了解盆腔内直肠癌的扩散和侵犯情况。MRI检查对于直肠癌术后盆腔、会阴部复发的诊断较CT优越。

其他检查　有腹股沟淋巴结肿大的患者应做淋巴结活检;直肠肿块位于直肠前壁的女性患者,应进行阴道和直肠双合诊检查,男性有泌尿系统症状的患者需进行膀胱镜检查。

◎专家忠告

治疗主张　以外科手术为主,化疗为辅,放疗有一定帮助。

外科手术　有根治性切除术与局部切除术。根治性切除术主要有下列四种:①经腹会阴联合直肠癌根治术,原则上适用于距肛门7厘米以内的直肠癌,不能保留肛门括约肌,需在左下腹做永久性结肠造口。②经腹腔直肠癌根治术,原则上适用于距肛门10厘米以上的直肠癌。新近开展的应用吻合器的手术,使癌肿位于距肛门7～10厘米的患者,也可采用此术式。③拉出式直肠癌根治术,适用于癌肿距肛门5～7厘米的患者。④局部切除术,适用于早期瘤体小、局限于黏膜或黏膜下层、分化程度高的患者。若病变已属晚期,或因年老体弱难以耐受根治性手术的患者,可酌情选做以下两种手术:一是经腹直肠癌切除,近端结肠造口,远端封闭术;二是乙状结肠造口术,解除梗阻。手术前要进流质饮食,口服肠道抗菌药物、泻药,并做多次灌肠。

化学治疗　作为根治术的重要辅助治疗,可提高生存率。

放射治疗　术前放疗可提高手术切除率,降低术后复发率。术后放疗仅适用于晚期患者、手术未达到根治目的或术后局部复发的患者。

诊治误区　大便隐血检查可作为大规模普查或对高危人群结肠癌、直肠癌的初筛手段,阳性者需进一步检查。不能过分强调保留肛门而放弃根治术,因为手术

原则要求远切端距癌肿2厘米以上,否则术后易复发。

特别提醒　大多数直肠癌位于低位,直肠指检可以扪及,因此要重视直肠指检的作用。

健康管理　术后患者应定期随访,了解局部和全身有无复发和转移。

内痔、外痔

痔是直肠下段黏膜下和肛管皮肤下的静脉丛淤血、屈曲所形成的静脉团,是最常见的肛肠良性疾病。任何年龄均可发病,但随年龄增长,发病率增高。位于齿状线以上者为内痔,齿状线以下者为外痔。混合痔是内痔、外痔相互融合,位于齿状线上下。患者常有以下症状:①便血。无痛性、间歇性便后出血是内痔和混合痔最主要的症状。血色鲜红,呈滴血、喷射状或便纸上染色,与大便不相混,便后自行停止。②痔块脱出。轻者在排便时脱出,严重者可持续地脱出于肛门外。③疼痛与不适。单纯性内痔无疼痛,可有坠胀感,当合并有血栓形成、嵌顿、感染时才感到疼痛。④瘙痒。痔块脱出时常有黏

液流出刺激肛门周围皮肤导致瘙痒,有时可致湿疹。

◎您需要做哪些检查

主要靠肛门直肠检查,先视诊,观察脱出的痔块,并记录其大小、数目和部位,最好在蹲位排便后立即观察;然后做直肠指检,目的在于发现直肠内有无其他病变;最后做肛门镜检查,查清内痔的部位、大小和数目,进一步了解直肠黏膜有无充血、水肿、溃疡、肿块等。

◎专家忠告

治疗主张

非手术治疗 ①一般治疗:改变不良大便习惯,保持大便通畅,养成定时排便的习惯,多食用富含膳食纤维、无刺激性的食物,保持肛门清洁,热水坐浴可改善局部血液循环减轻疼痛。②注射疗法:将硬化剂注入痔核内黏膜下的小血管周围,使痔核内血管闭塞、纤维组织增生而硬化萎缩。适于Ⅱ、Ⅲ度出血性内痔的患者,对轻度脱出的痔块也有良好疗效。③胶圈套扎疗法:可用于治疗Ⅱ、Ⅲ度内痔,原理是将特制的胶圈套到内痔的根部,利用胶圈的弹性阻断痔的血运,使痔缺血、坏死、脱落而愈合。

手术治疗 只限于保守治疗失败或不适宜保守治疗患者。手术方法包括:①痔单纯切除术。主要适用于Ⅱ、Ⅲ、Ⅳ度内痔和较孤立的混合痔的治疗。方法是将外痔部分游离,将内痔部分在基底部钳夹后缝扎,切除缝扎上方的痔核。②痔上黏膜环形切除术。适用于Ⅲ~Ⅳ度内痔、环形痔和部分Ⅱ度大出血内痔。方法是环行切除齿状线上2厘米以上的直肠黏膜2~3厘米。③血栓外痔剥离术。适用于病程较短、疼痛严重的血栓性外痔。方法是在局部麻醉下切开痔表面皮肤,取出血块,创面放置凡士林纱布,以后每日用高锰酸钾溶液坐浴或换药。

诊治误区 对于便血的患者,应行必要的肠镜检查,排除结直肠肿瘤,不能只想到痔疮。临床上常将直肠癌误诊为痔,主要原因是仅凭症状和大便化验,未进行直肠指检和直肠镜检查。

特别提醒 痔疮的治疗目的在于缓解症状,对于可以通过非手术方式缓解的患者,尽量采用各种非手术治疗。

健康管理　应保持大便通畅,养成定时大便的习惯,避免饮酒和刺激性食物。

肛　裂

肛裂是肛管皮肤层裂伤后形成的缺血性溃疡,大多因长期便秘、大便干结等机械性创伤所造成。它常有以下表现:①疼痛。剧烈,有典型的周期性,表现为排便时肛门处烧灼样或刀割样疼痛,称为"排便时疼痛";便后数分钟可缓解,称为"间隙期";随后再次疼痛,可持续半小时以上,称为"括约肌挛缩痛";直至括约肌疲劳、松弛后疼痛缓解。但是,再次排便时又发生疼痛。②便秘。肛裂的周期性疼痛使患者不愿意排便,易发生便秘,便秘又使粪便更为干硬,又加重肛裂疼痛,形成恶性循环。③便血。排便时肛裂处常有少量出血,鲜红色,覆盖于大便表面或沾染便纸,大量出血少见。

◎您需要做哪些检查

肛门检查可见典型的肛裂"三联症":肛门皮肤梭形溃疡、肛裂下缘袋状皮垂(前哨痔)、肛

乳头肥大。发现肛裂后不宜做直肠指检或肛门镜检查,以免引起难忍的剧痛。

◎专家忠告

治疗主张

非手术治疗　多吃蔬菜、水果等富含膳食纤维的食物,口服缓泻剂或石蜡油,使大便松软、润滑;排便后用1∶5 000高锰酸钾温水坐浴,保持局部清洁。

手术治疗　经久不愈、保守治疗无效且症状较重的患者可采用手术治疗,包括肛裂切除术、肛管内括约肌切断术。

诊治误区　肛裂的治疗在于缓解症状,但手术只能作为辅助手段,关键在于养成良好的排便习惯。

特别提醒　肛裂要及时治疗,避免引起"恶性循环",疼痛—不敢排便—大便硬—排便疼痛。

健康管理　避免大便过硬,多吃水果蔬菜,养成良好的排便习惯,是预防肛裂发生的重要保证。

肛　瘘

肛瘘是指肛管或直肠与肛周

皮肤相通的肉芽肿性管道,由内口、瘘管和外口三部分组成,经久不愈或间歇性反复发作是其特点,是常见的直肠肛管疾病之一。任何年龄均可发病,大多见于青壮年男性,大多数患者有肛管直肠周围脓肿切开引流或自行破溃史。肛瘘外口经常有少量脓性、血性、黏液性分泌物排出。瘘管外口若暂时封闭会出现局部红、肿、热、痛等肛管直肠周围脓肿的表现,并可再次溃破流脓。

◎您需要做哪些检查

肛门检查 肛门周围可见单个或多个瘘管外口,从外口至肛管可扪及条索状物,即瘘管,挤压瘘管可见脓性分泌物从外口溢出。

肛门镜检查 可见内口、局部充血和水肿。

探针检查 先将白纱布放入肛管直肠内,再从外口注射亚甲蓝,探明瘘管走向及内口位置。

◎专家忠告

治疗主张 肛瘘不能自愈,必须手术治疗。治疗原则是将瘘管切开,形成敞开的创面,以促进愈合。

非手术治疗 适用于急性感染阶段或术前准备,包括1:5 000高锰酸钾温水坐浴、应用抗生素或局部理疗等。

手术治疗 包括肛瘘切开术、肛瘘切除术,挂线疗法。复杂肛瘘的手术需分期进行。挂线疗法是利用橡皮筋或有腐蚀作用的药线的机械性压迫作用,使被结扎的瘘管因缺血、坏死而敞开,创面逐渐愈合。

诊治误区 对长期存在的复杂、多次手术、病因不明的肛瘘患者,应做钡剂灌肠或结肠镜检查,以排除克罗恩病(Crohn 病)、溃疡性结肠炎等疾病的存在。

特别提醒 肛瘘易复发,定期的随访有助于早期治疗,避免出现复杂肛瘘。

健康管理 祖国医学对于肛瘘有一套独到的治疗方法,因此,中医外科的疗效值得关注。

直肠息肉

直肠息肉泛指自直肠黏膜所有的突向肠腔的隆起性病变。病理上常将息肉分为肿瘤性息肉和非肿瘤性息肉。本病的主要症状是大便周围带血和便后出血。直肠下端的息肉可在排便时脱出于肛门,便后可自行回复。

◎您需要做哪些检查

直肠指检　直肠下端较大的息肉可被触及,有蒂,活动度大。

直肠镜或全结肠镜检查　可直接观察到息肉形态,因息肉经常是多发性的,见到直肠息肉后应进一步检查全部大肠。镜下取活检做病理检查,是确定息肉性质和决定手术方式的重要方法。

◎专家忠告

治疗主张　凡为直肠息肉,无论其大小或有无临床症状,一律切除,并做病理检查。有蒂息肉可用高频电灼断蒂部;低位无蒂息肉可经肛门手术切除。

诊治误区　对于表现为便血的患者,肠镜检查可以对直肠息肉、直肠癌做出鉴别诊断。

特别提醒　内镜下的诊断和治疗可为直肠息肉提供较好的诊治方法。

健康管理　直肠息肉切除后需要定期随访,对于早期复发的病灶,宜早期内镜下切除。

直肠肛管周围脓肿

直肠肛管周围脓肿指直肠肛管周围软组织内或其周围间隙发生急性化脓性感染,并形成脓肿。男性多见,多数为20~40岁青壮年。它常表现为肛周持续搏动性疼痛,常急性发作,疼痛较剧烈,坐下、咳嗽或排便时加重。本病发作时可出现畏寒、发热、脉速、食欲不振等全身感染症状。浅表脓肿以局部红、肿、热、痛为主,而全身感染症状较轻;深部脓肿则全身感染症状重,而局部症状不明显,可有下腹及会阴部坠胀不适、便意不尽及排尿不适感。

◎您需要做哪些检查

肛门检查　浅表脓肿局部可有红、肿、热、压痛,触及硬结,常有波动感,直肠指检在患侧直肠壁有触痛或触及压痛性肿块。深部脓肿波动感不明显。

血常规检查　白细胞计数增高,中性粒细胞比例增高。

诊断性穿刺　在有波动感或压痛最明显处穿刺可以抽出脓液。直肠黏膜下脓肿应在直肠指检或肛门镜引导下穿刺。

◎专家忠告

治疗主张 脓肿切开引流是主要的治疗方法。

一旦诊断明确,须尽早切开引流,但要注意以下几点:①浅表的脓肿可在局部麻醉下以波动感或压痛最明显处为中心,做放射状的切口引流。深部脓肿应穿刺定位,在全身麻醉下切开引流,切口应距离肛缘 2～5 厘米。②切口要足够长,以保证引流通畅。③选用适当的引流物。④直肠黏膜下脓肿可经直肠镜显露脓肿部位,穿刺定位后做纵形切口。⑤脓液应做细菌培养和药物敏感试验。⑥术后用 1：5 000 高锰酸钾溶液坐浴每日 1～2 次,术后 5～7 日渐撤引流纱条或胶管,直至痊愈。

诊治误区 反复发作的肛旁脓肿,需要仔细排除克隆病的可能。

特别提醒 手术后保持会阴部的干燥、清洁,可降低脓肿的复发。

健康管理 不能肯定有脓肿时,可应用抗生素、温水坐浴、局部理疗,口服缓泻剂或石蜡油以减轻排便时疼痛。

（许剑民 徐 博）

下肢静脉曲张

下肢静脉曲张指下肢浅静脉伸长、迂曲而呈曲张状态,大多发生于从事持久站立工作、体力活动强度高、久坐少动、妊娠或便秘的人。患者常表现为:①下肢浅静脉明显扩张。若属大隐静脉曲张,在膝上内侧或大腿根部前内侧可呈局限性囊状隆起;若属小隐静脉曲张,平卧抬高患肢时静脉曲张可以消退,活动后肢体可出现沉重、乏力、酸胀或胀痛、踝部轻度浮肿等症状。②下肢胀痛。若下肢静脉曲张由原发性下肢深静脉瓣膜关闭不全所引起,则下肢胀痛较剧烈、范围较大。③下肢肿胀。下肢静脉曲张继发于下肢深静脉血栓形成的患者,大多有下肢明显肿胀。

◎您需要做哪些检查

体格检查 检查双侧下肢,记录静脉曲张累及范围;有无凹陷性浮肿及程度;有无色素沉着,其形状及范围;是否已有溃疡,其部位、大小、形态、创面及溃疡周围皮肤情况;下腹壁及耻骨上部浅静脉有无异常。

B超检查 疑有深静脉瓣膜功能不全时,可考虑做B超检查。

下肢静脉造影检查 对广泛的下肢静脉曲张,小腿有明显的肿胀,经B超检查提示深静脉及交通静脉瓣膜关闭不全,或静脉回流障碍的患者,应做下肢静脉造影检查。

◎专家忠告

治疗主张

手术治疗 ①单纯下肢静脉曲张,可做大(小)隐静脉高位结扎、曲张静脉剥脱术。②经B超或下肢静脉造影检查证实有交通静脉逆流的,应同时做交通静脉结扎术。③深静脉瓣膜关闭不全时,应重建深静脉瓣膜,主要方法有静脉瓣膜修复术、股静脉瓣膜环形缩窄术等。④处理溃疡时,溃疡周围分段切口,结扎溃疡周围曲张的静脉,筋膜下交通静脉结扎,溃疡彻底清创。

非手术治疗 ①静脉曲张局限或手术后残存的少量曲张静脉,可用局部注射硬化剂的方法治疗,辅以弹性绷带或弹性长袜。②妊娠期下肢静脉曲张,或全身情况不允许手术治疗的患者,医用弹性长袜或弹力绷带可以减轻症状并延缓病情进展。

特别提醒 经常站立工作者,应注意适当行走活动,并经常更换体位。对于行小腿曲张静脉广泛剥脱术或深静脉瓣膜重建术的患者,术后须穿医用弹性长袜3个月以上。

下肢深静脉血栓

血液在深静脉腔内不正常凝结,阻塞静脉管腔,导致静脉回流障碍,形成下肢深静脉血栓。其主要致病因素包括血流缓慢、静脉壁损伤和高凝状态。本病大多发生于制动状态,尤其以术后多见。患者有长期卧床、手术或不正确体位导致肢体受压、长时间端坐,以及血液高凝状态等病史。本病起病急,下肢突然肿胀,疼痛剧烈,浅静脉扩张。

◎您需要做哪些检查

凝血功能检测 抽血检查凝血酶原时间、血小板计数和功能测定等。

超声检查 多普勒超声检查,测定静脉最大流出率,但对小静脉血栓形成敏感性不高。

放射性同位素扫描 能检出

早期血栓。

静脉造影检查 能对各个部位的深静脉形态做出确定的诊断。

◎专家忠告

治疗主张 治疗方法包括非手术疗法和手术取栓，根据病情而定。

非手术治疗 ①卧床休息，抬高患肢；症状缓解后用弹力绷带，并适当活动。②溶栓治疗：常用药物为尿激酶，适用于病程不超过72小时的患者。③抗凝治疗：常用药物为肝素或华法林。④祛聚治疗：常用药物为右旋糖酐、阿司匹林、双嘧达莫（潘生丁）、丹参等。⑤应用抗生素进行抗感染治疗。

手术治疗 最常用于下肢深静脉血栓形成，尤其是髂股静脉血栓形成而病程不超过48小时的患者。术后抗凝、祛聚治疗2个月，防止再发。对病情继续加重或已出现股青肿的患者，即使病程较长，也应手术取栓挽救肢体。

特别提醒 一侧肢体突然发生肿胀，伴有胀痛、浅静脉扩张，应怀疑有下肢深静脉血栓形成的可能。

健康管理 围手术期给予抗凝药物，患者术后经常进行四肢主动运动并且早期下床活动，避免肢体受压，是预防术后发生深静脉血栓的主要措施。取栓术后，应继续抗凝治疗6~8周，长期穿医用弹性长袜，直至病情完全稳定。

◎小贴士

术后1个月、3个月和6个月，分别做B超检查，必要时进行下肢静脉造影检查，以判断静脉及其瓣膜的功能状况。

血栓闭塞性脉管炎

血栓闭塞性脉管炎是一种累及血管的炎症性、节段性和周期性发作的慢性闭塞性疾病。主要侵袭四肢中小动脉、静脉，尤其是下肢血管。好发于青壮年男性，可能与吸烟、寒冷和潮湿的生活环境、慢性损伤和感染等外来因素和自身免疫功能紊乱、男性激素失调等内在因素有关。其中，吸烟是主要的因素。该病进展缓慢，周期性发作。患肢怕冷，皮肤温度降低；皮肤色泽苍白或发绀。

有间歇性跛行,同时,患肢感觉异常,或有疼痛,远侧动脉搏动减弱或消失,末端严重缺血,产生干性坏疽,脱落后可形成经久不愈的溃疡。

◎您需要做哪些检查

皮肤温度测定　双侧肢体对应部位皮肤温度相差 2℃ 以上,提示皮温降低侧有动脉血流减少。

足背动脉、股动脉搏动检查　了解是否有搏动减弱或消失。

B 超检查　了解动脉血流减少或动脉闭塞情况。

动脉造影检查　可以明确患肢动脉阻塞的部位、程度、范围及侧支循环建立情况。

其他　测定跛行距离和时间。

◎专家忠告

治疗主张　防止病变进展,改善和增进下肢血液循环。

一般治疗　严禁吸烟,防止受冷、受潮和外伤。患肢应进行锻炼,以促进侧支循环建立。

药物治疗　中医中药、血管扩张剂(前列腺素等)、抗生素和镇痛药、低分子右旋糖酐。

高压氧治疗　在高压氧舱内,通过血液中氧含量的提高,增加肢体的血氧弥散,改善组织的缺氧状况。

手术治疗　目的是增加肢体血供,使动脉血流通畅,改善缺血引起的症状。方法有:腰交感神经切除术(适用于痉挛因素超过闭塞因素的患者),动脉重建术(适用于动脉主干闭塞、远端动脉畅通的患者),分期动脉转流术,血栓内膜剥脱术,大网膜移植术,静脉动脉化,肢(趾、指)截除术(适用于组织坏死已有明确界限的患者)。

诊治误区　不应使用热疗,以免因组织需氧量增加而加重病情。

特别提醒　手术后功能锻炼可有助于肢体功能的保护和恢复。

健康管理　避免抽烟、饮酒,减少各种对血管有害的因素。

动脉栓塞

动脉栓塞是指血块或进入血管内的异物成为栓子,随着血流冲入并停顿在口径与栓子大小相似的动脉内,造成动脉阻塞,引起机体急性缺血。栓子最常见的来源是心源性,比如心房纤颤脱落的栓子,还有血管源性和医源性。特点是起病急骤,症状明显,进展迅速,预后严重,需积极处理。患者患肢疼痛、皮肤苍白或有紫斑、动脉搏动减弱或消失、感觉异常甚至丧失,运动障碍。所栓塞动脉的管腔愈大,全身影响愈重,严重者可造成多器官功能衰竭。

◎您需要做哪些检查

病史检查 了解患者是否有心血管疾病或心血管手术史。

皮温检查 了解变温带的位置。一般皮肤变温带平面比真正的栓塞平面低约一手宽距离。

B超检查 探测肢体动脉搏动突然消失的部位,确定栓塞的位置。

动脉造影检查 明确栓塞部位、远侧动脉是否通畅、侧支循环建立情况等。

◎专家忠告

治疗主张 由于病情发展快,后果严重,因此一旦确诊,必须采取积极有效的治疗措施。

非手术治疗 主要适用于小动脉栓塞,全身情况严重、不能忍受手术,肢体已出现明显的坏死征象、已不能通过手术挽救肢体。常用药物包括抗凝、祛聚防止栓塞繁衍,镇痛、解痉、扩血管药物以增加血供,溶栓药物(目前仍以尿激酶最为常用)。

手术治疗 凡是动脉栓塞的患者,除非肢体已发生坏疽,或有良好的侧支建立可以维持肢体的存活,只要患者全身情况允许,应及时进行手术取栓。取栓方法有切开动脉直接取栓和利用 Fogarty 球囊导管取栓两种。利用 Fogarty 球囊导管取栓即切开局部动脉,插入尖端带球囊的 Fogarty 导管,穿过血栓后,充盈球囊,然后向外缓慢拉出,反复进行,直至动脉近远端喷血满意。必要时,进行辅助性手术,如筋膜切开减压术、截肢术等。

诊治误区 若已发生肢体坏疽,可待界限分明后再做截肢手术。

特别提醒 介入治疗作为一种微创方法,可收到与手术类似的效果。

健康管理 早期手术取栓,保护肢体功能,是治疗的主要目的。术后注意肢体保暖,也是非常重要的治疗。

创　伤

创伤包括由锐器、钝性暴力、切线动力、火器和冲击等所致的损伤。创伤的临床表现多数较为明显，如出血、骨折、有创伤面、昏迷等。

◎您需要做哪些检查

有时因损伤部位多、伤情复杂、情况又很危急，要在短时间内明确诊断比较困难。对于单个致伤因素引起的多系统或多器官的严重损伤，称为多发伤。多发伤由于各系统伤情互为影响，诊断更为困难。由多个致伤因素引起的多系统或多器官的严重损伤，称为复合伤。

伤员送至急诊科以后，首要的是抢救生命，应优先解决危及生命的问题。要在最短的时间内判明头部、胸部、腹部是否有危及生命的损伤，以利重点救治，减少早期死亡。在迅速处理好威胁生命的损伤的前提下，要力争详尽地了解受伤史。

有人通过临床实践总结出一些快速有效的检查与诊断程序。如"一看二摸三测四穿刺"检诊程序，即看口唇颜色、瞳孔、呼吸、伤情；摸皮肤、脉搏、气管、胸腹部、肢体关节；测血压、尿量；穿刺胸腔、腹腔。

还有"CRASH PLAN"检查与诊断程序，即 C 为心脏及循环，R 为呼吸系统及胸部，A 为腹部脏器，S 为脊柱、脊髓，H 为颅脑，P 为骨盆，L 为四肢，A 为血管，N 为神经。按这些检查与诊断程序系统地进行操作，在紧急情况下可以很快完成较全面的检查。经过急救，待病情稍稳定后，再进行重点或特殊检查。

伤情严重程度的估计，对制订治疗方案、评判治疗效果和预后是非常重要的，临床上有不少简便可行的方法，能迅速反映实际伤情。现介绍现场急救常用的创伤指数（TI）评定方法，见表 3。

TI 指数为以上计分之和，0～7 分为轻伤；8～18 分为中度伤；大于 18 分为重伤，约有 50% 的死亡率。其中，2～9 分可在急诊室处理；大于 10 分需入院治疗；10～16 分大多为单一系统伤，无生命危险；而 17～20 分为多系统伤，有死亡可能；大于 21 分为危重损伤。

表3　创伤指数（TI）

项　目	指　数			
	1	3	4	6
部位	四肢	四肢	胸或腹	头或颈
损伤方式	切割伤或挫伤	刺伤	钝挫伤	弹道伤
循环改变	正常	血压小于100毫米汞柱 心率大于100次/分	血压小于80毫米汞柱 心率大于140次/分	无脉搏
呼吸改变	胸痛	呼吸困难	发绀	呼吸暂停
意识改变	倦睡	嗜睡	半昏迷	昏迷

注：1为轻度伤，3、4为中度伤，6为严重伤。

◎专家忠告

治疗主张　争取时间是创伤救治的关键因素。灾害性事故中出现大批伤员时，有组织和有效地进行抢救、分送，可降低死亡率。要强调院前急救，急诊科、重症监护病房应密切配合。

急救方法　院前急救的目的是支持生命，赢得急救时间。现场急救时切忌不做任何处理，抬着就走。抢救的基本措施可概括为"ABC"，即保持气道（airway）的通畅、呼吸（breath）和循环（circulation）系统的支持。具体应做好以下几件事：①必须保持呼吸道通畅。②及时止血，防止休克加重。上止血带必须标明时间，每隔1小时左右放松一次，每次2～3分钟，以免肢体缺血坏死或发生更为严重的并发症。放松的同时在出血部位注意加压止血。止血时要注意露出指（趾）端，以利观察肢体血供情况。③对心跳与呼吸骤停的伤员要立即进行人工呼吸和胸外按压。④对显露的创面必须及时包扎，防止再污染。⑤及时固定骨折，防止骨折断端对血管、神经的附加损伤。⑥离体肢体应回收，用无菌或干净材料包裹，尽可能保存于低温处，切不可冰冻，也不要用液体浸泡，随同伤员送往医院。⑦对创伤严重疼痛的伤员可用止痛剂，但颅脑伤、胸部伤伴呼吸困难的患者慎用，小心呼吸抑制。⑧估计病情必须在1小时内进行手术的伤员，首先转送到有条件救治的医院,危重的伤员马上送监护病房救治。经初步急救的重伤员也应尽早转送有条件的医院。转送途中要注意根据不同伤情采取合适体位,要继续维护呼吸,防止休克,保持对生命器官的监测,加强通信联络。

机体受伤后,低血容量、疼痛、恐惧、忧虑等刺激会通过神经内分泌系统,增加心血管系统负担,并对体内其他器官产生影响。若刺激过度或过久,会过多、过快消耗体内能量,加重和加速器官的损害,对抢救不利。因而,伤员应尽快克服惊恐和慌张,冷静处理突发情况,及时采取自救或争取他人救助,以坚强的意志配合救治工作顺利进行。在场的人员切不可加重伤员的恐惧心理,更不能无动于衷,袖手旁观,不给予紧急救助。

并发症的防治　防治创伤导致的各种并发症,在很大程度上取决于抢救是否立即开始和针对性是否很强。因此,急诊科抢救要做到诊断与抢救同步,局部与整体并重,分清轻重缓急,合理有序。其次,在长期卧床治疗期间,对各种并发症,如上消化道出血、肺炎、营养障碍、癫痫等应高度警

惕,并进行有效治疗。多发伤的早期处理可归纳为"VIPCO",即V为通气,I为输液、输血,P为心脏监护,C为控制出血,O为手术。

手术治疗　急诊手术的原则:首先抢救生命,其次保护功能,按不同部位及伤势轻重缓急合理地安排手术次序。各类多发伤救治注意事项:①保持呼吸道通畅、维护呼吸功能、建立输液通路、抗休克是首要措施,是专科救治的前提。②严重胸部伤、腹部脏器伤、急性脑受压应优先手术,必要时同台手术。③注意颅内压升高及全身性血管加压反应(cushing反应)所致代偿性平均动脉压升高可能会掩盖合并的休克,开颅前要补足血容量。④警惕胸腹伤的迟发性和隐蔽性大出血,以及脊柱、骨盆伤的腹膜后大出血,救治过程中要对出血量有足够的估计。外伤性消化道穿孔症状出现较迟缓,易被其他伤情掩盖,要反复观察。

康复治疗　功能锻炼是创伤治疗中的一项重要环节。因为治疗既要达到组织修复,又要恢复生理功能。组织结构的病损常使功能不全,而功能废用可使组织

结构萎缩。骨折、各脏器创伤手术后，以及颅脑创伤的康复，详见本书有关内容。

特别提醒　现场抢救不能忙乱无序、惊慌失措。要依靠地方或企业领导、医务人员做参谋，将人力分成三组：第一组医务人员带领、迅速投入抢救；第二组排除肇事危险，以免再度伤人；第三组通知有关医院转送伤员。

对于各种创伤应按专业要求进行保护、搬运。例如，疑有脊柱损伤，尤其是颈椎损伤的患者，可使用颈托固定，搬动时保持整个躯干呈平稳姿态，途中防止车辆颠簸；开放性颅脑损伤有脑组织溢出的患者，应注意保护外溢的脑组织，切不可对伤口加压包扎。肢体骨折、骨端露出的患者不可试行整复，以免将污染物带入创口深部。

（许剑民　朱德祥）

12. 神经外科疾病

脑震荡

脑震荡因头部受到硬物、重物直接打击或撞击等外伤而造成。外伤后脑干网状结构出现短暂的功能障碍，使脑皮质发生抑制。患者会出现短暂的意识错乱、模糊或丧失，但在半小时之内能恢复清醒，大都伴有逆行性遗忘，即对受伤过程不能回忆，还可出现头痛、头晕、恶心、呕吐、乏力、失眠等症状。

◎您需要做哪些检查

若头部外伤后出现上述症状，但神经系统无其他病症，则可以诊断为脑震荡。

◎专家忠告

治疗主张 脑震荡患者一般不需特殊治疗，伤后应短期留院观察2～3日，定时观察意识、瞳孔和生命体征的变化，以便及时发现可能并发的颅内血肿；适当卧床休息，减少脑力和体力劳动；当伴随症状（如，头痛、呕吐、失眠等）严重时，应给予对症治疗。

特别提醒 脑震荡的预后较好，但在伤后早期应密切关注病情变化，必要时进行头颅CT检查，排除脑挫裂伤及脑内血肿。在脑震荡的康复期，若出现头痛加重或肢体乏力，尤其是老年人，应及时进行头颅CT检查，排除慢性硬脑膜下血肿。

脑挫裂伤

脑挫裂伤是指暴力作用于头部，头颅因严重外伤而造成的脑组织的器质性损伤。其临床症状随脑挫裂伤的部位与范围而异。局灶性的脑挫裂伤患者，症状较轻,表现为轻度的意识障碍和局灶性症状(如,偏瘫、失语、偏身感觉障碍等)。广泛性的脑挫裂伤患者,症状较重,大都出现严重的意识障碍和颅内高压症状(血压升高、脉搏缓慢、呼吸深慢)。另外,所有脑挫裂伤患者均可出现癫痫、脑膜刺激征(颈项强直),并伴随其他不同程度的症状,如头痛、恶心、呕吐、记忆力减退,以及定向力障碍等。

◎您需要做哪些检查

CT 检查是诊断脑挫裂伤的首选和可靠的方法,检查可见蛛网膜下腔出血、硬脑膜下出血、脑室和脑池变形与移位。结合严重头颅外伤史、上述症状及脑膜刺激征阳性(颈项强直)便可明确诊断。

◎专家忠告

治疗主张

内科治疗　脑挫裂伤的治疗当以非手术治疗为主。①应用止血药物控制出血。②应用脱水剂,如甘露醇、甘油果糖等,缓解颅内高压。③应用脑保护剂,如胞磷胆碱(胞二磷胆碱)、维生素C、维生素 B_6 及亚低温治疗。

④密切观察生命体征变化。⑤保持呼吸道通畅,必要时应行气管切开。⑥对症治疗,如用止吐剂、镇静剂等。⑦预防性用药,如胰岛素、抗生素和抗脑血管痉挛药物等,预防呼吸道感染。⑧防治并发症,如应用抗酸剂和胃黏膜保护剂,预防上消化道出血等。

手术治疗　颅内有继发性血肿或有难以遏制的颅内高压,需行手术治疗,包括开颅清除血肿及坏死组织,去骨瓣减压,适用于严重脑挫裂伤且内科治疗无效的患者。

特别提醒　严重的脑挫裂伤患者可因顽固性脑水肿、颅内高压或出现严重的并发症而危及生命。因此,思想上要高度重视,及时住院治疗和正规的护理对患者康复至关重要。脑挫裂伤患者均有可能出现癫痫,一旦发生均应给予正规的抗癫痫治疗。

脑 干 伤

脑干包括中脑、脑桥和延髓。脑干伤分为原发性和继发性两种。原发性脑干伤由头颅外伤所造成,继发性脑干伤由颅内高压导致脑组织移位(脑疝)后压迫脑干所造成。脑干伤是一种病情紧急、症状严重而预后不佳的疾病。一般都表现有严重的意识障碍、去大脑皮质强直和双侧锥体束阳性。去大脑皮质强直表现为伸肌张力增高，两上肢过伸并内旋，下肢亦过度伸直，头部后仰呈角弓反张状，损伤较轻者可为阵发性，重者持续发作。双侧锥体束阳性表现为肢体瘫痪、肌张力增高、腱反射亢进和病理反射出现等，受伤部位不同，症状也不完全相同。中脑损伤后出现眼球固定、瞳孔大小和形态多变且不规则，脑桥损伤后出现双侧瞳孔极度缩小和眼球同向偏斜，延髓损伤后表现为呼吸循环功能障碍。

◎您需要做哪些检查

CT 检查　急性期应选择 CT 检查。

磁共振成像（MRI）检查　恢复期若条件允许可做 MRI 检查，可见脑干肿胀、周围脑池受压或闭塞。但是，由于检查时间长，急性期通常不采用。

颅内压监测　有助于鉴别原发性或继发性脑干损伤，继发者可有颅内压明显升高，原发者升高不明显。

◎专家忠告

治疗主张　对于轻度脑干损伤的患者，可按"脑挫裂伤"治疗，而对于重者，治疗效果尚不满意，死亡率很高。

特别提醒　由于脑干伤患者大都伴有严重的意识障碍，意识好转困难或需要较长时间，因此，护理工作就显得十分重要，如定时翻身防治压疮，适时进行气管切开，气道雾化与拍背吸痰，预防性应用抗生素以防止呼吸道感染，应用胃黏膜保护剂以防止应激性溃疡等。

外伤性颅内血肿

颅脑外伤导致颅内出血，血液在颅腔内积聚达到一定体积，造成颅内压升高、脑组织受压等结果，引发相应的临床症状，称为颅内血肿。颅内血肿发生率约占闭合性颅脑损伤的 10%，占严重颅脑损伤的 40%～50%。其临床症状与颅内出血的部位、出血量和出血速度有关。按出血部位的不同，颅内血肿可分为硬脑膜外血肿、硬脑膜下血肿、脑内血肿和多发性血肿。按出血速度的不同分为急性血肿（外伤后 3 日内）、亚急性血肿（外伤后 3 日至 3 周）和慢性血肿（外伤后 3 周以上）。早期表现为颅内压增高和局灶性症状，可出现头痛、恶心、呕吐、血压升高、心率和呼吸缓慢、意识障碍进行性加重、偏瘫、失语和局灶性癫痫等。随着病情加重，还可出现脑疝症状：瞳孔散大、对光反应消失，甚至去大脑强直、呼吸与心跳停止。

◎您需要做哪些检查

CT 检查 脑外伤后出现上述症状应高度怀疑颅内血肿的发生，CT 检查时新鲜出血敏感性高，是首选的检查方法。

磁共振成像（MRI）检查 对于慢性硬脑膜下血肿，MRI 检查优于 CT 检查。

◎专家忠告

治疗主张 颅内血肿的治疗包括保守治疗与手术治疗。

保守治疗 主要采用止血、脱水和对症治疗措施，控制病情，颅内血肿依靠自身的代谢吸收而逐渐恢复。但是，保守治疗只适用于颅内出血量较小、颅内压增高不明显且临床症状较轻的患者。

手术治疗 开颅清除血肿，或钻孔引流血肿。开颅术适用于所有急性颅内血肿，钻孔引流术适用于亚急性和慢性硬脑膜下血肿及硬脑膜下积液。头外伤后若临床症状较重且 CT 检查证实颅内血肿较大时，都应积极手术治疗。

特别提醒 硬脑膜下血肿是最常见的颅内血肿，部分外伤较轻的患者，血肿形成速度较慢，可能会有意识好转期存在，所以头部外伤后都建议积极就医。头外伤后随着病程的延长，颅内出血有可能进行性加重或突发性加重，使病情进一步恶化，造成严重的后果。因此，对于脑外伤后的轻症患者或在接受保守治疗的患者应加强病情的观察，对于老年人还应特别注意慢性硬脑膜下血肿的发生。

脑 膜 瘤

脑膜瘤是颅内肿瘤之一。颅内肿瘤主要通过侵犯、破坏和压迫邻近脑组织，以及占位效应导致颅内压增高而引起症状。按肿瘤来源组织的不同，颅内肿瘤可分为脑膜瘤、垂体瘤、胶质瘤、神经瘤、先天性肿瘤及转移瘤等。良性肿瘤经手术全切除后可以根治,恶性肿瘤目前尚缺乏根治性治疗措施,大都采用手术治疗、放射治疗(如,X刀、伽马刀等)、化疗及免疫治疗等综合治疗措施。脑膜瘤是颅内最常见的良性肿瘤,发病率占颅内肿瘤的19.2%。其临床症状取决于肿瘤的部位和大小,大都起病缓慢,病程较长,平均病程有2.5年,最长者有6年之久,主要因肿瘤的膨胀性生长,而表现为颅内压增高、癫痫、肢体功能障碍,以及精神异常等相应症状。

◎您需要做哪些检查

CT检查　不仅可以确诊脑膜瘤,而且具有方便、快速和价格低廉的优点,是大多数患者的首选检查。

磁共振成像(MRI)检查　较CT检查更具优越性,可在三维空间上显示肿瘤,有利于手术方案的制订和手术入路的选择。

数字化减影脑血管造影(DSA)检查　对于体积大且血供丰富的肿瘤,目前主张在术前进行DSA检查,以便明确肿瘤的血供来源,也有利于对主要供血动脉进行栓塞治疗。

◎专家忠告

治疗主张　脑膜瘤属于良性肿瘤,手术切除是首选的治疗方案;对于晚期肿瘤,尤其是深部脑膜瘤,肿瘤巨大,包绕重要神经、血管的情况下,宜行肿瘤次全切除,并辅以减压性手术。部分不能全切的患者可选择X刀或者伽马刀治疗。

特别提醒　由于脑膜瘤生长缓慢,在病变早期及肿瘤体积较小时临床症状往往较轻,患者应细心注意观察早期症状。为了早诊断、早治疗,必要时应积极进行头颅CT检查。

垂体腺瘤

垂体腺瘤是位于垂体前叶的良性肿瘤,是鞍区最常见的肿瘤。按照肿瘤的起源、细胞不同和内分泌特性分为不同的类型,其中以泌乳素(PRL)腺瘤、生长激素(GH)腺瘤、促肾上腺激素(ACTH)腺瘤、混合性腺瘤及无功能腺瘤常见。临床症状主要包括内分泌功能障碍和视觉功能障碍两大类。内分泌功能障碍表现为泌乳、闭经、不育、性欲减退、阳痿、腋毛与阴毛稀少、肢端肥大等,视觉功能障碍以视力下降和偏盲多见。

◎您需要做哪些检查

当出现内分泌功能障碍和视觉功能障碍相应症状时,应首先想到有垂体腺瘤发生的可能。

CT 检查与磁共振成像(MRI)检查　是主要的确诊手段。

血液的内分泌学检查　抽血检查 PRL、GH、ACTH,可以明确垂体腺瘤的内分泌特性,而且需要在治疗过程中定期进行内分泌功能的检查。

◎专家忠告

治疗主张　垂体腺瘤的治疗包括药物治疗、手术治疗和放射治疗三种。

药物治疗　适用于 PRL 型微腺瘤或用于大腺瘤手术前的准备,可口服溴隐亭,服药同时定期复查 PRL 水平,调整溴隐亭的用量。

手术治疗　首选采用经口—鼻—蝶窦入路或经颅入路,适用于各种类型的垂体腺瘤治疗。

放射治疗　采用普通 X 刀或伽马刀治疗,X 刀主要用于手术后的辅助治疗,伽马刀用于小腺瘤或手术后的残余肿瘤治疗。

特别提醒　对于垂体功能低下的患者需要长期进行激素替代治疗,由于患者的免疫能力降低,治疗期间应避免劳累、受凉和各种感染。

胶 质 瘤

神经胶质瘤,简称胶质瘤,是最常见的颅内肿瘤,约占所有颅内肿瘤的 45%,属于恶性肿瘤。临床上将其恶性程度分为Ⅰ～Ⅳ级,级数越高,其恶性程度越高。临床症状取决于肿瘤的部位、大小及脑水肿的程度,局灶性症状以癫痫、肢体运动或感觉功能障碍、走路不稳、精神障碍等多见,颅内压增高时出现头痛、呕吐和视神经乳头水肿。

◎您需要做哪些检查

CT 检查与磁共振成像(MRI)检查　是诊断胶质瘤的首选和有效的手段。

◎专家忠告

治疗主张　目前,尚缺乏根

治胶质瘤的方法。

手术治疗　胶质瘤浸润性生长，与正常脑组织没有明显界限，难以完全切除，且非常容易复发。手术治疗的目的是在不加重神经功能障碍的前提下尽可能多地切除肿瘤。

放疗与化疗　胶质瘤术后需进行放疗和化疗。放疗分为内放疗和外放疗，内放疗是在瘤体内置入放射性核素后近距离照射治疗；外放疗可选择 ^{60}Co（^{60} 钴）或直线加速器外照射、X 刀或伽马刀治疗。目前常用的化疗方案是甲基环己基脲，每 6 周化疗 1 次，持续 16～20 次。每次化疗前都应检查血液白细胞的水平，若白细胞计数低于 $4×10^9$/升，化疗应暂停。

特别提醒　由于胶质瘤非常容易复发，所有患者术后都应进行定期检查，并给予正规的放疗与化疗，即使病理检查是 I 级的胶质瘤也不例外。

神经纤维瘤

神经纤维瘤病，是一种遗传性疾病，其中近 50% 的患者有阳性的家族史，属于良性肿瘤。其特征是皮肤色素沉着斑和多发性神经纤维瘤。其颅内肿瘤以听神经瘤、三叉神经瘤及后组脑神经纤维瘤多见。颅内神经纤维瘤起源于脑神经，所以，临床上首先出现载瘤神经的功能障碍，比如听神经瘤患者出现耳鸣与听力进行性下降，三叉神经瘤患者出现面部麻木、疼痛及咀嚼肌乏力。随着肿瘤的生长，肿瘤压迫和侵犯周围的脑组织和颅神经，出现相应的功能障碍及颅内压增高的表现，如视力下降、眼球活动障碍、复视、面瘫、肢体活动障碍等。

◎您需要做哪些检查

神经系统检查　首先应进行全面的神经系统检查，尤其是检查脑神经的功能。

CT 检查与磁共振成像（MRI）检查　是首选的辅助检查手段。

◎专家忠告

治疗主张

手术治疗　是首选的治疗方法，在保留载瘤神经功能的前提下尽可能多地切除肿瘤；如果术前载瘤神经的功能已经完全被损害，手术应力争全切除肿瘤，有望获得根治。若不能全切除肿瘤，术后应辅助伽马刀或 X 刀治疗。

康复治疗 神经纤维瘤手术后大都有不同程度的脑神经功能障碍，术后需要系统的康复治疗，包括应用神经营养性药物、理疗、针灸、功能锻炼、高压氧舱和中医中药等综合措施。神经功能的恢复主要发生在损伤后的 6 个月之内，6～12 个月后神经功能的恢复速度减慢，所以早期的正规治疗非常重要。

特别提醒 神经纤维瘤术后大都伴有不同程度的脑神经功能障碍，即使能够恢复也需要通过多种措施的长期治疗，因此，患者必须正确对待自己的病情，主动积极地配合医生进行治疗。术后应经常随访。

先天性肿瘤

颅内的先天性肿瘤多见于青少年和中青年。病种以颅咽管瘤、胆脂瘤（表皮样囊肿）、脊索瘤和畸胎瘤为常见，其中又以颅咽管瘤最常见。由于不同的肿瘤好发于颅内的不同部位，所以，临床症状随肿瘤性质不同而异。颅咽管瘤大都位于鞍区，常伴有囊性变和钙化，主要症状为发育迟缓、尿崩、闭经、性功能减退等下丘脑和垂体功能减退的症状，以及视力下降、视野缺损和颅内压增高。胆脂瘤好发于小脑脑桥角，主要症状为三叉神经痛、小脑性共济失调和颅内压增高等症状。脊索瘤多见于斜坡，症状以斜坡骨质破坏、头痛、脑神经功能障碍及锥体束征阳性多见。畸胎瘤好发于松果体区，主要症状为性早熟、眼球上视困难、听力减退和颅内压增高等。

◎您需要做哪些检查

首先应进行全面的神经系统检查和内分泌学检查。

CT 检查与磁共振成像（MRI）检查 是首选的辅助检查手段，可以明确病变的部位与性质。

◎专家忠告

治疗主张

手术治疗 是首选的治疗方法，但由于肿瘤多位于脑底深部，与周围结构紧密相连，手术难度较大，手术危险性大。

放射治疗 由于颅内的先天性肿瘤都不能全切，术后应根据病变性质和残余肿瘤的不同选择普通放疗、伽马刀或 X 刀辅助治疗。

脑转移瘤

脑转移瘤是身体其他部位的恶性肿瘤经血行转移至颅内所造成的，常见的原发肿瘤为肺癌、乳腺癌、前列腺癌、直肠癌、食管癌等。其发病率占颅内肿瘤的 10% ~30%。恶性肿瘤患者尸检中发现肿瘤有脑转移的约占 30%。脑转移瘤好发于大脑半球的额叶、颞叶、顶叶和枕叶，可为单发或多发。脑转移瘤的临床表现包括原发病的症状和脑部症状。原发病的症状随原发肿瘤的不同而异；而脑部症状主要为颅内压增高和大脑半球的功能障碍，可出现头痛、呕吐，以及视神经乳头水肿、癫痫、精神异常、肢体运动和感觉功能障碍等相应的症状。

◎您需要做哪些检查

患者大多能提供原发肿瘤的病史和手术史，就诊时应进行全身和神经系统的检查（摄胸片、乳腺、胃肠镜和前列腺检查等，必要时可以行 PET-CT 检查），尤其对于平时身体健康的患者更应进行详细的检查，以明确原发灶的部位与性质。

头部 CT 检查、磁共振成像（MRI）检查　是辅助诊断的必查项目，显示颅内有单个或多个病灶，周边水肿明显，增强后病灶呈不均匀强化。

◎专家忠告

治疗主张　可选择手术治疗、化疗或放射治疗。

手术治疗　必须慎重，根据原发肿瘤的病理类型选择可否切除脑转移灶，但大多治疗效果不佳。适用于病灶为单个、表浅且全身情况较好，原发灶稳定控制，无手术禁忌的患者。

放射治疗　转移灶不超过 4 个，单个病灶的最大直径小于 3 厘米的患者，可直接选择伽马刀或 X 刀治疗。

化学治疗　常作为术后或放射治疗后的辅助治疗。

脑 积 水

脑积水是指由于各种原因引起的脑脊液产生过多，或因脑脊液循环障碍而导致脑脊液在脑室系统中积聚,脑室扩大。根据梗阻部位的不同可分为交通性脑积水和非交通性脑积水,根据病因的不同又可分为先天性脑积水和继发性脑积水。先天性脑积水主要由先天畸形引起,常见原因有中脑导水管狭窄、小脑扁桃体下疝、第四脑室正中孔及侧孔先天性闭锁等。继发性脑积水是由各种后天性的疾病所造成的,常见原因有颅内肿瘤、出血、感染和头颅外伤等。早期症状可以不明显,随着脑积水程度的加重,患者可出现血压升高、脉搏缓慢、呼吸深慢等颅内压增高的症状。

◎您需要做哪些检查

CT 检查 具有典型临床症状而高度怀疑脑积水的患者,应首先选择头颅 CT 检查,可以明确诊断脑积水。若 CT 检查显示脑室系统和枕大池均扩大,提示为交通性脑积水;相反,非交通性脑积水的 CT 检查只显示梗阻部位以上的脑室系统扩大。

磁共振成像(MRI)检查 在进行脑积水病因诊断时,MRI 检查较 CT 检查更加优越。

◎专家忠告

治疗主张

病因治疗 如中脑导水管扩张术、小脑扁桃体切除术、颅内肿瘤切除术、颅内血肿清除术等。

手术治疗 目前,当病因治疗无效时,临床上主要采用建立脑脊液循环旁路,即置入一根永久性的分流管来治疗脑积水。手术方法包括第三脑室造瘘术、侧脑室枕大池分流术、脑室腹腔分流术和脑室心房分流术等。对于重度脑积水、智能低下、已失明、瘫痪,且脑实质明显萎缩,大脑皮质厚度小于 1 厘米者,均不适宜行手术治疗。

特别提醒 建立脑脊液循环旁路时需要在皮下置入一根永久性的分流管,但由于腹腔内大网膜包裹、感染或脑脊液蛋白含量过高等原因,分流管经常会被堵塞,从而导致分流失败。因此,凡是接受此类手术的患者,术后都应警惕临床症状的变化,以便及时发现病情的变化,及时治疗。

脊 柱 裂

脊柱裂是由胚胎发育过程中

神经管闭合不全引起的,属于先天性发育畸形。脊柱裂破坏了椎管的完整性,导致椎管腔内容物向外膨出。根据膨出内容的不同,又分为脊膜膨出和脊髓脊膜膨出。临床症状主要包括局部症状和神经系统症状。所有患者的背部中线上可见皮肤缺损或囊状肿物,有搏动感,有时可压缩,囊状肿物的根部可触及脊椎的缺损,囊底周围常有血管瘤样皮肤和黑发。神经系统症状取决于膨出物的成分及膨出程度,由于脊柱裂好发于腰骶部,所以,患者可出现下肢的感觉障碍、运动障碍和自主神经功能障碍。部分患者可伴有颅脑畸形。

◎您需要做哪些检查

脊柱 X 线检查　脊柱 X 线摄片可显示出脊柱裂的部位与大小,初步诊断脊柱裂。

脊柱 CT 检查和磁共振成像(MRI)检查　能更加清楚地显示脊柱与脊髓的畸形改变,以及膨出物的主要结构,有利于正确选择手术方案。

◎专家忠告

治疗主张　对于无症状的隐性脊柱裂不需治疗。

囊性脊柱裂均需手术治疗。手术的目的在于分离与复位膨出的神经与脊髓组织,切除多余的膨出物,在脊柱裂处进行软组织重建,防治椎管内容物再次膨出。

椎管内肿瘤

生长于椎管内的肿瘤统称为椎管内肿瘤,又称为脊髓肿瘤,包括神经鞘瘤、神经纤维瘤、脊膜瘤、星形细胞瘤、室管膜瘤、脂肪瘤、血管母细胞瘤、上皮样囊肿、皮样囊肿、转移瘤等。椎管内肿瘤的性质,成人以神经鞘瘤最多见,儿童以先天性肿瘤和脂肪瘤最多见。约 3/4 椎管内肿瘤属于良性肿瘤。椎管内肿瘤患者可以出现肢体的运动障碍、感觉障碍和自主神经功能障碍,不同部位的肿瘤其临床症状各有特点。常见的症状有神经根刺激症状(神经根痛),表现为病灶所在节段神经根分布区域的疼痛,急来骤去,疼痛发作与特定的体位和姿势有关,在咳嗽、喷嚏时加剧。随着肿瘤增大,会出现脊髓受压的症状,出现病灶节段以下的脊髓功能障碍,如痉挛性瘫痪、肢体感觉障碍和括约肌功能障碍等症状。

◎您需要做哪些检查

神经系统检查　可以初步确定病变的部位、疼痛部位，以及感觉障碍平面，有助于定位诊断。

CT 检查　主要用于了解椎骨的继发性改变，较大的肿瘤也可在 CT 片上直接显示。

磁共振成像(MRI)检查　是诊断椎管内肿瘤的首选和最有价值的检查手段，可准确显示病变的部位、形态、大小及其与脊髓的关系。

◎专家忠告

治疗主张

手术治疗　原则上说，对于髓外肿瘤，一旦诊断明确，即应尽快手术；脊髓髓内肿瘤患者，也应尽早在神经系统功能进展至中度障碍前施行手术。大部分的椎管内肿瘤可以通过手术全切除而获得根治。

椎板减压术　对于手术无法切除的肿瘤，椎板减压也有一定的疗效。

放疗与化疗　常作为椎管内恶性肿瘤手术后的辅助治疗。

特别提醒　早期发现与早期诊断是提高疗效的关键。由于大多数椎管内肿瘤在早期就表现为神经根痛，所以，对于身体某一部位反复出现的疼痛应给予足够的重视，早查早治，必要时进行 CT或 MRI 检查。

椎管内血管畸形

椎管内血管畸形可位于脊髓内、脊髓外，以及硬脊膜下或硬脊膜外，是由脊髓前动脉和脊髓后动脉供血的脊髓内畸形血管团。按病理类型可分为四种：动静脉性血管畸形、静脉性血管畸形、毛细血管扩张症和海绵状血管瘤。大多数患者出现进行性加重的脊髓功能障碍(肢体运动障碍、感觉障碍及自主神经功能障碍)；部分患者可有神经根痛；少数患者可因畸形血管团破裂出血而导致急性发作的脊髓功能障碍，表现为病变部位以下突发的肢体瘫痪、感觉缺失和大小便失禁。

◎您需要做哪些检查

神经系统检查　可见病变节段以下不同程度的运动和感觉功能障碍。

腰椎穿刺　可了解有无蛛网膜下腔出血及椎管梗阻。

CT检查、磁共振成像(MRI)检查　能发现较大的血管畸形。

血管造影(DSA)检查　选择性脊髓血管造影是最有价值的辅助诊断手段,可以清楚显示血管畸形的形态与范围,也是选择治疗方案的有力依据。

◎专家忠告

治疗主张

手术治疗　对于病变范围较小的血管畸形可以选择手术切除。若畸形血管团出血造成脊髓功能障碍,则应积极进行手术治疗。

介入栓塞治疗　对于无法手术切除的血管畸形可以选择血管内栓塞治疗(介入治疗),栓塞加手术切除治疗是最彻底的治疗方式。

特别提醒　对髓内血管畸形的治疗,不论是介入栓塞还是手术治疗,均需要极高的技术水平,以免损伤周围脊髓,造成严重的并发症。

小脑扁桃体延髓
下疝畸形

小脑扁桃体延髓下疝畸形是小脑扁桃体向下延伸,或和延髓下部甚至第Ⅳ脑室,经枕骨大孔突入颈椎管而造成的一种先天性的颅颈交界处畸形。临床症状与影响到的神经结构有关,大多起病缓慢。畸形最常见的症状是疼痛,一般为局部性、持续性疼痛,颈部活动时疼痛加剧。延髓和上颈髓受压后会出现偏瘫或四肢瘫痪、偏侧或四肢感觉障碍、括约肌功能障碍及呼吸困难等。脑神经和上颈神经受累后会出现枕颈部疼痛、面部麻木、声音嘶哑、吞咽困难和舌肌萎缩。小脑受累后出现步态不稳、眼球震颤等。脑积水会导致颅内压增高,出现头痛、呕吐和视神经乳头水肿。

◎您需要做哪些检查

磁共振成像(MRI)检查是诊断小脑扁桃体延髓下疝畸形的最有价值的检查手段,可以清晰显示小脑扁桃体下疝,以及继发囊肿、脊髓空洞症等,是诊断的重要依据。

◎专家忠告

治疗主张　对于症状不严重的患者可采用脱水、理疗及对症处理。

症状严重时首选手术治疗，手术大多采用枕骨大孔减压术，有时合并切除下疝的小脑扁桃体。

特别提醒 在病变的早期，小脑扁桃体延髓下疝畸形的临床表现容易与颈椎病混淆，因此，对于存在上述症状的患者需经过正规检查，明确诊断，以免延误病情。

自发性蛛网膜下腔出血

多种原因引起的颅内血管破裂，血液流入蛛网膜下腔，称为蛛网膜下腔出血，占急性脑血管意外的15%。最常见病因是脑动脉瘤和脑动、静脉畸形破裂出血，其次为高血压所致脑出血（脑溢血）。其他疾病像白血病、脑瘤等也可发生蛛网膜下腔出血。但值得注意的是，有部分患者即使经过详细的检查仍不能发现病因。吸烟、酗酒、高血压和吸毒等是蛛网膜下腔出血的危险因素。患者突发劈裂样剧烈头痛，遍及全头，向颈、肩、腰背和下肢放射，半数患者可出现短暂意识模糊或不清，并出现恶心、呕吐、面色苍白、出冷汗等症状。头痛发作前常有剧烈运动（举重、情绪激动）、屏气动作（咳嗽、屏便）、房事等。

◎您需要做哪些检查

头颅CT检查 目前是主要检查手段，可以明确出血部位和程度，诊断急性蛛网膜下腔出血的准确率几近100%。

腰椎穿刺检查 也是常用的诊断方法，特别是在头颅CT检查正常但高度怀疑有出血时。

脑血管造影检查 一旦明确有蛛网膜下腔出血，需要寻找病因。目前，脑血管造影是最主要的诊断手段，并且宜及早进行检查（发病后48小时内）。

◎专家忠告

就诊策略 若突发剧烈头痛伴神志不清，应尽快将患者送至医院。

治疗主张

病因治疗 明确病因，进行病因治疗（如，动脉瘤夹闭或栓塞、动静脉畸形切除或栓塞）是根本方法。

对症治疗 急性发病期间，医生还会进行一些对症治疗，如要求患者绝对卧床3周、控制血压、保持呼吸道通畅等。

药物治疗 防止脑血管痉挛、止血和控制颅内压增高等。

特别提醒 蛛网膜下腔出血的原因:颅内动脉瘤,40～60岁好发;动静脉血管畸形,20～30岁好发。

蛛网膜下腔出血起病急,进展快,可在较短时间内危及生命;同时,检查手段较为特殊。所以,有剧烈头痛伴意识不清的患者应尽可能去附近的大型医院,以免转诊而延误时间。

蛛网膜下腔出血可再发,即使已接受治疗,也应按时随访。平时应注意控制血压,并禁烟、戒酒。若已发生过出血,更应严格遵照医生的规定,禁止剧烈运动或屏气动作;保持心情愉快,防止情绪激动;饮食清淡,多吃蔬菜、水果;保持大便通畅,若出现便秘,可服用通便药物。

(任 重)

颅内动脉瘤

颅内动脉瘤的发病是多种因素共同造成的。解剖上的原因有:颅内血管缺乏外弹力层,且中层较为薄弱并在血管分叉处缺如,造成在血管分叉处容易发生动脉瘤;不良饮食习惯造成的血管粥样硬化可引起动脉壁退化、创伤和炎症从而导致血管壁的损伤,进一步促进动脉瘤形成;另外,血液动力学对血管壁的影响在动脉瘤的产生中也是不可或缺的因素。先天因素在动脉瘤发生中也起到一定作用。先天性疾病中,动静脉畸形、马方(Marfan)综合征、多囊肾等疾病的患者都可以发现伴发动脉瘤。

动脉瘤的常见临床表现有:①警兆。有些患者在动脉瘤破裂前可出现警兆,最常见的是头痛和头晕,但无特异性,常被患者及医生忽视。最有意义的警兆表现为一侧眼睑下垂伴眼球运动障碍。②出血。颅内动脉瘤一旦破裂,即可引起自发性蛛网膜下腔出血,表现为突发的爆炸样头痛伴有呕吐、颈项强直、畏光,严重时会出现意识障碍甚至昏迷。③压迫。有些动脉瘤可不破裂,长大后压迫脑内邻近的神经或脑室,最常见的症状为视野受限、偏瘫、内分泌功能紊乱、脑积水等。

◎您需要做哪些检查

脑血管造影 是目前确诊颅

内动脉瘤的金标准。

头颅 CT 血管造影（CTA）和磁共振血管造影（MRA）　近年来，随着 CTA、MRA 技术不断完善，可以无创伤性地检查颅内动脉瘤，但目前还不能完全替代脑血管造影检查。

◎专家忠告

就诊策略　一旦发现动脉瘤，应及时就诊。

治疗主张　目前，国际和国内对于未破裂动脉瘤的治疗无统一的标准，中华医学会上海脑血管病分会的标准是：① 3 毫米及以下动脉瘤可以观察。②随访中动脉瘤有增大趋势，应及时治疗。③多发动脉瘤，应尽早治疗。④有家族史的患者，应尽早治疗。

一旦发现脑动脉瘤，原则上应尽快处理，以免发生动脉瘤的破裂或再破裂。

介入治疗　是目前治疗动脉瘤的常规方法，即采用血管内介入手术栓塞动脉瘤，使用微弹簧圈或球囊、支架辅助弹簧圈栓塞动脉瘤，达到致密填塞的效果。优点是创伤较小，缺点是费用略高。

手术治疗　为开颅直接手术，手术中根据动脉瘤具体情况进行动脉瘤夹闭、切除、孤立、瘤体包裹、瘤体凝固等。缺点是创伤较大，优点是费用较低。

特别提醒　颅内动脉瘤病情变化快，一旦破裂出血，可在短时间内致死或致残，患者和家属应高度重视，积极配合医生做检查和治疗。一旦发现颅内动脉瘤破裂，应尽量卧床休息，禁忌一切诱发因素如吸烟、饮酒、屏气大便或剧烈运动，同时严格控制血压。

健康管理　颅内动脉瘤可以复发，即使已接受治疗，也应按医嘱定期随访。对已存在的高血压、糖尿病、高脂血症等易引起颅内动脉瘤的疾病，应及时治疗。

◎小贴士

上海市医保中心对于所有医保患者的神经介入材料报销70%，个人承担30%费用。

（张晓彪）

脑血管畸形

脑血管畸形是脑血管发育障碍而引起的脑局部血管数量和结构异常。最常见的是脑动静脉畸形，其次较为常见的有脑海绵状血管瘤,此外还有大脑大静脉瘤样畸形、脑毛细血管扩张症和脑静脉血管瘤等,但较为少见。其破裂出血主要表现为脑内出血和血肿,多见于年轻人。脑动静脉畸形常发生于青少年,也可在20岁以后发病,可有持续性头痛或癫痫发生;一旦畸形血管破裂,可突发剧烈头痛,并进一步出现脑溢血症状。脑海绵状血管瘤可出现癫痫和颅内出血的症状。

◎您需要做哪些检查

头颅 CT 或磁共振成像(MRI)检查　可以了解畸形血管的位置和大小。

脑血管造影(DSA)检查　若明确为海绵状血管瘤,可不必行脑血管造影,若怀疑为脑动脉或静脉畸形,则必须做脑血管造影检查。

◎专家忠告

治疗主张　对脑动静脉畸形,治疗目的在于闭塞畸形血管,防止出血。

现有的治疗措施有手术切除、放射治疗、血管内介入治疗或联合治疗。各种治疗方式各有千秋,需根据病变特点和患者情况,选择适当治疗方式。

对脑海绵状血管瘤,手术切除是目前最佳的治疗方法。

特别提醒　脑血管畸形在没有发病的时候,是感觉不出来的,除非做脑血管造影检查,所以发病以前难以明确诊断。

小型脑动静脉畸形可通过手术切除解决,但大型动静脉畸形需通过联合分期治疗,逐步缓解。患者及家属应有充分思想准备,不可急于求成。

采用伽马刀治疗脑动静脉畸形后,畸形血管需 1～2 年,甚至数年才有可能逐步闭塞。在此期间畸形血管仍有破裂可能,引起残废甚至死亡,所以,在此期间应严格按医生要求密切随访,避免剧烈运动,控制血压,保持情绪稳定。

畸形血管破裂后,常引起肢体瘫痪、语言功能障碍,在医生指导下,患者及家属密切配合,积极进行肢体的功能锻炼和语言的恢复训练,以免肢体僵硬或语言能力丧失。

脑中风

脑中风学名脑卒中,指因各种诱发因素引起脑内动脉狭窄、闭塞或破裂，而造成急性脑血液循环障碍。脑中风呈现发病率高、致残率高、死亡率高的特点，是一种常见的严重危害人类健康的难治性疾病，中国每年发生中风患者达 200 万。它通常分为缺血性中风(指由于脑血管狭窄或闭塞而造成脑实质缺血)和出血性中风(脑实质内的大块出血)。缺血性中风的常见病因有动脉粥样硬化、心脏病、糖尿病、血液病和血管炎等，以动脉粥样硬化多见。轻度的缺血性中风症状可为一过性，短时间内可自行恢复。重度脑缺血性中风则短时间内即可引起偏瘫、语言障碍，甚至意识障碍。出血性中风的常见病因有高血压、动脉粥样硬化、动脉瘤、脑瘤和脑动静脉畸形等，以高血压引起的最为多见，常发生于情绪激动、饱餐、过度饮酒、过劳后，突然发病，出现头痛、呕吐、偏瘫、语言障碍等，若出血量大，可出现昏迷、死亡。

◎您需要做哪些检查

脑部检查　头颅 CT 检查、头颅磁共振成像(MRI)检查、脑血管造影检查。

全身性系统检查　包括心电图、血糖、血电解质、血细胞、血压等检查，意识检查，全身肌力的检查等。

◎专家忠告

治疗主张

病因治疗　首先需进行病因治疗，如积极治疗动脉硬化、高血压、心脏病等;对于高血压引起的脑溢血，严格的血压控制至关重要。

内科治疗　缺血性中风以内科治疗为主，包括用药物进行抗凝、活血化瘀、溶栓和脑保护治疗等。

外科治疗　部分患者可进行外科治疗，包括去骨瓣减压、血管搭桥等治疗。

出血性中风也以内科治疗为主，包括绝对卧床休息、降血压、降颅内压和其他对症处理。对出血量多的患者，还需开颅清除血肿。

特别提醒　脑中风的危险因素有高血压、糖尿病、心脏病、高血脂、短暂性脑缺血发作、吸烟、酗酒、血黏度高、肥胖和高龄等。

对脑血栓引起的缺血性中风患者，目前开展了早期溶栓治疗，但只对发病后 6 小时内的患者有效。因此,对有动脉硬化的患者,家属应提高警惕,若出现上述缺血症状,应尽快送至有条件的医院开展溶栓治疗,以免延误治疗时机。

脑 脓 肿

脑脓肿大多数继发于身体其他部位的感染。由慢性化脓性中耳炎或乳突炎引起的脑脓肿最常见,医学上称"耳源性脑脓肿"。身体远处感染病灶,如脓胸、肺脓肿、支气管扩张症、细菌性心内膜炎、先天性心脏病、皮肤疖痈、骨髓炎、牙周脓肿、腹腔与盆腔感染等,通过血液播散到脑,也可形成脑脓肿。发生开放性头部外伤时,细菌可直接通过伤口进入脑内,引起感染。此外,进行脑部手术后伤口感染也可发生脑脓肿。还有一种隐源性脑脓肿,原发感染病灶不明显,机体抵抗力弱时,脑实质内的隐伏的细菌逐渐发展为脑脓肿。脑脓肿可在任何年龄发生,以儿童和青壮年多见。临床症状取决于机体的抵抗力和病菌的致病力,以及脓肿的大小、所在位置以及相邻的解剖结构等。

脑脓肿患者可有以下临床表现:①全身症状。近期有过其他部位的感染或慢性中耳炎急性发作,患者出现发热、头痛、全身乏力、肌肉酸痛、脉搏频数、食欲不振、嗜睡倦怠等症状。②脑部症状。一旦脓肿形成,患者可出现头痛、呕吐、思睡,甚至出现神志不清,头痛可以呈持续性、阵发性加重。因脓肿的部位不同,可引起相应的不同症状,如手脚不能活动,或不能讲话,或表情淡漠、记忆力减退、个性改变等。部分患者可出现意识丧失,伴四肢抽搐发作。随着病程发展,可出现高热、昏迷,直至死亡。部分患者因细菌毒性不高,症状不典型,可出现反复低热、轻度头痛、精神或性格改变等。

◎您需要做哪些检查

有中耳炎病史或全身其他部位感染史,出现上述症状时,应引起重视,及时就诊。

头颅 CT 检查方便、有效,可准确显示脓肿的大小、部位和数目,是目前诊断脑脓肿的主要方法。近年来,磁共振成像(MRI)也得到越来越多的应用,它在区分脑坏死和脑水肿方面优于 CT。

◎专家忠告

治疗主张

内科治疗　首先,应积极治疗引起脑脓肿的原发感染灶,如治疗慢性中耳炎、肺脓肿、细菌性心内膜炎等;处理好局部伤口,如头部外伤、皮肤疖肿等。其次,应系统地运用抗生素治疗。内科治疗期间,必须做 CT 检查随访。

外科治疗　若脓肿已局限,需要进行开颅手术,做脓肿穿刺抽脓或脓肿切除。手术时应做普通菌和厌氧菌培养,手术后根据药物敏感试验的结果,选用有效的抗生素。

特别提醒　脑脓肿的预后不佳,很多患者就诊时已属于晚期。脑脓肿多数来自全身其他部位感染,因此,对各个部位的感染应引起高度重视,必须在医生指导下按时、按量、正规用药,同时及早根治中耳炎、鼻窦炎或身体其他部位的感染灶。

脑寄生虫病

比较常见的脑寄生虫病有脑阿米巴病、脑囊虫病、脑血吸虫病、脑肺吸虫病和脑包虫病。脑阿米巴病来源于肠道阿米巴病或阿米巴肝脓肿;脑囊虫病是由于患者食用了不洁猪肉(米猪肉),由猪肉绦虫的幼虫(囊尾蚴)寄生于脑部所致;脑血吸虫病的患者来自血吸虫病流行区,曾经有过疫水接触史;肺吸虫寄生于溪蟹和喇蛄中,患者生食这些不洁食物或溪水可引起脑肺吸虫病;脑包虫病的患者来自于畜牧区,有与狗、羊等的密切接触史。不同的脑寄生虫病都可造成脑内占位,引起颅内压增高,出现头痛、恶心、呕吐及癫痫发作,严重时可引起偏瘫、失语、感觉障碍、昏迷等,还可伴有全身其他脏器损伤的症状。

◎您需要做哪些检查

血常规检查　嗜酸性粒细胞增多。

粪便检查　可发现虫卵。

血液或脑脊液检查　如补体结合试验、环卵试验等,可发现寄生虫病证据。

头颅 CT 检查　可发现颅内病灶。

磁共振成像(MRI)　能显示颅内单个或多个囊虫影。

◎专家忠告

治疗主张　脑寄生虫病引起颅内压升高的患者一定要绝对卧床休息,头抬高 15°～30°,并用药物控制,降低颅内压。

脑阿米巴病可用甲硝唑(灭滴灵)进行治疗,若脑脓肿已形成,则需手术穿刺排脓。

脑囊虫病、脑血吸虫病、脑肺吸虫病以药物驱虫治疗为主,同时进行癫痫、颅内高压的对症治疗。

手术切除脑内病灶是治疗脑包虫病的唯一方法。

诊治误区　脑囊虫病患者可有皮下或肌肉内囊虫结节。脑寄生虫病容易产生颅内多发病变,极易误诊为颅内多发血肿及转移瘤。因此,对于颅内多发病变者在诊断时要考虑脑寄生虫病。

特别提醒　脑寄生虫病的发生与不洁饮食、疫水接触密切有关,平时应注意饮食卫生,不生食肉类和水产。牧区人员对患病牲畜应严格处理,销毁或深埋,防止疾病传播。患者更应严格处理自己的排泄物,避免人为扩散。

（任　重）

三叉神经痛

三叉神经在面部分三支,分别对应额部、脸颊和下颌的皮肤感觉,承担着人体面部的感觉和咀嚼功能。当三叉神经根(REZ)受到某些致病因素侵害后,会出现一侧面部反复发作的剧烈疼痛,称为三叉神经痛。统计资料表明,80%～90% 的三叉神经痛是由三叉神经根部被自身血管压迫造成的。引起压迫的血管中,大部分是小脑上动脉,不少患者还伴有静脉压迫。其他情况如三叉神经根部或附近的肿瘤、炎症等也可以造成继发性三叉神经痛。三叉神经痛患者多有相似的发作特点,疼痛部位发生于面部一侧,疼痛强烈,呈闪电样、刀割样或撕裂样。每次发作时间短暂,通常仅数秒至数分钟,可自行缓解,间歇期完全正常;常常因为说话、刷牙、洗脸、咀嚼、吞咽等面部轻微活动引起疼痛发作。另外,患者面部某些部位如鼻翼、口角、眉心等受到触碰能够诱发疼痛发作,称扳机点。

◎您需要做哪些检查

新近发生的三叉神经痛应该

行核磁共振成像（MRI）检查，以了解是否存在三叉神经肿瘤或邻近部位的占位性病变，也能发现某些脑干脱髓病变的疾病如多发性硬化。对症状典型的三叉神经痛患者，磁共振断层血管成像（MRTA）有助于明确三叉神经与邻近血管的关系。

◎ 专家忠告

就诊策略 很多患者因痛苦异常而到处求医，由于三叉神经痛的诊断需要与多种面部疼痛的疾病进行鉴别，通常较大医院的神经科及口腔科医生能够比较熟悉这种疾病，正确的早期诊断对患者的治疗很有益处。如果检查中发现颅内肿瘤等情况存在，应尽早在神经外科接受手术治疗。

治疗主张

药物治疗 口服卡马西平是三叉神经痛常用的治疗方法，早期通常也很有效。但有些患者在使用一段时间后效果变差需要增加药物用量，甚至药物加量后也完全不能控制病情；也有的患者因药物反应很大不能承受，这就需要通过其他方法进行治疗。

三叉神经显微血管减压术 通过微创外科手术的方法，将压迫三叉神经的血管用高分子材料垫开，消除病因解除疼痛。优点是能够"治本"，即解除血管对三叉神经的压迫，从而保留面部感觉；缺点是对某些身体条件差，不能承受全麻手术的患者不适合。

其他治疗方法 用伽马刀、射频、介入法在三叉神经半月节行球囊压迫或注射甘油等。共同的优点是创伤较小，手术时间短；共同的缺点是，都是以不同程度损毁三叉神经通路作为起效的机制，所以都会引起同侧面部麻木，有时疗效维持的时间不确定。

诊治误区 很多患者因刷牙及颌部疼痛在小诊所误当作牙病治疗，甚至将同侧多颗牙齿拔除后仍不能解决的情况屡见不鲜。

特别提醒 不明原因的面部强烈疼痛，每次时间短暂反复发作，就应想到三叉神经痛的可能，应到大医院请专科医生检查诊断，以免延误病情。切不可为省钱用土方、理疗、针灸等，这些方法都是不能解决问题的。

健康管理 三叉神经痛的患者长期承受疼痛折磨，往往伴有心理状态的改变，精神抑郁甚至轻生的情况也有发生。应进行有效心理疏导，告知患者目前的科技发展水平对三叉神经痛已有很多治疗方法,让患者保持良好心态,树立战胜病魔的信心。

◎小贴士

REZ:指三叉神经进入脑干处。当这个部位受到血管压迫或其他致病因素侵害,出现脱髓鞘病变而导致神经元轴突之间异常放电,这是三叉神经痛产生的主要机制。

(张晓彪)

13. 心胸外科疾病

肋骨骨折

肋骨骨折通常因胸部外伤引起，一般根据是否穿破壁层胸膜，造成胸腔与外界沟通与否，分为闭合性与开放性两大类。闭合性损伤常由于暴力挤压、冲撞或钝器打击胸部而造成，同时，还应警惕合并腹内脏器和膈肌损伤。开放性损伤常一般伤情较严重，必须立刻处理。肋骨骨折可以是单根，也可以是多根，同一肋骨又可在一处或多处折断，因此，各种伤情差别很大。

患者以肋骨骨折处胸痛最明显，有时还可扪到肋骨断端的摩擦感。

有多根多处肋骨骨折的患者局部胸壁软化，呼吸时软化区与整个胸廓的活动不同步（反常呼吸）。一旦出现这种情况，患者应尽早去医院就诊。

◎您需要做哪些检查

胸部 X 线摄片检查是最简单方便的检查方法，不但可以明确诊断有无肋骨骨折、骨折的部位及根数，还可以了解有无气胸、血胸及其严重程度。

◎专家忠告

治疗主张 肋骨骨折总体治疗原则为有效控制疼痛、胸部物理治疗和早期活动。

闭合性肋骨骨折、骨折根数不多、没有胸壁软化的患者，主要用止痛药如布洛芬（芬必得）以减轻疼痛，用胸带包扎胸部以制动，若痰多而稠可加用化痰药，并鼓励咳痰，必要时再用抗生素防止并发肺炎。

有明显胸壁软化而引起反常呼吸者，先在软化区用棉垫加压，胸带包扎;若仍有呼吸困难,且血气分析显示动脉血氧分压低、动脉血二氧化碳分压高,则要用气管插管接呼吸机做辅助呼吸。

肋骨骨折合并气胸、血胸的患者,气、血量少的可以自行吸收;中等量的可以做胸腔穿刺抽吸;量很多时要考虑胸腔闭式引流。

开放性肋骨骨折患者,急诊时先用消毒敷料封闭伤口,使开放性变成闭合性,然后立即送到医院进行胸壁伤口清创缝合,再按血胸、气胸的治疗要求做胸腔闭式引流,并用抗生素控制感染,注射破伤风疫苗(TAT)以预防破伤风。

特别提醒　平时痰多的患者,肋骨骨折后应特别注意咳痰,否则容易并发肺炎。在给予抗生素、化痰药的同时必须督促戒烟,这对患有慢性支气管炎的老年人尤为重要。

肋骨骨折受伤后 24～48 小时内,若患者胸闷、气急、心慌等症状逐渐加重,应再去医院复诊,以便了解气胸、血胸是否加重。

开放性气胸的伤口随呼吸而有空气出入,一旦出现这种情况,患者须立即以清洁敷料将伤口按住,不让空气出入,并立即去医院急诊处理。

气　胸

胸膜腔内积气称为气胸,多由于肺组织、气管、支气管、食管破裂,空气逸入胸膜腔,或因胸壁伤口穿破胸膜,外界空气进入胸膜腔所致。最常见原因是外伤。

患者有胸部外伤的病史,除伤侧胸部疼痛外,还有程度不等的胸闷、气急,甚至呼吸困难。

外伤性气胸分为三种:①闭合性气胸。一般程度较轻。②开放性气胸。由于胸壁伤口空气出入既有气流,又有声音,所以马上可以确诊。③张力性气胸。气急明显,重者气管偏向对侧,嘴唇、指甲发绀,重度缺氧的患者神志不清,脉搏快而细弱,甚至大小便失禁。该气胸病情严重,甚至可迅速致死,一旦确诊,应迅速抢救。

◎您需要做哪些检查

体格检查　病情较重患者常有呼吸困难,鼻翼扇动,口唇发绀,颈静脉怒张。伤侧胸廓饱满,呼吸活动度降低。张力性气胸患者的气管可以偏向对侧,开放性气胸患者的胸壁伤口处可以听到空气出入的声音。

胸部 X 线摄片检查　可以确诊气胸及其程度。张力性气胸患者胸部 X 线片显示胸膜腔大量积气,肺可完全萎陷,气管和纵隔被推向对侧。

◎**专家忠告**

治疗主张　闭合性气胸患者,若肺萎陷在 30% 以下,症状不明显,一般都能自行吸收,可采取止痛、制动等保守治疗;若肺萎陷大于 50% ,可有胸闷、呼吸不畅,须穿刺抽气,或行胸腔闭式引流术。

开放性气胸患者,急救处理的关键是用清洁的敷料将伤口覆盖包扎,使胸腔不漏气,将开放性气胸变成闭合性气胸,赢得时间,迅速转送;到了医院后,立即吸氧,纠正休克,清创,缝合胸壁伤口,放置胸腔闭式引流,并给予抗生素,预防感染,鼓励患者咳嗽排痰。

张力性气胸患者,因气管、支气管或肺损伤处形成活瓣,导致胸膜腔内大量气体累积,压力明显增高,严重者可导致纵隔摆动,

心肺功能衰竭,甚至死亡。一旦发生,应立即急救:在院外或送医途中应使用粗针头穿刺胸膜减压,在紧急时可在针柄部外接剪有小口的柔软塑料袋、气球或避孕套等,使胸腔内高压气体易于排出,而外界空气不能进入胸腔;到医院后进一步排气,放置胸腔闭式引流,必要时引流外接负压吸引装置,以加快气体排出,促使肺复张,并使用抗生素,预防感染。

凡做胸腔闭式水封引流的患者,包括张力性气胸和开放性气胸,都应注射抗生素,预防胸内感染,有胸壁开放性伤口的患者除用抗生素外,还应注射破伤风疫苗(TAT)以预防破伤风。

特别提醒　闭合性气胸患者的漏气速度因人而异,因此,术后 24 ~ 48 小时内要注意其病情变化,必要时摄片对比。

对开放性气胸患者必须立即封闭伤口,最好以凡士林纱布覆盖创面,再以干纱布包扎,但要注意所用敷料不宜太小,防止小纱布随呼吸被吸入胸腔。

张力性气胸的形成有一个过程,所以更应密切观察,及时处理,切不可只凭伤后的早期检查

及胸片即做定论。严重张力性气胸的患者,若病情紧急,而一时没有胸腔穿刺或肋间插管闭式引流器材,可用一粗针头在伤侧第二肋间锁骨中线处刺入胸腔,即能起到排气减压的效果。患者转送途中一方面要用胶布妥善固定针头位置,另一方面在针尾缚扎一橡胶手指套,剪开手指套顶端1厘米,呼吸时这个开口可起活瓣作用。

血 胸

常因胸部损伤引起,导致胸膜腔积血,成为血胸;积血也可与气体并存,成为血气胸。

血胸的血来自:①肺组织裂伤出血。常由肋骨骨折刺伤肺而引起。②肋间血管或胸廓内血管损伤出血。由于动脉压力较高,不易自行停止,常需手术止血。③心脏或大血管损伤破裂。出血量多而急,如抢救不及时,往往很快死亡。

少量血胸:胸膜腔积血量少于500毫升,患者可无明显症状,或稍有脉搏增快。中量血胸:胸膜腔积血量在500~1000毫升,患者可出现胸闷、心慌、气急、脉搏增快变弱、血压下降、呼吸次数增快等症状。大量血胸:胸膜腔积血量超过1 000毫升,患者可出现烦躁、冷汗、心慌、气急、四肢发冷、血压下降、心率与呼吸增快等症状,甚至出现休克。

◎您需要做哪些检查

进行性血胸可出现脉搏加快,血压降低,胸闷心悸等症状。

血液检查 如胸腔闭式引流量每小时超过200毫升,连续超过3小时,血红蛋白、红细胞计数和血细胞比容可进行性降低。

胸部立位 X 线摄片检查 可发现200毫升以上的血胸,少量血胸 X 线胸片仅显示病侧肋膈角消失;中量血胸 X 线胸片显示病侧胸膜腔下部有大片模糊积液,血气胸时则出现大片液平;大量血胸 X 线胸片显示病侧胸膜腔大片模糊,纵隔可向对侧移位。

此外,B 超和 CT 对血胸诊断也很有帮助。胸膜腔穿刺抽出不凝固的血可明确诊断。

◎专家忠告

治疗主张 非进行性血胸的治疗原则是及时排出积血,促使肺复张,改善呼吸功能,使用抗生素预防感染,并尽早采用胸腔穿刺或胸腔闭式引流术。大量以及进行性血胸患者可在输血、快速补液、纠正休克和做胸腔闭式引流的同时,积极准备手术剖胸止血,并取出胸内血块。

对于中量以上的血胸患者,十分重要的一点就是要判断其胸腔内是否还存在进行性出血。若经处理后胸膜腔出血未能止住,应抓紧时间剖胸止血。

若胸膜腔积聚大量凝血块,称为"凝固性血胸",即使进行性出血已停止,但为了避免感染后并发脓胸,或血块机化形成纤维板引起胸廓塌陷损害肺功能,还是应尽早手术取出血块,同时剥脱纤维板,使肺复张。

特别提醒 由于血胸持续存在会增加发生凝固性血胸或感染性血胸的可能性,因此闭式胸腔引流术的指征应放宽。行胸腔闭式引流术后,应保持引流管通畅,以防止再次形成血胸。要密切观察并间断挤压引流管,或连接负压瓶吸引,同时鼓励患者咳嗽,促使引流畅通,使肺尽早复张。

保证患者进食高蛋白质、高维生素饮食,如牛奶、蛋类、鱼虾、瘦肉、豆类等,同时给予新鲜蔬菜和水果,以补充出血造成的营养损失。

心脏及胸部大血管损伤

胸部钝性暴力外伤可造成心脏或(和)胸主动脉挫伤,甚至心脏破裂,主动脉夹层或全层破裂;胸部锐性暴力如刀刺伤,可造成心脏或大血管穿破,引起大出血。这些患者中大多数死于事故现场,只有一部分能来得及送到医院,其中又只有极少一部分能通过抢救而存活。

轻度受伤可能无明显症状,中重度损伤可出现胸痛、心悸、气促,甚至心绞痛等表现。重度损伤可导致心脏大血管损伤,引起大出血,因此,低血压休克十分常见,严重的患者甚至心搏骤停。一部分患者可因心包积血而造成急性心脏压塞,患者心跳很快,脉搏细弱,血压降低,收缩压和舒张压的差距缩小,烦躁不安,也可出现颈静脉充盈。

◎您需要做哪些检查

心脏听诊、血压测量 为最基本的检查方法。

心肌酶学测定 包括传统的

磷酸肌酸激酶及其同工酶（CK、CK-MB）和乳酸脱氢酶及其同工酶（LDH、LDH1、LDH2）的活性测定。

心电图检查　可发现心律紊乱、心肌缺血等，心脏压塞时心电图上可以出现低电压。

超声心动图检查　可以了解心脏损伤后引起的解剖和功能方面的改变。食管超声心动图可减少胸部损伤时经胸探头检查的痛苦，还能提高心肌挫伤的检出率。

胸部 X 线摄片检查　可见心脏大小或形态变化，胸部 X 线透视可见外伤性室壁瘤呈现反常收缩，胸主动脉损伤往往显示纵隔增宽。

CT 检查、磁共振成像（MRI）检查、数字减影血管造影（DSA）检查　均有助于诊断。DSA 是运用数字技术，经计算机处理后使心血管造影的图像更为清晰的新技术。

主动脉造影　是诊断外伤性主动脉夹层破裂的最可靠的方法。

◎专家忠告

治疗主张　由于心脏大血管损伤常伴有大出血等严重情况，所以，一旦发生必须立刻送到医院急诊。去医院途中患者宜平卧，吸氧，头部避免垫高，禁食。

因心脏损伤、心包内积血造成急性心脏压塞，应先行心包穿刺，抽出积血，减低心包内压力，缓解心脏压塞的症状。在输血、补液等抗休克治疗的同时准备心脏破裂的止血缝合手术。如已有心脏压塞或失血性休克者，应立即在急诊室行开胸手术，切开心包缓解心脏压塞，控制出血同时迅速补充血容量。

手术后常放置胸腔或纵隔引流管。术后第 1 日要保持引流通畅，密切观察引流量的变化，警惕伤口继续出血。大量使用广谱抗生素。控制血压在正常范围。避免便秘和剧烈咳嗽。卧床，避免剧烈活动 7～10 日。加强心电监护，及时纠正血钾，做好应急除颤的准备。注意尿量，行尿相对密度和肾功能测定，慎用或禁用损害肾脏功能的药物。

特别提醒　心脏及胸部大血管损伤进展迅速，依赖胸部 X 线、心电图、超声波、超声心动图，甚至心包穿刺术明确诊断都是耗时、准确性不高的方法，应积极抢救。对于伤后时间短、生命体征尚平稳、不能排出心脏及大血管损伤者,应在具备全身麻醉手术条件的手术室,在局部麻醉下扩探伤道以明确诊断,避免延误抢救最佳时机。

胸部异物

可因外伤、误吸或误吞所引起。胸部异物有的可以位于胸壁上;有的可穿透胸腔,留在肺或纵隔内;有的可经口咽部吸入气管或支气管;有的可梗在食管的任何部位。患者的症状各不相同,取决于异物的大小、位置和性质。

肺内异物常有痰中带血或整口咯血。

气管内异物大都因不慎误吸引起,以儿童最为多见,可以出现呼吸困难、缺氧、口唇发绀等症状,严重者可导致窒息死亡。

食管内异物常因误咽有刺有角的异物如骨刺、假牙所致,患者可出现胸骨后疼痛、进食困难或呕吐血性物等症状,如发生食管穿孔还可出现发热症状。

◎您需要做哪些检查

X线摄片检查、CT检查 对大部分异物可以确诊,并确定位置,也可发现是否有肋骨骨折、血胸等合并症。若胸片显示纵隔影增宽及液平,则表明异物已穿破气管或食管。

◎专家忠告

治疗主张 胸部异物大小不同,性质各异。小的异物若非位于要害之处,又无明显症状,也无感染、出血等合并症,可以不必取出。心脏大血管内异物,可造成动脉栓塞或细菌性心内膜炎,甚至导致瘫痪等严重后果,所以,应立即去医院就诊,尽早取出。气管内异物可以并发肺不张、肺部感染,甚至窒息;食管内异物常为有刺的骨头或假牙等,可造成消化道穿孔、出血等合并症,患者均应立即到医院急诊并取出异物。

胸腔内异物 高速子弹头或弹片可能不引起感染,也可不产生后遗症状,是否取出应全面权衡后决定。碎石及布料等异物常会导致感染,应及时取出,并应用抗生素预防感染,注射破伤风疫苗(TAT)。

肺内异物 必要时应手术开胸,取出异物,或同时切除损伤严重的肺组织。

气管内异物 必须立即去医

院急诊,尽早在气管镜下取出异物。

食管内异物　应及早到医院在食管镜下取出异物。一旦发生穿孔,必须同时做纵隔引流手术。

心脏及胸部大血管内异物　有时异物可随血液流动而移位,由此引起栓塞或瘫痪等后遗症,所以一旦发生,应及早取出。心内异物取出通常需在体外循环下进行。胸内大血管异物也可利用介入导管,经血管腔将异物取出。

特别提醒　气管内异物常发生于儿童,病势很急,患儿又哭又闹,易将误吸的异物吸到更深部位,由此增加取出的难度。因此,一旦发生,家长要保持镇静,并安慰患儿切勿紧张哭闹,同时以最快速度送患儿到有条件做取异物手术的医院急诊。

花生、黄豆、果仁等被吸入气管后,可逐渐吸收水分而体积胀大,同时产生的有机物可刺激气道黏膜引起水肿充血,增加异物取出的难度,因此必须尽快取出。

漏斗胸

漏斗胸是一种先天性发育异常,患者胸骨、肋软骨及一部分肋骨凹向脊柱,前胸壁、胸骨呈漏斗状凹陷。目前其确切的发病机制仍不清楚,可能与遗传有关。

漏斗胸患者从小就有,常在学龄前逐渐明显,较轻的漏斗胸无明显症状,仅有轻度前壁后陷畸形,急性严重者,由于凹陷部压迫心、肺,影响心肺功能,易发生上呼吸道感染及肺部感染,致使活动能力受限,生长发育迟缓,体弱多病。

随着年龄的增长,患者胸壁凹陷日益明显,脊柱侧弯畸形,运动时可出现呼吸困难、心悸、心前区疼痛等症状。与此同时,随着病情有所进展,患者心理上的负担日益加重,继而出现精神压抑、心情孤僻等心理障碍症状。

◎您需要做哪些检查

根据胸骨凹陷畸形即可诊断。

根据胸部 X 线片,用注水或橡皮泥塑型,可以测定畸形的程度和范围,为手术治疗提供依据。

◎专家忠告

治疗主张　漏斗胸的手术矫正应根据其严重程度、对心肺功能影响及畸形的发展趋势而定。

进行手术治疗的目的是矫正胸骨凹陷畸形,解除患者的心肺压迫和凸向畸形,消除患者生理上和心理上的双重负担。手术方法有胸骨肋骨矫形术、胸骨翻转术等。

特别提醒 家长要充分重视和关心患儿身心健康,手术矫治的年龄以 3~7 岁为宜,3 岁以前,程度不重的漏斗胸有自行矫正的可能。从保护患儿心理健康的角度出发,一般以学龄前施行手术为佳。

鸡 胸

鸡胸是一种先天性发育异常,可能与遗传有关。患者前胸壁自胸骨角以下的胸骨和相连的肋软骨向前突出,形状像鸡的胸廓,症状一般不严重,只是平时呼吸气弱,咳嗽乏力,容易发生呼吸道感染,但很少出现心肺功能减退。

◎您需要做哪些检查

根据胸骨和肋软骨向前突出的畸形即可诊断。

胸部 X 线摄片可以作为制定手术方案时的参考。

◎专家忠告

治疗主张 对于畸形较严重,影响心肺功能,患儿精神负担过重者,可考虑手术矫治,常用手术方法有胸骨翻转法和胸骨沉降法。而症状不严重的孩子不一定非要手术,在成长过程中可以适当进行体育锻炼,同时消除心理障碍。

肋软骨炎

肋软骨位于肋骨与胸骨连接处,还有在两侧肋弓部位。肋软骨炎是一种非化脓性炎症,不会感染他人。好发于青壮年,女性略多于男性。主要表现为肋软骨部的局部增生。病因不明确,可能与慢性损伤、病毒感染或内分泌异常有关。

病变部位多见于第二、第三、第四肋,多数为单侧,少数为双侧。受累肋软骨局部肿大、疼痛,咳嗽,上肢活动及转身时疼痛加剧,但皮肤不红也不发热。病程有短有长,有的几日后自行消退,有的反复发作可迁延几个月甚至几年。

◎您需要做哪些检查

根据体格检查即可诊断。由于软骨在 X 线片上不显影，所以胸片常无异常发现。必要时可做 CT 检查，以与其他胸壁疾病鉴别。

◎专家忠告

治疗主张　肋软骨炎即使不治疗，也有自然消退的趋势，所以不必特殊处理。若疼痛严重，可服止痛药或进行局部封闭治疗，也可口服泼尼松 1～2 周，以助消退。中药治疗亦有一定疗效。

特别提醒　肋软骨炎不是肿瘤，一般不必特殊治疗，所以，患者在确诊后不要有思想负担，也不要经常触摸，以减少刺激，有利康复。

胸壁结核

胸壁结核大都继发于肺、胸膜、纵隔的结核病变，结核菌经淋巴管道或血液循环感染肋间淋巴管或血管从而引发胸壁结核。此外，也可因慢性结核性脓胸直接向胸壁溃破，或因肋骨、胸骨的结核性骨髓炎侵入胸壁的软组织而

造成。该病多见于 20～40 岁的中青年人。

全身症状不明显，有的患者若原发结核病变尚有活动，可伴有消瘦、乏力、低热、盗汗等结核病的全身症状。胸壁局部有肿块，一般表面不发红，不发热，也无疼痛。随着脓肿的日益增长，表面皮肤变薄并变成暗红色，终至溃破，流出乳白色豆渣样脓液，伴有干酪样物质，俗称为"冷脓肿"；形成窦道后可经久不愈或时愈时发。

◎您需要做哪些检查

X 线摄片检查　可显示被邻近胸骨或肋骨的脓肿压迫或侵蚀破坏的骨质结构，同时还可显示胸内其他结核病灶，但 X 线检查正常并不能排除胸壁结核的诊断。

胸腔穿刺　获得乳白色浓液，经涂片、培养或动物接种可以找到结核菌。

◎专家忠告

治疗主张

治疗全身症状　口服和注射抗结核药物，进行全身治疗。

治疗胸壁的脓肿　穿刺抽脓

后,局部注入抗结核药物。也可手术切除整块脓肿及侵蚀的肋骨和周围软组织,局部放置抗结核药物后,切口一期缝合并加压包扎。术后继续抗结核治疗 6 个月。

特别提醒 结核病是全身性疾病,而胸壁结核只是其局部表现的一部分病变,因此,不论手术与否,都必须进行有效、足量和正规的全身抗结核用药,同时应适当结合局部抗结核的药物治疗,并加强营养,提高抵抗力。

施行胸壁结核切除前,最好先用抗结核药治疗 1 个月,手术后至少用抗结核药治疗 6 个月以上,病情稳定以后再进行。若结核性脓肿已合并继发感染,则在抗结核用药的基础上,按化脓性感染的原则,进行手术治疗。

急性脓胸

急性脓胸是指胸膜腔内的急性化脓性感染,常继发于肺部感染、脓毒血症、胸部外伤或胸部手术后感染,食管、气管异物溃破后继发感染,邻近器官感染如肝脓肿、化脓性心包炎等。常见致病菌为肺炎双球菌、链球菌、葡萄球菌等,随着抗生素的广泛应用,金黄色葡萄球菌和革兰阴性杆菌明显增多,但多数脓胸为数种细菌混合感染。

患者常先有高热、食欲减退、乏力、咳嗽等,继而出现胸闷、胸痛、气促,胸腔积脓较多时,可感胸闷,甚至呼吸困难,严重者可伴有发绀和休克。

患者的肋间隙饱满,有压痛,呼吸幅度减小,呼吸音减低或消失,气管、纵隔向健侧移位。若为胸部外伤或胸部手术后感染所造成的,则有相应的病史及明显的局部症状和体征。

◎您需要做哪些检查

胸部 X 线摄片检查 患侧胸腔可见均匀一致的密度增高影,站立位时,少量积液显示肋膈角变钝,中等量以上积液显示内低外高的弧形致密影,大量积液时患侧呈大片致密阴影。

CT 检查 对脓胸的诊断、定位,尤其是对多房性、包裹性积液有特殊诊断价值。

超声波检查 可测定积液量的多少,并常用于胸腔穿刺抽脓的定位。

胸腔穿刺 一旦抽得脓液,

即可确诊脓胸,同时应做脓液的涂片检查,染色后初步鉴定细菌类型。对脓液进行细菌培养以确定致病菌,测定细菌对药物的敏感度以供治疗参考。

◎专家忠告

治疗主张　选用足量、有效的抗生素控制感染,并根据胸腔脓液的细菌培养结果,及时调整抗生素。

排出胸腔积脓,促使肺复张,不仅可减轻感染中毒症状,而且可促使肺膨胀,对恢复肺功能具有积极作用。常用方法包括胸腔穿刺抽脓、胸腔闭式引流等。胸腔穿刺抽脓适用于起病早期及脓液较稀薄的患者,抽脓后再向胸内注入抗生素。胸腔闭式引流适用于脓液较稠厚的患者,术后鼓励患者咳嗽并挤压引流管以保持引流管通畅。待脓液排尽、脓毒症状消退、肺完全复张、脓腔消失后方可拔除引流管。

特别提醒　应不失时机地抓紧治疗,以免引起败血症或转为慢性脓胸等不良后果。

必须选用敏感的抗生素,而且剂量要大,疗程要足。同时,通过穿刺或闭式引流彻底排脓,促

使肺尽快复张,消除脓腔,达到完全治愈。

应重视全身支持疗法,特别是多进食牛奶、鸡蛋、鱼、瘦肉、豆类等富含蛋白质的食物,以及新鲜蔬菜、水果等富含维生素的食物。

小儿的肺组织弹性良好易于扩张,所以,患急性化脓性脓胸后要及时穿刺排脓,同时使用抗生素,尽量避免胸腔闭式引流,以减少患儿不适和护理上的不方便。

慢性脓胸

因急性脓胸处理不当或处理不及时而造成,如急性脓胸病程超过3个月,即进入慢性脓胸期。其主要致病原因有:①急性脓胸引流、治疗不及时。②异物存留于胸膜腔内,伴有支气管胸膜瘘或食管瘘。③特发性感染,如结核、真菌等。④临近组织有慢性感染。

患者常有急性脓胸的既往病史。有消瘦、贫血、营养不良等慢性病容,可有气促、咳嗽、咳脓痰等症状。病侧胸廓塌陷,肋间隙变窄,呼吸运动减弱或消失,气管向病侧移位,脊柱向健侧侧弯,可

有杵状指(趾)等。

◎您需要做哪些检查

胸部 X 线摄片检查 可见胸膜明显增厚,肋间隙狭窄,大多成一片密度增深的毛玻璃状模糊影。气管和纵隔向病侧移位,膈肌抬高。

胸部 CT 和磁共振成像(MRI)检查 可进一步了解脓腔部位和大小以及肺内有无病变。

胸腔穿刺 抽出的脓液应做细菌培养和药敏试验,如抽得巧克力色稠脓,应同时做阿米巴滋养体检查,必要时应做结核杆菌检查。

实验室检查 抽血检查观察是否存在贫血和低蛋白血症,并测定肝功能、肾功能,以了解慢性脓胸对身体的侵害情况。

若怀疑合并支气管胸膜瘘,可在脓腔内注入亚甲蓝,若痰中出现蓝色即可确诊。必要时也可进行脓腔造影,明确瘘管部位。

◎专家忠告

治疗主张

全身治疗 加强营养,多进食富含蛋白质、维生素及其他营养成分的食品。严重贫血者可适量输血,有严重低蛋白血症的患者可适量输血浆或血蛋白制品。选用敏感的抗生素控制感染,若合并结核性脓胸必须同时应用抗结核药物。

脓腔引流 一般脓胸均应引流(没有混合感染的单纯结核性脓胸可以不引流)。脓液量多,全身感染症状明显的患者可先做闭式引流,待脓液量减少、脓毒症状减轻后改为开放引流。脓胸引流口要选在脓腔底部,所以术前定位十分重要,可以应用 CT 检查或脓腔造影以确定位置。

手术治疗 包括胸膜纤维板剥脱术、肌瓣和大网膜填塞术、胸膜内胸廓改形术等。

特别提醒 应加强全身营养,增强抵抗力,纠正贫血及低蛋白血症;保持胸腔引流通畅,选用敏感的抗生素;如需手术,充分的术前准备十分重要,由于手术时机的选择直接关系到手术效果,术前准备要达到的目标是:基本纠正贫血和低蛋白血症,脓胸引流通畅,中毒症状被控制,患者对接受手术有充分的心理准备。

手术前后都应加强以深吸气为主的呼吸锻炼,同时还应逐渐增加以手术一侧上肢为重点的全身肌肉锻炼。

结核性脓胸

结核性脓胸多由于肺结核空洞或胸膜下干酪样病灶破裂，感染胸膜而引起，也可由脊椎结核的椎旁脓肿直接蔓延所致，肺结核外科手术并发支气管胸膜瘘或胸膜腔感染也可引起脓气胸。此外，渗出性胸膜炎积液长期不吸收，有一部分可逐渐发展成脓胸。

急性起病者有明显毒性症状，如恶寒、高热、多汗、干咳、胸痛等。胸腔积脓多时，可有胸闷及气急。伴有支气管胸膜瘘时，则咳出大量脓痰(即脓胸液)，有时呈血性。慢性者多不发热，但贫血及消瘦较明显。患者常有低热、消瘦、乏力、胸闷、胸痛、干咳、食欲不振等结核病活动期的症状。

◎您需要做哪些检查

X线摄片检查　表现与慢性脓胸基本相同，对侧肺内有结核病灶的较易诊断，患侧肺内结核病灶往往被积液所掩盖，因此不易确定性质。

胸部CT检查　可进一步了解脓腔和胸壁的情况、肺内有无病变及其性质与范围，同时可显示肺内的结核病灶。

胸腔穿刺　抽出的脓液应做细菌培养。若普通细菌阴性，则应充分考虑结核性脓胸的可能。

在未经胸腔穿刺的前提下，若胸部X线摄片或CT摄片出现液平，则常提示支气管胸膜瘘出现的可能。此时，可往胸内注入亚甲蓝(美蓝)，若痰中带有蓝色，即可证实。结核性脓胸必伴有继发的化脓性细菌感染，形成混合性脓胸。

◎专家忠告

治疗主张

全身治疗　早期脓胸(浆液渗出为主)患者注意休息，加强营养，以链霉素、异烟肼、利福平、乙胺丁醇等抗结核药物中的2~3种联合应用一段时间，早期脓胸可被吸收而留下胸膜增厚。若有大量积液，在用药的同时，可行胸腔穿刺抽液。若有混合感染，则抗生素和抗结核药应同时应用。

手术治疗　手术方法与上述"慢性脓胸"基本相同。

胸腔闭式引流术　适用于有

混合感染的结核性脓胸,经用抗生素及胸腔穿刺抽液仍不能控制感染的患者。

特别提醒 抗结核药物的全身用药十分重要。患者感染的结核菌可能对某些药物已产生耐药性,所以,要选择几种敏感的抗结核药物联合应用,疗程要足够长,一般术后用药 1 年以上,以免结核病复发。

链霉素是常用的抗结核药,但对个别人的听神经有毒性作用,因此,用药过程中若出现听力异常必须立即停药,以免损害听力。利福平、乙胺丁醇等应用中应定期检查肝功能、肾功能,若有变化,应即停药,并改用其他药物。

肺先天性疾病

肺先天性疾病指肺发育不全所形成的疾病,支气管和肺的发育发生于妊娠 24 日至 24 周,这个时期支气管发育障碍均可发生支气管和肺的发育畸形。常见的有肺发育不良、先天性肺囊肿、先天性肺气肿、肺动静脉瘘、肺隔离症等。肺先天性疾病患者常同时存在一种以上病变,或同其他先天性疾病如心血管畸形并存。

有一部分肺先天性疾病的患者可以没有症状。咳嗽较为常见,可为刺激性干咳,也可因继发感染而有痰,伴发热。先天性肺气肿和肺动静脉瘘患者可有活动后气急、心悸,少数患者甚至有发绀、杵状指。

◎您需要做哪些检查

胸部 X 线摄片检查、CT 检查 有助于上述肺先天性疾病的诊断及鉴别诊断。

血管造影 肺动静脉瘘及肺隔离症患者可通过血管造影明确诊断。

钡餐胃肠造影 肺发育不良患者常合并膈疝,应做钡餐胃肠造影。

◎专家忠告

治疗主张 肺先天性疾病若有反复继发感染,可发展成肺化脓症、肺动静脉瘘及肺隔离症,甚至因反复心力衰竭而死亡。因此,对肺先天性疾病的治疗应持积极态度,只要有手术指征并具备条件,应该及时手术治疗。

特别提醒 肺先天性疾病与生俱来,因此,对自幼就反复咳嗽、有痰、发热的孩子，应及时到医院检查。明确诊断为肺先天性疾病的患儿如有手术指征，只要条件许可，手术时机的选择宜早不宜晚，这样对恢复健康和正常发育都有好处。

支气管扩张症

支气管扩张症是一种较常见的肺部慢性化脓性疾病，主要是由于支气管壁和周围肺组织的炎症性破坏所致，多由后天性疾病引起，如幼儿期的百日咳、麻疹、支气管肺炎、肺结核等。感染与支气管阻塞两种互为因果的因素在支气管扩张的形成和发展中起着主要作用。主要症状有慢性咳嗽、咳脓痰与咯血，以及反复发作呼吸道感染和肺部感染等。患者排痰量多，为黄绿色黏液性脓痰，甚至有恶臭。

◎您需要做哪些检查

听诊　支气管扩张的病变部位一般右侧多于左侧，下叶多于上叶，局部听诊常闻细湿啰音。

胸部 X 线摄片检查　可见肺纹理增多、增粗，有蜂窝状或环状阴影。

CT 检查　可进一步了解病变情况及定位。

支气管造影　是特异性诊断方法之一，支气管碘油造影可以明确诊断。

◎专家忠告

治疗主张

保守治疗　对症状较轻、病变范围较局限的患者可先试行保守治疗，应用对细菌敏感的抗生素控制感染，口服有效的化痰药，同时鼓励患者尽量咳痰，必要时还可以加用抗生素及糜蛋白酶雾化吸入，以帮助稀释痰液使其利于咳出。对咯血者可口服、肌注或静脉滴注止血药。

手术治疗　如有以下情况，应考虑手术治疗：①病变局限，有明显症状，或肺部反复感染，这是主要的适应证，可以彻底切除病变肺组织，取得良好效果。②双侧均有病变，一侧严重，对侧很轻，症状主要来自病重一侧，可以切除该侧，术后如对侧病变仍有症状可药物治疗。③双侧都有局限较严重病变，如有大咯血等症状，先切除重的一侧，此后如对侧病变稳定，观察及内科治疗，如病变进展，再切除。④大咯血的急症切除,现有支气管动脉栓塞术,大部分可先用此法止血,然后再行择期手术。⑤双侧有广泛病变,患者一般情况及肺功能不断恶化,内科治疗无效,估计存活时间不超过 2 年,年龄又在 55 岁以下的,可以考虑双侧肺移植手术。

围手术期处理　①术前准备十分重要,应服用有效的抗生素且雾化吸入,控制感染,使体温、心率、白细胞计数等均在正常范围,将痰量控制到每日 50 毫升以下,使胸部啰音基本消失,让血浆白蛋白处在正常范围。②对病变局部听诊有血管杂音的患者,要做好术中出血的准备,并充分备血。③术后继续控制感染并帮助拍背咳痰,防止并发肺炎和肺不张。若患者自己咳痰有困难,应及时应用鼻导管或纤维支气管镜吸痰。④术后可能肺内渗血较多,应保持引流管通畅,加强止血药的应用,输血以补充维持血容量。

特别提醒　支气管扩张症患者大咯血时,患者及家属切忌惊慌失措,患者应主动将气管内的积血逐口咯出,千万不可故意屏住不咯,以免血液在气管内凝成血块而导致窒息的严重后果。当然,及时就医是十分重要的。

健康管理　对于支气管扩张患者,应注意如下几点:①注意关怀。老年人晚年由于家庭及社会环境变迁等因素的影响,会表现出不同性质上的行为障碍,如孤独感、多疑感、自卑感、抑郁感、情绪不稳等。家人要多关心他们的心理变化,注重他们的心理感受。②注意隔离。对于结核患者,要做到尽早隔离治疗,并通过医生指导合理使用抗生素。③注意锻炼身体。老年人随年龄增长,器官功能逐渐下降,机体调节机制作用降低,可适当地做些调节气息的慢性动作,增强身体的抵抗力。④注意早期预防。在疾病前期做好早期发现、早期诊断和早期治疗的预防工作,以控制疾病的发展和恶化,防治疾病的复发或转为慢性,应进行定期健康检查,早期发现和诊断。⑤防止感染。对于已患病的患者,应该防止或减少呼吸道感染的发生,保持呼吸道通畅和痰液引流,合理使用抗生素。

肺脓肿

肺脓肿是多种致病菌引起的

肺部化脓性感染,在迅速发生坏死、液化,以及脓腔与细支气管相通后,一部分脓液排出形成空洞,也称"肺脓疡"。病原菌可以是金黄色葡萄球菌、绿脓杆菌(铜绿假单胞菌)、肺炎球菌、溶血性链球菌、大肠杆菌、肺炎克雷伯杆菌等。

急性期患者可有高热、寒战、咳嗽、咳脓痰/血痰或咯血,伴有胸痛。慢性肺脓肿患者常有发热、咳嗽、咳大量脓痰/血痰或大咯血,并有消瘦、贫血、杵状指和营养不良等全身消耗症状。

◎您需要做哪些检查

胸部 X 线摄片检查、CT 检查 可见肺内浓密的阴影,中有空洞或多个透亮区,常常有液平、周围浸润及胸膜粘连。但症状不典型者需与肺癌空洞、结核空洞、肺囊肿继发感染等相鉴别。

其他检查 痰培养并做细菌药物敏感测定。

◎专家忠告

治疗主张 对急性期肺脓肿患者应根据痰培养所得致病菌的药物敏感测定,选用有效抗生素静脉注射,治疗要早,剂量要大,疗程要足,辅以体位引流,促进排痰,必要时以支气管镜吸痰,胸部理疗等,务求在急性期得到治愈。

急性肺脓肿转为慢性后,有如下情况,应考虑手术治疗:①肺脓肿病程超过 3 个月,经内科治疗脓腔不缩小,或脓腔过大(5 厘米以上)估计不易闭合者。②大咯血经内科治疗无效或危及生命。③伴有支气管胸膜瘘或脓胸经抽吸和冲洗疗效不佳者。④异物或可疑肿瘤阻塞支气管,使感染难以控制者。⑤诊断不明确,不能与肺癌鉴别者。

肺脓肿患者由于多脓痰,病肺广泛粘连,组织充血水肿,以致麻醉及手术难度都很大,因此,应在手术前进行充分准备,应用大剂量敏感广谱抗生素控制感染、加强引流以减少痰量,尽量将痰液控制在每日 50 毫升以下,并给予高蛋白饮食,以及多次输血等支持疗法,加强抵抗力及手术耐受性。

特别提醒 预防本病的关键在于积极去除和治疗口腔、鼻、咽腔的慢性感染源,如龋齿、扁桃体炎、鼻旁窦炎、齿槽溢脓等。避免过量使用镇静、催眠、麻醉药及酗酒。对上呼吸道手术及昏迷、全身麻醉者应加强护理，预防肺部感染。

肺结核病

肺结核病是由结核杆菌引起的慢性传染病。可以没有症状，偶尔在体检时发现。一般全身症状有长期低热、疲倦乏力、盗汗、体重减轻等，呼吸系统症状可有咳嗽、咳痰、咯血、胸痛、气促等。

◎您需要做哪些检查

胸部X线摄片检查、CT检查　有助于明确病变范围、部位、有无空洞及空洞大小、洞壁厚度等信息。长期患者可出现纤维化和钙化灶。并与其他疾病鉴别。

结核菌素皮内注射试验　若为阳性反应，仅表示曾有结核感染或曾接种过卡介苗，并不能表示现在患有活动期结核病。

痰液结核杆菌培养　痰液结核杆菌培养阳性是确诊的依据，但有时培养阴性也不能排除结核病，应反复培养。

◎专家忠告

治疗主张　目前主要采用以利福平为主的治疗方案，95%的初治肺结核病患者均可得到彻底治愈，停药后5年内肺结核复发率不超过5%。但是，在肺结核的防治过程中，严格的督导和全程管理在目前仍存在不少的漏洞，仍有不少患者失去初治的机会，从而转入复治，甚至成为难治或重症肺结核。从另一方面讲，不少肺结核患者一开始便并发支气管结核，甚至发展成肺不张，出现反复的呼吸道感染；还有一些肺结核患者继发支气管扩张或者曲霉菌感染，并发反复咯血甚至是大咯血等，往往需外科手术解决问题。因此，外科手术是对部分难治、重症肺结核和伴有严重并发症及耐多药肺结核等患者进行治疗的有效手段之一。

手术适应证　①空洞型肺结核：经内科初治或复治，规范化疗1年以上的空洞性肺结核空洞长期不闭合，或者空洞时大时小，痰菌持续或间断阳性，特别是结核菌耐药的患者应该首选手术治疗。这对于消灭感染源、防止结核病扩散是具有积极预防意义的。②空洞型肺结核继发曲霉菌球：痰结核菌多呈阴性，但常常出现反复的小量咯血或大咯血，药物治疗无效者。③一叶或一侧毁损肺:肺内常有有广泛的纤维干酪样病变,并且多伴有支气管扩张和散在多个小空洞,这样的肺基本上已失去呼吸功能,如果肺功能和全身状况许可,则应根据病变范围做肺叶或一侧全肺切除。④结核性支气管扩张或支气管内膜结核造成的支气管狭窄:如反复咯血、感染或痰菌阳性及肺不张,则需手术切除病肺。⑤结核球和大块干酪灶:其病理改变主要是包裹性干酪样坏死组织或结核性肉芽组织。如直径大于3厘米,规则化疗无变化,患者要求手术者,则可作为手术的相对手术适应证。⑥肺结核合并大咯血:对24小时咯血累计超过600毫升或一次大于200毫升且有窒息和休克征兆的患者,如果出血部位明确,心肺功能许可,保守治疗差,则应及早手术。⑦肺结核合并脓或气胸:早期应及早引流,效果不明显时,应该行开胸探查或胸膜纤维板剥脱术。

特别提醒　结核病是全身性的疾病,因此,手术必须在全身应用抗结核药物后病情得到控制的基础上进行,才能达到预期效果。

肺结核患者手术后若痰液结核杆菌培养转为阴性,胸部X线片上无活动性病灶,血沉在正常范围且稳定1年以上,则可以认为已临床治愈,生活中不必采取消毒隔离等特殊防范措施。

肺　癌

肺癌的致病原因至今不完全明确。大量资料说明,长期大量吸烟是肺癌的一个致病因素。在某些工业部门和矿区工作的职工,由于长期接触石棉、铬、镍、铜、锡、砷,以及放射性致癌物质,其肺癌发生率也明显升高。人体内的因素如免疫状态、代谢活动遗传因素、肺部慢性感染等对肺癌的发生也有一定影响。

早期肺癌患者往往无任何症状。随着癌肿逐渐增大,患者出现刺激性咳嗽,易误诊为感冒。有的患者出现血痰后才引起注意,通常为痰中带血点、血丝或少量咯血。有的患者可因癌肿阻塞支气管而引起肺不张或肺内感染,临床上出现胸闷、哮喘、气促、发热和胸痛等症状。

晚期肺癌可压迫、侵犯邻近器官,或有远处转移而引起各种不同的症状。

◎您需要做哪些检查

肺癌的检查方法详见本书"呼吸科疾病"中的相关内容。

◎专家忠告

治疗主张　目前,对肺癌主要采取以外科手术为主的综合治疗。首选疗法是外科手术,它是唯一可能将肺癌治愈的方法。然而,肺癌是一种全身性疾病,单纯手术治疗并不能完全解决问题,必须与化疗、放疗及其他治疗方法联合应用。

手术治疗　手术方式应该选择解剖性肺叶切除加系统肺门纵隔淋巴腺清扫,少数患者需要进行全肺切除或者支气管袖式肺叶切除术,但必须保证的一个原则是彻底切除肿瘤,同时尽可能保留正常肺组织。根据肺切除范围不同分为肺叶切除术、全肺切除术、肺段或外周肺楔形切除术;根据手术技术不同分为肺切除支气管袖状成形术、肺切除肺血管成形术和肺切除隆突成形术等。

病灶较小,局限在支气管肺内,尚未发现远处转移,全身情况较好的患者,首选治疗方案是手术切除;然后根据肺癌的病理类型和术中所见的情况,在手术后的各个阶段应用放射疗法和(或)药物疗法。有部分患者,可在手术前采用放射疗法和药物疗法,以控制病情,为手术创造更好的条件。小细胞癌往往很早就发生远处转移,手术很难治愈,因此有人主张根本不考虑手术,但多数学者倾向对早期患者在手术的基础上加以药物治疗。

手术治疗应尽可能彻底切除肺癌的原发性病灶和转移的淋巴结,尽可能保留健康的肺组织。当患者有胸外淋巴结转移,小脑、骨、肝等处转移,广泛肺门、纵隔淋巴结转移,胸膜转移或伴有癌性胸水,心、肺、肝、肾功能障碍,全身情况很差时,应慎重考虑手术或禁忌手术。

放射治疗　是局部消灭肺癌病灶的一种手段。在各种类型肺癌中,小细胞肺癌对放疗敏感性较高,鳞癌次之,腺癌和细支气管肺泡癌最低。临床上通常和手术联合使用,有一定效果。

化学疗法　详见本书"呼吸科疾病"中的相关内容。

中医治疗　按患者临床症状、脉象、舌苔等表现,应用辨证论治法则治疗肺癌,一部分患者的症状可得到改善,延长寿命。

免疫疗法 通过特异性和非特异性免疫疗法可激发和增强人体免疫功能。

特别提醒 据统计,男性肺癌患者中 90% 与吸烟有关,奉劝广大吸烟的读者应下决心戒烟。

纵隔肿瘤

纵隔组织和器官较多,胎生结构来源复杂,所以纵隔内发生的肿瘤种类繁多,既有原发性肿瘤,也有转移性肿瘤。原发性肿瘤发病原因不明,可能与胚胎时组织发育异常以及遗传因素有关。

纵隔肿瘤包括许多种类,但临床表现大致相同。①呼吸道症状:最常见,多表现为胸闷、胸痛,一般发生于胸骨后或病侧胸部。咳嗽常为气管或肺组织受压所致,咯血较少见。②神经系统症状:由于肿瘤压迫或侵蚀神经产生各种症状,如肿瘤侵及膈神经可引起呃逆及膈肌运动麻痹;肿瘤侵犯喉返神经,可引起声音嘶哑;交感神经受累,可产生霍纳综合征;肋间神经侵蚀时,可产生胸痛或感觉异常;压迫脊神经,可引起肢体瘫痪。③压迫症状:上腔静脉受压,常见于上纵隔肿瘤,多见于恶性胸腺瘤及淋巴性恶性肿瘤。食管、气管受压,可出现气急或下咽梗阻等症状。④特殊症状:畸胎瘤破入支气管,患者咳出皮脂物及毛发。支气管囊肿破裂与支气管相通,表现有支气管胸膜瘘症状。极少数胸内甲状腺肿瘤的患者,有甲状腺机能亢进症状。胸腺瘤的患者,有时伴有重症肌无力症状。

◎您需要做哪些检查

X 线摄片检查 X 线透视可发现肿瘤有搏动,应先明确为扩张性或传导性搏动。如为前者,则可初步怀疑为动脉瘤,可用 X 线计波摄影或血管造影求证实。上纵隔肿瘤在 X 线透视时若随吞咽而向上移动,可初步诊断为甲状腺肿瘤。正、侧、斜位 X 线平片、分层片或高千伏摄片,可明确肿瘤的部位、外形、密度、有无钙化或骨化等,从而初步判断肿瘤的类型。食道吞钡检查可了解食道或邻近器官是否受压。

纤维支气管镜或纤维食管镜检查 有助于明确支气管受压情况、程度,肿瘤是否已侵入支气管或食管,从而估计手术切除的可能性。

诊断性气胸 可判断肿瘤发生于胸壁或肺脏,肺内或肺外。诊断性气腹可区别膈下因素,如膈疝等。

纵隔充气造影 对显示前纵隔肿瘤的形态和明确有无纵隔淋巴结转移,颇有帮助。

纵隔镜检查 对明确气管旁、隆突下有无肿大的淋巴结,并可钳取活组织明确病因诊断。

疑为恶性淋巴组织类肿瘤的患者,若有不规则发热、消瘦、出现气管、食管和上腔静脉压迫症状等,可做同位素[131]碘扫描以确诊;必要时可做体表肿大淋巴结的穿刺活组织检查或纵隔镜活组织检查以确诊。

神经源性肿瘤位于后纵隔,以良性为多。但是,少数患者的肿瘤向椎间孔内生长,肿块呈哑铃状,可压迫脊髓,引起下肢瘫痪。所以,胸片上若发现椎间孔扩大,必须进一步仔细检查,以便及早手术。

◎专家忠告

治疗主张 纵隔肿瘤不是药物所能治愈的,多数还会逐渐长大,即使是良性肿瘤也会逐渐压迫心脏、大血管、气管、食管等重要器官。所以,纵隔肿瘤除淋巴组织类肿瘤外,均应考虑及早切除。良性肿瘤手术疗效良好,恶性肿瘤手术后应联合放疗或化疗。淋巴组织类肿瘤可采用放疗及化疗综合治疗,但预后较差。

膈 疝

由于膈肌存在缺陷、薄弱点或外伤性裂口,腹腔脏器进入胸腔,称为"膈疝"。一般分为外伤性及非外伤性两类。以食管裂孔疝最为常见。

可以无症状或症状轻微,其症状轻重与疝囊大小、食管炎症的严重程度无关。滑动型裂孔疝患者常常没有症状,若有症状往往是由于胃食管反流造成的,小部分是由于疝的机械性影响;有些患者由于腹腔脏器进入胸腔内,因而常有嗳气、呃逆、恶心,以及饭后饱胀、食欲不振等因脏器移位而产生的症状;还可出现泛酸、胸骨后烧灼感、疼痛、呕血、黑便等反流性食管炎或溃疡病症状。严重患者可出现胃肠道梗阻,引起呕吐;或胸腔脏器受压迫引起胸闷、气急等症状。

◎您需要做哪些检查

胃镜和 X 线上消化道钡餐检查 这两项检查是必须进行的,X 线检查仍是目前诊断膈疝的主要方法。对于可复性膈疝(特别是轻度者),一次检查阴性不能排除本病,临床上高度可疑者应重复检查,并取特殊体位如仰卧头低足高位等,观察是否有钡剂反流及疝囊出现。内镜检查对膈疝的诊断率比 X 线检查高,内镜检查可同时判断是否存在膈疝及疝的类型和大小;是否存在反流性食管炎及严重程度;是否存在 Barrett 食管或贲门炎性狭窄;并除外其他病变如食管贲门部恶性肿瘤等。内镜检查可与 X 线检查相互补充,协助诊断。

其他检查 有些膈疝经内镜检查和 X 线检查后诊断仍不是很明确,还可以再进一步做食道测酸、测压的检查,超声及 CT 扫描,尤其是 CT 增强扫描可以清楚显示食管裂孔的宽度、疝囊的大小以及并发肿瘤等。

◎专家忠告

治疗主张 外伤性膈疝应于控制休克后及时手术治疗。手术时将进入胸腔内的胃及肠管回纳到腹腔后,直接缝合或采用人工补片缝补膈肌。

非外伤性膈疝,如症状不严重的食管裂孔疝,可先予内科治疗,服抗酸解痉药,少食多餐,晚餐不饱食。如内科治疗无效、膈疝症状严重、有肠梗阻或胸内脏器受压而影响呼吸循环的患者,均应择期手术。

特别提醒 患者若胸腹部外伤后有气急、呕吐、胸骨后明显不适,应考虑到外伤性膈疝的可能,必须立即到医院摄片,并进一步做检查和治疗。

食管裂孔疝患者内科治疗时,一方面要服抗酸解痉药,另一方面要调节饮食,防止胃部饱胀或腹内压增高。具体方法有少食多餐,晚餐不饱食,睡觉前不进食,食物宜选用易消化、少胀气的食品,保持大便通畅,睡眠时垫高床头或取半卧位。

食管化学灼伤及瘢痕狭窄

常见于误服强碱或强酸而造成食管化学灼伤,1～2 周后炎症消退,坏死组织脱落,症状逐渐减轻,甚至可恢复饮食;灼伤后数月局部出现慢性炎症反应,逐渐形成瘢痕增生及收缩,造成食管狭窄,患者可再度出现逐渐加重的吞咽困难。

误服强碱、强酸化学品后即有胸骨后强烈的灼痛感,可有口唇、舌等部位灼伤,并有反射性呕吐。病情严重的患者还伴有高热或其他中毒症状。

食管瘢痕引起梗阻,常进行性加重,甚至唾液也难咽下,出现贫血和严重营养不良,患者可有胸骨后痛、背痛或腹痛。

◎您需要做哪些检查

根据病史和残留化学品的测定便可确诊。

钡餐 X 线检查可明确食管瘢痕狭窄的部位、程度和长度。

◎专家忠告

治疗主张

急诊处理　对吞服腐蚀剂后立即就诊的患者,可根据吞服腐蚀剂类型、浓度和剂量,初步判断损伤严重程度,严重者给予静脉输液、镇静、止痛,如有喉头水肿,应行气管切开。可给患者饮用少量温开水或牛奶稀释,量不宜过多。严重者病情初步稳定后,经鼻腔置入细胃管,给予营养,避免经口进食,有利于创面愈合,并可起支撑作用,防止食管闭锁。应用抗生素控制感染,促进伤口愈合。

激素的应用应慎重考虑,对食管和胃已有穿孔或有可能穿孔的患者,激素绝对禁忌。

疤痕狭窄的预防　食管化学灼伤后 3～6 周为瘢痕形成的早期,对狭窄段较短的患者可采用药物,如糖皮质激素加上广谱抗生素;或试行食管扩张及食管腔内置管支撑等方法治疗。

对狭窄段较长及扩张失败者,可采用手术治疗,应在伤后 6 个月,病情稳定后手术,局限性瘢痕狭窄可做成形手术,广泛性瘢痕狭窄则需行食管重建,切除病变段食管,以胃、结肠或空肠替代。

特别提醒　要重视预防,对强碱、强酸类化学品要妥善保管,容器上要有鲜明标志,切勿放在儿童能随手拿到的地方。

一旦发生误服,现在不主张用相应的弱酸液或弱碱液中和,因中和可产生气体及热而加重损伤。去医院时要携带剩余的误服化学物品,以备必要时鉴定其性质,针对性地选择有效的拮抗药物。

食管憩室

食管憩室按部位分为咽食管憩室、食管中段憩室和膈上憩室。咽食管憩室和膈上憩室为内压性憩室,与食管功能紊乱有关;食管中段憩室多为牵引性憩室,常为炎症后瘢痕牵拉食管而形成。

多见于中老年人,男性约为女性3倍。病程较长,症状的轻重与憩室类型及发展程度有关,初期多无症状,或有咽异物感及短暂的食物停滞感,口涎增多。随着憩室的扩展和不易排空,可表现缓慢的进行性下咽困难、打嗝、反胃,反流出未经消化的食物及黏液,并与体位改变有一定关系。

◎您需要做哪些检查

钡餐X线检查　可显示憩室的部位、形状、大小。

纤维食管镜检查　只在需鉴别是否为恶性病变时才使用,如有充血、水肿、糜烂、新生物时应做刷片及活检,以取得细胞学及组织学的诊断。操作时要防止穿破变薄的食管憩室壁。

◎专家忠告

治疗主张　咽食管憩室以及有症状的膈上憩室均应积极做好术前准备,尽早手术,施行憩室切除术。

无症状及症状轻微的食管中段憩室可以观察,无需手术治疗。只有在症状逐渐加重或出现并发症如炎症、出血、异物穿孔时才需手术治疗。

贲门失弛缓症

贲门失弛缓症是食管运动功能减退的一种表现。食管蠕动减弱或消失,以致贲门不能松弛,贲门以上食管扩张肥厚,食物淤积于此,日久之后,黏膜水肿充血,可以有炎症、溃疡,甚至诱发癌变。该病一般认为是肌肉神经性病变所致,也有人认为发病可能与病毒有关,但至今仍未证实。

患者常有吞咽不畅,胸骨后饱胀不适,症状逐渐加重,严重时呕吐潴留的食物,甚至可并发吸入性肺炎。严重者夜间不能平卧,胸骨后疼痛。长期病患者可出现消瘦,营养不良。

◎您需要做哪些检查

钡餐 X 线检查　可见食管扩大并有液平面,下段呈鸟嘴状,可有食管逆蠕动出现。

纤维食管镜检查　可与贲门癌相鉴别。

食管下段测静息压　是诊断该病的金标准,压力可明显升高。

◎专家忠告

治疗主张　治疗原理为降低食管下端括约肌压力,使食物顺利进入胃内。

药物治疗　包括抗胆碱类药、α 肾上腺素能受体阻滞剂、钙通道阻滞剂等,但效果不佳。

肉毒素局部注射　内镜下气囊扩张,内镜下可回收支架置入,远期疗效不佳。

手术治疗　病情严重的患者可以手术治疗,主要有 Heller 手术,采用胸腔镜切断肌层,胃底折叠抗反流,效果较好。

微创手术(经口内镜下肌切开术,POEM 术)　在内镜下建立黏膜下层隧道,由浅入深切断所有食管内层环形肌束,具有微创,患者恢复迅速,效果良好,无明显并发症等优势。

特别提醒　贲门失弛缓症的病因是食管壁肌层间的神经节有病变,症状时轻时重,与食管贲门癌进行性逐渐加重的吞咽困难不同。切不要将上述两种疾病混为一谈,徒增思想负担。因此,患者要仔细观察自己的症状,并到医院进行检查。若已明确诊断,应及时治疗。

食管平滑肌瘤

病变起源于食管固有肌层,绝大部分位于食管壁内,占食管良性肿瘤的 70%。具体发病原因不详。

约半数平滑肌瘤患者完全没有症状,是因其他疾病行胸部 X 线检查或胃肠道造影发现的。有症状的也多轻微,最常见的是轻度下咽不畅,很少影响正常饮食。病程可达数月至 10 多年,即使肿瘤已相当大,因其发展很慢,梗阻症状也不明显,这点在鉴别诊断上有重要意义,与食管癌所致的短期内进行性吞咽困难不同。

◎您需要做哪些检查

钡餐食管 X 线检查　是本病的主要诊断方法,结合临床表现,往往可以一次造影确诊。钡餐造影所见取决于肿瘤的大小形态和生长方式。腔内充盈缺损是主要表现,缺损呈圆形或椭圆形,边缘光滑锐利,与正常食管分界清楚。

胃镜检查　能见到突出在食管腔中的肿物,表面黏膜完整光滑平展,皱襞消失,呈淡红色半透明,肌瘤边缘隐约可见,吞咽活动时,可见肿物上下轻度活动,管腔狭窄的不多。如所见黏膜正常,则不应咬取组织检查,因取不到肿瘤组织,又损伤了正常食管黏膜,使黏膜与肿瘤粘连,以后行黏膜外肿瘤摘除时易致破损,甚至被迫行部分食管切除重建术。在黏膜表面有改变,不能除外恶性病变的,则应行活检。

CT 及磁共振成像(MRI)检查　少数病例,特别是中段平滑肌瘤,有时与主动脉瘤、血管压迫或畸形相混淆,行 CT 及 MRI 检查有助于鉴别诊断。CT 还可以了解肿物向管外扩展的情况及准确部位,有助于手术方案及切口的设计。

◎专家忠告

治疗主张　虽然平滑肌瘤无症状并且生长缓慢,但随着体积的增大可以发生症状,故除极小的肿瘤(直径 2 厘米以下者)无任何症状,或患者老弱、心肺功能低下等身体条件不适手术者外,一经诊断均宜手术治疗,手术效果满意,术后复发罕见。

近年来,随着内镜技术的快速发展和相关设备和材料的不断研发,直径在 3 厘米及以下的食管平滑肌瘤都可通过内镜下切除。可采用内镜下黏膜下切除(ESD 术)和内镜经黏膜下隧道肿瘤切除术(STER 术),患者受创伤小,术后恢复快,并发症发生率小,复发率低。

特别提醒　食管平滑肌瘤是良性肿瘤,生长缓慢,症状轻微,但需与食管癌鉴别,应尽早就诊。

食 管 癌

食管癌是常见的恶性肿瘤,发病原因尚不完全明确,可能与食管黏膜长期受刺激、炎症、粮食中的真菌污染、水土中亚硝胺类化合物含量高、微量元素（钼、硒）和维生素缺乏，以及遗传等因素有关。食管癌大都为鳞状上皮癌，在我国有地区性分布趋向。

食管癌起病隐匿，早期可无症状。部分患者有食管内异物感，或吞咽时有哽噎感，也可表现为吞咽时胸骨后烧灼、针刺样或牵拉样痛。进展期食管癌则常因咽下困难就诊，吞咽困难呈进行性发展，甚至完全不能进食，常伴有呕吐、上腹痛、体重减轻等症状。病变晚期因长期摄食不足可伴有明显的营养不良、消瘦、恶病质，并可出现癌转移、压迫等并发症。

◎您需要做哪些检查

胃镜检查 是必不可少的首选检查！由于治愈食管癌的关键是早期发现，早期治疗，因此凡年龄在50岁以上，出现进食后停滞感或咽下困难者要及时做胃镜检查。胃镜检查可以直接观察到微小病变，同时可以方便地钳取病灶组织进行病理检查。

钡餐X线检查 也是食管癌常规检查方法，主要用于那些不适合做胃镜检查的患者，但这些方法只能发现进展期或较大病变的食管癌，对早期癌或癌前病变检测效果有限，因此，并不作为常规检查推荐。

CT检查 有助于进一步明确诊断，了解肿瘤的扩展范围及纵隔内、腹膜后淋巴结转移情况。

◎专家忠告

治疗主张 治疗原则以手术切除为主，并结合放化疗和抗癌药物进行综合治疗。

食管癌与其他恶性肿瘤一样，强调早期诊断和早期治疗。胃镜检查时确认为癌前病变或早期癌，病灶局限于黏膜层及黏膜下层浅层，又无淋巴结和远处转移者可采用内镜下黏膜下剥离术（ESD术）或局部手术切除，如果确认癌细胞在食管壁内浸润不深可无须化疗；但癌细胞在食管壁浸润较深时，则建议患者手术治疗，并配合放疗或化疗。上段食管癌靠近咽喉部，做手术较困难，可以放疗为主，效果与手术切除也差不多；中下段食管癌则首选手术切除治疗，配合化疗、放疗及其他对症支持治疗。癌变食管切除后，替代器官首选为胃，其次为结肠或空肠，按病情决定。

肿瘤病变已届晚期难以切除

病灶,但为了缓解症状如解决进食问题可行减瘤术、转流术和造瘘术等以缓解症状。早期癌切除可达根治效果,有远处转移者一般不宜手术,只能采用姑息治疗或化疗。胸腔镜下食管癌切除术对胸壁损伤小,对心肺功能影响轻,术后患者恢复快,并发症少。晚期食管癌不能进食或食管狭窄或伴有食管瘘的患者,可采用内镜下支架置入术,以缓解食管梗阻。

特别提醒 食管癌预后较差,应以预防为主。尽管对食管癌的病因目前还不十分清楚,但就已经掌握的情况来看,预防应从以下几个方面着手:①不要吃过烫的食物,不要进食过快,不要过量饮烈性酒以减轻对食管黏膜的刺激。②不要吃发霉的粮食,少吃酸菜,因为酸菜中含有大量的亚硝胺类物质,这些物质都有较强的致癌作用。③用漂白粉处理饮水,使水中亚硝酸盐含量减低,常服用维生素 C,可以减少胃内亚硝胺的形成。④如果你是生活在食管癌的高发地区,年龄在40 岁以上的男性,平时有食用酸菜、饮酒等习惯,近期出现吞咽困难、胸骨后疼痛或不适,应尽快进行食管脱落细胞学检查、钡餐 X 线检查、食管镜与活组织检查以便能够早期发现、早期治疗。

室间隔缺损

心脏有四个腔,其中下面两个腔叫左心室、右心室,左心室与右心室之间有一"壁",如同房间的墙壁,医学上称之为"室间隔"。室间隔缺损指室间隔在胚胎发育不全,形成异常交通,在心室水平产生左向右分流,它可单独存在,也可是某种复杂心脏畸形的组成部分。室缺是最常见的先天性心脏病。室间隔缺损约为先天性心脏病总数的20%,可单独存在,也可与其他畸形并存。

小的室间隔缺损可无症状,较大的缺损可影响患儿发育。主要症状有气急、咳嗽、肺部反复感染、心悸、易疲乏等。严重时可发生心力衰竭。有明显肺动脉高压时,可出现紫绀,本病易罹患感染性心内膜炎。典型的体征为胸骨左侧有响亮的杂音,并有震颤,患者自己可以用手感觉到。

◎您需要做哪些检查

心脏体格检查 心前区常有

轻度隆起。胸骨左缘第3、4肋间能扪及收缩期震颤，并听到Ⅲ~Ⅳ级全收缩期杂音。

心电图检查　缺损小显示正常或电轴左偏。缺损较大，随分流量和肺动脉压力增大而显示左心室高电压、肥大或左右心室肥大。严重肺动脉高压者，则示右心肥大或伴劳损。可以了解心脏受损及心律情况。

X线摄片检查　缺损小者心影多无改变。缺损中度大时，心影有不同程度增大，以右心室为主。缺损大者，左、右心室均增大，肺动脉干凸出，肺血管影增强，严重肺动脉高压时，肺野外侧带反而清晰。

超声心动图检查　可以明确室间隔缺损的部位、大小、有无合并畸形、心腔大小、肺动脉压力等，可以明确诊断，为制定手术方案提供有益帮助。

心导管检查　对合并畸形的室间隔缺损、终末期室间隔缺损诊断及判断是否有手术指征有指导意义。

◎专家忠告

治疗主张

内科治疗　主要防治感染性心内膜炎、肺部感染和心力衰竭。对于无症状的室间隔缺损患者，未必需要手术，因为有的室间隔缺损在没有任何治疗的情况下会自行闭合。自行闭合大都发生在出生后6个月内，之后自行闭合的机会减少。在学龄前不能闭合者，需要手术修补。

外科治疗　大的室间隔缺损并有心衰的患者应做修补手术。何时修补室间隔缺损，取决于患者的年龄、室间隔缺损的大小及部位、肺动脉高压程度及患者的症状等。室间隔缺损较大且合并严重心力衰竭的婴幼儿，需要急诊手术；室间隔缺损较大但没有心力衰竭的患儿，应延缓至6个月后。6个月后，手术时间取决于肺血管阻力。对中等大小的室间隔缺损患儿，建议在5~6岁时手术。对于累及主动脉瓣的患儿，最好在5岁前手术修补。

修补室间隔缺损最常用的方法是体外循环下行直视修补术。根据室间隔缺损部位，在心脏上选用不同的切口，并根据室间隔缺损大小采用直接缝合或应用人工补片修补法。室间隔缺损修补后长期效果非常好，几乎可与正常人一样生活。

特别提醒　在条件允许的情况下，可以试着等待室间隔缺损的自行愈合。在随诊的过程中，一旦患儿的病情出现变化，或没有自愈的可能，那么，就须尽快行干预治疗，以免失去治疗时期。

房间隔缺损

与左、右心室一样，左、右心房之间也有一"壁"，称之为"房间隔"，若上面有一个或多个小洞，叫"房间隔缺损"，发病率仅次于室间隔缺损，该病系胚胎发育期心房间隔上残留未闭的缺损而形成。

婴幼儿时期房间隔缺损患者的症状与缺损大小有关。轻者临床表现可不明显，常在体格检查时发现心脏杂音而得以确诊；缺损大者，由于分流量大，肺充血明显，易患支气管肺炎，同时因体循环血量不足而影响生长发育。当啼哭、屏气、肺炎或心力衰竭时，右心房压力可超过左心房，出现暂时性右向左分流而呈现出青紫。随着患者年龄增大，可表现为生长发育落后、活动耐力降低、反复呼吸道感染、多汗、心力衰竭以及房性心律失常等表现。

大多数房间隔缺损患者无明显症状，早期体检是发现房间隔缺损的重要途径。

◎您需要做哪些检查

听诊　可以发现心脏杂音。

心电图检查　典型表现有右心前导联 QRS 波呈 rSr 或 rSR 或 R 波伴 T 波倒置。电轴右偏，有时可有 P-R 延长。

X 线摄片检查　可见右房、右室增大、肺动脉段突出及肺血管影增加。

超声心动图检查　可见肺动脉增宽，右房、右室增大，并显示房间隔缺损的部位及大小。

心脏彩色多普勒超声检查可显示分流方向，并可测定左、右心室排血量。

心导管检查　典型病例不需要进行此项检查，当疑有其他疾病或合并畸形需测定肺血管阻力以判断手术治疗及预后时，应进行右心导管检查。

◎专家忠告

治疗主张　房间隔缺损治疗应采用外科手术。一般情况下，无合并其他畸形，无早期心功能不全，应在学龄前手术为好，这时手术危险性小,对孩子的心理影响也小。成年人一旦发现房间隔缺损,应尽早手术治疗。患者年龄太大且伴有严重肺动脉高压者,手术治疗应慎重。

目前,手术方法有以下两种:①常规体外循环下房间隔缺损修补术。此手术可靠、有效、安全且并发症少,是目前常用的方法。②介入堵闭法。其优点在于不用体外循环,经股静脉穿刺用导管将堵闭器送入房间隔缺损部位,将其堵闭。这种手术损伤小,安全可靠,不需要开胸,系内科医生做的微创手术。住院时间短,一般一个星期就可以出院。目前封堵材料已经国产化,大大降低了治疗费用。

特别提醒　首先要避免感染,因为好多先天性心脏病感染,比如感冒以后,非常容易发展成上呼吸道感染,呼吸道感染严重的时候,就会对患儿的生命造成威胁。其次,有先天性心脏病的孩子不适于过度的运动或者活动,因为可能会额外增加心脏的负担,一些孩子会因此出现心慌或晕厥等症状。可以进行一般的日常活动,但不能过度地运动。

动脉导管未闭症

动脉导管是胎儿时期肺动脉与主动脉之间的生理性血流通道,位于降主动脉起端与左肺动脉根部之间。出生后,随着婴儿啼哭肺部膨胀开始呼吸运动;同时,肺毛细血管扩张,肺循环阻力下降,肺动脉压力迅速降低建立正常的肺循环。主动脉血液就不再经过动脉导管而直接注入肺脏。这时,动脉导管逐渐自行闭合。出生后 24 个月动脉导管不闭合称为"动脉导管未闭症",为先天性心脏疾病之一。

该病的发病有遗传和环境两个原因,症状与分流量及肺动脉压力高低有关,分流量小者常无症状;分流量大者,常活动疲乏、气促多汗、瘦弱苍白、声音嘶哑、反复肺炎或心力衰竭。有显著肺动脉高压者,血流自肺动脉向主动脉分流,出现差异性发绀。

◎您需要做哪些检查

心脏体格检查　心前区隆起,心尖搏动强,心浊音界向左下扩大。胸骨左缘第 2~3 肋间连续性机器样杂音,心尖区舒张期杂音,肺动脉第二音亢进。偏外侧有响亮的连续性杂音,可向左上颈背部传导,伴有收缩期或连续性细震颤。

X线摄片检查　轻型可正常。分流量大者,肺血管影增多,肺动脉干凸出。左心房、左心室和右心室增大,主动脉扩张。

心电图检查　中度分流者有左心室肥厚,较大分流者有左、右心室肥厚,左心房肥大。

超声心动图检查　二维超声心动图可以直接探查到未闭合的动脉导管,并可显示未闭动脉导管的管径与长度。彩色多普勒超声检查可见红色血流自降主动脉通过未闭的动脉导管进入肺动脉。

心导管检查　当肺血管阻力增加或疑有其他合并畸形时应施行心导管检查,检查可发现肺动脉血氧含量较右心室高,有时心导管可以从肺动脉通过未闭导管插入降主动脉。

◎专家忠告

治疗主张　治疗原则是对合并有心力衰竭的患者应实行急诊手术,挽救生命;对无症状者手术治疗越早越好,以免发生心内膜炎及肺动脉高压。

动脉导管未闭症的治疗有药物治疗、介入治疗和手术治疗。

药物治疗　防治感染性心内膜炎,呼吸道感染及心力衰竭。早产儿动脉导管未闭,可予消炎痛或阿司匹林口服,以抑制前列腺素合成,使导管闭合。

介入治疗　即动脉导管未闭封堵术,适应证为各种类型动脉导管未闭,该方法创伤小,安全性高,操作简便,并发症少,住院时间短(一般住院3日)。

手术治疗　分为开胸手术、手术结扎与切断缝合动脉导管。

特别提醒　应为患儿安排合理的生活制度,既要增强锻炼、提高机体的抵抗力,又要适当休息,避免劳累过度。如果患儿能够胜任,应尽量和正常儿童一起生活和学习,但应防止剧烈活动。同时,应教育儿童对治疗疾病抱有信心,减少悲观恐惧心理。先天性心脏病患儿易患呼吸道感染性疾病,且易并发心力衰竭,故应随着季节的变换及时增减衣服,尽量少带患儿去公共场所,出现感染时,应积极控制感染。

肺动脉瓣狭窄

肺动脉瓣位于右心室及肺动脉之间，它的作用就好像一个防止反流的"阀门"，能预防血液从肺动脉反流入心室。如有肺动脉瓣狭窄，妨碍血液顺利流入肺动脉，就称为"肺动脉瓣狭窄"。

在怀孕的前3个月中，胎儿可因各种原因导致肺动脉瓣狭窄。其中最重要的两个原因，一个是环境因素，即风疹综合征，如果母亲在妊娠的头3个月内患风疹，即可使胎儿发生风疹综合征；另一个是家族遗传因素。

轻度肺动脉瓣狭窄的患者可没有临床症状；重度肺动脉瓣狭窄的患者通常表现为活动能力下降，有时有头晕、心跳加快等症状；非常严重的肺动脉瓣狭窄患者有轻度全身发绀。肺动脉瓣的主要体征为在胸部左侧可听诊到较响亮的杂音，可伴有震颤。

◎您需要做哪些检查

心电图检查 为常规检查，在轻、中度肺动脉瓣狭窄中，心电图通常是正常的。严重肺动脉瓣狭窄时，心电图可以提示扩大的右心室，甚至右心室劳损。

心脏超声检查 是最重要的无创性检测和评价手段。超声心动图可以准确地描述瓣水平的狭窄，以及瓣膜的形态（包括瓣叶形态、瓣叶交界的情况以及瓣环情况等），彩色多普勒可以较准确地估计瓣膜狭窄的程度（根据血流流过肺动脉瓣时的流速）。另外，超声心动图也可以探明与肺动脉瓣狭窄伴随的其他心脏畸形，如可能合并的房间隔缺损、室间隔缺损等。

心导管检查 心导管检查是通过股静脉穿刺置入造影导管到右心房，再到右心室，然后经肺动脉瓣到肺动脉，通过测量肺动脉瓣膜两侧的压力，判断有无瓣膜狭窄。若瓣膜两侧的压力差大于10毫米汞柱，可确诊狭窄，并根据压力差判定狭窄的程度：压力差小于50毫米汞柱为轻度狭窄，50~80毫米汞柱为中度狭窄，大于80毫米汞柱为重度狭窄。

◎专家忠告

治疗主张 儿童轻度肺动脉瓣狭窄一般不需要治疗，日常生活不受影响，可以参加各种体育运动。肺动脉瓣狭窄在1岁以后很少有进展,但1岁以内可以逐渐加重,需要密切观察随访。在随访观察过程中,要注意预防发生感染性心内膜炎和心力衰竭。

中到重度肺动脉瓣狭窄需要治疗者,一般没有严格的时间限制,有如下几种治疗方式可以供选择:①介入治疗。使用球囊扩张,把狭窄的肺动脉扩大,达到消除疾病的目的。但是,介入治疗技术只适用于肺动脉瓣狭窄,而对于瓣上狭窄或瓣下狭窄,只能通过手术治疗。②手术治疗。在体外循环下,经肺动脉把狭窄的肺动脉瓣松解,使血液顺利进入肺动脉。③其他。如开胸介入治疗,球囊扩张成形术等。

特别提醒　肺动脉瓣狭窄治疗的远期效果比较好,多数患者能恢复正常状态,远期并发症非常少。由于该病大都发生在儿童,随着患儿的生长,肺动脉瓣也逐渐增大,症状可逐渐缓解。

法洛四联症

法洛四联症是一种严重的先天性心脏畸形,有四种畸形:大的室间隔缺损、肺动脉口狭窄、主动脉骑跨在左右心室之间,以及右心室肥厚。发病原因主要有环境因素(包括病毒感染)、遗传因素及其他因素(如,羊膜病变、胎儿受压、妊娠早期先兆流产保胎治疗、母体患营养不良、糖尿病、苯酮尿症、高血钙、妊娠早期接触放射线和细胞毒性药物、母亲年龄过大等)。

患儿因血氧含量下降,稍一活动(如,吃奶、啼哭、情绪激动、体力活动、寒冷等)即可出现气急及青紫加重。其他症状有发育不良、体格生长落后及部分患儿智力低下等。蹲踞现象也就是走几步路后下蹲,有紫绀伴蹲踞者,多可诊断为四联症。

◎您需要做哪些检查

超声心动图检查　可以确诊法洛四联症,并与其他类似疾病鉴别。

◎专家忠告

治疗主张　手术是治疗法洛四联症的唯一方法。

手术方法比较复杂,有姑息性手术和根治手术两类。所谓姑息性手术,是指通过手术减轻临床症状,缓解病情。姑息性手术的目的就是使肺部血流增加,使静脉血氧饱和度增加,改善发绀症状,同时扩大肺血管床,促使肺动脉发育,为二期行根治手术做好准备。根治手术的目的是彻底纠正畸形,主要是纠正肺动脉狭窄和修补室间隔缺损。根治手术可以达到完全纠正畸形的目的。虽然法洛四联症畸形严重,但现在手术方案比较成熟,手术技术比较完善,手术的死亡率在 5%以下。

特别提醒　手术时机的选择非常重要。目前随着手术技术的提高,对孩子年龄、体重的要求已逐渐降低,任何年龄体重的孩子在病情需要的情况下都能进行手术,但不同年龄体重的孩子的手术风险还是有很大区别的。早期手术的优越性在于减少右心室继发性肥厚,促进肺血管发育,但年龄小,耐受手术能力也小。目前看来,手术时机的选择一般认为在 4 月龄至 1 岁间比较合适,在此范围内看孩子是否频繁缺氧发作进行调节,如缺氧发作频繁则须早做手术,以避免缺氧发作致死;如很少发作可待稍大后再行手术,这样,孩子耐受能力增强,可提高手术成功率。

心脏瓣膜疾病

心脏有四个瓣膜,当心脏收缩、舒张时,瓣膜如同一扇阀门使血液向一个方向流动,把血液推向身体的器官和组织,提供营养和氧气。如此周而复始,不断循环,以维持人体的生命。当某些因素影响心脏瓣膜时,即会发生心脏瓣膜疾病。发病因素有先天性缺陷(先天性畸形)、老年性的瓣膜病变(退行性变)、细菌感染、心肌梗死、外伤、风湿热等。瓣膜病变以二尖瓣和主动脉瓣最为常见。三尖瓣病变常因其他瓣膜病变产生肺动脉压力升高而引起。肺动脉瓣损伤常为先天性畸形,也可由细菌感染所引起。

瓣膜性心脏病患者最容易出现活动后疲乏和倦怠,部分患者(特别是二尖瓣狭窄患者)会在胸闷、憋喘的同时伴有呼吸道出血,轻者痰中伴有血丝,重者一次性咯出大量鲜血。另外,部分患者虽无上述典型表现,但如果近期出现心悸、存在既往血栓栓塞、胃肠道出血、皮肤瘀点或瘀斑以及不明原因发热等病史,也为诊断瓣膜性心脏疾病提供了重要的线索。

◎您需要做哪些检查

心脏体格检查　仍被视为临床筛查瓣膜性心脏病最为简单直接且经济有效的重要方法。

胸部 X 线摄片检查　能提供患者必要的有关心腔大小、肺动脉血流、肺循环和体循环压力以及心脏、大动脉钙化程度的初步资料。

心电图检查　可提供冠心病、心绞痛等方面相关信息。

彩色心脏超声和多普勒血流检查　作为了解瓣膜形态及功能、心腔大小、室壁厚度、心室功能、肺静脉和肝静脉血流以及肺动脉压力的一项重要的方法,彩色血流和多普勒频谱超声心动图对于病情的评估(特别是瓣膜性心脏病)显得尤为重要,是重要的诊疗手段之一,对采取何种手术有指导意义。

◎专家忠告

治疗主张　症状较轻的患者应在日常生活中尽量避免重体力劳动或剧烈运动,一旦出现心功能不全表现应积极就诊,遵从医嘱对症处理。如同时合并上呼吸道感染、风湿热或感染性心内膜炎者,需注意同时对症治疗。而由瓣膜疾病所导致的房颤、外周血管栓塞等常见并发症,也应在医师指导下予以对症治疗。

部分患者病变严重,最终需要通过介入方式或外科瓣膜修复或置换手术途经来解决瓣膜问题。

手术治疗　手术一般可分为瓣膜修复术和瓣膜置换术。瓣膜修复手术可以缓解瓣膜的狭窄和反流,而瓣膜严重损害则必须行瓣膜置换术。医生会考虑各种情况,结合患者的需要,为其提出最好的建议。

康复治疗　康复治疗包括以下内容:①手术结束后,患者将被送到重症监护病房,有专门的护士对患者提供 24 小时的护理,还有专门的仪器监护患者的病情。②术后 2 ~ 4 周可以出院回家。如果路程比较长,可与乘务员联系,做一些特殊的安排,如乘汽车行驶 2 个小时以上,最好能半途下车休息片刻。③回家后尽快调整到以前的作息时间,逐渐增加每日活动量。但是,术后 6 ~ 8 周内应注意避免推、拉或举 5 千克以上的重物,避免给正在愈合的伤口施加压力,让胸骨有足够的时间愈合。饮食应清淡,吃低脂肪、低胆固醇、低钠的食物,不能吸烟。术后1个月,工作以坐着为主的患者可以间断地恢复工作,而一些以干体力活为主的患者或心功能较差的患者则需要休息更长的时间,可以咨询医生何时能恢复工作。

特别提醒 心脏瓣膜疾病患者应做好一些应急措施,如随身携带好有关自己病情的简单小结,知道离自己家较近的哪家医院能进行心脏手术,让家人、邻居、同学和同事知道你有心脏疾病。

术后,患者应每日按照剂量在固定的时间服用抗凝药物。服用这种药物必须在医生的指导下进行,并且定期检查凝血酶原时间。

有心脏瓣膜疾病及做过心脏瓣膜手术的患者在看牙科医生及其他科医生时,必须把自己的病情及所服用的药物告诉医生。

手术重建的瓣膜或人工瓣膜并不是完美无缺的。出现以下紧急情况时患者应该立即就诊:①胸痛或胸部压迫感短时间内不能缓解。②与运动无关的、严重的突发性气急。③暂时的单眼失明或灰幕症。④脸部、上下肢单侧肌力下降或麻木,说话含糊不清。⑤体重增长过快,踝部水肿。⑥疲劳,伴发热几日不退。⑦不正常的出血。⑧昏迷。⑨瓣膜的声音或对瓣膜的感觉突然改变或消失。⑩突发心率或心律改变。若是瓣膜问题,及时处理将会拯救患者的生命。

冠状动脉硬化性心脏病

冠状动脉硬化性心脏病简称"冠心病",是中老年人的常见疾病。由于营养心肌的血管即左、右冠状动脉粥样硬化病变,导致血管狭窄,引起心肌供血不足,造成心肌缺氧。其发生发展与许多生物、行为和社会因素有关,包括遗传、高血压、高血脂、吸烟、肥胖、缺少活动、A型行为类型等。患者常因劳累、饱餐、紧张等出现胸闷及胸部压迫感,甚至感觉胸前区短暂疼痛,疼痛常可向肩部、背部放射,即所谓的"心绞痛"。休息、深呼吸或口含硝酸甘油或硝酸异山梨酯等药物后常可缓解。

若一支冠状动脉狭窄后痉挛

或血栓形成血管堵塞,其供血完全停止,可导致部分心肌永久性损害。此时有剧烈的胸痛,不易缓解,称之为"心肌梗死"。

◎您需要做哪些检查

心电图检查 是诊断心肌缺血的最常用的无创伤性方法。如在静息状态中未见心肌缺血的表现时,还可进行动态心电图记录或心脏负荷试验。对不能进行剧烈运动试验的患者还可用药物负荷试验,包括潘生丁试验、腺苷试验、多巴酚丁胺试验和异丙肾上腺素静脉滴注。麦角新碱诱发试验用于诊断冠状动脉痉挛。

心肌同位素扫描检查 是无创伤性的检查,其方法是将能够被心肌组织摄取的放射性同位素注射入患者静脉内,若出现灌注缺损,则提示心肌缺血,可为医生提供心肌缺血定位和定性的参考意见。

心肌代谢功能的测定 测定心肌梗死后的细胞活力,为进一步的治疗提供重要依据。

超声心动图检查 可通过观察室壁运动有无异常、心腔形态的改变、心室的射血分数等来判断心肌缺血,也可与运动、潘生丁、腺苷、多巴酚丁胺等负荷试验结合应用。

冠状动脉造影 是对冠状动脉病变的定位、定性、定量的"金标准"。这种选择性造影可使冠状动脉及其主要分支得到清楚的显影,可发现各支动脉狭窄性病变的部位,并估计其程度。

其他检查 磁共振成像检查可同时获得心脏解剖、心肌灌注与代谢、心室功能及冠状动脉成像的信息。而电子束 X 线断层显像亦称超高速 CT,最近几年已被用于检测冠状动脉的钙化、预测冠状动脉狭窄与否。近年发展迅速的多排螺旋 X 线断层显像能建立冠状动脉三维成像以显示其主要分支,在冠状动脉的无创性显像领域显示出很好的发展前景。

◎专家忠告

治疗主张

药物治疗 治疗冠心病首先要预防和消除心绞痛发作。除了低脂肪、低糖、低盐及非刺激性饮食,应戒烟,注意劳逸结合,避免发怒和情绪激动,控制可能诱发或加重心绞痛发作的疾病,如高血压、糖尿病、甲状腺功能亢进、高脂血症等,可应用药物治疗。参见本书"心内科疾病"。

冠状动脉溶栓治疗 急性心肌梗死症状出现后 6 小时内,男性小于 70 岁,女性小于 65 岁,且近期无活动性出血倾向,无活动性消化性溃疡的患者,可做冠状动脉溶栓治疗。溶栓剂常为尿激酶(UK)和链激酶(SK)。对不能进行溶栓治疗的患者可考虑进行经皮腔内冠状动脉成形术(PTCA),使狭窄、闭塞的血管再灌注,改善心肌缺血,降低急性心肌梗死的死亡率。参见本书"心内科疾病"。

介入治疗 对于冠状动脉经造影证实狭窄大于 75%,临床症状明显的患者,可考虑行 PTCA。由于该技术不开胸,创伤小,恢复快,成功率高达 90% 以上,深得患者欢迎。但在一年内有极少数患者可出现再狭窄,需手术或再次进行 PTCA,且费用昂贵。

手术治疗 经内科治疗无效且影响工作生活的心绞痛患者,PTCA 后再狭窄的患者,病变广泛或左主干病变不能行 PTCA 的患者,以及心肌梗死合并二尖瓣乳头肌断裂的患者,可考虑手术治疗。二尖瓣关闭不全或室间隔穿孔的患者若无手术禁忌证,可考虑冠状动脉搭桥手术。所谓搭桥手术是指在心脏直视下将大隐静脉或桡动脉移植到冠状动脉病变部位的远端和主动脉之间,使主动脉的血流供应狭窄远端的血管和心肌组织;也可以游离胸廓内动脉和胃网膜右动脉,使其直接与心脏表面冠状动脉远端相连接,为病变远端心肌组织供血,使心绞痛缓解或消失,同时提高生活质量和活动能力,减少药物用量,延长严重冠心病患者的生命。

特别提醒 经外科手术出院后康复期间患者应注意以下几点:①通常医生认为病情允许后才会准许回家,因此不必担心失去安全感而增加抑郁、烦恼情绪,多与家属、配偶陪伴、交流,使自己保持良好的心态。②睡眠时不宜长期仰卧,最好侧卧。③若出院回家必须乘公共汽车或飞机,则必须与客运服务处联系,在其他乘客上车前做特殊准备。④术后仍需长期服用他汀类和阿斯匹林类抗血小板药物,防止移植血管的再狭窄。⑤术后适当的活动、锻炼和休息很重要。通常散步是最好的活动之一。上午、下午活动后可小睡一会儿。如果天气太冷、太热则慎重外出。⑥由于术后长期卧床，伤口愈合需大量能量，因此，活动后感到虚弱疲劳是正常的。除了逐步加强锻炼外，应尽早改变饮食结构，多进食易消化、高蛋白质以及富含维生素的食物，减少饱和脂肪酸、胆固醇、盐、高糖等的摄入。此外，戒烟、避免体重超标也很重要。⑦可进行正常的性生活，若有问题需请教医生。⑧术后随访极其必要，回家后应尽量与医生保持联系。

心脏肿瘤

心脏肿瘤分为原发性肿瘤和转移性肿瘤。原发性肿瘤以良性为主，大都为黏液瘤，好发于中年人，女性患病率高于男性，与遗传有关。原发性恶性肿瘤大都为肉瘤及横纹肌肉瘤，好发于右心房和右心室，可转移。其他部位恶性肿瘤转移至心脏者少见。心脏转移瘤大多经血道转移而来。

心脏肿瘤可产生广泛的非心脏性全身表现，如发热、恶液质、全身不适、关节痛、雷诺现象、皮疹、杵状指、发作性古怪行为、全身及肺栓塞等。

心脏肿瘤本身所致的症状和体征可有胸痛、昏厥、充血性左心和(或)右心衰竭、瓣膜狭窄或关闭不全、心律失常、传导障碍、心内分流、缩窄性心包炎、血性心包积液或心包填塞。

◎您需要做哪些检查

胸部 X 线摄片　胸片无特异性，但可发现心脏形态异常，或心脏增大。

超声心动图检查　对心房黏液瘤有极大的诊断价值，可表现为心房内云雾状光团，可与瓣膜疾病相鉴别。

CT 检查、磁共振成像(MRI)检查　对各腔室、心肌或心包肿瘤，尤其对多源性的心脏肿瘤可提供非常重要的诊断依据。

◎专家忠告

治疗主张　对于心脏黏液瘤，虽属良性，如切除不彻底可导致术后复发。术中操作不慎使瘤体碎片脱落，术后即可引起体循环栓塞。心脏肉瘤手术难以达到根治目的，局限者可局部切除。转移性心脏肿瘤已失去手术机会,应以改善症状、延长生命为目的,采用综合疗法,以期抑制肿瘤的生长和复发。

特别提醒 心脏肿瘤有发生猝死的危险,故对可疑患者应尽早确诊,诊断明确后,尽早做心脏肿瘤切除术,平时注意不要剧烈活动,避免劳累。

胸主动脉瘤

主动脉管壁因各种原因的损伤或破坏,血液通过压力的传递迫使主动脉管壁某一薄弱的部分向外明显膨出,形成瘤样扩张,称为"主动脉瘤"。最常见的原因是主动脉粥样硬化、高血压、梅毒螺旋体的破坏、感染、创伤、皮下结缔组织的缺损、马方综合征、先天性畸形等。

本病发展缓慢,早期无明显的症状,当主动脉瘤突然增大或血管内膜破裂形成夹层动脉瘤时,绝大多数患者突然感觉腹部、胸部或背部刀割样或撕裂样剧烈疼痛。根据动脉瘤生长的不同部位,胸痛可放射到颈部或臂部,与急性心肌梗死相类似,给予吗啡类药物也不能减轻疼痛。

◎您需要做哪些检查

胸部 X 线摄片检查 是简便可靠的诊断方法,可表现为纵隔阴影增宽或形成局限性块影,至少在某一个体位上,与胸主动脉某部相连而不能分开。一般升主动脉瘤位于纵隔的右前方,弓降部和降主动脉动脉瘤多位于左后方。肿块或纵隔增宽阴影可见扩张性搏动。瘤壁有时可有钙化。瘤体(尤其囊状)可压迫侵蚀周围器官,例如压迫脊椎或胸骨的侵蚀性骨缺损,有助于动脉瘤的诊断。

超声波检查 B 型超声波检查可明显提高主动脉瘤以及夹层动脉瘤的诊断率,可显示主动脉某段的梭形和囊状扩张,并可直接测量其径线,还可显示动脉瘤内附壁血栓的情况。其优点是无创伤,检查时间短,可以确定瘤体的大小,部分能够区分假腔和真腔。但是,无法探知新鲜血栓的存在,并有假阴性与假阳性的结果。

CT 检查 是当前常用的一种诊断主动脉瘤和夹层动脉瘤的方法,但有时尚需要静脉注入对比造影剂。不仅可显示动脉瘤的存在和瘤壁的钙化,还可测量其宽径。对比增强扫描,可清楚显示附壁血栓及其范围。主动脉弓部连续扫描,对明确该部动脉瘤与头臂动脉的关系也有一定帮助。

磁共振成像(MRI)检查 不用对比造影剂,可比较准确地鉴定内膜撕裂的部位及夹层的范围,可辨别真腔与假腔,以及腔内有无血栓形成和假腔内有无血流,若无血流则可说明内膜撕裂口已闭合或已为血栓完全堵塞。其次,MRI 还可以显示剥离的内膜是否波及头臂血管、内脏血管,以及波及的范围与程度。MRI 鉴别胸膜腔内积液和心包内积液的敏感度较高,这对手术时机的选择具有重要的意义。纵隔增宽时,MRI 不但可诊断是否存在主动脉夹层动脉瘤,还可辨别是否同时存在纵隔的其他病变,并可显示主动脉附近结构的变化,例如腔静脉、心包和胸膜腔的状态等。

主动脉造影术与数字减影血管造影术(DSA) 主动脉造影术被认为是主动脉夹层动脉瘤诊断的"金标准",其敏感性接近80%,而其特异性可达95%左右。主动脉造影的缺点,除了有创伤外,还需要进行经皮动脉插管术和注射较大量的对比造影剂,插管的过程中有可能进入瘤化假腔道或导致动脉瘤破裂。另外,导管还有可能导致粥样斑块脱落而造成栓塞。

◎专家忠告

治疗主张 疑似患者均应立即进入监护室,并通知心外科医生与放射诊断、超声诊断医生。

药物治疗 ①血管扩张药物:硝普钠是首选的急诊药物,将收缩压控制到 100～110 毫米汞柱。②交感神经阻滞剂:柳胺苄心定。③钙离子拮抗剂。

主动脉夹层动脉瘤一旦确诊,必须立即确定撕裂与剥离起自主动脉的哪一部位,是升主动脉还是降主动脉。升主动脉急性夹层应紧急处理,进行急诊手术。慢性升主动脉夹层也应尽快手术,否则其后果严重。内膜撕裂起源于降主动脉的夹层动脉瘤,则不一定立即进行手术治疗,因为急性期破裂的机会较少,可首先进行内科药物治疗。

手术治疗 主要适应证为急性升主动脉剥离的夹层动脉瘤;

用药物不能控制疼痛或血压较高的急性主动脉剥离症;有持续发展的生命器官(心、脑、肾)受侵犯症状与体征;出现破裂或即将破裂先兆的降主动脉夹层动脉瘤;主动脉夹层动脉瘤持续扩大或外径大于 6 厘米;非手术治疗失败,如血压、疼痛不易控制,出现严重并发症。

介入治疗　通过股动脉置入带膜支架以封闭破口,达到与手术同样的效果。该手术创伤小、恢复快。

手术加介入治疗　对于主动脉夹层特别长的动脉瘤,不能完全切除或完全切除可能发生并发症的,可部分切除。体外循环下行夹层动脉瘤主体切除的同时,在血管内镜的帮助下,于远端真腔内放置不带膜的内支架,将人造血管与远端撑开的血管进行吻合,可以避免夹层动脉瘤切除过多导致瘫痪的发生和假腔对真腔的过度压迫。

特别提醒　该病在于预防,首先应积极预防动脉粥样硬化的发生(一级预防)。如已发生,应积极治疗,防止病变发展并争取其逆转(二级预防)。已发生并发症者,应及时治疗,防止其恶化,延长患者寿命(三级预防)。由于动脉粥样硬化和非特异性主动脉退行性病变是导致动脉瘤形成的主要原因,要预防和积极治疗动脉粥样硬化。

主动脉瘤一旦确诊,其直径大于 5 厘米者,无论有无症状,都应及早进行手术治疗。切除动脉瘤、移植人工血管,恢复正常血运。

此外,患者若突然出现疼痛且呈进行性加剧不能缓解,或四肢末梢湿冷而血压偏高,或突然出现疼痛并伴有头晕、晕厥,出现运动障碍、神志障碍、语言障碍等脑卒中表现,应引起注意,及早去医院就诊。

(任　重)

14. 泌尿外科疾病

肾囊肿

肾囊肿最常见的是单纯性肾囊肿和多囊肾。单纯性肾囊肿是肾良性疾病，可以是单个的，也可以是多发的，绝大多数是非遗传性疾病，其病因尚不十分清楚。成人多囊肾是一种常染色体显性遗传性疾病。1/3多囊肾患者同时有肝囊肿。多囊肾的病因主要是胚胎发育过程中，肾小管和集合管间连接不良，肾小球分泌的原尿排泄受阻，从而形成肾小管潴留性囊肿并逐渐增大。此外，另一类肾囊肿是获得性多囊肾，常见于因肾衰竭而长期透析的患者，可能与氧代谢异常和基因突变有关。

肾囊肿的常见症状有：①腰痛。大的囊肿使肾包膜张紧、压迫肾盂或输尿管引起排尿不畅和肾积水时，可以表现为腰部酸胀不适；多囊肾感染会出现腰痛伴发热。②高血压。肾囊肿压迫肾实质和肾血管，引起肾小球缺血缺氧和肾素分泌增加，都会导致高血压。③肾功能不全和贫血。多囊肾随着年龄增长囊肿进行性增大，逐渐引起肾功能不全。④腰部肿块。囊肿较大时患者自己或医生体检可触及巨大囊性感肾，主要见于多囊肾或肾下极巨大囊肿。

◎您需要做哪些检查

血、尿常规和肾功能检查可以了解肾是否合并有感染、血尿、蛋白尿、贫血，以及对肾功能的影响。对肾囊肿，特别是多囊肾的治疗有指导意义。

B超检查 对肾脏囊性病变的诊断非常敏感，准确性高，目前多数囊肿是B超健康检查发现的。另外,在诊断囊肿感染、鉴别囊性肾癌方面,彩色多普勒超声和超声造影是 CT 的有力补充。

CT 检查 每个可能需要手术的囊肿病例都应该行 CT 检查,如果肾功能允许,最好做增强 CT 扫描。CT 检查可以直观地了解囊肿的位置、大小、对肾脏的影响、与肾盂肾盏的关系、是否与集合系统相交通、合并症情况等,以帮助手术方案的制订;更重要的是,可以与肾积水和囊性肾癌相鉴别。如囊肿内有厚壁分隔或有结节成分、囊壁增厚、边缘不规则,伴明显的粗糙的钙化,应高度警惕囊性肾癌。

囊肿穿刺检查 用于上述检查不能明确囊肿性质者,可在 B 超或 CT 引导下进行。取得囊液做常规、生化检测和细胞学检查,如囊液为血性或陈旧血性、脂肪和某些酶或肿瘤标记物 CA50 水平高、细胞学阳性或活检病理阳性,则应按肾癌处理。

◎专家忠告

就诊策略 直径≤4 厘米的无症状囊肿,应采取保守观察;囊肿 4~8 厘米、有压迫症状、合并感染时,应考虑手术治疗;≥8 厘米的巨大囊肿应首选囊肿减压手术;肾盂旁囊肿压迫肾盂输尿管应尽早手术。对多囊肾囊肿减压术能否延缓肾功能衰退和延长生命一直有争议,手术一般适用于中期患者,如症状明显、近期病情进展加快、肾功能下降、血压持续升高,则应考虑囊肿减压术。

治疗主张

穿刺引流 大于 4 厘米的有症状的囊肿,可行 B 超引导下穿刺抽液,可同时在囊内注入 95% 乙醇或四环素等硬化剂。但总的来说,这种方法仅有暂时的疗效,复发率达 30%~78%,适用于全身状况欠佳的高龄患者和不愿手术者。

腹腔镜肾囊肿去顶减压术目前已经成熟和普及,此手术创伤小、恢复快,是治疗单纯性肾囊肿的"金标准",同样适用于肾盂旁囊肿和少部分多囊肾。

开放性肾囊肿手术 适用于多囊肾囊肿去顶减压、腹腔镜有困难的复杂的肾盂旁囊肿。如囊肿继发感染时,可先行 B 超引导下穿刺引流,同时应用抗生素治疗,如治疗失败或无效,可考虑开放手术清除脓肿和感染的囊壁。

肾切除 囊肿去顶减压术后

病理为肾癌，一般需行患肾切除术，可根据具体情况采用腹腔镜或开放手术；囊肿自发感染形成脓肾、注射硬化剂治疗后肾脏萎缩或严重感染，也需切除患肾；多囊肾合并严重出血和感染、伴重度高血压、伴发肾肿瘤、压迫下腔静脉、疼痛难以控制，或者肾脏巨大，累及盆腔影响移植肾的安放时，应考虑切除肾脏。

诊治误区　①腹腔镜技术开展以来，肾囊肿的手术指征有扩大趋势。实际上，良性单纯性囊肿发展缓慢，对肾功能没有明显影响，不容易自发出血和感染，治疗应趋于保守，特别是直径≤4厘米者。②多囊肾手术的目的不是改善肾功能，而是缓解疼痛症状，缓解血尿、感染、高血压等并发症。事实上，很多患者手术后肾功能指标会一过性或持续性高于术前，对此必须有足够的心理准备和应对措施。

特别提醒　在 B 超诊断为肾囊肿后，即予以囊肿穿刺硬化剂治疗是不恰当的。该项治疗之前，详细的影像学资料（如，增强 CT）必不可少。必须在治疗前明确排除囊性肾癌、肾盏憩室、肾积水，否则将延误诊治或导致一侧肾脏失功。须注意，该疗法不适用于肾盂旁囊肿，盲目使用可能会造成肾盂、输尿管、肾门血管周围的瘢痕纤维化和狭窄。

◎小贴士

近年来，由于健康体检的普及和 B 超、CT 的广泛应用，肾囊肿的发病率明显提高。同时，临床上发现囊性肾癌也有所增加，它们在症状和 CT 等影像学上很难与良性囊肿区别，是肾囊肿诊治的新挑战。如果您在发现肾囊肿后选择等待观察，那么也不要掉以轻心，应定期复查。如囊肿在短时内增大或形态发生变化，比如出现增厚、结节、明显强化、囊液混浊等，都应该及时手术。如术后病理或术中冰冻病理提示恶性，则应按照肾癌的治疗原则行根治性肾切除或部分肾切除。

肾 结 核

肾结核是全身结核病的一部分，又是泌尿系统结核的源头。常发生于 20～40 岁的青壮年，男性较女性多见，儿童和老人较少发病。一般发病均为单侧，但对侧会受到影响，甚至累及生殖系统。如结核菌随着尿液在输尿管和膀胱内驻扎,将引起输尿管膀胱结核,导致输尿管狭窄梗阻、肾积水以及膀胱挛缩。膀胱挛缩会导致对侧输尿管口狭窄或反流,从而使没有肾结核的一侧肾脏积水和肾功能损害。

患者可有以下临床表现:①排尿症状。尿频、尿急、尿痛等膀胱刺激症状是肾结核的典型表现,尿频往往是最早出现的症状。晚期膀胱挛缩时,每日排尿可达数十次。②血尿。根据结核病灶的部位和损害的程度不同,血尿程度也不同。③脓尿。轻度时仅为显微镜下脓细胞,严重时呈淘米水样。④腰痛和腰部肿块。发生结核性脓肾,或输尿管狭窄引起肾积水、血块,或坏死组织引起输尿管堵塞时,表现为腰部胀痛或绞痛。肾脏大量积水或积脓,或者结核灶累及腰大肌时,可以触及腰部肿块。⑤男性生殖系统异常。表现为附睾肿大硬结、输精管串珠样结节、前列腺多发硬结、阴囊脓肿破溃后经久不愈。⑥全身症状。包括午后低热、夜间盗汗、消瘦、贫血、虚弱、血沉增快等,主要见于结核活动期或晚期肾结核。当双肾功能受损害时,

可出现尿毒症表现。

◎您需要做哪些检查

尿常规 反复多次检查,尿中有少量红细胞、白细胞和蛋白质,尿呈酸性。

尿沉淀涂片抗酸染色 阳性率30% ~ 50%,如找不到抗酸杆菌并不能排除肾结核。留清晨第一次尿液,至少连续3日,可提高检出率。

尿结核分枝杆菌培养 等待结果需2个多月,但结果可靠。

B超检查 中晚期肾结核可以看到肾内结构的破坏、钙化,但需注意,近年来结核病变多不典型,很多患者仅仅表现为肾积水。

X线检查 即腹部平片和静脉尿路造影,典型的病变为肾盂肾盏的不规则损坏和变形、结核空洞、不规则云雾状钙化,或肾脏完全破坏钙化、丧失功能。如果患肾显影不佳,医生会建议做膀胱镜逆行肾盂造影,可以清晰显示输尿管僵硬或节段性串珠样狭窄等特征性的图像,对诊断有帮助。

膀胱镜检查 除了逆行肾盂造影,同时可以了解膀胱内改变,如膀胱挛缩、输尿管口呈洞穴状、

黏膜粟粒样结核结节。

CT 尿路成像　与静脉尿路造影相比，图像信息量更大，而且不受肾积水肾功能受损的影响，不受肠道气体的干扰，对观察是否同时有脊柱和腰大肌结核有优势，近年来有代替静脉尿路造影的趋势。

◎专家忠告

就诊策略　肾结核一旦确诊，首先采取抗结核药物治疗。对药物治疗 6～9 个月无效，肾脏破坏严重者，或就诊时已经严重破坏者，应考虑患肾手术。

治疗主张

抗结核药物治疗　肾结核早期没有引起肾盂肾盏形态改变者，或仅有个别肾盏虫蚀样改变的，经过正规的治疗多可治愈，但这样的情况较少见，因为肾结核的早期症状不明显，临床就诊的病例多为中晚期。抗结核药物多作为术前控制病情和术后防止复发或肾外结核的手段。常用药物有利福平、异烟肼、吡嗪酰胺、链霉素、乙胺丁醇。最好采用三联用药，原则是足量、足程。需切除患肾时，术前至少抗结核 2 周，如果膀胱和对侧肾脏受损，则至少

用药半年；早期结核治愈性用药最少 6 个月，根据复查的情况可延长；如病灶清除不彻底、合并脊柱、腰大肌结核、生殖器官、肺结核，则手术后仍需继续长期正规用药。

手术治疗　一侧肾破坏严重，对侧正常，可以切除患肾；双肾结核，一侧广泛破坏无功能，另一侧病变较轻，抗结核一段时间后切除严重的一侧。结核病灶局限于肾脏的一极，或局限于肾表面，和尿液引流系统不相通的，可以切除病灶保留肾脏，这种情况很少见。如果膀胱挛缩，患肾对侧肾脏积水引起肾功能不全时，医生会建议先放置输尿管支架管，同时药物治疗，待肾功能好转，结核病稳定后，再行手术。膀胱容量过小者，可能需做回肠代膀胱或膀胱造瘘术。

诊治误区　肾结核是全身结核病的一部分。男性生殖系统如附睾、睾丸、阴囊、前列腺结核；女性如卵巢、盆腔结核；骨科相关的脊柱、腰大肌结核，以及不同类型的肺结核，其治疗都各有特点。选择肾结核治疗方法和随访时应综合考虑，标本兼治，否则将直接影响肾结核预后。

特别提醒 抗结核药物多数有肝脏毒性和血液系统影响，链霉素对肾功能有一定影响，还可能损害听神经，乙胺丁醇对视觉有影响。因此，治疗过程中推荐每月复查一次肝、肾功能和血常规，及时调整剂量或给予保肝、升白细胞等对症治疗。某些抗结核药物如链霉素、吡嗪酰胺等，在杀死结核菌的同时可能会导致输尿管、后腹膜的纤维化，引起或加重肾积水，因此，治疗过程中 B 超、CT 等影像学检查也必不可少。

健康管理 肾结核是一种全身性疾病，全身治疗同样重要，包括：保持健康卫生的饮食习惯、加强营养支持、保证充分的休息、避免劳累、居住环境良好的采光和通风、保持良好的精神状态、遵从医嘱按时服药等。

◎小贴士

肾结核常发生于 20～40 岁活动活跃的青壮年，或有某些慢性病抵抗力差的人，男女都可发病，男性较多。对这些人群，如出现难治的尿路感染、低热、盗汗、血沉加快，尿液呈酸性，血尿、脓尿明显但普通细菌培养没有找到致病菌，都应该高度怀疑肾结核。

密切接触的人群中有结核病的更应注意。肾结核是进行性、破坏性病变，不经治疗不会自愈，一旦发病必须立即到医院积极检查和治疗。

慢性前列腺炎

慢性前列腺炎主要包括慢性细菌性前列腺炎和非细菌性前列腺炎。前者和细菌感染有关，部分慢性细菌性前列腺炎是由急性前列腺炎转化而来；后者较少见，主要发生在机体抵抗力差的患者，或细菌毒力强、繁殖迅速等情况。慢性非细菌性前列腺炎的罪魁祸首至今未查明，除去外在的因素如沙眼衣原体、支原体、病毒、真菌感染，近来患者自身的因素受到极大的关注。精神、神经原因可以引起盆腔静脉充血、前列腺或盆底组织的免疫功能紊乱，这种类似于过敏的自身免疫反应，也会表现为非细菌性的炎症。

患者可有以下临床症状：①排尿症状。多数人有反复发作的尿频、尿急、排尿不尽、尿滴沥，夜间明显。症状明显时可有尿道灼热和疼痛，排尿不畅、尿线无力、尿道滴白。②疼痛。表现为会阴部、下腹部、腹股沟区、腰骶部难以描述的钝痛、坠胀痛、酸痛，可以放射到大腿内侧、阴茎、阴囊，也可有射精后疼痛。③精神症状。焦虑、抑郁、紧张、畏惧等。④性功能异常。性欲减退、勃起功能障碍多为心理因素所致。

◎您需要做哪些检查

尿常规和前列腺液检查　以上症状持续2~3个月，如尿常规检查能排除尿路感染(特异性/非特异性)，临床上多可初步诊断为慢性前列腺炎。医生为您做直肠指检触摸前列腺，除了可以了解是否合并前列腺增生和排除前列腺肿瘤，其主要作用是通过按摩前列腺获得前列腺液进行实验室检查。如前列腺液白细胞>10/HP(高倍镜下)可以诊断为慢性前列腺炎，前列腺液卵磷脂小体数量减少也有诊断意义。前列腺真菌、滴虫感染时，在前列腺液里有可能会看到这些病原体。

并不是每次按摩都能取得前列腺液，这时医生可能会让检查按摩后做尿常规检查，也可获得诊断依据。前列腺液的普通细菌学检查不作为常规项目，会阴部、尿道口、包皮等处的污染都可能使前列腺液的细菌培养失去诊断意义。怀疑支原体、沙眼衣原体或真菌感染可以采用特殊的培养技术。

B超检查　可以看到前列腺回声不均、局部钙化或前列腺结石，这些是慢性炎症的间接证据，并无特异性。而多普勒超声的彩色血流图若显示前列腺周围静脉丛扩张则有一定意义。

血清前列腺特异性抗原(PSA)检测　是排除和诊断前列腺癌的重要手段，部分慢性前列腺炎患者PSA升高，如经过消炎治疗PSA不能下降或继续升高，或者直肠指检腺体有异常，医生会建议做前列腺穿刺活检。部分前列腺炎患者偶尔会有血尿，如常规检查不能排除膀胱尿道内病变时，膀胱尿道镜检查是必不可少的。

◎专家忠告

就诊策略　慢性细菌性前列腺炎应以抗生素治疗为主。慢性非细菌性前列腺炎病因不明，目前还没有明确的治疗方案，多为经验性治疗。其主要治疗目的是缓解疼痛、改善排尿症状、提高生活质量。除了必要的药物治疗外,健康的生活方式和心理疏导具有更重要的作用。

治疗主张

抗生素治疗 原则是足量、足疗程,需 4~6 周。前列腺液或尿液细菌培养和药敏试验结果可作为慢性细菌性前列腺炎抗生素的选择参考,但还要根据以往用药的疗效、药物穿透前列腺包膜进入腺体内部的能力综合判断。非细菌性前列腺炎抗生素治疗多为经验性用药。目前大环内酯类、青霉素类和部分喹诺酮类耐药性明显,二代三代头孢菌素、广谱左旋氧氟沙星、环丙沙星,以及更广谱的新型氟喹诺酮类均成为一线药物。对于可能存在衣原体、支原体感染的患者,可选择阿奇霉素、红霉素、克拉霉素、美满霉素等大环内酯和四环素类药物。不推荐前列腺内注射抗生素的疗法或任何经尿道前列腺灌注的疗法。

缓解膀胱和尿道症状 主要包括 α 受体阻滞剂和 M 受体阻滞剂,前者如坦索洛新、特拉唑嗪、阿呋唑嗪,后者如托特罗定。这些药物可以缓解前列腺尿道部、膀胱颈部平滑肌、盆底肌肉痉挛,或者抑制膀胱逼尿肌的过度收缩,减轻尿急、尿频、排尿不畅以及与尿道、盆底肌肉痉挛有关的会阴和盆腔疼痛。

抗炎镇痛药物 目前常用的有消炎痛(吲哚美辛)栓剂、塞来西布等,有抗炎和解痛双重作用。疼痛症状明显时非常有效,但不能长期、大剂量使用。

植物制剂和中成药 药理作用比较广泛,有一定抗炎和缓解逼尿肌和括约肌收缩的作用。

抗焦虑、抗抑郁药物 对于慢性前列腺炎患者有明显精神心理症状和焦虑抑郁状态者,首先应进行心理和行为的教育和自我疏导,鼓励患者正常工作和交往,分散对前列腺问题的关注度。症状明显者应到心理精神科医生那里就诊,适当使用抗焦虑和抗抑郁药物。

理疗 推荐温水坐浴的方法。经尿道、会阴、直肠途径的射频、微波、激光等都是短期内有一定缓解症状的作用。切记:这些方法不用于未婚未育者。

诊治误区 慢性前列腺炎虽然病程迁延,治疗较为困难,但并非什么"疑难杂症",也不是"不治之症",更不是什么恶性疾病,到目前为止,尚无证据表明其与前列腺癌之间有直接关系。多数患者通过改变不健康的生活方式,调整心理状态,加上适时和适当的药物治疗,症状会逐渐消失。不当宣传和过分渲染引起的心理恐慌和紧张焦虑,以及由此引发的过度求治,是造成慢性前列腺炎病情复杂化的重要原因之一。

特别提醒　疑有慢性前列腺炎的患者应到正规的医疗机构就诊。目前国际和国内的前列腺炎治疗指南中均不推荐前列腺内注射和灌注药物的各种疗法。

健康管理　戒酒、戒烟,避免过食辛辣,避免过度劳累、经常性熬夜、避免经常性长时间坐位或长时间骑车,避免性生活过度或过度节欲。健康的饮食、生活作息习惯、良好的精神心理状态是治疗慢性前列腺炎最重要的方法,也是维持疗效、防止复发的不二法宝。药物的作用是改善和缓解症状,仅仅是治疗的辅助手段。

◎小贴士

近年来,精神心理-神经-内分泌-免疫调节轴在慢性前列腺炎,特别是慢性非细菌性前列腺炎发病中的作用被提到了非常重要的地位。如果您在发生慢性前列腺炎之前有长时间的紧张、焦虑、抑郁等状况,或者您为疾病感到焦虑和抑郁,感觉难以与泌尿科医生或周围的人沟通,应及时到心理或精神科医生处就诊。不要担心旁人对您会有什么看法。身体健康是人的第一需要,而心理和精神的愉悦是健康的第一需要。

泌尿系统结石

肾结石的形成是外界环境因素和内在个体因素共同作用的结果。我国南方处于热带、亚热带的地区是肾结石高发区;在水质硬度高的山区,生活饮水含有大量钙盐、碳酸盐或磷酸盐,也是导致肾结石的重要因素;某些工种如钢铁冶炼、户外施工、飞行员等,长期处于水分丢失较多,又得不到及时补充的状态,也是肾结石的高发人群。个体因素中,某些代谢性疾病如甲状旁腺亢进、痛风、肾小管性酸中毒、皮质醇增多症、结节病、胱氨酸代谢异常、长期卧床骨质疏松等,可以引起高钙血症、高钙尿症、高草酸尿症、高尿酸尿症、胱氨酸尿症等,都会导致肾结石。

某些药物本身就是结石的成分,或者在代谢过程中形成结石成分。各种尿路梗阻是泌尿系统结石的重要原因。输尿管结石多数来源于小的肾结石。原发性膀胱结石与营养不良、饮食蛋白不足有关,目前已不多见,多数为下尿路梗阻引起的继发性结石,主要发生在前列腺肥大和尿道狭窄的患者。

临床表现常见有疼痛、血尿和尿路刺激症状,其他有发热、尿闭甚至肾衰竭。

◎您需要做哪些检查

尿常规　急性腰腹痛伴有尿红细胞增多,提示泌尿系统结石。如果尿白细胞增多,则提示结石合并感染。反复检查尿液呈酸性,提示结石可能为尿酸或胱氨酸结石;尿液碱性提示感染性结石可能。

血常规　合并感染时白细胞增高;肾功能不全时可有贫血。

肾功能检测　血生化检查了解结石对总肾功能的影响,是否有高尿酸血症。在明确肾积水的情况下,放射性核素肾显像可以了解两侧肾脏各自的功能情况,

以决定治疗方案,为以后疗效随访提供客观的参考数据。

血、尿生化检测　血或尿液钙、磷、镁、氯、草酸、枸橼酸、胱氨酸、尿酸可以反映某些结石的代谢成因。如高血钙应考虑甲状旁腺功能亢进,低血钾、高氯性酸中毒可能是肾小管性酸中毒的表现。

激素测定　反复测定血钙升高者,应测定甲状旁腺激素(PTH)。

B超检查　是泌尿系结石诊断的首选方法和筛查手段。除了较小的中下段输尿管结石外,对其他部位结石的诊断准确率较高。还可以初步了解肾积水、感染的情况,为进一步诊断和治疗提供线索。

X线检查　尿路平片可以显示大多数结石,单做平片检查多用于震波碎石或手术后,了解残留结石的情况。静脉尿路造影是以往诊断尿路结石的"金标准",除了显示结石大小、部位、肾脏积水的情况,还可以根据肾、输尿管显影的时间判断肾功能状态,同时可以与其他原因引起的梗阻和积水相鉴别,如结核、上尿路癌肿、炎症狭窄、尿路以外的病变压

迫等。

逆行肾盂造影　不作为常规检查,只在静脉尿路造影不显影、显影不佳、患者对造影剂过敏,又没有条件做 CT 检查时采用。逆行肾盂造影需借助于膀胱尿道镜逆行输尿管插管注入造影剂后摄片。

CT 检查　对结石的诊断准确率高于尿路平片和静脉尿路造影,CT 尿路三维成像可以获得结石及尿路的详细信息,有替代传统 X 线检查的趋势。

◎专家忠告

就诊策略　泌尿系结石治疗的总体原则是缓解疼痛、解除梗阻、保护肾功能、去除结石、治疗病因和预防复发。其中保护肾功能是结石治疗的主要目的和核心。结石病因复杂、位置、大小、数量等都可能对全尿路产生不同的影响,需根据结石的具体情况和患者的年龄、全身状况和要求,采取个体化的治疗方案。

治疗主张

严重梗阻的紧急处理　结石梗阻如果引起肾功能不全、尿闭或无尿、肾积脓,需先紧急处理解除梗阻,否则可能会危及生命。

对于双肾或孤立肾梗阻引起的肾功能不全和尿毒症,可先行膀胱镜或输尿管镜放置双 J 管或输尿管导管,如急性梗阻时间不长,肾功能多可恢复;如为慢性梗阻,肾脏皮质已萎缩或菲薄,则效果不佳,医生可能告诉您需要透析治疗。结石梗阻严重或合并炎症息肉,放置支架管可能会失败,这时需要在 B 超或 CT 引导下经皮肾穿刺造瘘。在急性梗阻肾积水不明显的情况下,穿刺造瘘是有一定难度和风险的。如穿刺不成功,只有先行透析,待全身情况和尿毒症改善后再进一步检查和治疗。肾积脓是非常危险的并发症,可引起感染性休克和脓毒血症,甚至会导致患者短时间内死亡。通过膀胱镜逆行留置支架管或肾穿刺造瘘可引流脓液,待脓毒血症症状缓解、肾功能改善后,再根据结石的具体情况决定下一步治疗。

肾绞痛的治疗　肾绞痛是泌尿科最常见的急症,主要治疗目的是镇痛解痉,而不是处理结石本身。常用的镇痛药有吲哚美辛栓(消炎痛)、布洛芬、吗啡类中枢镇痛剂,以及布桂嗪、盐酸哌替啶等阿片类镇痛剂;解痉药包括阿托品、山莨菪碱等 M 受体阻滞剂（青光眼、有尿潴留病史者禁用）、黄体酮、钙离子拮抗剂（如，心痛定）、α 受体阻滞剂（如，坦索洛新等）都有缓解输尿管平滑肌的作用。经上述治疗肾绞痛不能缓解，才考虑留置输尿管支架管引流、体外冲击波碎石、输尿管镜碎石。

自然排石和药物溶石 ≤6 毫米的结石经过大量饮水、适当应用解痉药物，以及在利湿通淋的排石中药的辅助下多能自然排出。口服枸橼酸氢钾钠、碳酸氢钠碱化尿液、别嘌呤醇对尿酸性结石有一定治疗和预防作用；碱化尿液、硫普罗宁或卡托普利可用于胱氨酸结石。

体外冲击波碎石（ESWL）仍然是泌尿系结石的不可或缺的治疗手段。最适合于≥7 毫米而<2 厘米的肾结石，以及≤1 厘米的输尿管上段结石。当然，并不是这样大小结石都适合震波碎石，要结合结石的部位和并发症等综合考虑。

输尿管镜碎石与取石 输尿管硬镜主要适用于输尿管中下段结石，软镜则可以进入到输尿管上段、肾盂、肾盏等肾脏的任何部位进行碎石。推荐输尿管镜治疗的结石包括：震波碎石失败的输尿管上段结石；>1 厘米的输尿管结石；各种治疗后大量碎石在输尿管内形成“石街”者；震波碎石效果不理想的坚硬结石（如，一水草酸钙结石、胱氨酸结石等）；X 线透光结石（如，尿酸结石）；肥胖病震波碎石无法聚焦者；驾驶员、飞行员、高空作业等可能在突发肾绞痛时出现险情的工作人员。输尿管软镜在治疗≥3 厘米的肾结石，甚至铸型型结石方面也有不错的疗效，但一般需要分期、分次地多次手术来达到满意的结石清除率。对于某些肾内致密的鹿角状结石或者肾脏先天性畸形、位置异常的结石患者，输尿管软镜可以作为经皮肾镜技术的有利补充和辅助。

经皮肾镜碎石和取石（PC-NL） 主要适用于>2 厘米的肾结石；>1.5 厘米的肾下盏结石；体外震波难以击碎的<2 厘米的肾结石；肾结石合并肾积水者；有症状的肾盏或憩室内结石；马蹄肾结石；移植肾结石；各种鹿角状结石；肾盂输尿管交界处或大的输尿管上段结石。

腹腔镜输尿管或肾盂切开取

石　适合于输尿管中、上段大的嵌顿和感染性结石,这些结石冲击波碎石和输尿管镜碎石效率低、容易感染,而且残留碎石形成石街或广泛分布将给后来的治疗带来很大困难,腹腔镜取石更直接快捷。对于肾盂输尿管交界处狭窄合并肾结石的患者,腹腔镜手术可以在取石的同时行肾盂成形术。

开放性肾盂、输尿管切开取石　适用于 PCNL、输尿管镜治疗失败或出现某些需要手术处理的并发症者;因骨骼系统异常不能摆放截石位或折叠俯卧位者;结石合并肾盂输尿管交界处狭窄、马蹄肾、异位肾等,需要同时处理这些解剖异常者。

诊治误区　泌尿系结石的治疗方案是医生根据结石的大小、部位、数量、并发症、泌尿系统解剖结构的特点、患者的全身状况、肾功能状况、现有的医疗设备和技术条件等因素综合考虑制定的。目前,包括输尿管软硬镜、经皮肾镜在内的各种微创技术都得到了很大的发展,理论上,任何结石都可以用这些技术解决。但微创不等于无创,不能滥用,这些技术引起的严重并发症绝非罕见,

有的处理起来很棘手,甚至导致肾脏失功和肾切除。应该牢记,结石治疗的核心目的是保护肾功能,如果某些肾盏结石、肾盏憩室结石、马蹄肾结石、髓质海绵肾结石、甚至铸型结石未引起肾积水、不合并感染、没有症状,随访过程中肾功能无恶化,完全可以采取等待观察的办法。

特别提醒　体外冲击波碎石(ESWL)已经在许多基层医疗机构广泛开展,其治疗有待规范。在严格掌握适应证的同时,也应知晓它的禁忌证,如妊娠妇女、出血性疾病未得到纠正、未控制的尿路感染、心力衰竭和严重心律失常、安装心脏起搏器者、合并腹主动脉瘤或肾动脉瘤者、肾盂严重积水的肾结石、并发脓肾的结石、感染性肾结石、未能排除结核钙化的"结石"患者等。碎石之前必须有完整的尿路影像学资料,如尿路平片+静脉尿路造影,或者 CT 尿路成像,除明确诊断外,可以了解结石远端是否存在尿路梗阻,后者是 ESWL 的禁忌证。ESWL 使用不当也会引起诸如肾包膜下血肿、肾破裂、肾萎缩等震波相关的并发症,两次治疗的间隔时间一般为 2 周,目的是

让肾组织损伤有充足的修复时间。治疗的次数一般不超过 5 次,如 ESWL 效果不满意,应该及时转为 PCNL、输尿管镜技术或其他治疗。

健康管理 可以认为泌尿系结石是一类代谢性疾病,必须根据相关的实验室检查、结石成分分析、影像学资料做出病因诊断,根据病因采取相应的饮食调节和治疗。如高草酸尿症者应避免摄入杏仁、花生、欧芹、菠菜、红茶、可可等富含草酸食物;草酸盐结石患者应减少维生素 C 的摄入;伴高尿酸尿症的草酸钙结石患者和尿酸结石患者,应限制高嘌呤饮食如动物的内脏、家禽的皮、带皮的海鱼等,饮酒会增加这些尿液中尿酸、草酸的浓度,别嘌呤醇可以预防这类结石复发;碱性枸橼酸盐如枸橼酸氢钾钠能增加尿液 pH 值,减少含钙结石和尿酸、胱氨酸结石的复发。甲状旁腺功能亢进的高血钙患者,应手术治疗。

◎小贴士

高钙血症和高钙尿症是泌尿系统结石的病因之一,但请注意,低钙饮食仅适用于吸收性高钙尿症患者,其他的结石患者不应盲目限制钙的摄入。饮食钙过低会引起体内的负钙平衡,从而导致骨质疏松和脱钙,以及尿液草酸排泄增加。摄入正常钙含量的饮食或适当程度的高钙饮食,同时限制动物蛋白和钠盐摄入,比传统的低钙饮食能更好地预防结石复发。推荐多食用乳制品(如,牛奶、干酪、酸乳酪等)和豆腐等食品。但是,饮食以外的补钙可能会增加尿钙水平,对预防结石是不利的。

(刘宇军)

良性前列腺增生

良性前列腺增生(BPH)是引起老年男性排尿障碍的常见疾病。目前,前列腺增生的病因尚不完全清楚,但是,老龄和有功能的睾丸是前列腺增生发病的两个重要因素。

男性在 35 岁以后前列腺可开始出现不同程度的增生,随着年龄增长,前列腺也随之增大,多在 50 岁以后出现临床症状,其症状随着患者年龄的增加而进行性加重,并出现相应的并发症。①尿频:是最常见的早期症状,夜间尤甚。②排尿困难:是最重要的症状,典型表现为排尿迟缓、断续、尿流细而无力、射程短、终末滴沥、排尿时间延长,常有尿不尽感。气候变化、劳累、饮酒、便秘、久坐等因素可使前列腺突然充血、水肿导致急性尿潴留。继发感染或结石时,可出现明显的尿频、尿急、尿痛症状。若增生腺体表面黏膜较大血管破裂时,亦可发生不同程度的无痛性肉眼血尿。

梗阻严重时可引起肾积水、肾功能损害,出现慢性肾功能不全,如食欲不振、恶心、呕吐、贫血、乏力等。

◎您需要做哪些检查

直肠指检　是最重要的检查方法。直肠指检可以了解前列腺的大小、形态、有无结节及压痛、中央沟是否变浅或消失、肛门括约肌张力情况。

尿常规　可确定有下尿路症状的患者是否有血尿、脓尿、蛋白尿等。

血清前列腺特异性抗原(PSA)检测　血清 PSA 正常值为 $(0 \sim 4) \times 10^{-9}$ 克/毫升。其敏感性高,而特异性有限。前列腺癌会使 PSA 升高。PSA 值与前列腺体积相关,所以前列腺增生也会使 PSA 升高。可以预测 BPH 的临床进展,从而指导治疗方案的选择。

B 超检查　常常经腹壁或直肠途径进行。经腹壁超声检查时膀胱需要充盈,可显示前列腺体积大小,增生腺体是否突入膀胱,还可以测定膀胱残余尿量。经直肠超声可以精确测定前列腺体积,且对前列腺内部结构分辨度更为精确。此外,B 超还可以了解膀胱内有无继发结石,上尿路有无继发积水。

残余尿量检查　可预测 BPH 的临床进展,有研究发现,随着残余尿量的增加,BPH 患者发生临床进展的可能性也增大。

尿流率检查　可以确定前列腺增生患者排尿的梗阻程度,主要包括两项指标:最大尿流率和平均尿流率,尿量在 150 ~ 200 毫升时进行检查较为准确。但尿流率检查不能区分排尿困难的原因是梗阻还是逼尿肌收缩力降低,必要时需行尿动力学检查。

◎专家忠告

就诊策略　当老年男性发现夜尿次数增多,排尿等待、滴沥时,应当上医院找泌尿外科医生就诊。专科医生应该详细询问病史,进行国际前列腺症状评分(IPSS评分),并给患者做仔细的体格检查,特别是直肠指检。其他相关的检查包括尿常规和泌尿系统的超声检查,明确有无血尿、上尿路是否有积水、膀胱残余尿的情况以及前列腺的大小。必须注意的是,要进行血清PSA的检查,这一检查应该在直肠指检之前完成,以免干扰PSA的检查结果。结合IPSS评分、体格检查以及其他相关检查结果后,制定患者的治疗方案。

治疗主张 BPH未引起明显梗阻者,或长期症状较轻、不影响生活与睡眠者,一般无需处理,可观察等待。医生需向接受观察等待的患者提供BPH疾病的相关知识并给予生活方式的指导。观察等待开始后第6个月需进行第一次随访,以后每年进行一次随访,随访目的主要是了解病情的发展状况、是否出现临床进展以及BPH相关的并发症和绝对手术指征。可根据患者的愿望转为药物治疗和外科治疗。梗阻较轻或不能耐受手术者可采用药物治疗或非手术微创治疗。

BPH患者药物治疗的短期目标是缓解患者的下尿路症状,长期目标是延缓疾病的临床进展,预防并发症的发生。在减少药物治疗副作用的同时保持患者较高的生活质量是药物治疗的总体目标。常用的有α_1受体阻滞剂、5α-还原酶抑制剂等。α_1受体阻滞剂可有效地降低膀胱颈及前列腺平滑肌张力,减少尿道阻力,改善排尿功能。常用的药物有特拉唑嗪、哌唑嗪、坦索罗辛等,对症状较轻、前列腺增生体积较小的患者有良好疗效。不良反应较轻微,主要有头晕、鼻塞、直立性低血压等。5α-还原酶抑制剂是激素类药物,在前列腺内阻止睾酮转变为双氢睾酮,可使前列腺体积部分缩小,改善排尿症状。一般在服药3个月之后减小,停药后易复发,故需长期服药。目前推荐5α-还原酶抑制剂适用于治疗有前列腺体积增大伴下尿路症状的BPH患者。以上两种药物联合治疗适用于前列腺体积增大且有下尿路症状的BPH患者。BPH临床进展危险较大的患者更适用于联合治疗。可选用的药物还包括植物制剂、中药等。

中、重度 BPH 的下尿路症状已明显影响患者的生活质量时可选择外科治疗，尤其是药物治疗效果不佳的患者，可以考虑外科治疗。当 BPH 导致以下并发症时，也应考虑采用外科治疗，如反复尿潴留、反复血尿、5α-还原酶抑制剂治疗无效、反复泌尿系统感染、膀胱结石、继发性上尿路积水等。开放性手术多采用耻骨上经膀胱或耻骨后前列腺切除术，由于微创外科手术的开展，此类手术目前已少用。经尿道前列腺切除术（TURP）适用于大多数良性前列腺增生患者。TURP 是治疗 BPH 的"金标准"，其他疗法包括各种激光治疗。

特别提醒　适当限制饮水可以缓解尿频的症状，如夜间限制饮水，但每日水的摄入不应少于1 500 毫升。酒精和咖啡因具有利尿和刺激作用，可引起尿量增多、尿频、尿急等症状，故应适当限制酒精及含咖啡因的饮料的摄入。在医生指导下学习排空膀胱的技巧，如重复排尿等。此外，精神放松训练有利于把注意力从排尿的欲望中转移开，从而减轻症状。

◎小贴士

良性前列腺增生是老年男性的常见病，随着年龄增长，前列腺增大、排尿困难等症状也随之明显或加重。它是一种缓慢进展的老年慢性病，和高血压、糖尿病等一样，及早发现、及时治疗将会延缓疾病的演进、发展，降低并发症和手术风险。患者需要走出以下几个"误区"：①年纪大了，排尿改变是自然的生理现象。②感觉排尿不对劲，不好意思与人沟通。③自认为症状不严重，应该问题不大。④相对于高血压、糖尿病、冠心病等，认为对身体影响不算严重。⑤看病吃药后，症状缓解，可以停一停药。老年人和其周围的人要走出以上"误区"，以正常的心态看待老年人所患的慢性病，及早发现，及时治疗，而且要坚持服药，定期随访。

（王　杭）

肾　癌

肾癌的发病率近些年在世界范围内均有所上升，我国也不例外。肾癌好发于 60～70 岁，20 岁以下者很少见，儿童更罕见，男女比例为 3：2。肾癌的病因尚未明,其发病与遗传、吸烟、饮食、肥胖、高血压等因素有关。肾癌的病理分类有五大类,其中透明细胞癌占绝大多数。

由于肾脏位于腹膜后间隙的肾窝内,位置隐蔽,所以肾癌的发生、发展较隐匿,症状往往不典型,不容易被早期发现。①血尿:有肉眼血尿和显微镜下血尿两种。当癌肿侵入肾盏肾盂时,常常容易引起肉眼血尿。②腰痛:腰部钝痛、隐痛是由于肿瘤长大时,肾包膜张力增加所致。当血块通过输尿管时,可发生肾绞痛,须与尿路结石引起的肾绞痛鉴别。③肿块:肿瘤较大时在腹部或腰部可能触及肿块。

除以上典型症状外,有时原因不明的体重减轻、发热、贫血、易疲劳等,也要考虑肾癌的可能性。有时精索静脉曲张、咯血、病理性骨折等也可能是肾癌转移所致。少数病例发生血沉增快、继发性高钙血症、肝功能异常、红细胞增多症等。大多数患者在腹部 B 超时就被检出肾癌,这部分患者或症状不典型或无症状。

◎您需要做哪些检查

通常患者需要做腹部 B 超(彩超)、CT 或 MRI 等检查,一般可明确诊断,而确诊则需依靠手术切除标本的病理学检查。

B 超或彩超检查 检查部位为腹部。在肾癌诊断中具有较高的价值,可以发现偶发肾癌或者早期小肾癌(<3 厘米),可以区分肾实质肿瘤与肾囊肿病变,肾癌与肾错构瘤(良性)等。

CT 检查 对肾癌的灵敏度很高,通常采用腹部 CT 平扫和增强扫描(碘过敏试验阴性、无相关禁忌证者),大多数患者由 CT 明确诊断,并且结合胸部 X 线片检查,是术前临床分期的主要依据。

磁共振成像(MRI)检查 当肾功能不全、B 超或者 CT 检查提示下腔静脉瘤栓患者应考虑腹部 MRI。有头部或者相应神经系统症状患者,应予以头部 MRI。

实验室检查 包括尿素氮、肌酐、肝功能、全血细胞计数、血红蛋白、血钙、血糖、血沉、碱性磷酸酶和乳酸脱氢酶。目前尚未有任何肾癌的瘤标在临床上应用。一般情况下,肾癌诊断无须肾穿刺活检。对年老体弱或者手术禁忌证或者不能手术的晚期患者需化疗或其他治疗,治疗前为明确诊断,可选择肾穿刺活检获取病理诊断。

尿路平片和静脉肾盂造影在肾癌诊断中有一定价值,目前已少用。肾血管造影、肾超声造影以及 PET－CT 等在有条件的地区,根据患者的病情需要选择采用。

◎专家忠告

就诊策略　如果突然出现无痛性全血尿,常常肉眼可见,患者应该看急诊,经急诊护士或内外科医生分诊,需要时请泌尿外科专科医师会诊。根据患者的年龄,出现血尿同时伴随的其他症状、体征,以及患者的过去史、家族史、职业与环境因素等做初步的判断,血尿是否有可能是肾肿瘤引起。此时,专科医生会做相应的检查和对症治疗。如果血尿可能是肾肿瘤所致,则可以看泌尿外科专科门诊,包括专家门诊,特需专家门诊进一步诊治。

如果尿常规检查发现显微镜下红细胞,患者或有排尿改变症状或无症状,此时首先需让患者做腹部 B 超(彩超)检查,初步筛查是否有泌尿系肿瘤可能。当 B 超提示肾肿瘤可能时,专家医生会做进一步的检查,如 CT 或 MRI。同样,当健康体检中,B 超提示肾肿瘤可能时,也应请专科医生会诊,CT 或 MRI 是必不可少的影像学检查。

治疗主张　总的治疗原则是手术。根治性肾切除术是得到公认的可能治愈肾癌的方法。手术可以经腹腔或经腰。手术中先结扎患肾的肾蒂血管,然后将肾、肾周脂肪、肾周筋膜一并切除。若肿瘤位于肾上极,应同时做患肾侧肾上腺切除。若有淋巴结转移可疑,应做淋巴结清扫。当患者为孤立肾,或者双侧肾肿瘤,或者根治手术可能会导致肾功能不全或无功能时,可采用保留肾单位手术。而肾癌对侧肾存在某些良性疾病如肾结石,或其他可能导致肾功能不全的疾病如糖尿病、高血压等,应尽可能采用保留肾单位手术。对侧肾功能正常,肿瘤局限于肾(肿瘤≤4 厘米),并位于肾周边,单发的无症状肾癌患者,也可选择采用保留肾单位手术。手术方式不再是单一的开放性手术。无论是根治性肾切除，还是保留肾单位手术，都可以借助腹腔镜或机器人辅助来实施。腹腔镜或机器人辅助手术具有微创外科手术的优点，切口小，损伤小，恢复快，住院天数短等，但尚未普及，受各种条件限制。

肾癌对放化疗效果有限，有效率较低。仅适用于不宜手术，或者手术后有少量肿瘤残留或转移者。目前手术后尚无标准辅助治疗方案，但是临床上多采用细胞因子治疗（如，IL-2、INF-α）。转移性肾癌以内科治疗为主的综合治疗，包括肾原发病灶及转移灶的手术、细胞因子治疗、分子靶向治疗和放化疗等。

特别提醒　早期肾癌患者术后多能长期生存，患者术后康复一段时间，可以正常生活和工作，有的患者癌肿较大，虽已手术切除，仍需注意癌转移。细胞因子治疗在预防转移和复发方面有一定的作用。不吸烟以及避免肥胖是预防肾癌的重要措施。不适合手术的小肾癌，可以采用微创治疗方法如射频消融、冷冻消融、高强度聚焦超声等。

健康管理　流行病学资料显示，大部分肾癌是散发的，而家族性仅占4%。肾癌唯一公认的环境因素是烟草。所有形式的烟草暴露均与肾癌的发生有关，而且其危险度随累积剂量和年限的增多而增加。相对危险度随吸烟时间增加而增加，戒烟后可降低。因此，应宣传烟草有害人类健康，使社会公众把禁止吸烟成为人人自觉的保护健康行为。肾癌患者手术后应该戒烟，并远离烟草暴露。肾癌发病与高脂肪、高蛋白质、低水果和蔬菜，以及奶制品摄入增加、咖啡和茶的摄入增加可能有关，调整饮食结构，有利于预防肾癌。在医源性因素方面，高血压和某些抗高血压药物应用也被列入潜在的危险因素中，因此，高血压患者应听从医嘱积极防治高血压，合理使用抗高血压药物。

◎ 小贴士

副肿瘤综合征：指发生于肿瘤原发病灶和转移病灶以外由肿瘤引起的综合征，既往称为"肾癌的肾外表现"，包括高血压、贫血、体重减轻、恶病质、发热、红细胞增多症、肝功能异常、高钙血症、高血糖、血沉增快、神经肌肉病变、淀粉样变性、溢乳症、凝血机制异常等改变。

膀胱癌

膀胱癌高发年龄为 40~70 岁，男女之比约为 4∶1。膀胱癌大多数为尿路上皮（移行）细胞癌，少数为鳞状细胞癌和腺癌，还有较少见的小细胞癌、混合性癌、癌肉瘤及转移性癌等。膀胱癌的生物学特性与治疗效率、复发和转移密切相关。

常见症状有：①血尿。是膀胱癌最常见的症状，也是最早出现的症状。大多数患者发生无痛性肉眼血尿，且间歇出现，可伴血块。血尿颜色深、浅表示出血量多少，但是它与肿瘤大小、数目、恶性程度并不一致。②尿频、尿急、尿痛。是膀胱刺激症状，也应引起关注，尤其是较长时间抗感染无效者，多见于晚期肿瘤坏死、溃疡和合并感染。若肿瘤生长于膀胱颈部，或肿瘤晚期，因肿瘤巨大、血块形成，可发生排尿困难，甚至尿潴留。③下腹部肿块、严重贫血、浮肿。晚期膀胱癌患者输尿管下段受膀胱癌浸润，可发生上尿路扩张积水、腰肋部疼痛，而盆腔淋巴结转移时可引起下肢水肿，腰椎骨盆转移时可见腰骶部疼痛。

若肝、肺、胃等部位转移，亦可出现相应的临床症状。有的患者就诊时已表现为体重减轻、肾功能不全、腹痛或骨痛，均为晚期症状。

◎您需要做哪些检查

尿液检查　除尿常规外，应做尿细胞学检查，并要做 3 次。尿细胞学检查方法简单、无创伤、有诊断价值。

B 超检查　简便而无创伤，几乎所有患者都接受此项检查。它可以发现直径 0.5 厘米以上的膀胱肿瘤，并可了解肿瘤部位、形态、大小、数目及肿瘤浸润膀胱肌层深度。因此，它不仅可以发现膀胱癌，还有助于判断膀胱癌分期。

X 线检查　静脉尿路造影（IVU）可了解上下尿路有无肿瘤存在，以及对肾功能的影响，尤其是可见膀胱内充盈缺损，浸润膀胱壁僵硬而不整齐。目前多采用 CT 平扫和增强，以及 CTU，对明确诊断和了解肿瘤浸润深度、周围转移情况有重要价值。对造影剂过敏者，有时也采用磁共振成像（MRI）检查。

膀胱镜检查　对膀胱癌患者，此项检查都是需要的，它借助于膀胱镜可以直接观察肿瘤的部位、大小、数目和形态，并了解肿瘤与输尿管口、膀胱颈部的关系，以及肿瘤是否浸润膀胱肌层。检查时对肿瘤或可疑病变做活组织病理检查，可以确立诊断。通常1周后可以获得病理学诊断报告。

双合诊检查　患者取膀胱截石位即仰卧检查床上，双腿分开并腹部屈曲外展，在男性做直肠指检联合下腹部扪诊，在女性做阴道指检联合下腹部扪诊。当膀胱肿瘤较大且呈浸润性生长时，此项检查才实施，以了解肿瘤浸润深度和范围，有利于制定手术方案和判断预后。

◎专家忠告

就诊策略　大多数患者以出现全程肉眼血尿而就诊，往往无痛、间歇发生。如患者在内科、外科或急诊就医，需要由护士或医生分诊后请泌尿外科专科医生会诊。根据患者年龄、性别、血尿的性质、是否伴随其他症状以及患者的过去史、家族史、职业与环境等做初步的判断。一般来说，膀胱癌引起的血尿常呈洗肉水样，往往自行减轻或消失，也无排尿疼痛症状，容易造成延误或错误诊断。因此，当中老年人出现如上述的血尿症状时，应警惕患膀胱癌，患者应看泌尿外科专科门诊。专科医生会做进一步诊断，包括尿细胞学检查、B超、X线检查及膀胱镜检查等。

少数患者以显微镜下红细胞为表现，亦有以尿频、尿急、尿痛、排尿困难等排尿改变为表现，这些患者往往在门诊就诊多次，以其他疾病诊治而未愈。此时首先应让患者先做尿细胞学检查和腹部B超（彩超），初步筛查是否有泌尿系肿瘤可能。当B超提示膀胱肿瘤可能时，专科医生会进一步检查如静脉尿路造影或CT等，亦会给患者做膀胱镜检查，当发现肿瘤时需要活组织病理学检查，以确立诊断。

治疗主张　主要的治疗方法是手术，有经尿道膀胱肿瘤电切（TURBT）、根治性膀胱切除和部分膀胱切除等。TURBT术是非肌层浸润性膀胱癌的主要手术方式，术后需要进行膀胱灌注化疗，尤其是中高危的非肌层浸润性膀胱癌应后续进行规范的膀胱灌注化疗。治疗后肿瘤进展、肿瘤多次复发时，仍应建议患者行根治性膀胱切除。根治性膀胱切除术是肌层浸润性膀胱癌的标准治疗，手术方式有开放性手术、腹腔镜下手术和机器人辅助手术。手术范围：膀胱及周围脂肪组织、输尿管远端，并行盆腔淋巴结清扫术，男性包括前列腺、精囊，女性包括子宫、附件，有的还需要全尿道切除。对患者因身体其他部位疾病而不能耐受根治性膀胱切除或不愿意接受此手术者，可以选择行膀胱部分切除术或 TURBT，但术后应辅以必要的放疗、化疗，并密切随访。这部分患者治疗效果往往不佳，患者和家属应知情。

膀胱切除术须行尿流改道，分不可控尿流改道（回肠膀胱术和输尿管皮肤造口术）、可控尿流改道和原位新膀胱。目前临床上应用较多的有回肠膀胱术和原位新膀胱术。尿流改道的方式较多，有其各自优缺点，术前医生需与患者充分沟通，患者应知情。

特别提醒 膀胱癌绝大多数来自尿路上皮组织，其中 90% 以上为移行上皮肿瘤。膀胱癌的治疗效果与肿瘤分级、分期及患者本身的免疫能力密切相关。对非肌层浸润性膀胱癌的主要治疗手段是 TURBT，而对肌层浸润性膀胱癌则应选择根治性膀胱切除，特别情况下选择保留膀胱的手术，但应辅以放化疗，全身化疗是用于转移性膀胱癌的标准治疗。肌肉浸润性膀胱癌根治性术前可选择新辅助化疗。

健康管理 膀胱癌的多发、易复发是其生物学特性。所有保留膀胱患者术后均应以膀胱镜为主要随访方式，在术后 3 个月接受第一次复查，一般前 2 年中每 3 个月随访一次，第 3 年开始每 6 个月随访一次，第 5 年开始每年随访一次直至终身。而根治性膀胱切除术后患者亦应终身随访，依据术后病理学检查每 3 个月或 6 个月至 1 年一次。尿流改道术后患者的随访应围绕手术相关并发症、代谢紊乱、泌尿道感染以及肿瘤转移等。须注意，随访应视为治疗的延续，只要坚持，及早发现肿瘤复发，及时治疗肿瘤，防止肿瘤转移，患者就有希望长期生存，甚至被治愈。

引起膀胱癌的病因很多，其发病的危险因素有的比较明确，因此，对于密切接触致癌物质如联苯胺、β-苯胺、4-氨基双联苯等职业人员应加强劳动保护。烟草是公认的膀胱癌发病危险因素,吸烟者及早戒烟,于己于人都有益,可以防止或减少肿瘤发生。

◎小贴士

建议所有的非肌层浸润性膀胱癌患者术后均进行膀胱灌注化疗,根据膀胱癌的低危、中危、高危的危险因素分析,灌注化疗时间、次数略有不同,但为了保证灌注化疗的效果,减少不良反应,预防手术后复发,需注意以下几点:①膀胱灌注前患者不宜饮水。②灌注过程中严格消毒,按照操作程序,将化疗药物用 50～60 毫升生理盐水或注射用水稀释后膀胱内灌注,防止因药物浓度过高引起尿道内化学灼伤,并防止药液外溢灼伤周围皮肤。③灌注后患者宜变换多种体位,并保留 2 小时,之后可以多饮水、勤排尿。因化疗药物价格昂贵,不良反应较明显,必须注意合理使用。

前列腺癌

近年来,前列腺癌在我国的发病率呈明显上升态势,高发年龄在 70～74 岁,85% 的患者确诊时年龄都超过了 65 岁,而 50 岁以下男性很少患前列腺癌。98% 的前列腺癌常发生在前列腺的外周带、移行带和中央带较少见,癌呈多病灶存在。前列腺癌发病与种族、年龄、饮食习惯等密切相关,危险因子包括家族与遗传、炎症与感染、吸烟、乙醇(酒精)及脂肪摄入、雄激素水平等。

由于前列腺癌患者没有典型的症状,一般很难被察觉。大多数患者在健康体检或其他疾病检查时由检测前列腺特异性抗原(PSA)发现前列腺癌。PSA 正常值为 $(0～4)×10^{-9}$ 克/毫升,当此值升高时,超过 $10×10^{-9}$ 克/毫升应当怀疑前列腺存在癌病变,极度升高时($>20×10^{-9}$ 克/毫升)前列腺癌一般毋庸置疑,而 $(4～10)×10^{-9}$ 克/毫升被认为是灰色区域,常常难以诊断。然而,PSA 至今为止仍是诊断前列腺癌的重要指标。

直肠指检发现前列腺部位单个或多个硬结节,可能是前列腺癌的病灶。如予以经直肠超声、盆腔 CT 或磁共振成像(MRI)等检查,往往可以有阳性发现。放射性核素骨显像可早期发现骨转移病灶,X 线骨片可发现成骨性骨质破坏,往往提示前列腺癌存在,并已是晚期。

◎您需要做哪些检查

血清总 PSA(tPSA)检查　检查前停止服用非那雄胺片 2 周,2 周内不宜行直肠指检、经直肠超声或其他经尿道的器械、导尿等操作。如果 tPSA 在(4~10)×10⁻⁹克/毫升,还需要检测游离 PSA(fPSA)并计算 fPSA/tPSA 比值,国内推荐 fPSA/tPSA>0.16 为正常参考值。换言之,当 fPSA/tPSA<0.16 时,患者前列腺癌的可能性增加。有时一次 tPSA 异常升高,还不足以证明患前列腺癌可能性,建议复查 tPSA,并隔一段时间(1~2 个月)再复查,观察 tPSA 动态变化,有助于前列腺癌诊断。tPSA 结果的判定还需要考虑各种影响因素,如年龄、前列腺体积、前列腺炎与增生等。

直肠指检(DRE)　通常患者取胸腹位或站立弯腰体位,医生戴上手套,示指涂上足够的润滑剂,轻柔缓慢地将示指经肛门伸入直肠内,仔细触诊直肠前壁紧邻的前列腺,注意前列腺的大小、质地、有无结节、压痛,中间沟是否变浅或消失。检查时,若发现前列腺结节,单个或多个,质地坚硬,可能是前列腺癌的病灶。

经直肠超声检查(TRUS)　腹部 B 超常难以发现前列腺癌的病灶,而采用经直肠超声检查,它可以显示患者前列腺内低回声病灶及其大小与侵及范围。

CT 或 MRI 检查　CT 对早期前列腺癌诊断的敏感性低于 MRI,而对于肿瘤邻近组织和器官的侵犯及盆腔转移性淋巴结肿大有诊断价值。MRI 可以显示前列腺包膜的完整性,是否侵犯周围组织及器官,并可显示盆腔淋巴结及骨转移的病灶,在临床分期上有较重要作用。因此,CT、MRI 及 TRUS 等在前列腺癌的诊断方面都存在各自的局限性,临床上根据患者的具体病情选择使用。

前列腺穿刺活检　前列腺癌确立诊断依赖于前列腺穿刺活检取得组织学诊断。经典的前列腺穿刺活检采用系统性穿刺活检方法,即患者取膀胱截石位或左侧卧位,在经直肠超声引导下,用前列腺穿刺细针由会阴或直肠穿刺取 6 点前列腺组织。然而,临床上根据病情需要增加穿刺针数,10 针以上穿刺的诊断阳性率明显高于穿刺 10 针以下。

全身核素骨显像检查（ECT）
一旦前列腺癌诊断成立，ECT 检查是必需的，特别是 tPSA>20×10^{-9}克/毫升，Gleason 评分>7 的病例。骨骼是前列腺最常见的远处转移部位，ECT 敏感性较高但特异性较差，通常放射性核素浓聚提示骨转移，较常规 X 线片提前 3~6 个月。

◎专家忠告

就诊策略　目前，前列腺癌患者就诊有三种情况：①健康体检发现 tPSA 水平超过正常值，或直肠指检发现结节。②前列腺增生诊治过程中发现前列腺癌可能。③排尿困难、尿潴留或骨痛等。第一种情况占大多数，第三种情况占少数。

以上任何一种情况，患者均需要检测 tPSA、fPSA、直肠指检、经直肠超声检查，这些是临床诊断前列腺癌的基本方法，也是下一步检查及确立诊断的前提。下一步检查包括盆腔 MR 或盆腔 CT 平扫加增强，确立诊断还需做前列腺穿刺活检，其指征有：①直肠指检发现结节，任何 PSA 值。②B 超发现前列腺低回声结节或

MR 发现异常信号，任何 PSA 值。③PSA > 10 × 10^{-9}克/毫升，任何 fPSA/tPSA。④PSA =（4 ~ 10）× 10^{-9}克/毫升，fPSA/tPSA < 0.16。穿刺活检前应听从医嘱做必要的术前准备。

一旦前列腺癌诊断成立，还应做 ECT 检查。所有资料齐全后才可制订治疗方案。

治疗主张　前列腺癌的治疗方法较多，但每种方法都有其相应的指征，特别是与患者前列腺癌的临床分期密切相关。先来大致介绍前列腺癌的临床分期——①T_1：临床上不能被扪及和影像发现的临床隐匿肿瘤，如前列腺增生手术标本中偶然发现的小癌灶。②T_2：前列腺癌局限在前列腺包膜以内。③T_3：前列腺癌已突破包膜，可侵犯周围脂肪、精囊。④T_4：肿前列腺癌固定或侵犯除精囊外的其他邻近组织结构如膀胱颈、尿道外括约肌、直肠、肛提肌和（或）盆壁。

T_3、T_4发生淋巴结或远处转移灶机会大，属晚期前列腺癌，而 T_1、T_2属早期前列腺癌。

T_1细胞分化好，可以不做处理，但需严密随访，等待观察。T_2采用根治性前列腺切除术，手术

方式包括开放性手术、腹腔镜下手术和机器人辅助手术。T_3经过术前准备，部分患者也选用根治性前列腺切除术。

T_3、T_4原则上以内分泌治疗为主，可以行去势手术即双侧睾丸切除术，或用促性腺激素释放激素激动剂（GnRHa）的类似物。两者均可使睾酮水平下降。去势手术后需联合应用抗雄激素制剂。

对于激素非依赖性肿瘤还可用磷酸雌二醇氮芥和化疗药物联合应用有助于控制难治性前列腺癌。

前列腺癌对放射性治疗敏感，外放射治疗是前列腺癌患者最重要的治疗方法之一，分三大类：根治性放射治疗、辅助性放射治疗和姑息性放射治疗。近距离照射治疗（又称内放疗）是最近10多年出现并发展的新的治疗方法，它通过三维治疗计划系统（TPS）的准确定位，将放射性粒子（如，^{125}碘）植入前列腺内，提高前列腺局部剂量，而减少直肠和膀胱的放射剂量。

总之，前列腺癌的局部治疗除根治性前列腺切除、外放疗、内放疗等方法外，还包括前列腺癌的冷冻治疗、高强度聚焦超声（HIFU）和射频消融等。患者面对各种治疗方法，需要与医生充分沟通，根据实际病情和治疗条件，从疗效和安全出发理性地选择。

特别提醒　前列腺解剖位置隐蔽，前列腺癌发生、发展隐匿，一般发病较缓慢，病程较长，患者及其周围人不必惊慌，更不要病急乱投医，需要冷静和沉着。可以通过各大医院官方网站或找专科医生诊治，选择适合患者病情的方法，实行个体化治疗，取得良好的治疗效果。不主张对70岁以上、预期寿命低于10年的患者行根治性前列腺切除术，这部分患者死亡多数与癌症无关，此外目前的内分泌治疗、放射治疗以及综合治疗方法对多数患者可能获得5年以上的生存率，甚至更长。

健康管理　前列腺癌患者行根治性前列腺切除和放射治疗后随访仍然十分重要，随访是治疗的一项措施，绝不可以认为随访可有可无。医院应设立专门的前列腺癌随访门诊。随访方案：第一次随访主要检查与治疗相关的并发症，如有无尿失禁、肠道症状以及性功能状态等，对于有关的临床表现、血清 PSA 水平的监测和(或)DRE,在治疗后每 3 个月进行一次,2 年后每 6 个月检测,5 年后每年进行检测。如 DRE 阳性,血清 PSA 持续升高,则应行骨盆 CT/MRI 以及骨扫描;如存在骨痛,则应行骨扫描。前列腺癌内分泌治疗的患者,治疗后每 3 个月进行 PSA 检测,使用抗雄激素治疗应注意定期检测肝功能。PSA 持续升高或者出现骨痛,需要进行骨扫描。疼痛进展时随访间期应缩短,并及早采用适合的补救性治疗或综合治疗。

◎小贴士

手术后患者经常会询问医生,什么食物可吃或不可吃,特别是什么食物对癌有预防作用。目前,还不足以证明一些食物可以推荐给前列腺癌患者,但从相关的报道资料中还是能提供某些信息给患者参考。①黄豆:它在豆类中很特别,含丰富的异黄酮类物质,这类物质有微弱的雌激素活性。在动物模型中可抑制恶性和良性前列腺上皮细胞生长,下调雄激素调节基因和减慢肿瘤生长。有资料证明,食用豆腐可以降低前列腺癌危险。②西红柿和西红柿制品:它有番茄红素,是一种橙红色的类胡萝卜素,具有很强的抗氧化活性。在体外试验中可以抑制良性和恶性前列腺上皮细胞成长。有资料证明,摄入番茄红素可以降低前列腺癌风险。食用西红柿、西红柿制品和红色的蔬果有利于预防前列腺癌。③绿茶:主要成分是多酚,它可以诱导细胞凋亡、细胞生长抑制和细胞周期失调。在流行病学研究中发现亚洲人喝绿茶多,前列腺癌的患病率较欧美人明显低。大多数的研究表明,绿茶能降低前列腺癌风险,喝绿茶有预防作用。

睾丸肿瘤

睾丸肿瘤是少见肿瘤,约占男性恶性肿瘤的 1%,但却是 20 ~40 岁青壮年男性常见的实体肿瘤,且几乎都是恶性的。全世界范围内的睾丸肿瘤发病率呈增加趋势,我国发病率为 1/10 万左右。睾丸肿瘤分生殖细胞肿瘤和非生殖细胞肿瘤,90% 以上是生殖细胞肿瘤。睾丸肿瘤的发病原因目前尚不清楚,但是有多种危险因素,其中先天因素主要是隐睾或睾丸未降、家庭遗传因素,后天因素一般认为与损伤、感染、职业和环境因素、营养因素以及母亲在妊娠期应用外源性雌激素过多有关。

很多患者为偶然发现,如洗澡、踢足球伤及阴囊,或误判为睾丸附睾炎。睾丸肿瘤较小时,临床症状不明显。肿瘤逐渐增大后,有轻微坠胀或钝痛,睾丸体积增大,表面光滑、质硬而沉重。少数患者起病较急,突然局部疼痛、红肿伴热,易误诊为急性睾丸附睾炎。隐睾患者在腹部或腹股沟区发现肿块并逐渐增大,通常容易引起警觉。

少数患者出现远处转移的相关表现,如颈部肿块、咳嗽或呼吸困难等,食欲减退、恶心、呕吐和消化道出血等胃肠功能异常,腰背痛和骨痛,外周神经系统异常以及下肢水肿等,有患者出现男性女乳症,也有患者就诊男性不育或因外伤后随访被意外发现。

◎您需要做哪些检查

体格检查　由接诊患者的医生来完成,这是很主要的诊断依据。患者站立位,暴露外生殖器和阴囊,医生用手触及患者的阴囊,会发现睾丸增大,肿块存在于睾丸内,但与睾丸界限不清,表面光滑,质地较硬,用手托起患侧比较对侧沉重,犹如托起秤砣,透光试验阴性。如隐睾发生肿瘤时,在患者下腹部或腹股沟区出现肿物,表面光滑,质地较硬。

B超检查　是睾丸肿瘤首选的检查,可以区分肿块位于睾丸内还是睾丸外,明确肿块的特点,还可以了解对侧睾丸情况以及腹膜后或其他脏器上是否有转移病灶。

X线检查　包括胸部X线、腹部及盆腔CT。除可以发现1厘米以上肺部和纵隔的转移灶之外,也可以发现腹膜后淋巴结转移。

MRI检查　对睾丸肿瘤诊断的敏感性和特异性均与CT相仿,对腹膜后淋巴结转移检测并不优于CT。

血清肿瘤标记物　主要包括甲胎蛋白(AFP)、人绒毛膜促性腺激素(HCG)和乳酸脱氢酶(LDH),有助于了解肿瘤组织学性质、临床分期、术后有无复发及预后。

◎专家忠告

就诊策略　当患者发现阴囊

内肿块不能用正常解剖结构解释时应当去医院找泌尿外科医生就诊,专科医生给患者做仔细的体格检查。正常的阴囊内容物主要包括睾丸、附睾及精索。当睾丸内存在肿瘤时,睾丸体积增大,表面光滑,肿瘤局部质地变硬,与睾丸界限不清,患侧睾丸较对侧明显沉重。一般触诊肿块无痛,透光试验阴性。医生常常需与睾丸鞘膜积液、睾丸炎、附睾炎等鉴别。一旦临床上怀疑睾丸肿瘤,需进一步检查以确立诊断,常需要进行 B 超、X 线(胸部、腹部、盆腔 CT)及血清肿瘤标记物检测(AFP、HCG、LDH 等)。在睾丸肿瘤患者中,绒毛膜上皮癌 HCG 100% 升高,精原细胞瘤 5% HCG 升高,非精原生殖细胞肿瘤 40% 以上 HCG 升高,胚胎癌 90% AFP 升高。此外,睾丸肿瘤切除后,若 HCG 持续升高,提示有转移;若 HCG 降至正常后又升高,表明有复发。进展性睾丸肿瘤约 80% LDH 升高。

治疗主张 睾丸生殖细胞肿瘤应行腹股沟探查及根治性睾丸切除术,可疑患者在探查术时行术中冰冻活检,而不主张经阴囊活检。术后应根据睾丸肿瘤组织类型和临床分期选择不同的治疗方法。精原细胞瘤对放射线高度敏感,手术后施行辅助性放疗,放疗应在手术后 1 个月内进行。非精原生殖细胞瘤如胚胎癌和畸胎癌切除患睾后,应进一步做腹膜后淋巴结清扫术,并配合化疗。须注意,对根治性睾丸切除术后的患者进行监测和密切观察亦属于治疗方案的范畴,特别是非精原生殖细胞肿瘤Ⅰ期患者。

特别提醒 睾丸肿瘤是泌尿生殖系肿瘤中成分最复杂、组织学表现最多样、肿瘤成分与治疗关系最为密切的肿瘤。在原发性睾丸肿瘤中分为生殖细胞肿瘤与非生殖细胞肿瘤。前者(占 90%~95%)又分精原细胞瘤和非精原细胞瘤两类,后者(占 5%~10%)包括间质细胞瘤和支持细胞瘤等。

多数睾丸肿瘤早期可发生淋巴结转移,最先转移到邻近肾蒂的腹主动脉及下腔静脉旁淋巴结,故临床上在根治性睾丸切除术后需选用不同的放、化疗辅助。睾丸肿瘤可以由多种成分组成,辅助治疗往往采取联合方法,但是必须慎重,与医生充分沟通,实施个体化治疗方案。

健康管理　睾丸肿瘤被认为是可治愈的恶性肿瘤,发现睾丸肿块应积极诊治,并根据睾丸肿瘤病理类型、临床分期采用进一步治疗。一侧睾丸肿瘤治愈后,对侧睾丸仍需要加以重视,患者应经常自我检查睾丸和定期健康普查。

睾丸肿瘤治疗不仅要治愈,还应有良好的生活质量,而生育能力和性功能的保存值得注意。保留生育能力中最重要的是收集精液,并将其低温保存。患者心理上的男性意识产生影响,其中性功能障碍是其最常见且严重的并发症,而肿瘤的治疗也可能会导致性功能障碍,因此需要对患者进行积极的心理疏导,必要时予以药物辅助。

◎小贴士

临床上有许多睾丸肿瘤是患者自己发现的,因此睾丸的自我检查十分重要。青春期、青春期后的男性性功能最活跃,生殖细胞反复分裂、增殖,此时易患癌症。这部分男性人群应掌握睾丸的自我检查方法。检查时间每月至少一次。通常在沐浴后,阴囊皮肤松弛,检查的手又温暖,不会使阴囊局部皮肤收缩。检查体位采取站立位,阴囊自然下垂。若有阴囊内病变,如睾丸肿瘤、附睾囊肿、精索静脉曲张、睾丸鞘膜积液、腹股沟斜疝等,比较容易被发现。检查步骤:①观察阴囊左右侧有无明显不同。②将阴囊托于手掌之上,观察和感觉睾丸的位置、大小和重量,有无沉重感,左右侧睾丸有无差异,正常情况下左侧睾丸位置较右侧为低。③用拇指按在睾丸上,示、中指放在睾丸下,使睾丸在手指间轻轻地滚动,检查其大小、质地,以及是否光滑、有无硬块,有无明显压痛等。先查一侧,再查另一侧。通常很少两侧睾丸同时发生肿瘤,比较可以帮助确定哪一侧存在病变。当自我检查发现睾丸沉重,体积增大,局部肿块质硬、失去弹性,甚至硬如卵石,触摸无痛感。此时患者应尽早去医院找泌尿外科专科医生咨询和进一步检查,由医生做出诊断和鉴别诊断,决定治疗方案。

(王国民)

精索静脉曲张

精索静脉曲张是精索内蔓状

静脉丛因各种原因引起回流不畅或因静脉瓣膜损坏引起血液倒流,而形成局部静脉扩张、迂曲、伸长的病理现象。多见于青壮年,在男性人群中发病率为15%～20%,不育男性中发病率为25%～40%。通常认为,精索静脉曲张会影响精子的产生和精液的质量,是引起男性不育的病因之一。世界卫生组织将其列为男性不育的首位原因。

精索静脉曲张多发于左侧,其原因可能与以下因素有关:左侧精索内静脉呈直角注入左肾静脉且行程长,可能受乙状结肠压迫;左肾静脉通过主动脉和肠系膜上动脉之间,可能受到主动脉、肠系膜上动脉压迫;左髂总动脉可压迫左髂总静脉,这些解剖结构使左精索静脉部分回流受阻;若精索静脉瓣膜缺如或功能不良会导致精索静脉曲张,这是原发性精索静脉曲张,而继发性精索静脉曲张见于腹膜后肿瘤,肾肿瘤压迫精索静脉,癌栓栓塞肾静脉,使血流回流受阻。

精索静脉曲张通常无症状,多在健康体检时发现,或在自我体检时发现阴囊无痛性蚓蚓状团块,或因为不育就诊时发现。有些患者可伴有坠胀感、隐痛、不适等症状,久站、步行后症状可加重,平卧后可缓解或消失。若平卧后曲张静脉不消失,则可能为继发性精索静脉曲张,应查明继发性的病因。

◎您需要做哪些检查

体格检查　①体型瘦长者易发生。②站立时观察阴囊皮肤是否有迂曲的静脉,平卧后检查曲张静脉随即缩小或消失;屏气(Valsalva)动作后检查即站立时,用力屏气增加腹压,血液回流受阻,呈现曲张静脉。③检查睾丸的大小、质地。按体格检查分度:Ⅰ度,触诊不明显,但患者屏气增加腹压时可扪及曲张静脉;Ⅱ度,触诊可扪及曲张静脉;Ⅲ度,阴囊肿大,肉眼即可见阴囊表面曲张的静脉团。

实验室检查　①精液检查:3个月内连续进行2次精液检查,检测项目包括精液量、液化时间、pH值、精子密度、活动率等。②性激素检查。血清睾酮(T)、血清卵泡刺激素(FSH)、血清黄体生成素(LH)等。

彩色多普勒超声(color Doppler ultrasonography)检查

彩色多普勒超声检查对精索静脉曲张的诊断具有重要价值。触诊和患者屏气增加腹压（Valsalva试验）时不能扪及曲张静脉，而经彩色多普勒检查可发现轻微的精索静脉曲张。用阴囊超声可以在不育患者中发现更多的亚临床型精索静脉曲张患者。

◎专家忠告

就诊策略　如结婚后不育或发现阴囊内有团块或阴囊有坠胀痛时，可及时至医院找泌尿男科医生仔细体格检查和彩超检查以明确诊断和制定诊疗方案。

治疗主张　原发性精索静脉曲张的治疗应根据患者有无伴有不育或精液质量异常、有无临床症状、静脉曲张程度及有无其他并发症等情况区别对待。治疗方法包括手术治疗和非手术治疗，多数文献报道以手术治疗为主。手术方法包括传统开放手术（常用途径包括经腹膜后途径和经腹膜沟途径）、显微外科手术、腹腔镜手术及介入栓塞术等；非手术方法包括药物治疗、心理干预、阴囊托法、降温疗法等。继发性精索静脉曲张应积极寻找和治疗原发病。

手术并发症主要有术后水肿、睾丸动脉损伤和精索静脉曲张复发。①水肿：精索静脉结扎术后水肿是最常见的并发症，发生率为3%～39%，平均为7%，淋巴管损伤是引起水肿的主要原因。理论上栓塞技术不会产生水肿，显微精索静脉结扎术水肿率较低。个别患者术后发生睾丸鞘膜积液，部分可于数月后自行消退，反之则需手术治疗。②睾丸动脉损伤：术后睾丸萎缩的发生多数是由于手术时结扎或损伤睾丸动脉引起，总体睾丸萎缩的发生率约为0.2%。由于睾丸血液供应还包括输精管动脉和提睾肌动脉，对于睾丸动脉的保留仍然存在争议。③精索静脉曲张持续存在或复发：其原因被认为在于漏扎精索内静脉的分支、精索外静脉以及引带静脉等。精索静脉结扎术后复发率为0.6%～45%。不同研究者、不同手术方式的报道各不相同。现有研究显示，外环下途径显微精索静脉结扎术复发率较低。④若腹腔镜手术处理不当可以导致盆腔、腹腔脏器及血管损伤等严重并发症。

特别提醒　着衣宽松，勿穿过紧的衣服，即使使用提睾内裤也要以睾丸部位是否舒适为原则。适度锻炼，患精索静脉曲张的患者一般不宜剧烈运动，所以选择一些强度小的项目进行锻炼，如散步、慢跑等。

◎小贴士

临床上有许多患者往往因为阴囊坠胀感或不育等前来就诊，但是并非所有的患者均需手术治疗，所以应该鼓励患者到综合性医院找泌尿男科专科医生咨询和进一步检查，由医生做出诊断和鉴别诊断，决定治疗方案。

勃起功能障碍

在性生活中，男子阴茎不能勃起进行性交，或阴茎虽然勃起但不能维持足够的硬度以完成性交，如出现这种现象有可能患勃起功能障碍（ED），俗称"阳痿"。调查显示，40～70岁男性ED发病率达52%。ED患者得到正规诊治的不到10%。

ED可分为原发性与继发性两类。从未能进行性交的ED为原发性，而之前性生活正常，后来出现ED者为继发性。偶尔暂时不能勃起则属正常现象，不能列

为疾病诊治，这种情况多由于疲劳、心情不安、醉酒、暂时的焦虑所致。根据发病原因ED又可分类为心理性和器质性。器质性ED占50%，主要包括血管性、神经性、内分泌性、糖尿病性、阴茎海绵体纤维化性等。根据ED轻重程度可分为轻度、中度和重度。

勃起是一个复杂的生理过程，涉及大脑、激素、情感、神经、肌肉和血管等多方面问题。ED可能与多个因素有关。①年龄增长。②躯体疾病：包括心血管病、高血压和糖尿病、肝肾功能不全、高血脂、肥胖、内分泌疾病、神经疾病、泌尿生殖系统病等。③精神心理因素。④用药：主要包括利尿剂、降压药、心脏病用药、安定药、抗抑郁药、激素类药、抗胆碱药等。⑤不良生活方式：包括吸烟、酗酒及过度劳累等。⑥外伤、手术及其他医源因素。

◎您需要做哪些检查

实验室检查　重点检测心脏病、肝脏疾病、肾脏疾病、高血压、糖尿病和其他相关疾病的检验项目，以及血清睾酮水平。

精神心理测试　鉴别心理性和器质性勃起功能障碍具有参考

价值,但不能作为诊断依据。国际勃起功能指数问卷(IIEF-5)根据过去3个月的情况评估(表4)。

表4　国际勃起功能指数问卷

项　目	0	1	2	3	4	5	得分
1.对阴茎勃起及维持勃起有多少信心		很低	低	中等	高	很高	
2.受到性刺激后,有多少次阴茎能坚挺地进入阴道	无性活动	几乎没有或完全没有	只有几次	有时或大约一半时候	大多数时候	几乎每次或每次	
3.性交时,有多少次能进入阴道后维持阴茎勃起	没有尝试性交	几乎没有或完全没有	只有几次	有时或大约一半时候	大多数时候	几乎每次或每次	
4.性交时,保持勃起至性交完毕有多大困难	没有尝试性交	非常困难	很困难	有困难	有点困难	不困难	
5.尝试性交时是否感到满足	没有尝试性交	几乎没有或完全没有	只有几次	有时或大约一半时候	大多数时候	几乎每次或每次	

超声波检查　要检测阴茎海绵体结构和血流情况,必要时海绵体注射血管扩张药物观察血流速度的变化。

夜间阴茎勃起试验(NPT)　该试验较少受心理因素影响,能较客观反映阴茎勃起功能。正常人在快速动眼睡眠状态时,阴茎勃起每晚为3～5次,持续25～40分钟。以阴茎勃起硬度计(rigiscan)监测夜间勃起硬度变化的灵敏性达70%。

阴茎海绵体灌流试验及阴茎海绵体造影　通常监测诱导勃起灌流率(induction flow, IF)、维持勃起最低流率(maintenance flow, MF)、停止灌注时30秒内海绵体压力下落梯度(pressure loss, PL)。MF和PL值越大表明有静脉漏性勃起功能障碍功能。正常PL应在30秒内<3.3千帕(25毫米汞柱),MF20～40毫升/分钟,IF 80～120毫升/分钟。阴茎海绵体造影即通过注入造影剂观察在勃起时有无异常静脉回流。常见的几种异常回流有:阴茎背深静脉至前列腺丛及阴部内静脉、阴茎海绵体静脉至前列腺丛及阴部内静脉、阴茎海绵体与尿道海绵体间漏。

选择性阴茎动脉血管造影 疑有阴茎动脉供血障碍者，在行阴茎动脉重建术前应经股动脉行双侧阴部内动脉造影，观察两侧阴茎背动脉、海绵体动脉病变。

阴茎勃起神经检测 神经在勃起机制中具有重要作用，因此常规检测与勃起有关神经系统在病因诊断中至关重要，尤其是曾有颅脑、脊髓、盆腔外伤及糖尿病史患者。

◎专家忠告

就诊策略 当患者3个月以上性生活持续或反复不能达到或维持足够阴茎硬度以完成性交，应当去医院找泌尿男科医生就诊，专科医生会给患者做仔细的体格检查，包括阴茎、阴囊及其内容物并且一系列的实验室检查。通常在1周内这些检查报告都会有结果，患者可以再次找专科医生就诊，以明确诊疗方案。

治疗主张 理想ED的治疗应该符合安全、有效、简便及经济的原则。选择ED的治疗方法时要考虑到个人、文化、伦理、宗教及经济承受能力等因素。治疗的第一步是让患者及其配偶了解ED及检查结果，确定患者及其配偶的需求、喜好等。着重了解有无与ED有关的器质性病因及心理因素。此外，开始治疗前还应考虑到配偶的性功能。

矫正危险因素、加强原发病治疗 在采取直接的治疗方法前，首先矫正可改变的危险因素和原发病（糖尿病、高血压、血脂异常等），这对某些患者有较大作用。可改变的危险因素有：①生活方式和心理社会因素。生活方式如吸烟、酗酒、药物依赖等需要做相应的调整。社会心理因素包括两性方面的问题，如关系不和，性知识缺乏、缺乏性经验及抑郁、焦虑等。②性技巧和性医学知识。③处方药和非处方药。某些抗高血压药、抗心律失常药及精神病治疗药物如抗抑郁药、抗雄激素及类固醇等可能会影响勃起功能。改变药物的剂量或种类对某些患者可能有很大的帮助，但需要与原发病经治医师协商解决。④激素替代治疗。激素替代治疗适用于已确认的激素缺乏，如雄激素缺乏及性腺机能低下等。但补充激素并不一定能改善勃起。老年人雄激素替代治疗前应通过直肠指检、超声波、血清

PSA（前列腺特异性抗原）检测等方法全面筛查前列腺癌的迹象，并定期随访。

性咨询和性教育　对存在可能影响性功能的心理因素的患者可采用性咨询和性教育，如性心理疗法或夫妇间治疗等。

口服药物　口服药物的优点是无创、使用方便、疗效确切且易被多数患者接受，目前作为治疗勃起功能障碍的第一线疗法，但应注意某些特定禁忌证。①选择性磷酸二酯酶 V 型抑制剂：磷酸二酯酶 V 型（PDE5）是主要分布在阴茎海绵体平滑肌中的磷酸二酯酶亚型，它具有降解细胞内 NO 的第二信使——环磷酸鸟苷（cGMP）而降低其浓度，使阴茎转入疲软状态。因此，抑制 PDE5 的活性可以提高 cGMP 浓度而增强阴茎勃起功能。由于性刺激促使阴茎海绵体释放 NO 促进 cGMP 的生物合成，因此在有性刺激状况下药物才会起效。②盐酸阿卟吗啡含片：阿卟吗啡是中枢神经系统的多巴胺受体激动剂，增强阴茎勃起功能。性交前 UPRIMA 2~3 毫克舌下含服，起效时间通常为 20 分钟，有资料报道对勃起功能障碍有效率为 50%~60%，主要副作用是恶心，但低剂量时（2 毫克和 4 毫克）较轻。其他副作用有头晕、出汗、嗜睡、打哈欠等，其发生率在 10% 左右。极少数情况下发生晕厥。③酚妥拉明：酚妥拉明是 α 肾上腺素能受体阻滞剂，对中枢和外周均有作用，适合轻、中度 ED 治疗，有资料报道有效率为 50% 左右。副作用包括头晕、鼻塞及心动过速，40 毫克剂量时可以耐受。④其他药物：目前国内还有多种中药制剂用于治疗 ED，这类药物还缺少大样本随机、双盲、安慰剂对照的多中心临床研究资料，药理作用机制也需要进一步深入研究。

外用药物　目前，国内已上市的外用药物前列腺素 E 乳膏，含前列腺素 E_1 1 毫克加特制透皮剂混合制成的乳膏剂，药物经尿道吸收转入阴茎海绵体内，通过提高阴茎海绵体平滑肌 cAMP 浓度而诱发阴茎勃起。临床研究证明，性交前 10~20 分钟经尿道滴入前列腺素 E 乳膏 0.3~1.0 毫克，临床有效率为 70% 左右。副作用包括阴茎胀痛、尿道烧灼感等，无全身性副作用。

真空负压勃起装置与缩窄环

真空负压缩窄环装置适用于不想采用药物治疗及禁忌药物治疗的患者。使用时将空心圆柱体套于阴茎根部通过负压将血液吸入阴茎海绵体内，然后用橡皮圈束于阴茎根部阻断静脉回流来维持阴茎勃起。副作用有阴茎疼痛、麻木、青紫及射精困难等。优点是无创、经济，可反复使用。缺点是使用较麻烦。

阴茎海绵体药物注射疗法 一种或多种一线疗法失败、疗效不佳及副作用大的患者，也可因患者喜好而采用阴茎海绵体药物注射疗法作为第二线治疗方法。主要方法包括：海绵体内注射血管活性药物诱发勃起完成性生活的方法，过去使用较广泛，但疗效差异较大，副作用较大，费用较高，治疗中断率高。

勃起功能障碍的手术治疗 ①血管手术：包括阴茎动脉重建术及静脉结扎手术，适用部分年轻人血管性 ED 的治疗，但需要严格掌握手术适应证。一般这些患者需要做特殊的检查。据报道血管手术近期成功率在 40% ~ 70%，但远期效果不佳。②阴茎假体植入：阴茎假体植入手术通过阴茎海绵体内手术植入勃起装置（单件套可屈性和多件套可充胀性），来辅助阴茎勃起完成性生活的半永久性治疗方法，不影响排尿和射精功能，不影响原有的阴茎感觉和性快感，是适用于各种方法治疗无效的重度 ED 患者的标准治疗方法。该种创伤性治疗方法，为不可逆性最终治疗选择，远期并发症发生率（感染、糜烂及副损伤和机械性并发症）为 5% ~ 10%。术前除了要考虑到手术并发症外，还要考虑到患者对假体价格承受能力。假体包括单件式、二件式、三件套可膨胀性阴茎假体。

特别提醒 勃起功能障碍的诊疗过程中，全面了解性生活史，既往史及心理社会史对 ED 首诊十分重要，由患者回答过去 3 个月有关性活动的 5 个问题并评分，可以判断 ED 的严重程度（5 个问题见男性勃起问卷）。此外，夜间勃起试验（NPT）对区分心理性和器质性 ED 有帮助。其他检查有助于进一步明确器质性的病因。各种治疗方法应建立在明确病因的基础之上。

健康管理 ①消除心理因素：男性应该对勃起功能障碍有充分的了解，认识精神因素对性功能的影响,女性要避免给丈夫造成精神压力。②节房事、戒手淫:男性如果长期房事过度,频繁手淫的话就会导致精神疲乏,性交失败或不满意的概率增加,产生焦虑、不安情绪,这是导致 ED 的重要原因。③注意饮食调理:狗肉、羊肉、羊肾等动物内脏含有大量的性激素和肾上腺皮质激素,能够提高性欲,增强精子的活力。此外含锌的食物,含精氨酸的食物都有助于提高性功能,有效预防 ED。④提高身体素质:身体虚弱、过度疲劳等都是导致 ED 的原因,男性应当积极从事体育锻炼,增强体质,并且注意休息,调整中枢神经系统的功能失衡。⑤戒烟、酒:对于预防 ED 有积极的作用。

◎小贴士

临床上有许多 ED 患者碍于面子往往没能及时就诊,但是 ED 是许多疾病(尤其是心血管疾病)早期预警信号,所以应该鼓励患者尽早去医院找泌尿男科专科医生咨询和进一步检查,由医生做出诊断和鉴别诊断,决定治疗方案。

（杨念钦）

女性压力性尿失禁

中老年妇女人群中,常可发现部分女性在咳嗽、喷嚏、大笑或运动等腹压增高时,尿液不自主地自尿道外口漏出,给患者生活、工作带来极大的不便,不得不使用"尿垫"。

尿失禁主要由于膀胱括约肌受损或神经功能障碍而丧失排尿的自控能力,使尿液不自主地流出。主要有三个类型:急迫性尿失禁、压力性尿失禁、充溢性尿失禁。中老年女性尿失禁以压力性尿失禁最多见,高发年龄为 45 ~ 55 岁。其发病主要与膀胱颈及近端尿道下移、尿道黏膜的封闭功能减退、尿道固有括约肌功能下降及支配控尿组织结构的神经系统功能障碍有关。该病较明确的相关因素包括年龄、生育、盆腔脏器脱垂、肥胖及种族和遗传因素。可能的相关危险因素包括雌激素、子宫切除术、吸烟及体力活动等。

临床表现为咳嗽、喷嚏、大笑等腹压增加时不自主漏尿。典型的体征是在增加腹压时,能观察到尿液从尿道外口流出。

◎您需要做哪些检查

病史和体格检查对压力性尿失禁的确定诊断起着重要作用。就诊时详细地向医生提供病史，包括压力性尿失禁症状、全身情况、泌尿系其他症状、生育史、既往病史等。体格检查时，神经系统检查主要包括下肢肌力、会阴部感觉、肛门括约肌张力及病理征等，腹部检查注意有无尿潴留。此外，与尿失禁相关的各种记录表格及生活质量调查对该病的诊断一定参考价值，如排尿日记（连续记录72小时排尿情况，包括每次排尿的时间、尿量、饮水时间、饮水量、伴随症状和尿失禁时间等）。国际尿失禁咨询委员会尿失禁问卷调查简表（ICI-QSF）分为四个部分，记录尿失禁的严重程度，对日常生活、性生活和情绪的影响等。

对临床表现与体格检查不相符，以及经初步治疗疗效不佳的患者，可选尿失禁分型诊断。按尿动力学检查可将压力性尿失禁分为解剖型和尿道固有括约肌缺陷型，也可按腹压漏尿点压结合尿动力学检查分型，以90厘米水柱/60厘米水柱为界分为Ⅰ、Ⅱ、Ⅲ型压力性尿失禁。

尿失禁程度的判断，将临床症状按严重程度分为三度，为选择合适的治疗手段提供重要参考。轻度：一般活动及夜间无尿失禁，腹压增加时偶发尿失禁，不需要佩戴尿垫。中度：腹压增加及起立活动时，有频繁的尿失禁，需佩戴尿垫生活。重度：起立活动或卧位体位变化时即有尿失禁，严重地影响患者的生活及社交活动。

为了进一步诊断及明确病因，需行一些侵入性的检查，包括膀胱镜、侵入性尿动力学检查、膀胱尿道造影、超声、静脉肾盂造影等。压力性尿失禁有可能合并有其他疾病，主要包括膀胱过度活动症、盆腔脏器脱垂、排尿困难等。怀疑合并膀胱过度活动症者需行尿动力学检查等以明确诊断。盆腔脏器脱垂与压力性尿失禁常合并存在，盆腔脏器脱垂的诊断主要依靠妇科检查。对有排尿困难主诉的患者，需行尿流率及残余尿测定等，以协助诊断。

◎专家忠告

就诊策略 当患者发现打喷嚏、咳嗽、大笑时，尿液不自主地从尿道外口流出,这时,就应当上医院找泌尿外科医生就诊,专科医生应当详细询问病史并做仔细的体格检查。应当明确患者的尿失禁和腹压的关系以及是否伴有急迫性尿失禁。体格检查时应注意有无尿路畸形的存在,尿道开口位置是否正常;在已婚妇女的体检时,应行尿道中段抬举试验。

治疗主张

保守治疗　目前大多数推荐通过盆底肌肉训练来作为保守治疗的手段,即有意识地对肛提肌为主的盆底肌肉进行自主收缩,以增强尿控能力。该方法由 Kegel 在 1948 年首次提出,故称"Kegel 锻炼"。具体方法:持续收缩盆底肌(提肛运动)2~6秒,松弛休息 2~6 秒,如此反复 10~15 次。每天训练 3~8 次,持续 8 周以上。目前,单纯盆底肌肉锻炼已较少应用,为获得更好的治疗效果,经常结合辅助治疗,如生物反馈治疗、阴道内防治辅助器具等。生物反馈治疗是采用模拟的声音或视觉信号,从而提示患者正常及异常的盆底肌肉活动的状态,使医生了解患者盆底肌肉锻炼的情况,以指定正确的、有效地盆底肌肉治疗方案。

此外,由于肥胖是女性压力性尿失禁的明确相关因素,减轻体重也有助于预防压力性尿失禁的发生。

药物治疗　其主要原理在于增加尿道闭合压,提高尿道关闭功能。药物包括 α_1 肾上腺素受体激动剂、丙咪嗪、β 受体阻滞剂、β 受体激动剂、雌激素等。目前推荐使用 α_1 肾上腺素受体激动剂,该类药物通过激活 α_1 肾上腺素受体以及躯体运动神经元,增加尿道阻力,改善尿失禁症状。常用药物有米托君、甲氧明等。

手术治疗　适用于采用非手术治疗效果不佳或不能耐受的患者。中重度压力性尿失禁,严重影响生活质量的患者等。轻度尿失禁要求手术者。伴盆腔脏器脱垂等盆底功能病变需行盆底重建者需同时行抗压力性尿失禁手术。目前最常用的术式为无张力尿道中段吊带术,我国较常用的为 TVT、TVT-O 等,其他还有 IVS、TOT 等。TVT、TVT-O 原理基本相同,即运用尿道中段理论,进行尿道中段无张力悬吊,在腹部产生压力的情况下,吊带才会对尿道产生张力,从而明显改善压力性尿失禁的症状。此类术式的优势在于疗效稳定、损伤小、并发症少。

其他可选术式还包括 Burch 阴道壁悬吊术等。Burch 阴道壁悬吊术原理：经耻骨后将膀胱底、膀胱颈及近端尿道两侧的阴道壁缝合悬吊于 Cooper's 韧带，以上提膀胱颈和近端尿道，从而减轻膀胱颈活动度，改善尿失禁症状。手术的主要并发症包括膀胱穿孔、出血、排尿困难、对吊带的异物反应、吊带侵蚀入尿道或引导、感染等。

特别提醒 目前认为，盆底肌训练是女性压力性尿失禁的非手术治疗的首选治疗方法。控制体重，戒烟、减少咖啡因、酒精的摄入可能对压力性尿失禁症状有一定缓解作用。

◎小贴士

尿失禁的程度判断常用尿垫试验评估。尿垫上吸收的尿量可以用来粗略地估计尿失禁的严重程度，将使用过的尿垫总重量减去未使用过的尿垫重量就是患者尿液流失量，一般 1 克约为 1 毫升尿液。国际尿失禁咨询委员会推荐 1 小时尿垫试验。方法：试验前 15 分钟饮水 500 毫升，试验期运动包括走路或者爬楼梯 30 分钟、起立 10 次、咳嗽 10 次、跑步 1 分钟、弯腰 5 次、洗手 1 分钟。尿垫获得重量 ≥1g 即为阳性。

（王国民）

15. 骨科疾病

骨　折

骨折后局部可出现疼痛、压痛、肿胀、皮肤瘀斑、肢体活动障碍等,也会发生全身反应,严重骨折和多发性骨折可发生脂肪栓塞、休克等。

以下三项为骨折的特有体征:①畸形。骨折移位,受伤肢体会出现短缩、成角或异常弯曲等畸形。②反常活动。骨折后在没有关节的部位会出现不正常的活动。③骨擦音或骨擦感。伤后检查时听到骨擦音或感到骨擦感。以上三种特有体征具备其一,即可确诊。但是,不完全性骨折、无移位骨折及嵌顿性骨折无以上特有体征。

◎您需要做哪些检查

X线摄片检查　能发现临床检查中难以发现的不全骨折、小的撕脱骨折等,还可以明确骨折类型、移位情况及骨骼本身有无病变等。因此,所有疑有骨折者均应做X线摄片检查。检查时应摄正位片、侧位片,并包括邻近关节。为了进行对比,有时需摄特殊位片和健侧片。

骨折的诊断主要靠病史及临床体征,但有些骨折如裂纹骨折、嵌插骨折等临床体征不明显,需拍X线片才能明确诊断。

◎专家忠告

治疗主张

治疗原则　复位—固定—功能锻炼。①复位:分手法复位和切开复位。复位的标准主要用骨的对位和对线来衡量。对线是指两骨折段在轴线上的对合关系,对位是指两骨折端接触面的对合关系。骨折复位后,矫正了各种移位,恢复了正常解剖关系,称解剖复位。如果复位后,骨折端虽未达解剖复位,但骨折愈合后对肢体功能不会有影响者,称功能复位。不同位置的骨折,对恢复痊愈要求不同。关节内骨折必须达到解剖复位,而有些骨折只要达到功能复位即可。绝不能为追求解剖复位而反复、粗暴地复位,造成不必要的痛苦与损伤。骨折复位的要求:骨折端的分离移位、旋转移位必须完全矫正;下肢短缩成人不超过 1 厘米,儿童不超过 2 厘米;与关节活动方向不一致的成角必须完全矫正,而与关节活动方向一致的前、后方成角,成人小于 10°,儿童小于 15°,可在骨痂的改造中自行矫正;长骨干横行骨折,复位后端端对位的截面积至少应达 1/3;靠近关节端骨折,复位后端端对位的截面积至少应达 3/4。②固定:骨折的固定分内固定和外固定。固定的目的是防止复位后的骨折再移位,为骨折愈合提供良好的环境。因此,不论采取何种方法都要求固定牢固、可靠。不稳定的固定会影响骨折的愈合,甚至发生骨不连。固定方法的选择,既要根据骨折的具体情况又要结合医疗

条件。③功能锻炼:合理的功能锻炼应根据骨折的不同时期采取不同的方法,不恰当的功能锻炼,将会影响骨折的愈合。一般在骨折 1 周后做肌肉收缩与放松的活动,2 周后可活动上下关节,动作应缓慢,活动范围由小到大。骨折愈合后要加强患肢关节的活动。

并发症的防治 骨折发生的同时,会并发全身和局部的损伤。有些并发症会在短时间内危及生命,必须紧急处理。有些并发症如脊髓损伤,若不及时发现或处理不当,会造成严重的后果。因此,对骨折患者的检查必须全面、细致,明确有无并发症。

骨折的主要并发症有:①早期并发症。因失血及剧烈疼痛而导致休克;血管损伤;神经损伤,尤其脊柱骨折易损伤脊髓,引起截瘫;脂肪栓塞,成人股骨干骨折,骨髓被破坏,大量脂肪滴进入破裂的静脉窦内可致肺栓塞、脑栓塞;感染,开放性骨折最易并发感染,从而导致化脓性骨髓炎和特异性感染如破伤风、气性坏疽等。②中晚期并发症。关节僵硬;创伤性关节炎,引起关节疼痛;损伤性骨化(骨化性肌炎),

常发生于关节附近,可影响关节功能;缺血性骨坏死,常见的有股骨颈骨折后股骨头缺血性坏死和足距骨、腕舟骨骨折后缺血性坏死;缺血性肌挛缩,是四肢骨折的严重并发症,上下肢重要动脉损伤或局部包扎过紧超出一定时限,前臂或小腿肌群可因缺血而坏死,经机化后形成瘢痕组织,逐渐挛缩形成特有的爪形手、爪形足畸形。下肢或脊柱骨折患者存在因持续卧床而引起全身性并发症的危险,尤其老年患者发生率更高,严重者可以致命,故必须注意防范。为防止各种并发症,应尽可能早期起床,早期负重,必要时使用轮椅、倾斜床作过渡,借助步行器、双拐作患侧下肢不负重或部分负重的站立行走。必须卧床时,应切实执行预防肺炎、压疮、尿路感染及下肢静脉血栓形成的各项护理措施,并进行床上保健操。

床上保健操 床上保健操需按伤后病程及患者体力情况分组在病房内进行。第一组保健操以呼吸练习、四肢远端肌群与小关节运动为主,共 5~6 节,运动时每 10 秒心率增加 1~3 次;第二组以呼吸练习、四肢简单运动和轻度的腹、背肌肉练习为主,共 8~10 节,运动时每 10 秒心率增加 5~6 次;第三组可加四肢与躯干复合运动和抗阻运动,练习可多达 20 节,运动时每 10 秒心率增加 8~10 次。床上保健操每日进行 1~2 次。做操时损伤部位保持静止,以不引起伤区疼痛为宜。

康复治疗 ①姿势体位治疗。在创伤早期应抬高患肢,有利于消肿;将关节尽可能固定于功能位,未固定的关节也应经常放置于功能位。②主动运动。当复位固定基本稳定时,即应尽早开始主动运动。当骨折愈合和固定去除后,应系统地进行动力性主动运动及抗阻运动,有条件时进行等速练习,以促进肌力恢复,直至肢体功能恢复至接近正常水平和关节的稳定性恢复。对未被固定区域,待骨折复位及固定后应早期开展助力运动、主动运动及抗阻运动,以防止关节挛缩及肌肉萎缩。③被动运动。用专用器械使关节每日做 6~8 小时的连续被动运动,运动范围从小到大,达到关节应有的活动度为止,可防治关节挛缩、粘连。④理疗。医院内有多种理疗器械,可在医生的指导下进行康复训练。⑤辅助器具的使用。在骨折后的适当时机应用适当的辅助器具代替严格的外固定，可以提早开始局部活动。在伴有某些周围神经或肌肉肌腱损伤时，利用适当的功能支架，可以代替功能重建手术。

特别提醒 骨折后及骨折愈合后的功能锻炼要在医生的指导下进行，切忌盲目操作。

骨折后切忌随意搬动肢体，可用长条形的木板或硬纸板做简单地固定。

在检查反常活动和骨擦音、骨擦感时应注意，切不可故意反复体会，以免造成血管、神经损伤，增加痛苦。

骨折固定后的 3 日内应注意患肢的感觉和肿胀等，若有异常应及时去医院就诊。

关节脱位

关节脱位又称"脱臼"，即组成关节各骨的关节面失去了正常的对合关系。关节脱位一般有外伤史，患处疼痛、肿胀、关节功能丧失。它特有的体征有以下几种：①畸形。关节脱位处常有明显畸形，可在异常位置摸到移位

的骨端，肢体形态异常，可变短或变长。②弹性固定。由于关节囊、韧带的作用和肌肉痉挛，将患肢保持在异常的位置，被动运动时可感到弹性抗力，称弹性固定。③关节盂空虚。可在体表摸到原关节盂处空虚。

◎您需要做哪些检查

X 线摄片检查对确定脱位的方向、程度、有无合并骨折、陈旧性脱位、有无骨化性肌炎或缺血性坏死等有重要作用。

◎专家忠告

治疗主张 治疗的原则是复位、固定和功能锻炼。

复位 以手法复位为主，时间越早，复位越容易，效果越好。若时间较久，则会产生关节周围肌肉挛缩，局部血肿变化成瘢痕组织，关节腔为瘢痕组织所充填，关节周围组织粘连，手法复位难于成功。伤后 3 ~ 5 周用手法复位已很困难。①手法复位：需用适当的麻醉以达到无痛和肌肉松弛的目的。但关节脱位后半小时内，患处尚处于麻木状态，此时可不用麻醉进行手法复位。上肢的关节脱位用此法较易成功。下肢

的关节脱位则因肌力强,不用麻醉难以成功。复位的原则是使脱位的关节端按原来脱出的途径倒退回原处。要严格遵循各关节脱位的复位操作方法,严禁粗暴动作,否则将加重损伤,甚至造成骨折或血管、神经损伤。复位成功的标志是被动活动恢复正常,X线检查显示已复位。较早期的陈旧性脱位(一般在脱位后3～5周内),局部血肿未完全纤维化,若未经过多次复位,损伤不多,则瘢痕较少,仍可能用手法复位获得成功。其方法是先做湿热敷,或持续骨牵引约1周(如,髋关节),使瘢痕松软,肌肉挛缩逐渐解除;然后在充分麻醉下,反复做各方向的被动活动,范围由小到大,使粘连松解;待充分松动后,按该关节的复位手法复位。②切开复位:凡有下列指征者可行切开复位:有关节内骨折,手法复位失败者;有软组织嵌入,手法复位失败者;陈旧性脱位,手法复位失败者。

固定 复位后,将关节固定在稳定的位置,使受伤的关节囊、韧带、肌肉等组织得以修复愈合。固定时间为2～3周。陈旧性脱位手法复位后的固定时间应适当延长。

功能锻炼 在固定期间要经常进行关节周围肌肉的舒缩活动和患肢其他关节的主动运动,以增进血液循环、消除肿胀、避免肌肉萎缩、骨质疏松和关节僵硬。解除固定后,应逐步进行主动功能锻炼,配合热水浴、理疗等,以逐渐恢复关节功能。禁忌粗暴扳拉,以免发生骨化性肌炎。

特别提醒 不要盲目反复复位。手法复位操作要缓慢、轻柔、有耐心,切忌急躁、粗暴。若不成功,即应放弃手法复位,或在肢体麻醉下进行复位,或在休息数日待局部创伤性充血和水肿消退后改用切开复位。

脂肪栓塞综合征

脂肪栓塞综合征是外伤、骨折等严重创伤的并发症。临床表现差异很大。一般病例可有4小时至15日的潜伏期。临床出现症状时间可自伤后数小时开始至伤后1周左右,80%的病例于伤后48小时以内发病。可分为以下四型:①患者无呼吸症状,脑症状较轻微,仅有发热、心动过速、皮肤出血点。②患者无神经系统症状,主要为呼吸困难、低氧血症、发热、心动过速及皮肤出血点等。③患者无明显脑及呼吸症状，主要表现为皮肤出血点、发热、心动过速，其中出血点可能是引起注意的要点。④患者无皮肤出血点，最不易确诊。

◎您需要做哪些检查

体格检查、血液检查、尿液检查、X线摄片检查可协助诊断。

主要诊断标准 皮下出血、呼吸系统症状及肺部X线病变、无颅脑外伤的神经症状。

次要诊断标准 动脉血氧分压低于60毫米汞柱、血红蛋白降低（100克/升以下）。

参考标准 心动过速、脉快、高热、血小板计数突然降低、少尿及尿中有脂肪滴、血沉加快、血清脂肪酶增高、血中游离脂肪酸增高。

凡临床症状有主要诊断标准2项以上；或主要诊断标准只有1项，而次要标准或参考标准有4项以上者，可以确诊。若无主要诊断标准，有次要诊断标准1项及参考标准4项以上者，可拟诊为隐性脂肪栓塞。

由于脂肪栓塞综合征的临床症状和体征很不典型，因此诊断

有一定困难，应结合病史及各项有关指标，全面分析。按上述指标将诊断分为三级：①可疑诊断。严重骨折创伤病员，经过初期处理后，短时间内突然出现脑部症状，以及高热、脉速、呼吸困难、咳痰、啰音甚至肺水肿等。②早期诊断。严重骨折创伤有明显低血氧，又不能用其他原因解释者；虽无上述主要诊断指标，但仍有明显的次要诊断指标，如贫血（血红蛋白低于100克/升）、血小板减少等，可以初步诊断。但应密切观察，并应开始治疗（包括呼吸支持疗法）。③临床诊断。标准如前所述。

◎专家忠告

治疗主张

呼吸支持疗法 脂肪栓塞在某种程度上有自愈倾向，死亡原因大都是由于呼吸障碍导致低血氧引起。因此，目前认为治疗呼吸功能障碍和纠正低血氧是最基本的治疗措施。①病情轻的患者：心动过速，缺氧，动脉血氧分压小于60毫米汞柱，二氧化碳分压大于50毫米汞柱，但无神志改变，X线检查无肺水肿。这类患者可用鼻饲管或氧气面罩给氧，

使动脉血氧分压维持在 70 毫米汞柱以上,必要时可间歇给予正压呼吸。②病情重的患者:有神志变化,动脉血氧分压下降至 50 毫米汞柱以下,开始时可无肺水肿,但数小时后经过 X 线检查可以发现肺部征象。这类患者可行气管切开、气管插管,应尽早使用呼吸机进行辅助呼吸。

保护脑部　头部降温,用冰袋冷敷以减少耗氧量,保护脑组织;脱水疗法,用药物治疗脑水肿;应用镇静剂。

药物治疗　①肝素:剂量为 2 500 单位,6~8 小时 1 次,由于剂量小,一般不会引起出血和血肿。②右旋糖酐 40:一般用量为 500 毫升,每 12~24 小时 1 次。③激素:可用氢化可的松,第一日 100 毫克,第二日 500 毫克,第三日 200 毫克,3~5 日后可骤停。④利尿剂:开始剂量为依他尼酸(利尿酸)50 毫克或呋塞米(速尿)40 毫克静脉注射,若肺水肿改善,12 小时后,可反复用药。⑤加强抗感染:心动过速或心律不齐时应用地高辛,防止心力衰竭发生;缺钙时,给予适量补钙;支气管痉挛时,给予器官扩张药。

特别提醒　治疗期间,须注意保护肺部,使用喷雾剂协助排痰,应用抗生素防止继发性肺炎,控制呼吸超过 4 日以上的患者应行气管切开。

骨筋膜室综合征

骨、骨间膜、肌间隔和深筋膜一起组成了骨筋膜室,骨筋膜室综合征是指骨筋膜室内的肌肉和神经因急性缺血而产生的一系列早期症状和体征。最常发生于前臂掌侧和小腿。它的早期临床表现以局部症状为主,只是在持续缺血导致广泛坏死时才出现全身症状。创伤后肢体持续性剧烈疼痛,且进行性加剧,为本病最早期的症状。至晚期,当缺血严重,神经功能丧失后,感觉即消失,再无疼痛。四肢外伤后若出现受伤肢体剧烈疼痛、感觉麻木或发冷等症状,应及时到医院就诊。

◎**您需要做哪些检查**

根据上述症状便可诊断。

◎**专家忠告**

治疗主张

切开减压　一经确诊,应立即切开骨筋膜间隔以减压。早期彻底切开筋膜减压是防止肌肉和神经发生缺血性坏死的唯一有效方法。切开的皮肤一般多因张力过大而不能缝合。可用凡士林纱布填塞,外用无菌敷料包好,待消肿后行延期缝合;或应用游离皮片移植闭合伤口。切不可勉强缝合皮肤,失去切开减压的作用。

并发症的防治　局部切开减压后,血循环获得改善,大量坏死组织的毒素进入血液循环,应积极防治失水、酸中毒、高血钾症、肾衰竭、心律不齐、休克等严重并发症,必要时行截肢术,以抢救生命。

诊治误区　对于骨折、脱位的患者,如果有局部肢体严重疼痛,不可盲目使用止痛药物,需先排除骨筋膜室综合征可能。

特别提醒　骨筋膜室综合征是可以得到很好的治疗的,需要引起患者的足够重视。

周围神经损伤

周围神经损伤是骨折和脱位的并发症。它的主要表现为:①主动运动消失。出现弛缓性瘫痪,肌张力消失,生理反射消失。②感觉障碍。受损伤神经所支配的皮肤感觉消失。③自主神经功能障碍。神经支配区域汗腺分泌和血管舒张功能发生改变,出现潮红、发热和皮肤菲薄、发亮、干燥,以及指甲变形等症状。④畸形。如尺神经损伤后可出现爪指畸形、腓总神经损伤后出现"垂足"畸形等。

◎您需要做哪些检查

神经干叩击试验　为了解神经再生的一种简单方法。在神经轴突再生但尚未形成髓鞘前,若在外界叩击可出现神经干通路上放射痛、过电感等感觉过敏现象。应定期检查,以便了解神经再生的进度。

肌电图检查　将肌肉兴奋时发生的生物电变化引导出来并加以放大,用图形记录下来,对神经损伤的诊断与恢复的评估有一定价值。

测定神经传导速度　采用肌电图测定仪测定单位时间内神经冲动传导的距离(称为神经传导速度),对神经损伤的诊断、神经再生及恢复的评估有一定价值。

◎专家忠告

治疗主张

一期修复手术　即伤后几小

时内进行清创,同时做修复手术。

延迟一期手术　伤后 1 ~ 3 周内做神经修复手术。

神经修复　手术方法可分为四类:①神经缝合术。适用于神经断裂伤,先切除两断端神经瘤和瘢痕组织,再进行无张力的神经对端缝合。②神经移植术。因神经缺损而无法直接缝合修补时,可做自体或同种异体神经移植术。③神经松解术。适合于神经干内、外瘢痕粘连。④神经移位术。适合于多神经干损伤的患者,切断一根次要的神经,将其近端移位到较为重要而有缺损的神经远端,以恢复重要神经的功能。

特别提醒　对于伴有骨折或脱位的患者,如果出现弛缓性瘫痪、肌张力消失、生理反射消失,则对于判断神经损伤不易出现延误。若单纯以自主神经功能障碍——神经支配区域汗腺分泌和血管舒张功能发生改变,出现潮红、发热和皮肤菲薄、发亮、干燥,以及指甲变形等症状为表现,则需要有经验的医生才能做出科学的判断。

一旦诊断明确,需要专科的医院诊治,应尽量缩短从损伤到手术的时间。

健康管理　对于周围神经损伤的患者,手术后的功能锻炼非常重要,专业的康复指导是功能恢复的关键。

化脓性关节炎

化脓性关节炎指由化脓性细菌引起的关节内感染,好发于膝、髋关节,其次为肘、肩、踝等关节。儿童多见。致病菌血行感染多见,也可因关节开放性损伤、关节手术或关节穿刺而继发感染,或从邻近感染组织蔓延而发病。它的局部症状主要是患关节疼痛,活动受限,关节间隙及髌上囊明显肿胀,皮温增高,关节间隙有压痛。全身症状可有发热,但有时也可较轻微。

◎您需要做哪些检查

血液检查　白细胞计数增高,中性粒细胞数增高。

X 线摄片检查　早期可见关节肿胀,髌上囊明显肿胀,关节间隙增宽。之后,关节间隙变窄,软骨下骨质疏松。晚期根基关节增生、硬化、关节间隙消失。

关节穿刺检查　关节穿刺液

呈混浊或脓性,关节液检查白细胞计数增高,关节液细菌培养常为阳性。这些对诊断和治疗很有价值。

◎专家忠告

治疗主张　患肢采用石膏托或皮肤牵引制动于功能位,以减轻疼痛,避免炎症扩散和预防病理性脱位或半脱位。

应用有效广谱抗生素进行全身治疗。

如穿刺液较清,可抽尽积液,然后注入有效抗生素;否则,应及早切开引流,或在关节镜下冲洗引流,并置硅橡胶管做持续抗生素溶液冲洗。

当急性炎症消退而关节面无明显破坏时,应鼓励患者在起病3周左右,逐渐锻炼关节功能,即先做关节周围肌肉组织的舒缩活动,然后做关节活动,幅度由小到大,循序渐进,同时辅以理疗,预防关节粘连或强直。

诊治误区　不能完全依赖药物治疗,必要的关节腔手术引流也是非常重要的。

健康管理　炎症消退后,进行功能锻炼,恢复关节功能。

急性化脓性骨髓炎

化脓性骨髓炎是包括骨、骨膜和骨髓的整个骨组织炎症。多见于长管骨,尤其是胫骨和股骨。病原菌由疖肿、皮肤伤口等通过血源性播散而致病,也可因局部伤口直接感染或邻近软组织炎症直接蔓延到骨骼而致病。好发于儿童。发病前大都有疖、皮肤伤口或其他部位感染灶,以及开放性骨折史或骨科手术史。发病急,出现高热、寒战、全身不适等症状。患肢剧烈疼痛,活动受限,局部有深压疼痛。炎症进一步发展,由于脓肿穿破骨膜而疼痛减轻,但出现局部肿胀、皮肤发红、皮温升高、凹陷性水肿和波动感,此时穿刺可抽得脓液。最后,脓肿溃破,流出黄色黏稠脓液。

◎您需要哪些检查

血液检查　血白细胞计数增高,中性粒细胞计数增高,血培养常呈阳性。

X 线摄片检查　在发病 2 周内,X 线检查常为阴性,但不能完全排除此病,应结合症状来诊断;之后,X 线片上可见骨骼有虫蚀样破坏和骨膜反应。

◎专家忠告

治疗主张　及早应用抗生素治疗,在培养结果取得以前,可用二联或三联广谱抗生素经静脉给药,剂量要足,时间要够;有培养结果后,应用敏感抗生素持续用药,直至体温正常后2～3周。

患肢采用石膏托或皮肤牵引制动,以减轻疼痛,避免炎症扩散和预防病理性骨折。

切开引流及骨开创术,以防止炎症扩散和防止形成大块死骨。

诊治误区　及时的手术是治疗成功的关键,不能完全依赖药物治疗。

健康管理　炎症消退后,进行功能锻炼,恢复关节功能。应鼓励患者在起病3周左右,逐渐锻炼功能,幅度由小到大,循序渐进,同时辅以理疗,预防功能障碍。

慢性化脓性骨髓炎

慢性化脓性骨髓炎大都因急性化脓性骨髓炎处理不及时、不充分或不恰当而造成。一般有初发急性骨髓炎病史,有经久不愈或时好时发的窦道。病程长的患者肢体可变粗,或因病理性骨折而造成畸形。若局部窦道及创面经久不愈,则有可能恶变,表现为肉芽高出皮肤表面,呈菜花样,分泌物增多,有恶臭。若病变位于关节附近,则可导致关节挛缩和活动受限。

◎您需要做哪些诊断

X线摄片检查可见骨质破坏与增生同时存在。

◎专家忠告

治疗主张　在死骨分界清楚和有足够坚强的新生骨痂包绕时进行手术,应彻底清除死骨,消灭死腔,切除窦道。

若局部有癌变时,可考虑大块切除或截肢。长期感染又无法控制、肢体的功能严重障碍且难以挽回时,也应考虑截肢。若病变位于功能较不重要的骨骼,可切除病变骨。

切除窦道,清除死骨,刮除肉芽,骨缺损修成碟形,用碘仿纱布填塞,做外固定或牵引,定时换药,直至伤口愈合。

清除死骨后,用抗生素溶液

冲洗,若有死腔残留或局部血运不佳,则可利用附近血运良好的肌瓣填塞,缝合伤口。

特别提醒 慢性化脓性骨髓炎正是急性炎症治疗不及时造成的,因此及时的手术非常关键。

健康管理 炎症消退后,进行功能锻炼,恢复关节功能。鼓励患者在起病3周左右,逐渐锻炼功能,幅度由小到大,循序渐进,同时辅以理疗,预防功能障碍。

骨关节结核

骨与关节结核由人型或牛型结核杆菌引起。好发部位为脊柱,其次为髋、膝、肘关节,骨的中间部结核极少见。它的局部症状有局部疼痛、肿胀、肿块、肌肉萎缩、畸形、功能障碍等,并有压痛、叩痛、跛行。特别要注意脊髓受压的早期症状如肌力减弱、关节活动失灵、腱反射亢进、感觉减退、膀胱和肛门括约肌功能障碍等。全身症状有低烧、消瘦、贫血、盗汗、乏力、食欲不振等,儿童的症状较成人严重。小儿易哭闹、夜啼等。

◎您需要做哪些检查

病史检查 了解疾病演变过程,个人和家族中有无结核病史及接触史、卡介苗接种史,并注意年龄、外伤及全身情况等。

X线摄片检查、CT检查及磁共振成像(MRI)检查 能够确定病变的部位和程度。

血液检查 查血沉,血沉增快是结核病活动期的一种表现。

结核菌培养 脓液结核菌培养阳性率一般在50%~60%。

病理检查 主要应用于单纯滑膜结核或椎体结核难以确诊时。

◎专家忠告

治疗主张

全身治疗 注意休息,给以足够、全面、合理的营养。

抗结核药物治疗 常用抗结核药物有链霉素、异烟肼、利福平和乙胺丁醇等。为避免耐药菌株的产生,应同时使用2~3种抗结核药物。用药时间不宜过短,四肢中小关节结核用药1年左右,而肩、髋、骶髂、脊柱等大关节结核则应用药2年左右。术前用药2~4周,术后继续使用。一旦出现不良反应如耳鸣、听力减退、肝功能改变等,应减量或停用相关药物。

局部治疗 ①局部制动:根据不同情况,应用石膏托、牵引、夹板、支具等,纠正关节畸形,保持关节功能位。适用于关节结核急剧发展、疼痛和肌肉痉挛较明显的患者。②脓肿穿刺:对暂不宜进行病灶清除并有压迫症状的患者可做粗针头穿刺,穿刺针应于皮下潜行后刺入脓腔。脓液做细菌学检查,抽脓后应注入抗结核药物。③局部注射抗结核药物:用异烟肼200毫克,每周1~2次;或链霉素1.0克,每周1~2次。3个月为一疗程。适用于早期单纯滑膜结核,以及手、足、短骨结核的患者。④病灶清除术:在抗结核药物和其他支持疗法的配合下,及时施行手术。手术时彻底清除脓液、肉芽、死骨、干酪样组织、坏死的椎间盘、肥厚的滑膜组织,去除硬化骨,切除纤维化的窦道等。根据需要可同时进行关节融合或植骨手术,有压迫者可同时进行减压。清除病灶可大大缩短疗程,防止病变发展或愈后复发,保留部分或完全关节功能,矫正和防止关节畸形,提高治愈率。

诊治误区 骨关节的结核需要与一般的骨关节感染相鉴别,细菌培养对于手术后的治疗有指导性价值。

特别提醒 早期诊断,才能早期治疗。早期治疗不但可以及时抑制病情的发展,保持关节功能,避免畸形和残废,还可缩短疗程,简化治疗措施。

健康管理 手术治疗、药物治疗后,功能锻炼是治疗成功的另一个关键点。

特发性股骨头缺血性坏死

本病由多种内科、外科疾病造成,有1/3以上的患者有较长期使用皮质激素和饮酒的历史。病理表现为骨坏死与坏死后的修复。好发于30~50岁人群,男性多见,约半数患者为双侧性。早期症状仅为髋部或膝部轻度酸痛,随后疼痛与活动限制逐渐加重,并可出现跛行。后期可有骨性关节炎表现。早期髋关节活动正常,以后可出现内收肌痉挛、压痛、髋关节活动受限等,以内旋和外展受限最为明显。

◎您需要做哪些检查

X线摄片检查 可协助诊断。

放射性核素扫描 骨坏死发生几周之内,可在局部出现"冷"区,随即出现放射性核素浓集。

◎专家忠告

治疗主张

非手术治疗 病变早期,可采用非手术疗法。患者应停用激素或烟酒,4～6个月内避免负重,以后也应避免剧烈活动和负重。

理疗、中药治疗 可缓解症状。

手术治疗 早期患者可做股骨头钻孔减压、血管蒂或肌蒂骨瓣移植、各种截骨术等,但效果均欠肯定。晚期患者,股骨头已明显变形且伴严重疼痛和活动受限时,可做全髋关节置换手术。

诊治误区 需要与感染性的股骨头坏死相鉴别,症状、体征和细菌培养是有效的鉴别方法。

健康管理 手术后建议早期下床活动。

（俞光荣）

胫骨结节骨软骨病

胫骨结节处肿胀、疼痛,活动后疼痛加重,伴跛行,可为双侧性。

◎您需要做哪些检查

膝关节侧位略带内旋位摄片,可显示胫骨结节骨骺增大、致密、碎裂,周围软组织肿胀,对诊断最有帮助。

◎专家忠告

治疗主张 停止剧烈运动,必要时做膝关节短期制动并辅以理疗。一般不采取局部注射皮质类固醇的方法。

若疼痛、肿胀长期不愈,可行钻孔或植骨术,以促进骨骺融合。

诊治误区 由于胫骨结节股软骨病的症状与一般的软组织损伤类似,有时会被症状误导,摄片是诊断的关键。

健康管理 及时的治疗、合理的术后康复,对于功能的保护和恢复帮助很大。与一般的骨关节疾病不同,此类疾病需要一定时间的制动。

先天性肌斜颈

一侧胸锁乳突肌因发生出血、机化,以致纤维变性,引起该肌挛缩。

◎您需要做哪些检查

婴儿出生后,在一侧胸锁乳突肌内可摸到梭形的肿块,质硬;3~4个月后肿块逐渐消失,发生挛缩,逐渐出现斜颈;1年后,斜颈畸形更为明显,头向患侧倾斜,下颏转向健侧,若勉强将头摆正,可见患侧胸锁乳突肌紧张而突出于皮下,形成硬索。在发育过程中,脸部逐渐不对称,健侧丰满,患侧短小,颈椎侧凸,头部运动受限制。若不及时治疗,畸形可随年龄增长而加重。

◎专家忠告

治疗主张

非手术治疗 适用于1岁以内的婴儿。方法为局部热敷、按摩、手法扳正和固定头部。出生2周之后即可进行,将头稍倾向健侧,颏部尽量旋向患侧,枕部旋向健侧。婴儿睡时用沙袋使其头部保持上述矫正位。

手术治疗 适用于1岁以上的患儿。12岁以上者,虽然脸部畸形已难于矫正,但手术仍可使颈部畸形和活动有所改善。手术方法大多采用胸锁乳突肌切断术,即在锁骨近端以上做横形切口,切断胸锁乳突肌的锁骨头和胸骨头,年龄较大的患者可切除锁骨头和胸骨头1~2厘米。胸锁乳突肌的筋膜和软组织应一并切断。术后将头置于过度矫正位,头、颈、胸用石膏固定3~4周。

诊治误区 此病有随着年龄增长而增加的趋势,困难在于对疾病的早期认识。

特别提醒 治疗越早,效果越好,年龄越大,斜颈和脸部畸形越难于完全矫正。

健康管理 此类疾病的早期,非手术治疗可获得较好的疗效,因此早期发现、及时的非手术治疗很关键。

先天性髋关节脱位

先天性髋关节脱位是一种常见的先天性畸形。髋臼和股骨头先天性发育不良或异常,胎儿在子宫内位置不正常、髋关节过度屈曲等,可能是髋关节先天性脱位的病因。其症状主要表现为:肢体短缩,单侧髋关节脱位时,患侧下肢短缩;患侧髋关节活动受限,常处于屈曲位,牵引时可伸直;牵拉患侧下肢时出现弹响声或弹响感,行走时出现跛行;会阴部增宽,双侧脱位较单侧更显著;患侧股内收肌挛缩;臀部、大腿内侧的皮肤皱折增多、加深,与健侧不对称;阴唇及臀裂斜向患侧;股骨大转子上移。

◎您需要做哪些检查

屈髋屈膝外展试验 正常新生儿或 2～9 个月的婴儿两髋和两膝各屈至 90°后,可外展两髋 70°～80°。若不能达到上述外展角度,只能外展 50°～60°,则为阳性(+);若只能外展 40°～50°,则为强阳性(++)。做上述试验时,若听到弹响声后,髋关节即能充分外展者,表示脱位已复位。检查时必须两侧同时进行。

盖莱阿齐征检查 患儿仰卧,双髋双膝各屈曲 90°时,因髋关节脱位使患侧大腿短缩,所以,患侧膝关节低于健侧膝关节,称"盖莱阿齐征阳性"。

站立和行走检查 单侧脱位的患儿有较明显的跛行;双侧脱位的患儿站立时骨盆前倾,臀部后耸,腰部前凸比较明显,行走如鸭步。单足独站试验阳性,即一足站立时,若对侧骨盆不能抬起,反而下沉,则表明站立侧有先天性髋关节脱位。

X 线摄片检查 测量髋臼角,正常新生儿为 30°～40°,1 岁为 23°～28°,3 岁为 20°～25°,凡大于此范围者,即表示髋臼发育不良,说明髋臼窝较浅。髋关节脱位时股骨头向上、外移位,股骨头骨化中心较健侧为小。但是,全脱位患儿随着年龄增大,股骨头会变扁、变大,颈短而粗。患侧股骨颈前倾角增大,最大可达 90°。

◎专家忠告

治疗主张

1 岁以内 使用夹具、塑料托板、特殊吊带,使两髋长期保持在外展位。

1～3 岁 大多数在手法复位后用石膏或支架固定于蛙式位,时间为 3～6 个月或更长。对复位困难的患儿可切断内收肌或进行有效的牵引。

4 岁以上 手法复位常难以

成功,需做切开复位或骨盆旋转截骨术。若股骨颈前倾角超过45°,则应加用股骨上端旋转截骨术;若股骨头向后上脱位较多,则术中还应做股骨短缩术。

成人　一般不处理。若出现明显疼痛或不稳定,可做髋臼造盖、骨盆内移截骨术。

并发症的防治　①骨性关节炎:一旦出现骨性关节炎,应减少患肢的活动;若疼痛严重,可进行抗炎治疗。②双下肢不等长:双下肢体不等长超过3厘米以上者,可做肢体延长术。

健康管理　术后的功能恢复需要得到专业康复指导,才能实现最大程度的功能保护。

(袁　锋)

先天性马蹄内翻足

本症表现为跗骨间关节内收、踝关节跖屈、足内翻,年龄较大的患者还有胫骨内旋和胫后肌痉挛,可合并继发性跟腱及跖筋膜挛缩,患儿行走之后逐渐出现骨骼畸形。

◎您需要做哪些检查

患儿出生后即有一侧或双侧足部程度不等的马蹄内翻畸形。学走路后,畸形逐渐加重,用足尖或足外缘走路,畸形严重的患儿足背着地,负重处出现滑囊和胼胝。

根据病史和症状便可诊断。

◎专家忠告

治疗主张

非手术治疗　①手法扳正:适用于1岁以内婴儿,指导家长经常将患足外展、外翻,继之背屈。②手法扳正、石膏固定法:可同时矫正双侧畸形。每次手法扳正后都用管型石膏固定,直至完全矫正并无畸形复发为止。手法扳正可在麻醉下先矫正足的内收及内翻,石膏固定2周后再矫正跖屈。必要时加做皮下跟腱切断术,2日后再将足置于矫枉过正位,再次用管型石膏固定,3个月后再更换一次石膏。若仍有轻度畸形则可穿矫形鞋,或用石膏再固定3个月。

手术治疗　非手术疗法不理想或畸形复发,均须手术治疗。

特别提醒　此病属于先天性畸形,需要父母在日常生活中仔细观察,带患儿早期就诊。越早治疗,效果越好,因此及早治疗是治疗成功的关键。

健康管理 早期功能锻炼，对于儿童的健康发展至关重要。

平 足 症

平足症的常见症状有：姿势性平足，负重后出现畸形，足及小腿疼痛；不负重时，足部形态恢复正常，酸痛症状消失。久之足外翻，足弓下陷，小腿酸胀。观察足底可见中足变宽，足跟部变宽并向外翻，跟腱向外偏斜，舟状骨节结完全塌陷，向内突出。

◎您需要做哪些检查

根据症状便可诊断。

◎专家忠告

治疗主张

石膏固定 对痉挛性平足可用手法扳正，小腿石膏靴将足固定于内翻、内收位，2～3个月症状消失后再穿平足矫形鞋。

手术治疗 因先天性原因，非手术治疗症状不能改善的患者，可做跟距骨桥切除，跟骨截骨纠正跟骨外翻，必要时跟骨可下移，人为造成新的内纵弓。

体育疗法 常可奏效，如用足趾行走、做屈趾运动、做踝外旋运动等，穿平足垫及平足矫形鞋，矫正足跟外翻。

特别提醒 由于本病常有先天性因素，因此年纪越轻，治疗效果越好。关注儿科重点骨科医院，选择合适的医生很重要。

健康管理 早期症状不明显时，必要的康复锻炼有时可以起到事半功倍的效果。专科康复医生的指导不可忽视。

足 外 翻

前足增宽，第一跖骨干内翻，趾向外偏斜，称足外翻。患者不能穿正常的鞋子。

◎您需要做哪些检查

根据症状和X线摄片检查便可确诊。

◎专家忠告

治疗主张 穿松软宽大的鞋，在足内侧囊处及第二跖骨下脉处加垫，以防行走时疼痛。

手术治疗 若症状严重，畸形明显，影响穿鞋行走者，尤其青年型外翻，应进行手术治疗。

其他参见"平足症"之特别提醒和健康管理。

（俞光荣）

脊髓灰质炎

脊髓灰质炎是一种嗜神经病毒引起的婴儿急性传染病，常侵犯脊髓。病变重点在脊髓，以前角细胞损伤最为严重，可导致运动神经纤维变性，使受支配的肌肉瘫痪。可分为以下时期：①急性期。自感染开始到肢体瘫痪为止，经历潜伏期和全身反应期，有短期发热、出现类似感冒的症状，3~5日后体温恢复正常，突然出现肢体瘫痪。②恢复期。全身症状消失，因脊髓前侧炎症消退，受累细胞恢复，肢体瘫痪程度逐渐减轻。脊髓受累细胞已不再恢复或恶化，相应神经支配的肌肉麻痹；可因姿势、负重等不平衡，出现各种畸形和功能障碍。

◎您需要做哪些检查

到骨科就诊的患儿或成年人基本上畸形已形成，只是轻重程度不同，症状及体征不一。根据症状便可确诊。

◎专家忠告

治疗主张　矫正负重力线，纠正关节畸形，重建肌力平衡、负重和活动功能。

手术治疗　可适当矫正畸形和改善功能，部分改善患者生活、工作和学习能力。有时术后尚需辅以支架，以增加疗效。

特别提醒　重在预防，如何减少脊髓灰质炎的发病率才是治疗成功的关键。轻症患者重点在于校正畸形，重症患者则需要尽快手术治疗。

健康管理　专科康复医生的指导不可忽视，康复训练减少由于功能障碍造成的次生灾害。

滑囊炎

滑囊是结缔组织中的囊状间隙，内壁为滑膜，囊内有少许积液，凡摩擦频繁和压力较大的部位都有滑囊存在，起缓冲作用。滑囊炎主要由碰伤或过度摩擦而引起。发病可见逐渐发生关节附近的疼痛性肿块，呈圆形或椭圆形，大小视发病的滑囊而定。表浅者边界清晰，有波动；深位者边缘不清，波动不明显，可误诊为实质性肿瘤。

◎您需要做哪些检查

体格检查　可见上述主要症状。

B 超检查　对位置较深的滑囊炎可行 B 超检查。

穿刺检查　穿刺可得滑液，急性者往往有血性黏液，可明确诊断。

◎专家忠告

治疗主张　囊内抽尽滑液后注射曲安奈德，加压包扎，有一定疗效；对骨骼畸形引起的滑囊炎，须先矫正骨畸形；继发感染者，须切开引流，然后切除滑囊。合并感染时，应使用足量的抗生素消炎。

特别提醒　合并感染时不可行手术切除，应待炎症消退 1 个月之后方可进行。须注意改变不正确的工作姿势。

健康管理　治疗结束后抓紧功能锻炼，避免继发感染，早期抽出积液，避免关节腔粘连。

肱骨外上髁炎

肱骨外上髁炎也称"网球肘"，是肱骨外上髁部伸肌总腱处的慢性损伤性肌筋膜炎，有长期反复用力进行手和腕关节活动的劳损史。它起病较慢，肘关节外侧疼痛，疼痛向前臂外侧放射，握物无力。肘关节活动正常，不红不肿，在肱骨外上髁到桡骨颈范围内，有一局限而后感的压痛点。

◎您需要做哪些检查

可行牵伸试验　患者伸肘、握拳、屈腕，然后将前臂旋前，感觉肘外侧剧痛。

◎专家忠告

治疗主张　经休息、热敷、理疗、封闭、避免重复用力后，多数患者能改善或治愈。痛点注射曲安奈德时，要选准确注射点，并注射于骨表面，勿过浅以免影响疗效。

在伸肌总腱下，有一个细小的血管神经索，非手术治疗效果不佳或反复发作者可手术松解或切断此束，疗效较显著。

特别提醒　发病时一定要注意休息，不可盲目进行"功能锻炼"。

健康管理　治疗结束后抓紧

功能锻炼,避免肌肉挛缩。避免反复发作,造成功能永久损伤。

腕管综合征

手腕部有8块小骨头,称为"腕骨"。腕骨掌侧面呈弧形,构成"腕骨沟"。它与腕横韧带共同构成鞘管,称为"腕管"。腕管内压力稍有增加,正中神经便会受压,产生相应的症状,这就是腕管综合征。其常表现为拇指、示指、中指感觉过敏、迟钝、刺感、麻木或疼痛,深夜疼痛剧烈,可以疼醒,而小指、环指正常。可为双侧,但活动时一侧症状较重。

◎您需要做哪些检查

体格检查　可发现大鱼际肌萎缩。检查时,须从侧面观察,两侧对比。

屈腕试验　患者两肘搁在桌上,前臂与桌面垂直,两腕掌屈。此时,正中神经被压在腕横韧带的近侧缘上,若有本证,疼痛症状即加重,并与夜间疼痛相似。

提内尔征　轻叩腕正中神经,手部正中神经分布区有放射性刺痛。

肌电图检查　运动纤维传导时间延长。

◎专家忠告

治疗主张

非手术治疗　用石膏夹板固定腕关节于轻度背屈位1~2周,使腕部得到充分休息,夜间疼痛的患者睡眠时也需固定,避免腕的掌屈。

腕管内注射曲安奈德。须注意,在注射时应在掌长肌和正中神经尺侧进针,以免损伤正中神经。

手术治疗　非手术治疗无效时,可做腕横韧带切断术。在腕部掌侧做"S"形皮肤切口,纵形切断腕横韧带,探查腕管有无肿瘤或腱鞘囊肿,若有则除之;若患者肌腱滑膜有增生或纤维化,应予以切除,不缝韧带,只缝合皮下组织和皮肤。

特别提醒　发病时一定要注意休息,不可盲目进行"功能锻炼"。若经保守治疗仍反复发作,需要及时进行手术治疗,避免造成功能永久损伤。

健康管理　手术后进行合理、科学的功能锻炼,减轻因肌肉挛缩造成的功能障碍。

狭窄性腱鞘炎

狭窄性腱鞘炎好发于手和腕部,在拇指为拇长屈肌腱鞘炎,在其余四指为指屈肌腱鞘炎(也称弹响指或扳机指),在腕部为拇长展肌和拇短伸肌腱鞘炎(也称桡骨茎突狭窄性腱鞘炎)。它起病缓慢,晨起活动僵硬,伸拇指或伸其余四指时可有弹响声,严重时手指屈曲难以伸直。

◎您需要做哪些检查

体格检查 局部腱鞘处压痛,可触及压痛结节。

握拳测偏试验 患侧手握拳后将腕关节向疼痛部位的反方向侧偏。若为阳性则是桡骨茎突狭窄性腱鞘炎的重要体征。

◎专家忠告

治疗主张 局部制动、理疗、针灸。局部腱鞘内注射曲安奈德,每周 1 次,共 3～4 次,有较好效果。若症状反复发作,可进行手术治疗,即将狭窄腱鞘切开松解。

特别提醒 本病属于劳损性疾病,出现症状需要及时就医,避免产生严重并发症。同时应重视非手术治疗(局部制动、理疗和针灸)的作用,延缓病程的发展,避免产生功能障碍。

健康管理 在平时生活中养成良好的生活习惯,可有效避免该病的发生。

腱鞘囊肿

腱鞘囊肿病因不明。囊肿生长于关节囊上或腱鞘内,可与关节相通,囊肿内含有胶样黏液。好发于腕背部和足背部。常表现为局部出现圆形包块,表面光滑,不与皮肤粘连,基底固定,质地硬。但有一定弹性,压之酸痛。

◎您需要做哪些检查

进行体格检查可扪及表面光滑的肿块,有一定的弹性。

◎专家忠告

治疗主张 腱鞘囊肿可以自行消退,但时间较长,也可手法挤破,但易复发。

囊内抽出胶样黏液物质后注射曲安奈德注射液,然后加压包扎,每周 1 次,2～3 次可治愈。

若患者要求且不适较显著,

可手术切除。

特别提醒 手术治疗腱鞘囊肿有较高的复发率，尤其是长在血管、神经周围有粘连的腱鞘囊肿，手术时注意勿伤及血管、神经。

由于手术的高复发率，选择手术治疗需要谨慎，一般手法挤破或抽吸后可治愈的，尽量避免手术。

不引起明显症状的患者，一般无需处理。

肩关节周围炎

肩关节周围炎，简称"肩周炎"，是肩周肌肉、肌腱、滑囊和关节囊等软组织的慢性炎症和退行性病变，逐渐形成关节内外粘连，产生疼痛，使关节活动受限。好发于45岁以上中老年人。它起病缓慢，病程较长。肩关节疼痛逐渐加重，稍有活动或触碰便疼痛难忍，严重影响睡眠。常有渐进性肩活动障碍，影响日常生活和工作。肩部压痛点较广泛。

◎您需要做哪些检查

X线摄片检查 可见到肩部骨质疏松，肩峰下有钙化阴影。

肩关节造影或肩关节镜检查有助于诊断。

◎专家忠告

治疗主张 服用非甾体类消炎镇痛药物。理疗、针灸、推拿可有一定疗效。压痛点可行局部封闭治疗。经治疗后若症状继续加重，应进一步检查，以排除其他颈肩部疾患，个别患者可考虑手术治疗。

特别提醒 作为一种劳损性的疾病，局部制动和理疗可起到很好的效果，不要等到症状非常严重时再进行治疗。

健康管理 避免劳损，合理锻炼，可起到延缓病情和避免次生伤害发生的作用。要坚持功能锻炼，以主动运动为主。

（袁 锋）

急性腰扭伤

急性腰扭伤由外伤引起。外伤程度可以比较重，比如搬运或推拉重物，常见于年轻人；也可以是很轻微的活动，比如弯腰捡拾地上掉落的小物品、转身、起床等轻微的腰部动作，常见于成年及老年人。受伤时腰部有时可感到弹响或脱落感,并出现强迫姿势;或立即出现腰部剧痛,活动受到明显限制,转身、改变体位等感觉困难,影响日常活动。有些情况下受伤当时不痛,但1~2日后腰痛反而加重。

◎您需要做哪些检查

体格检查 腰部僵硬、处于强迫体位,腰部两旁肌肉紧张,腰部活动受限,压痛点明确,叩击腰部时感到疼痛加重。

X线摄片检查 拍摄腰椎正、侧位X线片对诊断腰扭伤没有直接帮助,但可以排除腰椎骨折等骨性结构的病变。

◎专家忠告

治疗主张 发作时应卧床休息,减少腰部负荷。起床时使用腰围保护,腰围要尽量绑紧。

无禁忌情况下,口服消炎镇痛药物和松弛肌肉的药物。局部辅以理疗,外用消炎镇痛的喷雾剂或中医膏药等。局部明确的压痛点可行注射封闭治疗。封闭治疗可起到迅速止痛的作用,对于重症患者可起到"立竿见影"的效果。

特别提醒 本病需要与腰椎间盘脱位等脊柱的器质性疾病相区别,X线摄片是非常必要的。

健康管理 对于腰脊柱关节突关节不稳引起的腰扭伤常因一微小的动作而反复发作,平时除了注意保持良好的动作姿势外,还要加强腰背肌训练。

骨质疏松性椎体
压缩性骨折

由于骨代谢中骨丢失大于骨形成,老年人或重或轻都患有骨质疏松,尤其在胸、腰椎椎体上表现明显。所以轻微的外伤如跌倒、搬运重物不慎甚至咳嗽、喷嚏、屏气等非外伤都可引起椎体压缩性骨折。常表现为胸背或腰背部的疼痛,有时部位不固定,有时表现为变换体位时疼痛、困难。查看背部可发现驼背,有压痛和叩击痛。

◎您需要做哪些检查

对于有明确外伤史者拍摄胸椎或腰椎X线片就能发现椎体楔形变,往往都见于胸腰段椎体。但对于外伤不明确或X线发现多发椎体骨折者,要给予磁共振成像(MRI)检查帮助明确受伤节段,在抑制脂肪序列下,骨折椎体表现信号增高,提示有出血水肿等现象。CT 对诊断骨质疏松性椎体压缩性骨折没有帮助,反而会导致误诊。

◎专家忠告

治疗主张 新发的椎体压缩性骨折需要卧床休息 6 周,前 4 周最好吃饭及大小便都在床上解决,然后在腰围保护下下床活动,提倡挺腰,禁弯腰。不严格卧床治疗的患者,受伤椎体会继续受到压缩,加重驼背畸形,或者骨折不愈合导致慢性腰痛。

对陈旧的老年人椎体压缩性骨折不愈合、疼痛性新发椎体压缩性骨折做不到绝对卧床休息者,应行椎体成形术缓解疼痛,术中微创穿刺进入骨折椎体,灌注骨水泥加固骨折椎体。

椎体压缩性骨折是重度骨质疏松的诊断标准,除了补充维生素 D 和钙外,应加强骨质疏松的药物治疗。

特别提醒 出现第一次椎体压缩性骨折的患者中,超过 1/4 在随后的一年内会出现第二次骨折,所以治疗骨质疏松和预防跌倒十分重要。

棘上韧带炎

棘上韧带附着在各棘突上(俗称算盘珠骨)。棘上韧带炎是指由于姿势不良(如,长时间弯腰屈背姿势等)使棘上韧带处于长期紧张状态造成慢性累积性损伤;或者急性损伤造成棘上韧带撕裂但没有得到很好的愈合,最终导致棘上韧带慢性劳损。它常表现为胸背或腰背部中线区固定部位的疼痛,板紧不适,休息后症状好转,劳累后加重,在棘突及棘突间有固定的压痛点。

◎您需要做哪些检查

X 线摄片检查 胸椎或腰椎 X 线摄片对诊断棘上韧带炎没有直接依据,但摄片可以除外其他像肿瘤、炎症等器质性病变。

磁共振成像(MRI)检查 对长期迁延不愈的背痛,MRI 检查有助于除外其他疾病。

◎专家忠告

治疗主张 口服非甾体类消炎镇痛药,外用镇痛类膏剂或中药。局部压痛点应用曲安奈德加利多卡因,做痛点封闭。

特别提醒 最重要的是纠正不良的工作生活姿势,挺胸收腹锻炼背部肌肉,减轻棘上韧带张力,避免反复损伤。

健康管理 注意保暖,避免背部受凉。

盘源性腰痛

椎间盘位于脊椎骨之间,起连接椎体、吸收震荡、保护脊髓的作用。盘源性腰痛是指随着年龄的增长或者因姿势不良造成腰部的慢性损伤使腰椎间盘的纤维环破裂,髓核脱水变性,椎间盘发生炎症,引起腰部疼痛。它常表现为慢性腰背部疼痛,严重者影响站立、坐卧等日常活动和休息。劳累时加重,休息后减轻。有时下腰痛同时伴有臀部及大腿根部的疼痛,一般不牵涉到膝关节以下小腿及足部。

◎您需要做哪些检查

X线摄片检查 摄腰椎正位、侧位片观察腰椎有无骨质增生、侧弯、生理前凸消失及椎间隙高度丢失等。同时排除腰椎骨质破坏性疾病。

CT检查 单纯的CT检查对盘源性腰痛诊断没有帮助。

磁共振成像(MRI)检查 是诊断盘源性腰痛的主要手段。从MRI图像可以看到椎间盘脱水变性导致的"黑椎间盘"现象,椎间盘炎以及纤维环后缘撕裂等可能导致下腰痛的改变。

椎间盘造影和激发试验 在X线透视或CT导航辅助下,从后外侧穿刺进入椎间盘,注入少量造影剂,此时如患者感到和平时一样的疼痛,即为激发试验阳性,说明该椎间盘为引起患者疼痛的责任椎间盘。同时在X线摄片和CT扫描下可发现椎间盘纤维环局部破裂,造影剂渗漏等现象。在造影结束后也可以抽出造影剂,同时注入少量激素和局部麻醉药行局部注射治疗以缓解疼痛。这种注射治疗一方面有助于诊断,另一方面也是缓解疼痛的一种治疗手段。

◎专家忠告

治疗主张

支具治疗 佩戴硬质腰围可以稳定脊柱、放松肌肉和韧带,从而达到减轻炎症、缓解疼痛的目的。

药物治疗 口服非甾体消炎

药物和放松肌肉药物,外敷膏药、贴片等以对症处理。

物理治疗　通过电磁波和直流电等物理治疗仪透热缓解局部炎症,改善血液循环,达到放松肌肉和缓解疼痛的目的。

注射治疗　有助于确认责任椎间盘和缓解疼痛。

射频热凝治疗　类似注射治疗,导丝进入椎间盘内或者针刺神经根后支通过射频导热使椎间盘纤维环凝固或破坏神经根后支的痛觉传导,达到缓解疼痛的目的。

手术治疗　非手术治疗半年以上腰痛仍不缓解,且影响工作和日常生活者需考虑手术治疗。手术需要切除椎间盘并且行植骨融合术或者人工椎间盘置换术。

康复治疗　腰背肌和腹肌肌力训练:通过适当肌肉训练增加脊柱周围肌肉的力量,达到稳定脊柱的目的。游泳是比较合适的训练活动,其他有俯卧位抬头伸腿的飞燕式锻炼腰背肌,以及仰卧位仰卧起坐锻炼腹肌等。

健康管理　养成良好的站立、坐和睡觉的姿势可有效降低该病的发病率。

特别提醒　重视非手术治疗的作用,一旦出现相关症状,应积极地进行非手术治疗,避免疾病进展而需要手术治疗。

腰椎间盘突出症

腰椎间盘是位于两个腰椎骨之间具有弹性的盘状软组织结构,外周为致密的纤维环,包绕着中心的髓核组织。由于外伤或老化退变等导致纤维环薄弱,中央的髓核向后方突出,压迫椎管内的硬膜囊、神经,引起腰痛和坐骨神经痛,临床上称为腰椎间盘突出症。它常有以下几种表现:①坐骨神经痛。这是腰椎间盘突出症最常见的症状,从腰部或臀部开始向下,沿大腿后外侧至小腿外侧,直到足背或足底的疼痛。行走及站立时加重,卧床时缓解。②腰痛。急性发作时腰痛较重,影响变换姿势及床上翻身动作。慢性期可以没有腰痛。受压迫的神经根支配区的皮肤感觉麻木、足背伸肌力下降和反射减弱。

◎您需要做哪些检查

X线摄片检查　X线片对诊断椎间盘有无突出或神经有无压迫没有帮助,但可以了解腰椎有无侧弯、生理弧度是不是变直以及椎间隙高度有没有丢失,同时可排除腰椎骨折及骨质破坏等情况。

CT 或磁共振成像(MRI)检查 可明确诊断或排除椎间盘突出的最常用和最有效的手段。从全面的角度来说 MRI 优于 CT。可发现椎间盘有没有突出以及突出的部位、节段等详细情况。

肌电图 对有些复杂或不典型的病例,需要加做肌电图,了解神经肌肉的情况,帮助诊断。

◎专家忠告

治疗主张

非手术治疗 绝大多数腰椎间盘突出症患者经非手术治疗可以缓解疼痛,包括药物、骨盆牵引、物理治疗、康复锻炼以及中医针灸推拿等。

手术治疗 非手术治疗4周以上,腰腿痛症状未见明显好转;伴有感觉和肌力减退的患者;或者疼痛不能忍受又急于要求解除疼痛的患者,可以通过手术摘除突出并压迫神经根的髓核达到解除压迫、缓解疼痛的目的。手术方法除传统的开放髓核摘除术外,目前还有各种依靠器械(经

皮椎间盘镜或椎间孔镜等)微创摘除髓核手术,但手术费贵,手术风险较传统开放手术大,技术要求高,并发症多,不必过于热衷和追捧微创手术。传统开放手术实际创伤也不大,而且简单、有效。有椎体间不稳的患者同时需要做植骨融合内固定术。

康复治疗 ①卧床休息及限制活动:平卧,特别是垫高小腿使髋和膝屈曲、髂腰肌放松的平卧位,可使椎间盘内压降至最低水平,有利于消肿及使症状缓解。但是,近来的研究认为,严格的卧床不宜超过1周,过久的卧床并无必要,且能引起肌萎缩、骨质疏松,甚至造成心理障碍,不利于功能恢复。鉴于站立时腰椎受力仅高于侧卧位而低于坐位,所以,早期起床后宜站立与卧位交替,取坐位时宜使椅背后倾20°左右,放松坐靠,并在腰后置靠垫以维持腰椎的生理性前凸,可尽量降低腰椎间盘压力。②骨盆牵引:适用于存在坐骨神经根痛的患者,采用垫高小腿、放松腰大肌的姿势体位牵引更为合理,牵引重量15～20千克,时间上有条件的话可以每天持续牵引3～4小时甚至更长,一般 2 周一疗程。

③运动疗法:腰椎间盘突出症患者普遍存在腰背肌、腹肌无力,不利于腰椎的稳定性,使症状迁延或易于复发。在症状的急性期,患者宜卧床休息2~7日,垫高小腿放松腰大肌,以充分减低脊柱应力。症状初步消退后,宜尽早开始卧位腰背肌、腹肌运动,避免腰椎明显屈曲或过伸的动作。症状进一步好转时,再做进一步的腰腹肌训练,原则上腰背肌、腹肌同时操练,以求平衡增强,但应根据腰椎曲度、前倾角大小及腰背肌与腹肌的肌力对比而有所偏重。这种练习宜每日进行,至少持续3个月,以后适当进行巩固性锻炼。坐骨神经痛消失后应开始恢复脊柱活动度的练习。

特别提醒 当出现会阴部麻木及下肢肌力明显下降、大小便功能障碍时,应尽早行手术治疗。

◎小贴士

本病与腰源性疼痛的区别在于这种疼痛从腰部或臀部开始向下,沿大腿后外侧至小腿外侧,直到足背或足底的疼痛。腰源性疼痛则主要位于膝关节以上。

腰椎滑脱症

腰椎滑脱指相邻两个椎体之间关系发生异常,一个椎体相对另一个椎体向前、向后或向侧方发生滑移。本症常表现为慢性下腰痛,反复发作,严重者影响站立和行走,久站或行走较短路程就出现腰部挺不住或疼痛不适,两腿出现放射性疼痛、麻木等现象,改变体位尤其卧床休息后一般能缓解。腰背部前凹较正常深,滑脱明显者可摸到棘突排列呈台阶状,局部有压痛。部分患者可出现坐骨神经痛,或与椎间盘突出症相似的症状。

◎您需要做哪些检查

X线摄片检查 腰椎滑脱单靠X线摄片就能确诊。拍摄腰椎正侧位片、斜位片、过伸过屈位应力位片,可以了解椎间滑移的程度,椎弓峡部有无崩裂以及目前椎间活动的情况。

CT检查、磁共振成像(MRI)检查 MRI和CT对于该病的判断有很大的帮助。

◎专家忠告

治疗主张

一般治疗 对老年性退变性滑脱早期可以采用非手术治疗，包括服用消炎镇痛类药物、骨盆牵引、物理治疗、康复锻炼以及中医针灸推拿等。发作或外出活动时可以佩戴腰围增加腰椎的稳定性，同时有助于减轻症状。对退变性滑脱，随着时间推移，当骨质增生到一定程度后重建椎间稳定性而没有压迫神经根者，症状会改善。当然有部分患者会因为增生导致椎管更加狭窄而症状逐渐加重。

手术治疗 对发育性或外伤性椎弓根崩裂引起的腰椎滑脱建议早期手术。早期在椎间盘出现退变之前手术可以仅用修补断裂部位使之愈合的办法解决。对椎间盘已出现退变、滑脱明显者，需要做内固定下植骨融合术；对有神经受压的患者，术中还需减压。滑脱是否纠正需要看术中情况，不必强求复位。

特别提醒 由于不同病因引起的腰椎滑脱症治疗方式不同，因此需要到专科医院接受评估和合理治疗。老年性病变需要接受合理的非手术治疗以延缓疾病的发展，应尽量避免手术治疗。

腰椎管狭窄症

腰椎管狭窄指容纳腰脊髓的椎管横截面面积减少导致的纵行椎管局部节段性缩小狭窄。通常表现为行走一小段路程或站立一会儿出现一侧或两侧小腿酸胀、灼痛，甚至麻木，不能继续行走，要停下来甚至蹲下来休息一段时间才能继续行走，严重者一次只能行走数十米，这种现象称为间歇性跛行。

◎您需要做哪些检查

X线摄片检查 不能单靠X线摄片诊断腰椎管狭窄，但从X线侧位上可测量椎管前后径减小量。

CT检查、磁共振成像（MRI）检查 可发现黄韧带和关节突关节增生、椎间盘膨隆或突出、硬膜囊受压变细等现象。

◎专家忠告

治疗主张

一般治疗 包括服用消炎镇痛类药物、物理治疗、康复锻炼以及中医针灸推拿等。病程多迁延。对不愿手术治疗的患者,改变活动和生活方式,避免腰椎过伸是唯一有效缓解症状的办法。

手术治疗　经保守治疗症状持续不缓解,影响生活和工作,不能满足患者本身的活动需求者可以采取手术治疗。手术目标是移除一切压迫硬膜和神经根的组织包括全部或部分椎板、增生黄韧带、关节囊、关节突以及突出的椎间盘。对切除后腰椎稳定性不受影响的患者仅做单纯减压即可,减压后有造成椎间不稳的趋势者需要做植骨内固定术。

特别提醒　应早期缓解症状,延缓疾病进展,避免发生继发功能损伤。

健康管理　手术后的患者仍需要重视积极的功能锻炼,以避免症状再发。

脊柱侧凸症

脊柱在前后矢状面上各椎体从上向下排列形成颈椎前凸、胸椎后凸、腰椎前凸三个生理曲度,在左右冠状面上各椎体排列成一直线。如果该直线出现向侧方弯曲成弧形则存在"脊柱侧凸"畸形。大多数脊柱侧凸没有任何症状,主要是形体不对称,包括两侧肩部高低不一,两侧肩胛骨、胸廓不对称,所谓"剃刀背"畸形。严重的脊柱侧凸可导致胸腔容积减少,引起气促、心悸,神经根在凸侧和凹侧可因牵拉或受压而产生疼痛、麻木等症状。

◎您需要做哪些检查

X线摄片检查　拍第一颈椎到第一骶椎甚至包括双侧髋关节的立位和卧位正、侧位片,站立位脊柱左右弯曲正位片,并包括两侧髂嵴正位片。在X线片上可以测量分析脊柱侧凸和旋转角度、胸椎及腰椎的生理曲度、椎体发育有没有异常、脊柱的柔韧性如何等。

CT检查或磁共振成像(MRI)检查　与X线相比,CT可以详细了解椎体发育畸形等情况,三维重建后侧脊柱使各种测量更精确;MRI可以排除脊髓压迫以及脊髓内部的病变,协助诊断。

◎专家忠告

治疗主张

非手术治疗及随访观察　对

于青少年特发性脊柱侧凸，Cobb's 角在25°以内每半年或1年随访 X 线摄片1次。Cobb's 角在25°～45°，佩戴支具有助于防止或减缓畸形加重，同样每半年随访 X 线摄片1次。

手术治疗　对 Cobb's 角在40°或45°以上脊柱侧凸患者，通过手术矫正侧凸畸形和恢复生理曲度，改善胸廓畸形，同时进行脊柱植骨融合。若有脊髓受压症状，还需要进行椎管减压手术。术前应进行细致的全身检查，以排除可能伴存的脊柱、心血管或其他主要内脏的先天性畸形；还应测定肺功能，以决定是否耐受手术。

特别提醒　女孩在月经初潮前，男孩在第二性征发育前有一个畸形发展加速期，应密切随访观察。对于 Cobb's 角在40°或45°以上脊柱侧凸患者应早期手术，避免继发脊柱、心血管或其他主要内脏的发育畸形。

健康管理　手术后的患者仍需要重视积极的功能锻炼，以避免症状再发。

颈 椎 病

随着年龄的增长，颈椎间盘脱水老化，椎间关节增生使颈椎椎管或神经根管狭窄，从而压迫脊髓或神经根，由此引起颈肩部疼痛、手臂疼痛麻木、下肢行走不稳等一系列临床症状，统称为颈椎病。常见的颈椎病为神经根型、脊髓型：①神经根型颈椎病。不同节段的颈椎病其手臂疼痛麻木的部位不同，但总的表现为从肩背部沿上臂、前臂到手的放射性疼痛，上肢抬高放于头顶时疼痛程度会缓解一些。②脊髓型颈椎病。主要表现为行走不稳，困难，下肢肌张力增高，腱反射亢进，可引出病理反射，髌阵挛阳性。感觉减弱常从胸部开始，严重者大小便功能障碍。

◎您需要做哪些检查

X 线正侧位、双侧斜位和过伸过屈侧位摄片　可以了解颈椎生理曲度的变化、椎间孔的大小以及椎体间稳定性好不好等很多有用的信息，对诊断大有帮助。

CT 检查　对诊断椎间盘突出没有磁共振成像（MRI）的对比度好，但对了解后纵韧带有无骨化很有帮助。

MRI 检查　与 CT、X 线摄片互为补充。MRI 对了解椎间盘退变的程度以及脊髓内部如变性、空洞、肿瘤等情况,是其他两者不可替代的检查手段。

◎专家忠告

治疗主张

非手术治疗　一般治疗包括消炎镇痛类药物、肌肉松弛药、神经营养药等药物治疗,物理治疗,康复锻炼以及中医针灸推拿等。对神经根型颈椎病推荐颈椎牵引,一般采用枕颌带牵引,每日1~2次,每次30~60分钟,重量3~5千克,根据情况逐步增加,牵引重量不宜过重,宁可延长牵引时间。

手术治疗　目的是解除压迫,稳定脊柱。对二节段以内的压迫一般采用前路减压植骨内固定术,对三节段以上的压迫一般采取后路椎板减压或椎板成形术达到间接减压的目的。脊髓型颈椎病诊断明确,应争取早期手术。神经根型颈椎病在症状十分严重,上述非手术治疗难以缓解时,可考虑手术摘除致压物。交感型和椎动脉型颈椎病由于诊断不可靠,除非存在明确的椎间不稳,不建议手术治疗。

特别提醒　颈椎病比较复杂,诊治较为困难,需要专科医院的专业诊治。

健康管理　人们特别是中老年人、缺少体力活动者、从事较强体力劳动者及已有颈椎病史者应了解并能做到以下各点:①经常维持正确的坐、立姿势,保持正常的颈椎生理前凸。②从事需要长时间维持单一姿势体位的工作时,要注意定时改变姿势体位及动作方式,或做简短的放松运动。③携带重物时,应使物体尽量贴近躯干,以减小其作用于躯干的重力矩及与之抗衡的脊柱伸肌力矩,从而减低骶棘肌紧张度,以及脊柱的负荷。④避免在颈椎侧弯或扭转时突然用力,必须在这些姿势体位下用力时应有保护颈椎的准备,可以使头颈部肌肉先做必要的收缩,对脊柱施加"预应力",增强其负荷能力。⑤睡眠姿势及睡枕要合适。枕头不宜过高,睡觉时尽量垫在颈肩部,平卧时使颈椎略仰伸,处于自然前屈的生理位置。侧卧位垫枕高度与肩宽相等。

◎小贴士

提倡适量运动,长期练习太极拳、游泳对颈椎的形态和功能有良好影响,对颈椎病也有一定的预防作用。

改善工作条件,在颈椎病高发的工作场合,应分析工作环境及工作方式对脊柱的影响,尽可能予以改善,包括提高机械化、自动化程度,降低劳动强度,改善坐椅与工作台的设计,尽可能组织进行工间体操。

加强颈部周围肌肉肌力训练,手放于头的一侧,头和手对抗练习可以增强颈椎周围肌肉的肌力。

骨 肿 瘤

骨肿瘤是发生于骨骼或其附属组织的肿瘤,其确切病因不明。骨肿瘤有良性、恶性之分。恶性骨肿瘤可以是原发的,也可以是转移的。骨或关节的疼痛(包括脊椎的疼痛)、骨性肿块以及肢体功能障碍被认为是骨肿瘤尤其是恶性骨肿瘤的三大主要征兆。良性骨肿瘤一般发展较缓慢,没有明显的早期症状,疼痛和肿胀不甚明显。

骨肿瘤具体的临床表现因疾病的性质、部位以及发病的阶段不同而有较大的差异,其常见的症状和体征有以下几种:①疼痛。骨肿瘤早期出现的主要症状,一般开始时较轻,并往往呈间歇性,疼痛可逐渐加重增剧。但疼痛不一定表明肿瘤是恶性的。②肿胀或肿块。良性骨肿瘤肿块坚实,无压痛;恶性骨肿瘤多表现弥漫性肿胀,压痛明显,常合并软组织水肿、浅静脉怒张等。③功能障碍。骨肿瘤后期,因疼痛肿胀而患部功能将受到障碍,病情发展迅速则功能障碍症状更为明显,可伴有相应部位肌肉萎缩。④压迫症状。向颅腔和鼻腔内生长的肿瘤,可压迫脑组织和鼻险,因而出现颅脑受压和呼吸不畅的症状;盆腔肿瘤可压迫直肠与膀胱,产生排便及排尿困难;脊椎肿瘤可压迫脊髓而产生瘫痪。⑤畸形。因肿瘤影响肢体骨骼的发育及坚固性而合并畸形,以下肢为明显,如髋内翻、膝外翻及膝内翻。⑥病理性骨折。肿瘤部位只要有轻微外力就易引起骨折,骨折部位肿胀疼痛剧烈,脊椎病理性骨折常合并截瘫。⑦转移和复发。恶性骨肿瘤可经血流或淋巴转移到其他部位,引起相应临床症状。骨肿瘤治疗(如,手术切除、截肢或放疗)后,可能复发。

少数良性骨肿瘤也可能发生恶变。⑧全身症状。骨肿瘤在早期时一般无明显的全身症状,后期由于肿瘤的消耗、毒素的刺激和痛苦的折磨,因而可出现一系列全身症状,如失眠烦躁、食欲不振、精神萎靡、面色常苍白、进行性消瘦、贫血、恶病质等。

◎您需要做哪些检查

骨肿瘤的诊断必须强调临床、X线表现及病理三结合,综合分析,才能做出正确诊断。

X线摄片检查 良性骨肿瘤形态规则,与周围正常骨组织界限清楚;恶性肿瘤的影像不规则,边缘模糊不清,溶骨现象较明显,原发性恶性肿瘤常出现骨膜反应。

病理检查 骨肿瘤最终诊断的完成有赖于组织学检查,通常经活检术获取组织标本或者穿刺活检。

其他辅助检查 CT检查、磁共振成像(MRI)检查可帮助诊断。化验检查有一定的帮助,如成骨肉瘤患者碱性磷酸酶可以增高,多发性骨髓瘤患者可有贫血、尿本周氏蛋白阳性,棕色瘤患者有血钙、血磷异常等。

◎专家忠告

治疗主张 目前,骨肿瘤的病因大多不明,因而不易从病因方面采取预防措施,但某些良性骨肿瘤如骨软骨瘤、长管状骨的内生软骨瘤等可以演变为恶性肿瘤。因此,对这些良性骨肿瘤应密切观察,如有恶变征象,应立即采取根治措施。不彻底的手术有使良性骨肿瘤转变为恶性的可能,因此手术务求彻底,以免发生恶变。恶性骨肿瘤的预后与治疗的早晚有密切关系,因此应注意发现早期病例,早诊早治,以提高5年生存率。

骨肿瘤的治疗方法有手术切除、放射治疗、化学治疗、中药治疗和免疫治疗五种,兹分述如下。

手术治疗 良性骨肿瘤或瘤样病变以手术刮除或切除为主。手术力求彻底,以免复发或引起恶变,但应尽量保留肢体功能。对于恶性肿瘤应以抢救生命为主,只有在不降低生存率的前提下,才可考虑保留肢体的问题。目前常用的手术方法有:①刮除术。切开包含肿瘤的骨壁,将其中的肿瘤组织刮除干净。本手术适用于掌指骨的内生软骨瘤、骨囊肿、骨嗜酸细胞肉芽肿和范围较小的骨巨细胞瘤。肿瘤刮除后所遗留的空腔可用植骨块充填。②切除术。将向骨外突出生长的肿瘤自其基底部切除的手术，主要适用于骨软骨瘤。切除应包括该肿瘤的软骨帽盖、包围帽盖的纤维组织和全部基底。③截除术。将肿瘤所在的一段骨干整段切除。适用于破坏范围较大的巨细胞瘤和一些低度恶性的肿瘤如纤维肉瘤、软骨肉瘤等。骨干截除后所遗留的缺损有的不需修补如腓骨近端和尺骨远端，大多数则需要用人造关节、异体骨或自体骨进行修补重建。④骨瘤段肢体切除和远端再植术。将肿瘤所在的一段肢体包括皮肤、肌肉、神经、血管和骨骼整段切除，再将远端肢体移植到近端去。本手术适用于上肢低度恶性的肿瘤如纤维肉瘤、软骨肉瘤等。⑤截肢术或关节离断术。是致残性手术，必须经过周密研究，充分讨论，确属必要才能施行。手术目的在于抢救生命，因此，一经决定，不应拖延时间，应尽早施行。对于已有内脏转移的晚期恶性肿瘤，局部瘤体巨大、疼痛严重的，为了减少痛苦，也可做姑息性截肢。

放射治疗 根据对放射线的敏感度可将肿瘤分为高度敏感、中度敏感和不敏感三种，但敏感和不敏感是相对的，不是绝对的。为了便于选择放射治疗，可将骨肿瘤分为以下几种情况：①适用放射治疗者。恶性骨肿瘤中的未分化网状细胞肉瘤、骨原发网状细胞肉瘤、多发性骨髓瘤的单发病灶、良性骨肿瘤或瘤样病变中的血管瘤、动脉瘤性骨囊肿和嗜酸细胞肉芽肿都适于放射治疗。②手术后放射治疗。椎体巨细胞瘤手术不彻底者可辅以放射治疗，效果较好。骶尾部的脊索瘤或滑膜肉瘤手术切除后也可进行放射治疗，以防复发。③姑息性放射治疗。不能手术切除的躯干骨生肉瘤可用放射治疗，以控制其生长。骨转移瘤经放射治疗后也可减少疼痛，有时能限制其生长。④禁用放射治疗者。良性肿瘤中除上述几种适用放射治疗者外，都禁用放射治疗。放射治疗除可应用深部 X 线机进行外，^{60}钴所产生的 α 射线具有穿透力强、皮肤损害轻的特点，应用也较为广泛。此外，放射性同位素 ^{32}磷可应用于多发性骨髓瘤的治疗，^{131}碘可应用于甲状腺癌骨转移的治疗,[198]金可应用于胸腔内转移的治疗。

化学治疗 恶性肿瘤的化学治疗在近年有很大发展,成为肿瘤综合治疗的一个重要组成部分。适用化学治疗的骨肿瘤有未分化网状细胞肉瘤、骨原发性网状细胞肉瘤、多发性骨髓瘤及一部分骨转移瘤。常用的化学治疗药物有烷化剂、抗代谢药、抗生素、生物碱和激素等。烷化剂中的盐酸氮芥和氧化氮芥对网状细胞肉瘤有效,环磷酰胺对未分化网状细胞肉瘤、网状细胞肉瘤和多发性骨髓瘤有效,N-甲酰溶肉瘤素对精原细胞瘤骨转移和原发性骨髓瘤有效,噻替派对卵巢或乳腺癌骨转移有效。抗代谢药物中的5-氟尿嘧啶对肠道癌骨转移有效,乌拉坦对多发性骨髓瘤有效。抗生素中的放线菌素D(更生霉素)和柔红霉素(正定霉素)对网状细胞肉瘤,未分化网状细胞肉瘤和横纹肌肉瘤有效。生物碱中的秋水仙制剂(争光81)对乳癌的骨转移有效。激素类药物中的男性激素可用于乳癌骨转移,女性激素可用于前列腺癌的骨转移,肾上腺皮质激素可用于多发性骨髓瘤和乳癌骨转移。但是,应该注意的是,化疗的副作用比较严重,所以,现在医家大多在给患者进行化疗的同时嘱咐其吃一些纯中药制剂来降低毒副作用。

中医药治疗 中医对骨肿瘤的治疗虽然已有较长的历史,历代医家经过不懈的努力,使其逐趋完善和丰富,但由于骨肿瘤恶性程度较高,有的在早期即可发生转移,因而造成了本病的治愈率低及预后不良。所以,在一般情况下尚须结合现代医学的手术、化疗、放疗等方法。通过中医药的治疗,能起到改善症状、延长生存期、提高生存质量的作用,并能减轻化疗、放疗的毒副作用,也有治愈的个案报道。

免疫治疗 肿瘤免疫治疗的最大优点是针对肿瘤细胞,即使是自然杀伤细胞等非特异性杀伤细胞对肿瘤细胞的杀伤性仍比正常细胞强,这对免疫功能已受累还需要放疗、化疗的患者来说,尤为宝贵。但由于肿瘤发生机制尚未完全明了,除少部分肿瘤的易激发机体的免疫反应外,绝大部分较难激发机体的免疫反应,给免疫治疗带来很多困难。

(费琴明)

16. 妇产科疾病

外阴炎

外阴炎症的常见病因有阴道分泌物刺激和其他刺激因素，常见病原菌为葡萄球菌、链球菌和大肠杆菌。绝经妇女因卵巢功能衰退、雌激素水平低下、外阴上皮萎缩也易引起外阴炎症。引起女性外阴炎症的病原体可来自原本寄生于阴道内的菌群，或来自外界入侵的病原体。

急性外阴炎患者先感到外阴不适，继而出现瘙痒及疼痛，或有灼热感，同时可出现外阴部位皮肤及黏膜的肿胀充血，严重时还会形成糜烂、溃疡，或出现大片湿疹等，并伴有排尿痛、性交痛。另外，外阴部位出现毛囊炎时，也可以因脓肿的发生而使外阴高度肿胀及疼痛，进而形成疖肿。

慢性外阴炎主要表现为外阴瘙痒、皮肤增厚、粗糙、皲裂，也可以伴有排尿痛或性交痛。

◎您需要做哪些检查

首先是外阴检查，主要是检查外阴的皮肤是否光滑，颜色是否正常，有没有溃疡、皮炎、赘生物及色素减退等现象。

随后要做更深层次的检查了，这需要使用窥具，检查时医生可以清楚地看到阴道、宫颈，查看阴道黏膜表面是否光滑，质地是否正常，有无出血点，阴道分泌物的性状及气味是否正常。医生会在此时取标本。

◎专家忠告

就诊策略 如果是急性发作的外阴炎，应该看急诊妇科。急诊医生检查和治疗后，会根据病情做相应治疗。如果是慢性外阴炎，则可以看妇科专科门诊。专科医生也会根据相应的检查结果,决定门诊治疗及随访。

诊治误区　诊疗时如果有尿意,千万别不好意思,充盈的膀胱会直接影响检查。

特别提醒　①预防外阴炎反复发作,使用抗生素要慎之又慎。因为抗生素可能抑制部分有益菌群,霉菌就会乘机大量繁殖。②单独清洗内裤,警惕洗衣机。几乎每个洗衣桶内都暗藏霉菌,可用60℃左右的热水清洗洗衣桶,定时用衣物除菌液清洗一下。③注意公共场所卫生,尽量不要使用宾馆的浴盆、要穿着长的睡衣、使用马桶前垫上卫生纸等。④如果反复发生外阴炎,应尽量不要使用药物避孕。⑤如果你感染了外阴炎,需要治疗的不仅是你,还有你的伴侣。保证性健康是预防该病的前提。使用避孕套可减少对阴道的刺激及精液对阴道pH值的影响,对预防有一定作用。⑥外阴瘙痒请勿乱用药。⑦重视控制血糖。

健康管理　女性自查外阴的方法,概括起来有三个字,即"望、闻、触"。

"望",可以用一面小镜子,放在外阴的下面,前后左右移动镜子照视,借助镜子观察自己的外阴部。

"闻",是用鼻子嗅一下分泌物、经血或外阴部散发出的气味,如果出现了腥臭味、腐臭味或特殊的气味,就可能出现了问题。

"触",先把手洗干净,用示指和中指的"指腹"从"阴阜"部位开始,从上而下,顺序按触外阴,直至肛门。正常的情况下不应当摸到结节或肿块。反之,则可能有病。

◎小贴士

外阴炎影响怀孕:外阴炎会影响性交,并且会在阴道内造成不利于精子存活的环境。严重的外阴炎患者,分泌物中含大量白细胞,可吞噬精子、消耗精液中存有的能量物质、降低精子活力、缩短精子的存活时间,导致受孕率降低。

外阴炎有癌变的可能:久治不愈的顽固性外阴炎症,应高度警惕有外阴癌的可能,多发生于中老年妇女。

尿道旁腺炎、脓肿、囊肿

淋球菌最易侵犯泌尿生殖器

官柱状上皮与移行上皮形成的黏膜,所以淋菌性尿道旁腺炎较多见。

急性尿道旁腺炎一般在性交后 2~5 日出现尿痛、尿急、尿烧灼感等症状,尿道口红肿充血,挤压尿道旁腺,有脓性分泌物溢出。慢性尿道旁腺炎可出现排尿困难。

◎您需要做哪些检查

外阴检查可发现女性尿道外口处肿痛。于尿道口一旁或两旁扪及波动、压痛,并可自腺管口挤出脓液或石灰质凝块。

慢性尿道旁腺炎可致尿道远端狭窄,产生排尿困难,其尿线细而有力。

另外医生可能会在腺管开口处取脓性分泌物做涂片及细菌培养,如培养阳性,即可明确诊断。同时还需做中段尿镜检,确定有无脓尿。

◎专家忠告

就诊策略　如果是急性发作,应该看急诊妇科。急诊医生检查后做处理。如果是慢性,则可以看妇科专科门诊。专科医生也会根据相应的检查结果,决定门诊治疗及随访。

治疗主张　抗生素治疗,如为淋菌感染,按淋球菌尿道炎治疗。其他细菌感染时可按细菌培养及药敏结果给药。治疗结束后需继续随访。

特别提醒　就诊时事先清洗外阴,保持外阴干燥清洁,并换内裤。诊疗时应排空膀胱,因为充盈的膀胱会直接影响检查。躺在检查床上分开双腿,如果你觉得紧张,可做深呼吸,助你分散注意力。

健康管理　保持外阴干燥清洁,并勤换内裤。

◎小贴士

尿道旁腺是女性尿道下端群集于尿道两侧尿道黏膜下的小腺体。在近尿道外口两侧之后外侧有通向尿道的很小的管口。尿道旁腺炎往往继发于尿道的非特异性细菌或淋球菌感染,又可以成为慢性尿路感染时隐藏细菌的病灶。尿道旁腺的感染亦可形成尿道旁腺囊肿或脓肿。

前庭大腺炎、脓肿、囊肿

病原体侵入前庭大腺引起炎

症称为前庭大腺炎。前庭大腺开口阻塞后分泌物积聚腺腔引起腺体囊性扩张形成前庭大腺囊肿。在急性炎症感染时脓液因腺管开口阻塞不能外流积聚形成前庭大腺脓肿，脓液被吸收后由黏液分泌物替代可形成囊肿。

前庭大腺脓肿的病原体大多数为阴道内的厌氧和需氧菌，少数为淋病奈瑟菌和沙眼衣原体。

当前庭大腺腺管阻塞时，腺体可形成囊肿，这时无症状或仅有坠胀，但当囊肿被感染后形成脓肿可出现阴唇肿胀疼痛，局部皮肤发热，红斑。脓肿形成时，疼痛加剧，脓肿可有波动感，患者也可有发热等全身症状。

前庭大腺囊肿位于大阴唇后部下方，向大阴唇外侧方向突出。发病多为单侧，常在妇科检查时被发现。较大的囊肿可引起外阴坠胀及性交不适等。前庭大腺囊肿继发感染时可形成脓肿，反复感染可使囊肿扩大。

◎您需要做哪些检查

根据症状及体征不难诊断。诊断主要依靠妇科检查，外阴可以发现患侧肿胀处有肿块，如已形成脓肿，触及可有波动感，触痛明显。甚者可自行破溃，但破口小，脓液不易排尽，使症状反复。血液学检查有助于了解感染严重程度。

◎专家忠告

就诊策略 如果是急性发作的前庭大腺脓肿，应该看急诊妇科。急诊医生检查和治疗后，会根据病情判断是否需要住院治疗。如果是慢性前庭大腺囊肿，则可以看妇科专科门诊。专科医生也会根据相应的检查结果，决定门诊治疗及随访。

治疗主张 患者取截石位，在前庭大腺开口处取分泌物作细菌培养确定病原体。

前庭大腺炎症急性发作，脓肿尚未形成时需卧床休息，减少摩擦，保持局部清洁。根据病原体及药物敏感情况，选用合适的抗生素静脉点滴及口服，如头孢菌素类、青霉素、庆大霉素、头孢三嗪等抗生素。

前庭大腺囊肿（脓肿）入院后可采用前庭大腺脓肿（囊肿）造口术。造口术方法简单，损伤小，可用微波或激光造口，术后还能保留腺体功能。

术后可采用中药坐浴。前庭

大腺脓肿(囊肿)手术治疗疗效确切。前庭大腺炎抗菌治疗有一定效果,但往往易复发,配合中药坐浴及内服外治可以使脓液加快排出,炎症迅速消失。对减少术后感染及复发有明显效果。

诊治误区 前庭大腺是在阴道口的一对腺体,它的功能是分泌润滑液,前庭大腺囊肿和怀孕没什么关系,所以对要小孩没有影响。另外,手术的话也没后遗症,对性生活也没影响,而且治疗彻底,不易再复发。

特别提醒 就诊时事先清洗外阴,保持外阴干燥清洁,并换内裤。诊疗时应排空膀胱,充盈的膀胱会直接影响检查。

健康管理 前庭大腺炎多发生于生育期妇女,其预防主要是注意外阴局部卫生,平时要勤换内裤。急性期应绝对卧床休息,注意局部清洁,局部冷敷,应用抗生素。如已形成脓肿,应即切开引流。24~48小时后开始坐浴,1周后复诊。

◎ 小贴士

前庭大腺囊肿为前庭大腺管开口部阻塞、腺体持续分泌而形成的潴留性、炎性囊肿。前庭大腺囊肿可继发感染形成脓肿。

滴虫性阴道炎

滴虫性阴道炎潜伏期为4~28日,阴道黏膜有红色小颗粒或瘀点。阴道内有多量黄绿色或灰色泡沫分泌物流出,有腥臭味,有时混有少许血液或为脓性。

女性的阴道毛滴虫多寄生于阴道、尿道、前庭大腺及膀胱,前庭大腺受累者罕见。阴道毛滴虫可以寄生在人体内而不引起临床症状。主要通过浴池、浴具、游泳池或未彻底消毒的医疗器械等途径间接传播。直接传播可以通过性交,从男性泌尿系统传来,患者的尿液及粪便也可能是感染源。

本病发作时,阴道分泌物增多,分泌物刺激外阴而有痒感,外阴发红,也可有性交时疼痛,并可有尿痛、尿频等症状。

临床上以白带增多、质稀有泡沫、秽臭、阴道瘙痒为主要表现。发病是由于感染的阴道毛滴虫消耗了阴道内的糖原,破坏了阴道的自净防御机能。

◎ 您需要做哪些检查

根据症状及体征不难诊断,

查到阴道毛滴虫方能确诊。取阴道分泌液用悬滴法检查,应注意与恶性肿瘤鉴别,必要时可于治疗后做阴道细胞学检查。

在阴道分泌物中找到滴虫即可确诊。检查滴虫最简便的方法是悬滴法。有症状的患者中,阳性率可达 80% ~ 90%。加 1 小滴温生理盐水于玻片上,于阴道后穹隆处取少许分泌物混于生理盐水中,立即在低倍镜下寻找滴虫。检验必须及时并须注意保暖,否则滴虫活动力减低,造成辨认困难。培养法:可疑患者,若多次悬滴法未能发现滴虫时,可送培养。取分泌物前 24 ~ 48 小时避免性交、阴道灌洗或局部用药,取分泌物前不做双合诊,窥器不涂润滑剂。

◎专家忠告

就诊策略　如果是急性发作的滴虫性阴道炎,应该看急诊妇科。如果是反复性滴虫性阴道炎则可以看妇科专科门诊。专科医生也会根据相应的检查结果,决定门诊治疗及随访。

治疗主张　全身用药甲硝唑,每次 200 毫克,每日 3 次,7 日为一疗程;或每次 400 毫克,每日 2 次,共 5 日。对初患者可单次给药 2 克,亦可收到同样效果。口服吸收好,疗效高,毒性小,应用方便,男女双方均能应用。未婚妇女阴道局部用药困难,采用全身用药比较方便。服药后偶见胃肠道反应,如食欲减退、恶心、呕吐等。

特别提醒　就诊时事先清洗外阴,保持外阴干燥清洁,并换内裤。诊疗时排空膀胱,因为充盈的膀胱会直接影响检查。

一旦发现头痛、皮疹、白细胞减少等,应立即停药。甲硝唑能通过胎盘进入胎儿体内,并可由乳汁排泄。在妊娠早期服用时,尚未能排除对胎儿的致畸影响,因此在妊娠早期及哺乳期不用为妥,局部用药亦可收到较好效果。甲硝唑 200 毫克每晚塞入阴道 1 次,7 ~ 10 次为一疗程,若先用 1% 乳酸或 0.5% 醋酸冲洗,改善阴道内环境,将提高疗效。因滴虫阴道炎常于月经后复发,故治疗后检查滴虫阴性时,仍应每次月经后复查白带,若经 3 次检查均为阴性,方可称为治愈。治疗期间禁止性生活。

健康管理　做好卫生宣传,浴盆、浴巾等用具要消毒。医疗单位要做好消毒隔离,以防交叉感染。

◎小贴士

滴虫阴道炎可经性交传播,经公共浴池、浴盆、衣物、器械及敷料等途径可间接传染。

任何人都有可能被感染滴虫性阴道炎,而那些阴道酸碱度有改变或免疫力低下的人群则更易于感染。感染滴虫后患者能自愈者极少,即使治愈,还可以下次再感染。在国外,阴道滴虫病主要是通过性生活传播,因此将它归属于性传播疾病。在中国则传播方式有所不同。由于中国人口多,公共卫生设施较发达国家相对落后,因此,公共场所的传播也成为重要的传播途径。

外阴阴道念珠菌病

外阴阴道念珠菌病是一种由念珠菌引起的外阴或阴道疾病,80%~90%由白念珠菌引起。白念珠菌对干燥、日光、紫外线及化学制剂等抵抗力较强。阴道 pH值为 5.5 的酸性环境,最适宜其生长。当阴道上皮细胞糖原增多、生殖道抵抗力降低、机体菌群失调时,念珠菌可迅速繁殖引起炎症,出现各种症状,常见于孕妇、糖尿病患者和接受雌激素治疗的患者,以及长期应用广谱抗生素、皮质类固醇激素及免疫抑制剂者。艾滋病患者亦易发生念珠菌感染。

本病可通过性接触直接传染,亦可通过公共浴池、浴巾及未严格消毒的器械等间接传染。主要表现为白带增多,白带为白色黏稠、豆渣样或凝乳状,有时稀薄,内含有白色片状物;外阴、阴道瘙痒,有烧灼感,排尿时症状尤为明显;可有尿频、尿痛及性交痛;小阴唇内侧及阴道黏膜红肿,并附有白色片状薄膜,擦除该膜后基底部出现糜烂或表浅溃疡。

症状的严重程度取决于感染菌属及菌株以及患者的易感性,症状轻者可仅有轻度瘙痒而没有其他的临床症状。念珠菌感染常发生在月经来潮以前的 1 周内。

妊娠期白念珠菌外阴阴道炎的临床特点是阴道分泌物特别多,几乎所有病例均有严重的外阴瘙痒且常伴有外阴烧灼感。

儿童念珠菌外阴阴道炎的症状和体征与成人没有区别,但常可见到外阴白斑或花纹。

◎您需要做哪些检查

典型病例具有一定特征,诊断不难。不典型病例,疑为带菌者或需要以疗效判定时,应做分泌物检查。取少量分泌物置载玻片上,加1滴10%氢氧化钾液或等渗氯化钠液,覆以盖玻片后镜检,可靠率为60%;采用革兰染色镜检,可见革兰阳性芽生孢子及假菌丝,检出率为80%。最可靠的是真菌培养。

◎专家忠告

就诊策略　如果是急性发作的,应该看急诊妇科。如果是反复发作的,则可以看妇科专科门诊。专科医生也会根据相应的检查结果,决定门诊治疗及随访。

治疗主张　①消除诱因:治疗相关疾病,如糖尿病等;停用广谱抗生素、免疫抑制剂等。②抗真菌治疗:使用伊曲康唑或制霉菌素片等。③改变阴道酸碱度:可用2%~4%苏打液冲洗外阴及阴道。④同时治疗:男女双方同时治疗,治疗期间避免性生活。

特别提醒　患病期间用过的衣裤、浴巾、毛巾等均须煮沸消毒,浴盆亦须消毒。保持外阴清洁干燥,合理应用抗生素和激素等。事先清洗外阴,保持外阴干燥清洁,并换内裤。充盈的膀胱会直接影响检查。

◎小贴士

单纯性外阴阴道念珠菌病主要表现为外阴瘙痒、灼痛,严重时坐卧不安、尿急、尿频等。一般症状较轻或中等,每年发生率少于4次,多见于妇女,儿童也可发病,是女性生殖道感染常见炎症性疾病。

复发性外阴阴道念珠菌病是指妇女患单纯性念珠菌外阴阴道炎经治疗后,临床症状和体征消失、真菌学检查阴性后又出现症状,经真菌学检查又为阳性,可称为念珠菌外阴阴道炎复发,如1年内发作4次或以上,则称复发性外阴阴道念珠菌病。

细菌性阴道病

细菌性阴道病主要是由阴道加特纳菌引起的一种阴道炎,可通过性关系传播。性乱、性交频繁(因精液 pH 值为7.2~7.8)等导致致病性厌氧菌和加特纳菌大量繁殖,可引起阴道微生物生态平衡失调。

主要自觉症状为外阴瘙痒、灼热感,阴道分泌物有气味,性交及月经后,其胺(鱼腥)气味常常更强。红与肿则不常见。妇科检查阴道壁无炎症可见。

本病患者多为育龄妇女,起病缓慢。检查阴道分泌物有如下特点:①pH 值比正常高,达 5.0 ~ 5.5。②白带为灰色或灰绿色,均质,如面糊样黏稠度,可有许多气泡。③有烂鱼样恶臭。妇女月经后或性交后恶臭加重,性伴侣生殖器上也可发出同样的恶臭味。

本病常可合并其他阴道性传播疾病。

◎您需要做哪些检查

在妇科检查的基础上,可取分泌物做生理盐水湿片,可见散在的上皮细胞及其间的细菌,上皮细胞多于白细胞,其表面有很多细菌,使其边缘呈锯齿状而不清晰,形成所谓线索细胞(clue cell),如 20% 以上的上皮细胞有此表现,可作为诊断此病的指标。加 0.1% 亚甲蓝盐水做湿片,细菌染成深蓝色,易与乳酸杆菌区别。

◎专家忠告

就诊策略　可以看妇科专科门诊。专科医生会根据相应的检查结果,决定是否门诊治疗及随访。若门急诊医生诊断不明确或治疗效果不好,则建议到专家门诊。

治疗主张　选用抗厌氧菌药物,主要有甲硝唑、克林霉素口服,疗程 7 日。

局部药物治疗可用甲硝唑泡腾片 200 毫克,每晚 1 次,连用 7 ~ 14 日;或 2% 克林霉素软膏阴道涂布,每次 5 克,每晚 1 次,连用 7 日。

特别提醒　就诊时事先清洗外阴,保持外阴干燥清洁,并换内裤。诊疗时充盈的膀胱会直接影响检查。

健康管理　单独清洗内裤,内衣裤一定要单独洗,最好用专用的内衣裤除菌液浸泡几分钟。警惕洗衣机清洗内裤,穿着全棉内裤。

◎小贴士

细菌性阴道病属常见妇科病,国内最早关于此病的调查为 1990 年,全国性病防治研究中心在南京地区发现其患病率在成年健康妇女中为 18.92%，在妇科门诊有阴道异常分泌物的患者中为 43.33%。细菌性阴道病的病原体不仅是阴道加特纳菌，还有其他厌氧菌；另外，此病炎症不明显，阴道分泌物中白细胞稀少。

幼女外阴阴道炎

婴幼儿外阴阴道炎的发病原因有外阴局部不卫生、异物塞入阴道、蛲虫性外阴阴道炎、继发性外阴阴道炎等。常见症状如下：①外阴、阴蒂尿道口、阴道口黏膜充血、水肿。②分泌物增多，甚至有脓性分泌物。大量分泌物刺激引起外阴痛痒，患儿哭闹、烦躁不安，甚至用手搔抓。通过手指及抓伤处，感染进一步扩散。③部分可伴有尿急、尿频。④急性期后可造成小阴唇粘连，粘连时上方或下方留有小孔，尿由小孔流出。

其中，阴道异物所致阴道炎阴道分泌物特多，为血、脓性，有臭味；蛲虫所致阴道炎外阴及肛门外有奇痒，阴道流出稀薄的黄脓性分泌物。

◎您需要做哪些检查

外阴检查 用中、示二指轻轻分开大阴唇，仔细观察外阴、尿道及前庭等处。

阴道窥镜检查 最好的检查器械是凯莱空气膀胱镜，也可用支气管镜或鼻镜作阴道窥器，较大的女孩可采用特制的小型阴道鸭嘴器。通过上述窥器，可以比较清楚地看到及宫颈情况，检查阴道上皮及分泌物情况，有无异物，同时，用小棉棒取阴道分泌物作涂片用革兰染色，还可取分泌物做培养，并做药物敏感试验，如此便可确定病原菌。

直肠、腹部双合诊检查 用左手中指及示指分开双侧大阴唇，以右手示指（较小幼儿进入示指有困难时，也可用小指）伸入患儿肛门，另一手互相配合触摸阴道内有无异物。

◎专家忠告

就诊策略 如果是急性发作的幼女外阴阴道炎，应该看急诊妇科。急诊医生检查和治疗后，会根据病情判断是否需要住院治疗。如果是慢性幼女外阴阴道炎，则可以看妇科专科门诊，医生会根据相应的检查结果，决定是门诊治疗及随访，还是住院进一步治疗。

治疗主张　注意保持外阴清洁。阴道内异物，必须尽快取出。小阴唇粘连，可用小弯钳沿着上边或下边小孔轻轻插入予以分离，这种分离手术容易进行，不需要麻醉。局部使用雌激素软膏，可促进炎症消退。用药时间过久，可引起第二性征发育。婴幼儿蛲虫性阴道炎的治疗，可用扑蛲灵。该药毒性低，少数患儿服后可有恶心、呕吐、腹痛、腹泻。此药能使大便染成红色，可染污衣服。扑蛲灵对杀灭蛲虫作用显著，为治疗蛲虫的首选药物。

特别提醒　就诊时事先清洗外阴，保持外阴干燥清洁。检查要轻巧敏捷。分散患儿的注意力，使其腹壁放松。如有必要，需要做全身检查。

健康管理　注意会阴部的卫生，保持清洁和干燥，防止感染。①婴儿期：使用纯棉尿布，不出门的时候最好不用尿不湿。及时更换尿布，每天坚持清洗外阴 1～2 次，轻拭干阴唇及皮肤皱褶处。擦洗时自上而下拭净尿道口、阴道口及肛门周围。皮肤有皲裂，应涂擦无刺激性的油膏。最后在外阴及腹股沟处薄而均匀地扑上滑石粉，以保持干燥。扑粉不宜过多，以免粉剂进入阴道，形成小团块而引起刺激。②幼儿期：尽早穿内裤，不穿紧身裤、化纤的高筒袜。衣服要柔软、宽松、舒适，减少摩擦。注意小便姿势，小便后用柔软卫生纸擦拭尿道口及周围。大便后用清洁的卫生纸，由前方向后方擦拭。浴盆、毛巾等要固定专人专用。衣物分开洗，减少共浴、盆浴。

◎小贴士

由于婴幼儿的卵巢功能尚不健全，因此幼儿的阴道黏膜较薄，而阴道外口又邻近肛门、尿道，局部易潮湿及受细菌感染而发生外阴阴道炎。

如为一般细菌感染，局部可涂用红霉素软膏。需特别注意的是，对顽固性经久不愈的幼女外阴阴道炎，应想到阴道内有异物存在的可能，请医生仔细检查，不可擅自乱取，以免造成直肠等部位的损伤。

对孩子进行早期教育，防止异物插入阴道。对有明显畸形造成反复感染者，应早做手术修补。母亲要积极治疗自身生殖系统传染性疾病，以免传染给孩子。

老年性阴道炎

因卵巢功能衰退,雌激素水平降低,阴道壁萎缩,黏膜变薄,上皮细胞内糖原含量减少,阴道内 pH 增高,局部抵抗力降低,致病菌容易入侵繁殖引起炎症。另外,个人卫生习惯不良,营养缺乏,尤其是 B 族维生素缺乏,可能与发病有关。此外,手术切除双侧卵巢、卵巢功能早衰、盆腔放疗后、长期闭经等均可引起本病发生。

临床表现如下:①阴道分泌物增多,分泌物稀薄,呈淡黄色,严重者呈脓血性白带,有臭味。②外阴有瘙痒或灼热感。③阴道黏膜萎缩,可伴有性交痛。有时有小便失禁。④感染还可侵犯尿道而出现尿频、尿急、尿痛等泌尿系统的刺激症状。

◎您需要做哪些检查

根据年龄及临床表现,诊断一般不难,但应排除其他疾病才能诊断。应取阴道分泌物检查滴虫及念珠菌。对有血性白带者,应与子宫恶性肿瘤鉴别,须常规做宫颈刮片,必要时行分段诊刮术。对阴道壁肉芽组织及溃疡需与阴道癌相鉴别,可行局部组织活检。

◎专家忠告

就诊策略 如果是急性发作的,应该看急诊妇科。如果是慢性的,则可以看妇科专科门诊。

治疗主张 本病的治疗原则为增加阴道抵抗力及抑制细菌的生长繁殖。①增加阴道酸度。②抑制细菌生长。③增加阴道抵抗力:炎症较重者,需应用雌激素制剂。雌激素可以局部给药,也可以全身给药。乳腺癌或子宫内膜癌患者禁用雌激素制剂。补充少量雌激素是老年性阴道炎的治疗方法之一,可使阴道黏膜增厚,增强局部抵抗力。

特别提醒 就诊时事先清洗外阴,保持外阴干燥清洁,并换内裤。诊疗时应排空膀胱,因为充盈的膀胱会直接影响检查。躺在检查床上分开双腿,如果觉得紧张,可深呼吸分散注意力。

健康管理 要经常换内裤,选择穿棉质的内裤。性生活不要过于频繁。要用温水清洗外阴,不要用很烫的水洗。要注意自己的个人卫生,养成良好的卫生习惯。宜多进清淡而有营养的饮食。饮食宜稀软清淡。忌食葱、姜、蒜、辣椒等辛热刺激性食物，以免诱发阴道瘙痒。忌海鲜、腥膻之物，忌甜腻食物。

◎小贴士

妇女绝经后约有30%的人会发生老年性阴道炎。其原因是，女性绝经后体内性激素水平显著降低，引起阴道内 pH 值上升，阴道黏膜萎缩变薄，皱襞消失；且阴道内的弹性组织减少，使阴道口豁开，阴道壁膨出，这些都会使阴道黏膜对病原体的抵抗力减弱，细菌容易造成感染，引起阴道炎症。因此，老年妇女在生活中要特别注意自我护理，讲究卫生，减少阴道感染的机会。①发生老年性阴道炎时不要因外阴瘙痒即用热水烫洗外阴，虽然这样做能暂时缓解外阴瘙痒，但会使外阴皮肤干燥粗糙，不久瘙痒会更明显。②患病期间每日换洗内裤，内裤要宽松舒适，选用纯棉布料制作。③外阴出现不适时不要乱用药物，因为引起老年性阴道炎的细菌多为大肠杆菌、葡萄球菌等杂菌，因此不要乱用治疗霉菌或滴虫的药物。④由于老年妇女阴道黏膜菲薄，阴道内弹性组织减少，因此过性生活时有可能损伤阴道黏膜及黏膜内血管，使细菌乘机侵入。解决方法：可以在性生活前将阴道口涂少量油脂，以润滑阴道，减小摩擦。

子宫颈炎

机械性刺激或损伤是宫颈炎的主要诱因。流产和分娩可引起宫颈裂伤和细菌侵袭，造成子宫颈炎。手术时，如诊断性刮宫、人流术等器械损伤宫颈，也可导致炎症。性传播疾病病原体如淋病奈瑟菌、沙眼衣原体、单纯疱疹病毒及内源性病原体均可引起子宫颈炎。化学物质包括强酸、强碱，例如用高浓度酸性或碱性溶液冲洗阴道，或应用各种腐蚀性较强的药物配成阴道片剂、栓剂置入阴道，可造成阴道炎和宫颈炎。

急性子宫颈炎表现为白带增多，常呈脓性，伴下腹部及腰骶部坠痛，可有膀胱刺激症状等。慢性子宫颈炎表现为白带增多，呈乳白色黏液或淡黄色脓性，可有血性白带或性交后出血，炎症如扩散至盆腔结缔组织，可引起腰骶部疼痛、下坠感及痛经等。

◎您需要做哪些检查

巴氏染色　宫颈巴氏分级是早期发现宫颈癌的一种简单有效的办法。即将宫颈上皮细胞进行固定染色后显微镜下观察,通常分为五个级别:Ⅰ级细胞正常;Ⅱ级有炎症表现;Ⅲ级有可疑恶性细胞;Ⅳ级有癌细胞待证实;Ⅴ级有癌细胞。

膜式液基超薄细胞学检测系统(TCT)　TCT检测是目前国际领先的一种宫颈防癌细胞学检查技术,采用高精密度过滤膜核心技术和微电脑自动化控制系统,其方法制成的细胞膜片具有传统涂片无法比拟的优点,其原理是利用先进的液基细胞保存技术和计算机控制的过滤技术收集到采样器上的细胞做出涂片来诊断霉菌感染、细菌感染、人乳头瘤病毒感染及疱疹病毒感染等。建议最好到专科医院让经验丰富的医生帮助确诊,以免造成误诊而影响治疗效果。

HPV-DNA病毒学检测　将采集后的细胞样本用特殊仪器检测是否有HPV感染,这个检查不仅可以检测到你有没有感染HPV病毒而且可以检测到病毒量。

阴道镜下定位"活检"　经检查发现可疑细胞后医生需要做病理切片以进行确诊,医生会通过阴道镜观察宫颈表面的病变并用细小的"宫颈活检钳子"和"宫颈管刮勺"从宫颈上夹取几块组织,分别装在小瓶子里进行病理切片检查,以便于采取治疗措施。

◎专家忠告

就诊策略　如果是急性发作的,应该看急诊妇科。如果是慢性,则可以看妇科专科门诊。

治疗主张　该病可采用阴道局部上药、中药治疗等药物疗法。另外,还可以采用物理疗法。

特别提醒　就诊时事先清洗外阴,保持外阴干燥清洁,并换内裤。诊疗时应排空膀胱,因为充盈的膀胱会直接影响检查。

不要在月经期间做筛查;进行筛查前24小时内不要有性生活;检查前3日内不要冲洗阴道或使用阴道内药物。

健康管理　预防该病首先要进行定期妇科检查,以便及早发现宫颈炎症,进行治疗。还需要积极彻底治疗急性阴道炎、急性子宫内膜炎等。注意个人卫生,勤洗内裤等。用酸性或碱性溶液冲洗外阴及阴道时，要避免浓度过高。男方应养成每晚或性交前洗阴部的习惯，防止性交时将病原体带入阴道而引起感染。同时，应讲究性生活卫生，适当控制性生活，坚决杜绝婚外性行为和避免经期性交。及时有效地采取避孕措施，降低人工流产、引产的发生率，以减少人为的创伤和细菌感染的机会。防止分娩时器械损伤宫颈。产后发现宫颈裂伤应及时缝合。

◎小贴士

子宫颈炎的危害性：①引发不孕症。患上宫颈炎时宫颈分泌物会明显增多，质地黏稠，并有大量白细胞，这对精子的活动度会产生不利影响，妨碍精子进入宫腔，影响受孕，严重的可引发不孕症。②导致多种并发症。当患了宫颈糜烂后，会造成其他器官炎症，如宫颈糜烂的病原体可以上行造成子宫内膜炎，引起盆腔炎。③引发令人尴尬的症状。白带增多是宫颈炎最为典型的症状，白带常呈黄色或脓样，有时混有血丝。当宫颈炎症波及膀胱三角区，可引起泌尿系统的疾病而出现尿痛、尿频或排尿困难等刺激症状。④由于慢性炎症长期刺激，可造成息肉、外翻及囊肿等。⑤导致流产。宫颈炎也会成为流产的一个病因，宫颈炎使组织变化，弹性下降，也会使产程不顺利。⑥影响性生活。性生活时出现的疼痛或出血症状可使女性对性生活产生厌恶感，从而影响夫妻感情。⑦增加宫颈癌的发病率。患宫颈炎的女性宫颈癌的发病率要比没有宫颈炎的女性高。

急性盆腔炎

急性盆腔炎绝大部分由阴道和子宫颈的细菌上行感染引起，主要原因有：①宫腔内手术操作后感染。②下生殖道的性传播疾病。③经期卫生不良，使用不洁的月经垫、经期性交等。④不洁性生活史、早年性交、多个性伴侣、性交过频者致性传播疾病的病原体入侵，引起盆腔炎症。⑤邻近器官炎症直接蔓延，例如阑尾炎、腹膜炎等。⑥慢性盆腔炎急性发作。⑦宫内节育器也可引起盆腔炎症。

发病时下腹痛伴发热，严重者可有寒战、高热、头痛、食欲不振。月经期发病可出现经量增多、经期延长,非月经期发病可有白带增多。若有腹膜炎,则出现消化系统症状。若有脓肿形成,可有下腹包块及局部压迫刺激症状。包块位于前方可出现膀胱刺激症状,若引起膀胱肌炎还可有尿痛等;包块位于后方可有直肠刺激症状。

◎您需要做哪些检查

根据病史、症状和体征可做出初步诊断。此外,还需做必要的化验,如血常规、尿常规、宫颈管分泌物及后穹窿穿刺物检查。

急性盆腔炎的临床诊断标准,需同时具备下列三项:①下腹压痛伴或不伴反跳痛。②宫颈或宫体举痛或摇摆痛。③附件区压痛。

下列标准可增加诊断的特异性:宫颈分泌物培养或革兰染色涂片淋病奈氏菌阳性或沙眼衣原体阳性;体温超过 38℃;血 WBC 总数大于 10×10^9/升;后穹窿穿刺抽出脓性液体;双合诊或 B 型超声检查发现盆腔脓肿或炎性包块。由于临床诊断急性输卵管炎有一定的误诊率,腹腔镜检查能提高确诊率。

腹腔镜的肉眼诊断标准有:①输卵管表面明显充血。②输卵管壁水肿。③输卵管伞端或浆膜面有脓性渗出物。

在做出急性盆腔炎的诊断后,要明确感染的病原体,通过剖腹探查或腹腔镜直接采取感染部位的分泌物做细菌培养及药敏结果最准确,但临床应用有一定的局限性。宫颈管分泌物及后穹窿穿刺液的涂片、培养及免疫荧光检测虽不如直接采取感染部位的分泌物做培养及药敏准确,但对明确病原体有帮助。除病原体的检查外,还可根据病史、临床症状及体征特点做出病原体的初步判断。

◎专家忠告

就诊策略　如果是急性发作的盆腔炎,应该看急诊妇科。急诊医生检查和治疗后,会根据病情判断是否需要住院治疗。如果是慢性盆腔炎,则可以看妇科专科门诊。专科医生也会根据相应的检查结果,决定是门诊治疗及随访,还是住院进一步治疗。

治疗主张　治疗主要为抗生素药物治疗,必要时手术治疗。

特别提醒　就诊时事先清洗

外阴,保持外阴干燥清洁,并换内裤。诊疗时应排空膀胱,因为充盈的膀胱会直接影响检查。

躺在检查床上分开双腿,如果觉得紧张,除了深呼吸自己调整之外,别忘了告诉医生,医生会帮你分散注意力。

健康管理 做好经期、孕期及产褥期的卫生宣传。严格掌握产科、妇科手术指征,做好术前准备;术时注意无菌操作,包括人工流产、放置宫内节育器、诊断性刮宫术等常用手术;术后做好护理,预防感染。治疗急性盆腔炎时,应做到及时治疗、彻底治愈,防止转为慢性盆腔炎。注意性生活卫生,减少性传播疾病,经期禁止性交。

◎ 小贴士

盆腔炎是常见的妇科病,包括子宫肌炎、子宫内膜炎、输卵管炎、卵巢炎、盆腔结缔组织炎和盆腔腹膜炎。一般分为急性、慢性两种。其临床表现为下腹部疼痛,可伴腰酸、尿频、尿急、排尿困难等,严重者有高烧、寒战、头痛、食欲不佳等症状,白带多且臭。

盆腔炎的治疗时机以经期为最佳。经期盆腔充血,给予同等剂量的药物时,更多的药物可随血流分布于盆腔,并直接作用于子宫内膜等处。

慢性盆腔炎

慢性盆腔炎是指女性内生殖器及其周围结缔组织、盆腔腹膜的慢性炎症。

盆腔炎常见的有以下类型:①输卵管炎,是盆腔炎中最为常见的。②输卵管积水与输卵管卵巢囊肿,如果同时累及卵巢则形成输卵管卵巢囊肿。③慢性盆腔结缔组织炎。

慢性盆腔炎全身症状多不明显,有时可有低热,易感疲乏。病程时间较长者,部分患者可有精神不振、周身不适、失眠等。当患者抵抗力差时,易有急性或亚急性发作。慢性炎症形成的瘢痕粘连以及盆腔充血,可引起下腹部坠胀、疼痛及腰骶部酸痛。常在劳累及月经前后加剧。由于盆腔瘀血,患者可有月经增多;卵巢功能损害时可有月经失调;输卵管粘连阻塞时可致不孕。

◎您需要做哪些检查

疑为慢性盆腔炎时,应考虑

做以下检查：血常规检查、阴道分泌物检查、肿瘤标志物检查、B 型超声、阴道镜检查、腹腔镜检查、组织病理学检查。

◎专家忠告

就诊策略　如果是急性发作的盆腔炎，应该看急诊妇科。急诊医生检查和治疗后，会根据病情判断是否需要住院治疗。如果是慢性盆腔炎，则可以看妇科专科门诊。专科医生也会根据相应的检查结果，决定是门诊治疗及随访，还是住院进一步治疗。

治疗主张　慢性盆腔炎需要根据不同情况选择治疗方案。主要是对症治疗，结合中药、物理治疗等的综合治疗。反复发作者，在抗生素治疗的基础上，根据情况选择腹腔镜或开腹手术治疗。

特别提醒　就诊时事先清洗外阴，保持外阴干燥清洁，并更换内裤。诊疗时应排空膀胱，因为充盈的膀胱会直接影响检查。

检查时分开双腿，放松。

健康管理　①要避免急躁情绪，树立治愈疾病的信心。生活中注意劳逸结合。同时，还要注意避孕，节制性生活，以减少人工流产手术及其他对宫腔的创伤机会，防止细菌再次侵入。②患者宜食蛋白质、维生素丰富的营养饮食。③为了促进炎症吸收，加快血液循环，缓解组织粘连，改善局部营养，每日可用温热物品热敷小腹部。在家中可用热水袋进行热敷。

◎小贴士

注意月经期及平时卫生。宜勤洗澡，勤换衣，内裤要经常加热消毒及日晒处理。

经常清洗外阴，防止感染；性生活前后要注意清洗，保持卫生。

人工流产、分娩及妇科手术后一定要加强护理，防止细菌侵入。

生殖道结核

生殖道结核是由结核杆菌引起的慢性炎症疾病，多发生于 20～40 岁，以输卵管结核为最常见，其次为子宫内膜、卵巢、宫颈，阴道及外阴结核少见。感染多继发于肺结核或消化道结核，主要经血行传播至生殖器，其次是直接由腹膜结核蔓延而来。输卵管多增粗或呈结节状。晚期可发生溃疡、坏死及干酪样变性，与周围紧密粘连。子宫内膜结核，几乎全部来自输卵管结核。

发病多缓慢，常无自觉症状，少数有盗汗、疲劳及潮热等。月经多不调，因而有经血过多、经期延长或不规则出血，到后期则因内膜萎缩，经血将减少，最终导致闭经。部分患者可有下腹坠痛及白带增多等。由于输卵管阻塞，且子宫内膜结核可妨碍孕卵着床，故绝大多数患者均不能受孕。在原发不孕者中，生殖道结核常为主要原因之一。

遇下列情况应怀疑为生殖道结核：①未婚女子有附件增厚或有肿块，伴有低热、下腹痛或月经失调等。②婚后不育，有盆腔肿块而无其他感染接触史者。③结核患者，有盆腔肿块者。④慢性盆腔炎久治不见好转者。

◎您需要做哪些检查

疑为生殖道结核时，应做以下检查。

活检　取内膜或诊刮做活检。

细菌培养　取月经血或经前子宫内膜做结核杆菌培养。

子宫输卵管造影　子宫输卵管碘油造影，可见宫腔边缘呈锯齿状，输卵管僵直或呈念珠状，或因阻塞不显影；盆腔内可有钙化点。

B超检查　可发现子宫内膜钙化病灶。

剖腹探查　必要时剖腹探查以确诊。

◎专家忠告

就诊策略　生殖道结核病可以看妇科专科门诊。专科医生会根据相应的检查结果，决定是门诊治疗随访，还是住院进一步治疗。

治疗主张

支持疗法　加强营养，急性活动期有发热、盆腔肿块、血沉增高者，应多卧床休息。

抗痨疗法　常用链霉素、异烟肼及对氨基水杨酸钠。如患者不能耐受上述药物，可服用利福平和乙胺丁醇，4～6个月为一疗程。两种抗结核药物联合应用效果较好，总疗程为 2 年左右。病情重者，也可三种药物联合应用。

手术疗法　药物疗效不佳或盆腔肿块持续存在者，可手术切除子宫及附件，为提高疗效，术后应继续抗痨治疗半年以上。

中药疗法　以扶正为原则，

辨证诊治,配合抗痨治疗。

特别提醒 就诊时事先清洗外阴,保持外阴干燥清洁,并换内裤。诊疗时如果有尿意,要先解尿,因为充盈的膀胱会直接影响检查。

◎小贴士

女性生殖结核病的好发年龄多见于20~40岁的育龄期,其受累部位主要为输卵管,结核性输卵管炎可占女性生殖系统结核的90%左右。结核病变致使输卵管管腔内黏膜破坏、粘连,最终阻塞导致不孕。据统计,结核性输卵管炎患者的半数可并发子宫内膜结核,宫腔可因结疤、粘连而变小,以致出现闭经,这就是人们常说的"干血痨"。

外阴白色病变

外阴白色病变是指外阴局部神经与血管营养障碍引起的组织变性与色素改变的疾病。病因有:①阴部感染及炎症刺激。②内分泌失调。由于各种原因使局部结缔组织增生和表皮代谢的刺激之间失调。③遗传因素。占10%~30%,以萎缩型为主,幼女多见。④其他疾病。如糖尿病、白癜风、外阴湿疹、外阴瘙痒等。

外阴瘙痒是外阴白斑患者首先感到的突出症状,尤其以夜间为重,瘙痒的程度与时间、月经、食物、气候、环境、情绪有关。

临床症状有:①外阴瘙痒,有时可有灼热、疼痛感。②患部皮肤粗糙、呈苔藓样增厚,有抓痕,有时发生皲裂。③局部色素减退,大阴唇、小阴唇普遍变白。④外阴可见轻度萎缩,严重时阴蒂、大小阴唇萎缩、粘连,小阴唇部分或全部消失,后联合缩紧,阴道口狭小、弹性消失,甚至影响排尿和性生活。

◎您需要做哪些检查

必须依靠活组织病理检查确诊。取材时要做到在病变部位——溃疡、皲裂、硬结、隆起或粗糙等处多点取材,取材适当能提高诊断准确率。

◎专家忠告

就诊策略 可以看妇科专科门诊。专科医生会根据相应的检查结果,决定是门诊治疗随访,还是住院进一步治疗。

治疗主张 避免过度劳累,

保证睡眠,调整情绪,增强免疫力。外阴及阴道的炎症要及时治疗,如不幸患上外阴白色病变,要及时到正规专科医院治疗,防止疾病发展到严重的程度。

中医认为外阴白色病变多因肝、脾、肾功能不足和肝、脾、肾之间的功能不协调,气血失和,经络阻滞,内分泌失调,肌肤失养所致。中医药治疗外阴白色病变已有上千年的历史,有着丰富的经验,是一种值得信赖的绿色疗法,只要坚持治疗,正确辨证施治,大多数患者都可达到临床治愈的效果。

特别提醒 就诊时事先清洗外阴,保持外阴干燥清洁,并换内裤。

健康管理 日常生活中应穿宽松、透气性好的内衣裤,以纯棉制品为主,避免穿腈纶等化纤材质的内裤。应保持患处干爽、通气、清凉。外阴清洗时不要用任何洗涤剂(因其一般均为碱性),切忌水温过烫。日常生活中应注意生活压力及情绪的调节,保持情绪乐观,心情开朗。这一点,患者家属应积极配合,使其树立战胜疾病的信心。

◎小贴士

此病表现为外阴皮肤黏膜色素减退、色白、角化、粗糙、增厚、脱屑、硬化、裂口、溃疡、大小阴唇萎缩,奇痒难忍,影响工作的情绪,影响与人正常交往,严重影响夫妻生活,2%的患者可能发生癌变。

外阴瘙痒症

外阴瘙痒包括外阴或阴道瘙痒,严重时可影响生活和工作,是多种原因引起的一种症状。但有时也可能找不出什么原因,只是单纯的瘙痒。

局部原因常有:①白带增多,是最常见的局部原因。②外用消毒药液冲洗引起药物过敏、化学性刺激。③经期不注意清洁卫生。④经常用碱性较强的肥皂或高锰酸钾溶液清洗外阴,致使外阴皮肤干燥,缺乏油脂而发痒。⑤蛲虫病患者。⑥外阴湿疹、神经性皮炎、萎缩性硬化性苔藓、外阴皮炎等。⑦外阴癌的前期症状也有外阴瘙痒。

全身性原因有:①糖尿病由于糖尿对外阴皮肤的刺激。②黄疱,维生素 A、B 缺乏,贫血,白血病等慢性病患者,常表现为全身瘙痒。③妊娠期和经前期外阴部充血偶可导致外阴瘙痒不适。④不明原因外阴瘙痒。

外阴瘙痒多位于阴蒂、小阴唇,也可波及大阴唇、会阴甚至肛周等。长期搔抓可出现抓痕、血痂或继发毛囊炎。

◎您需要做哪些检查

外阴检查 外阴的皮肤是否光滑,颜色是否正常,有没有溃疡、皮炎、赘生物及色素减退等现象。

阴道检查 查看阴道黏膜表面是否光滑,质地是否正常,有无出血点,阴道分泌物的性状及气味是否正常。

继发性皮损可以与湿疹、神经性皮炎、股癣相混淆,而且本病还需与荨麻疹、湿疹、药疹、虫咬皮炎、虱病、疥疮等鉴别,但是详细询问病史一般不难鉴别。

◎专家忠告

就诊策略 急性发作时可看急诊妇科。急诊医生检查后,会根据病情做相应治疗。如果是慢性的,则可以看妇科专科门诊。

专科医生也会根据相应的检查结果,决定门诊治疗及随访。

治疗主张

一般治疗 保持外阴清洁干燥,禁用刺激性清洗剂。忌穿不透气的化纤内裤,因瘙痒症状影响睡眠者可加用镇静、安眠和抗过敏药物。

药物治疗 局部应用皮质激素控制瘙痒,可用 0.025% 氟轻松软膏、0.1% 曲安奈德软膏或 1% ~2% 氢化可的松软膏。用药前可先用温水坐浴,使皮肤软化。

特别提醒 ①忌乱用、滥用药物,忌抓搔及局部摩擦。②忌酒及辛辣食物,不吃易引起过敏的食物。③内裤宽松、透气,并以棉制品为宜。④就医检查是否有霉菌或滴虫,如有应及时治疗,而不要自己应用"止痒水"治疗。⑤久治不愈者应做血糖检查。⑥保持外阴清洁干燥,尤其在经期、孕期、产褥期,每日清洗外阴,更换内裤。⑦弱酸配方的女性护理液适合外阴局部清洁,不要用热水洗烫,忌用肥皂。⑧外阴瘙痒者应勤剪指甲、勤洗手,不要搔抓皮肤,以防破溃从而继发细菌性感染。

健康管理 ①多吃一些富含

蛋白质和碳水化合物的食物。②宜凉血解毒食物。③不食发物。④尽量少吃辛辣、刺激的食物。⑤避免吃油炸、油腻的食物。⑥戒烟戒酒。

◎小贴士

自我检查方法：①用一面小镜子，放在外阴的下面，前后左右移动镜子照视，借助镜子的帮助，观察自己的外阴部。②用鼻子嗅一下分泌物，一般正常的气味是清淡的腥味、汗酸味或无味。③先把手洗干净，用示指和中指的"指腹"（俗称"指肚"），从"阴阜"部位开始，从上而下，顺序按触外阴，直至肛门。正常的情况下不应当摸到有小的结节或肿块。

（陈玲玲　祁　澜）

流　产

妊娠 28 周以前，胎儿未达 1 000 克而妊娠终止者为流产，分为自然流产与人工流产两大类。自然流产占 10% ～ 15%，其中 80% 以上为早期流产。妊娠终止在 12 周以前为早期流产，终止在 13 ～ 28 周为晚期流产。按病情分为先兆流产、难免流产、不完全流产、完全流产、稽留流产、习惯性流产和流产合并感染。

遗传因素或外界理化有害因素引起染色体异常、受精卵发育异常、胎儿胎盘发育异常、免疫功能异常及母体自身的疾病、创伤均可引起流产。早期流产大都由内分泌异常或染色体异常引起，晚期流产则大都为生殖道异常、创伤导致。

流产的主要症状是停经后阴道出血、腹痛。

◎您需要做哪些检查

先兆流产　①阴道内少量血液，子宫颈口闭合，无妊娠物排出；子宫大小符合停经周数。②尿妊娠试验阳性，但阴性不能否定诊断。③超声显像，妊娠 5 周时可见孕囊，妊娠 6 周可见胎心搏动和胚芽。

难免流产　①子宫颈口扩张，在子宫颈口或子宫颈管内见妊娠物堵塞。子宫大小与妊娠周数相符或略小于妊娠周数。②尿妊娠试验阳性。③超声显像可见胚胎位置下移或见胚胎发育不良，无胎心搏动，仅见胚囊，有时可见子宫内积血的影像。④疑有感染者,做子宫腔内容物或妊娠物细菌培养。

不完全流产　①可见子宫颈口扩张,或子宫颈口见妊娠物或部分妊娠物已排出在阴道内,及持续性血液流出,子宫小于停经周数。②超声显像可了解子宫腔内有否妊娠物,以与完全流产鉴别。

完全流产　①阴道流血逐渐停止,腹痛逐渐消失。子宫颈口闭合,子宫接近正常大小。②超声显像子宫腔内无妊娠物。

稽留流产（过期流产）　①子宫颈口闭合,子宫体积比孕周小2个月,质地不软,未闻及胎心。②超声显像可见子宫腔内胚囊不规则,囊内反射波紊乱。

习惯性流产　①有时可见子宫颈严重撕裂、生殖道畸形和子宫发育不良等。②应做必要的检查,以明确原因,如测定夫妇双方ABO 和 Rh 血型,测定女方甲状腺功能、血糖、肾功能、血压等以排除内科并发症,检测夫妇双方染色体核型,检测夫妇双方免疫不合的有关抗体,行精液分析、卵巢功能监测。③子宫输卵管碘油造影检查,了解有无生殖道畸形、黏膜下肌瘤和子宫颈内口闭锁不全等。④超声显像检查,了解有无子宫颈内口闭锁不全。

流产合并感染　阴道有恶臭分泌物,宫颈摇摆痛。

◎专家忠告

就诊策略　对于不同的女性,自然流产前的症状可能有所不同,一般来说自然流产前的症状主要发生在怀孕的前3个月,因此一旦出现阴道有少量流血,下腹有轻微疼痛或者感觉腰酸下坠等自然流产前的症状就要及时就医。医生会根据相应的检查结果,决定是门诊治疗随访,还是住院进一步治疗。要配合医生病史的询问及做相应的检查（如,常规妇科检查、B 超检查、妊娠试验、血常规、染色体检查等）。

治疗主张

先兆流产　①对情绪紧张、过度焦虑的患者给予安慰和精神支持。②避免劳累,禁止性生活,多卧床休息。③镇静剂适用于情绪紧张的患者,应选用无致畸作用的药物。④保胎治疗,可选用黄体酮、维生素 E 或绒毛膜促性腺激素。

难免流产　应尽早使妊娠物排出。①刮宫术。②药物引产。

③辅助治疗,按病情于手术前、手术时或手术后输血、补液、使用抗感染药物或加用子宫收缩剂。

不完全流产 ①用吸宫术或钳刮术,以清除子宫腔内残留物。②补充液体或输血。③出血时间较长时,用抗生素预防感染。

完全流产 一般不进行特殊处理,但必须观察出血情况,必要时用抗感染药物。

稽留流产(过期流产) ①准备治疗:用己烯雌酚提高子宫肌对催产素的敏感性,作为流产前的准备;若纤维蛋白原低下,凝血功能异常,则应酌情输新鲜血和纤维蛋白原等,凝血功能纠正后再引产或刮宫;术前给抗感染药物。②钳刮术:进行刮宫术时应用宫缩剂,慎防子宫出血和穿孔。一次不能刮净时,可5～7日后再次刮宫。③药物引产:选用缩宫素(催产素)、地诺前列酮(前列腺素 E_2)或依沙吖啶(利凡诺)羊膜腔外注射等。

习惯性流产 ①治疗内科疾病。②遗传咨询,医学助孕。③若免疫不合,则做针对性治疗。④因双角子宫、子宫纵隔、子宫肌瘤、子宫颈内口闭锁不全等病变而反复流产的患者,可在非孕期行手术纠治,术后至少避孕3个月。⑤孕期处理,针对病因进行不同的安胎处理,持续到超过以往流产的孕月。有习惯性流产史的患者,基础体温上升后持续18日不下降,提示早孕,若尿妊娠试验阳性,可按先兆流产进行保胎。⑥子宫颈内口闭锁不全导致的晚期流产,在孕16～22周时,用粗丝线将子宫颈内口做荷包、褥式或间断缝合,慎防刺破胎膜,留线尾2厘米以备拆线。术前、术时和术后给镇静剂、黄体酮,住院观察至超过以往流产的孕月。禁止性交、避免体力劳动,定期检查至孕36周入院待产。于妊娠足月有临产先兆或胎膜破裂时,或拟行选择性剖腹时拆除缝线。若缝合后有流产征象,且保胎失败,应及时拆除缝线,以免流产时造成子宫颈严重裂伤。

流产感染 应积极控制感染,若阴道流血不多,应用广谱抗生素2～3日,待控制感染后再行刮宫,清除宫腔残留组织以止血。若阴道流血量多,静脉滴注广谱抗生素和输血的同时,用卵圆钳将宫腔内残留组织夹出,使出血减少,切不可用刮匙全面搔刮宫腔,以免造成感染扩散。术后继续应用抗生素,待感染控制后再行彻底刮宫。若已合并感染性休克者,应积极纠正休克。若感染严重或腹、盆腔有脓肿形成时,应行手术引流,必要时切除子宫。

诊治误区　首先区别流产类型,同时需与异位妊娠、葡萄胎、功血、盆腔炎及阑尾炎等进行鉴别。

特别提醒　难免流产者,药物引产妊娠物排出后应检查是否完全,若疑有残留应刮宫清除之。

稽留流产(过期流产)者,胚胎死亡时间越长,对母体凝血功能影响越大,应做凝血功能检查,如血常规、血小板、出血与凝血时间,以及血型测定、血纤维蛋白原和凝血酶原时间测定,必要时做凝血块观察试验。

流产可发生如下并发症:①大出血。有时难免流产或不全流产可造成严重大失血,甚至休克,所以应积极处理,各种措施可同时进行。②感染。各型流产皆可合并感染,发生在不全流产者较多。应迅速控制感染,尽早清除宫腔内感染组织。③子宫复旧不佳。可给予子宫收缩药物,如麦角流浸膏或益母草流浸膏。怀疑有胎盘残留者,可待炎症控制后,再予

刮宫。但有大出血者,当立即施行。④急性肾衰竭。流产后可因急性大量失血及严重感染发生休克而引起急性肾衰竭。⑤胎盘息肉。可致严重子宫出血,多在流产后几周内发生,应进行宫颈扩张刮宫术刮除息肉。

妊娠剧吐

妊娠剧吐的病因尚未明确,可能与妊娠相关激素(HCG)的急剧增高或高水平有关,精神社会因素对其也有影响。

患者有停经史或曾有妊娠剧吐史。多见于年轻初孕妇。一般在停经 40 日左右出现严重的早孕反应,恶心、呕吐逐渐加重直至呕吐频繁几乎持续不停,影响进食。呕吐物中有胆汁或咖啡渣样物质,口干,尿少。重度时出现代谢性酸中毒,表现为神疲力乏、卧床不起、言语无力、明显消瘦、皮肤黏膜干燥、眼球下陷、脉搏增速、体温轻度升高、血压下降,出现黄疸、意识模糊、昏睡。

◎您需要做哪些检查

妇科检查　阴道和子宫颈着色,质软,子宫大小与孕周相符。

尿液检查　尿量少,尿比重升高,尿酮体阳性。

血液检查　红细胞计数及血细胞比容、血红蛋白增高,血钾、钠、氯和二氧化碳结合力下降。血尿素氮、尿酸、肌酐、谷丙转氨酶(丙氨酸氨基转移酶)、胆红素和血酮体升高,必要时测 pH。

眼底检查　偶可见视神经炎和视网膜出血。

超声显像　见胚胎影像,排除葡萄胎。

心电图检查　了解血钾及心肌功能状况。

◎专家忠告

就诊策略　妊娠呕吐是妊娠早期征象之一,轻者即妊娠反应,出现食欲减退、择食、清晨恶心及轻度呕吐等现象,一般在 3~4 周后即自行消失,对生活和工作影响不大,不需特殊治疗。

如出现反应严重,呈持续性呕吐,甚至不能进食、进水,出现高热、脉搏增快、眼眶凹陷、皮肤无弹性、精神异常,要立即送医院。

治疗主张　解除患者思想顾虑和恐惧心理,给予精神支持。按患者意愿选择饮食,鼓励进食,

以少食多餐为原则,无法进食者可禁食 1~3 日。按病情补充水、盐和热量,纠正水、电解质紊乱和酸碱失调,应使每日尿量至少1 000 毫升。补充氯化钾、维生素 B_6、维生素 C,并给予维生素 B_1 肌注。适当应用止吐剂和镇静剂,应选用无致畸作用的药物。经治疗呕吐停止,症状缓解后可试饮食。

经积极治疗无缓解,且有下列情况时应考虑终止妊娠:持续黄疸、持续蛋白尿、多发性神经炎、体温持续 38℃ 以上且心率120 次/分以上,出现精神症状,伴发 Wernicke 综合征。

诊治误区　可用 B 超排除葡萄胎,根据病史、疼痛部位与性质等与可致呕吐疾病(如,急性病毒性肝炎、胃肠炎、胰腺炎、胆道疾病、脑膜炎及脑肿瘤)相鉴别。

特别提醒　频繁呕吐、进食困难可引起维生素 B_1 缺乏,导致 Wernicke 综合征,如不及时治疗,死亡率可达 50%。另一种是维生素 K 的缺乏,导致凝血功能障碍,使孕妇出血倾向增加,可发生鼻出血,甚至视网膜出血。

健康管理　妊娠剧吐是一种

常见的生理现象,经过治疗是可以预防和治愈的。其往往与孕妇精神状态、生活环境有密切关系,在精神紧张下,呕吐更加频繁,引起水及电解质紊乱。因此,患者要消除不必要的思想顾虑,克服妊娠剧吐带来的不适,树立妊娠的信心,提高心理舒适度。

◎ 小贴士

Wernicke 综合征主要是由于维生素 B_1 缺乏引起的以基底节及其周围组织点状出血、坏死和软化,神经细胞轴索或髓鞘脱失为主要表现的中枢神经系统疾病,表现为眼球运动障碍、共济失调、精神和意识障碍,应及时及早予以维生素 B_1 治疗。

输卵管妊娠

输卵管妊娠是异位妊娠中最常见的一种情况。常见原因有输卵管炎症、输卵管手术、放置宫内节育器、输卵管发育不良或功能异常、受精卵游走、子宫肌瘤、卵巢肿瘤压迫输卵管、子宫内膜异位症等。

临床表现为:①停经史。多数患者有6~8周的停经史,或因其有不规则阴道流血,而误认为月经来潮。②腹痛。95%以上输卵管妊娠患者以腹痛为主诉就诊。早期常表现为患侧下腹隐痛或酸胀感。当输卵管妊娠流产或破裂时,患者突感下腹一侧撕裂样疼痛,常伴恶心、呕吐。当血液局限于患部,主要为下腹痛;当血液从下腹流向全腹,疼痛则向全腹扩散,并伴肛门坠胀。③阴道不规则少量出血。一般不超过月经量,色深褐或红,淋漓不净。④休克。腹腔内急性出血时,患者可感头昏眼花、恶心呕吐、心慌冷汗,并出现面色苍白、重度贫血、脉搏快而弱、血压下降,甚至出现昏厥症状。

◎ 您需要做哪些检查

妇科检查 阴道后穹饱满、有触痛,子宫颈有举痛,子宫体稍大,子宫一侧或后方可触及块状物,质如湿面团,边界不清楚,触痛明显。

腹部检查 有腹腔内出血时,腹部有明显压痛、反跳痛,叩诊有移动性浊音。

尿妊娠试验 阳性,但阴性并不能排除输卵管妊娠。

血 β 亚基人绒毛膜促性腺

激素(β-HCG)放射免疫测定灵敏度高,血 β-HCG 阴性可排除异位妊娠。由于 β-HCG 在停经 3~4 周时即可显示阳性,故可用以辅助早期诊断宫外孕。

超声诊断　早期输卵管妊娠时,B 超实时显像,可见子宫增大,但子宫腔空虚,子宫旁有一低回声区。若见妊娠囊位于子宫以外,则可确诊。若输卵管妊娠已破裂,则可见盆腔内有积液。

阴道后穹穿刺　为最简单可靠的方法,疑有腹腔内出血的患者,可用长针自阴道后穹刺入子宫直肠陷凹,抽出暗红色不凝血,为阳性结果。内出血量多,腹部有移动性浊音时,可做腹腔穿刺,抽出不凝血液,即为阳性。经腹腔穿刺的优点是不易引起感染,缺点是少量的腹腔内出血不易抽得。

腹腔镜检查　适用于早期患者及诊断不明确的患者。腹腔镜直视下可见输卵管妊娠的病灶、破裂口、盆腔内出血或肿块等。患者腹腔内出血量多或休克情况下禁做腹腔镜检查。

子宫内膜病理检查　适用于阴道出血较多的患者。

◎专家忠告

就诊策略　输卵管妊娠若未破裂,则一般无明显症状,像平常怀孕一样表现为停经、早孕反应等。一旦破裂出血,患者突然感到一侧下腹部如刀割样剧烈疼痛,同时有恶心、呕吐、出汗,有时向上放射到肩部或向下放射引起尿频、尿痛及大便坠胀,严重者出现头昏、眼花、面色苍白、冷汗、昏质及休克。当血液积存在腹腔结成块后,可在下腹摸到包块。此外,阴道还可出现断断续续少量流血,有时可见三角形的肉样物排出,出现上述症状时应及时去医院诊治。

治疗主张　输卵管妊娠可疑者应立即住院,密切观察病情变化,行术前准备。

手术治疗　一般确诊后即行手术,疑为间质部妊娠的患者应争取在破裂前确诊并行手术。有严重内出血合并休克的患者,应边纠正休克边进行手术。手术方式一般采用输卵管切除术。对有生育要求的年轻妇女可做保守性手术,以保留输卵管及其功能,根据孕卵着床部位及输卵管病变程度选择手术方式。若有条件,则可在腹腔镜下进行。

药物治疗　主要适用于孕囊未破裂要求保留生育功能的患者。以甲氨蝶呤(MTX)为首选,用药后复查测定血、尿 β-HCG 状况,直至恢复正常。3 个月后可随访做输卵管碘油造影检查,以了解患侧输卵管情况。

诊治误区　根据停经史、腹痛、阴道流血及各项检查情况,可与流产、黄体破裂、卵巢囊肿蒂扭转、急性盆腔炎、急性阑尾炎相鉴别。

特别提醒　①输卵管妊娠手术时,原则上应保留卵巢,除非卵巢有病变(如,肿瘤)必须切除者。同时,需仔细检查对侧卵巢。②若腹腔内出血新鲜、破裂在 24 小时内、未经后穹穿刺、无感染,可行自体输血。③采用药物保守治疗的患者,治疗期间需密切观察一般情况,定期测体温、血压、脉搏、腹部体征及妇科阳性体征变化,做 B 超检查,以及检查血、尿 β-HCG 转阴状况;若效果不佳,或治疗过程中出现输卵管妊娠破裂征象、血 β-HCG 不下降或上升,应及早手术。④须警惕个别患者血 β-HCG 很低时仍有破裂可能。

健康管理　输卵管妊娠最常见的原因是慢性输卵管炎,应注意经期、产期和产褥期的卫生,防止生殖系统的感染。如果已经发病应该及时去医院输液、输血,同时立即做剖腹探查术。近年来,由于高敏感度放免测定 β-HCG 及高分辨 B 超和腹腔镜的开展,异位妊娠早期诊断显著提高。输卵管妊娠破裂如能及时诊断,治疗效果均良好。

◎小贴士

"陈旧性宫外孕":输卵管流产或破裂后,若出血逐渐停止,胚胎死亡,被血块包裹形成盆腔血肿,血肿与周围组织粘连并发生机化。

子宫颈妊娠

子宫颈妊娠是指受精卵在宫颈管内着床和发育,是异位妊娠中极为罕见但危重且处理较困难的类型。受精卵运行过快、子宫内膜受损、子宫发育不良、子宫畸形、子宫肌瘤、内分泌失调、辅助生育技术都是其可能的有关因素。

主要症状:①有停经史伴恶

心、晨起呕吐、食欲不振等早孕反应。②持续性阴道流血，量由少到多，也可为间歇性阴道大量出血以致休克。③无急性腹痛，伴有感染者出现腹痛、体温升高。

◎您需要做哪些检查

妇科检查　子宫颈变软，呈紫蓝色，不成比例增大，子宫颈可大于或等于子宫体的大小，子宫颈外口部分扩张，内口紧闭。子宫体大小及硬度均正常。

尿妊娠试验　阳性。

B超检查　显示子宫增大，但子宫腔内未见妊娠囊；子宫颈增大，颈管内见到妊娠囊。

◎专家忠告

就诊策略　妊娠后发生阴道出血，不要一味确认就是普通的先兆流产，一定要去医院诊治，以免发生意外。要解除思想顾虑，主动配合医护人员进行检查、治疗。

治疗主张　可疑子宫颈妊娠的患者，应立即入院治疗。一经确诊，行刮宫术终止妊娠，术前做好输血准备，术后用纱布条填塞子宫颈管创面以止血。若出血不止，则行双侧髂内动脉结扎。若

效果不佳，则应及时行全子宫切除术，以挽救患者生命。近年来，术前应用甲氨蝶呤（MTX）治疗，致胚胎死亡，周围绒毛组织坏死，使刮宫时出血量明显减少。

术后应给予抗生素控制感染。

诊治误区　宫颈妊娠早期的临床症状与流产很相似，均表现为停经后有不规则阴道流血、腹痛等，因此，宫颈妊娠容易误诊为各种流产。另外，宫颈妊娠还须与宫颈肌瘤、子宫黏膜下肌瘤及宫颈癌等相鉴别。

特别提醒　宫颈妊娠不及时诊断，延误到妊娠8～10周，可以发生大量阴道出血，或是当误诊为一般先兆流产或不可避免流产而行刮宫术时，由于子宫颈收缩力很差，不能迅速排出妊娠产物，同时开放的血管不易闭锁，因而常引起大出血，出血不止，严重威胁孕妇生命与健康，有时迫不得已而须将子宫切除。

◎小贴士

刮宫产瘢痕妊娠（CSP）：剖宫产术后，胚胎种植于子宫疤痕处，是一种特殊类型的异位妊娠，近年来其发生率呈明显上升趋

势,已超过宫颈妊娠。诊断主要依靠超声检查,需与宫颈峡部妊娠鉴别。多采用 MTX 药物保守治疗和子宫动脉栓塞,也可行手术治疗。

黄体破裂

黄体破裂是妇科常见的急腹症之一,好发于 14～30 岁的年轻女性。卵巢排卵后形成黄体,使卵巢增大。若囊性黄体持续存在或增大,或黄体血肿含血量多,同时有炎症或(和)外伤存在,则囊肿易破裂,引起腹痛及内出血,严重的患者可发生出血性休克。

常见症状:①腹痛。常发生在月经前期,基础体温上升的第 12～14 日前后。未破裂前常有下腹隐痛,一旦破裂,即出现剧烈腹痛。②内出血。出血少可无症状;出血多时面色苍白、脉搏增速、血压下降、四肢厥冷,甚至休克。

◎您需要做哪些检查

妇科检查　下腹局限性压痛及反跳痛,内出血多的患者腹部移动性浊音阳性。子宫颈有举痛,阴道后穹窿饱满有触痛,子宫体正常大小,患侧可扪及边界不清之块物,压痛明显。

尿妊娠试验　阴性,血 β 亚基人绒毛膜促性腺激素(β-HCG)在正常范围。

穿刺检查　阴道后穹穿刺抽出新鲜血或陈旧血,含小血块及不凝血液。若内出血较多,可行腹腔穿刺检查。

B 超检查　检查显示盆腔积血,可有肿块。

腹腔镜检查　若上述检查诊断不明确,可做腹腔镜检查。

◎专家忠告

就诊策略　育龄妇女在月经中期后 1 周左右时间内突发下腹剧痛,应考虑黄体破裂的可能,及时请妇科医生予以会诊并做出相应的处理。

治疗主张

保守治疗　内出血少、血压稳定的患者,可保守治疗,卧床休息,严密观察,适当应用止血及抗炎药物。

手术治疗　急腹痛、内出血症状明显或伴休克的患者,剖腹行卵巢部分切除或修补术,必要时可行一侧卵巢切除,同时给予输血及抗休克治疗,也可在腹腔镜下进行手术或电凝治疗。

诊治误区 易与异位妊娠、急性盆腔炎、急性阑尾炎、输尿管结石、卵巢肿瘤蒂扭转等急腹症相混淆。因其发病后有不同程度的内出血,严重者处理不及时可导致严重后果,要提高警惕性。

特别提醒 卵巢在排卵后形成黄体,黄体越大越易破裂出血:一是黄体自动破裂,二是在外力作用下(如,撞击、性交、剧烈跳跃、奔跑、用力咳嗽、大便时用力过大)或腹腔内压力突然升高等,导致黄体破裂。

健康管理 在月经后期注意自我保护,避免一些诱发因素,避免剧烈运动。

◎小贴士

黄体:卵泡发育成熟并排卵后,卵泡塌陷,留在卵泡内的颗粒细胞及卵泡膜细胞肥大、增生,内含黄色类脂质,故称"黄体细胞",并逐渐形成黄体。在排卵后1周,黄体发育至最高峰,直径可达1~3厘米,内层布满丰富的毛细血管。此时,如果卵子受精,则这种一般性黄体变为妊娠黄体,能继续维持到妊娠4~6个月才开始退化;如果卵子未受精,黄体即开始退化,逐渐形成白体,直至萎缩、消失,再过4~6日,月经来潮,卵巢中又有一个新的卵泡发育。

卵巢囊肿蒂扭转

卵巢囊肿蒂扭转与卵巢囊肿大小、蒂长短有关,急剧体位改变或肠蠕动或妊娠期、产褥期子宫大小、位置改变可诱发扭转。囊性畸胎瘤因瘤体重量不均易扭转。

患者常突然发生下腹一侧阵发性剧烈疼痛,疼痛与体位变动有关,可伴有恶性、呕吐、低热等。

◎您需要做哪些检查

妇科检查 下腹压痛、反跳痛、肌紧张;在子宫一侧扪及张力较大的触痛性肿块,与子宫相连的蒂部有固定压痛点。

B超检查 提示盆腔肿块。

血液检查 白细胞计数增高。

◎专家忠告

就诊策略 若患者突然下腹部阵发性绞痛,应及时至医院就诊。妇科检查或B超提示卵巢肿瘤扭转者,应及时行手术或保守治疗。

治疗主张　一旦明确诊断,立即剖腹探查,切除患侧附件。术时应在蒂根下方钳夹后再将其切除,钳夹前不可将扭转回复,以防栓塞脱落。

诊治误区　根据肿物病史、急剧发作的腹痛、盆腔触及包块和宫角蒂部的压痛不难做出诊断。

特别提醒　仅剩一侧卵巢的年轻患者,肿瘤良性、扭转较轻者,可尽量保留部分卵巢组织。若同时合并妊娠,则于术前、术后给予镇静剂及保胎治疗。术后选用适当抗生素,预防感染。

健康管理　绝大多数手术切除后即可顺利恢复,因肿瘤多为良性,预后一般良好。如扭转严重或时间过长,肿瘤已有继发感染,或已破裂,内容物溢入腹腔,则有可能引起继发性腹膜炎。应早发现,早治疗,定期随访。

◎小贴士

卵巢肿瘤扭转的蒂由骨盆漏斗韧带、卵巢固有韧带和输卵管组成。发生急性扭转后,静脉回流受阻,瘤内高度充血或血管破裂,致使瘤体急剧增大,瘤内出血,最后动脉血流受阻,肿瘤发生坏死变为紫黑色,易破裂和继发感染。

卵巢囊肿破裂

自发性破裂是由于肿瘤生长迅速,或肿瘤内容物呈侵蚀性生长而致包膜破裂。外伤性破裂可因腹部受撞击、分娩时胎头压迫、腹腔穿刺、性交或妇科检查引起。

临床表现:①以往有卵巢囊肿病史或有腹部撞击、腹腔穿刺等病史。②突然发生下腹剧烈疼痛,阵发性加剧,腹痛常起于破裂一侧,继而蔓延至全腹。③可伴恶心、呕吐,有的可伴内出血症状,严重程度取决于破口大小和囊内容物的性质。

◎您需要做哪些检查

体格检查　痛苦面容,体温升高,心率快,甚至出现休克表现;下腹压痛,腹肌紧张、拒按,移动性浊音阳性。

妇科检查　子宫颈举痛,盆腔原有囊肿缩小或消失或轮廓不清。

B超检查　显示盆腔肿块,

有时可见卵巢囊肿之囊壁不连续,并可见后陷凹有积液。

腹腔镜检查 上述诊断不明的患者,可做腹腔镜检查。

◎专家忠告

就诊策略 既往卵巢囊肿病史,突发一侧下腹剧痛,应考虑囊肿破裂的可能,及时请妇科医生予以会诊并做出相应的处理。

治疗主张

剖腹探查术 一旦明确诊断立即行剖腹探查术。术中吸尽囊液,并做细胞学检查。术中仔细检查,确定囊肿性质,必要时做冰冻切片病理检查,根据囊肿性质决定手术方案。

腹腔镜手术 有条件者可做腹腔镜手术。

特别提醒 定期做妇科检查,及时发现盆腔肿块,及时手术。对性质不明的盆腔囊性肿块严禁做穿刺术,以防囊肿破裂。

◎小贴士

巧克力囊肿:是指子宫内膜异位症长在卵巢内,在卵巢内形成大量黏稠咖啡色巧克力状的陈旧性出血。因其会随着时间增加而变大,渐渐侵蚀正常的组织,造成卵巢组织不可逆的损害。经过评估其严重性后,可能需要开刀处理。

子宫肌瘤红色变性

子宫肌瘤红色变性是指子宫肌瘤的血液供应障碍使肌瘤组织发生血栓、梗死、静脉淤血和肌内出血,血红蛋白自血管壁渗透到肌瘤组织内。多数见于妊娠及产后期,少数可发生于月经期、绝经后期,为子宫肌瘤的良性病变。

临床表现:①原有子宫肌瘤病史,并可有子宫肌瘤的一般临床表现,如月经量多、经期延长等月经改变,继发贫血等。②突然发生剧烈的下腹疼痛,呈持续性,伴恶心、呕吐、高热、脉搏增快。

◎您需要做哪些检查

体格检查 下腹有明显压痛及反跳痛。

妇科检查 子宫呈不规则增大,肌瘤部位触痛明显。

血液检查 白细胞计数增高。

B超检查 提示子宫肌瘤。

组织病理学检查 可以根据检查结果确诊。

◎专家忠告

治疗主张

保守治疗　妊娠期子宫肌瘤红色变性大都采取保守治疗，包括住院卧床休息、支持疗法、适当补液纠正水与电解质失衡。贫血者可适当输血、冰袋冷敷下腹部、适当用镇静剂和止痛剂。有宫缩的患者应用宫缩抑制剂，以及适当应用抗生素等。

手术治疗　若保守治疗无效，主要症状加剧、高热不退、疼痛剧烈难以控制，或肌瘤嵌顿影响继续妊娠的患者，均应手术治疗。手术方法根据患者孕周及具体情况而定。

非妊娠期子宫肌瘤红色变性的处理原则基本同上，但这些患者往往肌瘤较大，大都需要手术治疗。保守治疗症状不能缓解的患者应及时手术，根据病情及患者对生育的要求，切除子宫或做肌瘤切除术。

◎小贴士

子宫肌瘤失去原有的典型结构，常见的变性有：①玻璃样变，又称透明变性，最常见。②囊性变，此时子宫肌瘤变软，很难与妊娠子宫或卵巢囊肿区别。③红色样变。④肉瘤样变，较少见。⑤钙化，多见于血供不足的浆膜下肌瘤或绝经妇女。

功能性子宫出血

因神经内分泌功能失调，引起卵泡成熟和排卵障碍，以致月经紊乱，但无全身和生殖器官的器质性疾病。常见于青春期和更年期妇女，分为排卵型和无排卵型。

临床表现：①往往先有一段停经史，继而月经周期紊乱，呈现不规则出血或类似正常月经的周期性出血。②月经期长短不一，往往出血期较长，可从数日到1～2个月出血不停，出血停止数日或十余日后又出血。③月经量多少不一，但大多数患者为多量出血或多量出血与少量出血不规则地相间发生。出血量多时，血流如注，伴大量血块，可导致重度贫血，急性出血过多可致休克。④常有心悸、气急等贫血表现。

◎您需要做哪些检查

体格检查　除贫血体征外，无全身器质性疾病症状。

妇科检查 子宫大小正常，双侧附件未见异常。

诊断性刮宫 可协助诊断并除外子宫内膜病变，同时达到止血的作用。

B超检查 了解子宫肌层、子宫腔、内膜和卵巢情况。

宫腔镜检查 直视下了解子宫内膜的表面情况和厚度，可在直视下选择活检区域，以明确诊断。

卵巢功能测定 了解卵巢有无排卵及其黄体功能状况。①基础体温（BBT）：是指人体处于完全休息状态时的身体温度，也称"静息体温"。若基础体温呈双相型提示有排卵，即在排卵前体温降低，排卵后体温上升 $0.3 \sim 0.5℃$，持续 $10 \sim 14$ 日，月经前 $1 \sim 2$ 日体温下降。②子宫颈黏液检查：在雌激素影响下，子宫颈黏液量增多、质稀薄透明、拉丝度长，干燥后镜检可见典型羊齿状结晶，羊齿状结晶越明显越粗，提示雌激素水平越高。排卵后在孕激素影响下，黏液量少、质稠、混浊、拉丝度短、结晶呈排列成行的椭圆体。有上述正常周期性变化时提示卵巢功能良好；羊齿状结晶持续存在表示无排卵；无结晶或极少结晶，表示卵巢功能低落。③阴道细胞学检查：多次涂片做连续观察可以动态地反映月经周期中雌激素水平的升降，间接地反映了卵巢功能。④诊断性刮宫：适用于已婚妇女，刮取子宫内膜做病理检查，可了解卵巢功能及内膜情况，以明确诊断。刮宫时间的选择：若为止血并排除内膜恶性病变，可随时刮宫；若为了解有无排卵，可于月经来潮 6 小时内刮宫；若为了解黄体功能应在月经前期刮宫；若怀疑黄体萎缩不全，应在月经第 5 日刮宫。⑤性激素测定：了解是否有黄体形成及其功能状况。⑥其他：青春期患者应首先排除全身性因素，如血液病、甲状腺功能亢进、肝病等；生育年龄妇女应首先排除与妊娠有关的疾病，如流产、宫外孕、葡萄胎、胎盘残留、生殖道感染及肿瘤等；更年期妇女必须排除子宫颈癌或子宫体癌，并做分段刮宫以协助诊断。

◎专家忠告

治疗主张

治疗原则 更年期功能性子宫出血以控制月经周期、经期和月经量为目的。青春期功能性子宫出血除调整月经周期外，以恢复排卵功能为目的。

止血法　适用于中量出血的患者，可选用孕激素类制剂及雌激素类制剂；对大量出血需立即止血或检查子宫内膜组织有无病变的患者，可行刮宫术。

调节周期法　适用于少量出血时的止血，在医生指导下采用雌激素及孕激素治疗。

手术治疗　对年龄较大且难治性无排卵功能性子宫出血，可行内膜切除或子宫切除术。

诊治误区　由于功血有青春期和更年期之分，所以功血的最佳治疗方法也有所不同。长期、无排卵的不规则流血患者，或长期用雌激素治疗者，都须注意子宫内膜的变化，是否发展成为腺瘤型增生期子宫内膜或子宫内膜腺癌。另一种值得注意的合并症是子宫肌瘤合并无排卵型功血，特别常见在更年期。若能及早确诊，按更年期功血治疗，可使伴有子宫肥大或小肌瘤患者免于手术治疗，对必须进行手术的（如，肌瘤）亦可提供更好的条件。

特别提醒　①用激素类药物止血时，一旦出血量明显减少或血止后即应减量，先减少1/3量，此后每3日递减一次，直到维持量每日1次，自血止之日算起共服20日。②用孕激素制剂止血时，服用少量雌激素可避免孕激素引起的突破性出血。③无论用孕激素或雌激素止血法，于服完20日停药后，"月经"会来潮，在来潮的第5日用调节周期法，一般连用2～3个周期。以后根据用药反应决定是否停药或继续用药。④服药期间应严格按医嘱减量、停药及到医院复诊，以免因服药错误而引起不规则出血。

◎小贴士

如何区别功血和排卵期出血：月经干净之后10日左右，阴道会有少量出血，但1～2日就会干净，此为排卵期出血。而功血则是一种出血比较频繁的疾病，流血量比月经多，时间也长，患者大多会感觉到贫血和乏力，精神异常，休克甚至是死亡，阴道出血若长时间不止则需引起高度重视。

闭　经

月经从未来潮，或原来月经正常，无妊娠也非哺乳期，月经停止6个月以上,称为闭经。

闭经原因包括:环境改变、精神因素、过度劳累、季节交替、寒冷刺激、服用减肥药物、节制饮食或厌食导致体重明显下降、消耗性疾病引起严重营养不良、垂体肿瘤或垂体功能低下、卵巢功能异常或卵巢肿瘤、先天性发育不良(如,无子宫及卵巢条索状等)、多次人工流产或刮宫术使子宫内膜损伤或粘连,以及其他内分泌疾病。

◎您需要做哪些检查

体格检查 注意发育、营养、身高、体重与臂长等,尤其要注意毛发分布、乳房发育与是否有溢乳、腹股沟与小腹部有无肿块等。

妇科检查 观察外生殖器发育,有无畸形;子宫与卵巢大小,有无肿块、结节;输卵管处有无增厚与肿块等。

药物试验 ①孕激素试验:黄体酮20毫克肌注,每日1次,共5日,停药1周内出现撤药性出血者为阳性,说明子宫内膜已受到一定水平雌激素的影响,对孕激素反应功能正常。②雌激素试验:若孕激素试验阴性,可做雌激素试验。每日口服己烯雌酚1

毫克,连服20日,停药后1周内出现撤药性出血为阳性,提示子宫内膜对雌激素有反应,闭经是由于缺乏雌激素,病变部位在卵巢、垂体或下丘脑。无撤药性出血,则为阴性,可诊断为子宫性闭经。

诊断性刮宫检查 适用于已婚妇女,用以了解子宫颈管或子宫腔有无粘连、子宫腔深度及宽度;刮取子宫内膜送病理检查以了解内膜对卵巢激素的反应,排除子宫内膜结核等。

子宫、输卵管碘油造影检查 了解子宫腔大小与形态、输卵管形态及通畅情况,有助于诊断输卵管结核、子宫畸形、子宫腔粘连等病变。

内镜检查 宫腔镜可观察子宫腔及其内膜,并取内膜组织做病理检查。腹腔镜检查可直接观察子宫、输卵管、卵巢形态及盆腔、腹腔病灶,并可取活组织做病理检查,有助于诊断卵巢功能早衰、发育不良、肿瘤及多囊卵巢综合征。

卵巢功能检查 ①基础体温测定:基础体温呈双相型,提示卵巢内有排卵和黄体形成,卵巢功能正常。②阴道脱落细胞涂片检查:脱落细胞出现周期性改变提示卵巢有排卵,观察表层、中层、底层细胞的百分率,表层细胞百分率越高提示雌激素水平越高。③子宫颈黏液结晶检查:根据涂片上羊齿状结晶及椭圆体的周期性变化,判断卵巢功能。④血甾体激素测定:测定雌激素及孕激素的含量及周期性变化。

垂体功能检查 雌激素试验阳性提示患者体内雌激素水平低落,为确定原发病因在卵巢、垂体或下丘脑,需做以下检查。①血卵泡刺激素(FSH)、黄体生成素(LH)放射免疫测定:若FSH、LH均低于正常水平,表示垂体功能减退,病变可能在垂体或下丘脑;若高于正常水平,表示卵巢功能不足。②垂体兴奋试验:当患者FSH、LH含量均低时,应进行垂体兴奋试验,以区别病变在垂体或在下丘脑。③头颅拍片(蝶鞍片)或CT扫描:有助于诊断垂体肿瘤。

其他检查 包括染色体检查、甲状腺功能检查、肾上腺功能检查、B型超声检查等。

◎专家忠告

治疗主张 应加强体质锻炼,消除不良刺激,保持情绪稳定。

病因治疗 治疗引起闭经的器质性病变,如对结核性子宫内膜炎患者进行抗结核治疗;对子宫腔粘连的患者可行扩张子宫颈分离粘连,可放置宫内节育器以防重新粘连;对卵巢或垂体肿瘤患者可行手术治疗或放射治疗等;对应用口服避孕药引起闭经的患者应停药,月经大都在半年内能自然恢复。

雌激素、孕激素周期治疗 适用于子宫发育不良及卵巢功能衰竭的患者。

诱发排卵 首选药物氯米芬,其他药物有绒促性素(HCG)、尿促性素(HMG)等,适用于要求生育者。

其他治疗 甲状腺素用于闭经合并甲状腺功能低下者,溴隐亭用于治疗闭经泌乳综合征。

诊治误区 通过详询病史和体检,常规的全身和妇科检查后,用不同的辅助诊断方法,逐步深入地进行检查,一般可以找出闭经的原因,可除外妊娠和处女膜无孔或阴道闭锁所引起的假性闭经。

健康管理 做好计划生育,

尽量减少宫腔手术,能有效预防闭经。

◎ 小贴士

Asherman 综合征:是指子宫内膜破坏引起继发性闭经。一般发生于过度刮宫引起的子宫内膜损伤、粘连,是子宫性闭经的常见原因。

(贺银燕)

多囊卵巢综合征

多囊卵巢综合征是一种以高雄激素血症、排卵障碍以及多囊卵巢为特征的病变。好发于育龄妇女,也见于青春期。病因尚不十分清楚,其发病相关因素似以胰岛素抵抗为主。

临床表现:①月经失调。主要表现为闭经,绝大多数为继发性闭经、月经稀发或过少,偶见闭经与月经过多交替出现。②肥胖。大都为中等肥胖,一般体态无异常,有时腹部脂肪集聚,体重逐渐增加。③男性化表现。约半数患者在上唇、乳晕、胸或腹部中线和四肢等处多毛,阴毛增加且粗黑,可呈男性型。常伴有脂性皮肤和痤疮。④不孕。因月经失调、卵泡发育障碍无排卵而致不孕。⑤黑棘皮症。局部皮肤呈天鹅绒样、片状、角化过度、灰棕色的病变,常分布在颈后、腋下、外阴、腹股沟等皮肤皱褶处。

◎ 您需要做哪些检查

基础体温测定 可帮助了解有无排卵。

妇科检查 下生殖道呈现轻或中度雌激素影响,子宫无异常,可扪及两侧增大的卵巢。

激素测定 血卵泡刺激素(FSH)与黄体生成素(LH)比例失调(LH/FSH≥2),如 LH/FSH≥3 则更有助于诊断,雄激素增高。

超声显像 卵巢多囊性改变为一侧或双侧卵巢中见≥12 个 2～9 毫米直径卵泡。阴道超声检查较为准确,无性生活史的患者应经直肠超声检查。

◎ 专家忠告

治疗主张 调整月经周期,可选用口服避孕药和孕激素后半周期疗法、促排卵等,根据有无生育要求选用不同药物。

胰岛素抵抗治疗 适用于肥胖或有胰岛素抵抗患者。

手术治疗　常在药物无效或无条件用药物治疗时应用。

特别提醒　肥胖患者应多运动以减轻体重。

（徐　伟）

卵巢早衰

卵巢早衰患者40岁以前月经便停止,绝大多数在进入持续闭经前有一段时间月经紊乱,表现为月经稀发,月经过少;少数突然闭经。可伴有潮热、出汗、烦躁、激动和失眠等症状。

◎您需要做哪些检查

妇科检查　阴道、子宫颈呈萎缩状,子宫亦可萎缩变小;病久者乳房萎缩。

血液检查　促性腺激素、性激素的检查,如血卵泡刺激素(FSH)、黄体生成素(LH)持续高水平,雌二醇(E_2)激素降低。

阴道细胞学和内分泌学检查了解有无卵巢功能低下。

B超检查　了解子宫、子宫内膜、卵巢和卵泡情况。

腹腔镜检查　可见卵巢萎缩或发育不良。

卵巢活检　可帮助确诊。

◎专家忠告

就诊策略　出现卵巢早衰的先兆或症状,应及时至妇科内分泌门诊就诊,医生会详细了解病史,并做相应检查,明确诊断,寻找卵巢早衰的病因。

治疗主张

激素替代治疗　雌激素、孕激素序贯法。

增强体质　补充钙剂,增加锻炼和多晒阳光。

特别提醒　卵巢早衰有先兆,防重于治。平时要重视月经的改变,如月经稀发、月经过少、渐至闭经时,便要注意未病先防,尽快治疗。病程的长短与疗效间存在密切的关系,早发现、早治疗者疗效较好,而病程长者治疗困难。在卵巢早衰漫长的治疗中,要药食同疗。

健康管理　年轻女性卵巢早衰主要与遗传、免疫、放射、手术、感染、药物等外源性因素有关,而熬夜、抽烟、酗酒等不良的生活方式更是女性健康的杀手。为了让女性卵巢保持最佳状态,不妨从以下几方面加以调整。首先,月经不调是卵巢出现早衰的重要信号,一定要及时治疗。其次,要保持良好的生活方式,戒烟限酒、锻炼身体、保持平和的心态、对事要乐观豁达。睡眠不足是女性衰老的第一杀手,因此工作生活还要注意劳逸结合,保证充足的睡眠,避免熬夜工作、上网、打牌。再次,刚刚生育了宝宝的女性最好母乳喂养,母乳喂养除了可以培养母子感情外,还有利于加强子宫收缩以及产后全身各器官的恢复,同时还可以延缓卵巢早衰、减少卵巢肿瘤的发生。饮食中应多吃些鱼、猪皮、莲子、黑木耳、山药、茼蒿、大豆等食物。

◎小贴士

目前全世界公认的卵巢早衰的诊断标准为:①年龄<40岁。②闭经时间≥6个月。③两次(间隔1个月以上)血FSH≥40单位/升。卵巢早衰的诊断不难,重要的是尽可能明确引起卵巢早衰的病因,以指导临床治疗。

痛　经

痛经是指经期前后或经期中出现下腹疼痛、坠胀,伴腰酸或其他不适,影响工作及生活。可分为原发性和继发性。原发性痛经是指生殖器官无病变的痛经;继发性痛经是指因盆腔病变而致的痛经,如子宫内膜异位症、子宫腺肌病、盆腔炎等。

于月经来潮前数小时开始,持续性或阵发性下腹痛,多呈痉挛性疼痛,持续时间长短不一,从数小时至2～3日不等。部分患者痛时常伴有腰骶部酸、面色发白、出冷汗、头痛、恶心、呕吐或腹泻,有时伴有四肢厥冷、尿频和全身乏力。

◎您需要做哪些检查

妇科检查　原发性痛经一般无异常发现,有时可有子宫轻度压痛。

B超检查　了解盆腔、子宫和卵巢有无器质性病变。

探针探查　排除因子宫颈管狭窄,经血不能外流所致。

◎专家忠告

治疗主张

药物治疗　可选用口服避孕药或前列腺素合成酶抑制剂,如吲哚美辛(消炎痛)、布洛芬(芬必得)等,一般应于月经来潮即开始服药,连服2～3日。

对由于精神因素所致的可给

予解痉药和镇静剂,如阿托品、地西泮(安定)等。

手术治疗　①宫颈管扩张术。②骶前神经切除术。

特别提醒　痛经是一种症状,原发性痛经诊断需先排除器质性病变,手术治疗仅适用于经药物治疗无效的顽固性痛经。

健康管理　对青春期少女应向其解释有关生理、经期卫生,并让其适当休息。经期不可多食生冷食物,要注意保暖,避免重体力劳动及剧烈劳动。

围绝经期综合征

围绝经期是妇女自生育期的规律月经过渡到绝经的阶段,绝经综合征是卵巢功能逐渐衰退直至完全消失而出现的、以自主神经系统功能紊乱为主的综合征,俗称"更年期综合征"。大都见于年龄在 40 岁以上的妇女,或有手术、放射线破坏卵巢病史的妇女。

临床表现:①月经改变。多数由月经稀少而逐渐绝经,或者由月经不规律而逐渐绝经,少数月经突然停止。②泌尿生殖道症状。阴道干燥疼痛,外阴瘙痒,性交困难,性欲低下。盆腔肌肉的松弛易出现子宫脱垂和阴道壁膨出。尿道括约肌松弛导致尿失禁,易发生尿路感染。③血管舒缩症状。主要表现为潮热、出汗、眩晕、心悸与血压波动。夜间或应激状态易促发。④神经精神症状。激动易怒、忧虑、多疑、情绪低落、自信心降低、不能自我控制情绪、记忆力减退、注意力不集中、失眠。⑤新陈代谢障碍。肥胖、关节痛与骨质疏松。⑥心血管疾病。心悸、血压波动、冠心病发生率及心肌梗死的死亡率增加。

◎您需要做哪些检查

全身检查及妇科检查　以排除上述症状的器质性病变。

激素测定　FSH>40 单位/升提示卵巢功能衰竭。

B 超检查　排除子宫、卵巢肿瘤,了解子宫内膜厚度。

分段诊刮及子宫内膜病理检查　月经不规则、子宫内膜增厚者可行分段诊刮取内膜送病理,有条件者可在宫腔镜检查下进行。

◎专家忠告

治疗主张

心理治疗　是围绝经期治疗

的重要组成部分，可辅助使用自主神经功能调节药物，如谷维素20毫克口服，每日3次；如有睡眠障碍，影响生活质量，可夜晚服用艾司唑仑2.5毫克。坚持体育锻炼，增加日晒时间，摄入足量蛋白质和含钙食物以预防骨质疏松。

激素治疗　在医生指导下酌情选用单纯雌激素、单纯孕激素以及雌、孕激素联合应用的治疗方案。

钙剂补充　围绝经期妇女每日需钙量为1 000～1 500毫克，根据食物中摄入钙量适当补充钙剂。

特别提醒　激素替代治疗应在医生指导下进行，不可盲目服用。服药前应行B超检查以观察子宫内膜厚度，或行诊断性刮宫或宫腔镜检查以排除子宫内膜病变。激素治疗禁忌证：已知或可疑患有乳腺癌、与性激素相关的恶性肿瘤；活动性静脉或动脉血栓栓塞性疾病、严重肝肾功能障碍、血卟啉症、耳硬化症、系统性红斑狼疮。

健康管理　合理安排生活，重视蛋白质、维生素及微量元素的摄入，补充钙剂，保持心情舒畅，注意锻炼身体。保持外生殖器清洁，预防感染。重视绝经后阴道流血。定期进行妇科检查及肿瘤普查。应避孕至月经停止12个月以上。应行肛提肌锻炼以预防子宫脱垂及张力性尿失禁。

不 孕 症

夫妇同居两年，性生活正常且未避孕而未受孕者称为不孕症。其中从未妊娠者称原发性不孕，有过妊娠而后不孕者称继发不孕。

◎您需要做哪些检查

病史检查　①应向夫妇双方了解可能与不孕有关的慢性疾病及其他影响因素，如双方年龄，过去的婚育史，烟酒嗜好，高温、放射线和化学毒物的接触史等。②是否患过结核、性病，有无急性盆腔炎史、阑尾炎史；男方是否患过附睾炎、睾丸炎、前列腺炎及腮腺炎等。③初潮年龄、性征发育情况，月经周期、经期经量和痛经情况。④分娩、避孕史，流产、早产和足月分娩史，孕期和产时情况，出血和感染情况，流产刮宫次数和术后情况。曾用过哪种避孕措施，应用多久，停用多久。

妇科检查　注意生殖器和第二性征发育，身高、体重及生长发育；注意阴毛分布，阴毛量的多少，溢乳等；处女膜是否破裂；尿道旁腺有无脓液挤出；阴道内有无横隔或纵隔；子宫颈有无炎症，分泌物性状；子宫大小、位置和活动度；附件处有无结节、块状物和压痛。

辅助检查　①男方精液检查。②女方卵巢功能检测：基础体温测量呈单相型，提示无排卵；阴道脱落细胞学检查，反映雌激素的影响；子宫颈黏液结晶检查，"月经"期前呈羊齿状结晶，提示无排卵；子宫内膜检查，有助于了解有无排卵及黄体功能情况。③性激素测定：了解是否有黄体形成及其功能状况。④女方有排卵的可行输卵管通畅试验，除可达到诊断目的外，还可分离轻度的输卵管粘连，有一定的治疗作用。⑤性交后试验：用以了解子宫颈黏液对精子的可接受性及精子对子宫颈黏液的穿透性。⑥免疫试验、染色体核型分析等。⑦内镜检查：腹腔镜可直视子宫、附件情况，有无粘连、输卵管扭曲

和盆腔内子宫内膜异位症的病灶；宫腔镜检查可了解子宫腔内和输卵管开口情况。

◎专家忠告

治疗主张

一般治疗　心理安慰，改变不良生活习惯，锻炼身体，增强体质，改善营养不良状况，解除焦虑。可通过测基础体温学会预测排卵期，进行性生活和受孕知识宣传教育。

病因治疗　①治疗器质性疾病：对生殖道感染、畸形、肿瘤等，应积极治疗。对于子宫腔粘连者，可予以诊刮，分离粘连，使用宫内避孕器并用雌激素促使子宫内膜生长；对子宫发育不良者，给予雌激素促进其发育；对子宫颈狭窄者，行子宫颈扩张术。②诱发排卵：用于无排卵的患者，首选药物氯米芬，其他药物有绒促性素（HCG）、尿促性素（HMG）等。③黄体功能不足的治疗：于基础体温上升 1～3 日（月经周期第 15 日）开始，肌注 HCG 1 000～2 000单位，每周 2～3 次；或于月经第 20 日开始，每日肌内注射黄体酮 10～20 毫克，每日 1 次，连续 5 日。④输卵管阻塞的治疗：

选用抗生素及其他药物直接向子宫腔内注射的通液治疗,可分离输卵管轻度粘连,常于月经结束后第3日起,每3日1次(或每周1次),至排卵前,可连用2~3个周期。输卵管伞端闭锁,可做造口术或阻塞部位切除吻合术。⑤对免疫性不孕的患者,可先使用避孕套避孕1年,再停用避孕套,可受孕。

辅助生殖技术　①人工授精:适用于男方性功能障碍、弱精症和少精症,以及女方子宫颈因素和原因不明的不孕症。供精者精液授精适合于少精症、无精症、精液异常或男方为遗传病患者、近亲联姻等。②体外受精、胚胎移植(俗称"试管婴儿"):主要适用于双侧输卵管阻塞、免疫性不孕、治疗无效的内膜异位症和原因不明的不孕症。③若输卵管通畅但有上述情况的患者,可做配子输卵管内移植。

特别提醒　正确测量基础体温:①每日早晨醒来即测体温,或至少在熟睡3小时后测量。②测量前不要翻身,不要吃喝,更不要起来小便。睡前把体温表甩好,置床头柜或伸手可及之处,避免测量前过多活动。③体温计置舌下5分钟。④要注意体温表清洁,每日所测体温应记录下来,连续3个月后交医生分析。

排卵后卵子寿命不足24小时,精子在阴道内只能生存8小时,而进入子宫腔后可维持2~3日,故每月只有在排卵前2~3日或在24小时内性交才能受孕。所以,选择合适的性交日期可增加受孕机会。性交次数应适度,子宫后位者性交时应抬高臀部。

(贺银燕)

子宫内膜异位症和腺肌症

子宫内膜异位症(内异症)的患者一般发生在生育年龄的妇女,以25~45岁居多。子宫腺肌症的患者多发生于40岁以上生育过的妇女。

危险因素包括月经初潮早,经期延长达8日以上,月经周期短,有原发性痛经,不孕。

常见的病因有:刮宫、剖宫取胎、剖宫产、肌瘤剥出术等暴露子宫腔的手术,不注意保护内膜污染创口;有家族性发病倾向;免疫因素;合并其他妇科疾病。

临床表现:①痛经。最典型

的症状,大多数为继发性痛经,有渐进性加重的现象。②性交疼痛。大约有30%的人会出现性生活疼痛不适。③月经失调。会有月经量多、月经时间延长或者淋漓不净的表现,也有少数人会月经量减少。④不孕。内异症的人患不孕的概率高达50%。⑤肠道症状。少数患者有可能出现腹痛、便秘或腹泻症状。⑥泌尿道症状。可出现尿频、尿急、尿痛或血尿等。

◎您需要做哪些检查

妇科检查　子宫位置正常或呈后位,活动或固定,子宫大小正常或稍增大。病变累及卵巢时可在一侧或两侧扪及囊性肿块,壁稍厚,张力高,与子宫、阔韧带、盆腔、后腹膜粘连而固定。典型体征是在后陷凹或宫骶韧带部位扪及一个或多个大小不等质硬的结节,伴或不伴触痛,月经期结节增大、压痛更明显。

B超检查　主要观察子宫后方或两侧有否肿块。

子宫输卵管碘油造影和气腹双重造影　可协助诊断。

腹腔镜检查　是目前诊断内膜异位症的最佳办法,可直接见到病灶,了解病变范围与程度。

血清抗原CA125检测　中度或重度内异症的患者血清CA125值可能会升高,但是一般都是轻度升高,多低于100单位/升。

免疫学检测　血液、子宫颈黏液、阴道分泌物和子宫内膜的抗子宫内膜抗体及抗磷脂抗体均升高。

◎专家忠告

治疗主张

药物治疗　①假孕疗法:长期连续服用避孕药或孕激素类药物造成类似妊娠的人工闭经称假孕疗法。不良反应为突破性出血、恶心、乳房胀痛、阴道排液、体重增加。禁忌证为较大的肌瘤、乳癌、肝功能异常、血栓性静脉炎患者。②应用药物行假绝经治疗:常用药物有促性腺激素释放激素激动剂(GnRHa)、达那唑、孕三烯酮。

手术治疗　①药物治疗后症状不缓解,局部病变加剧或生育功能仍未恢复的患者。②卵巢内膜异位囊肿直径大于5厘米,特别是迫切希望生育者。

子宫内膜异位症手术方式有

开腹手术和腹腔镜手术两种,腹腔镜手术是目前本病的最佳方法。保守性手术适于年轻、有生育要求的患者,手术范围为尽量切净或灼除内膜异位灶,保留子宫和至少部分卵巢。半保守性手术适于 45 岁以下、无生育要求的重症患者,手术时将盆腔内病灶及子宫予以切除,保留部分卵巢。根治性手术适于 45 岁以上近绝经期的重症患者,手术时将子宫、双侧附件及盆腔内所有内膜异位病灶切除。

子宫腺肌症症状严重、年龄偏大、无生育要求或者药物治疗无效者可采用全子宫切除术,卵巢是否保留取决于卵巢有无病变和患者的年龄。

特别提醒 无论是药物治疗还是手术治疗,子宫内膜异位症的复发率均相当高。对于保留生育功能的手术,术后尽早妊娠或加用药物治疗有助于降低复发率。

子宫颈癌

子宫颈癌是最常见的女性生殖道恶性肿瘤之一。目前认为,人乳头瘤病毒(HPV)感染,特别是高危型别的持续性感染,是引起子宫颈癌前病变和宫颈癌的基本病因。

临床表现:①早期常无明显症状。②接触性出血。大都发生于性生活或妇科检查以后,出血量可多可少。③阴道流血。经期延长、周期缩短、经量增多,老年患者常主诉绝经后不规则阴道流血,晚期时可表现为较大量出血,甚至大出血。④阴道排液。呈白色或血性,稀薄似水样、米泔状,有腥臭。晚期时伴继发感染,则呈脓性并有恶臭。⑤晚期症状。癌灶侵犯盆腔、神经而出现骨盆疼痛、坐骨神经痛;压迫或浸润输尿管、膀胱而出现尿频、尿急、血尿,甚至出现漏尿、肾盂积水、尿毒症;压迫或浸润直肠、肛门而出现肛门坠胀、里急后重。

◎您需要做哪些检查

妇科检查 早期子宫颈癌与一般子宫颈糜烂用肉眼难以区别。外生型常可见子宫颈赘生物呈菜花状,质地硬脆,易出血。向子宫颈深部浸润的患者,子宫颈变得肥大、坚硬,表面可光滑。癌灶浸润子宫旁组织,可使其增厚,呈结节状,质硬,不规则,所形成的团块可达盆壁形成冰冻骨盆。阴道受累时,穹窿消失,阴道变硬。

辅助检查 ①刮取子宫颈表面细胞及颈管内细胞涂片检查,目前多采用 TCT 检查。②阴道镜检查。③宫颈和颈管活检。④诊断性子宫颈锥形切除术。

病理检查确诊为宫颈癌后,应由两名有经验的妇科肿瘤医生通过详细的全身检查和妇科检查,确定临床分期。

◎专家忠告

治疗主张 手术与放疗是治疗子宫颈癌的主要且有效的方法。对于鳞形细胞癌,手术与放疗的疗效几乎相同;但对于腺癌,手术为主要治疗方法。手术适用于早期病例;放疗适用于各期子宫颈癌病例;化疗是有效的辅助治疗,既可用于手术或放疗前后,也可用于晚期患者,以及治疗后复发或转移的患者。

手术治疗 主要用于分期为ⅠA～ⅡA期的早期患者。

放射治疗 适用于ⅡB晚期、Ⅲ期、Ⅳ期患者,或无法手术的患者,包括腔内照射和体外照射。早期以局部腔内照射为主,

体外照射为辅;晚期则以体外照射为主,腔内照射为辅。

化学治疗 晚期或转移复发病例,可采用化疗为主的综合治疗。近来采用动脉介入治疗取得较好的疗效,方法是将化疗药物经血管注入肿瘤局部血管后再将血管栓塞,不仅减少了药物不良反应,而且提高了局部药物浓度,术前应用可使肿瘤缩小以提高手术切除率。

特别提醒 加强卫生宣教及防癌普查教育,已婚妇女每年应接受普查1次。30岁以上妇女初诊均应常规做宫颈刮片检查和HPV检测,有异常者应进一步处理。积极治疗子宫颈炎及阴道炎。手术治疗后,每月随访1次,半年后每3个月随访1次,1年后每半年随访1次,3年后每年随访1次。随访过程中若有复发或可疑转移者,应进一步检查以明确诊断,从而积极治疗。

子宫肌瘤

子宫肌瘤是女性生殖器最常见的良性肿瘤,常见于30～50岁妇女,其发生可能与女性激素相关。按子宫肌瘤与子宫肌壁的关

系,可分为浆膜下肌瘤、肌壁间肌瘤、黏膜下肌瘤。

多数患者无症状,仅在妇科检查、B超检查或于下腹部偶然触及肿块时发现。

临床表现:①月经改变。多数为月经量增多、经期延长或周期缩短,少数为不规则阴道流血。②阴道分泌物增多。大肌瘤使子宫腔面积增大,内膜腺体分泌增加,白带增多;肌瘤伴感染时,产生大量脓血性排液,伴有臭味。③压迫症状。若肌瘤较大,可压迫膀胱,产生尿频、尿急,甚至尿潴留;压迫直肠,产生排便困难。④腹痛。腰酸、下腹坠胀、腹痛。浆膜下肌瘤蒂扭转时可出现急腹痛。肌瘤红色变性时,腹痛剧烈且伴恶心、呕吐及发热。⑤不孕。肌瘤压迫输卵管使之扭曲,或使子宫腔变形,不利于受精卵着床。⑥贫血。长时间多量出血所致。

◎您需要做哪些检查

妇科检查　肌瘤较大(一般大于3个月妊娠子宫)的患者下腹可扪及质硬肿块,表面不规则。子宫增大、质硬、有结节状肿块突出于表面,数量不等。若为黏膜下肌瘤,可脱出于子宫口甚至达阴道内。

辅助检查　①超声检查。②诊断性刮宫。③宫腔镜检查。④腹腔镜检查。⑤子宫输卵管碘油造影检查。

◎专家忠告

治疗主张

随访观察　若肌瘤较小,无月经过多等症状,尤其是近绝经期的妇女,不需特殊治疗,3~6个月复查1次,若肌瘤大小无变化,又没有月经改变等症状,可以继续随访。若临床上出现月经过多,肌瘤增大,尤其当出现不规则阴道流血、肌瘤增大迅速、疑有恶变时,应手术治疗。

药物治疗　肌瘤小于2个月妊娠子宫大小,症状较轻,近绝经年龄及全身情况不能手术的患者,可选择药物治疗。临床上常用的药物有:①雄激素。对抗雌激素,使子宫内膜萎缩,增强子宫收缩,减少出血。近绝经期使用可提前绝经。②促性腺激素释放激素激动剂(GnRHa)。用药期间能缓解症状并抑制肌瘤生长,但停药后卵巢功能恢复,子宫肌瘤可能会逐渐增大到原来大小。用药6个月以上可产生绝经期综合征、骨质疏松等副作用,故长期用药受限。③米非司酮。可作为术前用药或提前绝经,但不宜长期使用。

手术治疗　适用于子宫大于10周妊娠子宫大小,月经过多造成贫血,有膀胱压迫、直肠压迫症状或肌瘤生长过快疑有恶变,保守治疗失败,不孕或反复流产排除其他原因的患者,可行手术治疗。手术可开腹,经阴道或宫腔镜及腹腔镜下手术。手术方式有:①肌瘤挖出术。适用于35岁以下的希望保留生育功能的患者。多开腹或腹腔镜下切除,黏膜下肌瘤部分可经阴道或宫腔镜下摘除。②子宫切除术。肌瘤大,个数多,症状明显,不要求保留生育功能,或怀疑有癌变的患者,可行全子宫切除术。术前应行宫颈刮片排除宫颈恶性病变。

妊娠合并子宫肌瘤的处理　妊娠对肌瘤的影响主要是发生红色变性,引起急性腹痛。孕期无症状的患者,定期产前检查,严密观察,不需特殊处理;妊娠36周后,根据肌瘤生长部位是否会发生产道梗阻及产妇、胎儿具体情况决定分娩方式。若肌瘤位于子宫下段,则易发生产道阻塞,胎头高浮不能入盆,应做选择性剖宫产;剖宫产时除基底部较小的浆膜下肌瘤外,一般不宜同时做肌瘤切除术。

子宫内膜癌

子宫内膜癌是女性生殖道三大恶性肿瘤之一,可分为两种类型:①雌激素依赖型。病因可能是在无孕激素作用的雌激素长期作用下,发生子宫内膜病变。这种类型占内膜癌的大多数,肿瘤分化较好,预后较好。②非雌激素依赖型。发病与雌激素无明确关系,预后较差。

主要症状有:①阴道流血。绝经后阴道流血,围绝经期不规则阴道流血,40岁以下妇女经期延长或月经紊乱。②阴道排液异常。排液呈浆液性或血水样;合并子宫腔积脓的患者,排液呈脓性或脓血性,伴臭味。③疼痛。晚期因癌肿浸润周围组织或压迫神经而引起下腹及腰骶部疼痛。④患者出现贫血、消瘦等相应的症状。

◎您需要做哪些检查

病史检查　有子宫内膜癌发

病高危因素的患者如糖尿病、肥胖、高血压、不孕不育、绝经晚者；有长期服用雌激素药物史者；有乳腺癌、子宫内膜癌家族史者。

妇科检查　早期患者可无异常发现，稍晚期则子宫增大，有的可扪及转移结节或肿块。子宫腔积脓的患者子宫增大且软，伴感染时则有压痛。

细胞学检查　分段诊断性刮宫检查是确诊本病的主要依据。

其他检查　B超检查或阴道超声辅以彩色多普勒超声检查、宫腔镜检查可了解子宫大小、子宫腔内有无占位性病变、子宫内膜厚度、肌层浸润深度，以协助诊断。磁共振成像（MRI）、CT检查及血CA125测定可协助诊断病变范围等。

◎专家忠告

治疗主张　手术治疗为主，辅以放疗、化疗及激素药物等综合治疗。一般早期患者能手术则手术，晚期患者则根据病情在术前加用放疗或根据术后病理报告加用放疗。年老体弱或伴严重心、肝、肺、肾疾病的患者，则根据具体情况谨慎考虑是否可行手术治疗。对于晚期或复发的子宫内

膜癌也可选择孕激素或抗雌激素制剂治疗。

特别提醒　患者在治疗后应定期随访，一般术后2～3年内每3个月随访1次，3年后每6个月随访1次，5年后每年随访1次。常规随访内容包括详细病史、盆腔检查、B超、阴道细胞学涂片、胸片、血常规、血生化、血清抗原CA125等，必要时可做CT检查、MRI检查等。

（席晓薇）

子宫肉瘤

子宫肉瘤是来源于子宫肌层、肌层内结缔组织和子宫内膜间质的恶性肿瘤，也可继发于子宫平滑肌瘤，多见于40～60岁的妇女，恶性程度高。

子宫肌瘤早期症状不明显，随着肿瘤发展而出现以下症状：①阴道流血。月经异常或绝经后阴道流血，流血量或多或少。②疼痛。小腹胀痛、隐痛。瘤内出血、坏死、子宫肌壁破裂引起急性腹痛。③阴道分泌物异常。阴道分泌物增多，呈浆液状、带血性，若合并感染则阴道分泌物混浊、脓性、伴臭味。④腹块。子宫肌

瘤恶变的患者常可在腹部扪及肿块,或肿块在短期内迅速增大。肿块增大压迫邻近器官可产生尿频、尿急、尿潴留、排尿困难、下肢浮肿等压迫症状。⑤晚期患者出现贫血、发热、消瘦以及转移灶症状,如咳嗽、咯血、下肢瘫痪等转移症状。

◎您需要做哪些检查

妇科检查 子宫增大,外形不规则,呈结节状,质地偏软。若肉瘤脱出于子宫颈口外,检查时可见子宫颈口有紫红色肿块、质脆、易出血,可伴感染坏死。晚期患者肿瘤浸润至盆壁而固定不能推动。

诊断性刮宫 是有效的辅助诊断方法,最后依据病理切片确诊。但若得阴性结果,尚不能排除诊断,因肌瘤内或肌层内肉瘤组织尚未累及子宫腔时,诊刮可能取不到病变组织。

病理检查 子宫颈或子宫颈管赘生物摘除做病理检查,有助于诊断。

阴道彩色脉冲多普勒超声检查 肿瘤内部可有丰富血流分布。

肺部 X 线检查 可早期发现肺转移。

盆腔 MRI 检查 明确盆腔内肿瘤侵犯情况。

必要时可行 PET-CT 检查,以明确全身情况。血液肿瘤标志物、生化等检查也是必不可少的。

◎专家忠告

就诊策略 患者可以先到普通妇科门诊就诊,如果初步检查怀疑为子宫肉瘤,建议去妇科肿瘤专家门诊就诊,以寻求帮助。

治疗主张 一旦诊断性刮宫或术中冰冻确诊为子宫肉瘤,需要立刻接受手术治疗。手术的范围是全子宫及双侧附件切除术加盆腔淋巴结及腹主动脉旁淋巴结清扫术。

手术后 4～6 周需要加用放射治疗,肿瘤较大者术前可加用放射治疗,使肿瘤缩小,提高手术切除率。术后加用放射治疗可减少术后复发率;不宜手术者可单做放射治疗。

放射治疗后可加用化学治疗,方案为异环磷酰胺和顺铂、多柔比星(阿霉素),常三种药物联合使用。化学治疗作为综合治疗的一部分,疗程间隔4周。

针对子宫内膜间质肉瘤,可采用大剂量、高效的孕激素进行治疗。

特别提醒 如果子宫肌瘤短期内增长迅速,出现下腹部疼痛、阴道流血或排液症状,需及时就医。子宫肉瘤恶性程度高,预后较差,临床过程常较短,治疗后应密切随访。

健康管理 子宫肉瘤是一种恶性肿瘤,5年生存率仅20%~30%,手术+放疗+化疗结束后,并不是治疗的终点,还需要定期进行随访。随访内容包括详细病史:有没有阴道流血、排液或咳嗽等新的症状,医生需要行妇科三合诊检查,阴道细胞学涂片检查,必要时还要检查血CA125、拍摄胸片。

◎小贴士

子宫肉瘤罕见,恶性程度高,分为子宫平滑肌肉瘤、子宫内膜间质肉瘤和恶性混合性苗勒管肿瘤三种类型。继发子宫平滑肌肉瘤和低度恶性子宫内膜间质肉瘤预后相对较好,高度恶性子宫内膜间质肉瘤和恶性混合性苗勒管肿瘤预后差。

卵巢肿瘤

卵巢肿瘤是妇科常见病,绝大多数是良性肿瘤。但由于卵巢位于盆腔内,半数以上的卵巢恶性肿瘤发现时已属晚期,治愈率不高。主要病因:①遗传因素。20%~25%卵巢恶性肿瘤患者有家族史。②环境因素。与饮食中胆固醇含量高可能有关。③内分泌因素。

卵巢肿瘤患者早期常无症状,部分患者在进行妇科检查时发现。随病情发展,可出现以下症状:①腹部肿块。肿瘤较大时可于腹部触到。②疼痛。一般不明显,患者常感腹部不适。若并发蒂扭转、感染、破裂,则以腹痛为主。③月经失调。除有内分泌功能的卵巢肿瘤外,一般不影响月经。④压迫症状。肿瘤压迫膀胱或直肠,可引起尿频、便秘。⑤腹胀。恶性卵巢肿瘤患者伴发腹水,且量多,故常引起腹胀。⑥全身症状。常有疲乏无力、食欲不振、消化不良、体重减轻等症状。晚期卵巢癌患者有贫血、消瘦等恶液质表现,甚至出现肠梗阻。

◎您需要做哪些检查

妇科检查　在子宫一侧或双侧触及球形肿块,若为良性,肿块大都为囊性,表面光滑,与子宫无粘连,蒂长者活动好;若为恶性,肿块大都为实性或半实性,表面高低不平,固定不动,常伴有腹水,阴道后穹及盆腔内可有散在硬结节,有时在腹股沟、腋下或锁骨上可触及肿大的淋巴结。

B超检查　可以了解肿块的大小、位置、囊性或实性,有无腹水,明确肿块与子宫的关系。

盆腔CT或磁共振成像(MRI)检查　可以清晰显示肿块,有助于区分良恶性肿瘤、肿瘤的浸润情况、淋巴结有无转移等。

全身PET-CT检查　了解全身情况及肿瘤有无远处转移。

腹腔镜检查　通过腹腔镜在直视下了解肿瘤的形态、性质,并对整个盆、腹腔进行观察,取组织进行活检以确定诊断。

细胞学检查　卵巢肿瘤合并腹水时,取腹水的沉淀物进行检查,若检出肿瘤细胞,则可以做出诊断。

肿瘤标志物检查　女性化肿瘤患者体内雌激素水平升高,卵巢绒毛膜促性腺激素(HCG)升高;患内胚窦瘤时甲胎蛋白(AFP)升高;有些卵巢瘤的癌胚抗原(CEA)及乳酸脱氢酶(LDH)也升高;患卵巢上皮性肿瘤时血清抗原CA125浓度升高。

◎专家忠告

就诊策略　一旦发现卵巢肿瘤建议及早到普通妇科门诊或专家门诊就诊。

治疗主张

良性卵巢肿瘤的治疗　一经确诊,应手术治疗。根据患者年龄、生育要求及对侧卵巢情况决定手术范围。年轻患者,一侧良性卵巢肿瘤应尽量行卵巢肿瘤剥出术;即使双侧肿瘤,也尽量争取行卵巢肿瘤剥出术,以保留部分卵巢组织。围绝经期患者可行双侧附件切除术。

恶性卵巢肿瘤的治疗　治疗原则是以手术为主,加用化疗、放疗的综合治疗。①手术治疗:对于卵巢实质性肿瘤或卵巢囊肿直径大于5厘米的患者,应手术治疗。术中要明确肿瘤性质,全面探查盆腔和腹腔,了解肿瘤的转移范围,正确进行分期,根据不同的分期决定手术的方式和范围。

②化学药物治疗：为主要的辅助治疗，凡为恶性肿瘤术后应进行化疗，以期控制手术中未能切除的病灶、转移灶和腹水；对晚期不能手术切除的患者，可用化疗进行姑息治疗。化疗可延长患者缓解期，减轻症状，部分患者尚能使肿瘤缩小，把不能切除的肿瘤变为能切除的肿瘤。③放射治疗：对一些卵巢肿瘤特别有效，其中，以无性细胞瘤最为敏感，即使为晚期病例也能取得较好的疗效。放射治疗也是卵巢恶性肿瘤综合治疗手段之一，可作为术后辅助或姑息疗法。

特别提醒　卵巢肿瘤因早期无明显症状，故30岁以上的妇女定期进行妇科普查是早期发现卵巢肿瘤的有效方法，若配合超声检查、血清抗原 CA125、AFP 检查等，则效果更好。对于绝经后或青春期前的女性，若发现卵巢肿大，应考虑卵巢肿瘤可能。

卵巢恶性肿瘤容易复发，应长期随访和监测。

妊娠早期发现直径在6厘米以内的囊肿，可密切随访。若为非赘生性囊肿，大都可自然消失。若囊肿继续增大，可等到妊娠4个月后手术切除。临产时发现肿瘤且影响分娩，则应行剖宫术，同时切除肿瘤。若卵巢肿瘤发生扭转、破裂或疑为恶性时，则在妊娠任何时期均应手术切除。

健康管理　良性单纯性卵巢囊肿直径小于5厘米者须定期随访，一般3个月复查一次阴超，如果囊肿在增大则需手术治疗。

卵巢恶性肿瘤手术后也不要灰心丧气，从此对治疗失去信心，一定要配合医生，按期进行化疗或放疗等后续治疗。当化疗结束后，还需要定期复查血肿瘤标志物、阴超等，只有定期复查才能及早发现问题并处理，这样才能取得最好的疗效。

葡　萄　胎

因妊娠后胎盘绒毛滋养细胞增生、间质水肿，而形成大小不一的水泡，水泡间借蒂相连成串，形如葡萄而名之，也称水泡状胎块，可分为完全性葡萄胎和部分性葡萄胎，大多数为完全性葡萄胎。

临床表现：①停经后阴道流血。停经2~3个月后出现阴道流血，一般为少量，以后逐渐增多；也可突然大量流血，血块中可见水泡样组织。②腹痛。当葡萄胎迅速增长、子宫急速膨大时,可引起下腹胀痛。偶见卵巢黄素囊肿急性扭转而出现急腹痛。③妊娠呕吐。多发生于子宫异常增大和 HCG 水平异常升高者,出现时间较正常妊娠早,症状严重,且持续时间长。④妊娠高血压综合征。部分患者有妊娠剧吐,也可出现水肿、高血压、蛋白尿等。⑤贫血与感染。反复出血而致贫血,因贫血而抵抗力降低,阴道易被病菌侵入而感染。⑥甲状腺功能亢进症状。少数患者可出现。

◎您需要做哪些检查

病史检查　询问以往是否有葡萄胎史。

妇科检查　子宫颈变软或呈紫蓝色。子宫异常增大,约半数患者的子宫大于相应月份的正常妊娠,与停经月份相符或小于停经月份的患者约各占1/4。异常增大的子宫常较软,可呈球形,下段膨隆。

辅助检查　①血或尿β-HCG放射免疫测定较正常妊娠明显升高。②B超检查见子宫腔内充满雪花状回声,或呈蜂窝状图像,测不到胚胎及胎盘(部分性葡萄胎除外)。约半数患者可于子宫旁探得大小不同、边界清晰的无回声区,提示黄素囊肿。③多普勒超声检查仅能听到子宫血流杂音,探测不到胎心。

◎专家忠告

就诊策略　如果出现上述症状或表现,需要到医院挂妇科急诊。

治疗主张　葡萄胎的诊断一旦成立,需要清除宫腔内水泡状组织。

清宫术　葡萄胎确诊后应即吸宫终止妊娠。应由经验丰富的医生操作,吸宫前建立静脉通道,补液,并备血。吸宫开始后静脉点滴缩宫素。子宫小于 12 周可以一次刮净,子宫大于妊娠12周或手术中感到一次刮净有困难时,可于 1 周后行第二次刮宫。每次刮出的组织都得送病理检查。判断有否残留的根据是阴道流血情况、超声检查子宫腔有否残留物、血 β-HCG 下降情况。有发热、子宫压痛等感染迹象时,吸宫前后进行抗炎治疗,并于吸宫时做子宫腔内容物培养。

子宫切除术　年龄40岁以上,无生育要求,有高危因素者考虑子宫切除。手术方式为全子宫切除,保留双侧附件。有化疗条件者宜于术前化疗 1~2 日,术后继续完成此疗程。

预防性化疗后每个月 1 次,共随访 6 个月。有国外报道,在 HCG 降至阴性后发生妊娠滋养细胞肿瘤的概率非常低甚至近于零。

黄素囊肿的处理　黄素囊肿可自行消退,一般不需处理。即便并发扭转,也可在 B 超或腹腔镜下穿刺吸液,大都可自然复位。若扭转时间较长,血运恢复不良,则进行剖腹并切除患侧附件。

预防性化疗　若年龄在 40 岁以上,葡萄胎排出前 β-HCG 值异常升高,滋养细胞高度增生或伴有不典型增生,葡萄胎清除后 β-HCG 曲线不呈进行性下降(降至一定水平后即不再下降或始终处于高值),出现可疑转移灶,无随访条件者,应进行预防性化疗。预防性化疗在吸宫前 1~3 日开始,采用单一药物,如甲氨蝶呤(MTX)或放线菌素 D(更生霉素)或 5-Fu 等。若一个疗程后 β-HCG 未恢复正常,3 周后重复化疗,直至正常。不必巩固化疗。部分性葡萄胎不做预防性化疗。

特别提醒　清宫后每周 1 次 β-HCG 测定直至连续 3 次阴性,以后每个月 1 次持续至少半年,此后可每半年 1 次共随访 2 年。国外也有推荐 HCG 连续 3 次阴

健康管理　听从医生的嘱咐定期到医院复查,内容包括血 β-HCG 值测定、超声检查、胸片检查、妇科检查等。如果出现异常阴道流血或异常咳嗽等需要及时就医,同时采用避孕套避孕。

◎小贴士

葡萄胎治疗完毕,血 β-HCG 恢复正常后,再次受孕时间不必受限制(用阴道超声及时诊断宫内孕);若无诊治条件,则需避孕 2 年。

葡萄胎治疗完毕后口服避孕药不禁止。

单纯切除子宫并不能完全防止复发,故仍需随访或化疗。

侵蚀性葡萄胎和绒毛膜癌

侵蚀性葡萄胎是指葡萄胎病变侵入子宫肌层,侵入或转移至子宫邻近组织,或经血运转移至肺甚至脑等器官。虽属恶性滋养细胞肿瘤,但化疗效果良好,常可

保留生育功能。

绒毛膜癌(绒癌)继发于葡萄胎、流产、早产及足月产,甚至异位妊娠后,恶性程度高,早期即易发生肺转移,以至脑、肝、肾,甚至全身转移。早期绒毛膜癌经化疗预后好,且可保留生育功能,但晚期及复发者预后差。

临床表现:①不规则阴道流血。②腹痛。可有下腹胀痛;也可因癌灶穿破子宫或脏器,转移灶破裂而致急腹痛。③盆腔肿块。可于下腹部扪及肿块。④肺与支气管症状。病灶侵及肺与支气管并出现相应的症状,转移灶近胸膜,则出现胸痛及血胸。出现急性肺栓塞则表现为肺动脉高压及呼吸循环功能障碍。⑤阴道转移症状。多位于阴道下段前壁,为紫红色结节,破溃后可引起大出血。⑥脑转移症状。早期可出现一过性意识丧失,以后有头痛、呕吐、抽搐、偏瘫、昏迷等症状。

◎您需要做哪些检查

病史检查　患者常曾有葡萄胎、流产、早产、宫外孕或足月产的病史。

妇科检查　注意外阴前庭,阴道壁有否转移结节。子宫软、增大,表面不规则,近浆膜的局部病灶突起,易破裂(检查应轻柔)。可扪及附件区的卵巢黄素囊肿,偶可扪及子宫旁组织内动静脉瘘引起的震颤。

辅助检查　①血 β 亚基人绒毛膜促性腺激素(β-HCG)放射免疫测定:是诊断、监测疗效及随访的重要指标。一般葡萄胎排空后 84～100 日,人工流产后 30 日,自然流产后 19 日,足月妊娠分娩后 12 日,异位妊娠清除后 8～9 日,β-HCG 值降至正常。若超过上述时间,β-HCG 仍持续在高值或上升,应考虑侵蚀性葡萄胎或绒癌的可能。②B 超检查:可见子宫肌层浸润为密集不均匀光点,同时可观察到卵巢黄素囊肿。③组织学检查:送检标本中见到绒毛结构或退变绒毛痕迹,即可确诊为侵蚀性葡萄胎;若仅见大量滋养细胞及出血坏死,可诊断为绒癌。④胸部 X 线检查:应为常规检查,早期转移仅见肺纹理增强及分布紊乱;典型者有棉球样阴影,也可有片状阴影。⑤CT 检查、磁共振成像(MRI)检查:适用于脑、肝、盆腔、腹腔等其他部位转移灶的诊断。

◎专家忠告

就诊策略 建议妇科专家门诊就诊。

治疗主张 治疗原则为以化疗为主,手术和放疗为辅的综合治疗。

化疗 化疗前检查心、肝、肾功能,以排除化疗禁忌。白细胞 $\geq 4 \times 10^9$/升,血小板 $\geq 0.1 \times 10^{12}$/升,方可酌情选择化疗方案。化疗方案的选择原则是低危患者选择单一药物化疗,高危患者选择联合化疗。

手术治疗 作为辅助治疗,适应证为原发性(子宫)大出血、感染或穿孔、各脏器(如肝、脑、肺)单个大转移灶或病灶出血、耐药病灶。

放疗 对有阴道转移灶且大量出血的患者,可局部放疗止血;对脑转移的患者,放疗与化疗一开始即同时进行,可减少血供,减少脑出血机会,加用地塞米松及甘露醇以减少脑水肿;对肝转移且手术不能切除的患者,可放疗,以减少化疗时出血;对化疗后的残余灶或耐药灶,可进行放疗。

特别提醒 注意随访,1年内每月1次,1~2年中每3个月1次,2~5年中每半年1次,以后每年1次直至终身。复查内容包括全身检查、妇科检查、胸部X线摄片、β-HCG放射免疫测定。

健康管理 在每一疗程结束后,应每周1次测定血清HCG,结合妇科检查、超声、X线胸片、CT等检查。在每疗程化疗结束至18日内,血β-HCG值下降至少1个对数值为有效,血β-HCG连续3次阴性为近期治愈。

化疗的主要毒副反应为骨髓抑制,其次为消化道反应、肝功能损害、肾功能损害及脱发等。所以用药期间严密观察,积极对症处理。

◎小贴士

妊娠滋养细胞肿瘤可继发于任何妊娠,但继发于葡萄胎最常见。根据组织学,妊娠滋养细胞肿瘤可分为侵蚀性葡萄胎和绒癌。侵蚀性葡萄胎的病理特征为水泡状组织侵入子宫肌层,甚至浆膜层或侵入阔韧带内。绒癌在镜下可见细胞滋养细胞和合体滋养细胞,但不形成绒毛或水泡状结构,明显异形,呈片状高度增生,并广泛侵入子宫肌层,造成出血坏死。无转移滋养细胞肿瘤大多数继发于葡萄胎后,主要表现为异常阴道流血。转移性滋养细胞肿瘤大多数为绒癌,肿瘤主要经血行播散,转移发生早而且广泛,其中最常见的转移部位是肺,一旦发生肝、脑转移,预后不良。

处女膜闭锁

处女膜闭锁又称无孔处女膜,是发育过程中阴道末端的泌尿生殖窦组织未腔化所致。

临床表现:①青春期无月经来潮。②逐渐加重的周期性下腹痛,病程久的患者有持续性下腹胀痛。③阴道及子宫腔积血产生的压迫与刺激症状,如肛门坠胀、便秘、尿频或尿潴留等。④下腹部可扪及逐渐增大的包块。

◎您需要做哪些检查

妇科检查 外阴部发育正常,但未见阴道口,处女膜无孔,向外膨隆,呈蓝紫色。

肛指检查 可扪及阴道内肿块,向直肠膨隆。有时子宫增大,在下腹部扪及阴道肿块的上方另有一盆腔肿块,压痛明显。向下压此包块,有时可见处女膜向外膨隆更明显。阴道内肿块是由于阴道内积着月经血所致,其上方的肿块是积血的子宫。

辅助检查 ①超声显像检查,提示阴道积血、子宫增大、子宫腔内积血或附件处肿块。②在膨隆的处女膜中心用7~8号针穿刺,抽出积血便可明确诊断。

◎专家忠告

就诊策略 建议妇科门诊就诊。

治疗主张 一经确诊,应及早切开处女膜,引流积血。先用粗针穿刺处女膜中部膨隆部,抽出陈旧性积血后再行"X"形切开,排出积血,常规检查宫颈是否正常,切除多余的处女膜瓣,修剪处女膜,再用可吸收线缝合切口边缘,使开口呈圆形。

特别提醒 少数人可能会再次阴道外口处发生粘连从而导致再次经血无法排出,所以一旦再次出现无经血排出而伴有下腹痛时需及时就诊。

健康管理 术后注意:保留导尿管1~2日,外阴部置消毒会阴垫,每日用消毒液擦洗外阴1~2次,保持外阴部清洁,必要时用抗感染药物。

阴道横隔

阴道横隔为两侧副中肾管会合后,尾端与尿生殖窦相接处未贯通或部分贯通所致,很少伴有泌尿系统和其他器官的异常,横隔可位于阴道内任何部位,但以上、中段交界处为多见,其厚度约为1厘米。横隔无孔称为完全性横隔,隔上有小孔称为不完全性横隔。

有孔横隔(不完全性横隔)一般无症状,若横隔位置较低可影响性生活。阴道分娩时影响胎头下降。无孔横隔(完全性横隔)可在横隔以上部分形成月经血贮留,出现原发性闭经伴周期性腹痛,并呈进行性加剧。症状如同处女膜闭锁。

◎您需要做哪些检查

妇科检查　阴道较短,其中上部见一小孔,但看不到子宫颈;或仅见阴道盲端,而看不见子宫颈。

肛指检查　可触及子宫颈及子宫体,在相当于阴道中上部可触及肿块,甚至扣及子宫增大或附件肿块,可有压痛。

辅助检查　①经阴道对无孔横隔做穿刺,抽出积血可明确诊断。②超声显像检查,显示子宫颈以下部位有积血。

◎专家忠告

治疗主张　横隔放射形切开,切除部分横隔,缝合止血。可先用粗针穿刺定位,抽出积血后再行切开术。

术后放置阴道模型,定期更换,直到上皮愈合。

切开横隔后,也可横隔上方的阴道黏膜部分分离拉向下方,覆盖横隔的创面,与隔下方的阴道黏膜缝合。

临产时若发现横隔,可在接生时,或于产程中胎头下降压迫横隔使其伸展(有时组织成薄膜状)时多处切开以利胎儿下降。分娩后检查伤口有无出血,按需缝合。横隔厚者应行剖宫产。

特别提醒　横隔切除术后要注意创面的愈合和防止横隔残端挛缩,所以要放置阴道模具,定期更换。

◎小贴士

随着科技的进步,现在可以使用生物组织修补片贴附于横隔切除的创面,此种生物补片作为支架,周围正常阴道黏膜攀附其上并生长,以达到修复的目的。

阴道纵隔

阴道纵隔为双侧副中肾管会合后,尾端纵隔未消失或部分消失所致,分为完全纵隔和不完全纵隔。阴道纵隔常伴有双子宫、双宫颈、同侧肾脏发育不良。

阴道完全纵隔者一般无症状,对性生活和阴道分泌无影响。多数在妇科检查时意外发现。不全纵隔可有性生活困难或不适,分娩时胎头下降可能受阻。若一侧纵隔无开口,则可导致月经血贮留。

◎您需要做哪些检查

妇科检查可见阴道被一纵形黏膜壁分成两条纵形通道。黏膜壁的上端近子宫颈,下端到达或未达阴道口。

◎专家忠告

治疗主张　阴道纵隔对性生活和分娩无影响时无需手术处理。纵隔妨碍月经血排出或影响性交时应将纵隔切除,创面缝合

以防粘连。分娩时,当胎儿压迫纵隔时可先切断纵隔的中部,待胎儿娩出后再切除纵隔。

特别提醒　手术后必要时可放置阴道模具,预防粘连的发生。

健康管理　术后注意创面的愈合,防止发生感染和粘连。

先天性无阴道

先天性无阴道系双侧副中肾管发育不全或双侧副中肾管尾端发育不良所致,几乎均合并无子宫或仅有始基子宫,卵巢功能多为正常。

患者性征发育正常,但无月经来潮。性生活困难。偶有子宫发育正常的患者,可出现周期性下腹痛,提示子宫腔积血。

◎您需要做哪些检查

妇科检查　外阴发育正常,但无阴道开口,有的仅在前庭后部见呈一浅凹或深2~3厘米的凹陷(阴道盲端)。肛查可扪及一小子宫(始基子宫)或正常子宫,也可扪不到子宫或扪及增大的子宫和(或)盆腔肿块。

辅助检查　①超声显像检查,了解子宫及盆腔肿块情况。

②肾盂静脉造影检查,可排除其他泌尿道畸形。③染色体核型检查为46XX。④血内分泌检查为女性水平。

◎专家忠告

就诊策略 建议到有先天性发育畸形治疗经验的医生处就诊。

治疗主张

模具顶压法 用木质或塑料模具压迫外阴部的凹陷,使其扩张并延伸到接近正常阴道的长短。适用于无子宫且阴道口处皮肤凹陷松弛的患者。

阴道成形术 通过手术人工制造阴道,可选择乙状结肠代阴道术、盆腔腹膜阴道成形术、皮瓣阴道成形术、羊膜阴道成形术。现在还有生物组织修补片可以应用于阴道成形手术中,并且取得非常好的临床效果,相对于乙状结肠代阴道等手术方式,其损伤小、并发症少,恢复也快。

健康管理 按不同手术,术后不同时间进行随访,了解术后伤口愈合情况和阴道口的松紧程度。选择乙状结肠代阴道、盆腔腹膜阴道成形、皮瓣阴道成形、羊膜阴道成形的患者,术后需要放置阴道模具以防止阴道挛缩,当然术后有正常性生活也能达到同样的目的。创面肉芽应做针对性处理。

子宫发育异常

子宫发育异常多因形成子宫段副中肾管发育及融合异常所致。可出现先天性无子宫、始基子宫、残角子宫、双子宫、纵隔子宫、弓形子宫等不同的情况。

不同类型的子宫发育异常有不同的临床表现:①约25%的患者无症状,也无生殖障碍。②从无月经来潮,为始基子宫或无子宫。③月经稀少,有痛经且逐渐加重,有月经血贮留。④不孕、反复流产、胎位异常、早产和死胎等。⑤产程中子宫收缩乏力,子宫颈扩张缓慢,胎盘滞留或产后出血,提示先天性子宫肌层发育不良。

◎您需要做哪些检查

妇科检查 子宫小,为始基子宫或幼稚子宫;若子宫偏向一侧,可能为残角子宫或单角子宫;子宫底部较宽,提示纵隔子宫或鞍状子宫;子宫底部有凹陷,可能为双角子宫或鞍状子宫；子宫呈分叉状，为双角子宫或双子宫。

辅助检查 ①超声显像检查：显示单子宫或双子宫，以及子宫的大小。②盆腔充气和子宫输卵管碘油双重造影检查。③盆腔充气造影：可显示子宫与卵巢的轮廓。④子宫腔探查：用探针探到两个子宫腔或纵隔有助诊断。⑤腹腔镜检查：直接观察子宫的轮廓。⑥宫腔镜检查：直接观察子宫腔内的情况。⑦产后徒手子宫腔探查。⑧静脉肾盂造影检查：了解有否合并泌尿道畸形。

◎专家忠告

治疗主张 始基子宫、实体子宫或残角子宫可不予处理，若有积血则做子宫切除。幼稚子宫有痛经的患者可对症治疗。始基子宫痛经严重的患者可做手术切除。双子宫、双角子宫和鞍形子宫一般不予处理。纵隔子宫影响生育时可切除纵隔，可经宫腔镜下切除。子宫畸形的患者妊娠后应预防流产、早产。根据胎儿大小、胎位及产道情况决定分娩方式。

健康管理 若诊断为子宫畸形，妊娠后应预防流产、早产，产后要做好避孕措施，避免意外怀孕。

外阴血肿

外阴部血供丰富，当局部外伤或受到硬物撞击时，皮下血管易破裂而致皮下血肿，即形成外阴血肿。常由外伤造成，如骑跨、从高处掉下臀部着地、暴力性交或被强奸等。

外伤后外阴部剧烈疼痛，以致行走不便。若皮肤、黏膜撕裂，则有流血，色鲜红，量可多可少。外阴一侧肿胀隆起。巨大血肿可压迫尿道而致尿潴留。

◎您需要做哪些检查

妇科检查 外阴部可有蓝紫色块状物隆起。触诊时局部有波动感，压痛明显。出血量多时甚至可导致休克。

其他检查 需行血压、心率的测定，了解基本生命体征，行血常规检查以了解出血量多少，凝血功能检查了解有无出血倾向。如果医生判断需要进行手术治疗，还要做心电图、生化常规等相应的检查。

◎专家忠告

就诊策略 首先平时生活中

注意,尽量避免外阴受外伤或撞击,若不幸发生外阴受撞击,可给予局部压迫然后到医院急诊就医。一旦发生外阴血肿则需要急诊就诊于妇产科。

治疗主张 根据血肿大小、是否继续增大,以及就诊时间等不同情况,医生会决定不同的治疗方法。

保守治疗 若血肿小且无增大,可暂时卧床休息。最初24小时内局部冷敷,降低局部血流量和减轻外阴疼痛,观察血肿有无增大趋势。外伤24小时后,局部热敷,促进血液吸收。

手术治疗 若血肿较大,或有继续出血,则应切开血肿,排出积血,结扎出血点,分层缝合,消灭死腔。伤口加压包扎(用阔丁字形绷带压迫患部)。术后放置橡皮片(18~24小时)引流,留置导尿管(48小时后拔管),抗生素预防感染。

失血过多时应给予适当输血。若外阴部受铁器损伤或创面被污染,应注射破伤风抗毒素。

特别提醒 血肿形成24小时内切忌抽吸血液,因渗出的血液有压迫出血点而达到防止继续出血的作用,早期抽吸可诱发再度出血。血肿形成4~5日后,可在严密消毒情况下抽出血液以加速血液的吸收。

健康管理 血液是很好的培养基,阴道又是一有菌环境,所以一定要保持外阴清洁以预防感染。

（吴　昊）

外阴阴道裂伤

非分娩时外阴、阴道急性裂伤多见于外伤、初次性交或暴力性交后,偶尔见于治疗阴道炎时用药不当造成阴道损伤。罕见的有外阴、阴道水蛭咬伤,见于3~14岁的幼女,大都在5~9月炎热季节发病。

临床表现:①疼痛。突发性外阴部剧烈疼痛。②出血。外阴及阴道出血,血色鲜红。水蛭咬伤常有阴道出血并伴发热。若失血过多,则可导致休克。③感染。裂伤后未及时处理,继发感染,分泌物增多呈脓血性。④若为尖锐物体所伤,可见外阴深部穿透伤,严重时可穿入膀胱、直肠或进入腹腔。

◎您需要做哪些检查

病史检查 有无外伤、暴力

性交、阴道用药和河湖水接触史。

　　妇科检查　处女膜、外阴皮肤和皮下组织是否有裂伤、是否伴有活动出血。初次性交处女膜破裂，大都在后半部，裂口呈对称的两条，由膜的游离缘向基底部延伸，数日后裂口边缘修复，但不合拢，因而有清晰裂痕。

　　窥阴器扩张阴道检查　可见阴道黏膜有伤痕。若为性交损伤，则裂伤大都位于左侧，环绕子宫颈呈"一"字形横裂，或呈新月形裂口，严重者可导致腹膜破裂。若为药物损伤又未及时治疗，则可见阴道黏膜坏死、剥脱、溃疡，最后引起阴道粘连和狭窄。

◎专家忠告

　　就诊策略　一旦发生外阴阴道裂伤，外阴阴道红肿痛、阴道出血多等症状，请及时至医院就诊。

　　治疗主张　外阴阴道裂伤，一般需要及时修补缝合止血，必要时需要静脉麻醉。如果失血过多需要适当输血、纠正休克。若有其他脏器损伤，需要同时修补。术后用抗生素预防感染。若外阴部受铁器损伤或创面沾有污泥，宜注射破伤风抗毒素。水蛭咬伤后由于水蛭分泌水蛭素具抗凝作用，以致出血不止，应采用10%高渗盐水500～1 000毫升冲洗阴道，可迅速止血。

◎小贴士

　　外阴阴道部位由于组织疏松，一旦发生裂伤，止血困难，出血较多，且容易出现血肿。严重者可致休克，建议及时就医。

尿　瘘

　　尿瘘系指生殖器与泌尿系统之间形成的异常通道，尿液经常自阴道流出。大都见于难产、产伤，也可发生于妇科手术损伤、外伤、癌肿转移、盆腔放射治疗或阴道内子宫托应用不当等情况。

　　由于尿液长期刺激，可致外阴及臀部皮炎。多伴有泌尿系统感染。因常有阴道瘢痕狭窄，可致性交困难。生育年龄的患者可合并闭经。

◎您需要做哪些检查

　　病史检查　有难产、妇产科手术、盆腔外伤、妇科恶性肿瘤、盆腔放射治疗后阴道尿液漏出等病史。

　　妇科检查　可了解瘘孔位

置、大小及其周围瘢痕程度。

辅助检查 ①用金属导尿管自尿道口插入膀胱,在瘘孔处可触及导尿管或探针。②亚甲蓝试验:用稀释消毒亚甲蓝溶液200毫升注入膀胱,然后夹紧导尿管,阴道检查进行鉴别。凡见到蓝色液体经阴道壁小孔流出者,为膀胱阴道瘘;自子宫颈口流出者,为膀胱子宫颈瘘;若流出的为清亮尿液,则为输尿管阴道瘘可能。③靛胭脂试验:在膀胱内注入亚甲蓝后,阴道内未见蓝色,可经静脉注入0.4%靛胭脂5毫升,5～7分钟后见阴道内放置的干纱布染蓝色,可进一步确诊为输尿管阴道瘘。④膀胱镜检查:可了解膀胱容量、黏膜状况、瘘孔数目、位置、大小,以及瘘孔与输尿管开口的关系。同时做靛胭脂试验,可见蓝色尿液由输尿管溢出,可协助寻找输尿管口的位置。若膀胱内见一侧输尿管口喷尿,而在阴道内发现蓝色尿液,可诊断为一侧输尿管阴道瘘。⑤静脉肾盂造影:静脉注入泛影酸钠后摄片,并根据肾盂、输尿管及膀胱显影情况,了解双侧输尿管有无梗阻畸形、异位等情况,以决定手术方式。

◎专家忠告

就诊策略 尿瘘常给生活带来很多的烦恼,一般需要住院接受手术治疗。

治疗主张 以手术为主,局部病变(结核、癌肿)造成者先治疗病因,然后再根据病情考虑修补术。

手术时间的选择 ①器械损伤的新鲜瘘孔需要立即修补。②若因组织坏死、感染等引起,当时不能手术或第一次手术已经失败者,应在3～6个月后待局部炎症水肿充分消退,组织软化后再行修补。③手术宜在月经后3～5日进行,有利于伤口愈合。

手术途径的选择 ①一般经阴道修补。②瘘孔较大、部位较高时,可经腹切开膀胱进行修补,或经阴道腹部联合修补。③输尿管阴道瘘则应经腹做输尿管膀胱吻合术。

健康管理

术前准备 ①积极控制炎症,如尿路感染。②老年或闭经患者术前可应用小剂量雌激素。③局部瘢痕严重的患者,术前可给肾上腺皮质激素服用2～4周。也可用透明质酸酶、糜蛋白酶等促进瘢痕软化。④术前做尿液培养及药物敏感试验,以利术后选用抗生素。

　　术后处理　①应用抗生素,积极防治感染。②保持外阴清洁,防止上行感染。③保持引流持续通畅,定期观察小便量,每1~2小时记录尿量一次。导尿管放置12~14日,拔管后患者需要定时排尿,多饮水以增加尿量,达到自身冲洗膀胱的目的。④保持大便通畅,以免因用力排便而影响伤口愈合。

直肠阴道瘘

　　直肠阴道瘘大都是因分娩困难,胎头压迫阴道后壁过久,引起软组织的坏死所致。阴道分娩时会阴Ⅲ度裂伤未缝合或虽缝合但未愈合也可导致直肠阴道瘘,或缝合会阴时缝线穿透直肠黏膜,感染后形成瘘管。少数由会阴部外伤(骑跨伤)、手术损伤、癌症晚期或放射治疗后引起。

　　临床表现:①阴道内有大便漏出。稀薄粪便及肠中气体不能控制,由阴道排出。②阴道炎症。粪瘘部位高者,大便可积于阴道中,形成阴道局部感染。外阴和

阴道因受粪便刺激也可引起慢性炎症。

◎您需要做哪些检查

　　病史检查　有难产、会阴裂伤、会阴部外伤及盆腔放射治疗史。

　　妇科检查　大的瘘孔可在阴道窥诊时见到或在触诊时证实。小的瘘孔往往仅在阴道后壁见到一鲜红肉芽组织。

　　辅助检查　①从阴道后壁肉芽组织处插进子宫探针,另一手手指伸入肛门,手指与探针相遇,即可确诊。②阴道内放置无菌干纱布一块,用导尿管自肛门内注入稀释亚甲蓝溶液,若见纱布及瘘孔部位染蓝,即可确诊。

◎专家忠告

　　就诊策略　直肠阴道瘘常给生活带来很多的烦恼,一般需要住院接受手术治疗。

　　治疗主张　手术修补为主要治疗方法。手术创伤、会阴裂伤或外伤的伤口应立即进行修补。产程过长,胎先露压迫坏死引起的粪瘘应待产后4~6个月炎症消失后再手术。

　　特别提醒　注意分娩的处

理,会阴切开缝合时应注意恢复解剖关系,缝合完毕后做肛诊,检查有无肠线穿透直肠黏膜,若有则拆除缝线,重新缝合。

阴道前壁膨出

在分娩过程中因胎头经过阴道时,耻骨膀胱子宫颈筋膜、直肠阴道筋膜及耻骨尾骨肌极度伸展,甚至撕裂,使得阴道前壁膨出。在产褥期过早从事体力劳动,或多次产伤,使阴道支持组织不能恢复或接近正常,膀胱、直肠失去支持力量,形成膀胱及直肠膨出,导致阴道前壁或后壁膨出。

本病常见症状有:①腰酸、久立后加重。②外阴部有包块,卧床休息后包块缩小。③有张力性尿失禁症状,常在大笑、咳嗽、用力等增加腹压的情况下有尿液溢出。④排尿困难,残余尿较多,易并发尿路感染。

轻者可无症状,或有轻度下坠感。

◎您需要做哪些检查

病史检查　有多产、产程延长或产后过早参加重体力劳动史。

妇科检查　视诊见阴道口前壁有半球形块状物膨出,常伴有陈旧性会阴裂伤。向下屏气时阴道口突出物可能增大。突出包块为阴道前壁,柔软而边界不清。

辅助检查　用金属导尿管插入尿道及膀胱,膨出的外阴包块可缩小,并在包块内可触及金属导尿管,且导尿管中有尿液流出,即可确诊为膀胱或尿道膨出。

◎专家忠告

就诊策略　你可以先到妇科门诊就诊,医生根据膨出的程度,决定是否需要手术治疗。

治疗主张　根据阴道膨出程度不同可分为三度。①轻者需注意适当营养,加强缩肛运动。②Ⅱ度、Ⅲ度的患者可做阴道壁修补术。③加用生物补片加强修补,减少复发。

合并压力性尿失禁时,需要同时行膀胱颈悬吊手术或阴道无张力尿道中段悬吊带术。

健康管理　患者应在日常生活中注意预防,积极预防和治疗使腹压增加的疾病,同时注意保养,避免重体力活动。

◎小贴士

临床上将阴道前壁膨出分为

三度,以屏气下膨出最大程度来判定:①Ⅰ度。阴道前壁形成球状物,向下突出,达处女膜缘,但仍在阴道内。②Ⅱ度。阴道壁展平或消失,部分阴道前壁突出于阴道口外。③Ⅲ度。阴道前壁全部突出于阴道口外。

阴道后壁膨出

轻者无明显症状。严重者感到排便困难,甚至要用手向后推移膨出的直肠方能排便。偶有产生肠疝嵌顿。

◎您需要做哪些检查

视诊　见阴道后壁呈球形膨出。检查时要注意有无肠疝并存。

肛诊　手指伸入膨出的直肠内即可确诊。

◎专家忠告

就诊策略　可以先到妇科门诊就诊,医生会根据膨出的程度,决定是否需要手术治疗。

治疗主张　轻者仅有阴道后壁膨出而无症状者不需治疗,可加强缩肛运动,以增加盆底托力。重者需行阴道后壁及会阴修补

术,若有肠疝应将疝囊切除缝合。

健康管理　患者应在日常生活中注意预防,积极预防和治疗使腹压增加的疾病,同时注意保养,避免重体力活动。

◎小贴士

临床上将阴道后壁膨出分为三度,以屏气下膨出最大程度来判定:①Ⅰ度。阴道后壁达处女膜缘,但仍在阴道内。②Ⅱ度。阴道后壁部分突出阴道口外。③Ⅲ度。阴道后壁全部突出阴道口外。

陈旧性会阴Ⅲ度裂伤

会阴Ⅲ度裂伤是指会阴裂伤累及提肛肌、阴道筋膜、肛门括约肌,甚至直肠下段,或同时有直肠前壁撕裂,引起大便失禁。除少数为意外损伤外,多数因分娩损伤所致,初产妇急产、巨大胎儿等使会阴部急剧过度伸展,易致裂伤;产钳助产、臀位牵引手术未按常规操作,或正常分娩接产不当等,都会引起会阴撕裂。

本病常见症状有:①大便失禁,尤其排稀便时;肛门排气不能控制。②外阴及阴道口因被大便

污染,常伴有外阴炎症、皮肤浸渍、溃疡等。

◎您需要做哪些检查

病史检查 经产妇有难产或急产史,产后大便不能控制。

妇科检查 会阴部较松弛,局部有瘢痕组织。会阴体消失,阴道口哆开,阴道后壁膨出。

肛诊 肛门括约肌失去张力,嘱患者做缩肛运动,肛门无收缩力。肛门两侧可见撕裂的括约肌断端回缩的凹陷瘢痕。裂伤达肛管直肠前壁时,可见直肠黏膜外翻,充血水肿。肛指检查时注意有无直肠阴道瘘并存。

◎专家忠告

就诊策略 可以先到妇科门诊就诊,一般均需接受手术治疗,重建会阴体,缝接肛门括约肌。

治疗主张 陈旧性会阴Ⅲ度裂伤,均需要手术修补,重建会阴体,缝接肛门括约肌。

术前准备 ①手术时间选择在月经干净后 3 ~ 7 日。②术前 1 周嘱患者行 1 : 5 000 高锰酸钾溶液坐浴,每日 2 次,每次 10 分钟。③术前 3 日起做好肠道准备,用抗菌药控制肠道内细菌。④术前 3 日起进少渣饮食,术前 1 日起进流质饮食。⑤术前晚清洁灌肠。

术后处理 ①保持外阴清洁,每次大便后用消毒液冲洗会阴及洗擦伤口表面,留置导尿管 1 周。②应用抗生素预防感染。③术后无需用药控制排便,但如术后 5 日仍未排便可每晚口服石蜡油 30 毫升,软化润滑大便。④术后进少渣饮食 3 ~ 5 日。⑤术后严禁灌肠或置放肛管,以免影响伤口的预后。⑥术后 5 ~ 7 日伤口拆线。

子宫脱垂

子宫脱垂就是子宫从正常位置沿阴道下降,子宫颈外口达坐骨棘水平以下,甚至子宫全部脱出于阴道口外。其原因是:①在分娩过程中,骨盆底及会阴部组织有较重裂伤,未曾缝合或虽缝合但愈合不理想。②经阴道助产时盆底筋膜包括子宫颈主韧带和盆底各组肌肉纤维受损。③产后过早参加体力劳动。④腹部巨大肿瘤、大量腹水等。⑤绝经后妇女体内雌激素水平低下,以致盆底组织松弛,可加重子宫脱垂。

本病常见症状有：①腰骶部疼痛或下坠感,走路、负重或久蹲后症状加重,休息后症状可减轻。②肿块自阴道脱出。③脱出的组织淤血、水肿、肥大,甚至无法回纳。因长期暴露于阴道口外,脱出的组织糜烂、溃疡、感染,渗出脓性分泌物。④小便困难,尿潴留,或有残余尿,反复发生尿路感染或张力性尿失禁。

◎您需要做哪些检查

病史检查　有生育史、阴道助产史,或尿频、尿急等病史。

妇科检查　向下屏气增加腹压,检查子宫体或子宫颈位置下降程度,同时确定是否伴有膀胱膨出、直肠膨出及肠疝;观察肿块表面有无水肿、糜烂及溃疡等;观察会阴有无陈旧性裂伤;检查有无尿液自尿道口流出,若有尿液流出则再用示指和中指压迫尿道两侧后重复上述检查,压迫后若无尿液溢出则表示有张力性尿失禁存在。

◎专家忠告

就诊策略　可以先到妇科门诊就诊,医生会根据膨出的程度,决定是否需要手术治疗。

治疗主张

非手术治疗　Ⅰ度重、Ⅱ度轻的子宫脱垂患者,以及因年老体弱或因其他疾病不能耐受手术的Ⅲ度子宫脱垂患者,可给予综合治疗。增强体质,加强营养,注意适当休息,保持大便通畅,避免重体力劳动及其他增加腹压的因素。治疗慢性咳嗽、腹泻、便秘等。还可应用子宫托疗法,子宫托的大小必须适宜,放置或取出方便,放入阴道后即不易脱落,放置时间为每日早晨放入,晚上临睡前取出,清洗后备用。

手术治疗　经非手术治疗无效,或Ⅱ度重、Ⅲ度子宫脱垂合并阴道壁膨出,有张力性尿失禁的患者宜用手术治疗。

特别提醒　除先天性盆底组织发育不良外,本病的预防更重于治疗。女性需要做好"五期"保健(青春期、月经期、孕期、产褥期及哺乳期)。推行计划生育,提高助产技术,加强产后锻炼,避免产后重体力劳动。积极预防和治疗使腹压增加的疾病。

健康管理　放置子宫托的患者应注意:①使用子宫托后第1、

第2、第6个月时各复查1次，因组织张力有所恢复后可能需要更换较小的子宫托。②若合并阴道壁或子宫颈溃疡，必须先处理溃疡，待溃疡愈合后再放子宫托。处理溃疡常用1∶5 000高锰酸钾液坐浴，每日1～2次，每次10～15分钟，坐浴后以0.5%氯霉素鱼肝油敷子宫颈。③凡生殖道有急性、慢性炎症或子宫颈恶变可疑者禁用子宫托。

◎小贴士

临床上常根据患者平卧用力向下屏气时子宫下降的程度，将子宫脱垂分为三度：①Ⅰ度。轻型：宫颈外口距处女膜缘小于4厘米，尚未达到处女膜缘；重型：宫颈外口已达处女膜缘，在阴道口能见到宫颈。②Ⅱ度。轻型：宫颈已脱出于阴道口外，宫体仍在阴道内；重型：宫颈及部分宫体已脱出至阴道口外。③Ⅲ度。宫颈及宫体全部脱出至阴道口外。目前临床上也采用POP-Q分类法，利用阴道前壁、阴道顶端和阴道后壁上的2个解剖指示点与处女膜的关系来界定盆腔器官脱垂程度。

肠 膨 出

子宫直肠间筋膜及包绕直肠的耻尾肌纤维松弛或断裂，同时子宫骶骨韧带松弛，使子宫直肠窝经阴道后穹部膨出，往往内含肠管。肠膨出可单独存在，也可与子宫脱垂、阴道后壁直肠膨出并存。

常有下坠感。若合并直肠膨出，可有大便困难。

◎您需要做哪些检查

病史检查　有多产、难产史。

妇科检查　扩张阴道后可见阴道后穹处有球形膨出，质软。若同时有直肠膨出，则可见阴道内有两个凸出球面，一个来自阴道后壁，另一个来自阴道后穹。检查者可用手指伸入患者肛门内，指尖可以伸入膨出的袋内者为直肠膨出，不能伸入膨出的袋内者为肠膨出。

辅助检查　钡剂灌肠，可协助了解直肠位置。

◎专家忠告

治疗主张　行肠膨出手术修补术。

妊　娠

妊娠期常见症状有:①停经。生育年龄妇女,平时月经周期规则,一旦月经过期 10 日以上则有妊娠的可能。哺乳期妇女月经虽未恢复,但仍可能再次妊娠。②早孕反应。停经 6 周左右出现畏寒、头昏、乏力、嗜睡、流涎、食欲不振、喜食酸食或厌恶油腻、恶心、晨起呕吐等。③尿频。主要是增大的子宫压迫膀胱所致,怀孕 3 月后消失。④乳房胀痛,乳头疼痛。哺乳期妇女一旦受孕,乳汁分泌明显减少。⑤孕 3 月后腹部逐渐膨大,有胎动。

◎您需要做哪些检查

体格检查　乳头及其周围皮肤(乳晕)着色加深,乳晕周围有蒙氏结节。阴道壁及子宫颈充血呈紫蓝色,子宫增大变软。孕 3 月后子宫底逐渐升高,有胎动,可及胎体、胎头,闻及胎心。

辅助检查　妊娠试验、B 超检查等。

产前诊断　产前诊断通过细胞遗传学、生物化学、物理等方法诊断胎儿有无先天性缺陷或遗传性缺陷,从而提高出生人口素质,达到优生的目的。凡存在以下情况的孕妇均应做产前诊断:①35 岁以上的孕妇。②生过出生缺陷儿的孕妇。③夫妇一方患有遗传疾病或有家族性遗传病史。④妊娠前 3 个月使用有致畸作用的药物。⑤怀孕期间发生风疹、流感、带状疱疹等病毒感染或弓形虫感染。⑥接触有毒有害物质的孕妇。

产前诊断方法　①生化筛查:即在怀孕 14～20 周抽血,测定血中甲胎蛋白(AFP)及其他生化指标的含量,有助于初筛诊断神经管缺陷、唐氏综合征等。②B 超检查:一般在孕 18～24 周进行,可发现胎儿外形和脏器有无畸形;还可做超声心动图检查,了解胎儿心脏有无畸形。③羊膜腔穿刺:常在孕 16～20 周进行,目的是检查有无染色体异常。④绒毛活检:一般在妊娠 9～11 周进行,有助于做出孕妇是否继续妊娠的决定。

◎专家忠告

就诊策略　生育年龄女性一旦出现停经,均需检测尿 β-HCG,以确定妊娠与否。如果有停经史，建议至医院妇科门诊就诊，一方面明确妊娠，以及胚胎发育情况；另一方面排除宫外孕、妊娠滋养细胞疾病以及其他内分泌疾病。

特别提醒　停经史有时也不典型。患者有时常将异常阴道出血认为正常月经。所以生育年龄女性一旦出现停经、异常阴道出血（月经量少/多、提前、推迟或淋漓不尽）、腹痛等症状，均需检测血或尿 β-HCG，以确定妊娠与否。同时排除胚胎停止发育、异位妊娠、妊娠滋养细胞疾病以及其他疾病。

健康管理　一旦明确妊娠，你需要先到户籍所在地的地段医院登记，领取孕妇联系手册。无高危因素的孕妇，可于停经4月时再至打算分娩的医院建卡，开始定期产检。

[怀孕12周前]

了解孕早期胚胎发育的特点，避免对胚胎有害的不良因素。

您会有哪些变化　①怀孕以后，妇女的生殖系统会发生明显变化，而变化最大的是子宫。子宫的形状从倒梨形变为圆球形直至椭圆形。12周以后，能在耻骨联合上摸到膨大的子宫，以后逐步上升。②乳晕、乳头着色变深。乳腺管、腺泡和脂肪组织在体内雌、孕激素的影响下均有增生，使乳房增大，为产后泌乳做好准备。③出现早孕反应。恶心、呕吐等消化道反应，初以晨间为重，随病情发展而呕吐频繁，甚至不能进食和水，一般于3个月后消失。④孕妇肾脏需替胎儿排泄废物，负担加重。输尿管蠕动减弱，尿流变慢，易发生泌尿系统感染。孕早期因增大的子宫压迫膀胱，容易出现尿频。

宝宝长得怎么样了　①受精卵在妊娠8周前称为"胚胎"，是主要器官分化发育的时期。此时胚胎初具人形，头较大，占整个胎体一半。能分辨出眼、耳、鼻、口，四肢已具雏形。B超下可看到心脏搏动。②从妊娠第9周起称为"胎儿"，是各器官进一步发育成熟的时期。到12周末时，胎儿身长约9厘米，体重约20克，肠管已有蠕动。

怎样保护您的宝宝

（1）生物因素对胎儿的影响：孕妇患感染性疾病时，体内的病原体可经血液通过胎盘传给胎儿。现已确定，引起胎儿子宫内感染，并可能造成不良结局的病原体有风疹病毒、巨细胞病毒、单纯疱疹病毒、乙肝病毒、艾滋病病毒、弓形体、梅毒螺旋体等。孕妇如果感染了上述各种病原体后，可造成流产、死胎、死产，还会引起胎儿畸形，因此，预防至关重要。防治措施包括：①怀孕后不要到人群拥挤的公共场所去，以防病毒感染。②不接触猫、狗等宠物，不吃未煮透的肉食，水果蔬菜食用前要洗净，进食前洗手。③开展孕期生化筛查及产前诊断，对确诊感染者，可实行治疗性流产。④确诊为弓形体、梅毒螺旋体感染的孕妇，应在医生指导下进行治疗。

（2）药物对胎儿的影响：药物对胎儿的不良影响主要取决于用药时的孕龄、药物的毒性及剂量、用药时间的长短等因素。胚胎期（8周内）各个器官都在迅速发育，大多数细胞处于分裂阶段。药物毒性可使开始生长的器官发育停滞而导致胎儿畸形。12周后仅影响生长发育过程使全身发育迟缓。已知或怀疑有致畸作用的药物有：类维生素 A、激素、抗凝血药、抗肿瘤药、抗惊厥药、抗生素等。妇女怀孕后，原则上应少服药或不服药；若患病确实需要用药治疗，应遵医嘱认真服药，不要延误不治，因为疾病不仅危害母亲健康，也会影响胎儿的生长发育。

（3）理化因素对胎儿的影响：①电离辐射。包括 X 线，α、β、γ 射线等。妊娠 11 周前，辐射会致大多数胎儿的许多器官严重畸形。妊娠 11～20 周会引起生长障碍、小头畸形、智力发育不全及眼、骨骼和生殖器的畸形。②噪声。孕妇长期生活在噪声环境内，可对胎儿的听觉系统产生影响，还可使婴儿出生缺陷的发生率增加。③有毒有害物质。农药、铅、汞、苯、镉、二硫化碳、氯喹、乙醚等有毒有害物质对胚胎和胎儿有不同程度的毒害作用，可引起流产、畸胎或出生缺陷。在上述环境工作或接触有毒有害物质的孕妇应调离工作岗位。④高热。胎儿发育中的脑对高温最敏感，体温升高 1℃ 以上就有诱发畸形的可能。感染引起的体温升高，接触高温如热水浴、蒸汽浴等，接触电热器如电褥、微波、超声波等，都可能引起胎儿中枢神经系统畸形。

（4）不良生活嗜好对胎儿的影响：①孕妇吸烟可使胎儿在

子宫内发育迟缓,低体重出生儿发生率、自然流产危险性及围产儿死亡率增大,易引起胎盘早剥、早产、肺炎、先天性心脏病、肿瘤。②孕妇酗酒可使胎盘早剥、羊水感染等发生率增高,流产、围产儿死亡、低体重出生儿、低智力儿发生率增加。酗酒还可导致胎儿酒精中毒症,表现为发育迟缓、中枢神经系统技能障碍、颅面形态异常,以及心血管系统、肌肉、骨骼系统缺陷等。因此,孕妇在怀孕期间应避免被动吸烟,也不要饮酒,以保证胎儿正常发育。

您应如何爱护自己　①个人卫生。孕妇的新陈代谢旺盛,特别容易出汗,因此,必须勤洗澡、勤换衣。洗澡应采用淋浴,不宜盆浴。孕妇的阴道分泌物增多,应每日用清水清洗外阴,勤换内裤。分泌物多时,可使用卫生护垫,保持外阴干燥。注意口腔卫生,早晚应刷牙,进食后应漱口,防止蛀牙及牙周病。②休息和活动。注意休息,避免重体力劳动及剧烈活动。此时,应避免性生活,防止发生流产。③饮食。少食多餐,多吃清淡易消化的食物,有呕吐者要坚持进食。④心理保健。恐惧、忧虑、紧张等情绪可使孕妇身体的各种功能发生变化,从而影响胎儿身体及大脑的发育。因此,保持积极良好的情绪对胎儿的正常发育至关重要。生育不是妇女单方面的责任,而是夫妇双方共同的事情。除了孕妇本人要做好心理保健外,丈夫及其家人也要给予关心、体贴及理解,努力为孕妇创造一个安全舒适的环境。怀孕早期,孕妇往往对妊娠无充分准备,或由于早孕反应如恶心、呕吐、倦怠等症状,或因感冒、发热、服药等,使部分妇女产生紧张、担忧等情绪,可针对妊娠的生理变化和个别特殊心理压力进行心理治疗。

怎样处理异常情况　①剧吐。不同于一般的早孕反应。孕妇持续出现恶心,频繁呕吐,不能进食,明显消瘦,自觉全身乏力,可出现血压下降、尿量减少、失水、电解质紊乱等,严重时会损害肝功能、肾功能。应及时就诊,以免贻误诊治。②腹痛。妊娠早期出现腹痛,特别是下腹部痛,首先应该想到是否是妊娠并发症。常见的有先兆流产和子宫外孕。若症状是阵发性小腹痛,伴有见红,可能是先兆流产;若症状是单侧下腹部剧痛,伴有见红及昏厥,则可能是子宫外孕。两种症状都应立即去医院就诊，不能盲目地采取卧床保胎的措施。③见红和阴道流血。妊娠后不应该有阴道流血。少量断断续续的流血称"见红"，若见红但无腹痛或腹痛轻微，可以先卧床休息。若休息后见红仍不停止或反而增多，应立即去医院检查，以确定治疗方案。若出血量超过月经或有组织物排出，要立即去医院，把阴道排出的组织物一并带去。自然流产是淘汰劣质胎儿的一种自然现象，因此，发生见红时，不要硬性保胎。

[怀孕 13～27 周]

了解产前检查的意义、孕期合理营养的原则与方法、胎教的意义与方法、母乳喂养的好处，树立母乳喂养的信心。

您会有哪些变化 ①早孕反应消失，食欲增进。因肠蠕动减慢，会出现便秘。②腰部变粗，腹部隆起并迅速增大。③皮肤色素沉着，面部出现蝴蝶斑，乳头及乳晕皮肤颜色变黑，乳房增大，腹部可能出现妊娠纹。④孕 16 周时，在腹部可听到胎心音。⑤20 周左右时，孕妇可感觉到胎动。

宝宝长得怎么样了 ①孕 16 周末时，胎儿身长约 16 厘米，体重约 100 克，头皮长出毛发，开始出现呼吸运动。②20 周末时，胎儿身长 25 厘米，体重约 300 克，全身有毳毛，出现吞咽、排尿功能。③24 周末时，胎儿身长约 30 厘米，体重约 700 克，各脏器均已发育，因皮下脂肪量少而皮肤呈皱缩状。

您需要做哪些产前检查

（1）进入孕中期后，孕妇要定期去医院做产前检查。每次做产前检查，都要测量血压、称体重和化验小便，并将测量和化验结果记录在孕妇联系手册上。每次产前检查时还要做腹部检查，观察子宫大小、胎儿在子宫内的位置和生长情况，以及羊水量的多少。产前检查应从确定妊娠开始，于妊娠 20 周前检查 1～2 次，20～28 周间每 4 周复查一次。

（2）孕期间必要的检查：①孕 24～28 周间做糖筛选试验，即晨间空腹口服葡萄糖粉 50 克，1 小时后查血糖，若血糖值≥7.84 毫摩尔/升为阳性，须继续做葡萄糖耐量试验。②孕 20～24 周做 B 超检查，以筛查有无明显畸形的胎儿。有条件的可相隔适当时间做 B 超检查，测胎儿双顶径、胸径、腹径、股骨长度等，与临床测得的宫高、腹围一起评价胎儿生长发育状况。③孕期可进行 1～2 次营养咨询,合理分配饮食,防止胎儿过大及过小。

(3) 高危门诊:孕妇有以下情况应在高危门诊随访和检查,进行系统监护,并针对各种不同病因进行治疗:①合并症。这些疾病影响孕妇本身健康和胎儿发育,如心脏病、糖尿病、甲状腺功能亢进、原发性高血压、慢性肾炎、血液病、肝病等。②不良分娩史。如早产、死胎、死产、产伤史、新生儿死亡、难产、新生儿溶血性黄疸、新生儿有先天性或遗传性疾病等。③并发症。如妊高征、前置胎盘、胎儿宫内发育迟缓、过期妊娠、母儿血型不合、羊水过多或过少等。④估计有分娩异常。身高小于 150 厘米、体重小于 45 千克或大于 85 千克、胸廓脊柱畸形、胎位异常、瘢痕子宫、骨盆异常、软产道异常等。

您需要哪些营养 孕期合理营养不但关系着母亲身体健康,还关系着胎儿的生长发育及其以后的一生,为此应引起特别注意。①各种营养食品合理搭配:人体的生长发育需要多种营养素,营养素包括碳水化合物、蛋白质、脂肪、维生素、矿物质(微量元素)、水和纤维素,而不同的营养素存在于不同的食品中。为了获得较全面的营养就必须进食多种食品,不能偏食和挑食。②孕期营养补充的原则。首先,要保证足够的热量供给,热量主要由碳水化合物、脂肪和蛋白质提供。三者供热的比例分别为 60%～70%、20%～25% 和 20%。其次,孕期营养补充中要有合适的蛋白质和维生素。此外,钙的补充也应高度重视。③烹调要合理,以减少营养素损失。蔬菜要先洗后切,即切即炒和热锅快炒。④饮食要有规律性。每日以三餐为主,每餐的热量分配要适当。一般早、中、晚餐的热量分配分别以 30%、40% 和 30% 为宜。⑤针对个人不同情况适当调节膳食。便秘时,应多食含纤维素多的蔬菜;夜间小腿抽筋,应补充含钙丰富的食物;出现贫血,应适当补充含铁质较多的食品。

您应如何爱护自己 ①产前检查。在整个孕期,应按照医生的嘱咐按时到医院检查。当发生头痛、恶心、胸闷、腹痛、阴道流血等情况时,应及时到医院就诊。②衣着。服装质地柔软、式样简单、尺寸宽松,勿紧束裤腰,勿穿化纤内裤。穿坡跟鞋或2~3厘米高的低跟鞋。③个人卫生。经常洗头、洗澡,勤换衣服,保持皮肤清洁。每日清洗外阴。早晚刷牙,预防龋齿。④乳房护理。不要束胸、佩戴宽大的乳罩。⑤足够的睡眠。保证每日8~9小时的睡眠。睡觉时应采用左侧卧位,不要仰卧。⑥心理保健。孕中期是孕妇感到最舒服的时期,此时早孕反应已过,体型的变化还不十分明显,体力的负担也还不太重,孕妇的心情好,体力也较好。心理压力主要产生于担心胎儿畸形的孕妇,可以通过产前诊断及健康指导,让孕妇了解自己胎儿的状况,使其解除心理负担。⑦孕妇体操。孕妇要进行适当的体操活动,这对胎儿生长发育,开发智力有很大好处。孕妇可以在医生的指导下,从怀孕3个月左右开始做体操,每日进行,但不要勉强,以不感到疲劳为宜。在做操之前,要先排尿、排便。孕妇做保健体操,可以防止由于孕期体重增加和重心改变而引起的肌肉疲劳及功能降低,还可以松弛腰部和骨盆肌肉,为分娩时孩子能顺利通过产道做准备。凡是认真坚持做操的孕妇,可以在精神上增强自然分娩的信心。

如何进行胎教 胎教是利用现代科学知识和技术,根据胎儿各时期的发育特点,有针对性地、积极主动地给予胎儿各种信息刺激,以促进胎儿的身心健康发育,为出生后的早期教育打下良好基础。胎教是提高出生人口素质的有效措施。同时,胎教也不仅是母亲的事,与父亲的关系也很密切。父亲要积极参与,关心体贴妻子,帮助妻子选择胎教音乐、文学书籍、儿歌等,陪同妻子参加音乐会、短途旅游,使妻子保持良好的心理状态。

常用的胎教方式:①音乐胎教。音乐胎教对胎儿智力开发具有特殊功能,包括孕妇听音乐、给胎儿上音乐课、唱歌给胎儿听等方法。以选择旋律柔和、节奏明快、轻松悦耳的乐曲为佳。反复聆听同一首乐曲,让逐渐长大的胎儿不断受到音乐的强化,使胎儿出生后易于回忆。音量以75~80分贝为宜,每日2次,随孕龄的增长,时间也可逐渐延长。②语言胎教。语言胎教是使胎儿不断接受语言波的信息。优美的语言不但可以促进胎儿大脑发育,还可陶冶孕妇自身情操,调节情绪进入一个安静的精神状态。为胎儿朗读优秀的文学作品、朗诵诗歌、讲童话故事,可以激发胎儿的生长发育,培养其美感。父母还可为胎儿取个小名,讲话时重复叫他的小名,并将出生后生活中要对他讲的话不断重复,如喝水、洗澡、吃奶、换尿布等,对孩子出生后牙牙学语会有帮助。③抚摸胎教。抚摸是把信息输入胎儿体内,刺激其大脑细胞的生长发育。孕妇及其丈夫可抚摸孕妇腹部,对胎儿触压、拍打、抚摸,使胎儿产生条件反射。每日2次,每次5分钟,把父母的关爱传递给胎儿,在出生前就建立母子、父子间密切的感情联系。④记胎儿日记。从怀孕开始,孕妇每日将自己的身体情况、心理状态、饮食起居、休息娱乐都记下来。开始产前检查和胎教以后,还可记录检查情况,如孕期用药、胎动开始时间、胎教实施情况等。不强调文字华丽,但要真实记录夫妇的思想感情和胎儿的情况。

[怀孕28~40周]

了解胎动计数的方法、异常情况的处理、陪伴分娩对母婴的好处、剖宫产利弊、待产过程中的注意事项、新生儿筛查及预防接种。

您会有哪些变化 ①腹部增大迅速,下腹部及大腿感觉沉重,体重增长明显。②乳房丰满,挤压时有少量乳汁溢出。③膨大的子宫压迫体内其他脏器,使孕妇感到胃部胀气、灼热,以及气急等不适。④妊娠36周后,胎头逐渐入盆,胃部不适及气急会减轻,尿频明显。

宝宝长得怎么样了 ①孕32周末时,胎儿身长40厘米,体重约1 700克。此时,胎儿生长迅速,头与身体比例与足月儿相仿,呼吸和吞咽运动已建立,能区分光亮和黑暗,也有睡眠和觉醒的区别。②孕36周末时,胎儿身长45厘米,体重2 500克。随着皮下脂肪的沉积,外形逐渐丰满,毳毛明显减少,面部皱褶消失,出生后能啼哭,能吸吮。③孕40周末时,胎儿身长50厘米,体重3 000克,发育成熟。皮肤粉红色,皮下脂肪多,外观体型丰满。男性胎儿睾丸下降,女性胎儿大、小阴唇发育良好。出生后哭声响亮,吸吮能力强。

怎样数胎动 孕妇自我监护是观察胎儿在子宫内安危情况的

重要手段,数胎动则是较常用的监护方法,可以从孕30周起进行,每日早、中、晚固定时间测3次。孕妇在安静状态下,取卧位或坐位,注意力集中,双手置于腹部,以纽扣为标记,胎动一次放一粒纽扣在盒子中,若连续动几下也算1次。1小时完毕后,盒子中的纽扣数即为1小时的胎动数。将早、中、晚3次胎动数相加,再乘以4,即为12小时的胎动数,正常值应为30次或30次以上。如果少于20次,说明胎儿在子宫内可能有异常;如果少于10次,则提示胎儿在子宫内明显缺氧。若无法做到每日数3次,则可以每晚数1次,每小时应有3~4次。若胎动次数减少或消失或过分剧烈,都应立即到医院就诊,因为胎动对缺氧的反应比胎心更为敏感。

可能出现的妊娠并发症

(1)妊娠高血压综合征(简称"妊高征"):是妊娠常见并发症,主要表现为高血压、水肿、蛋白尿。根据病情轻重可分为三度。主要病理变化是全身小血管痉挛,血液浓缩,使全身主要脏器血液供应减少,造成脑、心、肝、肾、胎盘缺血,危害孕妇和胎儿的健康,严重时可危及母儿生命。确诊妊高征后,孕妇不必思想紧张,要积极配合治疗,定期做好产前检查,一般病情可得到控制。轻症患者要坚持做产前检查,注意休息,保证足够的睡眠,放松精神,进低盐饮食,睡觉时采取左侧卧位。中度患者除做到以上几条外,还需服用降压、利尿药。重症患者需住院治疗。妊高征患者如果发生头痛、眼花、胸闷、呕吐等,表示病情严重,要立即到医院治疗,以防发生意外。

(2)妊娠糖尿病:妊娠合并糖尿病属高危妊娠,包括三种类型:①在原有糖尿病的基础上合并妊娠。②妊娠前为隐性糖尿病,妊娠后发展为临床糖尿病。③妊娠后新发糖尿病。糖尿病对孕妇、胎儿、新生儿都会产生不利的影响。对孕妇来说,发生高血压、羊水过多、产后出血和感染的机会增加;胎儿、新生儿则可能发生先天畸形、巨大儿、新生儿窒息及低血糖等。为了及时发现妊娠糖尿病,孕妇在产前检查时,要根据医生的要求,化验尿糖及血糖。发生异常时,做糖耐量试验进一步确诊。一旦明确诊断,孕妇既不要忧心忡忡,也不要掉以轻心,应该遵照医嘱,与医生密切配合,在合理的治疗和严密监测下,将血糖控制在理想水平,以确保母婴安全。

(3)妊娠晚期阴道出血:妊娠晚期(孕28周以后)出现阴道流血,最常见的原因是前置胎盘和胎盘早剥。①前置胎盘。正常妊娠时胎盘附着于子宫体前壁、后壁或侧壁。如果胎盘部分或全部附着于子宫下段或覆盖在子宫颈内口,称为"前置胎盘"。其主要表现为妊娠晚期出现无诱因、无痛性反复阴道出血。前置胎盘程度不同,出血时间及出血量也不同。可以在孕28周前发生,也可以在接近预产期时发生;可以是少量、多次、反复出血,也可以是一次大量出血。孕晚期如果出现无痛性阴道出血,应及时到医院就诊,医生将根据孕妇和胎儿的具体情况采取不同的处理方法,以保证母婴安全。②胎盘早剥。在正常情况下,正常位置的胎盘应该在胎儿娩出后才从子宫壁剥离。如果在胎儿娩出前,部分或全部胎盘从子宫壁剥离,称为"胎盘早剥"。胎盘早剥往往可由妊高征、慢性高血压、慢性肾炎、外伤、脐带过短、外倒转术等

引起。主要表现为剧烈腹痛和阴道流血。出血量与症状不一定成正比。如果剥离面过大,出血量过多,可影响胎儿血液供应,造成胎儿子宫内缺氧,同时也可引起产妇失血性休克与弥散性血管内凝血等并发症,危及母子安全。因此,妊娠晚期一旦发生腹痛和阴道出血,应立即到医院就诊。

(4)妊娠期肝内胆汁淤积症:有家族史及复发倾向。70%孕妇在孕晚期出现瘙痒,少数也可在孕中期出现。初起时为脐周围轻微瘙痒,可逐渐加剧而延及腹部、四肢,甚至头皮、手心和脚底,以致难以入眠。20%~25%患者有轻度黄疸,需仔细观察巩膜方能觉察;少数黄疸较明显,目测即可发现。孕妇一般情况良好,无明显乏力及消化系统症状。检查血清谷丙转氨酶(ALT)升高,血清胆红素轻度升高,血清胆酸浓度升高。因此,孕晚期应加强对胎儿的监护,定期测定无应激试验(NST),观察胎动,定期做B超监测羊水量、胎头双顶径及胎盘成熟度,加强胎心监护。凡瘙痒特别明显,ALT较高且黄疸较显著,或前次因妊娠期肝内胆

汁淤积症而胎死宫内的患者,若胎儿已有存活可能应考虑及时终止妊娠。若本病同时合并妊高征或双胎,其围生儿死亡率增高,产后出血量增加,则应加强对胎儿的监护,积极防止及治疗产后出血。

如何知道自己要分娩了　孕妇出现下列情况时,说明即将临产,可去医院待产。①有规律的子宫收缩:子宫收缩每 5 ~ 6 分钟 1 次,每次收缩持续 30 秒以上,收缩的频率强度逐渐加剧,间隔时间逐渐缩短,持续时间逐渐延长。②阴道见红:出血量超过平时月经量。③破水:阴道内有大量液体流出,不能控制。破水后易发生脐带脱垂危及胎儿生命,孕妇应立即平卧并呼叫 120 救护车送往医院。

[分娩]

分娩是一个特殊的生理过程,母亲具有天生的能力来完成,胎儿也是积极的参与者。分娩过程中,一方面需要有医务人员的严密观察、细致护理并及时发现和处理异常问题;另一方面需要产妇充分发挥主观能动性,与医务人员配合,以达到顺利分娩的目的。

分娩过程

(1) 第一产程,子宫口扩张到 10 厘米,时间长达 8 ~ 12 小时。在此期间,产妇应安静放松,自由体位,正常进食、排尿。第二产程,胎膜破裂,胎儿娩出期,时间较短,一般为 1 ~ 2 小时。此期间,宫缩越来越强,有排便感,产妇应正确屏气。第三产程,胎盘娩出期,时间最短,10 ~ 20 分钟。胎儿娩出后,产妇有轻松感,应予新生儿早吸吮。

(2) 影响分娩的因素:分娩是指借助产力将胎儿及其附属物从产道排出母体外的过程。分娩的顺利完成取决于产力、产道、胎儿及精神四方面的因素。如果这四方面都正常并能协调配合,即产妇充满信心、产力充足、产道宽敞、胎儿大小及胎位正常的话就能顺利完成分娩过程。

怎样减少分娩中的疼痛

(1) 缓解分娩疼痛的方法包括精神(思想放松、分散注意力)和生理(阻断神经纤维使疼痛信号不能传送到大脑)两方面。待产妇在分娩时要树立自然分娩的信心,保持良好的情绪状态,减少恐惧心理,这样不但能提高对疼痛的耐受性,还能加快产程进展。

（2）常用的非药物性镇痛措施有以下几种：①有助于放松的方法。深呼吸、唱歌、洗温水澡、改变体位。②有助于分散注意力的方法。听音乐、交谈、看电视或看书。③有助于胎头下降的方法。避免平卧位，采用走、蹲、跪、坐等不同体位。④有助于调节神经传递的方法。经皮电神经刺激（TENS）针刺。TENS应用可控制的低电压通过皮肤电极的刺激达到解痛的效果，是一种有效简便的解痛方法。

选择自然分娩还是剖宫产 胎儿经阴道分娩是一种生理现象。自然分娩有下列好处：①子宫有节律地收缩，使胎儿胸部受到压缩与扩张，有利于胎儿肺的活动和出生后呼吸的建立。②减少新生儿湿肺及羊水胎粪吸入性肺炎的发生。③产妇无腹部伤口，减少出血及感染机会，无粘连、子宫内膜异位等并发症。④恢复快，可早日亲自照顾孩子；住院时间短，节省开支。

剖宫产是发生难产，婴儿不能从阴道娩出或出现妊娠并发症、合并症危及母婴安全时采取的一种特殊的分娩方式。它不需

经历子宫口扩张、胎儿下降的过程，能迅速娩出胎儿。但剖宫产毕竟是一种手术，在挽救产妇及胎儿生命的同时，还有一定的弊端。

对于新生儿：①胎儿胸廓未经受产道挤压，呼吸道内的黏液不能排出，娩出后首次呼吸会将羊水和黏液吸入呼吸道，妨碍气体交换，甚至引起吸入性肺炎、新生儿呼吸窘迫综合征等。②胎头未经挤压，神经系统缺乏必要的刺激，可能会引起儿童感知失调综合征。

对于产妇：①失血量大于阴道分娩。②腹部及子宫均有伤口，增加感染机会，延长恢复时间。③可引起麻醉意外。④术后可发生肠胀气、尿潴留、尿路感染。⑤导致盆腔、腹腔脏器粘连。⑥再次妊娠时，可能引起子宫瘢痕破裂。⑦术后贫血、子宫外孕、慢性腹痛、体力下降等远期并发症高于自然分娩者。

综上所述，孕妇及家属应对剖宫产有正确的认识，不要盲目要求剖宫产。在分娩过程中，若出现异常，医生会根据具体情况选择适当的分娩方式以确保母婴安全。

导乐陪伴分娩 指一个有生育经验的妇女在产前、产时及产后给予孕产妇持续的生理上的支持帮助及精神上的安慰鼓励,使其顺利完成分娩过程。它的特点是在分娩过程中,除了丈夫的陪伴外,还有一位能够为分娩提供指导帮助的"分娩教练",也就是被称为"导乐"的陪伴者。导乐在整个过程中,将自始至终陪伴在产妇身边,会起到以下作用:①安慰鼓励产妇,使产妇树立起自然分娩的信心。②给予产妇科学的指导和实用的帮助以缓解疼痛。③将医务人员检查的目的和结果解释给夫妇听。④指导丈夫如何去帮助、安慰产妇。

在分娩中您应做到

(1) 放松思想,树立信心:解除对分娩的紧张恐惧心理,并积极做好分娩的心理准备,可促使产程顺利进展。

(2) 适当运动,注意休息:根据陪伴人员的指导,产妇可以选择自己认为舒适的体位。平卧位是最不符合生理需求的位置,因为它不利于胎儿下降。因此,胎膜未破前不要躺在床上,可以在室内活动,如走、蹲、坐、跪等,有利于胎儿下降。若胎膜破裂,有羊水流出,要立即卧床休息,以防脐带脱垂。宫缩间隙要抓紧时间休息,避免过度疲劳。

(3) 加强营养,排空小便:分娩过程中要按时进食,多吃容易消化和营养丰富的食物,以补充体力。多饮水,定时排空膀胱,以免充盈的膀胱阻碍胎头下降。

(4) 在产程中可以采取以下助产手法,以减轻疼痛帮助分娩顺利进展。①深呼吸法:每次宫缩开始时,均匀地深吸气,做腹式深呼吸动作,吸气时深而慢,呼气时慢慢将气吐出,宫缩停止时转为正常呼吸。②按摩法:在深呼吸的同时以两手手指轻轻按摩腹壁皮肤,深吸气时从两侧按摩至腹中线,呼气时从腹中线移向两侧。也可按摩腹部感到最痛的地方。③压迫法:深呼吸时用拳头压迫腰部肌肉或髂前上棘、髂嵴及耻骨联合部位。此法与按摩法交替使用,可以减轻腹部酸胀疼痛的感觉。④屏气法:当子宫口开全后,每次宫缩时,产妇深吸一口气,然后随着宫缩的加强,像解大便一样向下屏气,宫缩间隙时安静休息。让胎儿缓慢娩出,防止会阴裂伤。

[分娩后]

了解产褥期保健（营养、休息、心理等）、母乳喂养的方法及常见问题处理、新生儿护理及按摩、性生活及避孕。

您会有哪些变化　①子宫复原。分娩后子宫迅速缩小，产后第1日平脐，以后每日下降1～2厘米。产后10日子宫降入骨盆，此时，腹部检查在耻骨联合上不能摸到子宫底。产后脱落的子宫内膜、血液、坏死组织等从阴道排出，称为"恶露"。产后4～5日内多为红色血性恶露，1周后逐渐转为淡红色浆液性恶露，2周后转变为白色恶露，4～6周逐渐干净。若恶露持续时间延长，有臭味或子宫收缩不佳，可能是子宫中残留部分胎膜或胎盘，也可能是子宫腔感染，一定要引起注意及时请医生处理。②褥汗。产后皮肤排泄功能旺盛，排出大量汗液，以夜间睡眠及初醒时更为明显，这是正常现象，于产后1周内自行好转。③乳汁分泌。分娩1～2日后乳房分泌初乳，黄色的初乳含有大量的抗体，对提高新生儿抵抗力极有好处。2～3日后乳房极度膨胀，静脉充盈，压痛明显。若乳腺管不通，乳房还会产生硬块，此时应让婴儿频繁地吸吮。

您应如何爱护自己　①休养环境。产妇居住的房间要安静、舒适、清洁，保持空气流通。室温调节要合理，夏天要预防中暑，冬天则需预防煤气中毒。②休息与运动。产妇要有充足的睡眠时间，保证产后体力的恢复。经常变换卧床姿势，不要长时间仰卧，以免子宫后倾。正常分娩的健康产妇，产后第2日可下床活动，根据身体状况，逐步增加活动范围和时间，同时开始做产后体操。产后早运动能促进产妇全身各器官功能的恢复，加快子宫收缩和恶露排出，锻炼腹壁和骨盆底肌肉，促进肠蠕动，并能增加食欲。产妇若有大出血、发烧、严重合并症与并发症或会阴严重裂伤等异常情况时，不宜做产后体操。③合理营养。产妇经过怀孕和分娩，能量消耗很大，需要补充足够的营养。同时，母乳喂养也增加了对营养物质的需求，所以，产妇的营养调理很重要。首先，要重视蛋白质，特别是动物蛋白的供应，可以多吃瘦肉、鸡、鸭、鱼、肉、奶制品等。其次，主食要多样化，多吃新鲜蔬菜和水果，既可提供维生素 C,又可预防便秘。多喝汤水可以增加奶量,但在乳腺管畅通前应控制汤水,以防奶胀。最后,不要吃酸辣食物、咖啡及烟酒,适当控制甜食,以免影响食欲。④个人卫生。做好个人卫生是避免产褥期感染的重要措施。产妇出汗特别多,要注意皮肤的清洁、干燥,勤擦身,勤换衣服和被褥。每日 2 次用温开水清洁会阴部。若有会阴伤口,可用 1:5 000 高锰酸钾溶液坐盆。经常更换卫生巾。产褥期进餐次数较多,要注意口腔卫生,做到早晚刷牙,每次进食后要漱口。经常梳头可促进头部血液循环,有利于头发新陈代谢。洗澡勿用盆浴。每次哺乳前要清洁双手及乳头。⑤心理保健。由于产后激素分泌的剧烈变化、分娩的疲劳和痛苦、产后对孩子的担心,以及生活环境和家庭关系的变化等因素,使一些产妇产生不同程度的心理变化,严重者可发展为产后抑郁症。因此,要做好产褥期心理保健,产妇要注意休息和营养,尽快恢复体力,同时保持良好的心态,防止不正常心理的产生和发展。丈夫及家人也要理解和关心产妇的心理特点和变化,帮助其克服产后的低落情绪,顺利度过这一阶段。

您需引起重视的情况

(1)乳腺炎:常于产后 7 日左右发病,产妇可出现畏寒、发热,患侧乳房肿胀、疼痛,局部皮肤发红,有明显肿块,质硬触痛,常伴同侧的腋下淋巴结肿大并有压痛。早期乳腺炎用胸罩将乳房托起,尽量使乳汁排空,局部冷敷,同时用抗感染药物,可以继续喂乳。炎症明显时应停止哺乳,但必须使乳汁排空,可用吸奶器吸空。抗感染药物以肌注、静注或静滴为宜。有脓肿形成时,小的脓肿可做局部穿刺,抽尽脓液后注入抗感染药物;脓肿较大,且为多发性时,常需切开排脓。

(2)产褥期中暑:先兆中暑可有胸闷气急、头昏眼花、四肢乏力、大量出汗等不适。轻度中暑可有体温上升、面色潮红、头痛、呼吸增快、汗闭、脉搏细数等。重度中暑体温可达 40℃ 以上,出现昏迷、谵妄、抽搐、呕吐、脉搏细数、血压下降、呼吸急促、面色苍白等。若发生中暑,应将产妇移至通风处,解开衣服,短暂休息,补充水分及电解质;在头颈、腋下、腹股沟处放置冰袋等进行物理降温,肌注退热药。重度中暑则可用空调降温,用冰水或酒精擦浴,并用药物降温。对症治疗包括血压下降者扩充血容量、升血压,心力衰竭者强心治疗,抽搐者用地西泮 10 毫克肌注,同时注意水和电解质平衡及抗生素预防感染。

(3) 产褥期精神疾患:①产后抑郁。主要表现为情绪低落、沮丧、忧伤、苦闷。有的无任何诱因,有的仅为琐事。大多数产妇的流泪是无声的哭泣而非放声大哭。患者有自知能力,有治疗要求;无明显的运动性抑制、幻觉、妄想、思维及行为紊乱等精神病性症状,日常生活未受严重影响。应以心理治疗为主,用亲切和同情的态度,鼓励产妇谈出内心的郁闷,给以指导和帮助;做好家属的工作,取得他们对产妇的关心和支持;必要时可用三环类抗抑郁药。②产后重症抑郁。常有家族史,主要表现为情绪低落(如,不愉快、悲观、失望等)、思维迟钝(如,话少、声低、应答缓慢)、动作减少(如,动作减少或缓慢),常伴有失眠、食欲减退及便秘。也有因绝望而自杀,或杀害婴儿的倾向,理由是"免得我死后孩子受苦"。可采取心理治疗,提高警惕,谨防自杀;隔离婴儿以防他杀。

怎样进行母乳喂养 母乳是婴儿最理想的食物,含有婴儿所需要的全部营养物质,容易消化吸收;能为婴儿提供丰富的营养及大量的免疫物质,促进婴儿健康成长,使婴儿少得疾病。同时,又可促进产妇子宫收缩,减少产后出血,有利于产后恢复,还能促进母子间的感情。而且母乳清洁无菌,温度适宜。因此,婴儿出生后 4~6 个月前要坚持用母乳喂养。

(1) 母乳喂养的技巧

1) 正确的喂奶姿势:哺乳时母亲可以采用不同的体位,或坐或卧,但必须注意以下几点:①母亲的体位要舒适,全身要放松。②母婴必须紧密相贴,即胸贴胸,腹贴腹,婴儿下巴紧贴母亲的乳房,婴儿头与双肩朝向乳房,嘴与乳头在相同水平上。

2) 正确的含接姿势:①哺乳时母亲应将整个乳房托起,用乳头去触婴儿面颊或口唇周围的皮肤,引起觅食反射。当婴儿张口时,迅速将乳头和乳晕送入婴儿口中。②婴儿将整个乳头和几乎全部乳晕含入口中,将乳头和乳晕牵拉成一个比原来乳头更长的奶头,吸吮时舌头抵上腭挤压乳晕,将乳晕内的乳汁压出。当婴儿含接姿势正确时,母亲不会感到乳头痛,婴儿的吸吮轻松愉快,缓慢有力,能听到孩子的吞咽声。

3) 正确的喂奶方法:每次喂奶应左右乳房轮流吸吮,并先吸空一侧乳房后再换另一侧。每侧乳房吸 10 分钟左右,总共喂奶 15～20 分钟,最多不超过 30 分钟。如果喂奶时间太长,吸吮空乳,会将空气吸入而引起吐奶。每次哺乳后挤出乳房内多余的乳汁,不但能避免发生乳房肿块,还能促进泌乳。如果一侧乳房有疾病,如乳头皲裂、乳房炎症等,应先让婴儿吸吮正常一侧乳房后再吸另一侧乳房。

4) 如何判断婴儿吃到了足够的乳汁:①喂奶时能听到婴儿的吞咽声。②母亲有泌乳的感觉,喂奶前乳房饱满,喂奶后较柔软。③婴儿尿布 24 小时尿湿 6 次以上。④婴儿经常有软的大便,少量多次或大量 1 次。⑤在两次喂奶之间婴儿很满足、安宁,婴儿眼睛明亮,反应灵敏。⑥婴儿体重每周增加 125 克。

5) 母乳喂养应持续的时间:坚持纯母乳喂养 4 个月。每个健康的母亲都会有足够的乳汁来喂哺自己的婴儿,因此,不要担心孩子口渴或吃不饱。母乳中含有足够的水分,即使夏天也能满足婴儿的需要,加了水或牛奶以后,会减少婴儿吸吮母乳的要求,吸吮少了,乳汁的分泌会减少,从而影响母乳喂养的成功。因此,4个月内不要轻易给婴儿添加水或奶制品,更不要用奶瓶和奶头。

(2) 常见问题的处理:①乳头皲裂。主要是由于婴儿吸吮时含接姿势不正确所引起,如用肥皂或酒精擦洗乳头也容易引起皲裂。这种情况发生后应继续喂哺,但要注意纠正婴儿的含接姿势。应先给孩子喂不破损或皲裂较轻一侧的乳房,喂完后挤一滴乳汁涂在乳头或乳晕上,暴露于空气中晾干,能促使破裂处愈合。②乳管阻塞并有痛性肿块。如果出现这种情况,仍要继续让婴儿经常在乳房上吸吮。先吸有阻塞的一侧,因为婴儿饥饿时吸吮力会大一些。乳房在吸吮前可在局部予以热敷,吸吮时可进行从肿块向乳头方向的按摩,促使乳腺管畅通,一般 1～2 日内肿块可消除。③乳汁量不足。如前所述，奶量不足主要与喂哺次数过少、吸吮时间过短有关，应尽量多喂、勤喂，乳汁分泌便会增加。注意正确喂哺姿势和技巧，同时注意合理营养和休息。千万不要过早地给婴儿添加水或奶制品。

怎样护理您的宝宝

（1）主要的生理特点：从出生起，新生儿即脱离母体，全身各系统均不同程度地发生相应的变化以适应外界环境的变化。认识这些生理特点，有利于做好新生儿的保健和护理。①呼吸。新生儿呼吸表浅，常不规则，频率较快。鼻腔短小，上呼吸道防御能力差，容易造成鼻腔堵塞和呼吸困难。②消化。新生儿的胃呈水平位置，食管和胃之间的贲门较为松弛，故吃奶后容易发生吐奶和溢奶。因淀粉酶较为缺乏，故过早添加淀粉类食物不利于消化。③体温。新生儿体表面积相对较大，皮下脂肪层薄，容易散热。而且，新生儿体温调节中枢发育不完善，体温不够稳定，易受环境温度影响而上下波动。因此，要注意保暖，避免过热、过冷。④免疫。通过胎盘，新生儿已从母体获得对多种传染病的免疫力，母乳喂养的孩子还能从初乳中得到更多的抗体和白细胞。因此，母乳喂养的新生儿较少患有消化道和呼吸道感染性疾病。⑤皮肤。新生儿皮肤角质层尚未发育成熟，较为柔嫩，容易受损。皮肤内色素细胞较少，易被太阳光中的紫外线灼伤。

（2）皮肤护理：新生儿的皮肤很薄，十分娇嫩，因此，在进行皮肤护理时，注意切勿使用带有刺激性的护肤品，而应使用品质纯正温和的婴儿护肤用品、沐浴露及"无泪配方"的洗发精。

如在阳光强烈的季节到户外活动，要替新生儿戴上帽子，或在裸露的皮肤上涂些防晒用品。

新生儿大小便次数多，臀部皮肤经常处于潮湿受刺激的环境中，易产生尿布疹（红臀）。因而，应及时清洁大小便，保持其臀部皮肤清洁干燥，使用婴儿护臀霜形成保护膜，避免大小便对皮肤的直接刺激。

新生儿常出汗，应保持其全身皮肤清洁干燥，经常沐浴更衣，搽婴儿爽身粉。天气干燥时，可为其擦上婴儿润肤油或润肤露。

（3）怎样为新生儿沐浴

1）沐浴前准备：①室温。

沐浴前应注意室内保暖,最适当的室温应保持在28℃左右。冬天可以打开空调或取暖器,防止新生儿在洗澡时受冻。②环境。沐浴应选择一个安全干净的地方,所谓安全是指在沐浴区周围必须避免放置障碍物,以防在沐浴前后抱起时碰伤,造成不必要的麻烦。③物品。1条大浴巾、2条小毛巾、婴儿隔尿垫巾、婴儿沐浴露、婴儿洗发精、婴儿爽身粉或婴儿润肤露、婴儿润肤油、护臀霜、安全别针、尿布、婴儿软发刷、卫生消毒棉签、75%的酒精。

2)沐浴程序:①为避免宝宝烫伤,应先放冷水,再加热水,然后用手肘或腕部试水温(水温以38～40℃为宜)。②脱去宝宝衣服,但留下尿布,用毛巾裹好身体。③用温湿清洁的棉花球清洁眼睛,由鼻梁向外洗涤,每次换用一个新的棉花球。④用软毛巾从中央部分向两侧洗脸,用过的部分不能反复使用。⑤洗完脸部开始清洁头部,用左臂夹住宝宝的身体,并用左手手掌托稳头部,用拇指及示指将其耳朵向内翻盖住耳孔,防止污水流入造成内耳感染。右手抹上无泪型婴儿洗发精柔和地按摩头部然后冲洗抹干。

有一些新生儿,因皮脂腺分泌旺盛,在头部会形成一层白色如头垢一样的物质。注意不能用手抠,可用婴儿润肤油涂于头部,再用毛巾裹0.5～1小时,然后用洗发精清洗头发即可清除。⑥将5～10毫升婴儿沐浴露倒入浴水搅拌或给宝宝全身涂上沐浴露,然后将其轻轻放入水中,左手用软毛巾彻底清洁他的肌肤,特别是皮肤皱褶处如颈部、腋下、腹股沟。由于女婴的阴道较短,易受细菌感染引起尿道炎症,因而,在清洁女婴的下半身时,应从阴部洗到肛门的地方。如果宝宝的脐带未脱落,不能将其全身浸入水中洗澡,否则脐部浸湿后容易引起感染。可上、下身分开来洗。⑦沐浴后抹干全身,用75%的乙醇(酒精)处理脐部。用双手手指分开脐部,先用一根清洁的卫生棉签蘸75%乙醇在脐根处由中心向周围画圈消毒脐部,然后换一根棉签重复一次。其后在其身体皱褶处涂抹婴儿爽身粉,在小屁股上抹些婴儿润肤露。⑧最后给宝宝用上尿布。注意置尿布时,不应将尿布覆盖于脐带上,防止尿湿脐带,造成脐部感染。然后穿上衣服,用新生儿专用的发梳来梳理他(她)的头发。

(4) 怎样为新生儿按摩:给新生儿按摩可以刺激其淋巴系统,增加抵抗能力;并能改善消化系统功能,平复其暴躁的情绪,减少哭泣,增加睡眠。此外,按摩还能促进母婴间的交流,令宝宝感受到妈妈的爱护和关怀。

1) 按摩前准备:首先,要确保房间内温暖、宁静,可播放一些柔和的音乐,有助于母子彼此放松。预备好毛巾、尿片、替换的衣服和婴儿润肤露或润肤油。选择适当的时间进行按摩,宝宝不宜过饱或太饿。按摩之前先在掌心倒一些婴儿润肤油,轻轻摩擦以温暖双手。

2) 头面部按摩的操作步骤:①两拇指由下颌部中央向两侧以上滑动,让上下唇形成微笑状。②两拇指从额部中央向两侧推。③两手从前额发际抚向脑后,最后两中指分别停在脑后,像洗头时用洗发香波一样。

3) 胸部按摩的操作步骤:两手分别从胸部的外下方向对侧上方交叉推进,在胸部画成一个大的交叉。

4) 腹部按摩的操作步骤:①两手依次从婴儿的右下腹向上再向左下腹移动,呈顺时针方向画半圆。②用您的右手在婴儿左腹由上向下画一个英文字母 I,然后由左至右画一个倒的 L,再由左向右画一个倒写的 U。做这个动作时,用关爱的语调向婴儿说"我(I)爱(L)你(U)",婴儿会很喜欢的。

5) 四肢按摩的操作步骤:两手抓住新生儿的胳膊,交替地从上臂至手腕轻轻挤捏,像牧民挤牛奶一样,然后由上到下搓滚他的胳膊。对侧及双下肢做法相同。

6) 手与足按摩的操作步骤:用你两拇指的指腹从婴儿(掌面)脚跟交叉向脚趾方向推进,并捏拉脚趾各关节。手的做法与足相同。

7) 背部按摩的操作步骤:以脊椎为中分线,双手与脊椎成直角,往相反方向重复移动双手,从背部上端开始移往臀部,再回到肩膀。

8) 按摩注意事项:①当新生儿显得疲劳、烦躁时,不要再刺激他,应让他休息,等睡醒后再进行按摩。②开始进行按摩时应轻轻抚触,逐渐增加压力,好让新生儿慢慢适应起来。③不要让新生儿的眼睛接触婴儿润肤油。

（5）新生儿筛查：先天性遗传性疾病是影响出生人口素质的重要因素之一。随着现代医学的发展，诊断技术的提高，目前已发现此类疾病千余种，其中最常见的是苯丙酮尿症（PKU）和先天性甲状腺功能低下。这两种疾病的患儿出生时外表与正常儿相同，但体内带有致病基因，若不及时治疗，随着患儿逐渐成长，可对其脑的发育造成不可逆的损害，引起智力障碍。新生儿筛查是及早发现 PKU 和先天性甲状腺功能低下症的有效手段。方法是在新生儿出生后 3 日，由医务人员针刺其足部取 3 滴血，送新生儿筛查中心检验。通过先进仪器检测，过筛出可疑病例，再由专科医生加以确诊。在主要症状出现前进行饮食或药物治疗，即可避免脑损伤和智力低下的发生。

（6）预防接种：孩子出生后，根据防病需要，将有计划地进行各种疫苗的预防接种。在新生儿阶段，接种的疫苗有卡介苗和乙肝疫苗两种。①卡介苗。卡介苗是一种经过人工培养的无毒牛型结核杆菌悬液制成的减毒活疫苗，接种后可使机体产生特异的抗体，用于预防结核病。正常新生儿出生后即进行皮内接种。经 2～3 周接种部位可出现红肿、硬结，随后中间逐渐软化，形成小脓疱，有流水，可以用甲紫（龙胆紫）使其干燥。不可挤压脓疱或用纱布包扎，更不能热敷。经 2～3 个月溃疡部位自行结痂脱落。接种 3 个月后应去指定的结核病防治所复查接种效果。②乙肝疫苗。为保护儿童健康，预防和控制乙肝的传播，新生儿出生后即应进行乙肝疫苗接种。具体方法为出生 24 小时内注射第 1 针，1 个月时注射第 2 针，6 个月时注射第 3 针。乙肝疫苗注射后，少数新生儿可有轻微反应，如低热、接种部位出现红晕、硬结等，2～3 日后便可消失。

产后性生活　产后 42 日检查未发现异常后，可恢复性生活。但如果产后检查发现恶露未净，会阴伤口有触痛、硬结，子宫偏大偏软，复旧欠佳时，应暂缓性生活。在恢复性生活的同时，就应采取避孕措施，因为最早恢复排卵可发生在产后 6 周。一旦怀孕，不但损害产妇健康，也不利于婴儿喂养及家庭生活。

（蔡　斌）

避 孕

◎宫内节育器（IUD）

是一种安全、有效、简便、经济、可逆的节育方法。目前我国使用的宫内节育器，其内含有活性物质，如铜离子、激素、药物等，主要是通过局部组织对异物的组织反应，杀精子以及干扰着床，从而达到避孕的目的。

宫内节育器的放置

适应证 ①自愿采用 IUD 避孕而无禁忌证的育龄妇女。②特别适用于生育过 1 个孩子而不宜用其他避孕方法的育龄妇女。③用于紧急避孕。

禁忌证 ①妊娠或可疑妊娠者。②患有严重全身急性、慢性疾病不能胜任手术的患者。③有生殖器官炎症，如外阴炎、阴道炎、重度子宫颈糜烂、急性与慢性盆腔炎、性传播性疾病的患者。④有原因不明的阴道出血、频发月经及严重痛经、月经过多的患者，不宜用单纯铜 IUD。⑤生殖器官肿瘤，如子宫肌瘤、卵巢肿瘤患者，包括子宫颈刮片结果异常的患者。⑥生殖器官畸形，如双角子宫、子宫纵隔、双子宫的患者。⑦子宫颈内口松弛或严重狭窄或重度撕裂的患者，重度子宫脱垂的患者。⑧子宫腔小于 5.5 厘米或大于 9 厘米的患者。⑨人工流产时出血较多或可能有组织残留或有感染可能的患者暂不放置。⑩产后热恶露未净或会阴伤口未愈，有潜在感染或出血可能的患者暂不放置。

放置时间 ①自月经周期第 3 日起到经净后 1 周内为宜。②人工流产吸引术和钳刮术后即时放置。③自然流产或药物流产或中期妊娠引产后已有正常转经者。④产后 42 日检查时。⑤产时、剖宫产时胎盘娩出后。⑥剖宫产术半年后。⑦哺乳期（需除外妊娠）。

术前注意事项 ①术前详细询问病史，做好咨询，解除拟放置节育器妇女的顾虑。②3 日内无性交史。③常规行妇科检查及白带检查滴虫、真菌。④检查 IUD 消毒日期，过期者不能用。

术后注意事项 ①注意个人卫生，避免重体力劳动 1 周，禁盆浴及性交 2 周。②告知所放 IUD 类型、可存放年限及定期随访时间。不锈钢金属单环可放置 20

年以上,塑料或硅橡胶型宫内节育器可放置 5 年,塑钢混合型环可放置 10 年,带铜宫内节育器可放置 10 ~ 15 年,含铜母体乐 375 和含孕激素的左炔诺孕酮 IUD(米粒娜)可放置 5 ~ 8 年,药铜 165 圆环和宫形含铜 IUD 可放置 20 年。③放置后 3、6、12 个月各随访 1 次,以后每年 1 次,直到取出。随访内容包括妇科检查并根据尾丝、B 超或 X 线检查等确定 IUD 位置。④若有月经异常、过期,异常出血、腹痛明显或伴发热者,应及时排除感染或子宫外孕。⑤月经过多的患者可用药物对症治疗。⑥放置后的 3 个月内要注意宫内节育器是否脱落,特别要注意放置后第一次月经来潮时有无脱落,注意观察月经垫、床上和淋浴盆等处。一旦发现脱落,要进行紧急避孕。⑦使用含铜宫内节育器者不宜接受下腹部、腰骶部微波、短波透热疗法。⑧若有以下情况应到医院就诊:停经超过 40 日,异常子宫出血,明显腹痛或性交痛,白带增多并有不良气味,月经过多并引起头昏、乏力。

宫内节育器的取出

适应证 ①宫内节育器放置后因有副反应或并发症经处理无效而需取出者。②带器妊娠时(包括子宫内和子宫外妊娠)。③改换其他节育方法如改为绝育时。④不需要再避孕(如,已绝经半年者、丧偶、离异等)。⑤IUD 使用到期而需更换者。⑥计划再生育者。

禁忌证 ①全身情况不良或处于疾病急性期的患者暂不取,需待好转后再取。②并发生殖道感染时,一般需先控制感染后再取。

取器时间 ①月经净后 3 ~ 7 日为宜。②因子宫出血不止而需取器者随时可取,并做诊断性刮宫,刮出物必须送病理检查(有损伤可疑时不作诊刮)。③因月经失调而需取器者可在经前取,同时行诊断性刮宫,刮出物送病理检查。④因带器妊娠而行人工流产时,宜同时取环。⑤改用绝育术而取器者,必须先取器,后行绝育术。⑥绝经半年后。

术前注意事项 ①取器术前必须了解所置 IUD 种类,确诊 IUD 存在于子宫腔内。②术前需做妇科检查,包括三合诊。随时警惕 IUD 异位可能。

术时注意事项 ①带尾丝的

IUD可在门诊取出,取出前3日内应无性交史。取前先消毒阴道穹及子宫颈后才能牵拉尾丝取出。②不带尾丝的或尾丝消失的IUD应在小手术室内取。

　　术后注意事项　术后应做好避孕咨询,落实其他避孕措施。

　　宫内节育器安全、有效、简便。自己要了解放置的宫内节育器类型、可存放年限及定期随访时间。节育器无好坏之分,不同宫内节育器避孕效果基本相似。个别较贵的宫内节育器(如,缓释左炔诺酮的曼月乐),其除了避孕功能之外,还可以用于子宫腺肌症等疾病的治疗。

◎甾体激素避孕药

　　有下述情况的妇女禁忌使用甾体激素避孕药:①有血栓、栓塞性疾病,以及脑血管意外病史或急性发作的患者。②有冠心病病史的患者,收缩压大于或等于140毫米汞柱和舒张压大于或等于90毫米汞柱的高血压患者。③有雌激素依赖性肿瘤(单纯含孕激素的避孕药除外)的患者。④有妊娠期黄疸史或妊娠期瘙痒史的患者、哺乳期母乳喂养(单纯含有孕激素的避孕药除外)

者。⑤有诊断不明的阴道流血患者。⑥乳腺癌患者,良性或恶性肝肿瘤患者,有肝功能损害的患者,或有活动性胆囊疾患的患者。⑦糖尿病患者,抑郁症、哮喘、癫痫患者。⑧吸烟每日大于或等于20支,特别是年龄大于35岁者。

　　短效口服避孕药　按说明服药,不能间断,若漏服,次日清晨必须补服1片以免发生突破性出血或避孕失败。一般在停药1~3日来月经,若停药7日月经未来,应开始服下个月的避孕药。连续停经2个月以上者,应停药,并检查停经的原因。避孕片大都为糖衣片,若糖衣潮解或脱落,药物的剂量就不足,会影响避孕效果,或引起不规则子宫出血。若有呕吐或腹泻,会影响药物的吸收,可能导致避孕失败。宜暂时加用外用避孕药具。若用抗生素、利福平、苯妥英钠等药物,则会降低避孕药的药效。若需长期服用这类药物,宜改用其他避孕方法或加大避孕药剂量。

　　用药期间可能有以下症状:①类早孕反应。服药初期少数人出现轻度类早孕反应,如恶心、头晕、乏力、食欲不振、疲倦、呕吐等。这是由于雌激素刺激胃黏膜所致,一般仍可坚持服药,2～3个月后反应自然减轻或消失。轻者无需处理,恶心较重者对症治疗。若治疗无效,则可以停药或改用单纯孕激素的避孕药。②服药期出血。又称"突破性出血",大都发生在漏服药之后,少数人虽未漏服药也能发生阴道出血。若发生在周期的前半期,可能由于雌激素不足,可在服避孕药的同时加服炔雌醇0.05～0.015毫克,直到服完22片避孕药为止。若发生在周期的后半期,常是因为孕激素不足,可每晚加服避孕药片1/2～1片。若阴道出血如月经量,应当作一次月经处理,于当日晚上停药,在停药的第5日,再开始服下个月的避孕片。

对月经的影响:若能按规定服药,一般服药后月经改变规则,经期缩短,经量减少,痛经减轻或消失。因子宫内膜不能正常生长而变薄,致经期出血量减少,这是服药后的正常反应,对健康无影响,可不予处理。若经量过少,可在开始服避孕片时,同时每次加服炔雌醇0.005毫克,连续2～3个月经周期。个别人服药后月经量显著减少,甚至出现停经,若在服药过程中连续停经2个月,应

停药,改用其他避孕措施。停药后若发生持续性闭经,应查明原因,给予相应治疗。

紧急避孕药

适应证　①无保护的性交,包括未采取避孕措施,在阴道口外射精,安全期避孕中日期计算错误等。②避孕套破裂、脱落在阴道内,或其他使用不当的情况。③阴道隔膜、子宫颈帽放置不当,性交过程中脱落、破裂或过早取出。④宫内节育器部分或完全脱落。⑤在某些情况下于月经中期取出宫内节育器。⑥排卵期前后妇女只采用杀精剂避孕。⑦口服避孕药服用不当,漏服3片或3片以上者。⑧性攻击,被强奸者。

禁忌证　①怀疑妊娠或异位妊娠。②有血栓病史。

常用药物　①复方18-甲基炔诺酮(雌、孕激素复方配伍)在无防护的性交后72小时内服用。②单纯孕激素左旋18-甲基炔诺酮银也是在无防护的房事后72小时内服用。③米非司酮于房事后120小时内一次口服。

不良反应及注意事项　①目前所用的紧急避孕药属于甾体激素类药物,因是一次性用药,它的剂量要比常用的口服避孕药大,

所以会有恶心、呕吐等副反应。若在服药后 4 小时内发生呕吐,应补服相同剂量的药物,并加服止吐药。②服完紧急避孕药后,在本月经周期中,不能再有无防护的性生活,必须采取避孕措施。否则,就容易失败。③紧急避孕是一种补救措施,不能代替经常性的避孕方法,服药来月经后,必须采用经常性的避孕措施。④紧急避孕药可以预防妊娠,但约有 2% 的妇女仍会失败。它的效果不如常规避孕方法,所以不能代替经常性的口服避孕药。⑤服完紧急避孕药后,如果月经不来超过 1 周者,必须做妊娠试验,以排除或证实妊娠,万一妊娠,应做人工流产。

皮下埋植避孕

适应证 ①40 岁以下的已婚、健康妇女,已生育 1 个健康的孩子后,夫妻同居自愿以此法避孕,并能定期随访,无禁忌证者。②尤其适用于宫内节育器失败,口服避孕药有反应,对绝育手术顾虑者。③生殖道畸形,不宜使用宫内节育器者。

禁忌证 ①妊娠或可疑妊娠者。②严重的头痛或偏头痛、不明原因的阴道不规则出血、抑郁症、镰状细胞贫血患者。

放置时间 ①最好在月经周期开始的 7 日内,一般以月经的第 4 或第 5 日手术为宜。②母乳喂养者,产后 6 个月以上;混合喂养者,产后 4 个月以上可以应用。③流产后可立即放置(应完全排除不全流产的可能)。

术后注意事项 ①应去放置医院随访。②放置后半年随访一次,以后每年随访一次。③埋植剂取出后 2~3 个月再随访一次。④随访时了解有何异常,常规作全身检查及妇科、乳房检查;若停经,则首先应排除妊娠。

埋植剂取出指征 ①发生妊娠。②埋植部位感染,伴有脓肿形成。③因不良反应,使用者要求取出。④使用到期。

◎自然避孕法

又称安全期避孕,根据自然的生理规律,利用女性月经周期中生理上产生的不同自然信号来识别其处于月经周期的"易受孕期"或"不易受孕期",从而选择性交日期,以达到避孕目的。

日期推算法 月经规则的妇女,排卵通常在下次月经前 14 日左右。卵子排出后可受孕的期限是 12~24 小时；精子在女性生殖道中可存活的期限最长为 3 日左右。

方法　根据以往 6~12 个月的月经周期，确定平均周期日数，预计下次月经来潮日，减去 14 日，所得日期为假定排卵日。假定排卵日前 5 日和后 4 日（总共 10 日）为易受孕期，要禁欲。其余日子为不易受孕期，可以过性生活。也可将最短周期减 19 日为前安全期，最长周期减 10 日为后安全期。

特别提醒　①月经周期是从月经来潮的第 1 日起至下次月经来潮的前 1 日止。②月经周期不规则的妇女不宜使用。③疾病、情绪紧张、环境变化、药物等因素引起的月经周期变化，可影响本方法的避孕效果。普遍使用有效率仅 80% 左右。

基础体温测量法　基础体温是指人体处于完全休息状态时的体温。生育期妇女在排卵的月经周期中，基础体温呈双相型——排卵前基础体温较低，为低温相；排卵后因孕激素的影响，体温上升 0.3℃ 以上，为高温相，一直维持至下次月经来潮前。根据基础体温的周期性变化决定安全期，

以达到避孕目的。

方法　基础体温的测量应在清晨刚睡醒后即刻进行，妇女不能起床，不能讲话或吃东西，体温表放在舌下，测 5 分钟，记录每日测量的结果。当体温升高 3 昼夜后为不易受孕期，可以过性生活，其余日子需禁欲。

特别提醒　①"三班制"工作的妇女在连续睡眠 6 小时后醒来，同样可测基础体温。②妇女如有发热可影响基础体温。

◎避孕套、宫颈帽

男用避孕套　男用避孕套又称"阴茎套"，是由乳胶制成的袋状避孕工具，性交时套在阴茎上。适应证与禁忌证：适用于各年龄阶段的育龄人群，以及有可能感染性传播疾病者，包括艾滋病病毒携带者。少数男性或女性乳胶过敏者不适合使用。少数杀精剂过敏者不适合使用双保险型避孕套。

方法　①初用时可选用中号，若不合适，再换大号或小号。②使用前先用手捏瘪阴茎套顶端小囊，挤出囊内空气。③将卷好的阴茎套放在已勃起的阴茎头上，边推边套，至阴茎根部。④射

精后,阴茎尚未软缩前,捏住阴茎套口与阴茎同时抽出。

特别提醒 ①每次使用一个新的、保质期内的阴茎套。②已开封的阴茎套不能留在以后使用。③阴茎套前端的小囊为贮藏精液用,不能将其套在阴茎头上。④使用时避免指甲或戒指刮、划阴茎套。⑤若需另加润滑剂,应使用水溶性制剂如甘油。也可在避孕套外涂杀精剂以增强避孕效果,即双保险型避孕套。⑥每次性交都必须使用,性交开始就必须戴上,不能等到有射精感时才使用,因射精前常有少量精子随分泌物排出,易发生意外妊娠。

女用阴道套 使用女用阴道套时要注意:①性交时感到外环移动是正常现象。②若感到外环进入阴道,阴茎从阴道套下方或侧方进入阴道要停止性生活。这两种情况均要取出阴道套,加些润滑剂,重新放置。

子宫颈帽 使用子宫颈帽时要注意:①性交前半小时放置。②放置前可在帽中放些杀精剂,但不宜超过帽腔的1/2,以免影响放置时负压的形成。③子宫颈帽可放置1~3日,但通常以不超过24小时为宜。④分娩后要重

新配置。⑤阴道畸形、子宫颈严重损伤、子宫颈过短或过长、子宫颈手术(冷冻、活检等)6周内、生殖道炎症治愈前不宜使用。

◎ 不同人群适用的避孕方法

不同年龄阶段和人群可以选择不同的避孕方法,但不宜采用紧急避孕作为常规避孕。

新婚夫妇避孕可依次选择下述方法:①男用避孕套,偶有套脱落或破裂时,可用紧急避孕法。②口服短效避孕药。③女性外用避孕药。④一般暂不选用宫内节育器。

已生育夫妇避孕,应坚持长期避孕,可选用下列方法:①宫内节育器,是首选方法。②男用避孕套。③短效口服避孕药。④长效避孕针,或缓释避孕药如皮下埋植剂等。⑤阴道杀精剂。⑥一般暂不行绝育手术,如果已生育多个子女,可考虑行绝育术。

哺乳期妇女卵巢功能低下,子宫小而软,为不影响内分泌功能,不宜选用载体激素避孕,可选用避孕套、宫内节育器。

围绝经期女性,有时仍可能排卵,应坚持避孕。首选避孕套

或外用避孕药,也可选用宫内节育器。45 岁以后一般不用口服避孕药或避孕针。

人工终止妊娠

◎人工流产吸引术

人工流产术是用手术终止妊娠的方法。负压吸引术适用于孕 10 周以内者,可用吸管伸入子宫腔,以负压将胚胎组织吸出而终止妊娠。

适应证　①妊娠在 10 周以内,要求终止妊娠而无禁忌证者。②因某种疾病不宜继续妊娠者。

禁忌证　①生殖器官急性炎症患者,如盆腔炎、滴虫性阴道炎、真菌性阴道炎、子宫颈急性炎症患者,需治疗后方可手术。②各期急性传染病或慢性传染病急性发作期,或严重的全身性疾病如心力衰竭、血液病等的患者,需治疗好转后住院手术。③妊娠剧吐严重者需治疗后手术。④术前相隔 4 小时两次体温在 37.5℃以上者。

可能并发症　①人工流产综合征:术时患者突然出现心动过缓、心律失常、血压下降、面色苍白、大汗淋漓、头晕、胸闷等一系列症状,严重者甚至发生昏厥和抽搐。其发生是由于手术对子宫或子宫颈的局部刺激引起迷走神经反射,出现迷走神经兴奋症状,常与孕妇情绪紧张、子宫颈扩张困难等有关。②子宫穿孔:可以是探针、扩宫器、卵圆钳、吸管、刮匙造成。大都发生在子宫过度倾屈、哺乳期、剖宫产后瘢痕子宫、子宫畸形、反复多次人工流产或两次人工流产间隔时间较短时。③漏吸及空吸:漏吸的原因主要是生殖道畸形、妊娠月份过小、子宫过度倾屈等。空吸则因子宫肌瘤、月经失调、子宫肥大等误认为妊娠子宫,或因尿 β-HCG 假阳性及子宫外孕等所致,对空吸者应警惕子宫外孕可能。④人工流产不全:指人工流产后有部分胚胎或绒毛组织残留子宫腔,引起持续性阴道出血或大出血,有时可伴发热或下腹痛,盆腔检查发现子宫复旧不良,术后 3 周血 β-HCG 仍未降至正常。B 超检查提示有子宫内残留物。⑤感染:原因可为术前有生殖道感染而未处理,术中无菌操作不严,人流不全或术后未注意局部清洁或过早有性生活。⑥子宫颈管或子宫腔粘连:人流术后闭经或经量显著减少,有时伴周期性下腹疼痛或有子宫增大积血。⑦其他远期并发症:慢性生殖器炎症、月经失调、继发不孕、子宫内膜异位症等。预防以上并发症最重要的应是采取有效的避孕措施,尽量避免和减少人工流产。

◎药物流产

米非司酮配伍前列腺素类药物终止早孕

适应证　①确诊为正常子宫内妊娠,停经49日内,本人自愿要求药物终止妊娠的健康育龄妇女。②手术流产的高危对象,剖宫产半年以内者,有多次人流或多次剖宫史者,哺乳期妊娠者,子宫颈发育不良或坚韧者,子宫体上有瘢痕的患者。③对手术流产有恐惧心理者。

禁忌证　①米非司酮禁忌证:肾上腺疾病患者,糖尿病及其他内分泌疾病患者,肝、肾功能异常者,有妊娠期皮肤瘙痒史者,血液病和血栓性疾病患者,与甾体激素有关的肿瘤患者。②前列腺素禁忌证:心血管系统疾病、青光眼、胃肠功能紊乱、高血压、低血压、哮喘、癫痫等患者。③过敏体质者。④带器妊娠者。⑤子宫外孕或可疑子宫外孕者。⑥妊娠剧吐者。⑦贫血,血红蛋白低于95克/升的患者。⑧长期服用利福平、异烟肼、抗癫痫药、抗抑郁药、西咪替丁、前列腺素抑制剂(阿司匹林)、巴比妥类药物者。⑨吸烟每日超过10支或嗜酒者。

特别提醒　①咨询:讲清用药方法、流产效果和可能出现的不良反应。距离医疗单位较远,不能及时就诊者,不宜用药物流产。②病史、体检、妇科检查:注意子宫大小与停经天数是否相符。③实验室检查:阴道清洁度、滴虫、真菌,血红蛋白或血常规检查,尿人绒毛膜促性腺激素(HCG)试验,必要时进行血β-HCG测定。④B超检查:胚囊大小,若胚囊三径线平均内径大于25毫米,或有胚芽、有胎心音者,则不宜在门诊进行。合格者先服米非司酮后配伍使用前列腺素类药物。⑤米非司酮有顿服法和分次服法两种,每次服药前后各禁食1小时。⑥前列腺素有阴道栓剂或口服米索前列醇,任选一种(在此期间禁服水杨酸及镇静剂)。⑦服用米非司酮期间注意阴道开始流血时间,出血量。

若有组织物排出,或出血多于月经量,应及时就诊,组织物送病理检查。⑧胚囊排出后若有活动性出血,应及时刮宫处理。胚囊排出后,观察1小时方可离院,并带抗生素服用,15日后到医院复诊。若胚囊未排出,观察6小时后若无多量出血方可离院,8日后到医院复诊。

米非司酮配伍米索前列醇终止妊娠

适应证 ①正常妊娠10~16周。②身体健康的育龄妇女。

禁忌证 ①妊娠合并心血管疾病者,肝、肾功能不全者,血液病患者,肺功能不全的患者。②明显的子宫肌瘤,可疑有宫内节育器嵌顿者。③近3个月内用过糖皮质激素药物者。④二尖瓣狭窄、青光眼、哮喘、癫痫、高血压、低血压等疾病的患者。⑤有大量烟、酒嗜好者。⑥有严重的药物过敏史者。

特别提醒 ①孕妇均需住院用药。②全身体检(测体重、血压、脉搏,心肺听诊),妇科检查,白带常规检验。③血、尿常规检查,出、凝血时间检查,肝、肾功能检查,胸透,心电图检查。④B超检查测定胎儿头臀径。⑤米非司酮100毫克,每日1次,口服,连续2日,总量200毫克。⑥第3日早晨5时使用米索前列醇,有两种给药方式:口服0.6微克,若未临产,每隔3~4小时使用同样剂量药物1次,共3次为一疗程;阴道用药0.6微克,塞于阴道后穹,若未临产,每隔12小时重复用药1次,共3次为一疗程。⑦用药后观察胃肠道不良反应,阴道流血及宫缩开始时间,胎儿、胎盘排出时间,流产后阴道流血量,测定胎儿身长、体重及足底长度。⑧自用药日起,孕妇每日记录月经卡。若用药失败,则行钳刮术。⑨药物流产后,第一次月经复潮后到医院复诊1次,做常规妇科检查。

(乔勤勤)

17. 儿科疾病

新生儿黄疸

新生儿黄疸是因为胆红素在体内积聚引起的皮肤或其他器官黄染，它可以是新生儿发育过程中的暂时现象，也可以是某些疾病的临床症状之一，严重的可以引起胆红素脑病（核黄疸），导致患儿死亡或神经系统后遗症。

轻者通常仅面部及躯干部发黄，颜色鲜明，有光泽，呈杏黄色。重者四肢、手足心、黏膜和分泌物均可黄染，色泽呈金黄色或暗绿色。重症黄疸均系病理性，患儿可伴有发热、呕吐、厌食、反应差、嗜睡、贫血、肝脾肿大、水肿等症状。当新生儿黄疸明显并出现反应差或嗜睡、拒奶、尖叫、凝视、角弓反张，甚至抽搐等症状时要考虑有胆红素脑病。存活者可有耳聋、运动障碍、抽搐、智能不全等后遗症。

◎您需要做哪些检查

新生儿黄疸可以通过详细询问病史、体检（黄疸出现时间和发展程度，尿、粪颜色，家族史，妊娠、生产史等情况）、实验室检查、影像诊断，以及肝脏活检等，做出诊断。

抽血测定血红蛋白、肝功能、血清未结合胆红素和结合胆红素。腹部肝胆超声检查了解肝、胆结构、大小、质地等情况；同位素肝胆排泄造影检查了解胆道结构。

考虑母婴血型不符时，应检查母婴血型和测定特异性血型抗体。如考虑有感染因素时需行血常规，C反应蛋白、降钙素原等炎症指标检查及血、尿培养等。

如新生儿黄疸持续且有贫血或异常家族史需排除遗传性疾

病,进行特殊的遗传或代谢性疾病检查,必要时进行肝活检。

◎专家忠告

就诊策略　需根据新生儿不同的胎龄和生后小时龄及是否存在高危因素等来评估胆红素水平是否属于正常或安全,以及是否需要进行治疗干预。

60%的足月儿和80%以上的早产儿可于出生后2～3日出现黄疸;血清总胆红素值尚未达到相应日龄及相应危险因子下的光疗干预标准,或每日血清胆红素升高小于5毫克/分升或每小时小于0.5毫克/分升;足月儿在14日内黄疸自然消退,早产儿可延迟至3～4周;一般情况好,不伴其他症状,通常称生理性黄疸,无需治疗。

若黄疸出现过早,程度过重,黄疸持续过久,黄疸退而复现,血清结合胆红素大于2毫克/分升。具有以上任一情况者均应考虑为病理性黄疸,一般需住院检查及退黄治疗。

足月新生儿黄疸持续超过2周、早产儿黄疸持续超过3周即需要至医院查肝功能了解胆红素指标。母乳喂养的新生儿在密切

观察下可以推迟到3～4周时查肝功能。但如果患儿除了黄疸外还有其他临床表现(如,持续性尿色加深和大便颜色变浅),则需要立即就诊。若肝功能检查提示高结合胆红素血症(结合胆红素大于2毫克/分升,且大于总胆红素的20%),则提示存在潜在疾病,必须请儿童肝病专科医师进一步检查。

治疗主张　最常用的治疗方案是光照疗法,即通过光线照射,使未结合胆红素转化为水溶性产物,经胆汁或尿液排出体外。药物治疗上多选静脉注射白蛋白或血浆,通过增加其与未结合胆红素的联结,减少胆红素脑病的发生。静脉滴注丙种球蛋白对新生儿溶血病的患儿可减轻溶血。溶血病严重时,换血疗法是抢救生命的重要措施。同时在护理上应提早喂养,加强能量的补充和支持。

诊治误区　绝大多数的新生儿黄疸是正常生理性黄疸,对人体是无害的,不需要任何治疗就会消退。识别非生理性的黄疸,分清是高结合胆红素血症性黄疸还是高非结合胆红素性黄疸,并及时转诊给相应的专科医生是非

常重要的。

家长对于新生儿黄疸常存在两个误区：一方面，常常将病理性黄疸当成"生理性黄疸"而延误疾病的诊治；另一方面，又常常对新生儿黄疸过于恐慌，认为所有病理性黄疸的患儿治疗效果都不理想。新生儿黄疸病因非常复杂，有些疾病虽然病情严重，但早期诊断和治疗可以明显改善疾病的治疗效果；有些疾病虽然病因不明，但却有自愈倾向。

特别提醒　出生后1周内高胆红素血症必须特别重视，尤其是早产儿和有严重窒息、颅内病变、严重感染的患儿，须积极处理，以免发生核黄疸。

母乳性的新生儿黄疸最长可持续到生后3个月，表现为非溶血性高未结合胆红素血症，其诊断是排除性的。母乳性黄疸一般不需任何治疗，停喂母乳24～48小时，黄疸可明显减轻；但对于胆红素水平较高者应密切观察。

健康管理　从产院回家后应严密观察新生儿的黄疸进展、食欲、尿粪颜色，有异常者即送医院进一步诊断治疗。注意保护婴儿皮肤、脐部及臀部清洁，防止破损感染。

小儿肺炎

小儿肺炎是由不同病原体（细菌、病毒、支原体、真菌）或其他因素（吸入羊水、脂类、油类或过敏）所造成的肺部炎症，是小儿的常见病、多发病。尤其以婴幼儿支气管肺炎最为常见，好发于冬、春季节。

小儿肺炎轻重程度可相差很大，一般年长儿症状较轻，婴幼儿时期则重症较多。大部分肺炎起病较急，小儿肺炎有典型症状，也有不典型的，新生儿肺炎尤其不典型。轻症肺炎主要累及呼吸系统，无全身中毒症状。典型的临床表现为发热、咳嗽、气促、呼吸困难和肺部细湿啰音，也有不发热而咳喘重者。重症肺炎可累及循环、消化、神经系统，出现全身中毒症状。

◎您需要做哪些检查

病原学检测　痰液细菌培养、鼻咽拭子病毒分离、培养分离肺炎支原体、抽血测定血清特异性IgM抗体、血清冷凝集试验。

血液检查　抽血检查白细胞计数和分类。细菌性肺炎，白细胞计数和中性粒细胞数增高；病情严重者,白细胞计数可降低或出现中毒颗粒。病毒性肺炎,白细胞计数正常或降低。支原体肺炎,白细胞计数大都正常。

胸部 X 线摄片检查　可见小斑片或大叶性、节段性、间质性浸润阴影,部分可伴肺不张或气肿。

血气分析　重症肺炎应抽血做血气分析,以判断病情、预后并指导治疗。

◎专家忠告

就诊策略　小儿肺炎临床表现轻重差异变化多样,有的起病急、病情重、进展快,甚至威胁生命;有时又与普通感冒的症状相似,容易混淆。当患儿出现下述情况异常时需及早医治:①看咳嗽时呼吸是否困难。②看精神状态是否好。③看饮食正常与否。④看睡眠是否安稳平静。

小儿患病要做到早诊早治,当患儿仅有发热、咳嗽等轻症肺炎表现时可在门诊治疗和随访;当患儿有呼吸增快、轻度呼吸困难时需及时留院观察或住院治疗,防治并发症。注意不要包裹太严密,要使患儿呼吸通畅,以免窒息。

治疗主张　肺炎的治疗原则是应用消炎药物,杀灭病原菌。根据不同的病原菌选用敏感的药物,早期治疗、足疗程,可根据病情选择治疗方案。同时还应对症治疗,如发热时给予服用退热剂,咳嗽应给予化痰止咳药物,缺氧明显的患儿宜及时供氧。支持疗法十分重要,尤其对病毒性肺炎患儿要注意足够的液体和营养供给,必要时静脉补液,切忌补液过度,导致病情加重。

诊治误区　并非每一个肺炎患儿都需使用抗菌药物。若为细菌感染,应根据不同病原体选用敏感的抗生素。若为病毒性肺炎,目前尚无理想的抗病毒药物,抗菌药无效。

特别提醒　患儿肺炎时常因发热、咳嗽而口干、食欲减退,故宜少量多餐,喂以富含蛋白质和维生素的食物,常喂些温开水。

注意轻轻拍背,定时更换体位,以利痰液排出和炎症吸收。

若在门诊治疗,家长必须按医嘱给患儿按时用药,仔细观察病情,定时测量体温、脉搏和呼吸(每日4次)。若发现患儿烦躁、不肯入眠、呻吟、唇周发绀,应随时就诊。

对易反复呼吸道感染的患儿,于肺炎治疗后应进一步检查血清铁、锌和免疫功能等,找出原因,进行矫治,避免再发。

健康管理 目前可通过疫苗预防小儿肺炎。除计划免疫外,常用有 B 型流感嗜血杆菌结合疫苗、7 价肺炎球菌蛋白结合疫苗和 23 价肺炎球菌多糖疫苗等。

积极提倡母奶喂养,合理添加辅食。积极预防佝偻病、营养不良等。提倡户外活动,多晒太阳。培养良好的饮食及卫生习惯,小儿衣着不过厚或过薄,婴儿不要包裹过紧,平时居室内要每日定期开窗换气。加强早产儿及体弱儿(包括先天性心脏病患儿)的保护和护理。

(李　臻)

小儿发热

体温升高是小儿疾病时常见的一种临床表现,当体温超过正常时,即称"发热"。引起发热的原因很多,可分感染性与非感染性两大类。感染性发热是各种病原体感染所致,非感染性发热可由产热过多、散热障碍、体温调节功能失常引起。

肛门温度高于 37.8℃,舌下温度高于 37.5℃,腋下温度高于 37.4℃,称为发热。体温在 39～40℃ 称高热,超过 40℃ 称超高热,持续发热达 2 周以上称长期发热。

小儿发热常突然发生,无先兆症状。有的小儿虽发热,仍嬉戏如常,易被忽略。婴幼儿高热时可表现为烦躁、哭闹、神萎、思睡、口渴、食欲不振、呕吐、腹泻、便秘,甚至惊厥、昏迷。热前畏寒,手足发冷,或寒战;热盛时肤色潮红,身烫,无汗,可有惊跳;热退时大量出汗。

◎ 您需要做哪些检查

常规的检查包括血、尿、粪常规检查,中段尿培养,拍摄胸片等。

长期发热,需结合病史特点逐步分析:①低热,常为慢性感染所致,疑似肺结核时,宜进行结核菌素试验及胸部 X 线检查(拍摄正位、侧位片)。②持续高热或弛张热,多见于败血症,应反复抽血培养寻找致病菌;或见于感染性心内膜炎,心脏超声心动图检查可显示心瓣膜上的赘生物,从而确诊。③发热伴贫血、皮疹、关节痛,多见于白血病、风湿热、类风湿病或系统性红斑狼疮等。通过血液检查、免疫检测、骨髓穿刺检查便可以确诊。④发热伴尿频、尿急、尿痛、腰酸,常提示泌尿系统慢性感染。通过尿常规、中段尿培养、肾脏 B 超检查及静脉肾盂造影便可以确诊。⑤发热伴淋巴结肿大或肝脾肿大,则常为恶性重症疾病所致,可通过骨髓穿刺检查和淋巴结活检来确诊。⑥发热伴头痛、呕吐,甚至惊厥、昏迷,常提示中枢神经感染或颅内病变,应做脑脊液检查、CT 检查或磁共振成像(MRI)检查,从而明确诊断。

◎专家忠告

就诊策略 急性发热多见于感染性疾病,呼吸道感染最为常见,选择普通的儿科门急诊就近诊治即可。一般通过合理的抗炎及对症治疗,病情在数日内大多会治愈。除发热外如患儿精神状态始终不佳、面色反应差、高热持续不降或发热持续 2 周以上,并且原因不明,则需及时复诊,必要时留观或住院治疗,积极寻找发热原因。

治疗主张 长期发热若为暑热症,尽可能使居室通风降温,有条件的家庭可用空调,并对症处理。一般结核病可门诊治疗,口服抗结核药物,加强营养,随访观察。其他长期发热都应住院观察、检查和治疗。

急性发热时,首先要明确诊断,然后针对病因治疗。体温38.5℃以上、有惊厥病史者应及时给予退热;有些婴幼儿虽有高热,但精神仍好,可喂温开水,不必急于退热处理。

高热伴惊跳或烦躁不安时,可予以物理方法或药物降温,如酒精擦浴、头部冷湿敷、头枕冰袋或洗温水浴(水温低于体温1℃);也可选用对乙酰氨基酚口服退热药,剂量不宜过大,避免出汗过多而虚脱。口服退热药无效或不肯吃药的小儿可予肌内注射退热药,或用退热肛栓。

诊治误区 小儿一有发热就吃退热药,且短期重复给药是最常见的现象。发热是人体抗病的一种正常反应,对小儿是有益的,只有发热过高才可能会对小儿产生不利影响。有研究表明,在发热时人体的免疫功能优于正常体温时,发热还有一些免疫促进作用,还能抑制某些微生物的生长。因此建议小儿发热达中等程度以上,适时口服退热药。用药间隔至少4~6小时。

特别提醒 2岁以下的小婴儿因脏器功能发育尚不成熟,尽量少用退热药。

发热时衣服不宜穿得过多,尤其当新生儿及婴儿高热不退时切忌用厚棉被包裹,以免因保暖过度影响散热而导致意外的发生。

健康管理 及时更换被汗液浸湿的衣被。发热时多喂些温开水,饮食宜清淡,少量多餐。不能乱用退热药,以免掩盖症状,延误诊断。长期发热者,每日应测体温2~4次(肛表较准确),并记录,就诊时供医生作诊断参考。

小儿心律失常

小儿心律失常可由先天性心脏病、心肌炎、急性感染、电解质紊乱、药物中毒、心脏手术创伤等引起。新生儿和婴儿由于心脏传导系统尚未发育完善,靴龄前期与青春早期的儿童情绪激动、自主神经功能不稳定时,均可诱发心律失常,但往往可以自愈。有些病例原因不明。

不同类型的心律失常其症状不完全相同,常见的症状有心悸、乏力、头昏,严重的可发生晕厥、休克、心力衰竭。婴儿可突然出现面色苍白、拒食、呕吐、嗜睡等。阵发性心动过速的患儿常有反复发作的历史。正常窦性心律婴儿100~140次/分,1~6岁80~120次/分,6岁以上60~100次/分。根据心脏听诊及脉搏的节律及频率,可初步做出判断。

◎您需要做哪些检查

心电图检查 是诊断心律失常的重要手段。有条件者可加做24小时动态心电图监测,以进一步发现间歇发生的心律失常。检查时活动一切照常,暂停洗澡。极少数复杂心律失常患儿需用心导管电生理检查。

X线摄片检查 摄胸片,可观察心脏大小。由心脏病引起的心律失常可见心脏增大。

心电图运动试验 可观察早搏变化与心功能。

超声心动图检查 可寻找病因。

经食管心房调搏检查 应用

于心脏电生理检查。

心肌酶谱及病毒学检查　必要时进行。

◎专家忠告

就诊策略　若患儿无自觉症状，一般状况良好，心功能正常，则不需要治疗，可随访观察。若心律失常患儿出现自觉症状，造成精神恐惧，或合并心功能不全，应及时住院，进行药物治疗。

治疗主张　首先要了解心律失常的性质及发生心律失常的原因，查明病因和诱因并及时纠正，治疗上方能有的放矢。有些心律失常在临床上找不到明确的病因，心脏检查正常，此类心律失常预后较好，不一定用抗心律失常药物，有时不适当的治疗反而加重或诱发严重心律失常，或发生严重的副作用，应做好解释工作，并定期随访。新生儿期及婴儿期由于心脏传导系统尚未完善，易出现心律失常如早搏、室上性心动过速，往往可以自愈。

注意及时对症治疗，如给氧、纠正酸碱平衡、升压、控制心力衰竭及抗感染等。严重的心律失常如完全性房室传导阻滞、室性心动过速、心室颤动等，病情重，变化快，应监测心电图，密切观察变化，并做好急救准备（如，人工呼吸、胸外心脏按压、电击复律及人工心脏起搏器等）。

诊治误区　有些家长发现小儿心律不齐，误以为是心律失常，认为有心脏病或心肌炎，非常惊恐。这是一种误解。当然，必要时可做心电图检查，以鉴别其他心律失常。

确诊为病理性心律失常，已用抗心律失常药物治疗的患儿，应积极配合医生，按医嘱服药，坚持定期随访，若开始时症状改善不理想，切勿自作主张增减剂量或到处求医，这样反而会延误病情，增加病儿痛苦，弊多利少。

特别提醒　小儿处于生长发育过程中，心率较成人快，心跳较易加速。一般年龄越小，心搏越快，如婴儿平均心率 100～140 次/分，年长儿平均心率 80～100 次/分。在发热、运动或情绪紧张时，婴儿平均心率大于 140 次/分，年长儿平均心率大于 100 次/分，称窦性心动过速，这是一种正常反应，不是心律失常。若窦性心动过速发生在睡眠时，则应去医院详查病因。

健康管理　平时生活有规

律,饮食宜少量多餐,勿过饱,睡眠充足,适当活动,避免过度劳累与紧张,注意冷热,预防呼吸道感染,定期门诊随访,复查心电图。

(陆 桥 洪建国)

小儿支气管哮喘

支气管哮喘简称"哮喘",是一种常见且反复发作的呼吸道变态反应(过敏)性炎症性疾病。引发哮喘的原因主要有两方面:内因为机体的特异性(过敏性)体质,外因为各种致敏原的刺激。小儿哮喘,以 1~6 岁多见,大多在 3 岁以前起病。经治疗后多数患儿可以长期缓解,乃至临床痊愈。

哮喘发作期典型症状:①气喘。学龄儿童诉胸闷,透不过气来,呼吸困难;婴幼儿则烦躁不安,费力地喘气。②咳嗽、咳痰。发作近缓解时咳嗽明显,咳出较多稀薄白色黏痰,合并感染时可咳出黄色脓痰。③胸痛或腹痛。少数患儿可出现呕吐、冷汗淋漓、面色苍白、唇周青紫、面容恐慌等症状。④肺部听诊有呼气明显延长,两肺哮鸣音广泛,婴幼儿哮喘发作时两肺可有细湿啰音。

◎您需要做哪些检查

血液常规检查 发作时可有嗜酸性粒细胞增高,如并发感染可有白细胞数增高,分类嗜中性粒细胞比例增高。

肺功能检查 在哮喘发作时,由于气道平滑肌痉挛,呼气流速受限,肺通气功能存在不同程度的阻塞,缓解期肺通气功能多数在正常范围。常用的指标为第一秒用力呼气量(FEV1),一秒率(FEV1/FVC,%)。

血气分析 哮喘严重发作时可有缺氧,抽血行血气分析。

X 线检查 为与其他引发喘息的疾病鉴别,可行胸部 X 线检查。

变应原检测 了解机体的特异性致敏原,达到避免接触减少诱发。

非损伤性气道炎症指标监测 如诱导痰液检查嗜酸细胞阳离子蛋白(ECP)检测,呼出气一氧化氮(NO)测定,通过分析痰液或气道中的炎症因子或介质水平,判断哮喘气道炎症程度。

◎专家忠告

就诊策略 小儿哮喘若能及

早得到正确的诊断及规范治疗,随着年龄的增长,气喘症状可能会获得很好的控制;否则,就可能终身带病。因此,要坚持长期、持续、规范、个体化的治疗原则。在发作期快速缓解症状、平喘、抗炎,而在缓解期应长期抗炎、控制症状、降低气道高反应性、避免触发因素、进行自我保健。

父母一旦发现自己孩子出现哮喘发病的先兆症状,应及时就诊。与医生一起制定一个适合自己孩子的长期治疗方案,掌握用药方法、用药时间和最合适的剂量。

治疗主张

吸入治疗是目前治疗哮喘的最好方法,因为吸入的药物可以以较高浓度迅速到达病变部位,起效迅速,且用药剂量较小,全身不良反应较轻。家长及患儿应在医生指导下正确掌握吸入技术,以确保药效。

治疗哮喘的药物主要有两大类。①控制药物:包括糖皮质激素(布地奈德、倍氯米松、泼尼松、氢化可的松等)与非糖皮质激素抗炎制剂,主要有白三烯受体拮抗剂——孟鲁司特和色甘酸钠等。这些药物具有抗过敏性气

道炎症的作用,可以长期控制症状和预防症状再次发作。②急性症状缓解药物(即支气管舒张药物):有 β_2 肾上腺素能受体激动剂(沙丁胺醇、特布他林等)及茶碱类药物(氨茶碱),主要用于急性发作时的解痉。在无法避免变应原或药物治疗无效时,可以考虑针对变应原进行特异性免疫治疗。

因呼吸道反复感染诱发喘息发作的患儿可酌情加用免疫调节剂,例如核酪、羧甲基淀粉钠(卡慢舒)、胸腺素和转移因子等。

哮喘重症持续状态的患儿,由于支气管严重阻塞,可威胁生命,因此,应及时住院,积极处理。

诊治误区　哮喘的本质是气道的慢性非特异性炎性疾病,临床上哮喘一发病即给予静脉补液、抗生素治疗是无效的,甚至会加重病情延误治疗。哮喘缓解期可无任何症状和表现,但并不意味着可以完全停药。

特别提醒　3岁以下儿童的喘息多为病毒感染诱发,随着生长发育患儿机体免疫能力的增强,绝大多数患儿哮喘症状多会自然消退,又称早期一过性哮喘。如哮喘症状的发生是由于气道受

到了某种刺激突然诱发,且过敏特征明显,这类患儿尤为需要加强早期干预和治疗。如仔细寻找发生哮喘的触发因素并设法避开。

健康管理 哮喘是慢性病,一般需治疗和随访数年,尤其是专病门诊随访,根据患者的特点制定一个长期治疗方案。为巩固疗效,在缓解期必须加强对哮喘患儿的教育和管理,通过教育可显著提高患儿和家长对疾病的认知,达到良好的自我管理和控制。

(李 臻)

维生素 D 缺乏症

维生素 D 缺乏症主要发生在受日光照射不足,并缺少食物维生素 D 来源的人群中,婴幼儿、家庭妇女和老年人更为多见。佝偻病和骨软化病是维生素 D 缺乏在临床特有的表现。佝偻病发生于生长发育中的婴幼儿及儿童时期,骨软化症发生于成年人。

初期症状:主要有烦躁、易激惹、夜惊啼、多汗、枕秃等非特异性症状。

极期症状:婴幼儿以颅骨软化(乒乓头)多见;半岁后出现方颅及"手镯"和"脚镯",脊柱后突或侧弯;1 岁左右出现肋串珠、肋膈沟、肋骨外翻、鸡胸或漏斗胸。其他常见的有前囟增大,前囟闭合延迟,出牙迟,说话迟,全身肌肉松弛,蛙腹,肝脾大,贫血,易感染等。血钙过低者可出现低钙抽痉(手足搐搦症),严重者可因喉痉挛引起窒息。

后遗症期症状:3 岁后重症患儿留有不同程度的后遗症,如"X"形腿、"O"形腿、脊柱弯曲或骨盆畸形等。

◎您需要做哪些检查

血钙、血磷、钙磷乘积、血碱性磷酸酶是诊断佝偻病常用的指标,但缺乏特异性,且受肝脏疾病影响较大。近年来提倡骨碱性磷酸酶测定,正常参考值≤200 微克/升。该值的升高程度与佝偻病严重程度密切相关,对佝偻病早期诊断敏感性高。

X 线检查可根据骨骼变化确定佝偻病分期。近几年来骨矿物质含量测定对佝偻病的诊断有较大意义。

◎专家忠告

就诊策略 若患儿有日光照

射不足、维生素 D 摄入不足的病史,尤其是早产儿、双胎儿有生长发育过快等病史,伴有佝偻病的临床表现,应该及时就诊,进行验血或摄片检查。

治疗主张　采取日光、营养、药物、防治并发症等综合措施,控制活动期,防止畸形和复发,从而达到治疗目的。

一般治疗　加强营养,尽量吃母乳,人工喂养儿应哺以维生素 D 强化的牛乳或配方奶粉,均要及时添加含维生素 D 和钙丰富的食品。多到户外活动。

维生素 D 疗法　初期口服维生素 D,每日 5 000 ~ 10 000 单位,极期增至 10 000 ~ 20 000 单位,持续 1 月后改预防量,每日 400 单位。口服有困难或重度佝偻病或有并发者,可用针剂。初期用维生素 D30 万单位,肌注 1 次即可;极期则按病情间隔 1 个月重复 1 ~ 2 次。肌注维生素 D 1 个月后给予预防量口服,直至 2 岁。切勿过多使用大剂量维生素 D,以防中毒。恢复期如在冬季、春季,处理同初期。治疗后 3 个月仍不见效者应查找原因,排除抗维生素 D 性佝偻病。

补充钙剂　在维生素 D 治疗期间应同时补充钙剂,注意钙剂不宜与奶类同服,以免结成凝块,影响吸收。在服用维生素 D 预防量时,只要饮食中钙充足,就不必强调再补充钙剂。

严重的骨骼畸形可至骨科进行矫治。

诊治误区　长期服用大剂量维生素 D 可引起中毒。如小儿每日用维生素 D 500 ~ 1 250 微克(2 万 ~ 5 万单位),连服数周或数月即可发生中毒。目前,市场上钙制剂名目繁多。有些人认为钙是保健品,多吃无妨。事实上绝大多数钙剂吸收率仅 30% 左右,余均从大小便排出,补充过多既无益又加重负担。

特别提醒　维生素 D 缺乏性佝偻病是完全可以预防的,提倡母乳喂养,足月儿生后 1 个月、早产儿生后半个月应开始口服维生素 D。婴幼儿期要坚持晒太阳,每日户外活动至少 1 小时,对体弱儿童及冬春季出生的小儿应用维生素 D 预防。接受维生素 D 治疗要遵照医嘱,切勿过量或长期服用,警惕维生素 D 中毒症状。

◎小贴士

佝偻病临床可分为三度。①轻度:可见颅骨软化、囟门增大、轻度方颅、肋串珠、肋膈沟等。②中度:可见典型的肋串珠、四肢骨骼改变如"手镯"和"脚镯"、肋膈沟、轻度或中度鸡胸、"O"形或"X"形腿,也可有囟门晚闭、出牙迟缓。③重度:可见明显的肋膈沟、漏斗胸、鸡胸、"O"形或"X"形腿、病理性骨折等。

(周小建)

营养性贫血

营养性缺铁性贫血为小细胞低色素性贫血,由于饮食质量差或搭配不合理而造成。营养性巨幼细胞贫血为大细胞性贫血,由于单纯母乳、牛乳喂养,又未及时添加辅食或偏食而造成,多见于婴幼儿。缺铁性贫血更为常见。

缺铁性贫血一般表现为皮肤、黏膜、指(趾)甲床逐渐苍白,尤以口唇、口腔黏膜最明显。有食欲减退,易疲乏,有异食癖,毛发稀疏易脱落,精神不振。年长儿可有头晕,注意力不集中,理解力降低,学习成绩下降等。易发

生感染,严重者有口腔炎、舌炎,常有呕吐腹泻,心跳快,心脏扩大,甚至心力衰竭,也可有肝脾肿大。

巨幼细胞贫血表现为进行性皮肤苍黄,颜面虚肿,头发稀枯,有厌食、恶心,易腹泻,舌面光滑,心脏扩大,易并发心力衰竭,肝脾可肿大。

◎您需要做哪些检查

血液检查 抽血检查血红蛋白与红细胞,或全血检查。根据血红蛋白及红细胞减少程度将小儿贫血分为四级:血红蛋白 90 ~ 110 克/升,红细胞 $300×10^9 ~ 400×10^9$/升,为轻度贫血;血红蛋白 60 ~ 90 克/升,红细胞 $200×10^9 ~ 300×10^9$/升,为中度贫血;血红蛋白 30 ~ 60 克/升,红细胞 $100×10^9 ~ 200×10^9$/升,为重度贫血;血红蛋白小于 30 克/升,红细胞少于 $100×10^9$/升,为极度贫血。

全血细胞检查 血涂片见红细胞以小细胞为主,染色浅,中央淡染区扩大,则为营养性缺铁性贫血。血涂片见红细胞体积大,中心淡染区不明显,则为巨幼细胞贫血。抽血查血清铁蛋白(SF)降低、血清铁(SI)减少、总

铁结合力（TIBC）增高、运铁蛋白饱和度（TS）降低、红细胞内游离原卟啉（FEP）增高，提示为营养性缺铁性贫血。血清维生素 B_{12} 或叶酸含量降低，提示为巨幼细胞贫血。

骨髓检查　当患儿全血细胞减少时有必要做骨髓检查。

◎专家忠告

就诊策略　营养性缺铁性贫血诊断明确后，应查找原因，去除病因。如因喂养不当引起，应及时调整饮食，改善母婴营养，合理喂养，提倡母乳喂养，及时添加辅食，纠正偏食、挑食等不良饮食习惯。合并感染性疾病时，应及早控制感染。对早产儿、双胎或多胎儿宜及早补充铁剂，或喂以铁强化的配方奶粉。

治疗主张　营养性缺铁性贫血患儿的予铁剂治疗：口服各种铁制剂。长期腹泻或不能耐受口服的患儿，可用右旋糖酐铁，深部肌内注射，但注射局部较为疼痛，一般少用。

巨幼细胞贫血患儿可给予肌注维生素 B_{12}；口服叶酸，同时服用维生素 C，直至临床症状明显好转，血象恢复正常。单纯缺乏维生素 B_{12} 时，不宜加叶酸，以免加重精神、神经症状。恢复期也应适当补些铁剂，以利造血。

严重贫血患儿可考虑少量输血。

诊治误区　营养不良性贫血导致的冠心病、心绞痛、心律失常并非少见，应引起人们的重视。对于贫血的患儿，首先要积极寻找贫血的原因，纠正贫血。

特别提醒　铁剂应于饭后服用以减少胃肠道反应，并加维生素 C，有利于铁的吸收。铁剂不宜与牛乳、钙片同服，以免影响吸收。通常服药 3～4 周待血红蛋白升至正常后，再服 2 个月，以补充体内贮存铁，切勿过早停药。

对于营养不良性贫血的小儿，应适当控制活动量，同时因为贫血小儿抗病能力下降，父母要注意居室温度，及时增减衣被，严防感冒，避免合并感染以加重病情。

健康管理　无论母乳喂养或人工喂养都应按时添加辅助食品，以补充铁、叶酸和维生素 B_{12}。幼儿必须纠正不良的饮食习惯，不偏食，不挑食，做到荤素搭配。配方奶粉不应煮沸饮用，必须用温开水（30～40℃）冲调，以免高温破坏营养素。

婴幼儿腹泻

婴幼儿腹泻的发病年龄大都在 2 岁以下，由于食用不洁的食物或水导致肠道细菌、病毒感染而造成，或由于肠道外感染、喂养不当、过敏或天气变化而造成。

粪便变稀，次数比平时增多，症状轻重不一。轻者精神尚好，食欲不振，偶有呕吐，粪便次数增多，每日少于 10 次，每次粪便量少、稀薄或带水，呈黄色或黄绿色伴白色或黄白色奶瓣，有少量黏液，可有酸味。重者腹泻频繁，量多，常有呕吐，并出现脱水和酸中毒症状，眼眶、前囟凹陷，眼泪、尿量由少到无，皮肤弹性差，患儿口渴想喝水，四肢冰冷，精神烦躁或萎靡，口唇樱桃红色，呼吸深快，也可有发热、腹痛、腹胀，有的可出现惊厥、昏迷。

◎您需要做哪些检查

一般先根据发病季节、病史、临床表现、粪便的肉眼检查、粪便化验检查有无白细胞，做出初步诊断。若有明显的脱水症状及全身中毒症状，则应该抽血测定血清钠、钾、氯，并进行动脉血气分析，以评估脱水性质与程度和有无酸中毒及程度。

若腹泻超过 2 周不停或迁延持续 2 个月以上者，除外感染因素外，可根据病史有选择性查微量元素、变应原、遗传代谢病。

◎专家忠告

就诊策略 急性腹泻，无明显脱水征象的患儿，如精神状态及胃纳可，一般门诊随访居家治疗。如患儿胃纳差，频繁吐泻，且有较明显尿少、口渴等脱水征象，发热，大便带血等需及时就诊，必要时适当补液支持或住院治疗。慢性腹泻，需分析腹泻不愈的原因，根据病史做相关实验检查，加强病因治疗。

治疗主张 治疗原则为预防脱水，纠正脱水，继续饮食和合理用药。

饮食疗法 腹泻时不必禁食，应多补充水分，特别是营养丰富的流质或半流质饮食，如米粥、面条、牛奶、肉汤之类。可以选择脱脂酸牛奶、焦米汤、苹果泥和胡萝卜汁等。

液体疗法 对无呕吐、无脱水或轻度脱水的患儿，可在家口服足够液体,以预防和纠正脱水。如自制米汤加盐溶液或口服补液盐溶液,纠正脱水。若患儿2~3日后病情不见好转,应去医院就诊,根据病情进行静脉输液,纠正水、电解质紊乱。

病因治疗 ①细菌感染性腹泻患儿应送当地医院,口服或静脉滴注有效抗生素,如氨苄西林、广谱头孢菌素、呋喃唑酮等,控制感染。但对病毒感染的患儿无需使用抗生素,用饮食疗法、液体疗法即可,可口服肠黏膜保护剂蒙脱石。真菌感染的患儿应及时停用广谱抗生素,口服制霉菌素。②非感染性腹泻患儿不用抗生素。若为饮食不当引起,只需调整饮食;若为肠道外感染,应积极治疗原发疾病,通常用微生态调节剂双歧三联活菌剂和肠黏膜保护剂。

对症治疗 患儿腹泻急性期后粪便稀,可服止泻药。对慢性腹泻患儿应加强支持疗法,给予营养丰富的饮食,补充维生素A、C、D及B族维生素,必要时可少量多次输血或血浆。

诊治误区

滥用抗生素 小儿急性腹泻多数为病毒所致,或者由于饮食不当引起。对这些原因引起的腹泻,抗菌药物不但无效,反而会杀死肠道中的正常菌群,引起菌群紊乱,加重腹泻。

腹泻患儿禁食治疗 在腹泻大量丢失水分的情况下,限制饮食,或干脆禁食会加重脱水和酸中毒;同时进食太少,小儿处于饥饿状态,会引起肠蠕动增加和肠壁消化液分泌过多而加重腹泻。所以,腹泻时不必禁食,应多补充水分,特别是营养丰富的流质或半流质饮食。

特别提醒 急性腹泻时千万不要自服止泻药,否则反而会加重病情。勤换尿布,解便后冲洗臀部,涂以鞣酸软膏,以防红臀。对感染性腹泻患儿应注意消毒隔离。

健康管理 添加辅食时,一定要注意先从少量开始,在花样上每次只能增加一种,以使宝宝的消化道有个适应的过程。另外,添加辅食时应从半流食开始,逐步过渡到固体食物,过早地添加固体食物,易导致腹泻。

◎小贴士

微生态调节剂:又称肠道菌群失调矫正剂,对调节肠道菌群失调,改善微生态环境确有良好的预防和治疗作用。目前的微生态调节剂基本上分为两类:一类是活菌制剂,如培菲康、妈咪爱、丽珠肠乐、整肠生、三株口服液、昂立一号等;另一类是死菌或其代谢产物制剂,如乐托尔及乳酸菌素片等。这类药物是以扶植肠道正常菌群为目的,通过生物拮抗作用,抑制病菌的生长,间接达到杀死病菌的效果的,而且临床使用安全。

肾病综合征

肾病综合征是由于肾小球滤过膜对血浆蛋白通透性升高,大量血浆蛋白自尿中丢失而引起。典型的肾病综合征临床特点为"三高一低",即大量蛋白尿($\geq$ 3.5 克/日)、水肿、高脂血症,血浆蛋白低($\leq$30 克/升)。病情严重者会有浆膜腔积液、无尿表现。肾病综合征分原发性和继发性两类,小儿时期绝大多数为原发性肾病综合征。原发性肾病综合征可分为单纯性肾病和肾炎性肾病两型,以前者多见。

单纯性肾病:通常 2~7 岁起病,以男性儿童居多。患儿全身性水肿,始于颜面,随后波及全身,呈凹陷性,可见阴囊水肿、胸水和腹水。尿少,但无明显血尿和高血压。精神萎靡,面色苍白。食欲减退,可有腹痛、腹泻。

肾炎性肾病:以 7 岁以上儿童多见,水肿不如单纯性肾病显著,可有发作性肉眼血尿和不同程度的高血压。

◎您需要做哪些检查

尿常规检查　通过尿蛋白定性、尿沉渣镜检,可以初步判断是否存在肾小球病变。

24 小时尿蛋白定量　肾病综合征患者 24 小时尿蛋白定量超过 3.5 克是诊断之必备条件。

血浆蛋白测定　肾病综合征时,血浆白蛋白低于 30 克/升是诊断必备条件。

血脂测定　肾病综合征患者常有脂质代谢紊乱,血脂升高。

肾功能检查　常做的项目有尿素氮(BUN)、血清肌酐(Scr),以了解肾功能是否受损及其受损程度。

电解质及 CO_2 结合力(CO_2-CP)测定　用来了解是否有电解质紊乱及酸碱平衡失调,以便及时纠正。

血液流变学检查　肾病综合征患者血液经常处于高凝状态，血液黏稠度增加。此项检查有助于了解血液循环状态。

其他检查　以下检查项目可根据需要选用：血清补体、血清免疫球蛋白、选择性蛋白尿指数、尿蛋白聚丙烯胺凝胶电泳、尿 C_3、尿纤维蛋白降解产物（FDP）、尿酶、血清抗肾抗体及肾穿刺活组织检查等。

◎专家忠告

就诊策略　肾病综合征又分为原发性和继发性两种。继发性肾病综合征的原因很多，主要包括风湿病、肿瘤、感染、药物等。肾脏病理类型不同，治疗方案也不同，因此，肾活检明确病理改变就显得非常重要。治疗主要为激素治疗（不同病理类型对于激素的敏感程度也不同，必要时辅以细胞毒类免疫抑制剂治疗）。定期随诊对于肾病综合征尤为重要。

治疗主张　注意休息，预防感染。水肿明显者应适当限制水钠的摄入，利尿消肿。糖皮质激素、免疫抑制治疗和细胞毒药物仍然是治疗肾病综合征的主要药物。原则上应根据肾活检病理结

果选择治疗药物及疗程。

高脂血症可加速肾小球疾病情的发展，增加心脑血管疾病的发生率，因此，肾病综合征患者合并高脂血症应使用调脂药治疗。

肾病综合征患者由于凝血因子的改变及激素的使用，常处于高凝状态，有较高的血栓并发症的发生率，一旦发生并发症，必须及时送医院治疗。

诊治误区　病初患儿有水肿或高血压，宜卧床休息，采用低盐饮食，但不宜长期忌盐。

治疗肾病的首选药物为激素，目前多采用泼尼松中长程疗法（6～12 个月）。激素的治疗要遵循"始量要足、减量要慢、维持时间要长"的原则。很多患者由于减量过快，维持时间过短，往往导致疾病复发。因此，激素的减量应该在医生的指导下进行，不可自行随意减量。

特别提醒　大多数小儿肾病属原发性单纯肾病，病理为轻微病变，及时就诊治疗预后良好。但对于继发性肾病综合征要针对病因进行治疗，当病因解除后，肾病综合征往往会自行缓解。

定期随诊对于肾病综合征尤为重要，其目的有：①了解药物疗

效、治疗反应情况。②观察有无不良反应。③调整药物剂量。

（李 臻）

麻　疹

麻疹是由麻疹病毒引起的急性呼吸道传染病。自应用麻疹减毒活疫苗后，麻疹大流行已被控制。患病后可获终身免疫。

患儿接触麻疹病毒后 10～14 日，先出现低热，继而出现中度发热，以及干咳、流涕、打喷嚏、眼畏光并流泪等其他症状；发热 2～3 日后口腔黏膜出现麻疹黏膜斑，体温突然升高，剧咳，有时伴吐泻；发热 3～4 日后于耳后、发际、头面部、颈、躯干、四肢、手足心，先后出现红色斑丘疹，疹间皮肤正常，部分可融合成簇状；皮疹于 3～5 日内出齐，继而热降，症状减轻，皮疹隐退，留有糠麸样脱屑及浅褐色色素沉着。

◎您需要做哪些检查

血液检查可见血白细胞计数降低，淋巴细胞相对增高。

疾病初期鼻咽分泌物中可找到多核巨细胞，尿中可检测到包涵体细胞。出疹期检测血清，麻疹抗体常呈阳性。

◎专家忠告

就诊策略　轻型麻疹发热低，上呼吸道症状较轻，麻疹黏膜斑不明显，皮疹稀疏，病程约 1 周，无并发症。患儿居家隔离，对症处置即可。麻疹病程中若中毒症状较重，出现惊厥、昏迷、消化道出血、皮疹少出不透、热退又高升，以及声音嘶哑、犬吠样咳嗽、气促加剧等症状，均提示患儿可能发生肺炎、喉炎、脑炎等并发症，应急送医院救治。

治疗主张　无特异性治疗方案，对症处置为宜。卧床休息，勿忌口，以免营养不良，给予易消化有营养的半流质食物，足量饮水，保持眼、鼻、口腔清洁，高热时可用少量退热药，剧咳时用祛痰剂，补充维生素 A、B、C、D，伴继发感染时才给抗生素。

诊治误区　临床上婴幼儿易发生下列各种发热出疹性疾病，需注意鉴别。①风疹：由风疹病毒造成，发热 1 日内出现红色斑丘疹，1 日出齐，退疹后无色素沉着及脱屑，全身症状轻，可伴耳后及枕部淋巴结肿大。②幼儿急疹：由人疱疹病毒造成，高热 3～

5 日,热退疹出,斑丘疹 1 日出齐,躯干为主,次日消退,情况良好。③**肠道病毒感染**:由埃可病毒、柯萨奇病毒造成,主要症状为发热、咽痛、胸痛、咳嗽、结膜炎、腹泻、心肌炎、全身或颈部及枕后部淋巴结肿大,于发热时或热退后出现散在斑疹或斑丘疹,脸部与胸部多于四肢,很少融合,1 ~ 3 日消退,不脱屑,有时呈紫癜样或水疱样皮疹。④**药疹**:出现发热及原发病症状,有近期用药史,常于用药 7 ~ 11 日或再次用药 24 小时内发疹,皮疹如猩红热样、荨麻疹、疱疹等,有痒感,体表摩擦、受压部位多。⑤**猩红热**:由乙型溶血性链球菌感染所致,发热 1 ~ 2 日后出疹,皮肤弥漫性充血,有针尖大小丘疹,持续 3 ~ 5 日后退疹,1 周后全身大片脱皮,全身症状严重,可伴咽喉炎、扁桃体炎、"杨梅舌"等,高热时出疹。

特别提醒　接触患儿后应检疫 3 周;冬春季节或流行季节少出门;衣物多置阳光下暴晒;已接触患儿的,5 日内可注射丙种球蛋白;易感儿接种麻疹减毒活疫苗,可防止发病。

健康管理　居室经常开窗通风换气,口腔应保持湿润清洁,鼓励患儿少量多餐,进食一些流质、半流质饮食,多喝开水。患儿的衣服、被褥、玩具等在室外晒 1 ~ 2 小时就可达到消毒目的。

水　痘

水痘是由水痘带状疱疹病毒引起的急性儿童期出疹性疾病,传染性极强,易感儿童接触后几乎 99% 发病,得病后可终身免疫,冬春季多见。

发病前 2 ~ 3 周患儿曾接触水痘带状疱疹病毒,发热数小时后全身皮肤从头面到躯干(四肢少)成批出现红斑、丘疹、水疱,疱疹持续 3 ~ 4 日后结痂,各型皮疹同时存在,干痂脱落后短期内暂留浅疤。口腔黏膜、眼结合膜、外阴黏膜及头皮也可见疱疹或浅溃疡。全身症状轻微。

◎您需要做哪些检查

根据水痘接触史与典型皮疹特点很容易诊断。

血液检查　外周血象大都正常。

显微镜下检查　新鲜水疱底部刮取物在显微镜下可找到多核巨细胞、核内包涵体,以快速诊断。

PCR 技术检测 检测水疱液中的病毒抗原,敏感性高。

抽静脉血做血清补体结合试验、酶联免疫法测抗体,结果可靠。

◎专家忠告

就诊策略 该病为自限性疾病,病后可获得终身免疫,轻型水痘居家隔离,注意休息,对症处置。如患儿出现持续高热、精神反应差、抽搐或出现肺炎、心肌炎、脑炎、紫癜等症状或继发严重细菌感染需及时就诊或住院治疗。

治疗主张 无特异性治疗方案,对症处置为宜。保持皮肤清洁,以免抓破皮疹。局部或全身用止痒剂,皮疹继发感染时局部涂抗生素药膏。选用板蓝根、大青叶冲剂、维生素 B_{12}、利巴韦林、阿昔洛韦、干扰素等抗病毒。严重感染可予静脉丙种球蛋白支持。

诊治误区 应注意与丘疹样荨麻疹、脓疱病和手足口病相鉴别。①丘疹样荨麻疹:由虫咬或食物过敏引起,对称分布,风团样丘疹,中央有粟粒大小水疱,质硬不易破,不结痂,瘙痒,以腰、臀、四肢多见。口腔黏膜、头皮无皮疹。②脓疱病:系细菌感染引起,为化脓性疱疹,见于颜面、全身、四肢暴露部位,夏秋季多见。③手足口病:由柯萨奇病毒造成,3 岁以下多见,全身症状轻,有发热、厌食、口痛,2～3 日内出疹,四肢远端出现水疱丘疹,口腔有疱疹溃疡,1 周后自愈。

特别提醒 隔离患儿,直至全身皮肤完全结痂后才能进入集体机构。水痘患儿禁用阿司匹林。长期应用激素的患儿、免疫功能受损的患儿、恶性病的患儿应尽量避免接触水痘。有条件者可用水痘疫苗进行预防。

流行性腮腺炎

流行性腮腺炎是由腮腺炎病毒造成的小儿急性呼吸道传染病,以腮腺疼痛性肿大、发热为主要特征,也可累及唾液腺、中枢神经系统、生殖腺和胰腺等。好发于儿童及青少年,以晚冬、早春多见。

患儿接触腮腺炎病毒2～3周后,开始发热、厌食、头痛、乏力,耳垂下后方疼痛,张口咀嚼时疼痛加剧。1~2日后以耳垂为中心腮腺肿大,可单侧肿大或双侧先后肿大,边界不清,稍有压痛,皮肤不红,颌下腺同时肿胀,4~5日后消退。

◎您需要做哪些检查

血液检查　血白细胞计数正常或降低,淋巴细胞相对增高。

血液与尿液检查　可见淀粉酶轻度或中度增高。

特异性IgM抗体测定　抽血测定,若为阳性或病后1个月特异性IgM抗体滴度较初期升高4倍或4倍以上,便可确诊。

心电图检查　合并心肌炎时心电图显示心律不齐、T波低平、ST段压低。

B超检查　腮腺区超声了解腮腺肿大情况。

◎专家忠告

就诊策略　本病为自限性疾病,对症治疗为宜。轻症患儿居家隔离观察,待腮腺肿胀消退。当患儿出现如下并发症状表现时,需及时就诊住院治疗观察。①脑膜脑炎:较常见,于腮腺肿前或肿后3~10日出现体温升高、剧烈头痛、恶心、呕吐、嗜睡、颈项强直等症状,少数患儿意识轻度改变,严重者出现抽搐、昏迷,甚至呼吸衰竭。应及时进行腰椎穿刺,做脑脊液常规生化检查,便可确诊。②急性胰腺炎:于腮腺肿后3~7日出现体温骤升、畏寒、中上腹部剧痛、反复恶心、呕吐、腹泻等症状,甚至虚脱。应及时测定血淀粉酶、尿淀粉酶,进行腹部B超检查,有助于诊断。③睾丸炎:较少见,多见于青春期,于腮腺肿后1周左右出现寒战、发热、恶心、呕吐、下腹疼痛,患侧睾丸肿痛、邻近皮肤红肿。青春期后女性可能并发卵巢炎,出现发热、下腹部疼痛伴压痛、呕吐等症状。

治疗主张　本病用抗病毒药治疗无效,主要是对症处理。应卧床休息至热退,保持口腔清洁,吃易消化的软食,忌食酸、脆、硬、辣或有刺激性的食物,多饮白开水,局部腮疼处可冷敷或用青黛散调醋后外涂,1日1次。高热者可进行物理降温。

诊治误区　注意与下列疾病鉴别:①耳前、颈淋巴结炎。肿大并不以耳垂为中心,压痛明显,边缘清晰、质地硬,口腔或咽部常有病灶,血白细胞计数及中性粒细胞计数增高。②化脓性腮腺炎。一侧腮腺肿大，局部皮肤红肿，压痛明显，有波动感，挤压腮腺管口有脓液溢出，血白细胞计数及中性粒细胞计数增高。

特别提醒　隔离患儿，直至腮腺肿完全消退。有条件者可应用腮腺炎免疫丙种球蛋白被动免疫，或试用腮腺炎减毒活疫苗预防发病。

（姚崇武）

多 动 症

儿童多动症又称注意力缺陷多动症（ADHD），或脑功能轻微失调综合征，是一种常见的儿童行为异常疾病。这类患儿的智力正常或基本正常，但学习、行为及情绪方面有缺陷。本症的病因尚不十分明确，目前认为是多种因素相互作用所致。

主要表现：注意力不集中，注意短暂，活动过多，情绪易冲动，学习成绩普遍较差，在家庭及学校均难与人相处。

具体表现：不注意细节，无法保持应有的注意力，无法完成指定的任务或家庭作业，常常丢失完成某种任务的必需品，注意力常常被外界的刺激吸引过去。但是，患儿对某些事的注意力非常集中，如一个人可以非常静心地、注意力非常集中地看电视、玩游戏机。上述症状的出现与患儿的实际年龄应有的发育水平不相符合。

◎您需要做哪些检查

到目前为止，本病尚无特异性实验室检查，临床评定量表既有助于诊断，也可以了解病情严重程度以及评估治疗效果。常用的有 Conners 儿童行为量表（包括父母问卷、简明症状量表和教师用评定量表三种形式），Achenbach 儿童行为量表（CBCL），注意力测定。

使用磁共振成像（MRI）与功能性扫描（FMRI，可分析脑部血流量）、计算机化脑电图（CEEG）、单光子发射断层扫描（SPECT）、视觉脑诱发电位（VEP）测试等，可帮助我们了解多动症患者和一般人脑部结构与功能性的相异处。目前最一致的资料是，多动症患儿小脑中间（小脑蚓部，位于脑后下端）及脑部中间区域（包括部分脑干）的大小缩减。

◎专家忠告

就诊策略 多动症联合治疗较单独治疗效果好。主要采取教育引导、心理治疗、药物治疗相结合。对多动性障碍的治疗,要求家长、教师、患儿和医生相互配合。家长应关心孩子,不要认为孩子的行为是故意的;更不应该去责骂或者体罚,这样做非但无效,反而增加孩子的反抗情绪,有损孩子的自尊心。

治疗主张 家长对药物治疗应持正确的态度。目前服用的药物不是聪明药,仅能使患儿的注意力集中、动作减少、上课时认真听讲、课后认真完成作业、提高学习效率。由于患儿学习基础较差,家长与老师应耐心予以辅导。通常患儿7岁以后可服药治疗。目前,常用的药物为中枢神经兴奋剂。

诊治误区 大多数家长缺乏对多动症认识,将其与孩子好动、调皮、不学好、染上坏习惯混为一谈,采取听之任之的态度或没有选对治疗方法,致使各种症状伴随着孩子成长,导致出现自尊心差,缺乏自信,情绪严重不稳,出现抑郁、精神分裂、品行障碍和反社会人格等不良现象。

有的家长道听途说,认为药物治疗会影响孩子的智力,这是毫无根据的,应让患儿按时服药。家长与老师要经常观察患儿服药后症状的改变与出现的不良反应,并将观察结果及时告诉医生,以便医生调整药物和剂量。

特别提醒 不要把其他一些疾病当作多动性障碍。有些家长带了孩子来医院就诊,主诉孩子学习困难,认为是由多动性障碍造成的。其实,造成孩子学习困难的原因不仅有多动性障碍,还有其他原因,如视力或听力障碍、智力发育迟缓、智商比较低等。造成孩子多动的原因还有风湿热舞蹈病、习惯性抽动症、精神分裂症等。诊断时必须仔细鉴别多动性障碍与其他疾病症状的区别,以免发生误诊。

(周小建)

儿童颅内肿瘤

儿童颅内肿瘤的患病率仅次于白血病而居儿童期肿瘤的第二位,包括原发于颅内各种组织的原发性肿瘤,或由身体其他部位转移到颅内的继发性肿瘤。

儿童颅内肿瘤的临床表现主要为颅内高压症状和肿瘤引起的局灶症状两类。由于颅内肿瘤直接浸润、压迫中枢神经或间接使脑脊液循环受阻,导致颅内压力增高,出现头痛、恶心、呕吐、视神经乳头水肿等症状。症状在开始时比较轻微,当肿瘤逐渐增大时渐加重,若不及时治疗,最后会形成脑疝。脑疝一旦形成,表现为剧烈头痛、恶心呕吐、意识不清、一侧或两侧瞳孔扩大、脉搏减慢、血压升高、呼吸减慢甚至骤停。局灶症状和体征与肿瘤的部位、大小及发展速度有关,常见有癫痫发作、共济失调、脑神经受损症状(如,视力减退和视野缺损)、肢体瘫痪、内分泌功能障碍等。

◎您需要做哪些检查

体格检查 眼底检查可见视神经乳头水肿,可伴有出血。头皮静脉怒张。婴幼儿若颅缝及囟门未闭,当颅内压逐渐增高,可致颅缝分离、头围增大,出现两眼外展受障、复视、眼球震颤、面部感觉障碍、面瘫、吞咽反射消失、伸舌偏斜等颅神经症状。肢体感觉减退,瘫痪,步态不稳,共济失调。脉搏减慢,血压升高,呼吸缓慢。

头颅 X 线摄片 观察颅骨有无局灶性破坏或增生,有无颅骨分离,有无病理钙化点或松果体钙化、移位等。

脑电图检查 若有局灶性慢波出现,对诊断大脑半球凸面的肿瘤有较高的定位价值。

脑诱发电位检查 视觉诱发电位可用于诊断视通路肿瘤,听觉(脑干)诱发电位可用于诊断桥小脑角肿瘤。

穿刺检查 除必须与颅内感染性疾病、出血性疾病进行鉴别外,一般不宜做此检查,以免引起脑疝。

脑血管造影检查 诊断肿瘤的部位及性质。

头颅 CT 检查 可诊断颅内不同部位的肿瘤。

磁共振成像(MRI)检查 与CT 扫描比较,损伤更小,诊断更为精确。

血管造影(DSA)检查 可观察颅内血管改变情况。

正电子发射计算机断层扫描(PET) 可观察脑组织的生化与生理变化,以诊断不同区域脑组织的病理改变。

◎专家忠告

就诊策略　要诊断患儿是否有颅内肿瘤,肿瘤长在脑的哪一部位(定位),是哪一种肿瘤(定性),详细的病史询问甚为重要。同时,需结合头颅 CT 检查或 MRI 检查,明确肿瘤精确部位及其性质。

治疗主张　小儿颅内肿瘤以手术切除为主,对多数肿瘤,术后可辅以放射治疗。恶性胶质瘤可用化学治疗或免疫治疗。

手术治疗　手术时应尽可能行肿瘤全切除;保证术后能缓解颅内高压。

放射治疗　适用于恶性程度高或手术不能完全切除及术后复发性肿瘤,不同类型的肿瘤细胞对放疗的敏感性不同。

化学治疗　原则上是用于恶性肿瘤术后,与放疗协同进行,复发颅内恶性肿瘤也是化疗的指征。

免疫治疗　免疫治疗是根据各种颅内肿瘤均具有其特异的抗原性的特点,通过提高机体内部防御系统的功能,达到抑制肿瘤或消灭肿瘤的一种方法。

诊治误区　小儿肿瘤最易误诊为以下几种疾患,应注意鉴别。①脑膜炎或脑炎:小儿肿瘤有发热者占 4.1%,容易误诊。②胃肠道疾患:颅压增高时患儿有反复进食后呕吐,易误诊为胃肠炎或幽门梗阻及肠蛔虫症。③先天性脑积水:婴幼儿脑瘤的头颅增大前囟张力增高及头皮静脉怒张与脑积水表现相似。④血管性头痛:非常多见,有时可与肿瘤引起的头痛混淆。⑤尿崩症:多为鞍区肿瘤的一个症状而非一种疾病。⑥眼科疾病:脑瘤引起视乳头水肿和继发性视神经萎缩可影响视力视野,易误诊为视乳头炎和视神经炎。⑦癫痫:儿童脑瘤有 10% 左右有癫痫发作。⑧脑性共济失调。

特别提醒　患儿在接受放疗、化疗时,会出现骨髓抑制现象,除定期做白细胞及血小板检查外,还应遵医嘱予以药物及保健药品。小儿颅内肿瘤的预后主要取决于:①肿瘤的大小、部位。②肿瘤的组织学类型。③手术切除程度。④术后放疗和(或)化疗。⑤是否转移和复发等。小儿颅内肿瘤的预后较成人差,主要是因为小儿颅内肿瘤恶性者多及良性肿瘤位置深在险要而切除困难。

小儿白血病

白血病是小儿各类恶性肿瘤中发病率最高的一种肿瘤，有关白血病的病因至今仍未完全明了，目前认为与病毒感染、物理化学因素的影响（如，接触苯、亚硝胺类、抗肿瘤药物、电离辐射等），以及遗传因素有密切的关系。

小儿急性白血病半数以上病例急性发病，初期主要表现为贫血、出血、发热、感染等症状，病程拖延后器官受浸润的症状体征越来越明显，表现可有骨痛，关节痛，肝、脾、淋巴结肿大，皮肤黏膜浸润，神经系统浸润，睾丸浸润及其他系统、器官的浸润等。少数病儿缓慢起病，表现为乏力、纳差、精神不振、面色苍白日趋明显，此时多能确诊。

◎您需要做哪些检查

血常规检查 类似再生障碍性贫血，三系均降低，白血病的血象中白细胞计数高低不一，低至数百，高至百万，以原始细胞和幼稚细胞为主。

骨髓穿刺 白血病患儿的核细胞增生明显活跃或极度活跃。白血病细胞（原始细胞＋幼稚细胞）超过30％作为诊断急性白血病的界限。慢性粒细胞白血病的骨髓增生明显活跃至极度活跃，以粒细胞系统增生为主，粒细胞与红细胞的比例明显增高，同时以中晚期粒细胞增多为主。

组织化学染色、免疫表型检测和染色体检查 一般而言，急性白血病通过骨髓穿刺均能确诊。目前，有条件的医院普遍采用细胞形态学、免疫学和染色体检查三者结合对白血病进行分型（即 MIC 分型）。白血病的确切分型对指导治疗、判断预后有重要意义。若能进一步做分子生物学检查，发现特异基因，则对进一步指导治疗和判断预后有至关重要的临床意义。

◎专家忠告

就诊策略 临床上出现典型的不明原因的贫血、出血、发热和不能以感染完全解释的发热，以及多脏器浸润症状表现，体格检查中发现有肝、脾、淋巴结肿大者，尤其有腮腺、睾丸和软组织浸润肿大者，以及伴有骨、关节痛明显者应考虑本病的诊断。实验室检查外周血发现≥2个系列异常或见有骨髓中原始细胞+幼稚细胞≥30%应考虑到本病的可能，进一步做骨髓涂片检查。

遇到不典型的患儿，必须与感染所致的类白血病反应、再生障碍性贫血、传染性单核细胞增多症、骨髓增生异常综合征（MDS）及其他恶性肿瘤等鉴别。

治疗主张　治疗小儿白血病必须采用以化疗为主的综合个体化治疗，目标是彻底消灭体内的白血病细胞，使患儿长期存活乃至治愈。

白血病的主要化疗原则有：①早期用药。②联合化疗。③足量用药。④按型治疗。⑤个体化治疗。⑥长期治疗。

完全缓解的早晚和质量对患儿能否获得长期生存具有重大意义，完全缓解期的患儿要取得长期生存，必须进一步减少残留的白血病细胞，以至消灭最后一个白血病细胞。在完全缓解后，有条件者尽可能进行骨髓或干细胞移植，以取得更好的疗效。

诊治误区　发病初期症状、体征并不典型，外周血不见原幼细胞，此时诊断有一定难度，应与类白血病反应、再生障碍性贫血、传染性单核细胞增多症、MDS、其他恶性肿瘤（如，神经母细胞瘤等）、骨髓外造血反应（雅克什贫血、骨髓纤维化）及大理石骨病等疾病进行鉴别。

特别提醒　必须强调的是化疗药物都有很大的毒性反应，必须在血液病专科医生的指导下使用。在治疗过程中，要注意序贯连续全程治疗，不能以为缓解后即为痊愈，不要随意中止治疗；也不能认为化疗毒性太大而强调单纯中医治疗。除慢性粒细胞白血病可单纯使用中药治疗外，其他各类急性白血病目前尚不能完全用中药代替化疗。就目前的治疗水平而言，最好是在西医治疗的基础上，配合中医治疗，这样才能达到令人满意的效果。

（李　臻）

18. 眼耳鼻咽喉科疾病

白 内 障

正常透明的晶状体变得混浊称为"白内障",可影响视力。白内障分几种:老年性白内障,与新陈代谢的变化有关;先天性白内障,指小儿出生时晶状体就已混浊,与胎儿在发育过程中晶状体受某种因素的影响,或与遗传有关;外伤性白内障,由于晶状体受损伤而造成;并发性白内障,是由于其他眼病引起晶状体代谢障碍而造成;其他种类的白内障,如糖尿病性白内障、放射性白内障等。

老年性白内障最为常见,发展过程分为初期、膨胀期、成熟期和过熟期四期,从初期到成熟期可经历不同的时间,从1年至数十年不等,视力下降的程度也不同。

患者瞳孔区为乳白色,视力下降。

◎您需要做哪些检查

集光法检查　很容易观察到瞳孔区的晶状体混浊。

斜照法　即倾斜45°的光线从瞳孔缘照到晶状体,在晶状体表面可以看到虹膜造成的阴影。此法可以初步确定晶状体混浊的程度。

裂隙灯显微镜检查　在小瞳孔下可见晶状体浑浊,但必须在散瞳后做检查。根据晶状体的浑浊部位以及形态可诊断各类白内障。

◎专家忠告

就诊策略　准备手术前,应在门诊就诊及入院后做一些全身检查和眼部检查。

全身检查项目包括:①血压应控制在正常范围,但长期高血压者不宜降得太低,宜控制在180毫米汞柱/90毫米汞柱以下。②对于糖尿病病史较长、血糖难控制的患者,血糖应控制在8.3毫摩尔/升以下。③胸部X线摄片检查与心电图检查,以排除其他疾病,必要时请内科医生会诊。④肝功能检查、血常规检查及出血、凝血时间测定。

眼部检查包括:①查视力,包括光感、光定位,并查红绿色觉。②裂隙灯常规检查,注意晶体混浊情况和角膜内皮情况,有无虹膜炎症。③测量眼压。④泪道冲洗。此外,还要测量角膜曲率及眼轴长度,计算出人工晶状体度数。有条件者做角膜内皮镜检查。角膜内皮镜主要检查角膜内皮细胞的数量和分布。

治疗主张 目前尚无能够使晶状体代谢恢复正常和使晶状体混浊吸收的药物。所以,药物治疗效果不肯定。建议可使用的药物:局部滴谷胱甘肽、吡诺克辛(白内停)、视明露等眼药水,口服维生素C、B_2、E等。白内障的治疗以手术治疗为主。患者视力低于0.1,工作和生活已受到影响时即可手术。个别患者视力为0.3或0.4,迫切需要手术,而医生对手术也有把握,则也可以进行。

诊治误区 并非视力低于0.1的患者才行手术。

特别提醒 白内障手术后出现后发障,门诊可行激光治疗。

健康管理 白内障摘除术后的视力矫正:摘除白内障后的无晶状体眼呈高度远视状态,可用眼镜、接触镜或术时植入人工晶状体等方法矫正。手术后3个月验光配镜。

◎ 小贴士

白内障手术前应行全身准备及眼部准备,例如血压、血糖检查及泪道冲洗很重要。

急性闭角型青光眼

青光眼是一组以特征性视神经萎缩和视野缺损为共同特征的疾病,病理性眼压增高是其主要危险因素之一。分原发性、继发性、先天性三大类。原发性青光眼可能与眼球的解剖结构变异有关,或与血管功能紊乱、遗传、免疫等因素有关。继发性青光眼由眼部其他疾病所造成。先天性青光天生俱有。

临床分期:①先兆期。表现为一过性或反复多次的小发作,发作时突感雾视、虹视,患侧额部疼痛,或伴同侧鼻根部酸胀。②急性发作期。患者剧烈头痛、眼痛、畏光、流泪,视力严重减退,可伴有恶心、呕吐等全身症状。体征有眼睑水肿、结膜混合性充血、角膜上皮水肿。③间歇期。此时眼压平稳,无自觉症状。④慢性期。发作后眼压中度升高,有视野缺损。⑤绝对期。高眼压持续过久,眼组织遭受严重损伤,视力降至无光感且无法挽救,偶尔有剧烈疼痛。

◎您需要做哪些检查

先兆期　测定眼压,正常眼压为 10～21 毫米汞柱。先兆期小发作持续时间很短,临床上不易遇到,大多依靠一过性发作的典型病史、特征性浅前房、窄房角等症状做出诊断。若发作时即刻检查,可发现眼压升高,常在 40 毫米汞柱以上,眼局部轻度充血或不充血,角膜上皮呈轻度雾状水肿,前房极浅,但房水无混浊,房角大范围关闭,瞳孔稍扩大,光反射迟钝。小发作缓解后,除具有特征性浅前房外,大多不会留

下永久性损害。先兆期小发作有时会被误诊为偏头痛,因此,对可疑患者可利用暗室试验进行检查。嘱患者在暗室内清醒状态下静坐 1～2 小时,然后在暗光下测眼压,若眼压较试验前明显升高 8 毫米汞柱以上,则为阳性。

大发作期　大发作期的症状和眼部特征都很典型,诊断不困难。裂隙灯显微镜下检查非常重要,可见角膜水肿,上皮呈小水珠状,角膜后色素沉着,前房极浅,周边前房几近消失。如果虹膜有严重缺血坏死,则房水可有混浊,甚至出现絮状渗出物。瞳孔中等散大,常呈竖椭圆形,光反射消失,有时可见局限性后粘连。房角完全关闭,常有较多色素沉着。眼压常在 50 毫米汞柱以上。眼底可出现视网膜动脉搏动、视盘水肿或视网膜血管阻塞,但由于角膜水肿,眼底常看不清。高眼压缓解后,症状减轻或消失,视力好转,眼前段常留下永久性组织损伤,如有角膜后色素沉着、扇形虹膜萎缩、色素脱失、局限性后粘连,则瞳孔无法恢复正常形态和大小,房角可有广泛粘连。晶状体前囊下有时可见小片状白色混浊,称为"青光眼斑"。

间歇期　主要诊断标准为有明确小发作史;房角开放或大部分开放;在不用药或单用少量缩瞳剂时,眼压即能稳定在正常水平。

慢性期　眼压中度升高,眼底常可以出现青光眼性视盘凹陷,并有相应的视野缺损。

◎专家忠告

就诊策略　急性闭角型青光眼应当看急诊眼科,以免贻误诊治,造成视力及视野的永久性损害。

治疗主张　急性闭角型青光眼的基本治疗原则是手术。术前应积极采用药物治疗,缩小瞳孔,使房角开放;迅速控制眼压,减少组织损害。在眼压降低、炎症反应控制后手术,效果较好。

缩小瞳孔　可用缩瞳剂1% ~ 2%的毛果芸香碱。先兆期小发作时,每半小时滴眼1次,2 ~ 3次后一般即可达到缩小瞳孔、降低眼压的目的。急性大发作时,每隔5分钟滴眼1次,共滴3次;然后每隔30分钟滴眼1次,共4次;以后改为每小时1次。若瞳孔括约肌未受损害,一般用药后3 ~ 4小时瞳孔就能明显缩小,可减量到每日4次。若眼压过高,虹膜发生缺血坏死,或瞳孔括约肌已受损害,则缩瞳剂难以奏效。通常在全身使用降眼压药后再滴缩瞳剂,缩瞳效果较好。若频繁用高浓度缩瞳剂滴眼,每次滴药后应用棉球压迫泪囊部数分钟,以免药物通过鼻黏膜吸收而引起全身中毒。

降低眼压　①乙酰唑胺(醋氮酰胺):是碳酸酐酶抑制剂。一般首次剂量0.5克,以后每次0.25克,每日2 ~ 3次。该药可引起手足和口唇麻木、食欲不振、尿路结石、肾绞痛、血尿等副反应,不宜长期服用。目前正在研制中的局部用药剂型有望避免全身性副反应。②β肾上腺素能受体阻滞剂:常用0.25% ~ 0.5%噻吗洛尔(噻吗心安),每日滴2次。单独使用对急性闭角型青光眼作用有限。有心传导阻滞、支气管哮喘、窦房结功能不全的患者忌用。③脱水剂:常用50%甘油和20%甘露醇。前者供口服,用量按每千克体重2 ~ 3毫升计算;后者静脉快速滴注,用量按每千克体重1.0 ~ 1.5克计算。这类药物可在短期内降低眼压,但降压作用在2 ~ 3小时后即消失。

用药后因颅内压降低,部分患者可出现头痛、恶心等症状,宜平卧休息。

辅助治疗　全身症状严重者,可给予止吐、镇静、安眠药物。局部滴用皮质类固醇,有利于减轻充血及虹膜炎症反应。

手术前还要仔细检查前房角,并在仅用毛果芸香碱的情况下,多次测量眼压。若房角仍然开放或粘连范围小于1/3周,眼压稳定在21毫米汞柱以下,可做周边虹膜切除术或激光虹膜切开术。若房角已有广泛粘连,在应用毛果芸香碱的情况下,眼压仍经常超过21毫米汞柱,应做滤过性手术。小梁切除术是最常选用的手术方式。

诊治误区　由于急性闭角型青光眼大发作期常伴有恶心、呕吐和剧烈头痛,这些症状甚至可以掩盖眼痛及视力下降,很多患者在急诊就诊时会选择内科或神经内科,临床上要特别注意鉴别,以免误诊为胃肠道疾病、颅脑疾患或偏头痛,贻误治疗。

特别提醒　急性发作应及时就诊,并听从医生安排,完善必要的术前检查与准备。

健康管理　手术后仍需定期随访视力、眼压、视野等相关眼科检查。

小儿弱视

弱视是由于视皮层的神经发育障碍,视觉功能发育延迟而造成的。弱视是一种严重妨碍儿童视觉发育的眼病,在儿童中的发病率为2%~5%。

主要症状为视力模糊,而且戴眼镜后也不能矫正。我国规定将无明显器质性病变而矫正视力低于0.9的列为弱视。弱视按程度分为:轻度弱视,原始矫正视力为0.6~0.8;中度弱视,原始矫正视力为0.2~0.5;重度弱视,原始矫正视力≤0.1。

◎您需要做哪些检查

散瞳验光　对于裸眼视力异常而一般眼部检查无明显器质性病变的患者,可进行散瞳验光。散瞳验光就是在眼内滴用麻痹睫状肌的药物(如,阿托品眼药水),使瞳孔散大,然后测定屈光度。如果矫正视力低于0.9,则列为弱视。

目前,随着科技的发展,各种先进的研究手段被应用于弱视的检测等,如视觉电生理检查、双眼立体视觉检查。

◎专家忠告

就诊策略　3 岁、6 岁、9 岁、12 岁是治疗弱视的几个敏感期,应及早门诊、早期治疗。

治疗主张　治疗方法有遮盖法、后像疗法、视觉刺激疗法、红色滤光片疗法、压抑疗法以及药物疗法。

遮盖法　是治疗弱视的主要和最有效的方法,可以分为完全遮盖(全天遮盖)和部分遮盖(每日遮盖数小时)。方法是:制作一个薄形的软布眼垫,外层为黑色,内层为红色,用于遮盖健眼迫使弱视眼注视,以达到训练弱视眼的目的。遮盖健眼必须严格和彻底,最好将眼垫直接盖在眼睛上而不是盖在眼镜上,使患儿无法偷看。另外,必须警惕发生遮盖性弱视,所以,在施行常规遮盖疗法时,应加强随访。随访时除检查弱视眼的视力和注视性质外,对健眼的视力和注视性质也必须检查。

后像疗法　其目的一是矫治非中心注视,二是通过训练提高视力。使用后像镜即具有保护中心凹用的 3°、5°、7°圆形黑点,安装于直像镜内所见视野的中心,照射眼底时使圆形黑点遮盖住中心凹,使用圆点的大小以偏心注视点不在黑圆点保护之内为合适。用后像镜照射于 30°圆形视野范围内,除中心凹之外,皆受强光刺激,使其产生后像,初起为正后像(中心有黑盘的亮圈),以后转为负后像(中心为白色,周边为黑色暗圈)。在负后像出现后,令患儿注视中心光亮区的视标(可能为"+"或"-"),并令其用短棒指点视标,通过手眼合作来加强正常定位功能,后像消失后可如上法再眩耀 1～2 次。每日进行 2～3 次。

视觉刺激疗法　通过旋转的条栅达到对黄斑中心凹强化刺激的目的,从而消除抑制,提高视力。具体方法为:先让患儿识别并指出条栅的行走方向,左右眼分别进行。用患儿能识别的最高空间频率的条栅阈值,将能识别的最终条栅放在治疗仪中心轴上,使其每分钟旋转 1 周。令患儿遮盖健眼,在条栅上面带图形的有机玻璃板上用彩色铅笔描绘图案。每次 7 分钟,每日或隔日 1 次。

红色滤光片疗法 此法于弱视眼前戴一定波长的红色滤光片,训练黄斑中心凹视锥细胞功能。或于普通灯泡前放一红色滤过片频频点灭(闪烁),1分钟60~80次,令弱视眼注视。国内已有多种红光闪烁的仪器,其原理皆相同。用红色线穿针也属于此类疗法。

压抑疗法 是一种变相的但能保持双眼视功能的遮盖疗法,包括用阿托品眼药水滴眼麻痹调节功能、配戴过矫或欠矫镜片,以保持双眼视状态。①压抑健眼看近:一般用于治疗视力0.4以下的弱视眼。健眼每日滴阿托品眼药水,使其丧失调节而不能看近,矫正健眼全部屈光不正,使其能看清远方目标。弱视眼在矫正全部屈光不正的基础上,再加上200~300度球镜使其过矫正。此时,虽不能看清远距离目标,但可以看清近距离目标。②压抑健眼看远:用于治疗0.4以上弱视眼或防止弱视再复发,也用于治疗异常视网膜对应。健眼每日滴阿托品眼药水,在矫正全部屈光不正的基础上,再加上300度球镜使其过矫正,使之看远不清;弱视眼全部矫正屈光不正,以利看远。③完全压抑:本法用于上述疗法后视力未见提高的患者。若上述方法治疗有效,收效甚速,则只需要用一个时期(4~6周)即可。健眼每日滴用阿托品眼药水和戴欠矫正镜片,一般减去400~500度球镜,使健眼既不能看近,也不能看远;弱视眼戴矫正镜片。④选择性压抑:本法适用于调节性辐辏过强性内斜视和弱视。健眼每日滴用阿托品眼药水,戴矫正眼镜;弱视眼配戴双焦点眼镜,即视远全矫正,视近过矫正200~300度,有助于看近并用于消除近视时的内斜视,也可用其促进双眼交替使用或巩固主导眼。⑤交替压抑法:当弱视眼视力和健眼视力相等时可用本法治疗。健眼停滴阿托品眼药水,配两副眼镜,一副在右眼原有的矫正镜片上再加300度球镜;一副在左眼也同样过矫300度球镜,隔日交替戴这两副眼镜。患者一日用右眼看远,隔一日用左眼看远,以巩固疗效,防止弱视复发。⑥微量压抑疗法:弱视眼戴全部矫正眼镜,健眼戴过矫100~150度球镜。其原理为:使用健眼与弱视眼,防止弱视的复发和保护良好视力。

诊治误区　无需扩瞳验光，直接配镜。第一次扩瞳验光后，以后复诊无需再扩瞳验光。

特别提醒　弱视治疗纠正后仍需巩固治疗半年至 1 年。

健康管理　弱视治疗应听从医生指导，进行规范的治疗，按时按期至门诊就诊。

◎小贴士

近 10 年来，药物治疗方法的临床研究，使传统的弱视治疗手段有了较大的突破。研究认为，微量元素铜、锌与视网膜的视神经代谢关系密切。对弱视患者视觉系统微量元素的研究，将使药物治疗弱视的可能成为现实。

原发性视网膜脱离

原发性视网膜脱离（裂孔性视网膜脱离）是因视网膜变性或玻璃体的牵拉致使视网膜神经上皮发生裂孔，液化的玻璃体经此裂孔进入视网膜神经上皮与色素上皮之间积存，从而导致脱离。好发于近视眼。外伤可能是视网膜脱离的诱因。可能与遗传因素有关。

多数患者突然发病，视力下降。但也有一些患者有飞蚊症和闪光感等前期症状。①飞蚊症：近视眼患者突然眼前飘动，呈烟雾状、点状或片状，形态变换，好像眼前有小虫飞舞时，要警惕视网膜出现裂孔，甚至已发生视网膜脱离。②闪光感：如眼球运动时感觉有光影闪动，可能是视网膜脱离的先兆症状，一旦视网膜脱离后即消失。③视力障碍：视力下降是最先出现的症状。④视野改变：视网膜脱离的相应处有视野缺损。

◎您需要做哪些检查

双目间接检眼镜检查　能全面地了解脱离的状况、变性区的全貌及有无裂孔。其照明度强，对于有角膜斑翳、初期白内障及玻璃体混浊的患者和用直接检眼镜看不清眼底的患者，用这种方法可以查见眼底病变并进行手术。

双目直接检眼镜检查　可详细观察局部病变及眼底的后极部，并有助于区分板层或全层黄斑裂孔。

裂隙灯三面镜检查　检查玻璃体的情况和混浊液化的程度，可发现玻璃体的后部或上部脱离、玻璃体与视网膜的粘连，以及确诊黄斑部的小裂孔等。

以上三种检查眼底的方法可综合应用。

对于屈光间质重度混浊（角膜斑翳、晶体混浊、玻璃体混浊或出血）和虹膜后粘连无法散大瞳孔的患者诊断比较困难，应参考患者的主诉，根据出现闪光感、视物变形或视野缺损的部位等进行判断，进行某些特殊检查，可以帮助诊断。

视野检查 视网膜脱离时，应用白、蓝、红三种试标分别检查视野。若视网膜脱离区相应的视野出现缺损，且红、蓝视野相交叉，说明蓝色视野受影响较重。

超声波检查 可以查出玻璃体的混浊及视网膜脱离的波形或图像。但是，超声波检查不能提示脱离的视网膜上的具体病变情况，以及有无视网膜裂孔等。

眼电图（EOG）检查 主要检测视网膜色素上皮光感受复合体的功能。视网膜脱离的患者患眼 EOG 光峰值电位及基值电位均较未脱离眼为低。

造影检查 做眼底荧光血管造影检查。若视网膜脱离经反复多次检查均找不到裂孔，则应考虑是否为非孔源性视网膜脱离，后者经眼底血管造影常可发现其原发的渗漏病灶，对诊断极有价值。

◎专家忠告

就诊策略 原发性视网膜脱离是眼科的急诊，应及时诊治，以免贻误诊治。

治疗主张 原发性视网膜脱离的治疗关键是封闭裂孔。首先应反复寻找裂孔，并做出详细的眼底绘图，记录裂孔的部位、数目、大小、形态，以及退变区的情况，然后进行手术封闭裂孔。

目前，一般采用激光光凝、透热电凝或冷凝，使裂孔周围产生一无菌性的脉络膜、视网膜炎症以封闭裂孔。然后，再根据视网膜脱离的情况，选择巩膜外硅胶垫压、巩膜环扎或玻璃体切割、气体或硅油玻璃体腔内填充等手术方式使视网膜复位。

视网膜玻璃体手术在近 20 年得到飞速的发展，手术的改进使成功率大为提高，大约 90% 的患者可以一次手术成功。虽然手术成功率很高，但术后中心视力的恢复程度则取决于黄斑区脱离与否，以及脱离时间的长短。黄斑未脱离或脱离时间不长的患者,其中心视力预后良好;否则,虽然视网膜已达到解剖上的完全复位,但黄斑功能大多不能恢复。因此,视网膜脱离应及早进行手术治疗。

诊治误区 视力下降、视野缺损误以为青光眼、白内障而未及时就诊,贻误诊治。

特别提醒 眼部遭受外力或剧烈震荡后出现固定黑影、视力骤减时,应及时就诊眼科。

健康管理 视网膜脱离治疗后仍需定期随访,遵从医生指导,做必要的眼科检查。

◎小贴士

近视等疾病的原发性视网膜脱离发生率高于常人。

中 耳 炎

中耳炎是常见病之一,好发于婴幼儿。因中耳黏膜、骨膜、骨质感染细菌而造成,或因鼓室内外气压不平衡所致,也可为呼吸系统传染病的并发症。

急性中耳炎早期可因黏膜水肿、咽鼓管堵塞而产生中耳渗出液,引起听力减退和耳堵塞感。

随着细菌感染的加剧,渗出液增多,并很快变成脓性,此时可出现耳痛,婴幼儿表现为烦躁、哭闹、拒乳、用手揉耳和不断转动头部。全身症状有发热,恶心、呕吐和腹泻。当中耳内脓液积聚使压力增高到一定程度时,鼓膜自行穿孔,脓液自外耳道流出,发热及耳痛随即缓解或消失。

慢性中耳炎可分为复发性中耳炎和持久性中耳炎。复发性中耳炎的症状为发作性耳内流脓,且大多与上呼吸道感染或污水入耳有关,常呈黏液状,无臭味;持久性中耳炎的症状为长期持久的耳内流脓。若伴有胆脂瘤,则虽流脓量不多,但有恶臭。两者均有不同程度的听力下降。

◎您需要做哪些检查

耳部检查 急性中耳炎细菌感染的患者可出现鼓膜充血、膨出、标志不清。部分患耳透过鼓膜可见到含气的液平面或气泡。鼓膜穿孔后可出现脓性耳漏,若感染蔓延到乳突,可出现耳后骨膜下脓肿,乳突区红肿,耳郭被肿胀组织推向外下,局部压痛明显,触诊有波动感。慢性中耳炎患者常发生鼓膜穿孔。慢性复发性中耳炎静止时期,虽有鼓膜穿孔,但大多无耳漏;持久性中耳炎患者除有鼓膜穿孔外,还有耳内长期流脓。慢性中耳炎自行痊愈的患者,常有再生鼓膜且与鼓室内壁黏着,表现为白色机化的上皮粘连,称之为"粘连性慢性中耳炎"。

听力检查 听力检查(音叉或电测听力图)可呈现不同程度的传导性耳聋。若中耳炎进一步损害内耳,则听力检查除出现传导性耳聋外,还可同时出现感音神经性耳聋,即混合性耳聋。

鼓室功能检查 常用声导抗仪进行测试,中耳有渗出液或鼓室有粘连性病变时,鼓室功能检查大多出现 B 型或 C 型鼓室导抗图。

颞骨 CT 检查 是重要的辅助检查手段。

◎ 专家忠告

就诊策略 本病好发于小儿,若小儿日夜啼哭不安,用小手不断揉摸患耳和转动头部、拒吃奶,伴发高热(个别小儿可出现恶心、呕吐、腹泻等),则家长要及时带患儿就医。成人患者,本来就有中耳炎病史,出现眩晕、恶心、呕吐或发热症状时,要及时就医,以免延误病情。

治疗主张

急性中耳炎 用抗生素治疗以缓解症状,加速炎症消退,减少各种颅内外并发症的发生,避免留下影响听觉的后遗症。阿莫西林可作为首选药物。为确保炎症消除和防止后遗症的发生,连续用药 12～14 日是很必要的。对青霉素过敏的患者、较大的儿童及成人,可改用口服红霉素。对有抗药性的患者可用头孢菌素类药物,如头孢克洛、头孢呋辛。

为改善咽鼓管功能,可鼻腔滴用减轻充血的制剂,如呋麻滴鼻剂。若患儿鼓膜充血、膨出或有严重持续的头痛、发热、呕吐或腹泻,应考虑鼓膜切开术,以帮助中耳排脓。

若中耳炎患者在鼓膜穿孔前鼓室内有渗出液积滞,除采用上述抗生素治疗外,还应吸出中耳渗出液,必要时做鼓膜切开术,放置中耳通气小管,这有助于中耳通气引流和有效地改善咽鼓管的阻塞。放置通气管后应随访观察 2 个月,期间若中耳炎消退,症状不再复发者,可取出通气管。对于有持久性或复发性中耳渗出液的患儿，应考虑做扁桃体与腺样体的切除术。此外，伴有鼻炎、鼻窦炎或鼻咽炎的患者也应积极治疗，有时需做免疫学检查，寻找致病的因素，进行针对性的处理或采用免疫治疗。

慢性中耳炎　耳漏明显的患者，应经常清洁耳道，如用吸引器吸引脓液或用卷棉子拭清耳道。一般单纯性中耳炎，活动性耳漏已停止并连续观察3个月以上无变化，经电测听力和人工鼓膜穿孔贴补试验听力有恢复或提高的患者，可采用鼓膜修补术治疗。应注意，有些患者已长期无耳漏，但耳部检查时，发现鼓室总是轻微潮湿，始终不能干燥，若经一定时期的观察证实，也能做鼓膜修补术。

慢性中耳炎长期流脓不止，或有胆脂瘤，或有颅内外各种并发症发生时，均宜做鼓室探查，根据病情及可能，选择乳突根治术，或提高听力的鼓室成形术。对并发症也需做相应的处理。

诊治误区　若急性中耳炎未经及时正确治疗，可能会发生各种并发症，如面瘫、迷路炎、脑膜炎、硬膜外脓肿、耳源性脑积水等，并出现相应的症状，尤其在婴幼儿患儿，甚至会危及生命。所以在婴幼儿上呼吸道感染期间，应及时做耳部检查。

采用抗生素治疗的患者，剂量及时间必须足够，切莫症状一有好转即停药，以免耽误病情，造成复发及其他的有害情况。

患者不明原因出现眩晕、恶心呕吐和（或）发热症状，要注意耳部检查。

特别提醒　治疗过程中忌用氨基苷类抗生素，此类药物用于中耳局部可引起内耳中毒。使用滴耳剂时，使其温度尽可能与体温接近，以免引起眩晕，简便的方法是将滴耳剂握于掌心10分钟。滴耳时应取坐位或卧位，病耳朝上，将耳郭向后上方牵拉，向外耳道内滴入药液3~5滴，然后以手指轻轻按压耳屏数次，促使药液经鼓膜穿孔处流入中耳，10~15分钟后可变换体位。

急性中耳炎有耳痛时，切忌滴用含酒精的滴耳剂。耳朵流脓多时，不能用散剂、粉剂类药物注入外耳道。切勿听信江湖郎中所谓的"偏方"，直接将口服抗生素粉剂，甚至是腐蚀性药物倒入外耳或中耳，造成不可挽回的损伤。

健康管理　增强体质、加强

锻炼是所有疾病预防和治疗的根本,能有效地预防中耳炎及并发症的发生。有中耳炎病变的患者,切忌游泳,平时也应防止污水入耳。

（荣 翔 孙 平）

突发性耳聋

突发性耳聋也称"突聋",发病原因不明,应与有原因可查的如药物毒性、噪声、外伤等造成的耳聋相区别。

患者发病突然,通常发生于单耳,出现持续时间长短不等的严重的感音神经性聋。有些患者常在耳聋之前先有患侧耳鸣,或伴有眩晕。突聋伴有严重眩晕发作、恶心或呕吐的患者,诊断时易与初次发作的梅尼埃病相混淆,但突聋患者往往在发病后数日内眩晕可缓解,而耳聋无明显改善,这有助于两者鉴别诊断。

本病除第八对脑神经(听神经)外,无其他脑神经症状伴发。

◎您需要做哪些检查

听力检查 患者发病后应尽早做听力检查,以明确诊断。电测听力图可显示不同程度的感音神经性耳聋。全聋且伴有严重耳鸣和眩晕的患者,听力难以恢复。

CT检查或磁共振成像(MRI)检查 有10%~15%的听神经瘤患者首发症状常为突聋,应做内听道CT检查或MRI检查,以排除上述病变。

外淋巴瘘管检查 患者由于用力活动,如举重或剧烈咳嗽,有时会发生内耳与中耳间的外淋巴瘘而导致突聋。瘘管发生时,患者可感到患耳有爆炸声。耳聋呈波动性变化,伴发剧烈的眩晕。为验证外淋巴瘘管的存在,可用改变外耳道内压力以导致眼震的方法来确诊。

◎专家忠告

就诊策略 突发性耳聋虽有一部分患者有自愈倾向,但不可观望。治疗开始的早晚与预后密切相关,一旦发生,须及时治疗,越早治疗效果越好。通常发病2周内得到及时治疗效果较好。

治疗主张 目前以药物治疗为主,常用血管扩张剂、抗凝血剂、右旋糖酐40、皮质类固醇和维生素等,溶栓治疗也是目前尝试中的方法(如,东菱迪夫等),但疗效还有待商榷。另外还可以高压氧和微波治疗，但没有方法被证明确实有效。

诊治误区 只有排除了由其他疾病引起的耳聋后，才可以做出诊断，如听神经瘤、梅尼埃病、耳毒性药物中毒、梅毒、艾滋病和自身免疫性内耳病等。所以，患者就诊时初步排除其他疾病后，还要注意随访 6 ~ 12 个月，了解听力转归，进一步排除其他疾病。

特别提醒 部分患者耳聋可自行缓解，甚至听力恢复正常，这一情况多半在发病后 10 ~ 14 日内发生。但是，患者绝不能抱侥幸等待的心理，期待自行恢复而耽误治疗时机，留下终身不治的感音神经性耳聋后遗症。患者也不能认为目前尚无被确证有效的药物而放弃治疗。突聋一旦发生就应急诊。一般在发病 2 周内能得到正确及时治疗的患者 80% 可望听力康复。突聋治疗越早，效果越好。

健康管理 要注意休息，平时加强锻炼，注意心脑血管的保健，控制血糖、血脂和血压，放松紧张情绪，对突聋的发生有一定预防作用。一旦发生突聋，切莫慌张，须及时就医。

老年聋

老年聋为听觉器官老化所造成，可能与多种因素如遗传、噪声刺激、生活习惯、各种疾病等的影响有关。患者常表现耳聋、耳鸣。

耳聋大多发生在 50 ~ 60 岁后，听力减退呈进行性加重。耳鸣大多为持续高音调耳鸣，常使患者心烦意乱，夜不能寐。

◎您需要做哪些检查

电测听力检查 通过电测听力检查，可以确诊。

言语测听检查 言语的审别能力有不同程度的损害。

◎专家忠告

就诊策略 老年人自觉听话困难或耳鸣，有时是家属注意到与老人语言交流有一定困难时，需要及时就医。

治疗主张 老年性聋是人体衰老的表现，目前无有效的治疗方法。维生素、血管扩张剂及营养神经药物等均无明确治疗效果。目前研究报道，自由基清除剂具有抗衰老作用，一定程度上可缓解老年性聋。

一旦听力损失超过40分贝可佩戴助听器;听力损失超过80分贝时,戴助听器效果也不理想,这些患者只能在使用助听器的同时加强非听觉提示的读唇(注意对话者说话时嘴唇动作的变化)训练,可有助于人际之间的言语理解和交流。

诊治误区 部分老年人认为衰老是自然规律,对听力下降听之任之,但是目前认为,老年人的言语识别能力差(即听得到声音,但不能明白什么意思)可能与听觉中枢功能障碍以及患者的认知能力下降如老年痴呆等有关,所以早期佩戴助听器可以保护听觉中枢功能。

特别提醒 工作和生活环境尽量安静,避免噪声刺激。老年患者一旦听力下降,不要紧张,这只是衰老的表现之一,不要因此减少与外界的交流。不要排斥佩戴助听器,早期佩戴有助于挽救残存听力。而与老年性聋的患者交流时,避免大声喊叫,言语尽量缓慢清晰,可以借助面部表情、手势和口型加强与患者的交流。

健康管理 患者平时应注意保养,增强体质,保持精神上的乐观、开朗,不吸烟,不酗酒,少盐饮食,少进刺激性食物,避免使用耳毒性药物,以延缓疾病的进展。

◎**小贴士**

老年性聋也存在基因突变,一个特异性线粒体DNA缺失——mtDNA 4 977个碱基对缺失。

梅尼埃病

梅尼埃病发病原因至今未明,通常认为与原发性的内耳膜迷路中内淋巴水肿有关。多见于成人,儿童很少发生。男性患病率略高于女性。

主要临床表现:①眩晕。发病急,并有天旋地转的感觉,严重者常伴发恶心、呕吐。②耳聋。波动性听力下降,若发作频繁,则听力逐渐减退,最终发展成持久性的耳聋。病初患者还常诉述不能感受强声或噪声的刺激,有时还出现复听现象。③耳鸣。多数患者有耳鸣,为一种持续的低音调声。发生多无规律性。④其他。有的患者还诉述在眩晕发作之前先有患耳闷塞或胀满的感觉。少数患者,其耳聋和耳鸣可在第一次眩晕发作之前数月或数年发生，在眩晕发作时听力和耳鸣反而好转。

本病严重发作者通常还伴发恶心、呕吐、冷汗、心动过缓，甚至出现腹痛和便意增加等迷走神经兴奋的症状。

本病通常为单耳发病。

◎您需要做哪些检查

听力检查　听力图上听力曲线呈平坦型。晚期高频听力下降明显，听力图上听力曲线呈下降型。早期出现听觉重振现象是本病的特征。并可见言语识别率下降。

前庭功能检查　早期冷热试验结果正常或轻度异常；反复发作的患者出现前庭功能减退。

甘油试验　试验前患者先空腹做电测听力检查，然后服甘油生理盐水，剂量为每千克体重服甘油 1.5 克（加生理盐水 1.5 毫升），1 小时后再做电测听力检查。若患者症状改善，听力好转，为阳性。甘油试验阳性结果是诊断本病的重要依据。

耳蜗电图检查　是诊断本病的重要检查。结合甘油试验进行检查，有助于诊断。

磁共振成像（MRI）检查　可显示前庭导水管异常，如阻塞或狭窄。

其他检查　耳部检查中，鼓膜大多正常。有慢性中耳炎的患者需做瘘管试验，以排除继发的迷路瘘管。必要时还需行血清检查，以排除内耳梅毒的可能。急性发病期应检查有无持续性眼球震颤的出现。

◎专家忠告

就诊策略　患者出现眩晕、恶心、呕吐和耳鸣等症状应急诊前往医院就诊，经耳鼻咽喉科及内科医生会诊，控制急性发作症状后，再进行进一步的诊治。

治疗主张　梅尼埃病的治疗应根据不同时期的不同症状，施以相应的处理。

药物治疗　本病首选药物治疗，在急性发作期，患者要卧床休息，应用镇静剂如地西泮（安定）、茶苯海明（晕海宁）等；严重发作者可肌注阿托品或东莨菪碱。针刺治疗（如，翳风、百会、合谷、听宫等穴位）能较迅速缓解严重的眩晕。

在缓解期间，患者也需治疗。有人认为，在梅尼埃病的支持疗法中，组胺类药物培他司汀（敏使朗)是最有效的药物。培他司汀能成功地控制眩晕的发作,不良反应也较小。

为控制梅尼埃病的眩晕频繁发作并保存良好的听力,可采用鼓室内注射氨基糖苷类药物进行治疗。目前,常用的是庆大霉素经鼓膜切开后注入,剂量为30～40毫克,每日1次,连用4～6日,当出现较轻微的耳毒性症状时即应停药。

手术治疗 患者若眩晕频繁发作,症状持续、严重,长期不能自行缓解,并经严格的内科治疗6个月以上听力仍进行性减退,才考虑外科手术治疗。听力损失小于50分贝者,用内淋巴囊减压和分流手术;听力损失大于50分贝者,用前庭神经切除术。一项调查报告表明,行内淋巴囊手术的患者约80%能控制眩晕而不需再行破坏性的手术。若内淋巴囊手术治疗后仍不能控制眩晕发作,则当有指征时再进行前庭神经切除术。

诊治误区 梅尼埃病的症状缺乏特异性,本病需与其他引起眩晕的疾病(如,良性位置性眩晕、前庭神经炎和听神经瘤等)相鉴别。特别要注意排除心血管系统和中枢神经系统的疾病,如前庭神经元炎、椎基底动脉供血不足、蛛网膜下腔出血、心脏病、低血压等;也需要进行血液学检查,以排除白血病、梅毒等疾病。排除上述疾病之后再进行耳鼻喉科的检查及治疗。

以往曾发生眩晕、恶心、呕吐或耳鸣症状,并诊断为梅尼埃病的患者,切莫大意,建议仍需至医院就诊,排除其他疾病的可能性。

特别提醒 本病虽具有一定自愈倾向,但难以预防,部分患者终生只发作一次,部分患者反复发作。若眩晕发作,可自服培他司汀等药物控制症状,再前往医院耳鼻喉科就诊。另外有鼓膜穿孔的患者不易做前庭功能的冷热试验检查。

健康管理 盐的摄入量宜控制在每日1克以内。此外,应避免进食咖啡、烟酒及各种刺激品。限制进食过多碳水化合物,对防止本病的发作有重要作用。另外,保持愉快心情对梅尼埃病亦有一定的预防作用。

◎小贴士

应激是诱发梅尼埃病的重要原因,因为应激会导致体内多种激素水平的改变,因此处事淡然有利于疾病的预防。

耳硬化症

耳硬化症是一种因病理改变而使镫骨固定,进而导致进行性耳聋的疾病。以中青年发病者居多,女性患者为男性患者的2.5倍。本病发病原因尚未明了,女性妊娠与经绝期可促进病情加重。本病常有家族史。

主要临床表现:①耳聋。是本病的主要症状,表现为隐袭性、渐进性的双侧重听,但大多起始于一侧,怀孕期可加重。②听觉倒错。患者可经常发觉在嘈杂的环境中听力变好,这一现象称之为"韦氏误听"。这是因为在嘈杂的环境中,其他人与患者说话时为抗噪声干扰而无意中提高了讲话的声音。③耳鸣。大多数患者有耳鸣。④眩晕。有部分患者可出现眩晕,常表现为良性突发性位置性眩晕,原因不明。若有明显的发作性眩晕,要考虑有并存梅尼埃病的可能。

◎您需要做哪些检查

鼓膜检查　一般正常,有时可见到鼓膜呈淡红色,提示耳硬化症病变正处于活动发展时期。

音叉检查　临床上不宜省略这一检查,因为这一检查虽然简单,但可用来辅助纯音电测听,以助传导性耳聋的诊断。

纯音电测听　不同的病变程度和病变部位可表现为不同的听力曲线。

声导抗检查　A型曲线。

◎专家忠告

就诊策略　患者自觉听力减退,部分患者在菜场或茶馆等嘈杂环境中自觉听力反有好转。这并不是疾病自愈的表现,需及时至耳鼻咽喉科就诊。

治疗主张　目前尚无有效的药物疗法。

镫骨切除术只是一项提高听力的对症治疗,并不能根治病变。手术可使大部分患者听力明显改善。在镫骨手术前应慎重对待的一些问题:①年龄较轻、耳硬化症处于病变活动期、一耳已全聋而另一耳拟诊为耳硬化症的患者,不宜做镫骨手术。②有耳硬化症但已出现感音神经性耳聋的患者,能否手术应根据具体病情及术后可能的估计结果,由经治医生决定。③两耳病变的患者,若一耳已行手术且已获得较满意的听力效果,则另一耳必须间隔1年以上方可进行手术。两耳手术间隔时间短,往往会造成两耳的全聋,务必小心。④若耳硬化症行第一次镫骨手术已失败而拟行再次手术的患者,由于发生感音神经性耳聋的可能性极大,一定要慎重对待。

全身健康情况欠佳的患者,或病情虽很适宜但拒绝手术的患者,可戴助听器。另外,试验研究发现,氟化钠对耳硬化症可能有一定的治疗效果。

特别提醒 晚期耳硬化症可使听神经受损害而发生进行性感音神经性聋,手术治疗无益,不可勉强施行手术治疗。而且,镫骨手术有一定危险性,稍有不慎可能引起内耳创伤,不仅听力不能提高,反而会招致重度感音神经性聋,甚至严重的眩晕。耳部手术还有可能损伤面神经,导致面瘫或味觉减退等并发症。

健康管理 对这一目前病因不明的疾病,只能建议早期发现、早期治疗。如果家族中有本病的发生,更应提高警惕。

◎小贴士

耳硬化症被认为与环境和基因因素有关,TGBF1是科学家发现的第一个与此有关的基因。

(金西铭 钱敏飞)

鼻 出 血

鼻出血也称"鼻衄",是一种常见病,可发生于任何年龄,60岁以上患者较多,且以男性居多。其原因很多,除鼻外伤、鼻内各种炎症、黏膜溃疡、肿瘤以外,更多的原因是血液疾病、高血压、动脉硬化、维生素C与维生素K的缺乏等。

有心血管疾病或肝脏疾病的老年患者,应特别警惕鼻衄时大量出血引起的休克或窒息进而导致死亡的风险。

鼻出血有两种表现形式,一种是急性发作的流血,另一种是慢性反复发作的流血或涕血。

鼻出血可由原发疾病引起,因此可同时出现原发疾病的症状。

◎您需要做哪些检查

前鼻窥镜检查 前鼻窥镜检

查很容易发现鼻中隔前下区的出血部位。在一些习惯挖鼻的儿童中,或在一些服用减少鼻腔黏液分泌的药物和因各种原因引起中医称之为有"内热"的患者中,前鼻窥镜检查常可发现鼻中隔偏曲,可发现造成慢性反复涕血的前下区或下鼻甲黏膜干燥、色深红,甚至有糜烂、结痂或溃疡。

鼻咽部检查 鼻腔后端出血时,用前鼻窥镜检查有时不能发现其出血部位,应做鼻咽部检查,这对确定出血病因、早期发现和诊断恶性病变很有益处。

鼻副窦 X 线摄片检查 有慢性反复涕血的患者很有必要做此检查,常可发现鼻副窦内的新生物或感染。

血液检查 抽血测定血小板计数、出血与凝血时间、凝血酶原时间、肝功能等,有助于发现凝血机制方面造成鼻出血的原因。

系统地了解病史,有助于发现引起鼻出血的全身性原因。

◎专家忠告

治疗主张 急性大量的鼻出血,止血是当务之急。若患者在出血的同时还出现低血压,则应对心血管系统的情况做出判断,并紧急输液或输血,以补充血容量。

患者宜取坐位或半卧位,不宜取头后仰位或平卧位(患者休克时应取平卧位),以免血液后注咽下刺激肠胃道而引起呕吐。要安慰患者消除紧张情绪,避免因精神紧张引起血压增高而加剧出血。

由于鼻出血患者的出血部位90%以上是在鼻中隔的前下区,所以止血方法可取以下几种。

鼻翼压迫法 用手指将一侧或双侧鼻翼向鼻中隔方向压迫片刻,即可起到止血的作用。压迫前先塞入浸有 1% 麻黄碱液或止血药物的棉球或明胶海绵,效果可能更快、更好。

烧灼法 有药物(如,硝酸银、铬酸、三氯醋酸)、电灼和激光等不同方法对鼻中隔前下区出血点进行烧灼。烧灼法是临床常用的简便而又有效的止血方法,但应注意,在烧灼前先行局部黏膜的表面麻醉;烧灼面不宜过大,并避免在鼻中隔两面同时施术,以防止因损伤过度引起鼻中隔穿孔的后遗症。

鼻腔填塞止血法 若鼻出血经上述处理后仍出血不止,或鼻出血部位不在鼻中隔前下区,而一时又不能发现出血点时,需做鼻腔填塞止血。一般经前鼻孔用凡士林纱条填塞即可。近年来,有用进口的膨胀海绵取代凡士林纱条,其优点是止血操作简便,可以减少施术中不必要的损伤,减轻患者的痛苦。老年患者的出血部位常在鼻腔后端,不易被检查发现,所以,前鼻孔填塞法不能奏效,需行前后鼻孔填塞。

需进行前后鼻孔填塞的患者应留院治疗,这是因为患者在填塞的情况下呼吸不畅、吸氧不足,必须密切观察,必要时还应抽血做血气测定。填塞会引起吞咽不便,宜进行静脉滴注补液,注意水与电解质的平衡,必要时输血。此外,老年患者和体弱伴有全身性疾病的患者进行前后鼻孔填塞可引起许多并发症,如呼吸性酸中毒、吸入性肺炎、冠心病发作等,因此必须谨慎小心,密切观察,及时诊断和处理。

填塞物不宜留置过久,一般在2~5日内取出。后鼻孔填塞时间过久可引起并发症,如中耳炎、鼻窦炎,因此,采取预防性的抗生素治疗很有必要。前后鼻孔填塞物取出时应分步按序进行,首先松解捆缚后鼻孔填塞物的绳线,再取出前鼻孔填塞物,若此时无鼻出血再发的情况,即可取出后鼻孔填塞物;若行第一、第二步时再出血,即应重新拉紧绳线并停止取出填塞物。

动脉结扎手术　凡不能用上述各种方法控制出血的患者,可进行动脉结扎手术治疗。

特别提醒　对经常发作的鼻出血,首先应明确病因,然后给予适当的处理。

有全身性疾病的患者,如高血压、血液疾病患者等,应在处理局部鼻出血的同时,进行针对性的全身疾病的处理。

慢性或间歇性涕血,时间超过2个月以上的患者,宜高度警惕,并注意鼻咽部和鼻旁窦的检查,排除鼻咽部恶性病变的可能。

健康管理　对鼻腔黏膜干燥并结痂皮的患者,宜用樟脑薄荷油剂滴鼻以润滑黏膜;鼻中隔偏曲或嵴突是造成反复鼻出血的原因,对这些患者宜进行鼻中隔矫正手术。

儿童常因有鼻腔疾病,鼻前庭部位易结干痂而导致鼻痒和呼吸不畅,或因个人卫生习惯不良,经常挖鼻且不常剪指甲使鼻黏膜被反复地挖伤、结痂，导致鼻出血反复发作。因此，对患儿应加强卫生教育，让他们勤剪指甲，养成良好的卫生习惯。

◎ 小贴士

鼻内镜技术对于发现出血点及肿瘤等病变有很大帮助，配合激光止血是近几年发展成熟而有效的治疗手段。

过敏性鼻炎

过敏性鼻炎也称"变态反应性鼻炎"，是人体接触变应原（如，花粉、尘埃、真菌）后，产生鼻黏膜反应，出现以发作性鼻痒、喷嚏、流涕和鼻塞为特征的一系列症状的疾病。

常年性过敏性鼻炎发病无明显季节性的特点，可发生于任何年龄，但以青少年为多。症状有：①鼻痒、喷嚏。常为每次发作前的首发症状，有时可伴发眼、腭、咽部发痒。②流涕。发作时呈水样清涕，不发病时可无流涕或仅有少量黏涕。③鼻塞。轻重不一。④有些患者还可出现流泪、眼痒等眼部症状。

季节性过敏性鼻炎常有典型的季节性发作，大多在花粉散播季节出现上述症状，鼻痒难忍，喷嚏连连，继而鼻塞，伴大量清水样流涕；同时还可伴发眼痒、结膜充血、流泪等眼部症状。待季节一过，所有症状不治而愈。

◎ 您需要做哪些检查

局部检查　过敏性鼻炎发作期，经前鼻窥镜检查常可见到下鼻甲黏膜苍白、水肿或淡紫色，非发作期黏膜呈淡红色。病程久长或反复发作的患者，还可出现中鼻甲黏膜息肉样水肿或息肉形成。

鼻腔分泌物的细胞学检查　正常情况下鼻腔分泌物中只含少量的上皮细胞和淋巴细胞，过敏性鼻炎发作期间，常可在分泌物中出现较多的嗜酸性粒细胞。用刮匙从下鼻甲前段黏膜处轻轻刮下的刮取物做涂片染色，有时可检得嗜碱性粒细胞和肥大细胞，在高倍显微镜下检查，20 个视野内细胞数大于 10 个者为阳性(+)、20 个为(++)、30 个为(+++)。

确定特异性变应原　有体内试验和体外试验两类方法。

体内试验方法：指采用变应原激发人体出现变态反应，观察反应症状来判明致病的变应原，常用的有皮肤试验法和鼻内激发试验法。①皮肤试验法：将变应原注入人体皮内，或将变应原滴在皮肤表面，用针尖在滴液处做皮肤挑刺，深度以不出血为宜，观察局部出现的丘疹或风团的荨麻疹样变态反应。在观察的 10～20 分钟内，若注射的局部出现直径在 0.5 厘米以上的风团，或挑刺处的皮肤隆起出现红晕，均为阳性反应。皮肤试验一般不会发生全身性严重后果，5 岁以上孩子即能耐受，是临床最常用的检测手段。②鼻内激发试验法：将变应原溶液滴于直径 0.5 厘米大小的圆形滤纸片上，然后将纸片移置于患者下鼻甲黏膜的表面，阳性反应者大多在放置 3 分钟后过敏性鼻炎症状发作；对于哮喘患者，有时还可同时引起哮喘的发作。由于这些试验每次只能测试一种变应原，且会诱发患者出现过敏，因此，临床一般较少采用。

体外试验方法：指通过实验室手段检查患者血清或鼻腔分泌物中的总免疫球蛋白 E(IgE) 值或特异性 IgE 值，此测定法虽较可靠，但检测较费时费钱。

CT 检查　通常无必要。但为确定鼻窦是否受累，以及受累程度和范围，宜做鼻及鼻窦 CT 检查。

◎专家忠告

治疗主张

避免接触变应原　是防治本病的根本方法。尘螨是最重要的吸入性变应原之一，螨主要寄生于室内各个角落，而以被褥、枕头、沙发垫等的灰尘中最多。其次，动物的皮屑和家禽的羽毛、花粉也是吸入性变应原的重要来源。食入性变应原包括鸡蛋、牛奶、海鲜等。

药物治疗　目前常用对症治疗的药物：①抗组胺制剂。如氯雷他定、西替利嗪、依巴斯丁等。由于其药效高，服药 1 小时内即可起效，安全性好，因此常被临床应用。鉴于目前常用的药物多数药效时间短，在中断给药后，药物作用会很快消失，所以在治疗过程中，患者切忌自行其是，避免服药不经意、随服随停或服药后稍见效果即自行停止服药。常年性鼻炎需要长期维持用药，最好的方法是一种药物服用一疗程后，请经治医生复诊后更换另一种药物,较长期的维持服用,可确保治疗效果稳定。②鼻内糖皮质激素。已被确认有较好的治疗作用,最大药效一般要在用药数日后才起作用,但使用后 6 ~ 12 小时已可缓解过敏性鼻炎的一系列症状。

免疫治疗 对于查到明确变应原的患者,免疫治疗是较好的对因治疗方法,儿童疗效优于成人。免疫治疗通过皮下注射或舌下含服抗原,应用剂量递增,使人体对该抗原产生免疫耐受性。目前,免疫治疗是临床上应用最多的对因治疗手段。

手术治疗 有助于改善鼻塞症状。对病因性的鼻中隔偏曲、鼻息肉或肥大性鼻炎患者,可进行矫正性的手术治疗,如黏膜下鼻中隔矫正术、鼻息肉摘除术、下鼻甲黏膜部分切除术、翼管神经切断术、筛前神经切断术等。

诊治误区 过敏性鼻炎如果不规范治疗可能导致鼻息肉、鼻窦炎而出现鼻塞、头痛,如引起哮喘将出现呼吸困难,并具有遗传倾向。不要认为过敏性鼻炎反正无法根治而放弃治疗,将炎症控制到最低水平有助于提高生活质量,避免并发症。

特别提醒 尽管局部及全身激素用药对控制过敏性鼻炎症状有较好作用,但须在临床医生指导下应用,以免引起局部及全身不良反应。

三级医院具有较好处置不良反应的能力,故免疫治疗须在三级医院进行,切忌自行带药回家注射。由于免疫治疗疗程较长,需至少注射 1 年以上,如中途退出将前功尽弃,因此须做好充分准备再开始治疗。

由于手术并不能改变过敏性鼻炎发病的根本原因,其症状改善的效果不确定,且有一定的副作用,务必慎重使用。

健康管理 流行病学资料提示,城市污染物可诱发或加重过敏性鼻炎的症状。显然,要做到避免接触变应原,不仅要注意个人卫生、居室卫生和环境卫生,更需要各个方面对环保工作的重视。

鼻 窦 炎

鼻窦炎是常见疾病,好发于任何年龄,任何影响鼻窦向鼻腔引流的因素,都可引起本病。有时齿根的疾患可引起邻近的上额窦炎,称为"齿源性上颌窦炎"。

临床表现:①鼻塞。为最常见的症状。若伴有严重鼻息肉,鼻塞往往造成患者张口呼吸而影响睡眠,患者易倦、头昏、精神不振、注意力不集中、记忆力减退,儿童还可因此影响生长发育。②流涕。初期时流清涕或白色黏涕,感染严重者可流脓涕,呈黄色或黄绿色并可有臭味。③头痛。在急性炎症时期明显,慢性鼻窦炎疼痛并不是特征性症状。急性上颌窦炎可使患侧面部出现跳痛,在头部活动时疼痛加重,急性筛窦炎患者可出现鼻根深处发胀和头痛,并可放射至头顶部;急性额窦炎患者压迫或叩击额窦时常可引起剧痛,额窦炎头痛常有周期性特征;急性蝶窦炎患者可出现眼球深部钝性疼痛,也可出现枕后区或头顶部头痛。

◎您需要做哪些检查

前鼻镜检查　可见鼻黏膜红肿,中鼻道变窄或息肉形成。临床上常根据脓涕所在位置来推断病变的部位,如中道内有脓者,大多为上颌窦、前组筛窦或额窦的鼻窦炎,后鼻孔有脓者,大多为后组筛窦或蝶窦的鼻窦炎。

鼻内镜检查　具有较前鼻镜检查更高的精确度与清晰度,有助于发现早期形成中的鼻息肉或引起鼻窦炎的各种原因,已成为当前鼻科的一项重要的检查手段。

鼻窦CT检查　为重要的一项辅助性检查,有助于了解鼻腔、鼻窦结构的解剖情况,如钩突增厚、泡状中甲、纸样板缺损等解剖变异,以及鼻窦病变的程度和范围,为制定术前的手术计划提供依据。

◎专家忠告

治疗主张　急性鼻窦炎的治疗原则是根据病因治疗,保证鼻腔与鼻窦的引流通畅,控制感染和预防并发症。

药物治疗　一般除用减轻充血剂如1%麻黄碱(麻黄素)滴鼻以改善鼻塞症状外,还可用蒸汽吸入收敛鼻黏膜和促进鼻窦的引流。抗生素治疗应至少连续使用10日,首选的抗生素是青霉素,按常规剂量给予。

手术治疗　对抗生素治疗无效或慢性鼻窦炎患者,宜采用手术治疗。手术方法有经典的鼻窦根治术和现代广泛采用的鼻内镜手术。前者手术范围有一定的限制，由于手术不够彻底而复发的可能性较大。后者是较先进的手术方法，优点是手术后面部不留瘢痕，患者易接受，手术损伤小，且可同时进行多个窦腔的探查，术野清晰，清除范围较彻底。但选择哪一种手术需根据具体情况而定，不能一概而论，有时需将两者相结合以达到最佳的治疗效果。

特别提醒　鼻息肉、鼻窦炎较易复发，因此，术后定期门诊复查十分重要。一旦在随访过程中发现有复发趋势，即可及时采取措施，用内镜手术将复发的病变解决于萌芽状态中，免除再次大手术的痛苦。

◎小贴士

不要忽视感冒或慢性鼻炎，出现鼻部症状早期到医院做鼻内镜检查，可及时发现问题并治疗，预防鼻息肉和鼻窦炎的发生。

鼻窦恶性肿瘤

鼻窦恶性肿瘤少见，大多为原发性。肿瘤原发部位在上颌窦的约占鼻窦恶性肿瘤的 80%，而筛窦居次。发病年龄多在 40 岁以上，尤以 60 岁以上的男性最为多见。由于鼻窦解剖位置隐蔽，早期症状不明显，极易被忽视而漏诊。此外，鼻窦与颅脑、眼眶相毗邻，肿瘤易向邻近组织扩展，预后甚差。

鼻窦恶性肿瘤早期症状不明显，一般极易当作炎症来对待；此外，不同的鼻窦恶性肿瘤，可有相同的症状，如鼻塞、头痛、涕血等。因此，除了要重视这些症状外，还应提高警惕，注意发现各个鼻窦受累并向邻近组织侵犯时出现的一些独特的症状表现。

◎您需要做哪些检查

体格检查　对 40 岁以上的患者若出现单侧鼻塞、鼻分泌物增多，甚或有较长时间反复出现涕血，以及有不明原因的上牙痛时，应提高警惕。

局部检查　注意鼻腔内的新生物，应做活体切取检查，对上颌窦癌必要时可经上颌窦穿刺做活体切取检查。

鼻窦 CT 检查　应取冠状切面及平扫以较全面地显示窦腔新生物占位及对骨壁破坏、向周围组织侵犯的情况。

手术探查　对诊断有困难不能用上述各种检查确诊者,可行鼻窦手术探查,结合冰冻切片及常规的病理检查,以利诊断并做出相应的处理。

◎专家忠告

治疗主张

上颌窦癌　目前主张采用手术与放疗或化疗相结合的综合疗法。其方案为术前局部小剂量外照射,待放射治疗反应过后 10～14 日即行手术切除。术后 10～14 日再予足量的放射治疗。根据病情分别采用上颌窦全切除术、次全切除术或部分切除术。化疗对上颌窦恶性肿瘤仅作为辅助性治疗,单一的化疗难以达到长期治疗的效果。若有颈淋巴结转移,转移灶对放射治疗不敏感,宜手术切除,一般可做颈淋巴结廓清术。

筛窦恶性肿瘤　宜采用手术切除辅以放疗或化疗的综合治疗。治疗程序同上颌窦癌,手术根据病变范围选择鼻内镜手或鼻侧切开术以彻底切除肿瘤。若肿瘤犯及颅底、脑内时要采取颅面联合进路切除术。

额窦恶性肿瘤　因早期症状甚少而诊断不易,晚期时大多已有向周围组织侵犯,此时可采用综合治疗,但效果不理想。

蝶窦癌　诊断较难,且蝶窦位置深,邻近有重要器官,很难用手术彻底切除。目前仍采用综合治疗。

特别提醒　对年老、全身情况差、有全身性转移以及局部包括颅底转移的患者,禁忌手术治疗。

◎小贴士

出现反复血涕、单侧鼻塞、头痛症状时,及时到医院做相应检查,以免耽误肿瘤的诊断和治疗。

（张　淳）

慢性咽炎

慢性咽炎与用嗓子过度、嗜烟、嗜酒、多食冰凉辛辣食物,以及与睡眠不足等生活方式和习惯有关。

临床表现:①咽痛或咽干痛。其特点是在吞咽口水或空吞咽时,咽痛尤为明显,但吞咽食物或饮水时却不疼痛。②咽部异物感。总感到咽部有一粒吞不下去的米,或感到咽部梗着一股气

（这股气可能是固定于某一部位或者是游走性的,故此病又称为"梅核气"）。患者虽有异物感或梗气感,但在吞咽食物或饮水时,并无梗阻现象。

咽痛或咽干痛、咽部异物感这两种症状可时有时无。无全身或其他症状。患者常怀疑自己得了癌症而去医院就诊。

◎您需要做哪些检查

症状重而体征轻是本病特点。在检查中,偶尔可见咽后壁或咽侧壁黏膜有淋巴滤泡增生,大多数患者咽部及喉部并无异常。若钡餐食管 X 线透视结果正常,则可确诊为本病。

◎专家忠告

治疗主张 让患者了解本病并无严重后果,帮助患者打消所有顾虑,解除心理负担,这是很重要的。

本病原则上不需要用抗生素治疗,抗生素也不能根治本病。

慢性咽炎的局部用药很多,常用的各种含片剂有碘含片、银黄含片(信可舒)等。这些药物可交替使用,每种药物使用以不超过 2 周为宜。

口服冬凌草片、银翘解毒片、金果饮等中药制剂。

特别提醒 注意个人卫生与饮食起居正常是治疗慢性咽炎最有效的方法。

有反流性食管炎的患者也常出现慢性咽炎的症状;此外,早期食管癌患者也会出现类似慢性咽炎的症状,应提高警惕,必要时应去消化科诊治。

慢性扁桃体炎

少数患者可没有明显的咽部症状,一般因与慢性咽炎并存而出现咽炎的各种症状。

扁桃体和舌腭弓的黏膜呈慢性充血,即此处的黏膜与口腔其他部位相比较呈暗红色并有少量轻微扩张的血管。

扁桃体萎缩或肥大,表面有瘢痕组织,有些患者可从腺窝内挤出脓性分泌物或干酪样物。

◎您需要做哪些检查

慢性扁桃体炎的诊断主要靠病史,即有经常发作急性扁桃体炎的病史。所谓"经常发作"是指一年内发作 2 次以上,发病时至少有 38℃以上的发热、咽痛影响吞咽等症状。检查中可见扁桃体红肿、腺窝表面有脓液呈黄白色伪膜状覆盖，以及下颌淋巴结肿大，有时有触痛。不能凭"经常咽痛"一句话就随便认为是急性扁桃体炎经常发作。

◎专家忠告

治疗主张 一般慢性扁桃体炎不需治疗。但是，若经常发作或扁桃体已构成病灶，则可引起慢性肾炎、风湿性心脏病等慢性疾病症状的加重，此时宜进行扁桃体摘除术。

◎小贴士

由于扁桃体有一定的免疫功能，在防御微生物侵入、抵抗疾病发生中有作用，因此，对是否需要进行扁桃体手术应持慎重态度，绝不能草率行事。

鼻 咽 癌

鼻咽癌是国内最常见的恶性肿瘤之一，各年龄均可发病，但以成人多见，男性发病率高。

鼻涕带血，特别是往鼻后抽吸的回缩涕中带血是很重要的一项早期症状。因此，若回缩涕或擤鼻中涕血持续 2 周以上，则要保持警惕，应去医院做鼻咽部检查。

单耳有较长时间的反复发作的分泌性中耳炎，这是因为肿瘤影响患侧咽鼓管，引起阻塞所致。

后期随着肿瘤的发展或转移，可引起相应器官和组织的各种症状。癌肿侵犯脑神经时可引起头痛、面部麻木感，甚至出现眼球外展麻痹、复视、视力减退、眼球固定等症状。

鼻咽癌晚期远处转移多见，最常见的为骨转移，其次为肝转移和肺转移，脑转移较少见。

◎您需要做哪些检查

局部检查 随病情的变化可见到鼻咽部黏膜肿胀，患侧咽隐窝饱满，甚或溃疡，或有新生物隆起。咽鼓管圆枕肿胀，使管口变形。耳部检查有时可见到鼓膜有液平和透黄等积液的症状，为咽鼓管阻塞及中耳渗出所致。

可扪及患侧颈上部下颌骨转角区肿大的淋巴结。肿大的淋巴结质硬，无压痛，活动度差，甚至固定。

鼻咽部活体组织病理检查 钳取鼻咽部肿瘤的活体组织进行

病理检查是诊断鼻咽癌的决定性依据。有时一次检查结果阴性,也不能掉以轻心。若临床上不能排除诊断,仍需再次取活检,甚至需要反复多次。若仍不能明确诊断,则应保持警惕,定期检查,随访追踪。

颈淋巴结活检或穿刺吸引做细胞学检查 有时鼻咽部病变表现不明显,若患侧有颈淋巴结肿大,反复鼻咽部活检阴性者,则可从颈淋巴结取活检组织。随着细胞病理学的发展,现已极少应用颈部切开从淋巴结取活检组织的方法,而代之以颈淋巴结穿刺吸引活体组织,做细胞学检查。

EB病毒血清学检查 该检查有一定的临床价值,但由于假阳性或假阴性的结果并不少见,不能单独用来作为诊断鼻咽癌的依据。

CT检查和磁共振成像(MRI)检查 可作为一种辅助诊断的检查,有助于确定病变范围及侵犯周围组织的情况。早期鼻咽癌病变范围小,病变不明显,CT检查和MRI检查的作用不大。最近使用PET-CT即正电子发射计算机断层显像检查,诊断价值较大。

◎专家忠告

治疗主张

放射治疗 由于鼻咽癌绝大多数属于分化不良或低分化型癌,恶性程度较高,对放射治疗(放疗)敏感。若全身状况良好,无远处淋巴结及脏器转移的患者,放疗疗效较好,5年生存率可在50%以上。但是,放疗常产生放射反应,如全身疲劳感,甚或恶心、呕吐、食欲不振等,应鼓励患者采取适应性的、有营养的少量多餐,同时也应多进水,并进行一些对症处理,保持身体的体液平衡。此外,也应定期观察血象的变化,特别是白细胞或血小板下降明显时应暂停放疗,并给予升高白细胞或血小板的药物。放疗完毕后,患者可长期感觉口腔或鼻内干燥,易结痂,此系放疗对分泌腺体的影响或破坏的结果。前者可用淡盐水漱口和多进水,或用一些生津的中药代茶饮;后者则可用复方薄荷滴鼻剂滴鼻。

化学治疗 若放疗后疑病灶未完全消失或有复发时,可采用化学治疗(化疗)。

放疗与化疗联合应用 据报道,对晚期鼻咽癌患者联合治疗疗效优于单项治疗,且对减少Ⅱ期、Ⅲ期患者的转移率和提高5年生存率有一定效果。

手术治疗 一般少用,适合手术的要求是:患者全身状况良好,能耐受手术,病变小且局限,无颅底骨质破坏,无远处转移,无脑神经受损症状。

中医药治疗 有报道表明,放疗患者结合中医药治疗,可提高鼻咽癌的疗效,疗效明显优于单项治疗,5年生存率也高于单项治疗。

扁桃体肿瘤

早期患者往往没有主观症状,由于张口见到肿瘤,于偶然中发现;或扁桃体肿大影响食物吞咽,去医院就诊时被发现;也有在体格检查中发现患侧颈淋巴结肿大,去医院检查时被发现。扁桃体肿瘤可向身体其他组织转移,因累及器官的不同而出现各种相应的症状。肿瘤溃烂时可发生咽痛,甚而影响吞咽;肿瘤体积巨大者可影响呼吸而出现气急。

◎您需要做哪些检查

一侧扁桃体肿大超过对侧1倍以上,或扁桃体上有难以治愈的菜花样溃疡,均应疑及扁桃体肿瘤。确诊主要靠切取肿瘤活组织并做病理检查。

◎专家忠告

治疗主张 局限于扁桃体本身的肿瘤,可进行扩大范围的扁桃体切除手术,或加患侧颈淋巴结廓清术,并结合肿瘤的病理性质,考虑加用放疗或化疗。

晚期的、范围大的或合并有转移的扁桃体肿瘤,不宜手术治疗,应酌情用放疗或化疗。

本病也可考虑中医中药治疗。

(李学敏 李吉平)

急性喉炎

急性喉炎系喉黏膜的急性炎症,为常见呼吸道急性感染性疾病之一,大多在冬春两季发病,并继发于急性鼻炎、急性咽炎或麻疹、流感、猩红热等传染病。男性发病率较高。儿童急性喉炎患者,病情大多较为严重。

临床表现:①声嘶。为主要症状,轻者发音变低、变粗,严重者甚至完全失音。②喉痛。喉部干燥、有异物感,喉部及气管前有疼痛,发声时喉痛加重。③咳嗽多痰。初起干咳无痰,此后因黏脓性分泌物稠厚,常不易咳出,黏附于声带表面而加重声嘶。④全身症状。严重者可有发热、畏寒、食欲不振等症状。

小儿急性喉炎呼吸困难等症状较重,大多有发热。炎症累及声门下区时,则出现犬吠状咳嗽声。严重者可出现喉喘鸣,吸气时呼吸困难,患儿口鼻周围发绀或苍白,指、趾发绀,有不同程度的烦躁不安,出冷汗;甚者可危及生命。

◎您需要做哪些检查

一般通过喉镜检查可见喉部黏膜弥漫性充血、肿胀,声带呈红色,有时可见声带黏膜下出血,声带表面常附有黏稠分泌物,发声时不能闭紧,且声带也可有显著肿胀。

对小儿一般不进行喉镜检查,因检查可使患儿挣扎而加重呼吸困难;若必须进行检查,也应做好防止喉痉挛发生的急救措施。

◎专家忠告

治疗主张 成人一般经适当的休息、禁声,以及使用抗生素控制感染后常能在短期内见效。对有严重声带红肿的患者可加用皮质类固醇激素。用庆大霉素8万单位加地塞米松5毫克的雾化吸入也是有效的治疗方法。

对婴幼儿急性喉炎应特别注重治疗及时、有效,并应密切观察患儿的呼吸情况。因为小儿喉腔一旦发生感染,黏膜肿胀易致声门呼吸气道阻塞,而且小儿对感染的抵抗力和免疫力都较弱,神经系统较不稳定,炎症反应较重而易发生喉痉挛,导致严重的呼吸困难。及时、足量应用广谱抗生素,如有喉梗阻症状时加用皮质类固醇激素联合治疗,常可尽快控制感染,消除或减轻喉阻塞症状。对于重度喉阻塞、严重呼吸困难的患者,应及时进行气管切开术。

呼吸道异物

呼吸道异物是儿童中常见的危急疾病,偶见于成人。以花生、瓜子、豆类等植物性异物最为常见。①喉异物:会引起吸气性呼吸困难及刺激性咳嗽。若异物停留于喉入口,则有咽下疼痛或咽下困难。若异物存于声门裂,大者立即发生窒息,小者出现高声呛咳、呼吸困难、发绀、声嘶等。②气管异物:异物一旦进入呼吸道内,可立即发生剧烈的呛咳,并有憋气、呼吸不畅等症。当异物随气流向上撞击声门下区,可产生拍击声。有时异物随气流上冲声门或喉室时,可产生不同程度的气道阻塞而发生呼吸困难,甚至发生窒息死亡。③支气管异物:早期症状与气管异物相似。异物进入支气管后,因活动减少,咳嗽症状可略减轻,以后可因异物的种类、大小、停留时间的长短、异物所处的部位而产生相应的症状。

◎您需要做哪些检查

多数患者就诊时有明确的异物吸入史和典型症状。对少数异物史不明,但有发热、咳嗽等症状且经久不愈,或反复发生支气管肺炎的患者,应认真追询病史,仔细检查,以免漏诊。

当异物在气管内,置听诊器于颈前气管处,可在咳嗽或呼气期末听及异物拍击气管壁的拍击声和哮鸣音,张口呼吸时更明显;当异物位于支气管,由于肺叶因异物而致炎症、不张或气肿,患侧肺部呼吸音有不同程度的降低或消失。

对不透光的异物,胸部 X 线透视或摄片可以确定异物的形状、大小及其所在部位;对透光的异物,胸部 X 线检查常能根据异物嵌顿所造成的局部肺不张及其周围相对的肺气肿表现协助诊断。若经过以上检查仍不能明确,而临床又不能排除呼吸道异物的诊断时,应做喉镜、支气管镜检查,以明确诊断。

◎专家忠告

治疗主张 呼吸道异物是危及生命的急症,应及时诊断,尽早取出,防止因呼吸困难、缺氧而致心力衰竭。气管异物可在直接喉镜或支气管镜下钳取。消极等待异物自行咳出只会延误时机。

特别提醒 呼吸道异物是一种完全可以预防的疾病,应避免给低龄儿童喂食花生、瓜子、豆类等食物,给儿童吃果冻类食物应当谨慎。进食时不应嬉笑、哭闹、打骂,以免深吸气时误将食物吸入气道。改正口中含物的不良习惯,如发现小儿口内含物,应婉言劝其吐出,不要用手指强行挖取,以免引起哭闹而吸入气道。重视昏迷或全麻患者的护理，以防止呕吐物吸入气道。一旦发现误吸异物进入气道，应立即就诊，及时治疗，以免延误时机，造成严重的后果。

喉 肿 瘤

喉良性肿瘤可能与病毒感染有关。诱发喉恶性肿瘤的因素主要是吸烟、空气污染、病毒感染、放射线、致癌物质。

喉肿瘤的主要症状有如下几项：①声嘶。提示声带出现组织形态学或运动功能的异常。②呼吸困难。新生物引起喉阻塞时，可出现程度不等的呼吸困难。患者呼吸时费力、有窒息感，呼吸浅促，伴有呼吸辅助肌的加强和循环功能的变化，严重者可出现缺氧、发绀等症状。可分为吸气性呼吸困难、呼气性呼吸困难和混合性呼吸困难三种类型。③喉鸣。喉新生物阻塞喉腔时可发生吸气性喉鸣。④喉痛。若喉新生物伴发感染或喉恶性肿瘤，并出现溃疡时，可伴有喉痛，吞咽时加重。

喉肿瘤分良性和恶性两类，良性喉肿瘤又可分为喉真正肿瘤（如，乳头状瘤、血管瘤、纤维瘤、神经纤维瘤、软骨瘤、神经鞘瘤等）和喉假性肿瘤（如，声带息肉、喉部囊肿、淀粉样变等）。

◎您需要做哪些检查

喉镜检查　一般间接喉镜检查就可以初步做出诊断。若间接喉镜下暴露不佳，可行纤维喉镜或直接喉镜检查。对疑有喉恶性肿瘤的患者可用上述方法取活检，以明确诊断。

喉部CT检查　有助于明确病变范围向周围组织侵犯的情况。

◎专家忠告

治疗主张

喉良性肿瘤　喉良性真正肿瘤和喉假性肿瘤，可根据病变部位、大小，以及患者的全身状况选择在直接喉镜、间接喉镜或纤维喉镜下去除喉新生物。间接喉镜及纤维喉镜一般在局部麻醉下进行，直接喉镜下手术的麻醉可选择局部或全身麻醉。目前，有条件的医院常用直接喉镜配合手术显微镜和显微喉手术器械进行手术，可提高手术的精确度，减少对正常组织的不必要损伤。术后若结合中西药物、雾化吸入等治疗可有助于发声的改善。

喉恶性肿瘤　最常见的喉恶性肿瘤是喉鳞状细胞癌。根据喉癌所在的部位分为声门型、声门上型和声门下型三种。依据癌肿发生的部位、有无颈淋巴结转移、有无远处转移，以及患者的全身状况而选择手术、放射治疗、化学治疗、免疫治疗或中医中药治疗。

声门型喉癌一般分化较好，发展较慢，不易发生颈淋巴结转移，早期即因声嘶而迅即就诊，病变得以早期确诊，为保留发声的喉切除手术创造有利的条件。声门上型喉癌一般分化较差，发展较快，易发生颈淋巴结转移，早期症状并不显著。声门下型癌发生部位较为隐蔽，早期症状不显著，也不易在常规喉镜检查中发现。后两型喉癌一旦错过了早期诊断的机会，往往就丧失了保留喉发声手术的可能性。

目前，喉癌的手术治疗原则是在彻底清除病变的基础上尽可能保留喉发声、呼吸等功能，即做保全性手术。喉部分切除术就是在彻底切除病变的原则下，将喉的正常部分保留下来，经过整复，重建喉的结构，以恢复及保留喉的全部或部分功能的手术。若考虑有颈淋巴结转移的可能，则应在喉切除的同时行颈淋巴结清扫术。

特别提醒　吸烟作为喉癌致病的一种因素已无可争议，故不吸烟是预防喉癌发生的有效手段。

要提高喉癌的治疗效果和患者的生存质量，能否早期诊断、及时有效的治疗是关键所在。成年的男性吸烟患者若发生声嘶并经药物治疗而无明显缓解者，则应进一步做喉部的仔细检查，以免贻误早发现、早治疗的有利时机。

对于喉癌患者治疗后发声功能的恢复与重建应予以关注，手术方法的选择务必慎重。尽管随着外科手术技术的进步和综合治疗手段的不断完善，保留喉癌患者发声功能的方法也有了改进，对丧失了部分喉切除手术的机会而行全喉切除的患者，也可通过安置植入型发声管、使用外置型电子喉发声器或通过食管音的发声训练恢复部分患者的发声功能，但误咽和气管造口的暴露常可影响患者日常的生活和社交活动。

（王家东　周秦毅）

19. 口腔科疾病

龋病

龋病是在以细菌为主的多种因素影响下,牙齿无机质脱矿,有机质崩解,牙体硬组织发生慢性进行性破坏的一种疾病。

临床上常根据龋坏程度将龋病分为浅龋、中龋及深龋。①浅龋:龋坏仅限于牙釉质或牙骨质,牙冠部浅龋早期可有色素沉着而成黑色或白垩色斑块,一般无明显龋洞的患者常感觉冷热和酸甜食物引起的刺激痛。②中龋:龋坏侵及牙本质浅层,有明显的龋洞,可有探痛,常感觉冷热和酸甜食物引起的刺激痛,但刺激去除后疼痛立即消失。③深龋:龋坏侵及牙本质深层,接近髓腔。可见大而深的龋洞;患牙常有明显的冷热刺激痛;如龋洞内嵌入食物,产生压痛。深龋的刺激痛较中龋明显,去除刺激后可能还会有短时间的疼痛,无自发痛。

◎您需要做哪些检查

视诊 窝沟可呈墨浸状或见龋洞。

探诊 探针可探及龋洞,中、深龋探诊有感觉

温度刺激试验 龋损达牙本质后,患牙会变得敏感,遇冷热或甜酸刺激时反应增强或产生痛感。

X线摄片检查 X线摄片能判断牙齿脱矿区,对牙邻面龋、口小底大的隐匿性龋、修复体边缘的继发龋的诊断极有帮助,也可了解龋洞深度及其与牙髓腔的关系。

◎专家忠告

就诊策略 当你进食时出现

遇冷热或甜酸刺激时牙齿敏感或出现食物嵌塞、牙体不完整有缺损时，应该去正规的医院口腔科进行检查和治疗。

治疗主张

充填治疗 是目前治疗龋病最常用的方法，适用于牙齿龋坏后能制备固位洞形的牙齿。该方法利用补牙固位洞形将充填材料固定在牙齿上，恢复牙齿的缺损和功能，保持牙齿外形，维护牙列的完整性。浅龋充填效果最好，可以直接充填；对于中龋和深龋的治疗，由于洞底已接近牙髓组织，就需要在去净龋坏组织以后，在洞底加一层护髓剂或者洞衬再行充填。治疗深龋时，则需要先采取牙髓治疗或者根管治疗，然后才能充填。

嵌体修复法 用金属、树脂或瓷材料制成与牙齿窝洞相适合的修复体，镶嵌黏固在洞内，称为嵌体修复。嵌体修复体修复精确，与窝洞的密合性较好，且采用铸造金属、高强度树脂或者瓷材料，抗压强度高，但由于嵌体修复技术要求高，材料成本也比较大，因此在临床应用上受到一定限制。

深龋的治疗 ①垫底充填：一般用双层垫底，如氧化锌丁香油黏固剂加磷酸锌黏固剂，也可用其他材料充填。②安抚治疗：有较明显刺激症状而又不能与早期或慢性牙髓炎区别时，可先用丁香油酚棉球置入备好的窝洞，然后用氧化锌丁香油黏固剂暂时封闭，观察 1~2 周，无症状后再做垫底充填。若有自发痛或激发痛加重，则需按牙髓炎治疗。③间接盖髓术：主要目的是消除牙髓已有的敏感症状，促进软化牙组织再矿化和修复性牙本质形成。常用药物是氢氧化钙制剂。一般采用一次垫底充填。若需观察，也可先临时充填，1~3 个月后再做永久充填。

诊治误区 儿童在 12 岁以前，主要靠乳牙进行咀嚼，如果乳牙过早龋坏，恒牙又未萌出，龋坏乳牙就会影响儿童的咀嚼和对食物的消化吸收，进而影响儿童全身的生长发育。同时龋坏乳牙如果不及时治疗，还会发展到牙髓炎、根尖周炎，孩子这时就会因牙痛，甚至唇面部肿痛而整夜哭闹拒绝进食，乳牙的根尖周还会影响恒牙的萌出和排列。所以，建议乳牙龋儿童及早治疗。

特别提醒 发现龋病，应及

时治疗,避免发展到牙髓炎、根尖周炎等。

充填治疗以后,部分患者可能还会出现牙痛,这大致上有以下几种原因:一是因为在充填治疗前洞形的制备过程,以及使用药物消毒窝洞刺激牙髓所致,可能出现短时的冷热刺激痛,此类情况不需特殊处理,一般1~2日后可自行恢复。二是龋洞较深,用的衬垫材料太薄,不能隔断银汞合金传导的冷热刺激,而出现冷热刺激痛的症状。这就需要加厚垫底材料后再做充填。三是由于充填材料"早接触"引起。如果充填后近期出现咬颌疼痛,很有可能是充填材料太高,咬合时出现早接触引起,经过调颌处理,数日后即可恢复正常。

◎小贴士

①养成良好的口腔卫生习惯:做到早晚刷牙,饭后漱口,尤其是睡前刷牙更为重要。②注意调整饮食结构。糖是牙齿龋坏的"祸根",要预防龋病必须控制食糖用量。对食物要粗细搭配,适当多吃些富含纤维的蔬菜、水果等。不要让幼儿含着奶头或糖果睡觉。少吃黏性甜食,如奶糖、蛋糕等。③定期进行口腔检查。④采取防龋措施。氟素、窝沟封闭等。⑤发现龋病及时治。俗话说"小洞不补,大洞吃苦",牙病最忌久拖不治。小的龋洞往往一次即可完成治疗,痛苦不大,但如果任其发展,继而引发牙髓病、根尖周病时,不仅需要多次治疗还时常伴有剧痛和局部肿胀,吃苦不小。

急性牙髓炎

引起牙髓病的原因主要有细菌感染、物理和化学刺激等,其中细菌感染是最主要的原因。

急性牙髓炎大都由深的龋洞引起,大都为慢性牙髓炎急性发作。患牙常伴有深龋、牙隐裂、深度楔状缺损、外伤致牙折等牙体组织疾病或缺陷。

急性牙髓炎的主要症状是剧烈疼痛,疼痛性质具有下列特点:①自发性阵发性疼痛。突发剧烈自发性锐痛,疼痛呈阵发性。炎症早期发作次数少,持续时间短,间歇时间长;炎症晚期发作频繁,持续时间长,间歇时间短,甚至没有疼痛间歇期。②夜间痛。疼痛往往在夜间发作,或夜间疼痛较白天剧烈。③温度刺激加剧疼痛。冷、热刺激可激发患牙剧烈疼痛。④疼痛不能定位。患者大多不能明确指出患牙,疼痛呈发散性,可放射至同侧上下牙及头面部。

◎您需要做哪些检查

探诊　主要用来探查有无深龋穿髓,了解牙周袋深浅,以及牙根分叉病变程度。

冷热诊试验　以小冰棒或热牙胶(65℃)测试,判断分级为正常、敏感、迟钝与无反应。

电活力试验　用电活力仪判断牙髓状况。可分敏感、正常、迟钝与无反应,以对侧同名牙测试结果为对照。

咬合诊　常用来检查有无牙隐裂、咬合创伤,以及咬合痛。常以咬火柴棒或棉球测试,对判断牙本质过敏、牙根尖状况、牙松动度、牙隐裂情况等均有帮助。

其他　可采用选择性局部麻醉来确定患牙;有时可拍 X 线片来确定龋洞深浅,以及与牙髓腔的关系,判断牙周状况。

◎专家忠告

就诊策略　当你出现牙痛,影响工作、休息(睡眠)时,应尽快去正规的医院口腔科进行检查并治疗。

钻心的疼痛让人有被要了命的感觉。由于牙齿负责咀嚼食物,因此相对于身体的其他器官,牙齿更容易受到磨损。而牙齿坚硬的釉质里面,则是娇嫩的牙髓腔,里面有感觉丰富的牙神经,所以牙齿的疼痛相对于身体其他器官疼痛,更加厉害。当牙痛起来去医院很不方便的时候(夜晚),可采取必要的应急方法。

药物止痛:含服止痛片(如,布洛芬缓释胶囊等)。

冰袋止痛法:牙若是遇热而痛,含冷水缓解;若牙髓已化脓,也可用冰袋冷敷颊部。

龋坏的牙齿内放入止痛棉球(风油精等)。

穴位按摩:当出现牙痛时,可以考虑使用穴位按压的方法来止痛。一般来说上牙痛取下关穴,下牙痛取颊车穴,无论上下牙痛均加用同侧合谷穴,以拇指用力按压穴位并略揉动,反复进行至牙痛消失。

治疗主张

应急处理　开髓引流是急性牙髓炎最有效的止痛方法。局部麻醉下打开牙髓腔,去除尽牙髓,冲洗干净,置一含丁香油或樟脑酚的小棉球于牙髓腔内。

牙髓部分切除术　用手术方法切除牙冠以上有炎症的牙髓,以药物覆盖断面,保留牙根内正常牙髓组织或使牙根内牙髓组织无菌坏死。适用于病变局限于冠髓而根尖未发育完成的年轻恒牙。

干髓术　指去除感染的牙冠内牙髓,保留无菌干化的牙根内牙髓,保存患牙。适用于牙根已发育成熟的不可复性牙髓炎,但牙冠内牙髓已有坏死或化脓时不宜用此法。前牙不宜采用。

根管治疗　是目前治疗牙髓炎最复杂也是最完善的方法。通过手术方法在失活牙髓或局部麻醉的基础上彻底去除炎症牙髓,将牙根管扩挫成便于药物进入的大小与形态,再导入药物及封闭剂,严密封闭牙根尖孔,其后垫底充填或进一步做牙冠修复,达到长期治愈牙髓炎的目的。该法适用于治疗各型牙髓炎。

诊治误区　很多人被牙髓炎所困扰,一些人由于存在对牙痛看法的误区,觉得吃点药忍一忍就可以过去,但殊不知牙髓炎会对身体带来巨大伤害,牙髓炎如果长期得不到有效治疗会使牙髓坏死。因此,牙髓炎造成的剧烈疼痛不可小视,一定要到正规医院进行及时有效的治疗。

有的患者经过数日牙疼后觉得缓解了,便误以为病情好转了,其实不然。有的患者认为牙痛时不能处理,到了医院也就是开点药,等不痛了才能进行治疗,因此不及时治疗。

小小的牙痛常常能把人折腾得寝食难安、坐卧不宁。不少人是能忍则忍,不痛就不进行治疗,好了伤疤就忘了疼。实在忍不了的干脆一拔了之,以为从此高枕无忧。

特别提醒　须及时治疗龋病尤其是深龋,避免发展至牙髓炎。

健康管理　保持口腔卫生,养成良好的卫生习惯,坚持早晚或进食后刷牙,饭后漱口,及时清除留在口里和牙齿之间的食物残渣和细菌。

对于位置不正的智齿和食物嵌塞的牙齿及时治疗,不合适的假牙和牙套及时处理。

坚持每半年到一年进行一次口腔检查。得了龋病及时治疗,牙洞浅的要在去除破坏的牙质后用适当材料充填,使牙齿的形态和功能得到恢复,防止进一步龋坏;牙洞深的龋病,要根据具体情况进行适当的治疗。龋病引起的牙髓炎或根尖周炎,要清除牙髓腔内或牙根周围的细菌感染,经过根管治疗保住牙齿。对于已经失去治疗价值的残冠、残根要及时拔除、及时镶复。

慢性根尖周炎

慢性根尖周炎俗称"牙根发炎",根管内长期存在感染及病原刺激物,引起根尖周组织慢性炎症反应及其破坏的疾病。大多为牙髓坏死继发而来或急性根尖周炎治疗不彻底造成。

慢性根尖周炎一般无明显的自觉症状,有的患牙可在咀嚼时有不适感或牙龈上出现窦道反复流脓而就诊。患牙往往有牙髓病史、反复肿痛史或牙髓治疗史。

◎您需要做哪些检查

望诊　患牙可见牙冠变色,失去光泽;可有牙龈的窦道;深龋洞或充填体及其他硬组织疾患。

探诊　深龋洞内探诊无反应,牙髓活力测验无反应。

叩诊　无明显异常或有不适感,一般无明显松动。

X 线摄片检查　患牙根尖区可见透射影像。

◎专家忠告

就诊策略　当你发现牙根部的牙龈反复肿胀、流脓,服用消炎药效果不佳或牙齿颜色发生改变时,应该去正规的医院口腔科进行检查和治疗。

治疗主张

根管治疗术　是目前治疗慢性根尖周炎最彻底、最有效的方法。根管治疗是利用机械和化学方法彻底消除髓腔中的感染物质,经过严格的根管消毒,再用根管充填剂严密封闭根管,达到防止根尖周再感染、促进根尖病变修复的目的。但因受到根管形态变异、器械和技术条件的限制,有的病例还达不到理想的效果。对根尖病变范围大的病例,还需进行根尖手术,甚至拔除患牙。

根尖切除术　当根管治疗术后根尖周病变久不愈合时,则施行根尖切除术或尖周刮治术,即切除患牙的根尖,并刮除尖周的病变组织。

拔牙　患牙缺损较大不能修复者,可予拔除。

特别提醒 应及时治疗牙髓炎，避免引起根尖周炎。

患牙治疗完成后，虽远离了疼痛的困扰，但并非就万事大吉了，还有一些问题值得注意。如充填后疼痛，约有 8% 的牙齿在充填后会有炎症反应，表现为肿胀、疼痛等。这是由于根管充填时机不合适，或根管充填物超出根管进入根尖周组织等原因所致。出现这种情况可先服用一些消炎、止痛的药物，然后，马上复诊。

健康管理 经过根管治疗的牙齿比较脆弱，在咀嚼过硬食物时，容易造成牙齿折裂，因此，应尽量避免用患牙咀嚼硬物，条件许可的话，可以加用全冠保护。

保持口腔卫生，养成良好的卫生习惯，坚持早晚或进食后刷牙，饭后漱口，及时清除留在口里和牙齿之间的食物残渣和细菌。

慢性缘龈炎

慢性缘龈炎，是牙龈疾病中最常见者，主要病变发生于牙龈乳头和游离牙龈。患者常无明显自觉症状，或仅有刷牙、咬苹果时牙龈出血，偶有胀、痒感，伴有口臭。

"牙菌斑"（内含大量细菌）是引起牙龈炎的主要因素，其他如牙结石、食物嵌塞、不良修复体等，均可造成牙垢堆积，引发或加重牙龈炎。①牙龈颜色：游离龈和龈乳头由粉红色变为鲜红或暗红色。②牙龈外形：炎症时由于组织水肿，可见龈缘变厚，龈乳头变圆钝肥大。严重时，可出现龈缘糜烂或肉芽增生。③牙龈质地：牙龈可变得松软，缺乏弹性。④龈沟深度：略加深，但无牙槽骨吸收。⑤探诊出血：用钝头的牙周探针轻轻探测龈沟即有少量出血。⑥牙龈有炎症时，龈沟内渗出液增多。

◎您需要做哪些检查

先观察牙龈色泽形态，然后探查牙龈沟并观察牙龈是否容易出血。龈与牙交接处有牙垢堆积、龈沟加深，以及牙龈探触易出血是诊断牙龈炎的主要指标。一般根据临床表现与检查结果即可确定诊断。

必要时做血液检查，以排除血液病和肝硬化等疾病的可能。

◎专家忠告

就诊策略 出现刷牙或咬苹

果时牙龈出血,应到正规医疗机构进行检查和治疗。

治疗主张　牙龈炎是牙周病最初的征兆,也是成人缺牙的主因,所以必须提早预防。研究发现,牙石是导致牙龈炎的主因。

消除病因　可采用洁治术(超声洁牙或手工洁牙)彻底清除牙垢、牙石等刺激物,拆除不良修复体,矫正食物嵌塞等,一般1~2周后炎症可消退。

药物治疗　炎症较重的患者可用1%~3%过氧化氢液冲洗龈沟,然后擦干,上碘酚或碘甘油,必要时可配些含抗生素的漱口水。

定期复查治疗　慢性缘龈炎经洁牙及药物治疗后一般均能得到控制,预后良好。如不治疗,任其发展,可能发展成牙周炎。

特别提醒　牙龈炎的主要病因是口腔卫生不良,导致牙菌斑、牙结石及软垢在龈缘附近牙面沉积,从而诱发牙龈炎。若不及时治疗,牙龈炎可逐渐发展为牙周炎,最终导致全口牙松动。因此,患了牙龈炎应及时进行治疗并定期复查。

有传染性疾病的患者如结核、人类免疫缺陷病毒(HIV)感染等禁用超声洁牙机,因为它所产生的带菌喷雾会污染操作区及周围的环境。有呼吸系统疾病(如,呼吸抑制、慢性肺病等)的患者不应使用超声洁牙机,因为超声治疗中的喷水、喷雾会给这些患者带来危险。一般情况下,戴心脏起搏器的患者禁用超声洁牙机,以避免因干扰起搏器的工作而造成患者心率紊乱等症状。

女性患者治疗应避开月经期。

健康管理　到口腔科由医生及时清除口腔内的牙垢和牙石,但切忌自己用刀去刮,以免造成伤害。坚持正确刷牙方法,早晚各1次,饭后漱口。每日彻底地消除牙菌斑,合理使用牙签、牙线等。定期(每6~12个月1次)进行复查和预防性洁治。早晚叩齿,上下用力叩敲数十次,有改养循环、促进牙龈组织新陈代谢的作用。

慢性牙周炎

慢性牙周炎病因比较复杂,一般可分为始动因子牙菌斑、局部促进因素和全身影响因素三方面。最常见于成年人,但也可发生于儿童和青少年。慢性牙周炎为最常见的一类牙周炎，约占牙周炎患者的95%，由长期存在的慢性牙龈炎向深部牙周组织扩展而引起。

主要症状有：①牙龈出血。多在刷牙或咬苹果等硬物时发生。②牙周袋形成。牙龈边缘部的炎症若得不到及时治疗，就扩展到深部组织，牙龈与牙面分离，形成牙周袋。③牙槽骨吸收。通过X线摄片可以观察到牙槽骨的吸收情况。④牙齿松动和移位。牙槽骨的吸收使牙齿的支持组织减少，是导致牙齿松动的最主要原因。松动造成咬合无力或咬合疼痛，最后造成牙齿的脱落。

◎您需要做哪些检查

根据患者的主诉和检查来确定慢性牙周炎。如患者主诉口臭、牙龈易出血、咬合无力或钝痛，甚至出现自发疼痛等，检查时牙龈红肿，探之易出血，有牙周袋形成，牙齿松动，X线片上显示牙槽骨吸收等就可做出诊断。

◎专家忠告

就诊策略 牙周病发病后应积极治疗，初期疗效较好，病变较易阻止，晚期疗效较差，以致可丧失牙齿。因此，一旦出现牙龈出血、牙龈肿胀、牙齿松动、疼痛等应及时到正规医院口腔科检查和治疗，同时驱除不良嗜好。

治疗主张

消除局部病因 龈上洁治和龈下刮治术，以消除龈上、龈下菌斑和牙石，并做根面平整。必要时，进行咬合磨改和纠正不良修复体。

局部治疗 牙周炎的治疗以局部治疗为主，首先是除去牙龈上方的牙石，然后除去牙周袋内的牙石（即龈下牙石），并刮除牙周袋内含有大量细菌毒素的病变牙骨质，经过这些治疗后，牙龈红肿可以消退，牙龈出血和牙周袋溢脓可消失。

形成了牙周袋后，可在牙周袋内置入各种药物，如碘甘油、复方碘液或抗菌药物，使牙周袋内保持较高的药物浓度，消灭牙周袋的各种细菌，达到杀菌、消炎和收敛的作用。经上述治疗后，疗效不好者，则需进行牙周手术。

牙齿松动者，可采取不同方法进行松牙固定术。对于病情严重、牙周组织破坏较多、无法保留的患牙，则需拔除。除局部治疗外,症状明显严重者,可采取全身治疗,即口服抗菌药物,如甲硝唑,每日3次,每次0.2克,连服1周;螺旋霉素,每日4次,每次0.2克,连服1周;替硝唑,每日2次,每次0.5克。

牙周炎早期治疗效果好,能使病变停止发展,牙周组织可得到一定程度的修复。因此,当牙龈出现红肿,需及时到医院检查、诊断与治疗。

维护治疗 运用正确的刷牙方法以控制菌斑,定期复查,必要时再做牙周洁治、刮治和药物治疗,以防复发。

拔除无保留价值的患牙,并适时进行义齿修复,以保持牙列的完整性。

诊治误区 洁牙后有些人自觉牙齿缝隙增大,这并不是洁牙造成的,而是因为长期的牙石和牙菌斑的刺激,患者的牙龈有不同程度的水肿,长期牙龈水肿把牙齿之间的间隙挤开了,牙齿的结构已经破坏,但患者自我感觉不明显。而洁牙治疗后,牙结石、牙菌斑这些刺激因素去除后,牙龈就会收缩,炎症消退,牙缝自然就会变得大。

很多人在做洁牙以后会觉得牙齿酸痛,这是因为牙齿间有牙石、牙菌斑的时候,牙齿渐渐习惯了它们的存在,牙石、牙菌斑也使得牙齿本身对口腔内的刺激感受不多,一旦把牙石、牙菌斑去除了,整个牙齿就相当于完全暴露了,相比以前来说,洁牙后的牙齿就相当于来到一个新的环境,牙齿本身对口腔内的刺激就会出现短期的不适应,而出现酸痛的症状。这种现象通常会在1~2周左右消失,而有一些人的牙齿酸痛感觉会更强烈持久,一般可以用脱敏材料脱敏或使用脱敏牙膏。

特别提醒 牙周治疗后的定期专业维护治疗是牙周整体治疗计划必不可少的重要一环,它对于有效控制菌斑和各种牙周病危险因素,预防牙周病的复发具有极其重要的作用,也是维持牙周长期疗效的唯一有效手段。

牙周维护治疗主要目的包括:①通过定期的维护治疗旨在预防或减少牙周病的复发可能,同时使牙龈炎得到更好的控制。②预防或减少牙齿缺失,以维持其长期的稳定。③及时发现与处理口腔中其他疾病和不良状况。

每3~6个月需复查一次,1

年左右摄 X 线片。对于不太重视自我口腔保健、依从性差者，最好 1 ~ 2 个月即复查一次，以清除菌斑和强化指导，待疗效稳定后则可逐步延长间隔期。

有传染性疾病的患者如结核、人类免疫缺陷病毒（HIV）感染等禁用超声洁牙机。有呼吸系统疾病的患者不应使用超声洁牙机。一般情况下，戴心脏起搏器的患者禁用超声洁牙机，以避免因干扰起搏器的工作而造成患者心率紊乱等症状。

女性患者治疗应避开月经期。

健康管理 ①早期发现，及时治疗。②掌握正确的刷牙方法，每日 2 ~ 3 次，每次 3 分钟。③对不易去除的食物碎屑、软垢、菌斑，用冲牙器、牙线、牙签、牙刷清洁。④按照医嘱，定期复查、治疗。⑤养成健康的饮食习惯，不抽烟，少喝酒。⑥及时纠正偏侧咀嚼习惯、食物嵌塞、不良修复体等。

复发性阿弗他溃疡

复发性阿弗他溃疡，又称复发性口腔溃疡、复发性口疮、复发性阿弗他口炎，是口腔黏膜病中最常见的、发病率最高的一种疾病。病因复杂，存在明显个体差异，是多种因素综合作用的结果。

该病可分为以下几种类型：①轻型。最为常见的类型，溃疡直径 2 ~ 4 毫米，孤立散在，边界清晰，数目一般为 1 ~ 5 个不等。溃疡具有"黄、红、凹、痛"特征，具有不治自愈的特点，病程一般持续 1 ~ 2 周。可有复发。②重型。又称复发性坏死性黏膜腺周围炎或腺周口疮。溃疡常单个发生，大而深，边缘隆起，基底微硬，直径可达 1 ~ 3 厘米。局部疼痛较剧烈，可伴局部淋巴结肿大、发热等全身症状。病程可达月余甚至数月。③疱疹样型。溃疡小而多，散在分布于口腔黏膜各部位，直径小于 2 毫米，数目可达数十个甚至更多，似"满天星"。邻近溃疡可融合成片，疼痛较轻型重，常影响说话、进食、心情及生活质量。

◎您需要做哪些检查

根据病损为孤立的圆形或椭圆形溃疡，具有周期性、复发性及自限性等特点。对大而深且长期不愈的溃疡，可择期做活组织切片检查,排除恶变或肿瘤的可能。

◎专家忠告

就诊策略 由于复发性阿弗他溃疡病因复杂,故临床疗效不甚理想,尤其是在防止复发方面较为困难。但对于此病,应及时去正规医院就医,以免延误病情,造成严重后果。

治疗主张

局部治疗 主要目的是消炎、止痛、防止继发感染,促进愈合。

(1) 消炎类药物:①膜剂、软膏或凝胶。用基质中含有抗生素及皮质激素等药物,贴敷或涂于溃疡表面,有保护溃疡面、减轻疼痛、促进愈合的作用。②含漱剂。如 0.1% 的氯己定(洗必泰)、复方硼酸液、2% 的四环素液等,每日 4~5 次,每次 10 毫升,含漱 5~10 分钟。③含片。有西地碘片、溶菌酶片等。④散剂。局部涂布冰硼散、锡类散、复方皮质散、西瓜霜等。

(2) 止痛类药物:0.5% 盐酸达克罗宁液,在疼痛难忍和进食前涂于溃疡面或含漱。

(3) 局部封闭:用于经久不愈或疼痛明显的溃疡。常用醋酸泼尼松龙混悬液加等量的 2% 利多卡因液,做黏膜下封闭注射,有加速溃疡愈合的作用

全身治疗 主要原则为对因治疗、控制症状、促进愈合、减少复发。常用药物有肾上腺皮质激素及其他免疫抑制剂、免疫调节剂和增强剂。针对系统性疾病、精神神经症状、营养状态等可补充铁制剂、锌制剂、叶酸、复合维生素 B/C 和微量元素等。中成药及中医辨证施治可改善病情。

特别提醒 口疮发作期,应用流食、半流食或软食物,不食辛辣或刺激性食物。应注意巩固治疗,以控制复发。对复发性口腔溃疡早发现、早治疗。

健康管理 ①治愈后加强体育锻炼,提高机体对疾病的抵抗力。②多吃一些新鲜蔬菜水果和富含维生素的食物。③注意生活起居有规律,戒烟酒,避免过度劳累和紧张。④保持心情舒畅和口腔卫生,及时去除大块牙石,去除不良修复体等。⑤少食或不食辛辣或刺激性食物。

口腔白斑

口腔白斑指口腔黏膜上以白

色为主的损害,不具有其他任何可定义的损害特征。3%～5%口腔白斑可转化为癌。病因尚不明,可能与遗传、吸烟、白念珠菌感染、嗜酒、喜食烫辣食物、咀嚼槟榔等长期的外来因素有关。

多见于40岁以上的中老年男性。可分为均质型与非均质型两大类,前者包括斑块状、皱纸状等,后者包括颗粒状、疣状及溃疡状等。

斑块状病损:为白色或灰白色均质型较硬的斑块,平或稍高出黏膜表面,平滑或略粗糙,可有龟裂,边界清楚,基底柔软。一般无症状或有粗糙感。

皱纸状病损:多发生于口底及舌腹。病损如白色皱纹纸,不能擦去,表面粗糙,触之柔软。此型易癌变。

颗粒状病损:多发于颊黏膜口角区。在充血发红的黏膜上有细小的白色颗粒状突起,易发生糜烂或溃疡,可有刺激痛。

疣状病损:多发于牙槽嵴、唇、上腭等处,乳白色损害明显高出黏膜,呈刺状或绒毛状突起,质较硬,有粗糙感。

溃疡状病损:在增厚的白色斑块上出现糜烂或溃疡,此时必须警惕癌变。

◎您需要做哪些检查

一般根据主要症状可做出初步诊断,而明确诊断大多需经活体组织切片检查。

◎专家忠告

就诊策略　40～60岁的男性吸烟患者,发现在口腔黏膜上有稍高于黏膜表面白色斑块,无自觉症状,偶有不适感,舔时觉病损面粗涩等,应及时去正规医院检查和治疗

治疗主张　去除刺激因素,如戒烟、禁酒,不嚼槟榔,少吃烫、辣食物,拆除口腔中不同金属修复体,拔除或调磨尖锐的残根、残冠等。

用0.1%～0.3%维A酸软膏涂擦白斑表面,每日1～3次,1～3个月为一疗程,或用含维生素A与维生素E的消斑膜局部贴敷。也可用鱼肝油涂擦或口服,每日2～3次,1～2个月为一疗程。维生素A5万单位,口服,每日1次,1～3个月为一疗程。

绞股蓝制剂和复方绞股蓝制剂可增强机体免疫力,对阻止白斑癌变有一定作用。

注意定期随访观察,必要时手术治疗。

特别提醒 口腔黏膜白斑的患者,应定期去医院复查,一旦发现病损突然快速增大和增厚,周围充血红肿、出血、疼痛、基底形成硬结或形成弹坑状溃疡等,应考虑恶变的可能,须立即手术切除。

健康管理 ①在医生指导下口服维生素 A 及维甲酸。②局部可用维生素药膜。③戒烟、戒酒,少吃过烫以及刺激性过大的食物。④去除口腔内的一切可能的刺激物,如残冠、残根以及不合适的假牙。⑤定期去医院口腔科进行检查,有恶变倾向者立即进行手术切除。

扁平苔藓

扁平苔藓是一种非感染性、慢性炎症性疾病。可以单独发生于口腔黏膜,也可与皮肤同时发生。一般以中年女性患者较多,病因不明,一般认为与精神障碍、内分泌、免疫、感染、微循环障碍、系统性疾病等有关。

临床表现:①皮肤病损。以四肢伸侧多见,病损左右对称,疹痒感明显。损害特点为紫红或暗红色有光泽的多角形扁平丘疹,粟粒至黄豆大小,融合成苔藓样。②口腔黏膜病损。典型的病损特征为珠光白色针头大小的丘疹连成的白色细条纹,类似皮肤损害,互相交织形态多样。病损消退后,可留有色素沉着。常在颊部对称性发生,也可见于舌背、唇、口底等处。患者多无自觉症状,有时有粗糙、灼痛感。口腔黏膜可同时出现多样病损,并可相互重叠和转变。根据病损形态可分为网状型、环状型、条纹型、斑块型、丘疹型、水疱型、萎缩型、糜烂型。

◎您需要做哪些检查

视诊 口腔损害以红斑及白色斑纹为特征,根据临床表现多数可以确诊。皮肤损害可用石蜡油涂于丘疹表面,在放大镜下可见白色斑点或条纹,有助于确诊。

病理检查 可切取少量典型病损组织进行病理检查,以助诊断。

活检 口腔扁平苔藓有癌变的可能,因此,长期糜烂、溃疡不愈等疑有癌变症状的患者应做活检。

◎专家忠告

就诊策略　口腔扁平苔藓是不好医治的疾病,一个疏忽可能就加重病情,因此患者应及时到正规医院就诊并向医生反映自己的身体状况,及时发现,才有利于治疗。

治疗主张

心理治疗　解除思想顾虑,调整心理状态,注意生活规律,保持心态平衡。

局部治疗　保持口腔卫生,去除局部刺激因素。局部可使用肾上腺皮质激素软膏、凝胶、药膜、气雾剂等,肾上腺皮质类固醇做基底部注射,对糜烂、溃疡型有较好疗效。

全身治疗　可选用泼尼松、昆明山海棠或雷公藤片、氯喹、左旋咪唑、转移因子等。对迁延不愈者,应注意可能有白念珠菌感染,局部可用抗真菌治疗,对病情好转有一定帮助。

中医药治疗　阴虚有热型,以养阴清热佐以祛风利湿治疗;脾虚夹湿型,以清热利湿佐以祛风解毒治疗;血淤型,以理气活血祛瘀治疗。

特别提醒　扁平苔藓的病因尚不十分清楚,精神因素是公认的主要病因之一,其次可能与免疫功能和内分泌紊乱有关。局部刺激也不能忽视,如口腔内咬合关系紊乱、不合适的假牙、吸烟及食用刺激性食物等。

健康管理　①没有自觉症状的患者,要注意生活乐观向上,劳逸结合,加强体育锻炼,并定期观察。②去除局部刺激物,选用柔软毛刷刷牙,不饮酒,不吸烟,不食辛辣刺激性食物。③要加强口腔卫生,进行口腔洁治。对糜烂型合并白念珠菌感染者要积极进行治疗,控制霉菌感染,使糜烂早期愈合。④对糜烂经久不愈者,要追踪观察,必要时取病理切片。可采取局部治疗加服中药调理的方法。积极向患者宣传此病的癌变率很低,消除其紧张和恐惧心理。⑤口腔扁平苔藓处于稳定状态时,对患者的生活和工作没有影响,少部分患者治疗后黏膜病损处可恢复正常。

(汪黎明)

智齿冠周炎

　　智齿在萌出过程中,因其位置不正或有软组织覆盖,食物残渣和细菌极易嵌塞于此。当局部咬合损伤,黏膜发生糜烂和溃疡时,局部抵抗力降低,可发生冠周软组织炎症。一般多见于 18~25 岁的青年,以下颌智齿冠周炎常见。

全身抵抗力较强时,可能症状不明显或很轻微;当感冒、疲劳和月经期等全身抵抗力降低时,可引起冠周炎急性发作。

全身症状可有不同程度发热、畏寒、头痛、食欲减退、脉快、大便秘结。局部胀痛,严重时可跳痛并反射至耳颞区。伴不同程度开口困难及吞咽困难。颌下淋巴结肿大、压痛。可引起咬肌、颊、颌下、翼颌、咽旁间隙感染,以及颌骨骨髓炎。

◎您需要做哪些检查

局部检查　探及未完全萌出或阻生的牙冠,冠周牙龈有无红肿、触痛,盲袋内有无脓性分泌物,张口度情况。颌下淋巴结有无肿大及压痛。

血常规检查　白细胞计数增高。

拍摄颌骨全景片　了解智齿牙冠的位置、与下颌神经管的关系及与邻牙的关系。

◎专家忠告

就诊策略　当感冒、疲劳和月经期等全身抵抗力降低时,智齿反复发炎,局部肿胀,张口受限等,全身、局部抗感染治疗症状缓解后,建议拔除智齿,避免冠周炎再发。

治疗主张

急性期　①局部治疗:用生理盐水、1%过氧化氢溶液反复交替冲洗盲袋,拭干后置入碘甘油或碘酚甘油,如有冠周脓肿形成则应切开引流。②药物治疗:合理使用抗生素和解热镇痛药物,必要时给予全身输液等支持疗法。③物理疗法:局部红肿、疼痛、张口受限时,可采用理疗等。

慢性期　处理智齿时应选择行阻生牙拔除术;如为正常萌出期的智齿,有足够的位置萌出,且上颌对应牙正常者,可行冠周瓣切除,以消除盲袋。

◎小贴士

智齿需拔除　未完全萌出智齿后侧的牙龈覆盖部分牙冠可形成冠周袋,导致食物积存,细菌滋生,造成局部发炎,牙痛难忍,甚至导致进食困难,而且这种智齿发炎的现象会反复出现,还可能使症状越来越严重。

如果智齿萌出位置不对,呈45°左右角顶在第二磨牙上,牙冠中间容易嵌塞食物,长期如此容易导致第二磨牙发生牙髓炎。甚至还有可能出现更严重的后果,因为智齿继续萌出,受力于第二磨牙,导致牙周炎、牙齿松动情况,必须拔除智齿和第二磨牙,以免影响到咀嚼功能。

如果智齿萌出方向大致正常,但与第二磨牙的接触点不正常,长期如此,容易导致第二磨牙龋坏而缩短其使用寿命。

拔去智齿后最初的24小时内应注意以下事项:①拔牙后可能会流血数小时。为了控制出血,放一块干净潮湿的纱布在空洞的牙槽并咬住大约30分钟。如果大剂量流血不止,需联系你的口腔外科医生。②不要漱口或者吐口水,不要有吮吸动作(如,不要通过吸管喝饮料),并且不要喝热饮料。这些行为能移除血凝块,导致牙槽窝骨组织暴露而引发干槽症。③在拔牙部位发生脸部肿胀、疼痛是很典型的。为了减轻肿胀,可用布料包裹一块冰敷在肿胀的部位10分钟,每隔20分钟一次。在最初的24小时内尽量重复。如疼痛难忍,可以服用止痛片来缓解疼痛。④必须用拔牙的另一边咀嚼食物。最好在24小时内避免热的饮料或酒精类饮料。如果是困难拔牙,在最初的24小时内应进食流质。⑤医生会在拔牙之前给你开抗生素服用,你必须坚持服用。

拔出智齿24小时以后应注意以下事项:①肿胀。如在拔牙24小时后局部仍肿胀明显,可采用热疗:用一块潮湿温暖的毛巾在肿胀部位热敷20分钟,每隔20分钟一次。按照这个方法尽可能重复上述过程。②漱口。吃饭后或睡觉前用温盐水漱口,不要用商业口腔漱口液。③缝合线。如果手术后缝合了伤口,则1周左右可以拆除缝线。④完全治愈。一般在拔牙后3个月左右才会痊愈。但是通常在拔牙后的1~2周内,拔牙部位会出现好转迹象,你的口腔也会逐渐舒服起来。

干槽症

干槽症又名纤维蛋白溶解性

牙槽炎,为拔牙手术后较常见的并发症,病因尚未完全明确。一般都认为其与损伤、感染、牙槽窝过大、血供应不良及患者抵抗力低下等因素有关。

干槽症在任何拔牙处都可能发生,但绝大多数发生于下颌第三磨牙拔除后。这可能因损伤较大,牙槽部骨质致密,血供较差,以及唾液易沉积于口腔后部,病原菌也容易侵入所致。

牙拔除后 3~4 日出现拔牙创口区域有持续性剧烈疼痛,而且剧痛难以忍受,并可向耳颞部放射性疼痛,严重影响睡眠和日常生活;拔牙窝空虚,可及粗糙骨面,窝内可存在腐败、恶臭的分泌物。

◎您需要做哪些检查

口腔检查可见到拔牙创口周围牙龈稍微红肿,创口内牙槽窝无血凝块形成或局部血凝块坏死呈暗灰色,以后坏死组织逐渐脱落,使牙槽骨暴露。牙槽骨壁表面骨质坏死,有灰白色假膜覆盖,拔牙创口有臭味,局部淋巴结也可肿大及压痛;偶有发生张口受限、低热、全身不适、食欲差等症状。

◎专家忠告

治疗主张 治疗干槽症的主要原则是止痛,消除牙槽骨壁感染以及促进创口内正常肉芽组织的生长。除激肽造成局部剧烈疼痛外,暴露的骨面受唾液、食物等刺激亦可激发局部疼痛,故清理拔牙创口以及消除和隔绝外界刺激甚为重要。一般应先用棉球蘸 1.5%~3% 过氧化氢液或 1:5 000 高锰酸钾液反复擦拭或冲洗拔牙创,直至腐败物彻底清除无臭味为止;再以温生理盐水冲洗干净,然后塞入蘸有丁香油的碘仿纱条(或明胶海绵)以及其他止痛、消炎或促进创口愈合的药物,并保护创面。换药时间可根据病情轻重酌情安排。还可结合使用封闭或物理疗法以止痛消炎;必要时可同时加用抗菌、消炎、镇痛、安眠等药物,直至疼痛基本消失,新鲜肉芽组织生长,即可结束治疗。一般疗程需 10~14 日。

特别提醒 为预防干槽症的发生,应尽量减少手术损伤,注意无菌操作,预防感染,保护拔牙创内凝血块,注意口腔卫生。

◎小贴士

拔牙过程中尽量减少创伤，拔牙后尽量缩小拔牙创口。保持血凝块的存在，促进血运，避免异物存留拔牙创内。创口严密缝合，以防止感染。

（段世勇）

牙体缺损

牙体缺损是指各种牙体硬组织不同程度的损坏或异常，其发生可能与全身发育障碍有关。龋病、外伤、磨损、楔状缺损、酸蚀和发育畸形等，是造成牙体缺损的常见原因。

牙体缺损的主要症状如下：①如缺损累及牙本质层或牙髓，可出现牙髓刺激症状甚至出现牙髓炎症、坏死及根尖周病变，以疼痛为首要症状。②牙体缺损会破坏正常邻接关系，造成食物嵌塞，引起局部牙周组织炎症，并可能发生邻牙倾斜移位，影响正常的咬合关系，形成创伤，亦可引起牙龈损伤及局部龈炎。③大范围的牙体缺损不但影响到咀嚼效率，还会形成偏侧咀嚼习惯，严重者会影响垂直距离，影响到患者的面容及心理状态，出现口颌系统的功能紊乱。④牙体组织缺损处的尖锐边缘可擦伤舌及口腔黏膜。缺损发生在前牙可直接影响患者的美观、发音。残冠、残根常成为病灶而影响全身健康。

◎您需要做哪些检查

病史和口腔检查可帮助了解病情严重程度及确定治疗手段。

◎专家忠告

就诊策略　修复时应根据对侧同名牙以及排列和咬合关系及患者的年龄、性别、职业、生活习惯等来决定修复体的大小、牙冠各个面的形态、颜色，并且要适应个体口颌系统的生理特点。

患牙预备时尽可能保存、保护牙体组织。一个良好的修复体应在具备良好形态和功能的基础上，长期维持、增进其周围组织健康及整个口颌系统乃至全身的健康。

治疗主张　尽量保留有价值的残冠、残根，恢复咬合关系。全冠修复、桩核冠修复、嵌体修复以及牙体修补（光固化树脂修补和银汞合金修补）是主要的治疗手段。

特别提醒　①青少年的恒牙和儿童的乳牙因其髓角位置高,牙体缺损范围大者,残留牙固位不良者不宜做嵌体。②青少年恒牙因尚未发育完全,牙髓腔较大者和严重深覆𬌗、咬合紧,而无法预备出足够的空间者,不宜做全冠修复。

牙列缺损

牙列缺损是口腔常见的一种缺损畸形,临床表现为上、下颌牙列中的部分牙齿缺失。龋病、牙周病是造成牙列缺损的两大主要原因,其次是外伤、颌骨疾患或发育障碍等。

牙列缺损的主要症状如下:①咀嚼功能减退。可影响胃肠道的消化吸收功能,导致消化不良等临床症状。②发音功能障碍。前牙缺失时,可影响齿音、唇音、舌齿音,最终影响讲话的清晰度。③牙周组织病变。邻牙会向缺牙间隙倾斜移位,从而导致咬合关系紊乱、食物嵌塞,最终引起牙周组织病变。④颞下颌关节症状。缺牙数目较多,会出现颞下颌关节紊乱的一些症状,如关节区与咀嚼肌区疼痛、关节弹响以及开口受限等。⑤其他症状。若多数前牙缺失,则引起患者唇部内陷。若上、下牙列缺损,且余留牙无对颌牙接触时,则患者面下 1/3 的垂直距离变短、鼻唇沟加深、皱纹增多、面容更显衰老。

◎您需要做哪些检查

病史检查　了解缺牙的原因、缺牙的时间、过去是否戴过义齿(假牙)、疗效如何等。然后,还要了解患者的全身健康状况,以及患者对假牙的期望值,最后进行多种检查,同时做出诊断。

余留牙的检查　包括余留牙的部位、数目、有无牙体或牙周病变、排列位置是否正常、咬合关系是否正常、磨损情况等。

假牙的检查　若曾做过假牙修复,则应检查其设计、人工牙形态、色泽、咬合关系、制作工艺方面等有无问题。

口腔软组织的检查　包括口腔黏膜情况、系带形状及附着情况等。

拍摄 X 线曲面断层片　进一步了解余留牙的情况。

颞下颌关节区检查　了解颞下颌关节活动度、弹响、开口度与开口型等,必要时可拍摄颞下颌关节 X 线侧位片。

取研究制取模型检查　将上下颌模型在架上进行研究,制定出治疗计划和修复体设计。

咀嚼功能检查　检查咀嚼功能、下颌运动轨迹,以了解咀嚼功能减退的情况和下颌运动的情况等。

◎专家忠告

就诊策略

缺牙区处理　缺牙区若出现骨突、骨刺等,局部按摩无效及唇、颊系带附着过高,应考虑行手术进行修整。

洁齿　口腔卫生不良者口内有大量牙石存在,牙石不仅会造成牙龈炎症还会影响义齿取模的准确性。因此,在修复前应进行洁齿。

去除不良修复体　口腔内存在的设计、制作不当的不良修复体,不仅对口腔软、硬组织产生损伤,且会妨碍新义齿修复,为此,不良修复体应拆除。

余留牙的处理　余留牙如果有龋坏、缺损、伸长、倾斜等情况,装假牙之前应将龋坏、缺损的牙补好;对伸长、倾斜的牙要进行调改,以免影响义齿的修复。

治疗主张　牙列缺损的类别多种多样,修复时须经周密的口腔检查,依患者缺牙区部位、余留牙情况、牙槽骨吸收情况,以及患者的职业、年龄、全身状况和主观要求等进行综合分析,以决定采用何种方法进行修复治疗。通过修复治疗,用修复体(假牙)来恢复患者的咀嚼、发音等生理功能,同时还应恢复美观。

牙列缺损的常规修复方法有固定假牙和局部活动假牙修复两种。

固定假牙(种植修复)　通过种植手术在缺牙部位的牙槽骨里埋入种植钉,几个月后切开埋入区域的黏膜暴露种植钉,再制作种植牙的上部结构,最终以烤瓷冠的形式完成缺牙的修复。其疗程为 7~10 日,需要复诊 1~2 次。

固定假牙修复的适宜条件:①患者年龄一般为 20~60 岁,体魄健壮,颌骨条件好;②患者缺牙数目相对少,且邻缺牙区的余留牙符合作为基牙的条件。

固定假牙具有以下优点:假牙所承受的力主要通过基牙传递至牙周支持组织;较稳固且具有良好的固位、支持,咀嚼效率高;

假牙无托板,无异物感,舒适;通常不影响舌的功能活动,不妨碍发音功能。固定假牙的缺点包括:需磨削基牙的牙体组织;患者不能自行摘下假牙给予清洁;假牙黏合完成后,如果损坏或口腔组织变化而需要修理或调换时,要拆除假牙,比较麻烦。

烤瓷冠、烤瓷冠桥是目前常用的固定修复体,是将瓷粉层烧结在一个由金属铸成内冠上的修复体戴入患者的待修复的区域。金属内冠则可以有贵金属(如,黄金)和不锈钢(合金材料)制成。目前又有了全瓷冠的修复体。

局部活动假牙 是以往牙列缺损修复较常用的方法。其疗程为14~21日,需要复诊2~3次。

局部活动假牙具有以下优点:基牙磨除的牙体组织少;对基牙的要求没有像固定假牙的基牙要求那么高;适应范围广;患者能自行摘戴,利于清洁;制作方法较简便;夜间摘除可让基牙及支持组织得到适当的休息;假牙损坏后易于修理。局部活动假牙缺点有:异物感明显,不舒适,稳定性较固定假牙差,咀嚼效率明显低于固定假牙,可影响发音的质量。

精神病患者,对丙烯酸酯过敏的患者,对发音要求较高的患者,无法克服异物感的患者不适宜进行局部活动假牙修复。

诊治误区 有的患者认为,国外加工的烤瓷牙肯定比国产的好。实际上我国在烤瓷牙制作工艺上已经不亚于国外,国内有些工厂生产的烤瓷牙甚至全部用于出口。

有人说,烤瓷牙平均寿命5年。从现实来看,同样材质的烤瓷牙,有人只用了3~5年假牙就"短命夭折",也有一些人用了15年却看起来好好的。烤瓷牙能用多久与是否正确使用等其他很多因素有关,每个患者其烤瓷牙的寿命是不同的,其中最常见的是"崩瓷"现象。

烤瓷牙包括很多种,有全瓷无金属基底的,也有加金属基底的。按照金属基底的材料,分为黄金烤瓷冠、金合金烤瓷冠、钛合金烤瓷冠、钢烤瓷冠等。烤瓷牙的质量和很多因素有关,除了材质,制作工艺以及医生的处理也占了很大关系。因此,并非黄金烤瓷牙肯定比钢烤瓷牙质量好。

到底该装烤瓷牙还是活动牙,应该根据患者牙齿的情况和口腔条件来决定。

特别提醒　由于制作固定假牙基牙要磨削作为基牙的牙体组织,因此,需要患者有思想上的准备,并能配合治疗。

局部活动假牙刚戴时,患者会有异物感、恶心甚至呕吐等不良反应,有的患者发音也受影响,一般需要耐心练习1～2周。

患者摘假牙时最好推拉基托,而不能推拉卡环,用力不能过大。戴假牙时不能直接用牙咬使假牙就位,否则假牙易变形,甚至折断。

初戴假牙时,一般不易吃硬食。饭后、睡前应取下假牙,用牙刷蘸牙膏刷洗干净。不戴假牙时,而应将假牙浸泡在冷开水中。

戴假牙后,若有黏膜压痛,可暂时摘下假牙浸泡在冷开水中,到医院复诊前2～3小时戴上假牙。应避免假牙跌落在硬物上。若假牙发生损坏或折断,则应及时到医院修理,同时勿忘将折断的部分也带去,切记不要自己修改。

健康管理　若戴假牙后感觉有不适,应及时到医院复诊。通常戴用假牙每半年到1年要到医院复查一次。

◎小贴士

通常情况下,牙缺失后3个月,待拔牙创口愈合且牙槽嵴吸收基本稳定后方可进行假牙修复。

牙列缺失

上颌、下颌或上下颌牙齿全部缺失,称之为牙列缺失。其致病因素有龋病、牙周病,以及先天性牙齿缺失、外伤、不合适的假牙以及全身疾病造成的患者牙齿松动脱落等。

患者可有以下症状:①咀嚼功能丧失。胃液分泌减少,引起胃肠蠕动减慢,最终可能导致胃肠功能紊乱,出现相应的临床症状。②面容改变。面部皱纹加深,鼻唇沟加深,口角下垂,患者的面下1/3距离变短,面容显得很苍老。有的患者还表现为下颌前突、下颌角变大等。③口腔组织的变化。牙列缺失后,牙槽骨吸收,上颌弓变小,下颌弓变大,唇颊沟及舌沟变浅,系带附着点离牙槽嵴顶的距离变短,口腔黏膜变薄变平,舌体肥大,有的患者还出现味觉异常、口干等。④发音功能障碍。患者发音不准确、不清晰。⑤颞下颌关节症状。可出现耳鸣，以及颞下颌关节区疼痛、关节弹响等颞下颌关节紊乱的症状。

◎您需要做哪些检查

询问病史，了解缺牙原因、缺牙时间，是否戴过假牙、疗效如何等。然后，还要了解患者的全身健康状况（尤其是是否患内分泌系统疾病）、患者对假牙的期望值等。

检查颌面部左右是否对称、唇的丰满度、上唇的长短、面部比例、下颌运动、颞下颌关节有无疼痛与弹响等。

检查牙槽嵴吸收程度、颌弓的形状与大小、上下颌弓的位置关系、腭穹窿的形状。

检查上、下唇系带的位置、舌的位置与大小、口腔黏膜情况。

检查有无尖锐的骨尖、骨突和骨嵴，有无增生的黏膜组织，上颌结节与下颌隆突的倒凹情况。

若有原假牙，则检查其固位与稳定情况、边缘伸展情况、垂直距离、正中关系，以及人工牙排列位置关系等。

颞下颌关节区的检查，了解颞下颌关节活动度、开口度与开口型等，必要时可拍摄颞下颌关节 X 线侧位片。

◎专家忠告

就诊策略 当患者全口缺牙，最时兴的处理方案是进行全口种植牙修复。与传统的活动义齿相比，全口种植牙可以避免牙槽骨渐进性萎缩的问题，而且种植牙无异物感，稳定舒适，能更高程度地恢复咀嚼功能。但也有一定的失败可能性，且临床费用高昂，修复完后，患者更要提高口腔自洁的意识和加强自洁工作，要保护好种植体的牙周组织，不使种植钉松动而致修复体失败脱落。

目前，常用的还是全口义齿，全口义齿由基托和人工牙两部分组成，靠义齿基托与黏膜紧密贴合及边缘封闭产生的吸附力固位，吸附在上下牙槽嵴上，以恢复患者的面部形态和功能。

治疗主张 全口假牙修复过程中，在功能修复的基础上应注意美学原理的应用，假牙不仅是恢复咀嚼等功能的人造器官，而且还应是一件工艺美术品。假牙应有观赏价值，使患者看了乐意戴用，同时能给观者带来美感。

在通常情况下,全口假牙应在患者最后一颗牙拔除3个月后进行,全口假牙修复疗程约4周,需要到医院就诊6～7次。第1次,一般在拔完牙2个半月到医院检查,若有尖锐的骨尖、骨突、骨嵴、过突的上颌结节、过大的下颌隆突、附着过高的唇/颊系带等,必须进行外科修整术。第2次,在拔完牙3个月后进行,对患者取印模,然后灌注石膏模型。第3次,取印模1周后,记录患者的颌位关系,即确定上颌、下颌的位置关系。第4次,全口假牙排列完成后在患者口内试戴,检查排牙是否合适、颌位关系与咬合关系是否正确、面下1/3距离是否正确、发音是否清楚,以及面部丰满度是否符合要求等。第5次,全口假牙初戴,检查全口假牙在口内的固位与稳定情况、边缘情况、咬合关系与垂直距离是否正确等,用咬合纸检查有无早接触点,若有则给予初步的调磨。第6次,复查修改,通常在初戴1周后进行选磨,若有不适则对症进行修改。

全口假牙是由塑料或塑料与金属材料混合制作而成的,塑料易磨损、老化。另外,拔牙后牙槽骨会发生进行性的吸收,全口假牙的基托与口腔黏膜之间会产生间隙,密合度降低,易脱落,从而影响咀嚼功能。所以,一般情况下,全口假牙戴用5～7年后需要重新制作。

对于一些由于特殊职业(如,教师、演员、电视节目主持人等)、社交需要或者对美观有较高要求的患者,往往不要等拔牙3个月后再行假牙修复,有失仪表仪容。通常可采用即刻全口假牙进行修复,即采用在患者患牙尚未拔除前预先做好,待患牙拔除后即刻戴入假牙的修复方法。该方法的优点为:患者可不必承受因无牙而带来的一切不便;可保持面部外形、语言、咀嚼等功能,保持咀嚼肌张力和颞下颌关节的生理位置;可保护牙槽嵴,减缓牙槽嵴废用性吸收;起夹板作用,保护拔牙创口,并利于止血等。但是,治疗过程要较常规全口假牙修复长且复杂,复诊次数多,即全口假牙戴用3～6月后,要重新再做一新的全口假牙。

诊治误区　有人认为全口假牙可戴一辈子。其实,即使非常小心使用及保养,假牙也会因为咀嚼、刷洗及时间因素而渐渐老化。不正确的保养方法也会影响假牙与牙床之间的密合度。如果将假牙浸泡在热水中,可能会使它变形,如果把它放在口外干燥,也会使它变形。晚上睡觉时应注意将假牙拿下浸泡在假牙清洁液或是冷水中,刷洗假牙时要使用专用的工具与清洁剂。

"装上全口假牙后就不再需要看牙医",这是最常见的错误观念。患者的口腔情况每天都在改变,牙槽骨持久缓慢的吸收,会使全口假牙出现诸如松动吸附力降低压痛等问题,所以定期检查是必需的。

不是每个全口假牙患者都能随心所欲地吃任何东西,但大部分都只是短时期内有不适的感觉,通过练习,都可以适应的。所以当您感到不能正常进食与说话时,请尽快请牙医师检查一下假牙的密合度。

全口假牙应该是非常精密,而不需要任何的黏着剂就能戴得牢。只有在没有时间去找牙医时,假牙松动时可以暂时使用黏着剂。因为长期使用不密合不稳定的假牙会加速牙床的吸收,也容易造成口腔溃疡与感染。

某些药物也会影响到全口假牙的稳定性。例如减少唾液分泌的药物,也减少了全口假牙基托与口腔黏膜的吸附力,破坏了假牙的稳定性,于是假牙容易松动脱落。

请不要尝试修理自己的假牙。不当的修磨会造成假牙的不密合,松动。不当的衬垫会造成牙床过度的压力,加速牙床的吸收。严重者甚至无法复原,需要整副重做。

假牙使用寿命到了应该及时重做,继续使用不合的假牙会刺激牙龈、舌头与颊黏膜。严重者甚至会使得牙床吸收到无法承受一副新的假牙。

特别提醒 初戴全口假牙,会有明显的异物感,甚至不会咽唾液,还会出现恶心、发音不清等现象。患者要有思想准备,并耐心在口内练习1~2周。

摘全口假牙时,最好推拉基托,用力不能过大。

有不良咬合习惯的患者,应进行先做吞咽动作再用后牙做咬合的动作训练。

初戴假牙后的头几日,患者要戴假牙进行正中咬合,以及发音的训练,待习惯后,再训练用假牙咀嚼食物。先吃软的、小块的食物，咀嚼运动要慢，用两侧后牙咀嚼，训练一段时间后，再逐渐吃一般的食物。

饭后、睡前应取下全口假牙，做清洗，注意不要将其掉落在硬物上。夜间取下假牙并浸泡在冷开水中。

健康管理 戴全口假牙后，若有不适，应及时到医院复查、修改，自己不能随意磨改。全口假牙发生损坏或折断，应及时到医院修理，勿忘带折断的部分。一般情况下，戴用全口假牙每0.5~1年，最好到医院复查一次。

◎小贴士

全口义齿必须每天取下清洗，初戴活动义齿时，进食、发音都可能感到不习惯，必须耐心使用，不要因暂时不习惯而丢弃不用。戴全口义齿后，如觉有压痛或不适，应去医院修改。

（翁蓓军）

前牙反𬌗

在正常情况下，当上下牙齿咬合时，应该是上前牙覆盖在下前牙的外面，若相反，即下前牙咬

在上前牙的外面，这在医学上称前牙反𬌗，俗称"地包天"，由遗传和环境的双重因素造成。

遗传因素 前牙反𬌗有明显的家族倾向。

后天原因 ①全身性疾病：垂体功能亢进产生过量的生长激素，可表现为肢端肥大、下颌前突、前牙或全牙弓反𬌗。佝偻病可因下颌骨发育畸形表现出前牙反𬌗。②呼吸道疾病：慢性扁桃体炎，腺样体增大、肿大，舌体常向前伸并带动下颌向前，形成前牙反𬌗、下颌前突。③乳牙及替牙期局部障碍：乳牙龋病及其引起的乳牙及替牙期的局部障碍是前牙反𬌗形成的一个重要的后天原因。④口腔不良习惯：咬上唇、下颌前伸习惯都可造成前牙反𬌗，下颌前突。

本症可单纯表现为前牙反𬌗，而后牙关系正常，面部外形无明显异常；也可表现为除前牙反𬌗外下颌前突等畸形。不良哺乳姿势等也能引发下颌功能性过度前伸和前牙反𬌗。造成面部呈凹面型，有时还伴有开𬌗畸形。

◎您需要做哪些检查

照相 治疗前医生要常规拍

患者面部照片和牙殆的照片,留待日后与治疗结束时作对比。

咬牙印　即取模型,用于医生对错殆牙齿的情况进行诊断和设计,并可留待以后的治疗过程中做对比检查。

X线摄片检查　每个患者常规拍摄头颅侧位片和全口曲面断层片,进行头影测量分析,从而了解畸形的严重程度。特别是下颌后退位时拍摄的头颅侧位片更具参考价值。

◎专家忠告

就诊策略　矫正前牙反殆应根据其不同年龄段、不同类型进行诊治,由于前牙反殆个体生长发育的复杂性,使前牙反殆矫治后的复发难以预测,所以应该在专业的口腔正畸科医生的诊断下治疗。专科医生也会根据相应病情决定是常规门诊正畸治疗,还是门诊正畸治疗联合住院外科手术治疗。

治疗主张　要根据患者不同的年龄选择不同的治疗方法,如是儿童患者,应帮助孩子纠正不良的口腔习惯,只需要简单地戴矫正器进行矫正就可以了。“地包天”这样的牙齿畸形应该尽早发现,及时进行治疗。反殆畸形会严重地影响患儿口腔、颜面、颌骨的生长发育,会使患儿面中1/3发育受限,面下1/3发育过度,影响美观和功能。乳牙期不矫正,就会丧失矫治时机,替牙后一般是继续形成恒牙的反殆,且反殆面形随着年龄的增长,畸形会愈加严重。如在生长发育期不纠正,长至成人后虽经努力,可以纠正牙齿的反颌关系,但严重的骨性畸形必须经手术才能改正。因此,从预防的角度讲,“地包天”应尽早进行矫治。

诊治误区　临床上有这样的例子,乳牙反殆矫正之后,待恒牙萌出后又出现了前牙反殆,这时不得不再次进行矫正,所以有的医生认为:碰到“地包天”患者,干脆让其发展,待成人后手术治疗,一劳永逸。但应该强调的是,这类患者虽然前牙呈反殆关系,但基本上属于牙性反殆,而不是骨性反殆,矫治起来,相对比较容易,矫正后的效果也比较理想。因此乳牙反殆还是有必要矫正的,乳牙期最佳的矫正年龄是4~5岁,5岁以后随着乳牙牙根的生理性吸收,矫正无法实施。

前牙反殆除严重影响美观之

外,对患者的咀嚼功能影响也较大:一方面前牙无法行使切割功能,另一方面由于反𬌗影响下颌运动,也将引起后牙的咀嚼功能明显下降。此外,也影响患者的发音功能,使一些音发不清楚,影响交际和学习。

综上所述,"地包天"不矫治是不行的,而且应该是矫治越早越好,应向患者及家长交代其复发的可能性,积极治疗。

特别提醒　成年人忙于事业、家庭,往往对自己的骨性前牙反𬌗重视程度不够,以为人过中年,"地包天"无足挂齿,认为只要能过得去就可以凑合。这是因为他们并没有意识到"地包天"的危害:前牙反𬌗患者的上下前牙不能对咬,不能行使切咬功能,下颌位置异常,咀嚼功能降低,后牙的咬合功能不能正常发挥,进而加重胃肠负担,长此下去,将会形成消化系统慢性疾病,影响全身的健康。骨性前牙反𬌗还严重影响美观,表现为面中部发育不足,从侧面看,面形呈月牙状脸,好似全口牙齿都已脱落后的老人的面形,有些人还因此造成心理障碍,严重影响患者的心理健康。所以,及时进行骨性前牙反𬌗正

畸联合手术治疗很重要。

◎ **小贴士**

给患者拍摄 X 线头颅侧位定位片,根据 X 线片上的固定解剖点,分析患者牙、颌、面畸形,以明确诊断,辅助设计,评价疗效。

牙列拥挤

牙列拥挤是错𬌗畸形中最常见者之一,常因为牙量、骨量不调,牙量相对大,骨量相对小,牙弓长度不足以容纳牙弓上的全数牙齿。牙量、骨量不调受遗传与环境因素的影响:①人类演化过程中不平衡的退化构成了人牙列拥挤的种族演化背景。②牙齿的数目、大小、形态及颌骨的大小位置、形态受遗传的影响。③乳、恒牙的替换障碍也对牙列拥挤的发生起了重要的作用。一些口腔不良习惯也可以造成牙列拥挤。

牙齿拥挤错位排列不齐时,由于牙齿拥挤不易自洁易引发龋病及牙龈牙周炎症,可见局部牙龈红肿、出血、牙结石。轻度牙列拥挤对患者面形影响不大,严重拥挤可使面形改变,表现为不对称,唇部外突,口唇闭合困难,开

唇露齿,影响美观与功能。

◎您需要做哪些检查

照相 治疗前,医生按常规要给患者照面部照片和牙合的照片,留待日后与治疗结束时作对比。

咬牙印 即取模型,用于医生对错颌牙齿的情况进行诊断和设计,并可留待以后的治疗过程中做对比检查。

X线摄片检查 每个患者常规拍摄头颅侧位片和全口曲面断层片,进行头影测量分析,从而分析牙列拥挤是否合并其他错𬌗畸形。

◎专家忠告

就诊策略 矫正牙列拥挤应根据其拥挤度、患者面型、咬合关系进行诊治,由于牙列拥挤诊疗的复杂性,所以应该在专业的口腔正畸科医生的诊断下治疗。专科医生也会根据相应病情做相应处理,决定是拔牙治疗还是非拔牙治疗。

治疗主张 牙列拥挤的主要机制是牙量、骨量不调,牙量相对大而骨量相对小,因而其矫治原则是以增加骨量或减少牙量来达到牙量骨量的协调而创造排齐牙列的条件。一种方法是增加骨量,通过各种矫正器扩大牙弓的长度及宽度以达到增加骨量而获得间隙的目的,但是这种方法获得的间隙是有限的。另一种方法是减少牙量,通过对牙体近远中径片切、牙齿减径或减数拔牙的方法达到减少牙量而获得间隙。用减径方法获得的间隙也是十分有限的,而通过减数拔牙的方法能获得大量间隙,使其成为临床上对中度或重度拥挤的主要矫治方法。

不论通过增加骨量还是通过减少牙量的方法来矫治拥挤,拥挤牙都必须在获得足够排齐间隙的条件下才能开始受力矫治,这是取得矫治成功的重要条件。

诊治误区 常常只表现为牙列拥挤上的错𬌗畸形,即所谓单纯牙列拥挤,但也可伴随其他错𬌗畸形同时存在,即所谓复杂牙列拥挤。对单纯拥挤的诊断相对简单,主要依据石膏模型的牙弓拥挤度测量分析,但对于复杂拥挤的诊断则不能单纯如此,不仅要分析牙弓拥挤度,而且要借助X线头影测量和牙颌面全面检查结果,分析判断牙弓、颌骨及面部在三维方向的异常及相互关系，解除拥挤只是整个治疗计划和指标目标的一部分，其必须与其他治疗目标相协调。

特别提醒 牙列拥挤多发生在前牙区，但也见于后牙区，会由于牙齿拥挤不易自洁而引发龋病及牙龈牙周炎症，可见局部牙龈红肿、出血、牙结石。前牙拥挤不同程度地影响美观，轻度牙列拥挤对患者面形影响不大，面部突度及高度均无明显异常。严重拥挤可使面形改变，表现为不对称，唇部外突，口唇闭合困难，开唇露齿，严重影响美观与咀嚼功能，可能引起颞下颌关节紊乱病，应引起足够重视，必要时应正畸治疗。

◎小贴士

照相，这里指拍摄牙颌畸形患者口内和面部影像，是为了直观记录矫治前后及矫治过程中牙齿排列、咬合关系及颜面部形态，为诊断、矫治设计及矫治后效果评估提供形象化的资料，一般分为面部像和口内像。面部像包括正面像、正面笑像、侧面像共3张，口内像有正𬌗像、左右侧面𬌗像、上下𬌗面像、覆盖像共6张。

(陈 骊)

严重磨损症

牙齿磨损是指牙齿在没有菌斑、龋坏及外伤的情况下牙体硬组织缺失的现象。牙齿腐蚀、牙齿生理性磨损和牙齿病理性磨损是造成牙齿磨损的主要机制。牙齿磨损在正常咀嚼过程中造成，这种生理性磨损称为咀嚼磨损，其他非正常咀嚼过程所致的牙齿磨损统称为非咀嚼磨损。

严重磨损症的患者有下列特征：①咀嚼磨损。亦称磨耗，一般发生在牙齿咬合面或切缘，但在牙列紊乱时，亦可发生在其他牙面。②非咀嚼磨损。由于异常的机械摩擦作用所造成的牙齿硬组织损耗，是一种病理现象。不良习惯和某些职业是造成这类磨损的原因。磨牙症也会导致严重的牙齿磨损。

◎您需要做哪些检查

病史检查 应注意有无全身性疾病，如胃肠功能紊乱、神经官能症、口干症病史；有无咀嚼硬食的习惯和不良口腔习惯，如单侧咀嚼等。

临床检查 釉质部分磨损，

露出浅黄色牙本质,可出现牙齿敏感症。釉质全部磨损则可发生牙髓疾病或使髓腔闭锁。磨损不均匀则可造成咬合创伤、食物嵌塞及牙周组织和黏膜的损害。全口牙磨损严重还可引起颞颌关节疾病。

辅助检查 可摄 X 线牙片了解髓腔情况。

◎专家忠告

治疗主张 ①生理性磨损,若无症状无需处理。②去除和改正引起病理性磨损的原因。③有牙本质过敏症时,应做脱敏处理。④对不均匀的磨损需做适当的调整,磨除尖锐牙尖和边缘。⑤有牙髓和根尖周病时,按常规进行牙髓病、根尖周病治疗。⑥有食物嵌塞者,应恢复正常的接触关系和重建咬合面溢出沟。磨损过重且有颞颌关节综合征时,应做覆盖义齿修复,以恢复面部正常的垂直距离。⑦有夜磨牙病史者,应做全口软性合堤,临睡前戴上,保护牙齿不因夜磨症而受损。

特别提醒 磨损也可引起各种并发症,或成为其他疾病的致病因素。①牙本质过敏症:这种酸痛的症状有时可以在几个月内逐渐减轻而消失;有时可持续更长的时间而不见好转。敏感的程度常因人而异,一般说来磨损的过程愈快,暴露面积愈大,则酸痛感越明显。②食物嵌塞:咀嚼食物时,由于边缘嵴和发育沟所确立的正常咬合面外形,通常有利于食物偏离牙间隙。牙齿被磨损后,平面代替了正常凸面,从而增加了牙尖向对颌牙间隙楔入食物的作用;因磨损牙冠变短以及邻面磨损都可引起食物嵌塞,并促使牙周病和邻面龋的发生。③牙髓和根尖周病变:系过度磨损使髓腔暴露所致。④颞颌关节紊乱综合征:严重的咬合面磨损可导致颌间垂直距离过短,从而引起颞颌关节病损。⑤咬合创伤:不均匀的磨损能遗留高陡牙尖,从而造成咬合创伤。⑥创伤性溃疡:不均匀磨损遗留的过锐牙尖和边缘能刺激颊、舌黏膜,可引起局部溃疡。

四环素牙

四环素牙是指由四环素族药物引起的牙齿着色。牙齿在发育矿化期服用的四环素族药物被结合到牙组织内,使牙着色。四环素还可通过胎盘，引起乳牙着色。牙齿的着色是永久性的。牙本质中的沉积比在牙釉质中高4倍。越在婴幼儿早期用药，染色程度也越明显。

四环素牙患者的牙齿有下列特征：①牙齿颜色发生改变，呈黄色、灰棕色、黄褐色。全口多数牙发病。一般无自觉症状。在紫外线下有特殊荧光。前牙光泽度差、表面粗糙，外观欠佳。②前牙比后牙着色明显，乳牙着色又比恒牙明显，因为乳牙的釉质较薄、较透明，不易遮盖牙本质中四环素结合物的颜色。

◎您需要做哪些检查

药史检查　在牙齿矿化期间，有服四环素类药物史。

牙冠表面检查　光滑（亦有粗糙者），呈现黄褐色或暗紫色，无自觉症状。

严重者可有牙体实质缺损。

◎专家忠告

就诊策略　对于已罹患四环素牙的患者，可选择到专科医院进行咨询和治疗，请医生对自己的牙列情况、咬合关系、咬合位置、咬合力的大小、咬合的习惯以及心理承受能力、对工作生活造成的影响、是否会影响说话或发音等作一综合评估，并为自己选择一种适宜的治疗方法。治疗后患者牙色往往能得到改善，甚至接近于正常。

治疗主张

可见光复合树脂修复法　该法将唇侧面部分牙釉质磨除后，用可见光复合树脂覆盖牙表面以遮盖变色的牙齿。该法的优点在于只需要磨除少量的牙体组织，对牙齿损害较小，并且能在短时间内达到改变牙色的效果。此外，使用一段时间后如果覆盖层有部分脱落或颜色改变，还可再次进行修复，费用也相对较低。但树脂可供选择的颜色较少，且遮色效果不能尽如人意，与牙齿的黏结强度亦有限，故经此法修复的前牙不能承受较大或持久的咬合力，因此啃骨头、咬苹果等动作应尽量避免。

烤瓷贴面修复法　该法与可见光复合树脂修复法类似，也是磨除牙齿唇面部分牙体组织后，利用烤瓷贴面覆盖牙体。该法的遮色效果很好，可供患者选择的颜色范围也较广，与牙体之间的黏结强度很高。但缺点是需要均匀磨除较多的牙体组织,且烤瓷贴面若有崩损,一般都需要全部拆除重新制作,其制作费用也相对较高。

烤瓷全冠修复法 与上述两种方法比较,此法按需要磨除整个牙体的表层,经过制备的牙体就像正常牙体的微缩版,然后利用烤瓷全冠恢复牙齿的外形,达到改变牙齿颜色的目的。这种方法的优点与烤瓷贴面修复法类似,但其固位效果更佳,且在修复的同时也矫正了某些牙齿本身的畸形,如牙冠过小、牙间隙过大等,当然它也有和烤瓷贴面类似的缺点。

牙齿脱色法 牙釉质无明显缺损无凹凸不平者可选用脱色法。此法分为外脱色法和内脱色法两种。①外脱色法:不能使牙本质上已着色的荧光带减弱,但肉眼观察牙色却有所改善,一般在 0.5～1 年后牙色又可复原。由于高浓度过氧化氢液,可使釉质酸蚀脱矿,呈白垩色,降低釉质原有的透明度,使已着色的牙本质反映度降低;随着时间的推移,釉质再矿化;透明度增加,色泽又复原,此即所谓色泽反跳的重要原因。②内脱色法:此法能有效地去除或改变原来结合在牙本质中的四环素含量,荧光水平明显降低,临床效果非常满意。对因职业关系,迫切要求美观而又不伴有牙釉质缺陷者,可试用此法。它的缺点是使活髓牙变成死髓牙。近期疗效虽可靠,其远期疗效尚待观察。

特别提醒 四环素牙的预防其实很简单,只要妊娠或哺乳期的妇女、8 岁以下的儿童不使用四环素类药物就可以了。

(叶荣荣)

牙齿排列轻度错位

人体任何器官都需要合理地使用,适当地行使功能才可正常地发育,儿童的口腔器官也不例外。有的孩子吃的食物过于细软,他们的咀嚼功能得不到充分的发挥,牙颌系统发育缺少正常的生理性刺激,这是引起牙弓发育不良、牙齿拥挤错合畸形的一个重要因素。

小心对待乳牙龋齿。健康的乳牙可以保证恒牙的正常发育和引导恒牙正常萌出。恒牙继乳牙发育萌出,如果乳牙龋齿严重,影响到乳牙根尖部位,就很有可能影响到下面恒牙的发育，导致牙齿形态畸形。或因乳牙严重龋坏过早脱落，后面的牙齿前移，这样都会导致以后恒牙萌出的空间不足，恒牙会错位萌出甚至埋伏在骨头里无法萌出。知道了这些影响牙齿发育的因素，做父母的应该要及时纠正宝宝的不良习惯，做好乳牙龋病的防治工作。

◎您需要做哪些检查

通常行 X 线摄片检查，并取研究模（咬牙印）。

◎专家忠告

治疗主张 对于青年患者，应以正畸治疗为主。对中年人牙错位一般采用美容冠进行修复，这主要针对牙错位不是很严重的成年牙错位患者，美容冠修复牙错位，不仅能让牙齿变得整齐，还会让牙齿变得洁白靓丽，在整牙的同时，还进行了牙齿美白，是一举多得的事情。

美容冠牙齿美容技术是在传统烤瓷牙的基础上强调牙齿的美容效果，对错位牙、畸形牙的牙冠部分施以多重专业技术，最后用美容冠加以修复。与传统修复方式相比，美容冠具有少拔牙、痛苦小、时间短、牙齿坚固、多年后牙龈不会出现黑线等优点，从而达到美牙终身有保障的效果。

诊治误区 烤瓷熔附金属全冠只是给牙齿美容的治疗方法之一，在一些情况下并不是最佳的选择。例如，牙齿排列不齐的患者，正畸往往是首选的治疗方法，即通过移动牙齿将之排列整齐。如果牙齿颜色、形态存在缺陷，则可采用全瓷贴面、全瓷冠的方法来获得美观的效果。

尽管镶牙的技术、材料不断更新，但是目前尚没有哪种方法能够确保治疗后的牙齿超越正常天然牙的功能。所以，只要牙齿不齐能够矫正，只要牙根能够利用，医生都会尽量保留天然牙齿。除非患牙已经没有治疗价值，如牙齿过于松动、智齿等情况，才会考虑将天然牙拔掉。

从牙齿美学的角度来说，由于性别、年龄、脸型、肤色、个性等诸多因素各不相同，每个人适合的牙齿外形也是不同的，医生在做美容设计时，需要依据患者的具体情况综合思考，唯独适合自己的牙齿美容，才能达到最好的效果。

牙齿外层是釉质，具有半透

明特性,釉质内层的牙本质颜色并不是白色的,而是偏黄色,它的颜色会部分透过釉质,从而使牙齿颜色有一定的浅黄色。所以,牙齿并不是越白越好,看起来自然,与自身肤色、性格协调的牙齿颜色才是最好的选择。在正常颜色范围内的牙齿,并非都需要做美白。

一些患者有"一劳永逸"的想法,但一劳永逸的事情往往是可望而不可及的。第一,牙齿美容后也要注意细心维护,如注意保持口腔卫生,避免用瓷牙咬过硬的食物等,还要定期复查;第二,牙齿美容的材料有一定的使用寿命,每个人的情况也在不断变化,牙齿要定期检查、保养。

特别提醒 家长应关注孩子是否有不良的吮指、舔舌、咬唇习惯,对于这些习惯家长应耐心指导他们加以纠正。注意孩子在替牙过程中,是否有恒牙错位萌出的迹象,或是否有恒牙迟萌等现象。比较保险的做法是在替牙过程中带孩子去口腔科做常规检查,医生会根据情况提出建议的。注意孩子的食谱构成,应尽量多地给孩子吃些富有纤维素的食品,使咀嚼功能充分发挥并刺激颌骨发育。

家长如果注意上述几点并积极辅助孩子进行预防,那么牙列不齐的发展趋势可能被遏止,或在发展程度上有所减轻。但在很多情况下,特别是有先天或遗传因素存在的情况下,牙列不齐的产生和发展很难单纯用预防的方法就能控制,所以说,绝大多数的牙列不齐需要经过矫正后才能得到纠正。

◎小贴士

烤瓷牙全称是烤瓷熔附金属全冠,是一种理想的修复体,但是,并非人人都适合做烤瓷牙。烤瓷牙作为一种修复手段,如果牙齿功能没有问题,不建议仅仅为了好看而做烤瓷牙,大可通过洗牙、矫正等其他美白牙齿的方法来解决这个问题。烤瓷牙虽然可以解决各种难看牙齿问题,但也是一种带有一定损伤性的治疗并且不可逆。所以,做之前一定要慎重。

畸形牙

畸形牙常见锥形牙和牙釉质发育异常。锥形牙病因多与遗传有关。釉质发育不全和釉质钙化不全均属于釉质发育异常，是牙齿结构异常的一种疾病。釉质发育不全的病因有营养缺乏因素（尤其以维生素 C、D 影响最大）、内分泌因素、婴儿和母体的疾病。

锥形牙的体积较正常牙显著过小，与邻牙之间有间隙，但钙化正常。多生牙也常呈锥形小牙。

釉质发育不全主要表现为牙冠颜色的改变和釉质缺损。轻症患者的牙齿表面硬而光滑，但光泽度稍差，牙面上出现不透明的、白垩状（即牙齿表面出现像白色粉笔样的斑块）或黄褐色斑块，但并无实质的缺损；中度釉质发育不全患者牙釉质表面存在点状、沟状凹陷，且凹陷内为黄褐色，牙面出现宽窄不同的恒沟或纵沟；重症患者的牙齿表面有蜂窝状的釉质缺损，甚至可能暴露出覆盖于釉质下方的牙本质，有时牙齿的大小、形状也可发生改变。

◎您需要做哪些检查

一般采用 X 线摄片检查。

发生在同一时期发育的各个牙面上，可为多个牙齿，尤其前牙的唇面和切缘，后牙的牙尖缺损。根据牙齿釉质发育障碍的部位，以及受累的牙齿，可推断受累的相对年龄。

◎专家忠告

就诊策略　过小牙和锥形牙多发生在上颌侧切牙和上颌八号牙，是一种发育不正常的牙，因为太小或形态不正常，常和邻牙不协调，影响美观。前者可以采用光敏复合树脂修复法、甲冠修复法或烤瓷冠恢复其正常的形态和大小。后者一般拔除。

治疗主张　①轻度釉质发育不全，可用氟化物涂擦凹陷部位。②中、重度釉质发育不全，可用复合树脂覆盖或成品塑胶牙面覆盖。③对已发生龋坏者或凹陷较深者可用银汞充填或复合树脂光固化治疗。④严重牙釉质发育不全和过小牙者可做烤瓷牙修复。

特别提醒　由于全身因素造成的釉质发育不全，可累及同时期发育的牙齿，而常呈对称出现。因此，医生可以根据临床表现推测儿童过去的身体发育状况。在胚胎 2～3 个月时严重代谢障碍可导致上颌乳切牙（即门牙）釉质发育不全；早产儿、过小儿乳牙萌出时常可见乳牙有带状或线状釉质发育不全;婴儿期患全身性疾病可引起上下颌恒切牙、尖牙的釉质发育不全。

健康管理　本病最重要的是预防,从母亲孕期到出生后 6～7 年都要做好保健工作,注意营养、维生素、矿物质摄入,减少疾病发生。

加强妇幼保健工作,搞好优生优育,从胚胎到出生后 7 岁,特别注意母体和儿童的营养和健康,预防全身感染和乳牙尖周感染。婴幼儿期要定期进行口腔保健检查,养成早、晚刷牙、饭后漱口的习惯。发现乳牙龋齿要及时治疗。根据釉质发育不全的程度,进行相应的治疗。轻中度采用涂氟或光固化修复,重度采用钉固位修复或人造冠修复。

◎小贴士

如已发生釉质发育不全,应强调口腔卫生保健,认真刷牙,加强防龋措施,预防龋齿。对牙齿缺损则可根据临床表现分别治疗,轻者可涂氟,或用复合树脂修复牙齿外形,重者可进行人工冠修复。

（翁蓓军）

20. 皮肤科疾病

手 足 癣

皮肤真菌感染手指、指间及手掌侧皮肤,形成手癣,俗称"鹅掌风";感染足趾间、足底、足跟、足侧缘,形成足癣,又称"香港脚"。用手搔抓足癣、股癣是引起手癣的主要原因。

手癣常为单侧,足癣常为双侧。临床上手足癣可分为以下三型:①水疱鳞屑型。在掌心、指侧或趾间、足底,发生针头至绿豆大小的厚壁水疱,不易破裂,水疱自行干燥后形成环形脱屑,有不同程度的炎症和瘙痒,主要发生在夏季。②角化过度型。多见,为片状红斑,伴角质弥漫性变厚、粗糙、脱屑。在虎口处或足跟部形成较深的裂隙和脱屑,疼痛,出血,可向手背或足背发展,大多干燥无汗。③浸渍糜烂型。指间、趾间皮肤浸渍发白,基底湿润潮红,糜烂渗液,可继发细菌感染、化脓或形成溃疡,有时发出恶臭,瘙痒难忍。

◎您需要做哪些检查

根据临床表现,结合真菌镜检和真菌培养,可确定诊断。

◎专家忠告

就诊策略 如果发现有上述手癣或足癣的临床表现,应尽早去皮肤科就诊,及时、彻底地治疗,防止致病真菌进一步感染指(趾)甲和其他部位皮肤。

治疗主张 一般外用抗真菌溶液或霜剂(酮康唑、咪康唑、联苯苄唑、特比萘芬等),浸渍糜烂型可给予粉剂(如,咪康唑粉),外用药应在洗手或洗足以后睡觉前涂搽,以延长药物作用时间。若单纯外用药效果不好,可以服抗真菌药物,如伊曲康唑,每日0.1~0.2克,连服2~4周;特比萘芬,每日0.25克,连服2~4周;氟康唑,每次150毫克,每周1次,连服3~4次。有肝脏病史的患者应慎用上述口服药物。若有湿疹样改变继发感染时,应首先治疗继发感染。

诊治误区 部分患者误以为足癣是人体排毒,治好了反而会生大病,所以就不予治疗,结果导致甲癣,增加了治疗难度,或继发丹毒,导致严重细菌感染。

特别提醒 影响手足癣疗效的因素很多,致病真菌分布的广泛性和传播途径的多样性决定了使用抗真菌药物的长期性。家庭中其他成员的手足癣、体癣、甲癣要同时治疗。

健康管理 手足癣患者应注意个人卫生,避免与家人共用毛巾等物品,避免传染。

◎小贴士

手癣是指发生在手掌和指间的皮肤癣菌感染,足癣是指发生于足跖部及趾间的皮肤癣菌感染。其主要的致病菌包括红色毛癣菌、须癣毛癣菌、絮状表皮癣菌、断发毛癣菌。

甲真菌病

甲真菌病俗称"灰指(趾)甲",是指由任何真菌所致的甲感染,而甲癣特指由皮肤癣菌引起的甲感染。

甲感染真菌可能与遗传、糖尿病、局部动静脉循环和淋巴回流障碍、周围神经性疾病等有关。在潮湿环境中作业及经常受外伤的指(趾)甲容易被真菌感染。

临床上甲真菌病可分为如下四型:①白色浅表型。局限性点状或不规则混浊小片状白色损害。②远端侧位甲下型。真菌最初侵犯甲的远端侧缘。③近端侧位甲下型。感染始于甲表皮护膜,并沿近端甲根部下面和甲上皮发展。④全甲营养不良型。是各种甲真菌病发展的最终结局,真菌侵入整个甲板,甲结构完全受损。病程慢性,若不医治则终身不愈,有时可继发甲沟炎,严重妨碍手指的精细动作。

◎您需要做哪些检查

指(趾)甲变形变色,甲屑真菌镜检阳性,多次培养为同一种或同几种真菌生长,甲病理切片或溶甲涂片查见真菌便可以确诊。

甲屑真菌镜检　结合临床表现，有助于甲真菌病的诊断。

真菌培养　由于指（趾）甲取样比较困难，因此需要多次反复培养，为某种真菌或某几种真菌可以确诊。

甲病理　获取病变甲标本，进行病理检查，发现菌丝是确诊甲真菌病的金标准。

溶甲涂片　由于甲比较硬，取得真菌标本有一定困难，因此检查以前溶解甲片，有助于获取真菌，提高检查阳性率。

◎专家忠告

就诊策略　如果发现有指（趾）甲变厚、变黄、变形和脱落等表现，应尽早就诊治疗。早期治疗可以缩短疗程，提高疗效，有效防止致病真菌进一步感染正常指（趾）甲和其他部位皮肤，同时也节约费用。

治疗主张　对表浅、轻型或累及少数指（趾）甲的甲真菌病，先用小刀尽量刮去病甲，再外搽抗真菌药，如30%冰醋酸、唑类溶液或酊剂，每日1～2次，坚持3个月以上，多数可达到满意的治疗效果。近年用8%环吡酮或5%阿莫罗芬甲涂剂，在病甲表面形成一层非水溶性、高黏附性的药膜，有较强的局部抗真菌作用。如果外用治疗效果不好或同时累及多数甲者，可口服抗真菌药物，如特比萘芬，每日0.25克，连服3～4个月；伊曲康唑，每次0.2克，每日2次，每月连服1周为1个疗程，用药3～4个疗程；氟康唑，每周150～300毫克，连服3～4个月。服药前及服药期间应监测肝功能。

诊治误区　由于从病甲获取真菌标本比较困难，所以真菌涂片、真菌培养和甲病理检查有时会显示阴性，不等于没有真菌感染，需要反复多次检查方可确诊。目前常用的口服药特比萘芬、伊曲康唑和氟康唑疗效比较明确，但需要做肝功能监测，部分患者避讳使用。事实上，这类口服药副作用很小，比以往灰黄霉素的副作用小得多，肝功能监测提高了用药的安全性，很少看到此类药物的严重肝损报道。老年人口服治疗甲真菌疗效不明显，主要是因为老年指（趾）甲生长缓慢，而药物主要是抑制新甲中的真菌，不能杀伤病甲中的真菌，因此疗效不明显。这时可以联合外用治疗,同样可以获得很好的疗效。

特别提醒 甲真菌病是能根治的,但必须在专科医生的指导下正确使用内服和外用药。由于甲生长缓慢,因而不论外用还是口服药物治疗,都是一个长期的过程,持续规律用药是治疗成功的基础。保持良好的卫生习惯,及时、彻底治疗手足癣以及避免甲外伤是预防甲真菌病的关键。

健康管理 正常人保持指(趾)的清洁和干燥,可以避免和减少甲真菌感染。甲真菌病患者应注意个人卫生,勤剪指(趾)甲,避免与家人公用毛巾等物品,减少传染。

头 癣

头癣是由皮肤癣菌引起的头皮和头发的感染。儿童为易感人群。患者发病与接触患癣的动物有关。

头癣可分为黄癣、白癣、黑点癣和脓癣四种。①黄癣:俗称"瘌痢头",成人和儿童都可感染,以儿童多见,山区、农村多于城市。特点是,在毛发周围形成黄癣痂,中间有数根毛发贯穿,有鼠臭味。黄癣痂部的病发松动、发黄、无光泽、干燥、易断且长短不一。②白癣:传染性强,好感染儿童,青春期可自愈,成人白癣很少见。初起大多为头皮上的脱屑性斑片,逐渐增大,毛发的周围有白色套状物,称为"菌鞘",病发松动易拔除。③黑点癣:儿童和成人都可感染,以儿童多见。病程长,可持续终身。本病开始为小片灰白色鳞屑斑,以后发展为大片的斑片,病发出头皮即断,头皮外观呈黑点状。④脓癣:亲动物性真菌感染头皮引起的强烈炎症反应,初起为群集的毛囊炎性丘疹,迅速发展形成隆起的炎性肿块,质地软,表面有蜂窝状小孔,挤压可有脓液排出,毛发松动,易拔出。

◎您需要做哪些检查

显微镜下检查 黄癣病发内可见菌丝和关节孢子;白癣病发外有成堆的小孢子;黑点癣病发内可见大孢子呈链状排列。

滤过紫外线灯(Wood 灯)检查 在 Wood 灯照射下黄癣病发呈暗绿色荧光;白癣病发呈亮绿色荧光;黑点癣病发无荧光。

真菌培养 可鉴定菌种。

根据临床典型症状和上述检查即可确诊。

◎专家忠告

就诊策略　头癣的治疗目标是清除真菌,避免传染,减少瘢痕。诊断明确后,应外用和口服联合使用搞真菌药,同时还应勤理发,勤洗头,注意个人卫生。

治疗主张　头癣的治疗采用综合疗法。

药物治疗　口服伊曲康唑,成人 200 毫克/日,儿童 3 ~ 5 毫克/(千克·日),共服 4 ~ 8 周;特比萘芬,成人每日 250 毫克,儿童每日 62.5 毫克(体重<20 千克)或 125 毫克(体重>20 千克),共服 4 ~ 8 周。外用 5% ~ 10%硫磺软膏或唑类等抗真菌药膏,每日 2 次。

消毒卫生　每日用清水或硫磺皂洗头 1 次,连续 2 个月。每周剃头 1 次,连续 2 个月。患者使用过的生活用品必须煮沸消毒。

诊治误区　头癣患者应积极治疗,不可疏忽。尤其是黄癣和黑癣感染后,不及时治疗可能不可逆地导致疤痕形成。

特别提醒　首先,要消灭传染源,积极治疗患者,并做好消毒隔离。其次,要切断传染途径。理发是一个重要的传染途径,病发应适当处理,用具要消毒。接触病畜也是一个重要的传染途径,特别是猫和狗。对托儿所、幼儿园、小学校和理发店等要加强卫生宣传和管理。治疗要彻底。

健康管理　头癣有极强的传染性,因此与患者同往者都应经常检查,避免感染头癣。患者使用过的毛巾、帽子、枕套、床单、被套、梳篦等用具应经常煮沸消毒,以免传染。

◎小贴士

治疗头癣十字诀:服药、擦药、理发、洗发、卫生。

痤　疮

痤疮是一种青春期常见的毛囊皮脂腺慢性炎症性疾病,表现为粉刺、丘疹、脓疱、结节、囊肿及瘢痕。发病主要与雄激素、皮脂腺分泌增多、毛囊口上皮角化过度、痤疮丙酸杆菌感染等因素有关,与遗传也有一定关系。

好发于 15 ~ 30 岁的青年男女。损害主要见于面、背、胸等富含皮脂腺的部位,大多呈对称分布,常伴有皮脂溢出。皮损初始为粉刺,继之可发展为炎性丘疹、脓丘疹或脓疱、结节及囊肿等。结节性痤疮及囊肿性痤疮多见于男性,不易消退,当继发细菌感染时,皮损红肿明显,有压痛,愈后遗留萎缩性或增生性瘢痕。本病病程长,时轻时重,常持续数年或到中年才缓解而愈。除寻常痤疮外,尚有许多特殊类型,如表现为严重的结节、囊肿、窦道的聚合性痤疮,糖皮质激素所致的药物性痤疮,与月经密切相关的月经前痤疮等。

◎您需要做哪些检查

根据好发于青年男女,皮疹为散在性粉刺、丘疹、脓疱、结节及囊肿,并对称分布于颜面、前胸及背部等特点,便可以诊断。

◎专家忠告

就诊策略 痤疮发病与体内性激素水平失调、痤疮丙酸杆菌感染和脂质代谢异常有关。因此积极调整性激素水平和脂质代谢水平及抗感染是痤疮的主要处置手段,同时结合中医清热解毒治疗也不失为重要的治疗方法。另

外患者必须注意改变不良生活习惯,加强个人卫生,这是改善痤疮的关键步骤。

治疗主张 治疗原则为祛脂、溶解角质、杀菌及消炎。轻者仅用外用药治疗即可,如维A酸类乳膏、过氧化苯甲酰凝胶、克林霉素磷酸酯等。中度、重度患者可适量加用口服药物,如维A酸、异维A酸;炎症明显时可口服四环素类药物或红霉素。

诊治误区 有些患者误以为痤疮一定要挑除,因此乐于去美容院做相应治疗,殊不知挑除术容易破坏毛囊,修复后更影响皮脂分泌,甚至造成疤痕影响容貌,更危险的是用消毒不达标的针挑痘后容易造成继发感染,尤其在危险三角区可能导致不可挽回的后果。

特别提醒 避免使用含油脂及粉质过多的化妆品及糖皮质激素制剂。避免挤捏、搔抓等刺激。少吃刺激性食物,多吃新鲜蔬菜、水果及富含维生素的食物,控制脂肪和碳水化合物的摄入,健全消化功能。

健康管理 痤疮容易复发,病情波动不定,且影响痤疮因素很多,因此单一药物治疗往往很

难收到良好的效果，需要根据病情综合处置，才能事半功倍。首先要调整好心态；保持积极乐观的心情；养成良好的睡眠习惯；少吃辛辣、油腻和糖分较高的食品；多吃蔬菜水果保证大便通畅。另外，要根据皮肤类型，选择合适的清洁剂和保湿剂，养成良好的洗护习惯，避免皮肤屏障受损。坚持在症状较轻时外用药物治疗，症状重时加口服药物控制，缩短痤疮的自然病程，减少后遗症的发生。

◎小贴士

面部危险三角区指的是两侧口角至鼻根联线形成的三角形区域。为何称其为危险区域呢？因为颜面部的浅静脉包括面前静脉及颞浅静脉，面前静脉的瓣膜发育不良，少而薄弱，封闭不全，在肌肉收缩时，可使血液转而逆行。当面部三角区域内发生感染时，易在面前静脉内形成血栓，影响正常静脉血回流，并逆流至眼上静脉，经眶上通向颅内蝶鞍两侧的海绵窦，将面部炎症传播到颅内，导致海绵窦化脓性血栓性静脉炎。

银屑病

银屑病俗称"牛皮癣"，是一种以红斑、丘疹和鳞屑损害为特征的常见的慢性炎症性皮肤病，可能与遗传、免疫、感染和精神等因素有关。

银屑病可分为以下四型：①寻常型。最多见，占90%以上。多数缓慢起病，基本损害为红色斑丘疹，表面覆有厚层银白色鳞屑，刮去鳞屑后露出一层淡红色发亮的薄膜，再刮去薄膜可见小出血点。多数患者皮疹冬季重夏季轻。②红皮病型。常因寻常型银屑病处理不当而造成。皮疹特点为全身皮肤弥漫性潮红和大量鳞屑，可伴有发热、浅表淋巴结肿大等症状，白细胞计数可增高。③关节病型。除皮疹外可出现非对称性、毁损性关节炎症状，易侵犯末端指（趾）关节。④脓疱型。其中局限型仅限于掌跖部，为成批发生在红斑基础上的小脓疱；泛发型可在寻常型银屑病皮损或正常皮肤上突然发生红斑，红斑表面发生成群黄白色浅表的无菌性小脓疱。脓疱可融合成"脓湖"，可泛发全身。常伴有畏寒、高热等症状。

◎您需要做哪些检查

寻常型银屑病:根据临床症状即可诊断,必要时可做病理活检以确诊。头部银屑病应与头癣、脂溢性皮炎鉴别,躯干部银屑病应与玫瑰糠疹区别。

红皮病型银屑病:根据临床症状也可诊断。

关节病型银屑病:可做关节X线摄片检查及抽血测定血清类风湿因子,与类风湿关节炎鉴别。

脓疱型银屑病:可做脓液培养及皮损病理活检,排除其他皮肤病。

若发热可抽血检查血沉、血白细胞计数等。

◎专家忠告

就诊策略 治疗的目的是控制症状,延迟病程,稳定病情,避免复发,尽量避免药物副作用,提高生活质量。轻度银屑病以外用药治疗为主,必要时可结合内用药治疗,中、重度银屑病应给予联合、轮换或序贯治疗。治疗原则遵循:①正规。使用公认的治疗药物和方法。②安全。治疗方法以保证患者的安全为首要,避免

严重不良反应。③个体化。选择治疗方案要全面考虑银屑病患者的病情、需求、耐受度、经济承受能力、既往治疗史及药物的不良反应等,综合制订治疗方案。

治疗主张 本病顽固。治疗以减轻主要症状、延长缓解时间为目的。对于不良反应大、停药后易复发的药物,如皮质激素、免疫抑制剂、代谢拮抗剂等应慎重使用。

局部治疗 可选 5% 水杨酸、5% ~ 10% 硫磺、10% ~ 20% 尿素、5% ~ 10% 煤焦油制剂;皮质激素可选用 0.05% 地塞米松霜、0.1% 曲安西龙霜、0.25% 氟轻松霜、0.025% ~ 0.05% 丙酸氯倍他索等,也可使用 0.025% ~ 0.1% 维 A 酸霜、卡泊三醇软膏等。

全身治疗 对于上呼吸道感染诱发的点滴状银屑病或急性泛发性脓疱型银屑病,可选用抗生素进行治疗;各类银屑病均可用维 A 酸类药物如阿维 A 酯、异维 A 酸等治疗;对于红皮病型、脓疱型、关节病型银屑病,还可用免疫抑制剂如甲氨蝶呤、雷公藤多苷等治疗;也可配合使用中药(如,丹参、复方青黛丸等)治疗。

此外,还有光化学疗法,即口服或外用补骨脂后照射长波紫外线（PUVA）。光疗适用于静止期冬季型病例,在照射前先用热肥皂水洗去鳞屑,局部涂煤焦油,可提高疗效。浴疗（矿泉浴）中碳酸泉浴和硫化氢泉浴对本病均有疗效。

康复治疗　本病易复发,应尽量避免和纠正不良的激发因素,同时改善外界环境因素。寻常型银屑病不用或慎用皮质类固醇激素系统治疗,避免使用有强烈刺激性的外用药物,以免诱发红皮病型银屑病。患者在临床治愈时,若皮疹刚消退就停止治疗,容易复发,因此,要继续巩固治疗至少2个月,在银屑病发病季节再预防治疗2个月。

诊治误区　由于银屑病是一种慢性皮肤病,而且病因和发病机制至今不明,因此目前尚不能有效根治此疾病。有些患者深受疾病困扰,到处求医,希望能够找到一种特效治疗方法,于是常常受骗上当,所以银屑病患者应该认真遵循正规、安全和个体化的治疗原则。

特别提醒　本病顽固易反复,患者必须树立战胜疾病的信心。目前本病的确切病因尚未清楚,尚无根治的方法,因此建议患者发病后应请专科医师诊治,切忌病急乱投医,以免造成严重后果。

皮质类固醇药物和代谢拮抗剂均有不少副反应,不要轻易全身应用,必须在医生的指导下使用。

健康管理　由于银屑病难以根治,所以延长缓解期成为控制银屑病的关键点。保持良好的生活习惯、不嗜烟酒对银屑病患者尤为重要。感冒、咽喉发炎会使疾病复发或加重,因此适当地进行体育锻炼,提高身体素质。精神和心理因素在银屑病的发病中占有重要位置,因此放松心情也是稳定银屑病的重要因素。

◎小贴士

糖皮质激素的使用:局部糖皮质激素治疗轻、中度银屑病效果可靠,与其他系统或局部治疗药物联用可提高皮损的清除率。但长期使用特别是敏感区使用应注意局部不良反应的发生,如皮肤萎缩、毛细血管扩张等。糖皮质激素作为系统治疗方法可用于严重类型银屑病如脓疱型银屑病、关节病型银屑病和红皮病型银屑病。寻常型银屑病则忌用系统糖皮质激素治疗。

天疱疮

天疱疮是一种自身免疫性皮肤、黏膜大疱性皮肤病。

临床上分以下四型:①寻常型天疱疮。是最常见和较严重的一型,好发于中年人,儿童罕见。常突然发病,在外观正常的皮肤或红斑上出现水疱。常发于口腔、胸、背、头面部,严重者泛发至全身。②增殖型天疱疮。是寻常型天疱疮的良性型,较少见。皮损好发于皮肤皱褶部位,如腋窝、腹股沟、肛周及乳房下等处。可呈乳头状增生,尼氏征阳性。预后较好。③落叶型天疱疮。与寻常型相比,相对良性,病情发展缓慢,多见于老年人。水疱壁较寻常型更薄,脆弱而极易破裂,因此很少见到患者身上的水疱。在大片糜烂面上有油酥饼样厚痂,似落叶状,有腥臭味,渐及全身。患者可因全身衰竭或继发感染而死亡。④红斑型天疱疮。是落叶型天疱疮的良性型。

◎您需要做哪些检查

组织病理检查 切取皮肤上红斑或水疱,在显微镜下可显示表皮内水疱及棘层松解。

免疫病理检查 病变组织切片经荧光染色后在荧光显微镜下可见棘细胞间有免疫球蛋白 G(IgG)、免疫球蛋白 A(IgA)、免疫球蛋白 M(IgM)或血清补体 C3 网状沉积。

间接免疫荧光检查 可检出血清中的天疱疮抗体。

同时,根据皮肤发生不易愈合的松弛性大疱、尼氏征阳性、口腔黏膜损害等临床症状便可确诊。

◎专家忠告

就诊策略 天疱疮是一种致死性疾病,由于皮肤大面积受累,丧失了表皮的屏障功能,易导致体液流失或继发细菌感染。系统性使用皮质类固醇和免疫抑制剂改善了天疱疮的预后。所以严重类型天疱疮应该及早救治,严格遵循以下原则:早期足量的皮质激素、抗感染、保护重要脏器、维持水盐电解质平衡、补充蛋白损失和加强护理。等病情稳定后,应尽量维持使用最低剂量皮质激素。

治疗主张

支持疗法 给予高蛋白质、高维生素饮食,注意纠正水、电解质平衡。进食疼痛时可用1%丁卡因(地卡因)外涂于口腔糜烂面。饭后应清洁口腔。做好皮肤护理,预防皮肤感染。

糖皮质激素的使用 是治疗天疱疮的首选药物,一经确诊,应尽早足量应用。一般以口服泼尼松(强的松)为宜,根据病情可每日口服30~100毫克,分次服用。用药后密切观察病情变化,若有新疱出现,应酌情加量。皮疹完全控制后应维持服药1周以上,然后减量。维持量一般为每日5~15毫克。

免疫抑制剂的使用 常作为糖皮质激素的联合用药,能提高疗效,减少大剂量激素的副反应,也可单独用于轻症病例及激素抵抗病例。常用的有雷公藤总苷、硫唑嘌呤、环磷酰胺、甲氨蝶呤及环孢素等。

用大剂量激素和免疫抑制剂联合治疗尚不能控制病情的患者,可采用大剂量丙种球蛋白静脉滴注疗法及血浆置换疗法。

抗感染治疗 天疱疮并发细菌、真菌感染的患者,应及时选用足量有效的抗生素或抗真菌药。

局部治疗 清除脓痂,预防感染,保护创面,促进愈合。无明显感染,可外用糖皮质激素软膏;口腔黏膜糜烂,可用10%甘草水、3%过氧化氢漱口,疼痛者饭前可用1%~2%利多卡因含漱。

并发症的防治 寻常型天疱疮可因出现大面积水疱、糜烂和渗出而导致体液及蛋白质大量流失,产生水、电解质失衡及低蛋白血症,加上口腔病变妨碍进食,造成患者营养不良,或由于大剂量糖皮质激素的不良反应,致机体抵抗力下降,出现细菌、真菌继发感染,常因败血症、肺炎而死亡。故应尽早到医院就诊,及时治疗。

诊治误区 红斑性天疱疮症状比较轻微,往往水疱出现就已经破裂,而且好发于胸部,往往容易与脂溢性皮炎混淆,应注意鉴别。天疱疮是一种致死性的疾病,治疗时一定要早期足量使用皮质激素,千万不要避讳激素而耽误了病情,造成不可预知的结果。

特别提醒 本病易复发,应

尽量避免各种刺激性诱发因素。使用糖皮质激素进行全身治疗的患者,不要擅自减量,应遵医嘱,以防病情加重。

健康管理 良好的护理是严重类型天疱疮恢复的关键,是大面积皮损修复的关键。同时由于皮肤大面积破损,大量蛋白质和电解质损失,应该补充足量的蛋白和维生素。

◎小贴士

副肿瘤天疱疮是一种有别于经典天疱疮的疾病。副肿瘤天疱疮患者往往存在已知的或潜在的肿瘤,是肿瘤的一种皮肤表现,通常提示淋巴组织的肿瘤。副肿瘤天疱疮的临床特点是难治性的口腔炎。严重的口腔炎常是最先出现的表现,而且对治疗特别抵抗。这种口腔炎包括糜烂和溃疡,可累及口咽部表面,并特征性地延续到唇红。皮肤表现具多形性特点,表现为红色斑疹、类似寻常型天疱疮的糜烂和松弛性水疱、类似大疱性类天疱疮的紧张性水疱、多形性红斑样损害和苔藓样损害。一些副肿瘤性天疱疮患者出现闭塞性支气管炎,可以导致呼吸衰竭而死亡。

白 癜 风

白癜风是一种常见的后天性色素脱失性皮肤黏膜病,病因不清,自身免疫、黑素细胞自毁、精神神经因素和遗传可能与白癜风的发病有关。

本病在任何年龄均可发生,多见于青壮年。皮损可发生在任何部位,但好发于易受光照及摩擦处,如面、颈、手及前臂等。口唇、阴唇、阴茎头及包皮也可累及。皮损为大小不等、形状不一的色素脱失斑,边界清楚,可增大、融合,可向正常皮肤移行。白斑内皮肤光滑、无萎缩,毛发可变白或正常,有时白斑内可见小片正常皮肤,形似"小岛",多无自觉症状。日晒、机械性刺激后白斑可发红,有烧灼感及轻度瘙痒。病程缓慢,发展到一定程度可停止发展,可终身存在,也可自行消退。

◎您需要做哪些检查

根据脱色斑为后天性、呈乳白色、周围有色素沉着带和无自觉症状这些特点,可明确诊断。

◎专家忠告

就诊策略　白癜风是一种难治性皮肤病,在早期活动期应积极治疗,使残余黑素细胞能够恢复功能,尤其在发病1年内应认真诊治,时间越长药物治疗恢复的机会就越少。中西医结合治疗是很好的方法,应予以推荐。后期稳定期,白癜风药物治疗疗效不佳者,小面积推荐自体表皮移植,大面积可以采用遮盖疗法或脱色疗法。

治疗主张　尽可能去除一切可疑的诱发因素,如精神紧张、内分泌代谢失调、日光暴晒、外伤等。一般皮损面积小、发生在暴光部位、病期短的患者,治疗效果较好。

外用药物治疗　稳定期患者首选30%补骨脂酊、0.05%氮芥酊;进展期可用皮质激素制剂,如0.025%地塞米松霜、曲安奈德霜、氯霉素地塞米松霜、新霉素地塞米松霜、硫汞白癜风搽剂或0.05%氯倍他索霜。

系统治疗　进展期泛发性患者可口服泼尼松。若无效,则可中止;若有效,则渐减剂量。

中药治疗　中药可选用逍遥丸、柴胡疏肝饮、桃红四物汤加减。

光化学疗法　以8-甲氧补骨脂素(8-MOP)为例,每次服20～40毫克,每日1次,儿童按体重计算用量,服药2小时后照射日光或长波紫外线,适用于稳定期白癜风。

特殊治疗　白斑中心皮内注射阿托品,每次0.5毫克,隔日1次,10次为一疗程,每个疗程间隔5日。

遮盖疗法　2%～5%二羟基丙酮液重复外涂,减少白斑与周围正常皮肤的色差。

外科疗法　近年来采用自体表皮移植术(适用于暴露部位局限性完全白斑或药物治疗无效的稳定期白斑),有一定的疗效。也可采用自体表皮黑素细胞移植术。

此外,白癜风患者可合并甲状腺疾患、恶性贫血、糖尿病、哮喘、遗传过敏性皮炎或斑秃等,应进行相应的治疗。

诊治误区　一般认为日光照射可以增加色素沉着,但是阳光暴晒不但没有好处,反而会加重病情。有些患者治病心切,在活动期使用大量刺激性的外用药造成皮肤损伤,反而会加剧病情。含卤族元素的激素是较好的复色药物,但长期外用也会造成皮肤萎缩、毛细血管扩张等损害,影响复色。

特别提醒　白癜风患者紫外光治疗是一种重要的治疗方法,疗效明确,但是并不建议长期使用,否则会导致皮肤癌等不良反应。目前使用的许多紫外光设备都比较先进,如窄波 UVB,304 纳米高能紫外光等,副作用明显减少,但也不能无限使用。

健康管理　白癜风患者应加强饮食管理,合适的食物对白癜风的复色是有一定帮助的。少吃辛辣刺激性食物如酒、辣椒、生蒜、羊肉、鱼虾等,少吃富含维生素 C 的水果,如橘子、橙子、柚子、猕猴桃、西红柿、山楂、杨梅等。可以多吃花生、黑芝麻、黑豆、核桃、螺蛤等贝壳类食物、豆制品及动物肝脏等,多吃含铜、锌、铁等金属元素较多的食品,使黑色素合成加快。

◎小贴士

什么是自体表皮移植? 用吸疱方法把正常表皮移植至白斑部位,适用于病情稳定期,皮损面积比较小的患者。

什么是遮盖方法? 使用有遮盖作用的化妆品、染料、仿晒类化合物来遮盖白斑,是一种简单安全的方法。仿晒类化合物如二羟基丙酮可以使皮肤呈现出晒过后的小麦样颜色。这些遮盖剂都不是永久的,也不能改变病程,但是对于外观的改善还是可以的。

黄 褐 斑

黄褐斑是以面部出现对称性黄褐色斑片为特征的常见皮肤病。可能与日光暴晒、内分泌紊乱、口服避孕药、妊娠以及化妆品使用不当等有关;慢性肝病、结核、肿瘤患者也可出现黄褐斑。

本病好发于中青年女性。皮损为大小不等、形状不规则的淡褐色或黄褐色斑,常对称分布于面颧部、颊部、额部、鼻部及口周等部位,日晒后可使色素加深(有的患者月经前期可加重),无自觉症状。

◎您需要做哪些检查

根据皮损症状一般不难诊断,必要时可根据可疑致病原因进行相应的检查(需要时可抽血测定血清铜、铜蓝蛋白及性激素水平）。

◎专家忠告

就诊策略　黄褐斑的发病往往与内分泌失调有关，尤其是和女性的雌激素水平有关，月经不调、妊娠、服避孕药、肝功能异常以及慢性肾病都可能出现黄褐斑，因此患者同时还应该调整内分泌水平，检查和治疗相应的内科疾病。

治疗主张　寻找病因，尽可能去除一切可疑的致病因素，及时检查或诊治有无内分泌功能紊乱，有无慢性肝、肾疾患或肿瘤等。减少日晒，外出时面部外用防晒霜，不用劣质化妆品。避免一切可能诱发的因素，如日光暴晒、劣质化妆品、长期口服避孕药和精神创伤等。

内用药物治疗　全身疗法可用维生素 C、维生素 E；也可用中药（如，六味地黄丸、逍遥丸或柴胡疏肝饮、桃红四物汤加减）；胱氨酸，每次 0.1 克，每日 3 次。

外用药物治疗　可用 3% 氢醌霜或 5% 白降汞软膏、0.05% ~ 0.1% 维 A 酸霜或 0.1% 维 A 酸、3% 氢醌、0.1% 地塞米松配入亲水性软膏中外涂，或 20% 壬二酸霜（脂）、1% ~ 2% 曲酸霜、超氧化物歧化酶（SOD）霜外涂。

特殊疗法　1 ~ 3 克维生素 C 加入 5% 葡萄糖溶液 500 毫升静脉滴注，每日 1 次，10 日为一疗程，可用 3 ~ 4 个疗程。此外，还有面膜倒膜、离子喷雾及微晶换肤等。

诊治误区　有些患者美容心切，要求用激光治疗黄褐斑，但往往适得其反，使色斑越来越严重。由于黄褐斑与内分泌失调密切相关，没有很好地调整内分泌水平，即使暂时去除了色斑，色素还会继续产生。

特别提醒　日晒是黄褐斑加重的重要原因，患者应注意避光，合理使用防晒霜，日晒严重时应戴帽、撑伞。

健康管理　应加强营养，多吃富含维生素 C 的蔬菜、水果；积极防晒，少用慎用化妆品；调整心态，保持充足的睡眠和愉快的心情，积极治疗原发病。

◎小贴士

有效的外用药有 5% 氢醌、0.1% 维 A 酸和 0.1% 地塞米松。一些美白祛斑化妆品含有熊果苷、维生素 C/E 及其衍生物、一些植物黄酮类及多酚类提取物、烟酰胺等美白成分，外用也有一定的效果，可以配合使用。不论是美白化妆品还是药物，使用时间至少要在 2 个月以上才能看到效果，需要坚持。

神经性皮炎

神经性皮炎是以阵发性剧痒和皮肤苔藓样变为特征的慢性炎症性皮肤病。一般认为系大脑皮层兴奋和抑制功能失调所致。主要的诱因或加重因素有过度疲劳、精神紧张、抑郁、睡眠不佳、进食辛辣食物、饮酒，以及搔抓、日晒、多汗、饮酒或机械性刺激。

本病好发于颈侧、项部、背部、肘、腰、股内侧、会阴、眼睑、阴囊等部位。初发时局部皮肤先有瘙痒，由于搔抓或摩擦等机械性刺激而迅速出现多数帽针头大小或稍大些的扁平丘疹，皮色正常，或呈淡红、褐红色，丘疹表面光滑或有少量鳞屑。由于瘙痒加剧，患者继续搔抓，皮损将密集成片，形如苔藓，皮肤肥厚，嵴沟明显，边界清楚，周围有散在的卫星状扁平丘疹。

患者自觉瘙痒尤其以夜间为甚，病程较长，常反复发作。

◎您需要做哪些检查

根据典型的皮肤苔藓样变、好发部位、阵发性剧痒可做出诊断。

◎专家忠告

就诊策略　神经性皮炎患者发现皮损应及时就诊，及早明确诊断，实现早期治疗。早期局限性的神经性皮炎积极治疗预后较好。

治疗主张

外用药物治疗　皮质类固醇乳剂，如氟轻松（肤轻松）、糠酸莫米松（艾洛松）、地塞米松霜等外涂或封包；各种止痒剂，如无极膏、皮质类固醇乳剂。

内用药物治疗　症状严重者可内服抗组胺剂 1～2 种联合应用（参见"荨麻疹"）。睡前可服用镇静剂。

封闭疗法　皮质类固醇激素加 0.5% 普鲁卡因于皮损处皮下浸润注射，每周或隔周 1 次。

诊治误区　在诊疗过程中往往更注重神经精神因素的影响。同时，神经性皮炎的持续发病还与胃肠道功能障碍、内分泌系统功能异常、体内慢性病灶感染有关,积极治疗相关疾病对控制疾病发生发展具有重要的意义。

特别提醒 搔抓是神经性皮炎病情加重的重要原因,尤其在发病早期,控制搔抓对缓解和治愈此病有重要作用。

健康管理 本病因搔抓引起,应避免搔抓、摩擦及热水烫洗。解除精神紧张,避免过度劳累。禁用烟酒,限制辛辣食品及浓茶、咖啡等,避免多汗及日光照射等刺激因素。本病虽顽固,但只要坚持治疗,是可以治愈的。

◎小贴士

苔癣样变:患者皮肤经反复搔抓后,出现大小不一的圆形或多角形扁平丘疹,呈浅红或淡褐色,略带光泽,皮疹增多并融合成片,成为典型的苔癣样改变,具有特征性,是神经性皮炎的典型皮损。

药 疹

药疹是药物通过各种途径进入体内后引起的皮肤黏膜炎症反应。发病机制主要与变态反应有关。

皮疹表现与其他发疹性传染病或常见皮肤病基本相同,但皮疹更广泛,数量更多,色泽更鲜艳,瘙痒更甚。

本病的特殊类型有:①固定性红斑型。常见为1个或数个圆形或椭圆形水肿性紫红色斑,边界清楚,严重时可起水疱,愈后留色素沉着斑,皮损分布不对称,有时累及黏膜。每次发病几乎都在同一部位,但损害可扩大,数目也可增多。②大疱性表皮坏死松解型。少见、严重,为大面积或多发性松弛性大疱,常累及口腔及外生殖器等黏膜部位。③剥脱性皮炎型。少见,早期以全身弥漫性红肿、渗出为主,后期为多层脱屑,手足呈手套样和袜套样脱屑。

◎您需要做哪些检查

发病近期有明确的用药史。潜伏期有一定规律性,首次用药,潜伏期常为4~20日,平均8~9日;再次用药,常在24小时内发疹。全身剥脱性皮炎的潜伏期常在20日以上。本病主要根据病史及临床表现可以做出诊断。

另外,可做一些皮肤试验,如皮内试验、点刺试验、皮窗试验和斑贴试验等。①皮内试验:将受试物配置成一定的浓度，一般先从低稀释度的试验开始，在皮肤上划痕。20分钟后出现风团为即刻反应阳性，24小时后出现有浸润结节为迟发反应阳性。②斑贴试验：即以可疑致敏药物用适当的溶剂配置成适当的浓度，做皮肤斑贴试验(48小时和72小时观察)，若为阳性，表示患者对该药物过敏。

◎专家忠告

就诊策略 由于药物反应危害性大，严重者可致死亡，一旦发生药疹，应立即停止可疑药物，及时寻求治疗。对于重症药疹则需要住院治疗，积极抢救，避免耽误病情。

治疗主张 立即停用或更换可疑药物，多饮水或静脉补液，以促使体内药物的排泄。轻者一般给予抗组胺药物、维生素C及钙剂，重者则需加用糖皮质激素，如泼尼松，每日20~40毫克，当病情好转后逐渐减量直至停药。

重症患者的治疗 ①及早足量用糖皮质激素静脉滴注，每日1次，必要时维持24小时连续滴注，直至病情稳定后逐渐减量，改为口服泼尼松。②防止继发感染。③注意补液及维持电解质平衡。④加强护理。

并发症的防治 患者可以出现过敏性休克，必须争取时间，就地抢救。①立即皮下或肌内注射1∶1 000肾上腺素0.5~1.0毫克，病情严重的患者可考虑静脉给药。②有呼吸困难的患者给氧，静脉注射氨茶碱，缓慢注入。若患者有呼吸道梗阻症状，则可考虑气管插管，必要时行气管切开。③血压下降的患者，用升压药。④使用糖皮质激素。

诊治误区 有些患者认为中药不会引起药疹，实际上中药同样会引起严重的药物反应，所以也应慎重用药。药疹尤其是重症药疹需要使用皮质激素控制症状。有些患者避讳激素，拒绝相关治疗，可能会导致严重后果。患者应该认真听从医嘱，配合治疗。

特别提醒 严重药疹可危及生命，因此，必须防止和及早发现药疹的发生。注意药疹的前驱症状，如发热、瘙痒、轻度红斑、胸闷、气喘、全身不适等症状，以便及早发现，及时停药。

对药物的应用要严加控制，尽可能减少用药品种，杜绝滥用药物。

就诊时应告知医师,对某药有过敏史,避免再用此种或结构类似的药物,防止交叉过敏。

某些药物,如青霉素、普鲁卡因、抗血清等,在使用前应严格遵照操作规程进行划痕皮内试验。

药疹是一种可以避免复发的皮肤病,患者要在每服一种新药前,了解一下这种药物与以前曾过敏的药物是否属同类药物,或再次发疹时,尽早回忆近日的用药情况,以发现新的过敏药物。

健康管理 疾病治疗时应明确诊断,不要同时用多种药物治疗,避免药物反应。熟悉药物的成分、性能、适应证、禁忌证、副作用、配伍禁忌等,不滥用、错用、多用药物。用药前详细询问药物过敏史,对有药物过敏史者,避免交叉过敏或多价过敏的发生。对药物过敏者,应发给药物禁忌卡,注明致敏药物名称及反应类型,以供复诊时参考。

◎小贴士

常见的致病药物有四类,分别是抗生素、镇静催眠药、解热镇痛药、异种血清制剂及疫苗。

湿 疹

湿疹是由多种内外因素引起的炎症性皮肤病,急性期损害以丘疱疹为主,慢性期以表皮肥厚和苔藓样变为主。其发病原因尚不十分明了,可能与过敏体质有关,而外界因素可能是湿疹的诱发因素。

湿疹分为急性、亚急性和慢性三种。①急性湿疹:表现为原发性及多样性皮疹。常见红斑上有针头到粟粒大小的丘疹、丘疱疹,严重时有小水疱,常融合成片。瘙痒较重,常因搔抓形成糜烂面,有浆液渗出。本病分布常对称,多见于面、耳、手足、前臂、小腿等外露部位。②亚急性湿疹:有丘疹及少量丘疱疹,呈暗红色,可有鳞屑及轻度皮肤增厚。③慢性湿疹:主要症状为患部皮肤增厚、浸润,呈棕红色或带灰色,有色素沉着,表面粗糙,抓破后结痂,有不同程度的苔藓样变,有明显瘙痒。

◎您需要做哪些检查

主要根据病史、皮疹形态及病程来诊断。

一般性的湿疹形态呈多样性、弥漫性,分布对称。急性湿疹有浆液渗出,慢性湿疹则有皮肤增厚和色素沉着,病程不规则,反复发作,瘙痒剧烈。根据上述症状可做出诊断。

必要时查血免疫球蛋白E(IgE)、嗜酸性粒细胞以及检测变应原(如,斑贴试验)。

◎专家忠告

就诊策略 由于湿疹临床表现复杂,急性期、亚急性期和慢性期治疗方法各有不同,应该及时就医,认真遵从医嘱,合理用药,才能达到良好的效果。

治疗主张

内用疗法 急性或亚急性泛发性湿疹,可静脉注射10%葡萄糖酸钙,每日1次,每次10毫升,10次为一疗程。对浆液渗出较多者,可用泼尼松(强的松),每日20~40毫克,分次服用。酌情选用1~2种抗组胺药(参见"荨麻疹")。对皮损广泛的急慢性湿疹可用静脉封闭疗法(治疗前应做普鲁卡因皮试)。B族维生素、维生素C以及调整神经功能的药物对此病也有帮助。

外用疗法 对小范围亚急性、慢性湿疹患者可应用皮质类固醇霜剂。慢性湿疹苔藓化显著的患者,可用皮质类固醇激素霜剂封包。急性浆液渗出较多的患者,可用3%硼酸溶液或生理盐水湿敷;浆液渗出少的患者,可用氧化锌糊剂。

诊治误区 有些患者认为湿疹是过敏就一定能够采用脱敏治疗。但是目前能够进行的脱敏治疗非常有限,所针对的抗原非常局限,大部分患者难以获得满意疗效。

特别提醒 避免各种外界刺激,如热水烫洗、暴力搔抓、过度洗擦,以及其他使患者过敏的刺激。若伴细菌感染,应局部应用抗生素软膏。经常保持皮肤清洁,避免易致敏和有刺激性的食物,如鱼、虾、酒类等(饮食尽量保持单一)。一旦病情复发,应及时就医。切忌滥用皮质类固醇以导致继发性红皮病的发生。慢性湿疹是一种顽固性皮肤病,应坚持用药,直到皮肤完全正常。

健康管理 尽可能地寻找患者发病或诱发加重的原因,详细了解病史、工作环境、生活习惯、思想情绪等,以发现可能的致敏原。尽可能避免外界不良刺激,如热水洗烫、剧烈搔抓、化纤贴身内衣、皮毛制品。避免食用易致敏和刺激性食物，如海鲜、辣椒、酒、咖啡等。保持皮肤清洁。避免过劳，保持乐观稳定的情绪。

◎小贴士

皮肤斑贴试验是检测接触变应原的经典试验，是测定机体变态反应的一种辅助诊断方法。根据受试物性质配制适当浓度的浸液、溶液、软膏或直接用原物作试剂，将试液浸湿 4 层 1 厘米^{2}大小的纱布，或将受试物置于纱布上，置前臂屈侧，其上用稍大透明玻璃纸覆盖，四周用橡皮膏固定，经 48 小时取下，可诱发局部皮肤出现反应，于 72 小时后根据局部皮肤表现判读结果。

荨 麻 疹

荨麻疹俗称"风疹块"，是以皮肤上突然出现风团、伴剧烈瘙痒为特征的常见皮肤病，主要由某些食物、药物、吸入物及感染等引起。此外，天气变化、日光、机械性刺激、情绪紧张及某些全身性疾病也可诱发荨麻疹。

起病常较急，皮肤突然发痒，很快出现大小不等的鲜红色或苍白色隆起疙瘩，其数目及部位不定。风团可在数分钟或数小时内消失，愈后不留痕迹，自觉瘙痒。有的患者一日之内可多次发作。病情严重的患者可伴有心慌、烦躁甚至血压降低等过敏性休克样症状。部分患者可累及胃肠，引起黏膜水肿，出现恶心、呕吐、腹痛；若累及喉头黏膜，则会出现呼吸困难，甚至窒息。

短期内痊愈的，为急性荨麻疹；反复发作达 2 个月以上的为慢性荨麻疹。临床上还有皮肤划痕症、胆碱能性荨麻疹、物理性荨麻疹等特殊类型。

◎您需要做哪些检查

根据症状诊断一般不难。

血液检查　若有发热，应做血液白细胞计数和分类检查，必要时做血液嗜酸性粒细胞绝对计数检查。

皮肤试验　有条件时可用制备的各种变应原（过敏原）做皮肤划痕或皮内试验，寻找致敏原。

◎专家忠告

就诊策略　对于一般轻症荨麻疹患者，门诊就诊，抗过敏治疗即可。对于严重的急性荨麻疹，尤其是出现呼吸困难、声音嘶哑者，提示呼吸道水肿，应即刻急诊抢救，避免不良后果。

治疗主张 尽可能去除一切可疑的致病因素，轻症患者口服抗组胺药物，如氯苯那敏（扑尔敏）、赛庚啶或酮替芬。以上药物有嗜睡副作用，因此，对白天学习与工作的患者，可给予非镇静类抗组胺药物，如阿司咪唑、氯雷他定、西替利嗪、咪唑斯汀等。较重患者可静脉推注 10% 葡萄糖酸钙。若病情急、皮疹广泛及有呼吸困难倾向的患者，可立即皮下注射肾上腺素；病情严重伴有休克、喉头水肿及呼吸困难的患者，应立即抢救，包括皮下注射肾上腺素（必要时 15 分钟后可重复注射）、地塞米松或氢化可的松静滴；必要时进行气管切开或插管。

慢性荨麻疹病因复杂，可用两种抗组胺药物交替应用或联合应用，也可合并用 H_2 受体拮抗剂，如雷尼替丁（150 毫克），每日 2 次。

并发症的防治 荨麻疹病情较重的患者可出现过敏性休克。若有早期休克样表现，应及早就医治疗，以免耽误。

诊治误区 对于荨麻疹的风团发疹，有些患者临时选择风油精、万金油和花露水等治疗，反而加重病情。应注意带香味的制剂往往很容易导致过敏，建议忌用。

特别提醒 多数荨麻疹与变态反应有关，因此患者平时应少吃易致敏食物；生活要有规律，饮食尽量简单，避免过度劳累及精神紧张。

荨麻疹是一种相当常见的皮肤病，一般无生命危险，易被人们忽视。但是，若患者出现喉头水肿、呼吸困难或过敏性休克，则必须立即抢救治疗。

健康管理 尽量详细询问病史和进行全面系统检查，找出病因并去除之（如，食物、感染和药物等因素）。对慢性荨麻疹患者，则应尽可能避免各种诱发皮损加重的因素。

◎小贴士

皮肤划痕试验：在荨麻疹患者皮肤表面用钝器以适当压力划过，可出现三联反应：划后 3～15 秒，在划过处出现红色线条，可能由真皮肥大细胞释放组胺引起毛细血管扩张所致；15～45 秒后，在红色线条两侧出现红晕,此为神经轴索反应引起的小动脉扩张所致;划后 1~3 分钟,划过处出现隆起的苍白色风团状线条,可能是组胺、激肽等引起的水肿所致,称为皮肤划痕试验阳性。

色素痣

色素痣系由黑色素性痣细胞形成的皮肤良性肿瘤,分先天性和后天性。

常见类型有:①交界痣。直径为 0.6~0.8 厘米的圆形或椭圆形斑疹,发生在手掌、足趾及外阴部的色素痣几乎均为交界痣,大多在儿童期出现。②混合痣。黑褐色斑丘疹,微隆起于皮肤表面,大多发生在中青年。③皮内痣。半球形隆起于皮肤表面,呈淡褐色或肤色,直径在 1 厘米之内,多数见于成人。④先天性色素痣。出生时已存在,一般较大,为直径 1.5 厘米以上的黑褐色至黑色的斑块,稍隆起于皮肤表面呈棕黑或深黑色,表面呈乳头状或颗粒状增生,常伴毛发,有发展为黑素瘤的可能。⑤晕痣。中央为直径 0.5 厘米的色素痣,周围绕以脱色晕,可持续数月或数年,以后色素痣和脱色晕可相继自动消退。⑥良性幼年黑素瘤。为淡红、红褐色的丘疹或小结节,稍隆起于皮肤表面,儿童、青少年多见。⑦发育不良黑素细胞痣。损害较大;直径 0.5~1.5 厘米,呈淡褐色,边缘不清,大多发生在躯干部,以中青年居多,有潜在恶变为恶性黑素瘤的可能。

◎您需要做哪些检查

根据临床表现和组织病理检查,可做出诊断。组织病理学检查有助于进一步确诊和分型。

◎专家忠告

就诊策略 一般色素痣无需就诊,如果是美容需要,可行激光或手术去除。当色素痣突然变大、变黑、边界不清或表面糜烂时应及时就诊,予以切除。

治疗主张 色素痣一般不需治疗。先天性巨大黑痣和发育不良黑素细胞痣应定期随访,疑有恶变时,尽可能切除,必要时植皮。若色素痣发生在手掌、足底、腰围、腋窝、腹股沟、肩部等易摩擦受损伤的部位,或出现恶变先兆,应及早完全切除,并做组织学检查。直径 0.5 厘米以下的表浅损害，从美容角度可激光去除（电灼、冷冻等方法也可使用，但有复发的可能）。

如果痣已恶变，应及早行根治性手术切除，以防扩散。化疗有一定疗效，但不易消除转移瘤。

诊治误区 有些患者误以为色素痣一定会演变成恶性黑色瘤，其实不然，绝大部分色素痣不会恶变，只有极少数交界痣反复刺激后才可能发生恶变。

特别提醒 手掌、足底或阴部的色素痣一般皆为交界痣，应避免经常刺激、摩擦或损伤，以免引发恶变。交界痣可能恶变，应密切注意其先兆损害表现，如痣突然增大、边缘不规则、色素不均匀、出血、溃烂、瘙痒等，应及早切除，并进行组织病理学检查，以排除恶变可能。

健康管理 去除危险痣最好不要用冷冻和激光的方法，因为这易刺激痣细胞，反而诱发其癌变，手术切除法最保险。生长在掌、唇红及外阴部的色素痣多属交界痣，这些经常摩擦、受压部位的交界痣是可能产生癌变的，因此应手术彻底切除，以免留下后患。长在面部或其他非摩擦部位的交界痣一般不必采取过度的方法去骚扰它，如激光、冷冻、药物腐蚀等，因为反复、不当的刺激也有导致癌变的可能。

◎小贴士

色素痣与色素斑合称为色素斑痣，属于局限性色素异常病变。色素痣为痣细胞增生，故又名细胞性斑痣。色素斑又名非细胞性色素斑痣，为皮肤的色素沉着，没有瘤细胞，如雀斑、老年斑等。

瘢痕疙瘩

瘢痕疙瘩发生于体质特殊的人群，一般继发于皮肤创伤后。皮肤创伤后大量结缔组织增生并发生透明变性从而形成肥厚的瘢痕。

表现为红棕色、隆起的斑块，质硬，表面光滑，可见扩张的毛细血管。范围通常超越创面，呈伪足样向四周扩展。本病好发于前胸、肩、（背）面颈部等处。感觉瘙痒，有时有刺痛感。

◎您需要做哪些检查

组织病理学检查显示粗厚的胶原纤维呈均一淡红色，任意方向排列，胶原束间纤维母细胞增生,皮肤附属器减少或消失。

结合体征检查,可做出诊断。

◎专家忠告

就诊策略　瘢痕治疗没有特效方法,需要采用药物、加压、放射、激光、物理康复和手术等多种方法综合治疗。由于部分患者具有疤痕体质,一般不主张外科手术,以免形成更大的疤痕。

治疗主张　可选用中效、高效糖皮质激素,如倍氯米松注射液,于损害内多点注射,每月1次,适用于小块损害。

液氮冷冻,适宜较小的损害,对部分患者有效。

手术治疗后可能会在原位处长出更大的瘢痕疙瘩,所以,应在切除后2~3周内开始放射治疗,可减少复发。

音频电疗可部分或完全消除症状,使瘢痕不同程度地软化、缩小。经治疗后,瘢痕疙瘩去除或缩小,可选用一些糖皮质激素软膏或祛瘢痕外用药避免瘢痕疙瘩再次增大。

诊治误区　目前,有部分医生采用手术切除治疗疤痕疙瘩,有一定疗效,但不是所有患者都适合手术治疗,有些因术后处理不当,形成了更大的疤痕。

特别提醒　瘢痕患者应避免损伤、刺激和不必要的手术。

健康管理　平时尽量减少对患处的机械、化学、热力刺激,尽量避免对瘢痕疙瘩反复牵拉、摩擦、搔抓,以免发生溃破、感染,加重病情;内衣最好穿纯棉、宽松制品,避免过紧衣物对病变的刺激;多食水果、蔬菜等维生素含量较多食物,限制辛辣食物,忌烟酒;注意个人卫生,积极治疗痤疮,减少皮肤感染的发生。

◎小贴士

发生疤痕疙瘩千万不要做挤压、摩擦等刺激动作,这样根本无助于疤痕缩小,反而会越刺激越大。如果坚持不刺激疤痕,假以时日,部分早期疤痕疙瘩会自行消退。

脂溢性角化病

脂溢性角化病,又称老年疣,系角质形成细胞成熟迟缓所致的一种良性表皮内肿瘤。损害大多在患者40岁以后出现,随着年龄增长而逐渐增多。发生恶变者罕见。

受损皮肤呈表面粗糙或呈乳头状的扁平斑丘疹，淡褐色至深褐色，界限清楚。不久之后，部分受损皮肤表面覆以黑色油脂性痂状鳞屑，鳞屑经剥除后再长出。通常无自觉症状。好发于面部（尤其是颈部和颊部），也可发生在头皮、躯干及上肢等处，数目多少不等。若短期内皮肤损害突然发生，并明显增多，提示有可能合并内脏恶性肿瘤。

◎您需要做哪些检查

根据临床表现和组织病理学检查，可做出诊断。

早期损害应与扁平疣鉴别，颜面部损害应与日光性角化鉴别，色素很深的损害应与色素痣鉴别。若有炎症或受刺激的损害应与基底细胞癌、鳞状细胞癌和恶性黑素瘤鉴别，此时，需做活检或手术后做病理切片检查。

◎专家忠告

就诊策略　脂溢性角化病为良性肿瘤，一般不需治疗。由于好发于颜面部，当影响美观时，可考虑采用冷冻、激光等方法去除。极少发生恶变，当怀疑皮损恶变时应尽早就医，手术切除。

治疗主张　一般不需治疗。必要时可采用激光、液氮冷冻或刮除等方法去除皮损。外用2.5%~5%氟尿嘧啶软膏也有一定疗效。

脂溢性角化损害，尤其是颜面部损害去除后，应注意创面的护理，避免继发感染和瘢痕形成，创面愈合后可外用一些祛瘢痕软膏。

诊治误区　脂溢性角化病又称老年斑，有些患者认为此病是老化的标志。其实不完全如此，许多中年人也有脂溢性角化病的表现，主要与长期日晒有关。早期激光、冷冻等治疗能够取得很好的疗效。

特别提醒　短期内突然出现多处损害，应做全身肿瘤筛选检查。若迅速增大、易破、表面渗出长期不愈，可手术切除，并进行组织病理学检查。

健康管理　本病很常见，是一种良性皮肤肿瘤，男女都可累及，极少癌变。如果突然增多、增大，则应排除恶变可能，同时要特别留意胃肠肿瘤的可能。本病有明显遗传倾向，与长期日晒有关，所以年轻时注意避光，对以后减轻发病是有帮助的。

◎小贴士

面部尤其是颧骨部位脂溢性角化病应与日光性角化鉴别。两者早期表现较相似,但后者为癌前期病变,应尽早明确诊断,避免漏诊。

淋　病

淋病是由淋球菌引起的泌尿生殖系统的化脓性感染,也包括其他部位的淋球菌感染。

单纯性淋病的潜伏期为 2 ~ 10 日,平均 3 ~ 5 日。男性患者最初为尿道口红肿发痒,有稀薄黏液或脓性分泌物,24 小时后症状加重,出现尿痛(灼烧感),排出黏稠脓液,也可有尿急、尿频及全身不适。女性患者大多表现为白带增多,部分女性患者也可发生尿频、尿痛、尿道口红肿和有脓性分泌物排出,但症状较男性患者轻,易被忽略。

◎您需要做哪些检查

淋球菌涂片检查　在显微镜下男性患者的尿道脓性分泌物检查有淋球菌,具有初步诊断意义;女性患者子宫颈分泌物有淋球菌,也具参考价值。

淋球菌培养、氧化酶试验和糖发酵试验　对男女患者均有确诊意义。

◎专家忠告

就诊策略　患有性病者应尽早就医,千万不要因为不好意思,不去就诊,耽误病情。千万不要相信电线杆上的老军医广告,在没有确切了解医院的性病诊疗许可情况下,不要轻易到私立医院就诊,小心上当受骗。淋病是一种急性尿道炎,应尽快就治,控制症状,避免迁延成为慢性尿道炎,影响疗效。

治疗主张

药物治疗　头孢曲松钠250毫克,1 次肌注;或大观霉素,男性患者2 克,女性患者4 克,1 次肌注;或头孢噻肟钠1 克,1 次肌注。

并发症的防治　淋病若不及时治疗或未彻底治疗,男性患者可引起后尿道炎、前列腺炎、精囊炎和附睾炎等。炎症反复发作,形成瘢痕后可致尿道狭窄、输精管狭窄或梗阻,可继发不育。女性患者则可合并子宫内膜炎、输卵管炎、输卵管囊肿、卵巢囊肿和盆腔炎等,炎症反复发作可致输卵管狭窄或闭塞,引起子宫外孕或不孕症。

淋球菌也可侵入肛门、直肠、咽部和眼结膜等部位,引起相应部位的炎症。淋球菌还可通过血行播散全身,发生菌血症,除引起高热、寒战和皮疹外,还可发生关节炎、腱鞘炎、脑膜炎、心内膜炎、心包炎、胸膜炎及肺炎等。一旦出现各种并发症,必须尽早去医院诊治。

诊治误区 有患者认为带了避孕套就不会传染淋病,其实不然。避孕套对一些经血液传播的性病有效,但对经皮肤黏膜传播的淋病阻隔效应有限,性行为中许多直接和间接接触都是淋病传播的途径。

特别提醒 成人淋病几乎都是通过性交感染的,因此,本病的预防重在避免婚外不洁性行为。患本病后必须尽早到医院做正规、有效的治疗,千万不要自行服药、打针。治疗后必须于1~2周内复查,以明确是否治愈。治愈后不必再重复应用药物。配偶或性伴侣必须进行检查和治疗。

健康管理 应早期诊断、早期治疗。及时、足量、规则用药。

追踪性伴,同时进行治疗。治疗后密切随访。注意同时有无支原体和衣原体等感染。治疗期间禁止性生活,注意隔离。污染物如内裤、浴巾以及其他衣物等应煮沸消毒。分开使用洗浴用具。禁止与婴幼儿、儿童同床、同浴。

◎小贴士

淋病的病原体是淋病奈瑟菌,又称为淋球菌或淋病双球菌。该菌不耐干热和寒冷,干燥环境下1~2小时死亡;一般消毒容易将它杀死,1∶4 000硝酸银溶液7分钟可将其杀死,在1%碳酸溶液中3分钟内死亡。在不完全干燥的条件下,附着在衣裤和被褥上则能生存18~24小时。

尖锐湿疣

尖锐湿疣又称生殖器疣或性病疣,是由人类乳头瘤病毒引起的性传播疾病。

潜伏期为3周至8个月,平均3个月。好发于男女生殖器、会阴、肛门、尿道内、阴道内和子宫颈等部位,偶有发生于其他部位(如,口咽部)。皮损初为柔软的淡红丘疹,大小不一,可散在或相互融合,表面粗糙不平,呈乳头状、菜花状或鸡冠状。若继发感染则可出现糜烂和溃疡,表面可出血并发出恶臭。患者无不适,有时伴瘙痒或灼痛感。女性患者可伴有白带增多、色黄。

◎您需要做哪些检查

醋酸白试验　用3%～5%醋酸涂抹患处,2～5分钟后损害部位可呈现乳白色。

组织病理学检查　切取病变组织,在显微镜下可看到尖锐湿疣的特征性空泡细胞,对本病有一定诊断价值。

◎专家忠告

就诊策略　患有尖锐湿疣应尽早就医,千万不要因为不好意思,耽误病情。该病为增生性性病,生长非常快,而且重叠生长,呈乳头瘤样增长,严重时表现为巨大型尖锐湿疣,属癌前期病变,所以要早期发现,及时治疗。该病容易复发,所以要加强随访,皮损消退后应每3个月随访一次,连续1年没有复发,才被认为痊愈。

治疗主张

局部外用药治疗　用0.5%足叶草毒素溶液外涂,每日2次,3日为一疗程;如损害未消,隔4日后再做一疗程。或复方足叶草酯酊外涂,隔日1次,涂药2～4小时后洗去药液,3次为一疗程;如损害未消,隔1周后再做第二疗程。或33.3%三氯醋酸溶液外涂,每日或隔日1次,3次为一疗程;如损害未消,隔1周后再做第二疗程。或5%咪喹莫特每周外用3次,睡前外用,6～10小时后洗掉,可用药16周。

物理疗法　激光、电灼、冷冻、微波和光动力疗法都有很好的疗效。

手术治疗　适宜于较大损害。

免疫疗法　左旋咪唑,口服,每次50毫克,每日3次,连服3日,停药11日,为一疗程;转移因子,2～4毫升皮下注射,每周1～2次,10次为一疗程;干扰素,以注射用水稀释后均匀注射于各病损基底部,隔日注射,每周3次,共注射9次。

并发症的防治　女性患者可导致流产或死胎,还可能与宫颈癌的发病相关,故应重视。

诊治误区　醋酸白试验对辨认早期尖锐湿疣损害是一个简单易行的检查方法。对发现尚未出现肉眼可见改变的亚临床感染也是一个十分有用的手段。试验简单易行,作为诊断尖锐湿疣的一个常规检查手段,有助于确定病变的范围,进而指导治疗。但醋白试验并不是特异性试验,对上皮细胞增生或外伤后初愈的上皮等都可出现假阳性的结果,应予注意。

特别提醒　性接触是本病的主要传播途径,少数患者是通过被污染的物品感染的。因此,应避免婚外不洁性生活,提倡"饭前便后"洗手。患者应尽早治疗,避免性生活。因本病易复发,治疗后至少观察2~6个月。配偶或性伴侣必须进行检查和治疗。

健康管理　提倡使用避孕套,避免不洁性行为,发病后应及时治疗,性伴或配偶应同时检查,内裤、浴巾等应单独使用,并注意消毒。

◎小贴士

冰山现象:泌尿生殖器上皮感染HPV后,显示一系列相当宽的谱状表现。从毫无临床及显微镜下改变的HPV携带者;到出现显微镜下改变,但无肉眼可见改变的亚临床感染;再到出现肉眼可见典型临床改变的尖锐湿疣损害。临床上出现典型尖锐湿疣表现只是受染HPV人群中的一小部分,绝大多数处于HPV携带者或亚临床感染的状态。有的学者将其称之为"冰山现象",即临床上出现典型尖锐湿疣表现的人数就如同浮动在大洋中冰山露出水面的那一小部分,而巨大的冰山主体即HPV携带者及亚临床感染者则还隐藏在"水面"之下。

梅　毒

梅毒是由梅毒螺旋体感染所造成的一种慢性性传播疾病,可分为后天梅毒和先天(胎传)梅毒。

一期梅毒(硬下疳):潜伏期2~4周,好发于包皮、冠状沟、包皮系带、龟头、大小阴唇、子宫颈,也可发生于唇、咽、舌和肛门周围处。基本损害为界限清楚的圆形溃疡,1~2厘米大小,色暗红,触之基底硬度如软骨样。损害表面可有少量渗出,一般无明显痛痒感,

二期梅毒:感染后8~12周发生,主要为皮肤黏膜损害,常泛

发全身,可伴关节炎、骨膜炎、虹膜睫状体炎及全身浅表淋巴结肿大等。若未经足量规则治疗,损害消退后可复发。

三期梅毒:常在感染 2 年后发生。皮肤黏膜损害主要是呈环状分布的结节性梅毒疹和破坏性较大的树胶肿,皮肤一般无自觉症状。除骨、眼损害外,心血管和神经系统受累较为突出将危及生命或终身致残。

◎您需要做哪些检查

暗视野显微镜检查　在硬下疳、扁平湿疣等皮损渗液中或腹股沟淋巴结穿刺液中可找到梅毒螺旋体。

梅毒血清学试验　方法很多,目前最常用的是快速血浆反应素环状卡片试验(RPR 试验)。若 RPR 试验阳性,患者需再做梅毒螺旋体血凝试验(TPHA 试验)或荧光螺旋体抗体吸附试验(FTA-ABS 试验)。因这两种试验是用梅毒螺旋体作为抗原,所以对梅毒诊断的特异性较高,一般而言,这两种试验阳性可以确诊。

必要时可做皮损组织病理学检查和脑脊液检查以协助诊断。

潜伏梅毒(隐性梅毒)无临床症状,易被患者忽视,必须检查梅毒血清反应才能被发现。

感染梅毒后出现临床表现(如,硬下疳)的初期,大部分患者的梅毒血清反应呈阴性,以后阳性率逐步增高,因此,对怀疑的患者,必须反复检查血清抗体。

很多疾病,如风疹、麻疹、水痘、活动性肺结核、疟疾、红斑狼疮、类风湿关节炎等结缔组织病和淋巴瘤、脑膜瘤等肿瘤患者,有时也会出现梅毒血清阳性反应,这在医学上称为"生物学假阳性",因此,必须结合病史和临床症状才能正确诊断。

◎专家忠告

就诊策略　梅毒患者应尽早就诊治疗,早期梅毒及时充分的驱梅治疗能够达到痊愈。晚期梅毒往往伴随脏器损伤,很难达到痊愈。尤其是累及中枢的神经梅毒,治疗极其困难,即使使用大剂量青霉素也很难使 VDRL 转阴,预后不佳。通过驱梅治疗,患者症状缓解,RPR 转阴或连续 3 次小于 1：8 后可进入随访期,第 1 年每 3 个月检测 RPR 一次,第 2 年每 6 个月检测 RPR 一次,第 3

年检测 RPR 一次，任何一次 RPR 超过 1∶8，应重新进行驱梅治疗。3 年 RPR 皆未出现异常波动则可认为痊愈。

治疗主张

早期梅毒（一期、二期、早期潜伏梅毒）　普鲁卡因青霉素，肌注，80 万单位，每日 1 次，连续 10 ~ 15 日，总量 800 万 ~ 1 200 万单位。对青霉素过敏者可以口服四环素类药物（肝功能、肾功能不良者及孕妇禁用），如四环素，500 毫克，每日 4 次，连服 15 日；或口服红霉素，500 毫克，每日 4 次，连服 15 日；或口服多西环素，100 毫克，每日 2 次，连服 15 日。

晚期梅毒（三期、晚期潜伏梅毒）和二期复发梅毒　普鲁卡因青霉素，肌注，80 万单位，每日 1 次，连续 20 日；苄星青霉素，肌注，240 万单位，每周 1 次，共 3 ~ 4 次。对青霉素过敏者可以口服四环素，500 毫克，每日 4 次，连服 30 日；或口服红霉素，500 毫克，每日 4 次，连服 30 日；或口服多西环素，100 毫克，每日 2 次，连服 30 日。

胎传梅毒　早期用水剂青霉素，每千克体重 10 万 ~ 15 万单位，每日分 2 ~ 3 次静脉滴注，连用 10 ~ 14 日；或普鲁卡因青霉素，每千克体重 5 万单位，肌注，每日 1 次，连续 10 ~ 14 日。晚期用水剂青霉素，每千克体重 20 万 ~ 30 万单位，每日分 4 ~ 6 次静脉滴注，连用 10 ~ 14 日；或普鲁卡因青霉素，每千克体重 5 万单位，肌注，每日 1 次，连续 10 ~ 14 日为一疗程，可用 1 ~ 2 个疗程；对青霉素过敏者可口服红霉素，每日每千克体重 10 ~ 15 毫克，分 4 次服用，连用 30 日。

孕妇梅毒　可肌注普鲁卡因青霉素。在妊娠初 3 个月内注射一个疗程，妊娠末 3 个月内再注射一个疗程。对青霉素过敏者可用红霉素治疗，其所生婴儿应用青霉素补充治疗。

并发症的防治　二期和三期梅毒除皮肤黏膜损害外，还可累及体内其他部位，如骨、眼、心血管系统和神经系统等，应做相应的检查和治疗。

个别梅毒患者在首次用抗梅毒药物治疗后数小时，可出现全身反应，如发热、全身不适、头痛、肌肉骨骼痛、恶心及心悸等，这种现象在医学上称为"吉海反应"。为预防发生此反应，可以在治疗前给予一个短疗程的泼尼松治疗。治疗心血管梅毒时青霉素可由小剂量开始,逐步加到正常剂量。

诊治误区　由于一期梅毒的硬下疳3~4周左右有自愈倾向,加之羞于启齿,患者往往抱有侥幸心理,不去就诊,使病情发展为二期梅毒。目前由于性行为方式的多样化,一期梅毒的表现部位也有所不同,如口唇硬下疳、乳房硬下疳等。需要重视,以免忽视。

特别提醒　性接触是本病的主要传播途径,因此,应避免婚外不洁性生活。患者应尽早、规范、彻底治疗;治疗结束后,第1年每3个月复查血清1次,第2年每6个月复查血清1次,第3年复查血清1次,以判断是否复发或彻底治愈。配偶和性伴侣一定要进行检查和治疗。

健康管理　应及早、足量、规则治疗,避免脏器损害及严重并发症;要求性伴侣同时检查治疗,治疗期间禁止性生活,避免再感染或感染他人。妊娠梅毒应予妊娠前3个月和后3个月各进行一次规范驱梅治疗,避免胎传梅毒。治疗完成后,应定期随访,病程1年以上患者、复发患者、血清固定患者、伴有听力和视力异常患者,应行脑脊液检查,排除神经梅毒。

◎小贴士

吉海反应:梅毒患者接受规范驱梅治疗后,梅毒螺旋体被迅速杀灭,产生大量异性蛋白,导致机体的急性超敏反应。多在用药后数小时,表现为寒颤、发热、头痛、呼吸加快、心动过速、全身不适及原发病加重;严重时,心血管梅毒可发生主动脉破裂。

(李晓杰　施伟民)

21. 中医内科、儿科疾病

内伤发热

内伤发热是指由于内伤导致人体气血阴阳亏虚，或脏腑功能失调而引起的发热。西医的功能性低热、肿瘤、血液病、结核病、结缔组织病、内分泌系统疾病，以及部分慢性感染性疾病引起的发热，某些不明原因的发热，多属中医"内伤发热"范畴。

内伤发热主要表现为低热，或仅仅主观感觉发热或烦热，体温却不升高。发热多不伴见恶寒，或虽有怯冷，得衣被则寒减。常伴有头晕、神疲、自汗、盗汗、脉弱等症状。一般可有反复或伴随季节性的发热病史。

若自觉身热心烦，常随情绪波动而起伏，精神抑郁，或烦躁易怒，胸胁胀闷，长叹气则舒缓，口苦口干；妇女常兼有月经不调病史，或经来腹痛，乳房胀痛，可诊断为肝郁发热。

若午后或夜间发热，或自觉局部发热，口干咽燥而不欲饮，躯干或四肢有固定痛处或肿块，甚则肌肤甲错，面色萎黄或黯黑，可诊断为瘀血发热。

若发热常在劳累后发生或加剧，热势或高或低，伴头晕无力，气短懒言，自汗，容易感冒，食少便溏，可诊断为气虚发热。

若低热，伴头晕眼花，身倦乏力，心悸不宁，面色苍白，唇白色淡，可诊断为血虚发热。

若午后或夜间发热，手足心热，或骨蒸潮热，心烦，少寐，多梦，颧红盗汗，口干咽燥，大便干结，尿少色黄，可诊断为阴虚发热。

若发热欲近衣，形寒怯冷，四肢不温，面色苍白，头晕，嗜睡，腰膝酸软，可诊断为阳虚发热。

◎您需要做哪些检查

首先应进行血常规、尿常规和大便常规检查,以确定发热是否由感染引发。如果伴有其他症状、体征,可进一步开展相应的检查。

如低热伴有食欲不振、体重不增、消瘦、午后潮热,宜行结核菌素试验,以排除结核病。

如伴有胸闷咳嗽,怀疑是肺部疾患,可做胸部 X 线透视及拍摄胸片检查。

如果伴有尿频、尿急、尿痛、腰酸,提示有泌尿系统慢性感染的可能,应根据常规检查的结果做肾脏 B 超检查,必要时可做静脉肾盂造影检查。

如果伴见长期无法解释的深度疲劳感,体检发现淋巴结肿大或肝脾肿大者,发热可能为肿瘤类恶性疾病所引起。可以通过 CT、磁共振成像(MRI)、骨髓穿刺、淋巴结活检,以及相关的肿瘤标志物检查来排除或确诊。

对于疑似由风湿热、类风湿病或系统性红斑狼疮等结缔组织疾病而引起的发热,可做相应的免疫学专项检查。

◎专家忠告

就诊策略　内伤发热可由多种疾病引发。首先应根据所伴随的症状、体征,在医生的指导下进行相关检查,以确定导致发热的原因,然后再对症治疗。

治疗主张　内伤发热应立足于辨证论治,一要辨病证的虚实。内伤发热虽然属虚证者多,但也有实证,或正虚邪实,或虚实夹杂。若正虚,应进一步辨明是阴虚、阳虚、气虚还是血虚。若邪实,应识别肝郁还是瘀血。二要辨病情之轻重。可结合病程长短,发热状况,兼见症状等辨识。一般病程长,热势亢盛,持续发热,兼症多,则病情较重;病程较短,午后或夜间发热,或劳累后发热加剧,兼症少,则病情较轻。

治疗应针对发热的病机,根据不同的证候和兼症施治。对肝郁发热者,治宜疏肝解郁、清肝泻热,方选丹栀逍遥散加减。对瘀血发热者,治宜活血化瘀、调气除热,方选血府逐瘀汤加减。对气虚发热者,治宜益气健脾、甘温除热,方选补中益气汤加减。对血虚发热者,治宜益气健脾、养血宁心,方选归脾汤加减。对阴虚发热者,治宜滋阴清火、除蒸退热,方选清骨散加减。对阳虚发热者,治宜温肾助阳、佐以育阴,方选右归丸加减。

诊治误区　内伤发热可涉及西医各个系统,要针对发病原因进行治疗。不可盲目服用退烧药,以免掩盖真实的病情,如果体温较高,可临时用解热镇痛药以减轻症状。

特别提醒　要加强对相关症状体征的观察,不可仅仅盯住发热。有些人群立夏以后会出现疲乏懒动,胃口锐减,时有低热的现象,直至入秋才逐渐恢复。中医称之为"疰夏",民间亦有"苦夏"之说。这些人群大多因为体质虚弱,不适应夏暑节气变化所致,部分患者可呈现"逢暑必发"的季节性发病特征。中医对此类患者的调理有独到疗效。

健康管理　一要及时治疗外感疾病,避免脏腑阴阳气血的虚耗;二要积极寻找发热原因,及时检查治疗;三要保持乐观情绪,注意健康锻炼,饮食宜清淡、易于消化,注意保暖避风,防止反复感冒。

咳　嗽

中医认为有声无痰为"咳",有痰无声为"嗽",临床上大多痰、声并见,故称之为"咳嗽"。上呼吸道感染、支气管炎、肺炎、急性喉炎等呼吸系统疾病多以咳嗽为主要表现,也有因胃食管反流引发咳嗽者,称为胃食管反流性咳嗽。

如果咳嗽较剧烈,持续1周以上,或发热超过38.5℃者;或咳出大量黄浓痰、白黏痰,尤其是咳出粉红色痰、铁锈色痰者;或长期持续咳嗽,体重明显下降,且伴有疲劳、声嘶、咽痛或痒、气短、喘息、胸痛、胸闷、头痛、背腿痛、乏力、皮疹等一项或几项症状者,应及时去医院就诊。

◎您需要做哪些检查

任何持续性的咳嗽均可能为某些潜在疾病的症状。中医根据咳嗽的时间、节律、性质、声音、咳嗽加重的因素和痰的色、质、量、味,以及是否伴有气急、局部疼痛、肿胀、皮疹来做出初步诊断。若怕冷发热,咳嗽时作,咽痛或痒,涕或痰色清稀或黄黏,伴四肢肌肉关节酸楚、头痛,可诊断为风寒或风热型感冒。若咳嗽伴喘促,胸闷,夜不平卧,端坐呼吸,可诊断为哮证(支气管哮喘)。若长期咳嗽,痰多色白清稀或痰黄黏稠,气急,喘促,可诊断为痰湿型或痰热型慢性支气管炎。若干咳无痰,伴声嘶、咽痛、口干欲饮,可诊断为风热犯肺或肺阴虚所致的咽炎。若咳痰为粉红色或黄色、铁锈样色,伴有胸痛、头痛、发热、呼吸困难,可诊断为肺炎。若咳嗽痰多黄稠、腥臭,伴胸痛、发热,要排除肺痈(肺脓疡)。若干咳,伴红色皮疹、胸痛、发热、结膜充血,大多提示麻疹或风疹。若咳嗽,痰中带血,需排除支气管扩张(参阅"咯血")。

此外,可做以下检查。

血白细胞计数检查　当血白细胞计数大于 10.0×10^9/升或中性粒细胞计数大于75%,或血白细胞计数大于 9.0×10^9/升,伴中性粒细胞计数大于75%,应考虑细菌感染。反之,若血白细胞计数小于 6.0×10^9/升,而嗜中性粒细胞计数小于50%,淋巴细胞计数大于50%时,可提示病毒感染;若嗜酸性粒细胞计数大于5%,则需考虑过敏性疾病,如哮

喘。

X线检查　主要是诊断咳嗽是否由呼吸系统疾病引发,一般情况下,X线胸透或摄片可明确疾病性质。

咽拭培养或痰培养　明确疾病的性质,以区别肺系炎症、肿瘤及心力衰竭等其他因素引起的疾患。

另外,必要时可行钡餐、胃镜、食管压力测定、食管24小时pH值监测等检查,以排除胃食管反流引起的咳嗽。

◎专家忠告

就诊策略　一般应先到呼吸内科检查,先明确病因,不要盲目服用止咳药物,尤其在咳嗽发作的早期。中医有"见咳休止咳"之说,因为咳嗽本是机体正常的保护性生理反射,可以借机咳出痰涎及外来异物等。

治疗主张　咳嗽的辨证,首先区分外感和内伤,治疗应分清邪正虚实。外感咳嗽大多为新病,起病急,病程短,伴怕冷发热等症,属邪实,治宜祛邪利肺。内伤咳嗽大多为久病,常反复发作,病程长,可伴其他症状,属邪实正虚,治宜祛邪止咳、扶正补虚、分

清主次、标本兼顾。

首先,通过血常规检查(必要时做咽拭子培养或痰培养)确定是细菌感染还是病毒感染。细菌感染当以抗生素治疗为主,中医治疗为辅;而病毒感染则以中医治疗为主,抗菌治疗为辅。

其次,根据咳嗽是否伴有痰液选用药物。咳嗽排痰是机体的保护性反射,有利于黏附与排除病毒、细菌、异物颗粒,保护呼吸道不受感染和刺激。因此,咳嗽有痰时应选用宣肺化痰止咳药,而不宜单独选用镇咳止咳药;对干咳无痰者,才考虑选用镇咳止咳药。

再次,根据痰液的性质选用药物。色白清稀者,大多属痰湿或风寒犯肺,治宜健脾燥湿、宣肺止咳,方选止嗽散加减或半夏露等。痰黄而稠者,大多属痰热或风热犯肺,治宜疏风清热、肃肺化痰,方选桑菊饮、麻杏石甘汤加减或十味龙胆花颗粒、复方蛇胆川贝枇杷膏等。痰白而黏稠或干咳少痰者,大多属阴虚或燥热犯肺,治宜疏风清肺、润燥止咳,方选清燥救肺汤或沙参麦冬汤等。

诊治误区　过早滥用止咳药物或盲目使用大量抗生素,容易留恋病邪,甚至引邪入里,进一步加重病情。

特别提醒　止咳的同时应注意祛痰。对于胃食管反流引起的咳嗽,应先治疗原发疾病。

健康管理　咳嗽患者应忌食鱼腥虾蟹及刺激性食物,以防异体蛋白刺激气管,加重咳嗽;也不宜多食甜品或油腻类食品,以免助湿生痰;应多食清淡易消化食品。多喝水以清稀痰液,每日喝4~6杯水,避免饮用咖啡或含酒精的饮料。咳嗽早期不宜服食补品,以免助邪,只有在久病正虚的情况下,才考虑辨证应用补品,并要根据邪实和正虚的孰重孰轻,做到扶正不留邪,祛邪不伤正。注意保暖御寒,加强体育锻炼,以增强体质,预防感冒咳嗽。另外,还要保持情绪舒畅、二便通畅。

喘　证

过敏性哮喘的致病因素包括花粉、尘螨、蟑螂、真菌、动物皮屑和分泌物、鱼虾及化妆品等特异性变应原,以及冷空气、职业粉尘、烟雾、精神因素等非特异性因素的刺激。某些呼吸道病毒或支原体感染也可诱发哮喘。不良情绪会促使机体释放组胺、缓激肽和慢性反应物质，致使肺部血管扩张、毛细血管通透性增加、支气管平滑肌痉挛，也可引发哮喘。

患者接触各种致敏原后哮喘迅速发作，先有数秒钟至数分钟的鼻痒、流涕、喷嚏、眼痒、流泪和干咳，继而出现胸闷、喘息或呼吸困难，甚至被迫端坐，严重时发绀、大汗淋漓，甚至精神改变。急性发作后期患者咳出大量黏痰后，症状可缓解。也有部分患者接触致病因素数小时后才出现哮喘症状，常在夜间或清晨发作或加重。在两次急性发作期间患者可无症状，但重度慢性喘证患者可有不同程度的慢性喘息症状。

◎您需要做哪些检查

心功能、肺功能检查　注意呼吸动作和呼吸肌运动，以区别吸气性呼吸困难、呼气性呼吸困难、隐匿性呼吸困难、心源性呼吸困难、周期性呼吸困难等。

实验室检查　除做血常规检查外，可测血嗜酸细胞、嗜碱细胞、嗜酸性粒细胞绝对计数、嗜酸性粒细胞阳离子蛋白（ECP）、二氧化碳结合力、血液 pH、血糖、尿素氮、肌酐等，必要时还可做痰涂片检查与培养。

X 线摄片检查　拍摄胸片。

心电图检查　有助于诊断。

变应原测定　可帮助发现促发哮喘的因素，以便在日常生活中加以防范。查找变应原可结合自身哮喘发作规律、室内外环境、生活习惯（是否养宠物、饮食习惯）和变应原测定，做综合分析考虑。

◎专家忠告

就诊策略　急性发作时应立即去医院急诊，采用糖皮质激素等西医治疗措施，以迅速缓解症状。非急性发作期（缓解期）可采取中医药调理，以避免和减轻急性发作，防止病情进行性发展。

治疗主张　中医认为，实喘在肺，大多为邪气壅肺，肺气失宣，治宜祛邪利气；应区别寒、热、痰、气的不同，分别采用温宣、清肃、祛痰、降气之法。虚喘在肺、肾，应针对脏腑病机，采用补肺、纳肾、温阳、益气、养阴、固脱等法。由于根本不固，补之未必即效，且易感邪而致反复发作，致使病情迁延难愈，因此，对待虚喘应持之以恒地治疗。若虚实夹杂、下虚上实,则应分清主次、权衡标本,按发作期、迁延期或缓解期的症状特点分期论治。

若为寒喘,治宜宣肺散寒,方选射干麻黄汤或小青龙汤加减。若为热喘,治宜宣肺清热、化痰定喘,方选定喘汤或麻杏石甘汤加减。若痰多而喘,治宜化痰定喘,方选三三二方(三拗汤、三子养亲汤合二陈汤)加减。若虚者以肺虚为主,方选玉屏风散或补肺汤加减。若虚者以脾虚为主,方选六君子汤加减。若虚者以肾虚为主,方选七味都气丸合参蛤散加减,再辨阴阳予以加减。中成药可用小青龙口服液、固本咳喘丸等,但须辨证应用。

针灸治疗哮喘,治法为宣肺化痰、止哮平喘,以手太阴肺经、足太阳膀胱经和督脉的背俞穴为主。处方:主穴为肺俞、大椎、定喘;随证配穴,寒喘为膻中、尺泽、列缺,热喘为风门、孔最、丰隆、鱼际,虚喘为脾俞、肾俞、气海、关元、太渊、足三里。

近年来,中医治喘,除口服中药外,尚有中药外敷、中药雾化吸入、直肠给药、针灸、穴位埋线、穴位封闭、耳穴、药垫等法,可根据病情适当选择。

诊治误区 对于儿童患者,其前驱症状往往与感冒、支气管炎、肺炎表现有类似之处,应结合家族史及其他体征考虑哮喘的可能,以免将其当作普通的感冒或肺炎诊治。

特别提醒 积极预防,早期诊断,及时合理治疗。急性发作时应立即急诊就医。

健康管理 慎风寒,适寒温,注意项背部保暖。多食清淡食物,忌辛辣刺激及甜黏油腻之品,应戒烟。积极参加体育活动,以增强体质,预防感冒。保持室内安静,整洁,空气新鲜,避免灰尘和刺激性气体。痰液难咳者,可轻拍背部或雾化吸入药物。注意情志护理。

胃 痛

胃痛又称"胃脘痛",是指上腹胃脘部近心窝处发生疼痛的病证。以胃脘部疼痛为主要症状,同时伴嗳气、泛酸、嘈杂、恶心呕吐,甚或吐血、便血;常与饮食、情志、劳累、受寒等诱发因素相关。常见于急慢性胃炎、消化性溃疡、胃下垂等。

◎您需要做哪些检查

纤维胃镜检查、胃肠道气钡造影或钡餐 X 线检查　可发现胃及十二指肠病变。

胃液分析　对萎缩性胃炎、消化道溃疡、胃癌的诊断有一定的参考价值。

幽门螺杆菌测定　方法有三种：一为在胃镜中做病理切片化验，正常为阴性；二为 $^{13}C/^{14}C$ 尿素呼气试验，正常为阴性；三为血清抗幽门螺杆菌免疫球蛋白 G（HPIgG）化验。除形态学检查外，必要时尚可做胃泌素或其他消化道激素和相关的酶学检查，以明确诊断。

◎专家忠告

就诊策略　胃痛一般是由消化系统疾病引起，所以应去消化科就诊，以明确诊断。

治疗主张　胃痛的临床辨证，应分寒热、虚实、气血。若因饮食、受寒而诱发，胃脘冷痛，得温则舒，则属寒；若脘痛灼热，痛势急迫，则属热；若脘痛且胀，嗳气则舒，则属气滞；若胃痛如针刺，痛有定处，则属血瘀；若得食痛甚，拒按，则属实；若得食痛减，喜按，则属虚；若嗳腐吞酸，恶心厌食，则属食滞。

治疗以理气和胃止痛为原则，并根据寒热虚实证候，分别采取不同的治法。对寒邪客胃型，治宜散寒止痛，方选良附丸加味。对饮食停滞型，治宜消食导滞，方选保和丸加减。对肝气犯胃型，治宜疏肝理气和胃，方选柴胡疏肝散合金铃子散加减。对瘀血停滞型，治宜活血化瘀，方选失笑散合膈下逐瘀汤加减。对胃阴亏虚型，治宜养阴益胃，方选一贯煎加减。对脾胃虚寒型，治宜温中健胃，方选黄芪建中汤加减。

中医治疗胃痛除采用内服中药加以综合调理脏腑外，还可采取体针、头针、耳针、水针、灸、拔罐等治疗方法，均各有所长，其中，以体针加温灸最为迅捷，且疗效显著。

寒邪客胃　治法以任脉、足阳明经、手厥阴经穴为主，毫针刺，用泻法。主穴为上脘、梁门、足三里、内关。

饮食伤胃　治法以任脉、足阳明经、手厥阴经、足太阳经穴为主，毫针刺，用泻法。主穴为中脘、内关、足三里、阳陵泉。

肝气犯胃　治法以足厥阴

经、足阳明经穴为主,毫针刺,用泻法。主穴为中脘、期门、内关、足三里、阳陵泉、太冲。

脾胃虚寒 治法以背俞、任脉经穴为主,毫针刺,用补法,配合温灸。主穴为脾俞、胃俞、中脘、章门、内关、足三里。

对胃穿孔或胃扩张患者,则腹部穴位不宜用针灸。

诊治误区 对待胃痛不可掉以轻心,偏信"胃痛不是病"的说法,有时可能是胃癌的先兆。

特别提醒 如果胃痛的同时,伴见黑便或吐血、便血,应及时住院治疗,以防病情加重或不测。

健康管理 饮食切忌暴饮暴食,或饥饱不匀,要少食多餐,限制肥甘厚味食物,忌食辛辣刺激性食物,以清淡易消化的食物为宜,烈性酒尤当禁忌。在护理方面,患者若胃痛持续,疼痛剧烈,应卧床休息,缓解后始下床活动。

胁 痛

胁痛是以一侧或两侧胁肋部疼痛为主要表现的病证,主要由肝胆病变引起。疼痛的性质可有胀痛、刺痛、隐痛及多种相应的兼夹症状。现代医学的急慢性肝炎、肝硬化、肝寄生虫病、肝脓肿、胆囊炎、胆石症、胆道蛔虫症、肋间神经痛等,多以胁痛为主要临床表现。

若胁痛以胀痛为主,走窜不定,疼痛每因情志的变动而增减,嗳气频作,善太息,饮食减少,可诊断为肝气郁结型胁痛。若胁痛如刺,痛处不移,入夜尤甚,胁肋下或见癥块,可诊断为瘀血停滞型胁痛。若胁痛以胀痛为主,甚则牵及上背部,口苦口腻,胸闷纳呆,恶心呕吐,甚则目赤或身目皆黄,小便黄赤,或兼恶寒发热,可诊断为肝胆湿热型胁痛。若胁肋隐痛,绵绵不休,口干咽燥,心中烦热,或头晕目眩,两目干涩,可诊断为肝阴不足型胁痛。

◎您需要做哪些检查

血常规检查 白细胞计数及中性粒细胞计数均增高者,可能为胆囊炎、胆结石、肝脓肿等的炎症反应。

血生化功能化验 若谷丙转氨酶(丙氨酸氨基转移酶)、谷草转氨酶(天冬氨酸氨基转移酶)增高,可能为急慢性肝炎;若总胆红素增高,可考虑为急性黄疸型肝炎或胆总管结石堵塞引起的黄疸。在合并急性胰腺炎时，尿及空腹血清淀粉酶或脂肪酶含量增高。结合病毒性肝炎的抗原抗体检测和血清脱氧核糖核酸（DNA）、核糖核酸（RNA）多聚酶测定，可确诊病毒性肝炎；结合血脂测定和 B 超检查，可确诊脂肪肝。

X 线检查　腹部平片可发现胆区不透光结石；气肿性胆囊炎时，胆囊壁和腔内可见积气。

B 超检查、CT 检查、磁共振成像（RMI）检查　可确诊疾病的部位、性质等。

◎专家忠告

就诊策略　胁痛最常见于肝炎、肝硬化、胆结石等疾病，一般情况下可先至肝科找专科医师检查。如果是突发疼痛，或疼势剧烈，则应立即急诊或至肝胆外科，以明确是否为外科急症。

治疗主张　辨外感胁痛和内伤胁痛：外感胁痛起病急，大多为湿热病邪侵犯肝胆，临床大多有表证，如发热、恶寒，并伴有黄疸、恶心、呕吐等症状。内伤胁痛起病缓慢，无发热恶寒，大多由肝气郁结、瘀血阻络或肝阴不足等引起。

辨胁痛的性质　若疼痛走窜不定，时痛时止，大多属肝气不疏、气阻络痹所致。若以重着疼痛为主，痛有定处，触痛明显，疼痛为持续性，间歇加剧，大多为湿热结于肝胆、肝胆疏泄功能受累所致。若以隐痛为主，疼痛轻微，但绵绵不绝，疲劳后可使疼痛加重，按之反而舒适，大多为血不养肝、络脉失养所致。若以刺痛为主，痛有定处，触之坚硬，间歇发作，入夜更甚，大多为气滞血瘀、瘀血阻滞经脉所致。

辨病候虚实　根据胁痛的病因、疼痛的性质，以及舌诊等，对胁痛的虚实不难辨别。但是，胁痛患者往往虚实互见，既有湿热又有血虚，或兼有瘀血停着，故在治疗上要统筹兼顾。对肝气郁结型，治宜疏肝理气，方选柴胡疏肝散加减。对瘀血停滞型，治宜祛瘀通络，方选旋覆花汤加减。对肝胆湿热型，治宜清热利湿，方选龙胆泻肝汤加减。对肝阴不足型，治宜养阴柔肝，方选一贯煎加减。

此外，若谷丙转氨酶（GPT）增高，可用垂盆草冲剂，每次 15 克，每日 3 次，开水冲服（提示：

服垂盆草制剂不可骤停,反之易引起 SGPT 快速升高);水飞蓟素,每次 75 毫克,每日 3 次。对胆囊炎、胆结石、胆道梗阻、胆囊积脓或穿孔者,可进行手术治疗。保守治疗可选择适当抗生素。胆囊炎、胆结石引起炎症者可用金胆片或胆宁片,每次 4 片,每日 3 次。

诊治误区 胁痛不都是内科疾病,急性胆囊穿孔、急性胰腺炎等应考虑寻求肝胆外科治疗。

特别提醒 阻塞性黄疸患者,发病急,其中 20% 会出现严重并发症,如急性胆囊穿孔、急性胰腺炎等。60 岁以上者出现并发症的机会更多,死亡率高达15%,内科无法治疗或治疗失败者,应以手术治疗为宜。

健康管理 保持心情舒畅,注意休息,尽量减少不良的精神刺激。饮食切忌肥甘、辛辣、滋腻之品,一定要戒酒。

◎小贴士

胁痛明显者,可用香附 30克,加盐适量,混合后捣烂,外敷贴于痛处。病久体虚者,可用北沙参、玉竹各 30 克,老鸭半只,加水煲至烂熟,加盐调味服用,适用于肝阴不足型。

腹 痛

腹痛是指胃脘以下、耻骨毛际以上部位的急性发作性疼痛,或持续性隐痛、反复发作,常可伴见恶心呕吐、泄泻、便秘、纳呆等症状。现代医学的急性胰腺炎、胃肠痉挛、早期嵌顿疝、神经性腹痛、消化不良、阑尾炎等均以腹痛为主要表现。

腹痛时中医需辨其寒、热、虚、实,在气在血,在脏在腑。一般而言,实痛拒按,虚痛喜按;气滞腹部为胀痛,痛无定处;血瘀腹部为刺痛,固定不移。从部位辨证,小腹疼痛,掣及两肋,大多属肝胆病;小腹及脐周疼痛,大多属脾、胃、小肠、肾、膀胱病。腹痛病因为外感时邪、饮食不节、情志失调及素体阳虚,导致气机郁滞、脉络痹阻或经脉失养。若见腹痛急骤,得温痛减,口干不渴,小便清利,大便溏薄,可诊断为寒邪内阻型腹痛。若腹痛拒按,腹部胀满,大便秘结或溏薄不爽,尿短赤,口干苦,可诊断为湿热壅滞型腹痛。若腹痛绵绵,时作时止,喜温喜按,气短神疲,大便溏薄,可诊断为中虚脏寒型腹痛。若脘腹胀满疼痛，拒按，恶食，嗳腐吞酸，或痛而欲泻，或大便秘结，可诊断为饮食积滞型腹痛。若脘腹胀痛，攻窜不定，痛引少腹，得嗳气则胀痛减，或遇恼怒则痛加剧，痛势较剧，痛处不移，可诊断为气滞血瘀型腹痛。

◎您需要做哪些检查

血清与尿淀粉酶测定　对诊断急性胰腺炎有决定性意义。血清淀粉酶在发病后 3～12 小时开始增高，索氏法测定超过 500 单位时有重要诊断价值。尿淀粉酶在发病后 24～48 小时内最高，下降也较晚。

血常规检查　白细胞计数及中性粒细胞计数均增高，表示腹痛与炎症有关。

尿、粪常规检查　排除尿路感染或肠炎。

B 超检查或 CT 检查　可确定疾病的部位与性质。

◎专家忠告

就诊策略　一般的中上腹的慢性疼痛可先到消化内科就诊，如果疼痛偏于右下腹或疼痛剧烈，则应到外科急诊求治。

治疗主张　治疗腹痛，以"通"字立法，实证重在祛邪疏导，虚寒当温补阳气。若为寒邪内阻型腹痛，治宜温中散寒，方选正气天香散加减。若为湿热壅滞型腹痛，治宜清热通腑止痛，方选大柴胡汤加减。若为中虚脏寒型腹痛，治宜温中补虚，方选理中丸加味。若为饮食积滞型腹痛，治宜消食导滞，方选保和丸加减。若为气滞血瘀型腹痛，治宜疏肝理气、活血化瘀，方选柴胡疏肝散加减。

诊治误区　在腹痛原因未明的情况下，千万不能应用哌替啶（度冷丁）之类的麻醉镇痛剂。

特别提醒　密切注意腹痛发展，若为转移性腹痛进而右下腹压痛明显，或腹部按之如板状，应立即转外科治疗。需排除妇科疾患，如附件疾患、盆腔炎等。腹痛严重者，易引起肠穿孔、胰腺坏死及腹膜炎，故必须严密观察腹痛变化，及时转外科治疗。

健康管理　夏季勿过食生冷食物，或贪凉露宿，或过于冒暑劳作，以防暑热、寒湿入侵。饭后勿急跑或做其他剧烈活动，勿暴饮暴食。注意休息，保持心情舒畅，多餐少食，忌食一切油腻坚硬之物。

◎小贴士

对湿热壅滞腹痛者，可用大黄15克，加沸水200毫升，泡15分钟，加适量蜂蜜，代茶饮用。对中焦虚弱腹痛者，可给予黄芪20克，高良姜6克(研末)，糯米100克，红糖适量；将黄芪与糯米煮成粥，再加入高良姜及红糖煮片刻，趁热服食。

呕　吐

呕吐是由于胃气上逆，迫使胃内容物从口中吐出的一种临床症状。中医将有声有物称为"呕"，有物无声称为"吐"，有声无物称为"干呕"。呕吐者，或吐出宿食，或呕痰涎，或吐酸、苦水液；干呕则多恶心作哕而无物可吐。此外，呕吐常可伴见脘腹胀满、嗳腐吞酸、胃痛嘈杂、腹痛厌食等。

临床上很多疾病都可出现呕吐症状。如内科的急性肠炎、胃炎、急性肝炎、脑中风等；外科的急性胆囊炎、胆石症、急性胰腺炎、肠扭转、肠套叠、肠梗阻等；五官科的青光眼、梅尼埃病等。

呕吐多由外邪侵袭、饮食不节、情志失调、脾胃虚弱等引发胃失和降、胃气上逆所致。其病位在胃，关系到肝脾。若因受寒而起病，吐出物大多为不消化的食物，或呕吐清水，口淡，怕冷，腹微痛，可诊断为寒性呕吐。若呕吐来势急迫有力，吐出物有酸臭气味，口干，烦躁不安，面红目赤，尿短黄，可诊断为热性呕吐。若因饮食不节引起，吐出宿食，酸臭难闻，脘腹胀痛，纳呆，可诊断为伤食呕吐。若起病缓慢，病程较长，饮食稍不慎即呕吐，伴胃纳差，腹胀，喜温怕冷，面色萎黄，疲倦乏力，大便溏薄，可诊断为脾虚呕吐。若呕吐反复发作，或干呕无物，口燥咽干，饥不思食，可诊断为胃阴虚呕吐。

◎您需要做哪些检查

纤维胃镜检查、胃肠道气钡造影或钡餐X线检查　可明确消化系统疾病的诊断。

B超检查、肝功能检查　可明确肝炎、胆囊炎、胆结石等肝胆原因导致的呕吐。

CT检查或磁共振成像(RMI)检查　可发现中枢性疾病引起的呕吐的病因。

◎专家忠告

就诊策略 呕吐伴有腹泻、腹痛,可至消化科检查。呕吐伴有黄疸,应去肝胆科就诊。呕吐之前有头痛、眼睛的周围痛,或头晕昏旋应至五官科就诊。如果呕吐呈喷射性,并伴有头痛、嗜睡、昏迷、惊厥等其他神经性症状,应立即急诊。

治疗主张 呕吐的治疗当详辨虚实。实证大多由外邪或饮食所伤,发病较急,病程较短,治宜祛邪化浊、和胃降逆;虚证大多为脾胃运化功能减退,发病缓慢,病程较长,治宜扶正为主,或温中健胃,或滋养胃阴。具体按辨证分型区别治疗:对寒性呕吐者,治宜散寒止呕,方选藿香正气散加减;对热性呕吐者,治宜消食止呕,方选保和丸加减;对脾虚呕吐者,治宜健脾温中止呕,方选理中丸加减;对胃阴虚呕吐者,治宜滋阴养胃止呕,方选麦门冬汤加减。

西医针对病因进行治疗。对症处理用止吐剂,如多潘立酮(吗丁啉)、西沙比利、甲氧氯普胺(胃复安)、维生素 B_6 等。剧烈呕吐时,应到医院输液,矫正血 pH 值和电解质紊乱,同时根据需要适当补充葡萄糖盐水等。

诊治误区 一般的呕吐可以迅速减轻胃内压力,缓解急性胃扩张引起的腹胀、腹痛等急性症状。但需要注意伴发的症状,尤其是神经系统症状,以便及时排除颅脑内占位性病变。

特别提醒 长期反复呕吐影响进食量可造成营养不良,所以在积极止呕的同时,要注意加强营养,注意保持水、电解质平衡。

健康管理 注意调整饮食,勿暴饮暴食,勿过食生冷肥甘辛辣之物,忌烟酒。保持心情舒畅,避免精神刺激。患者呕吐时,采取坐位或侧卧位以利吐出。药汁宜浓缩后空腹服用。

◎小贴士

寒性呕吐:丁香15克,半夏20克,生姜30克;前两味药共研末,以生姜煎浓汁,调为糊状,取适量涂敷于脐部,每日1剂,连用3日。

针灸内关、中脘、足三里、胃俞等穴有一定的止呕作用。

黄 疸

黄疸是以指巩膜、全身皮肤

黄染和小便黄赤为特征的疾病，男女老幼均可发生，但以青壮年较多见。一般在患病初期，黄疸并不出现，而以畏寒发热、食欲不振、四肢无力等类似感冒的症状为先，3～5日以后才逐渐出现黄疸。其中，眼白黄染最有诊断价值，因其为最早出现且最晚消失的临床症状。黄疸包括诸如地中海贫血（血红蛋白病）、自身免疫性溶血性贫血、新生儿溶血等溶血性黄疸，病毒性肝炎、药物性肝病、败血症及钩端螺旋体病等肝细胞损害性黄疸，以及胆总管结石、胆总管癌、肝癌等引起的阻塞性黄疸（胆汁淤积性黄疸）。

中医诊断黄疸的依据是目黄、身黄、小便黄赤。一般将黄疸分为阳黄、急黄、阴黄三类。若身目俱黄，黄色鲜明，发热口渴，腹胀满，口干口苦，恶呕，小便短赤，大便秘结，可诊断为热重于湿型阳黄。若身目俱黄，头重身困，胸脘痞满，纳呆，呕恶，腹胀，便溏，可诊断为湿重于热型阳黄。若发病急骤，黄色迅速加深如金黄色，高热烦渴，胁痛腹满，神昏谵语或见衄血便血，或皮肤瘀斑，可诊断为急黄。若身目俱黄，黄色晦暗如烟熏，腹胀，神疲畏寒，口淡不

渴，可诊断为阴黄。

◎您需要做哪些检查

根据不同的黄疸类型和伴发的症状体征选择相应的检查项目。实验室检查主要包括肝功能、血液和尿液检查，影像学检查主要有B超、内镜逆行胰胆管造影（ERCP）、X线、CT或磁共振成像（RMI）等。

◎专家忠告

就诊策略 黄疸涉及的病种很多，有肝胆疾病、血液系统疾病、外科疾病，但以肝胆疾病引起的最为常见，所以发现黄疸时，如无特殊情况，应至肝胆科就诊。

治疗主张 辨黄疸性质可从两方面考虑。一是从发病时间及病程长短来辨别，阳黄起病快，病程短；阴黄起病慢，病程长；急黄起病急骤，变化迅速。二是从黄疸的色泽和临床的症状进行辨别，阳黄黄色鲜明，属热证、实证；阴黄黄色晦暗或黧黑，属虚证、寒证；急黄身黄如金，属虚实错综、寒热夹杂之证。辨黄疸的病势轻重，主要是通过观察黄疸的色泽变化。若黄疸逐渐加深，提示病势加重；若黄疸逐渐变浅淡，表明

病情好转。黄疸色泽鲜明,神清气爽,为顺证病轻;颜色晦滞,烦躁不宁,为逆证病重。

对阳黄热重于湿型者,治宜清热化湿、解毒散结,方选茵陈汤加味。对阳黄湿重于热者,治宜利湿化浊、清热退黄,方选茵陈四苓汤加味。对阴黄寒湿阻遏型者,治宜健脾和胃、温化寒湿,方选茵陈术附汤加味。对急黄热毒炽盛型者,治宜清热解毒、泻火退黄,方选茵陈蒿汤、黄连解毒汤合五味消毒饮加减。

并发症的防治　急黄发病急骤,变化迅速,如热毒炽盛期治疗不及时,则病死率高,故必须及时送医院抢救治疗。若见高热尿血,衄血便血,皮下斑疹,或躁动不安,甚则狂乱,抽搐,或神情恍惚,神昏谵语,则已是热毒内陷,治宜清热解毒、凉血救阴,用犀角散治疗,也可用安宫牛黄丸、紫雪丹之类治疗。

诊治误区　出现黄疸时,不要轻易认为是患了肝炎,首先要结合伴发的其他的症状体征,仔细寻找病因。

特别提醒　中年以上突发黄疸者,要警惕胆道或胰脏病变,尤其是恶性肿瘤的可能。

健康管理　对肝炎引起黄疸的患者应进行隔离,从发病开始至少 30 日。患者应注意饮食卫生,餐具应煮沸消毒;流行期间可预防服药;进食宜选富含营养且易于消化的食物,禁食生冷油腻辛辣之品,不吃油炸、坚硬的食物,避免损伤血络。

急黄患者应绝对卧床休息,吃流质,如呕吐频繁可禁食,给予补液。密切观察患者的脉证变化,若出现脉微弱欲绝或散乱、神志恍惚、烦躁不安等,应及时抢救;密切观察患者的皮肤情况,若黄疸加深,或皮肤出现斑疹,应考虑热毒已入营血,属病情恶化之兆,需及早治疗;若腹胀尿闭,应注意是否有肝肾综合征。

泄　泻

泄泻是指大便次数增多,粪质溏薄或完谷不化,甚至泻出如水样。患者往往有暴饮暴食或误食不洁之物的病史,一年四季均可发病,但多发于夏秋季节;也可因消化器官发生功能性或器质性病变而导致泄泻。常见于现代医学的急慢性肠炎、肠结核、肠功能紊乱、结肠过敏等疾病。

骤然腹泻、急性经过者称之为暴泻：如肠鸣腹痛作泻，大便清稀，甚则如水样便，伴见脘闷食少，或兼见恶寒发热、肢体疼痛等症状，属寒湿泄泻；若泄泻腹痛，泻下急迫，或泻而不爽，大便气味臭秽，粪色黄褐，伴见肛门灼热，烦热口渴，小便短赤，属湿热泄泻；若腹痛泄泻，大便臭如败卵，泻后痛减，伴见脘腹胀满，嗳腐酸臭，不思饮食，属伤食泄泻。

慢性过程或反复腹泻者，称之为久泻：如大便时溏时泻，迁延反复，完谷不化，饮食减少，食后胸闷不舒，稍进油腻则大便次数明显增多，伴见面色萎黄，神情倦怠，属脾虚泄泻；若黎明前脐腹作痛，肠鸣即泻，泻后则安，完谷不化，伴见形寒肢冷，腰膝酸软，属肾虚泄泻；若泄泻日久，泻后有不尽之感，腹部痛有定处，按之痛甚，面色晦滞，属瘀阻肠络泄泻。

◎您需要做哪些检查

血常规检查　暴泻时白细胞计数及中性粒细胞可增高。

粪便检查　暴泻者粪便检查可有未消化的脂肪球、淀粉、肌纤维及黏液，一般无红细胞、脓细胞及巨噬细胞；久泻者粪便检验可见未消化的食物残渣，一般无脓血黏液，镜检或可见真菌丝、孢子，或可见成堆葡萄球菌和假膜等。

B超检查　排除胰源性和胆源性因素。

胃液分析　怀疑胃源性腹泻者，应进行胃液分析，检查胃酸。

钡剂灌肠 X 线检查或纤维肠镜检查　可明确诊断。

◎专家忠告

就诊策略　泄泻一般属于消化内科疾病的常见症状，可首先到消化科就诊。

治疗主张　首先应辨证，区别寒、热、虚、实。若大便清稀，完谷不化，可诊断为寒证；若大便色黄褐而臭，泻下急迫，肛门灼热，可诊断为热证；若泻下腹痛，痛势急迫拒按，泻后痛减，可诊断为实证；若病程较长，腹痛不堪，喜温喜按，神疲肢冷，可诊断为虚证。

中药治疗　对寒湿泄泻型者，治宜芳香化湿、解表散寒，轻症者方选平胃散，重症者方选胃苓汤，兼风寒表证者方选藿香正气散。对湿热泄泻型者，治宜清热利湿，方选葛根芩连汤加减。对伤食泄泻型者，治宜消食导滞，方选保和丸加减。对脾虚泄泻型者,治宜健脾益气化湿,方选参苓白术散加减或补脾益肠丸。对肾虚泄泻型者,治宜温补脾肾、固涩止泻,方选四神丸合理中丸加减。对瘀阻肠络泄泻型者,方选少腹逐瘀汤加减。

针灸治疗　对急性腹泻者,调整胃肠气机,取手、足阳明经穴为主,主穴为合谷、天枢、上巨虚、下巨虚、阴陵泉,配穴为曲池、商阳(热甚)、神阙(肢冷)。对慢性腹泻者,健脾、疏肝、温肾、止泻,取任脉、足阳明经穴、背俞穴为主,主穴为中脘、天枢、足三里,配穴为脾俞、关元俞、胃俞(脾虚)、肝俞、行间(肝郁)、肾俞(肾虚)。

腹泻患者可用艾条温灸脐孔(神阙),每次 10～15 分钟,每日 2～3 次,有一定疗效。

其他治疗　如白细胞计数增高者,可用抗生素治疗;或用黄连素,每次 2 片,每日 3 次。

诊治误区　切忌一有腹泻就用止泻药,如果伴有脓血便、发热,则可能是由于炎症引起。另外也不要认为腹泻就是由炎症引起,对于功能性腹泻而言,乱服消炎药会引起肠道菌群失调,反而加重泄泻。

特别提醒　暴泄或大便次数每日 5 次以上,应及时到医院治疗。若久泻不止,精神疲倦,头晕乏力,皮肤弹性差,呈脱水貌,或电解质紊乱,应去医院急诊治疗。

健康管理　注意饮食卫生,不暴饮暴食,不吃腐败变质食物,不喝生水。泄泻患者饮食应清淡易消化,不宜吃甜食、生冷、肥腻的食物。慢性泄泻患者,应加强锻炼身体,以增强体质,如体操、太极拳、气功等。脾虚型患者平素应多食白扁豆、山药、薏苡仁等食物。若食蔬菜、果瓜类食品,宜细嚼后吐渣,以防因膳食纤维过量刺激肠道蠕动而增加排便次数。

便　秘

便秘是指大便秘结不通,排便间隔延长 3 日以上,或有便意而粪质坚硬、难于排出的一种病证。常见的有习惯性便秘,以及全身衰弱致排便动力减弱、肠神经症、肠道炎症恢复期肠蠕动减弱、肛裂、痔疮、直肠炎、药物性便秘等。

按照便秘的主要病机,临床

可分为五种:大便干结,腹部胀痛,面红身热,心烦口干或口舌生疮,小便短赤者,称之为热秘;若欲便不得,胁腹胀痛,嗳气频作,便少者,称之为气滞秘;若大便不畅,临厕无力努挣,挣则汗出气短,便后疲乏,面色苍白,称之为气虚秘;若大便秘结,难以排除,腹中冷痛,四肢不温者,称之为冷秘;若大便干结,面色无华,口干,头晕心悸者,称之为阴血虚秘。

◎您需要做哪些检查

胃肠道气钡造影检查　此项检查可用于排除肿瘤、结核、巨结肠症、梗阻等器质性便秘。

纤维肠镜检查　可直视肠黏膜状态。习惯性便秘者,结肠黏膜可有不同程度的炎性改变。挛缩性便秘除炎性改变外,有时可见肠管痉挛性收缩,肠镜推进困难,患者感到腹痛,必要时可做活检以进一步明确病变性质。

粪便检查　观察粪便的性质、坚度等。习惯性便秘一般无脓血、黏液等,继发性肛裂等伴有新鲜拭血或滴血。

血电解质检查　当血钾小于3.5克/升或小于4.1毫摩/升时,会由于低钾性肠麻痹而出现便秘。

◎专家忠告

就诊策略　如果是肠道炎症类疾病恢复期、急性发热及服药后的急性便秘,可不必就诊,自行以食物调节或停服引起便秘的药物即可。如果便秘持久不能缓解,或伴有腹痛、腹部包块,或肛门出血、疼痛,或粪便变细,则需及时就医。

治疗主张　便秘大多由于燥热内结,或气滞不行,或因气虚传送无力,或因血虚肠道干涩,以及阴寒凝结等,导致大肠传导功能失调而引发,有寒、热、虚、实之别。实证有热结、气滞;虚证有气虚、血虚、阳虚。治疗虽以通下为主,但不可单纯用泻下药。对热秘者,治宜清热润肠,方选麻子仁丸加减。对气滞便秘者,治宜顺气行滞,方选六磨汤加减。对气虚便秘者,治宜益气润肠,方选黄芪汤加减。对冷秘者,治宜温通开秘,方选济川煎加减。对血虚便秘者,治宜养血润燥,方选润肠丸加减。

其他可用黄连上清丸,每次1包,每日2次。或酌选一清胶囊,每次2粒,每日3次;麻仁丸,每次 6 克,每日 2 次;更衣丸,每次 6 克,每日 3 次;五子润肠丸,每次 6 克,每日 1 次。

诊治误区　不要乱服泻药,否则容易产生药物依赖,导致不吃泻药就不能排便。另外,常见泻药的成分可能会损害结肠黏膜等,引发其他病变。

特别提醒　长期便秘可直接引起或加重肛门直肠疾患,如直肠炎、肛裂、痔疮等,另外,可能使肠内致癌物长时间不能排出而诱发肠癌。

健康管理　调整饮食,避免过食煎炒、酒类、辛辣等食物,老年人平时应多吃含纤维素多的食物,如粗制面粉、糙米、玉米、芹菜、韭菜、菠菜和水果等,以增加膳食纤维,刺激和促进肠道蠕动。适当多饮水,生活起居应避免久坐少动,宜多活动,并养成定时排便的习惯。

◎小贴士

蜂蜜甘蔗汁:蜂蜜、甘蔗汁各 1 杯,拌匀,每日早晚空腹饮用,适用于热秘。

芝麻核桃粉:黑芝麻、核桃仁各等份,炒热,研成细末,装于瓶内,每日 1 次,每次 30 克,加蜂蜜

适量,温水调服,适用于阳虚冷秘者。

心　悸

心悸是以心搏跳动异常、自觉心慌不安等为主要临床表现的一类病证。心悸可分为惊悸、怔忡及心动悸等。因惊而悸谓之惊悸,时作时止,病情较轻;无所触动而悸者,谓之怔忡,发作无时,病情较重;心动悸则以持续性心律失常为主要特征。引起心悸的原因很多,常见于心肌炎、心肌病、心包炎、冠心病、心律失常及高血压等各种类型的心血管系统疾病,以及贫血、低血糖、大失血、高热、甲状腺功能亢进、胸腔积液、气胸、腹水、肠梗阻、神经衰弱、心脏神经官能症、更年期综合征等非心血管疾病。

中医认为心悸的形成与心虚胆怯、心血不足、心阳衰弱、水饮内停、瘀血阻络等因素有关。若心悸伴见善惊易恐,坐卧不安,少寐多梦,舌苔薄白,脉象动数,可诊断为心虚胆怯型心悸;若伴见面色少华,倦怠无力,舌质淡红,脉细弱,可诊断为心血不足型心悸;若伴见心烦少寐,头晕目眩,

手足心热，耳鸣腰酸，舌质红，少苔，脉细数，可诊断为阴虚火旺型心悸；若伴见胸闷气短，面色苍白，形寒肢冷，舌质淡白，虚弱，可诊断为心阳不振型心悸；若伴见胸脘痞满，形寒肢冷，小便短少，下肢浮肿，渴不欲饮，恶心吐涎，舌苔白滑，脉弦滑，可诊断为水饮凌心型心悸；若伴见胸闷不舒，心痛时作，舌质紫暗或有瘀斑，脉涩或结代，可诊断为心血瘀阻型心悸。

◎您需要做哪些检查

　　详细询问病史，并通过心电图检查、B超检查、24小时动态心电图检查（又称"Holter"），以及测定血常规、血糖、甲状腺功能、血清抗柯萨奇病毒抗体、肾素血管紧张素等，有助于心悸的诊断。

◎专家忠告

　　就诊策略　青少年、中老年人心悸，活动后加重，或伴有下肢水肿，夜间不能平卧者，多属心血管类疾病，应到心脏内科就诊。心悸伴消瘦、多食、多汗、易怒、手颤的患者，应到内分泌科就诊。原有糖尿病史，出现心悸伴出汗等症时，应去内分泌科就诊。心悸伴咳嗽、胸痛或呼吸困难的患者，应到呼吸内科就诊。心悸伴面色苍白、乏力、头晕的患者，应到血液科就诊。经常失眠、心悸、头晕的患者，应到神经内科就诊。更年期女患者，经常心悸，在除外上述疾病后，亦应到神经内科就诊。

　　治疗主张　心悸的治疗以治疗原发病为主，中医依据辨证论治的原则进行治疗。对心虚胆怯者，治宜镇惊定志、养心安神，方选安神定志丸治疗。对心血不足者，治宜补血养心、益气安神，方选归脾汤治疗。对阴虚火旺者，治宜滋阴清火、养心安神，方选天王补心丹治疗。对心阳不振者，治宜温补心阳、安神定悸，方选桂枝甘草龙骨牡蛎汤治疗。对水饮凌心者，治宜振奋心阳、化气行水，方选苓桂术甘汤治疗。对心血瘀阻者，治宜活血化瘀、理气通络，方选桃仁红花煎治疗。

　　诊治误区　心悸不一定都是心脏病，而是许多疾病的一个共同表现，其中有一部分心悸的患者并无器质性病变，因而病史对于心悸的诊断尤为重要。

　　特别提醒　心悸严重时应立

即卧床休息,严密观察病情变化,注意做好急救准备工作。

健康管理　心悸患者应保持精神愉快,情绪稳定,避免不良的精神刺激,尤应防止惊恐恼怒。不宜饮食过饱或过食油腻生冷食物,忌食辛辣香燥食品,忌烟酒,不宜过饮浓茶。起居作息有规律,劳逸结合。轻症患者适当体力劳动,以不觉劳累为度,避免剧烈运动;重症患者应卧床休息。应坚持长期药物治疗,即使症状缓解,也应巩固治疗一段时间。

失　眠

失眠是以持续数日出现睡眠障碍为特征的一种病证。轻者经常难以入睡,或睡中易醒,时寐时醒,或醒后不能再入睡;重者整夜不能入睡。现代医学的神经衰弱、高血压、脑动脉硬化、贫血、肝炎、更年期综合征,以及许多慢性精神系统疾病均可伴有失眠症。

失眠大多为情志所伤、劳逸失度、久病体虚、饮食不节等,引起阴阳失调、阳不入阴所造成。若患者不易入睡,或睡中多梦、易醒,醒后难以入睡,或兼见心悸心慌,神疲乏力,口淡无味,面色萎黄,或既往有崩漏、月经过多、贫血、大手术等病史,可诊断为心脾两虚型失眠。若患者心烦失眠,入睡困难,伴手足心发热,盗汗,口渴咽干,可诊断为阴虚火旺型失眠。若患者心烦不寐,头晕耳鸣,烦热盗汗,咽干,精神委靡,健忘,腰膝酸软,男子滑精、阳痿,女子月经不调,上盛下虚,可诊断为心肾不交型失眠。若患者难以入睡,即使入睡也多梦易惊,或胸胁胀满,善叹息,平时性情急躁易怒,可诊断为肝郁血虚型失眠。若患者虚烦不得眠,入睡后又易惊醒,终日惕惕,心神不安,胆怯恐惧,遇事易惊,伴心悸气短,自汗,可诊断为心虚胆怯型失眠。若患者失眠心烦,口苦,目眩,头重胸闷,恶心,嗳气,痰多,可诊断为痰热内扰型失眠。若患者失眠兼食滞不化,或脘腹胀满,或胀痛,时有恶心呕吐,嗳腐吞酸,大便异臭,或便秘,腹痛,可诊断为胃气不和型失眠。

◎您需要做哪些检查

除外诊断明确的原发疾病引起的失眠,可进行神经心理学检查、脑电图脑电地形图检查、颅脑

CT检查。

◎专家忠告

就诊策略 由精神情志或偶发因素引发的短期失眠一般无需就诊，长期失眠患者如排除其他系统疾病引发，则应到神经内科或失眠专科就诊。

治疗主张 首先，要辨证，区分受病脏腑之不同，表现兼证之差异，必须抓住脏腑病变的特点。若失眠兼有不思饮食，饭后胃脘胀闷，腹胀便溏，面色萎黄，四肢困乏等，大多属脾胃病变。若兼多梦，头昏头痛，健忘等，其病在心。

其次，要辨临床表现之不同。不寐的临床表现不同，与其病因、病情轻重、久暂有关。治疗要注意调整脏腑气血阴阳，在辨证的基础上施以安神镇静，也要注重精神治疗。对心脾两虚型失眠者，治宜补益心脾、养血安神，方选归脾汤加减。对阴虚火旺型失眠者，治宜滋阴降水、清心安神，方选黄连阿胶汤加减。对心肾不交型失眠者，治宜交通心肾，方选交泰丸加减。对肝郁血虚型失眠者，治宜疏肝养血、安神，方选酸枣仁汤加减。对心虚胆怯型失眠者，治宜益心镇惊、安神定志，方选安神定志丸加减。对痰热内扰型失眠者，治宜化痰清热、养心安神，方选清火涤痰汤或温胆汤加减。对胃气不和型失眠者，治宜和胃化滞，方选保和丸或半夏秫米汤加减。

其他可用归脾丸，每次9克，每日3次，适用于心脾两虚型失眠者。天王补心丹，每次9克，每日2次，适用于阴虚火旺型失眠者。速效枣仁安神胶囊，1～2粒，睡前口服。

诊治误区 服用安眠药物对于解决短期的睡眠问题有一定效果，但对于长期存在的睡眠障碍，最好不要自行服用药物。

特别提醒 除抑郁症、焦虑症等精神心理疾病容易引起失眠外，高血压、糖尿病等躯体疾病也可引起失眠。所以，应首先明确是何种失眠。如果是继发性，则应在治疗失眠的同时，针对原发疾病采取积极的治疗措施。

健康管理 注意精神调摄，喜怒有节，保持心情舒畅。睡前不宜饮浓茶、咖啡、酒等，也不宜观看兴奋刺激的电视、书籍，更不宜工作及过分兴奋紧张。养成良好的生活习惯，生活有规律，适当参加体育锻炼，如气功、太极拳。

◎小贴士

用吴茱萸9克，米醋适量，将药捣烂后用醋调成糊状，贴敷于两足心的涌泉穴，24小时后取下可改善失眠症状。

水 肿

凡体内水液潴留，泛溢肌肤，引起头面、眼睑、四肢、腹部甚至全身肿胀者，均可称为"水肿"。

水肿分为全身性和局限性。全身性水肿早期表现为体重的迅速增加，以后随着水肿的加重，出现皮肤肿胀、展平、弹性减退。水肿容易出现在组织松软和肢体较低的部位。局限性水肿几乎都是局部病变所致。水肿按压后出现凹陷的，称为"凹陷性水肿"；按压后无明显凹陷的，称为"非凹陷性水肿"。

按水肿与原发疾病的关系可分为以下几种：①肾源性水肿。肾源性水肿早期，患者晨间常伴见眼睑与颜面浮肿，以后发展至全身性水肿，小便不利。肾源性水肿晚期，常伴有肾功能减退，出现面色㿠白、全身浮肿、按之如泥等症状。②心源性水肿。水肿从足部开始，向上延及全身，甚至有胸水、腹水，发展较缓慢，水肿比较坚实，移动性小，伴胸闷憋气，心悸怔忡，脉结代。心源性水肿尚可见于老年人，水肿朝轻暮重，久站或两下肢长期下垂时明显，平卧时减轻，这是年老体虚、心气亏虚、运化无力所致。③肝源性水肿。首先出现足踝部水肿，渐及全身，以下肢水肿较明显，伴有脘腹胀满、痞块腹水。临床上多见于低蛋白血症、门静脉高压症等肝硬化失代偿期的患者。④脾源性水肿。水肿常从足部开始，逐渐延及全身，轻者时肿时消，伴食欲不振，倦怠乏力，少气懒言，面色不华，或大便溏薄，多见于慢性消耗性疾病、长期营养缺乏、维生素缺乏或重度烧伤患者。⑤肺源性水肿。常以眼睑及颜面浮肿为主，伴有咳嗽、多痰、气喘等症状，多见于慢性支气管炎、哮喘患者。

其他原因引起的全身性水肿有以下几种：①黏液性水肿。为非凹陷性水肿，以颜面浮肿较明显，多见于甲状腺功能减退患者。②经前期紧张综合征。常有轻度水肿，伴见乳房胀痛、盆腔沉重感,经后水肿自然消失。③药物性水肿。大多见于激素类药物、胰岛素和甘草制剂等治疗过程中。④特发性水肿。主要出现在身体下垂部位,原因不明,几乎只发生于妇女,立卧位水肿试验有助于诊断。

◎您需要做哪些检查

血蛋白检测可以诊断肝硬化、肾病综合征及营养不良引起的水肿,尿检查与肾功能试验可以明确肾脏疾病引起的水肿,心源性水肿、肺源性水肿等其他类型的水肿可进行心肺功能、B超、X线等相应的检查。

◎专家忠告

就诊策略 根据伴发的症状、体征去相应的科室就诊。如伴有心慌、气喘等或有呼吸系统疾病史,可到心内科或呼吸科检查;下肢水肿较明显,伴有脘腹胀满、痞块、腹水,可到肝科检查;眼睑与颜面浮肿,小便量少、泡沫多,可到肾内科检查。

治疗主张 全身性水肿是多种疾病所产生的一种症状。中医认为"水不自行,赖气以动"。水肿是全身气化功能障碍的一种表现,涉及的脏腑虽多,但其本在肾。水肿有阳水、阴水之别。阳水为病邪侵袭,起病急,病程短,往往上部先肿,继之全身,以头面眼睑为甚,肿处皮紧光亮,按之凹陷即起;阴水为久病体虚,逐渐发展,病程较长,以下部先肿,继之全身,以腰以下为甚,肿处皮松,按之如泥,凹陷不易恢复。病势严重时,可兼有腹胀胸闷、气喘不能平卧等症状。阳水、阴水并非一成不变。若阳水久延不退,正气日衰,水邪日盛,可转为阴水;若阴水复感外邪,标证占据主要地位时,多从阳水论治。

中医治疗当以上下异治,阴阳为纲。对上半身肿者,以发汗为主;对下半身肿者,则以利小便为主。对阳水者,常用发汗、利尿、攻逐等法;对阴水者,常用健脾、温肾等法。若阴水复感外邪,出现阳证者,应治标,按阳水治疗,适当固本。若经一般治疗不显效或有瘀血征象者,可参合活血化瘀法。一旦出现湿毒上犯内扰,应以降浊祛毒为主,进行综合治疗。

诊治误区 老年人突发轻度水肿可能是早期心力衰竭的征兆,容易被忽视,应引起警觉。

特别提醒 现代医学的利尿剂,分为保钾利尿剂和排钾利尿剂两大类,使用时要兼顾。中药利尿剂中,保钾居多,故要注意血钾的问题。

健康管理 水肿时常有水钠潴留,应限制水、盐摄入,水肿明显者,主张每日服用不超过 1 克盐或 10 毫升酱油。低蛋白血症者呈负氮平衡,如肝、肾功能正常者,可予高蛋白饮食,每日蛋白质 1 ~ 1.5 克/千克,若有条件,应适当多进食动物蛋白。忌食辛辣刺激性食品。注意养生,起居有时,避免过劳,加强体育锻炼,增强体质。

淋 证

淋证是以小便频数涩痛、小腹拘急或痛引腰腹,伴见血尿或蛋白尿,甚者出现腰腹部放射样刺痛、绞痛,急性发作或反复不已为特征的一类病证。淋证常见于急性肾盂肾炎、尿道炎、膀胱炎、肾结石、膀胱结石、输尿管结石及前列腺炎等疾病。

中医将淋证分为以下几种:石淋,以小便排出尿石为主症;膏淋,以小便浑浊如米泔水或滑腻如脂膏为主症;血淋,可有血尿和疼痛;气淋,以少腹胀满尤为明显,小便艰涩疼痛,尿有余沥;热淋,小便热涩刺痛;劳淋,小便淋沥不已,遇劳即发。

淋证急性发作多属实证,久病多属虚证。如同为气淋,气滞不畅者属实证,气虚下陷者属虚证,一虚一实,病机迥异。再如血淋,实证大多为湿热下注、热伤血络所致;虚证则由阴虚火旺、虚火灼络而引发。有时随着病情的进展,或实邪尚未清除而正气已伤,或久病正虚,复感实邪,从而出现虚实夹杂的现象。因此,淋证需要有经验的专科医生正确诊断,辨证处方。

◎您需要做哪些检查

体格检查 是否出现各输尿管点、脊肋点、肋腰点叩压痛。

尿常规检查 尿白细胞计数每高倍视野 10 个以上,或伴有明显的膀胱刺激反应时,出现尿红细胞计数明显增高,甚至满视野。值得一提的是,尿白细胞计数增高并不单纯表现为尿路感染,需排除其他病因,如系统性红斑狼疮。两者区别在于,尿路感染时,显微镜下显示脓性白细胞,系统性红斑狼疮则表现为白细胞。

尿沉渣计数（爱迪计数）检查　12 小时尿检查，尿白细胞计数大于 100 万；3 小时尿检查，男性每小时白细胞计数大于 7 万，女性每小时白细胞计数大于 14 万。

中段尿培养　杆菌大于 100 000 个/毫升；球菌大于 1 000 个/毫升。如临床症状明显，而尿培养阴性时，需做高渗培养排除 L 菌株感染。

尿乳糜试验　阳性者提示乳糜尿（膏淋）。

除此之外，还可做前列腺液检查、精液检查，以排除前列腺炎、精索炎。对于女性患者而言，尚需做妇科检查，以排除阴道炎；或做大便检查，以排除肠炎。为了区别上、下尿路感染，可做膀胱穿刺、尿包裹抗体等检查。由于肾盂肾炎是导致慢性肾衰竭的一个重要原因，因此，对反复发作的尿路感染患者，必要时做肾功能检查。B 超、静脉造影或腹部平片可确诊尿路结石、排除泌尿系肿瘤和尿路结核。至于尿路静脉造影，由于生理结构的不同，女性以反复尿感 1 年为度，男性发病后则即可摄片。必要时，在做尿路静脉造影的同时，可摄立位腹部平片，以排除肾下垂。个别患者可根据病史、症状、体征，做淋球菌、衣原体、支原体检查。

◎专家忠告

就诊策略　一般可到泌尿科或肾内科就诊，如果伴有剧烈腹痛，则可能是有结石，应到泌尿外科检查。

治疗主张　首先辨证，分虚实，然后分而治之。"治淋之法，有通有塞，要当分类。有瘀血积塞住溺管者，宜先通。无瘀积而虚滑者，宜峻补。"实则清利，虚则补益，是治疗淋证之大法。

对膀胱湿热者，治宜清热利湿；对热伤血络者，治宜凉血止血；对砂石积聚者，治宜通淋排石；对气滞不利为主者，治宜利气疏导。对以脾虚为主者，治宜健脾益气；对以肾虚为主者，治宜补虚益肾。扶正补虚，分清主次，标本兼顾。需注意的是，淋证常伴有恶寒发热，此非外邪侵袭，而是湿热熏蒸、邪正相搏所致，不要误诊。

治疗前，首先做尿常规检查，必要时做尿沉渣计数（爱迪计数）或尿细菌培养等检查，以确定是否为细菌感染。对感染者,可用抗生素和中药互补治疗;对非感染者,则以中药治疗为主,抗菌治疗为辅。对反复尿感者,治疗后连续 3 次尿检阴性,此时除了中药辨证论治外,尚需进行抑菌治疗 3~6 个月,一般选用多种抗生素,每晚 1 次,轮流使用。又因临床上出现尿频、尿急,甚则尿痛,并非都是尿路感染,治法需及时调整。

各种淋证之间,彼此有一定关系,表现在转归上,一是虚实转化,二是各淋证间相互转化,治疗时需辨证论治。

经 B 超检查或摄片确诊尿路结石如泥沙样,则选用中药排石为主。若结石较大引起输尿管堵塞,需做震荡或手术治疗,以防久病导致一侧肾脏毁损,进而造成肾衰竭。

诊治误区　中医学的"淋证"不等同于西医的"淋病"。淋病是性病的一种,一般是由于感染淋球菌引起,可通过性交传播。

特别提醒　初次发病应积极治疗,以免发展为泌尿系统的慢性炎症(即中医学的"劳淋")而反复发作、迁延不愈。

健康管理　做好妇幼卫生,特别是妇女月经期、妊娠期、分娩期,以及女婴尿布卫生。急性尿路感染必须彻底治愈。下尿道感染者,应清除病灶,保持阴部清洁。睡前、性生活后排空膀胱,然后口服抗生素,对防治细菌上行感染有一定意义。

患者久病正虚时,可适当辨证服用补品,以扶正去邪。

早　泄

早泄是男性最为常见的性功能障碍疾病。一般认为早泄表现为性交时间很短即行排精,包括成年男子的阴茎尚未与女性接触,或刚接触女性的外阴或阴道口,或刚插入阴道不到 2 分钟便发生射精,排精后阴茎随即疲软,不能维持正常的性生活。发生早泄的现象,主要来自心理的原因,如性知识的缺乏,与异性交往少,同房时精神过于紧张或激动,夫妻关系不和谐等。此外,房事过于频繁,包皮过长或包茎,或患有前列腺炎等疾病,都可能引起早泄。

◎您需要做哪些检查

病史的详细追询,对于诊断

早泄极为重要。简单的外生殖器检查,可以明确排除早泄是否因为包皮过长或包茎而引起。必要时性激素检查、神经肌电图检查及阴茎血管检查等辅助检查,可以找到勃起功能或早泄的确切病因。

◎专家忠告

就诊策略 多数早泄是由心理因素引起的,一般可到男科、心理科就诊。

治疗主张 早泄的治疗包括心理治疗和行为治疗(耻骨尾骨肌锻炼法,感觉集中锻炼法)。

中医根据证候的不同,进行辨证论治。

阴虚火旺 临房早泄,欲念时起,阳事易举,头晕耳鸣,口燥咽干,舌质红,苔少,脉细数。治宜滋阴降火、潜镇固肾,方选知柏地黄丸。

肝经湿热 临房早泄,阳事易举,阴囊湿热,阴茎奇痒,口苦咽干,胸胁苦满,头晕目眩,心烦急躁,舌质红,苔黄厚腻,脉弦滑数。治宜清肝泻火、利湿固肾,方选龙胆泻肝汤。

肾气不固 临房早泄,情欲淡漠,懒言倦怠,腰膝酸软,舌质淡,苔白,脉沉弱。治宜补肾益气、固肾摄精,方选金匮肾气丸。

心肾不交 临房早泄,夜不多寐,心悸气短,精神恍惚,舌质红,苔白,脉弦细尺弱。治宜交通心肾、定悸固肾,方选琥珀丸。

诊治误区 切忌盲目吃壮阳药治早泄,以免加重病情。

特别提醒 正常男性偶尔出现射精快的现象,不能简单地认为是早泄。妻子的积极配合对治疗早泄十分重要。女方应持体谅、关怀的态度,给予言语及行为安慰,缓解男方的紧张心理,克服其心理障碍。

健康管理 注意保持心情平和,克服紧张焦虑等不良情绪以及频繁手淫等不良习惯;平时多运动锻炼,避免过度劳累,加强饮食调理,可多吃黑色食物、蜂蜜、海藻、麦芽油及果仁。

眩 晕

眩晕是指头晕眼花,如坐舟车,旋转不定的证候,或称"眩运"。中医认为,眼目昏花者称之为眩;头晕而感觉自身或周围景物旋转,站立不稳者,称之为晕。但两者常同时并见,难以截然区分,所以统称眩晕。

若出现自身及周围环境旋转的感觉,伴见恶心、呕吐、眼球震颤等症状,多见于内耳迷路、脑部疾病,可能为耳源性眩晕;无外物及自身旋转感觉而站立不稳者,多见于心血管系统疾病。坐船或乘车时发生眩晕,晕动病的可能性大。排除了器质性病变而又伴有许多说不清的症状,应考虑癔病和神经衰弱。情绪激动时头晕加重,应考虑高血压和动脉硬化。

若眩晕耳鸣,头痛且胀,烦劳或恼怒时加重,面色潮红,急躁易怒,少寐多梦,口苦,可诊断为肝阳上亢型眩晕。若眩晕动则加剧,劳累即发,面色苍白,唇甲不华,心悸不眠,疲乏懒言,可诊断为气血亏虚型眩晕。若眩晕兼腰膝酸软,耳鸣健忘,五心烦热,少寐多梦,可诊断为肾精不足型眩晕。若眩晕且头重如蒙,胸闷,恶心,少食,多寐,可诊断为痰浊中阻型眩晕。若眩晕头痛,或兼健忘,失眠,心悸,精神不振,面或唇色紫黯,可诊断为瘀血阻络型眩晕。总之,眩晕以内伤为主,尤以肝阳上亢、气血虚损及痰浊中阻为多见。

◎您需要做哪些检查

听力检测　眩晕发作时听力波动下降,可能为梅尼埃病。

前庭功能检测　在梅尼埃病急性发作期过后做检测,多次发作后患侧前庭功能下降。

眼底检查　眼底见视网膜出血及渗出,常有双侧神经乳头水肿,眼底动脉可有硬化。

脑电图或脑血流图检查　可示椎基底动脉供血区供血不足。

测血压　舒张压大于 90 毫米汞柱,收缩压大于 140 毫米汞柱,为高血压引起眩晕;收缩压低于 90 毫米汞柱,舒张压低于 60 毫米汞柱,为低血压性眩晕。

血常规检查　血红蛋白计数、红细胞计数、血细胞比容低于正常,为贫血。中度贫血以上患者易发生眩晕。

◎专家忠告

就诊策略　一般可到神经内科就诊。如果眩晕时有自身及周围环境旋转的感觉,伴有恶心、呕吐、眼球震颤等,则可到耳鼻喉科就诊。

治疗主张　首先要辨证,从舌象和脉象分清虚实。气血虚者,多见舌质淡嫩,脉细弱;肾精不足偏阴虚者,多见舌嫩红少苔,脉弦细数;偏阳虚者,多见舌质胖嫩淡暗,脉沉细,尺脉弱小;痰湿重者,多见舌苔厚滑或浊腻,脉滑;内有瘀血者,可见舌质紫黯或有瘀斑、瘀点,或舌下静脉瘀紫,唇黯,脉涩。

其次,要辨标本缓急。眩晕多属本虚标实,肝肾阴亏、气血不足为病之本,痰、瘀、风、火为病之标。肝风、肝火为病之急,肾虚、气血不足为病之缓。若见眩晕、面赤、烦躁、口苦,重者昏倒,为风升火动、两阳相搏、上扰清空,应急诊抢救。

中药治疗　眩晕的治疗,以滋肾养肝、益气补血、健脾和胃为主。对肝阳上亢、化火生风者,治宜平肝潜阳、清火熄风,方选天麻钩藤饮加减。对肾精不足者,治宜补益肾精、充养脑髓,方选河车大造丸加减。对气血亏虚者,治宜补益气血、健运脾胃,方选八珍汤、十全大补汤、人参养营汤等。对痰浊内蕴者,治宜燥湿祛痰、健脾和胃,方选半夏白术天麻汤加减。对瘀血阻络者,治宜祛瘀生新、行血清经,方选血府逐瘀汤加减。

针灸治疗　对肝阳上亢者,治宜清潜肝阳,取穴风池、肝俞、肾俞、行间、侠溪(泻法);对气血亏虚者,治宜培补脾胃,取穴脾俞、足三里、三阴交、气海、百会(补法);对痰浊内蕴者,治宜燥湿祛痰、健脾和胃,取穴丰隆、中脘、内关、头维(平补平泻法)。

治疗眩晕,还要考虑治疗原发病灶,如高血压引起的眩晕,治疗应以降血压为主;梅尼埃病引起的眩晕,应用镇静、利尿、血管扩张剂等治疗;因跌倒外伤、妇女血崩、漏下等失血引起的眩晕,应重点治疗失血;脾胃不健、中气虚弱引起的眩晕,应重在治疗脾胃。原发病得愈,眩晕随之可愈。

诊治误区　眩晕并不都是脑部缺血引起,其病因繁多,需结合伴发的症状和体征仔细明确原发病因。

特别提醒　很多中青年患者的眩晕可能是颈椎病引起的,X线或 CT 检查可以明确诊断。

健康管理　保持心情舒畅、乐观,防止七情内伤。注意劳逸结合,避免体力和脑力的过度劳累,节制房事。坚持适当的体育锻炼,如太极拳、气功、跳舞等。眩晕发病后,及时治疗,注意适当休息。症状严重者,一定要卧床休息,以免发生意外。老人的自主神经调节功能差,在体位改变时,动作不宜过快过大,以免周围血管不及收缩,不能支持脑、心、肾等重要脏器的血供;同时,老年高血压患者血压不宜降得太低,以避免眩晕的发生。

头　痛

头痛是指以头部疼痛为主要症状的病证,可单独出现,也可出现于多种急慢性疾病之中。由外邪致病而引起,为外感头痛;由脏腑内伤而引起,属内伤头痛。若发病较急,伴有表证和外邪犯肺症状者,为外感头痛;头痛反复发作,时作时止者,属内伤头痛。现代医学的感冒、鼻炎、三叉神经痛、高血压、脑动脉硬化、神经血管性头痛、中风、脑震荡后遗症、青光眼等都可导致头痛的发作。

外感头痛为时短暂,大多由风邪为主,但必须注意分析其夹寒、夹热、夹湿。内伤头痛以气虚、肾虚、肝阳、痰浊、瘀血致病为多见,为时较久,有虚实,或虚中夹实,错综复杂,必须分清主次,明辨标本。若头痛连及颈背,恶风畏寒,遇风尤剧,常喜裹头,可诊断为风寒型头痛。若头痛而胀,甚则如裂,发热恶风,面红目赤,口渴,便秘尿黄,可诊断为风热型头痛。若头重如裹,肢体困重,纳呆胸闷,小便不利,大便溏薄,可诊断为风湿型头痛。若头痛而眩,心烦易怒,睡眠不宁,面红目赤,口苦,可诊断为肝阳型头痛。若头痛目空,伴眩晕,腰酸痛,疲乏,耳鸣,失眠,可诊断为肾虚型头痛。若头痛且晕,午后较甚,神疲乏力,心悸,面色少华,可诊断为血虚型头痛。若头痛昏蒙,胸脘满闷,呕恶痰涎,可诊断为痰浊型头痛。若头痛经久不愈,痛处固定不移,痛如锥刺,或头部有外伤史,可诊断为瘀血型头痛。

◎您需要做哪些检查

测血压　若超过140毫米汞柱/90毫米汞柱为高血压头痛。

眼底检查　可见视神经水肿,视网膜病变,眼底动脉硬化。

脑血流图、脑彩色超声波、CT、磁共振成像(MRI)检查　明确由脑部疾病引起的头痛。

◎专家忠告

就诊策略　多数头痛可能是

脑血管因素引发,所以一般情况下可到神经内科就诊。

治疗主张 首先,要辨别头痛由外感或内伤所致。外感头痛起病较急,常伴有外邪束表或呼吸道的症状,应区别风、寒、湿、热之不同,所谓因风者恶风,因寒者恶寒,因湿者头重,因火者齿痛,因郁热者烦心,因伏暑者口干。内伤头痛,其痛反复发作,时轻时重,应分辨气虚、血虚、肾虚、肝阳、痰浊、瘀血之不同,气虚者脉大,血虚者脉芤,肾虚者腰膝酸软,肝阳亢者筋惕肢麻,痰浊者头眩恶心,瘀血者痛如锥刺。

其次,辨头痛的所属部位。太阳经头痛,大多在头后部,下连于颈;阳明经头痛,大多在前额部及眉棱等处;少阳经头痛,大多在头之两侧,并连及耳部;厥阴经头痛,则在巅顶部位,或连于目系。

对风寒型头痛,治宜疏风散寒,方选川芎茶调散加减。对风热型头痛,治宜疏风清热,方选芎芷石膏汤加减。对风湿型头痛,治宜祛风胜湿,用羌活胜湿汤加减。对肝阳型头痛,治宜平肝潜阳,方选天麻钩藤饮加减。对肾虚型头痛,治宜养阴补肾,方选大补元煎加减。对血虚型头痛,治宜补养阴血,方选加味四物汤加减。对痰浊型头痛,治宜化痰降逆,方选半夏白术天麻汤加减。对瘀血型头痛,治宜活血化瘀,方选通窍活血汤加减。此外,头痛病因复杂,可针对病因选用不同的药物进行治疗,如麦角胺、咖啡因、尼莫地平、氟桂利嗪(西比灵)等。

针灸耳穴可选枕、额、皮质下、神门,每次取 2～3 穴,留针 30 分钟,或埋针 3～7 日。顽固性头痛可用耳背放血法。

诊治误区 不要认为头痛不是大病,如脑瘤等某些严重疾病引起的头痛,可能很轻微,但如果不认真对待,则容易误诊而耽误治疗。

特别提醒 头痛剧烈伴有呕吐者,当心中风的可能,应立即去医院急诊。

健康管理 注意预防外邪侵袭,避免精神刺激,适当调整作息时间。禁烟酒,食物宜清淡,勿进肥腻之品,以免助湿生痰。

◎小贴士

当归 30 克,生姜 15 克,羊肉 250 克,放炖盅内,加水适量,隔水炖熟,服食,主治血虚头晕。

消 渴 病

消渴病以多饮、多食、多尿、形体消瘦，或尿有甜味等为特征，大多发生在 40 岁以上成年人，20 岁以下患者常有家族史和遗传倾向。其发病多由饮食不节、肥胖及精神因素等的影响而诱发。长期乏力、持续消瘦，常见于幼年型和重症患者；中年以上患者，其症状大多不典型。消渴病相当于现代医学的糖尿病、甲状腺功能亢进和尿崩症。

由于年龄、体质、病程长短的不同，消渴病的临床表现也各异，多见口渴欲大量饮水，消谷善饥，小便次数多且尿量多，尿色浑黄，体重减轻。其中，若以口渴欲大量饮水，小便次数频多为主症，可诊断为肺热津伤型消渴。若多食易饥，口渴引饮，大便燥结，可诊断为胃热炽盛型消渴。若尿频量多，混浊如脂膏，或尿甜，手足心热，咽干舌燥，腰膝酸软无力，头昏耳鸣，多梦遗精，皮肤干燥，全身瘙痒，可诊断为肝肾阴虚型消渴。若小便频数，混浊如膏，甚则饮多少水排多少尿，面容憔悴，耳轮干枯，面色黧黑，腰膝酸软无

力，四肢欠温，畏寒怕冷，甚则阳痿，可诊断为阴阳两亏型消渴。若口渴引饮，多食与大便溏薄并见，或饮食减少，精神不振，四肢乏力，可诊断为脾胃气虚型消渴。

◎您需要做哪些检查

尿糖检查　一般尿糖为阳性。

血糖检查　空腹或餐后 2 小时抽血检查血糖。空腹血糖及餐后血糖升高是诊断糖尿病的主要依据。

甲状腺功能测定　是诊断甲状腺功能亢进的主要依据。

◎专家忠告

就诊策略　消渴属于内分泌系统疾病，可到内分泌科就诊。

治疗主张　首先，要辨标本。本病以阴虚为本，燥热为标，两者互为因果。初病大多以燥热为主，病程较长者阴虚与燥热互见，日久则以阴虚为主。

其次，辨证与辨病相结合。因为消渴病在早期或在治疗之后，可以没有明显的症状，在这种情况下，治疗应以辨病为主，抓住阴虚燥热这一本质，并结合患者体质进行论治。

还有,要辨本证与并发症。因为有些中老年患者,多饮、多食、多尿和消瘦的症状不明显,有时被忽略,常因痈疽、眼疾、心血管疾病而发现本病。

治疗原则 根据治病必求其本的原则,一旦辨明本证与并发症的关系,在治疗上不可舍本逐末而忽略对本病的治疗。有时,本证与并发症应同时治疗。

治疗方法 根据辨证分型,对肺热津伤型者,治宜清热生津止渴,方选消渴汤加减。对胃热炽盛型者,治宜清胃泻火、滋阴养液,方选玉女煎加减。对肝肾阴虚型者,治宜滋养肝肾、益精补血、润燥止渴,方选六味地黄丸。对阴阳两亏型者,治宜温阳滋阴补肾,方选金匮肾气丸。对脾胃气虚型者,治宜健脾益气、生津止渴,方选七味白术散。

并发症的防治 ①疮疡、痈疽:应及早发现,及早治疗。除控制血糖外,加用大量清热解毒药物,如五味消毒饮。②白内障或雀目、耳聋:治宜滋补肝肾、益精补血,方选明目地黄丸、杞菊地黄丸、石斛夜光丸。③劳咳:治宜养阴清热、润肺止咳,方选百合固金汤。④瘀血证:治宜活血化瘀,方选丹参、川芎、益母草、当归、赤芍、白芍、葛根等。⑤泄泻:治宜温补脾肾,方选理中汤。⑥水肿:治宜温肾化气行水,方选济生肾气丸合真武汤。⑦虚脱:本证为病情重危,应立即将患者送医院抢救。

诊治误区 消渴丸是临床常用的治疗糖尿病的药物,但不是纯中药制剂,其中含有西药格列本脲,不可擅自服用,以免引起低血糖。

特别提醒 在治疗消渴的同时,要注意对并发症的防治。其中,急性并发症包括糖尿病酮症酸中毒、糖尿病乳酸性酸中毒等;慢性并发症包括视网膜病变和失明、糖尿病肾病(严重的可导致肾衰竭)、糖尿病足(严重的可导致截肢)、大血管病变(严重的可导致心肌梗死、脑血管病)等。

健康管理 避免五志过极、长期紧张思虑,应劳逸结合,久事伏案用脑者要注意体力劳动。节制房事。饮食清淡、不过饱,禁食辛辣食物,勿恣食肥甘,勿嗜饮。生活有规律,劳逸结合,预防外邪侵袭。注意适当体力活动,打太极拳、气功等有利于康复。

预防压疮,特别是对于消渴

所致昏迷者,要注意翻身,勤擦洗,防止压疮发生。本病多有宿根,病难速愈,虽经治疗,即使"三多"(多饮、多食、多尿)症状消失,体重恢复正常,也不能立即中断治疗,宜长期服药,预防复发。

虚　劳

虚劳又称"虚损",是由多种原因所致脏腑阴阳气血严重亏损,久虚不复的慢性衰弱病证的总称。虚劳患者大多表现为面色无华、苍白或黯黑,消瘦,气短声低,心悸健忘,头晕目花,自汗盗汗,形寒肢冷,五心烦热,倦怠乏力,食欲不振,腹胀便溏,遗精滑泄,月经失调或闭经。当出现以上一项或数项症状时,应去医院就诊。慢性肝炎、肝硬化、慢性肺结核、严重贫血、恶性肿瘤、糖尿病、胃病、消化功能不良,以及严重出血、长期营养不良、大病久病失于调理等慢性疾病可导致虚劳。

虚劳患者平素体质较为虚弱。病史中大多有生活失节、调摄不当等因素,或大病久病、产后或术后失血过多等。临床上以多个脏腑阴阳气血虚损的症状为特征。若面色萎黄,气短懒言,腹胀纳差,大便溏薄,可诊断为气虚虚劳。若面色、唇甲淡白,头晕眼花,心悸心慌,形体消瘦,肌肤粗糙,月经量少或闭经,可诊断为血虚虚劳。若面颧潮红,唇红口干,午后低热,手足烦热,失眠,遗精,盗汗,可诊断为阴虚虚劳。若面色苍白,畏寒肢冷,自汗,喜卧懒动,口淡,吐清涎,可诊断为阳虚虚劳。

◎您需要做哪些检查

血常规检查　检查是否有贫血、白细胞减少、血小板减少。

血清蛋白测定　正常人总蛋白为 60～80 克/升,白蛋白为 40～55 克/升,球蛋白为 20～30 克/升,当总蛋白低于 60 克/升、白蛋白低于 30 克/升时,大多为慢性肝炎和肝硬化等所致,其他可引起白蛋白降低的疾病有严重贫血、恶性肿瘤、糖尿病、胃病、消化功能不良,以及严重出血、长期营养不良等。

◎专家忠告

就诊策略　虚劳可见于临床各科疾病,在原发疾病得到有效治疗的同时,可至中医科就诊。

治疗主张　针对原发病进行治疗,在此基础上,针对体质虚弱的不同情况,选择相应的支持疗法。

总的治疗原则是补益,但必须根据病理属性的不同,采取不同的治疗方法。气虚者应补气,血虚者应养血,阴虚者应滋阴,阳虚者应温阳。同时,要密切结合五脏病位的不同选用方药。对气虚者,治宜补气,方选补中益气汤、玉屏风散、人参蜂王浆。对血虚者,治宜养血,方选归脾汤、当归补血汤、养血饮、四物合剂。对阴虚者,治宜滋阴,方选左归丸、六味地黄丸、河车大造丸。对阳虚者,治宜温阳,方选右归丸、金匮肾气丸。

避风寒,适寒温,慎起居,远房事,保持情绪舒畅,稳定乐观。调节饮食,戒烟酒,忌吃辛辣厚味及生冷之品,不能过饥过饱,不能偏食偏饮。可适当参加体育锻炼,如散步、晒太阳、轻微的家务活等。

诊治误区　肺结核、肿瘤等属于虚实夹杂类疾病,治疗时应扶正和祛邪兼顾,不要自行盲目服用补药。

特别提醒　膏方是中医调理虚劳类疾病的常用手段,其不仅可以补虚,而且可以兼顾原发疾病的治疗,一般于冬季服用。

健康管理　虚劳患者平素体质较为虚弱,服用滋补品也是最常用的治疗方法之一。进补的目的是调理人体脏腑、阴阳、气血各方面的不足,使机体恢复平衡。由于各人的体质不同,虚损部位不同,原发病灶不同,因此,滋补的药物也各不相同,如人参补气,西洋参滋阴,红参、鹿茸壮阳,当归、阿胶养血。若阴阳不辨,气血不分,补其有余,实其所实,不仅对身体无益,反而有害,所以,一定要在医生指导下服用滋补品。

除此之外,尚须注意:夏日多汗,气随液脱,故宜服参;冬日封藏,更需固本,宜服膏滋补品。消化功能欠佳,舌苔黏腻,或适逢梅雨季节,不宜服用补品,反之,非但虚不受补,反而碍邪外出。

肿　瘤

肿瘤是人体器官、组织的细胞在外来和内在有害因素长期作用下,发生过度增殖和异常分化而形成的一种病理产物。由于肿瘤的外形通常表现为肿块,中医历来有"癥瘕"、"癥积"、"岩"或"癌"等称谓。这种肿物不按正常规律生长,破坏器官、组织的正常功能和结构,甚至危及生命。人体除指(趾)甲和毛发外,任何器官、组织都可发生,因而肿瘤是临床常见的一大类疾病,有良性和恶性之分。其中,对人体危害极大的是恶性肿瘤,也就是人们通常所说的"癌症"。

恶性肿瘤的临床症状随其发生部位、疾病发展趋势等的不同而有各种各样的表现。当出现以下典型症状:原因不明的低热或体重减轻、躯体疼痛,休息也难以恢复的疲劳,刺激性干咳、痰中带血,或便血、吐血、鼻血久治不愈,原因不明的肝区胀痛或黄疸,大便的形状与习惯的突然改变等,应高度警惕肿瘤的可能,尽早去医院就诊。

中医对肿瘤的诊断,首先应辨别肿瘤疾病的"虚"与"实"。实证,大多由热毒、痰浊、瘀血、气滞等引起。虚证,又分气虚、血虚、阴虚、阳虚及脏腑虚损等。同时,虚证与实证之间常常相互夹杂,表现为实中夹虚、虚中夹实或虚实相兼,多样而复杂。若见发热,心烦,口干且苦,大便秘结,小便黄赤,舌红苔薄黄,脉数,为热毒。咳痰胸闷,脘胀呕恶,头晕,舌淡,舌边有齿痕,苔腻,脉濡滑,为痰浊。肿块肿大,疼痛固定不移,拒按,面色黯黑,舌暗青紫,舌上有瘀点,脉涩,为瘀血。胸闷腹胀,嗳气频频,情志抑郁不畅,心烦,大便不调,舌淡苔薄,脉弦,为气滞。神疲乏力,少气懒言,头晕,自汗,纳呆,舌淡胖嫩,脉无力,为气虚。面白无华或萎黄,唇、爪甲色淡白,头晕眼花,心悸失眠,手足发麻,舌淡,脉细弱,为血虚。头晕目眩,口干咽燥,低热盗汗,颧红,形体消瘦,舌红或红绛,少苔或无苔,脉细,为阴虚。神疲乏力,少气懒言,畏寒肢冷,小便清长,大便稀溏,舌淡胖嫩,苔白润,脉迟无力,为阳虚。少气懒言,倦怠乏力,自汗,纳呆,食后腹胀,大便溏,舌淡苔薄,脉弱,为脾胃虚弱。腰膝酸软,头晕,耳鸣,畏寒,倦卧,低热,咽干,舌淡胖,舌红少苔,脉虚无力,为肝肾不足。

◎您需要做哪些检查

肿瘤标志物检查　可发现相应的恶性肿瘤。

影像学检查　如 X 线检查、CT 检查、磁共振成像（MRI）检查、B 超检查等,常可见明确的肿块占位灶,可初步明确有无肿瘤、肿瘤的大小与形态,以及与周围组织的关系。

内镜检查　如食管镜检查、纤维胃镜检查、纤维肠镜检查、纤维支气管镜检查、腹腔镜检查等,可见结节、肿块样病灶,可直接观察到有无肿瘤、肿瘤的大小与形态,并可直接作病理学诊断。

细胞病理学检查　做组织穿刺、活检,是最根本、最直接的诊断依据。

脏器功能检查　即做肿瘤所在脏器的功能检查,是一项辅助检查,以明确肿瘤对脏器的损害程度,并逆向推理肿瘤存在的可能。

◎专家忠告

就诊策略　到肿瘤专科医院或综合性医院的肿瘤科就诊。

治疗主张　肿瘤的中医治疗,首先应辨清虚实。虚证,应注意辨别气虚、血虚、阴虚、阳虚及脏腑的虚损;实证,应分清热毒、痰浊、瘀血、气滞等的区别,分别采取补气生血、养阴助阳、健脾和胃、调补肝肾,以及清热解毒、祛痰化湿、活血化瘀、理气除滞等法治疗。

其次,在疾病治疗和发展的不同阶段,辨证施治应结合辨病、辨证和辨阶段进行。若在手术后,患者出现神疲乏力、少气懒言、面色苍白、头晕、心悸、失眠等症状,此属气血两虚,治宜益气生血,方选当归黄芪汤或归脾汤加减。在放疗或化疗阶段,一方面,患者常出现恶心呕吐、呃逆频作、纳呆、不思饮食、脘腹胀满不舒等症状,此属脾胃不和、湿浊内生,治宜健脾和胃、降逆化浊,方选半夏泻心汤加减;也可同时结合西医的药物共同治疗。另一方面,患者常因骨髓抑制引起外周血象降低,若外周血白细胞计数少于 $4.0×10^9$/升,粒细胞少于 $2.0×10^9$/升,出现神疲乏力、少气懒言、头晕、腰膝酸软无力等症状,此属气虚血亏、肝肾不足,治宜补气生血、益肾养肝,方选归脾汤裁减并加仙茅、仙灵脾、女贞子、补骨脂等;也可同时结合西医的药物共同治疗。若血红蛋白小于 110 克/升,出现神疲乏力、面白无华或萎黄、唇与爪甲色淡白、头晕眼花、心悸、失眠、手足发麻等症状,此属气血两虚,而以血虚为主,治宜益气养血生血,方选归脾汤合四物汤加减;也可同时结合西医的药物共同治疗。若血小板少于 100×10^9/升,出现乏力、肌肤瘀点或瘀斑、口与鼻诸部位出血等症状,此属气不摄血,治宜补气摄血,方选归脾汤加减;还可口服凝血糖浆,每日1次,每次15~20毫升。若骨髓抑制严重,上述指标进一步降低,可输全血或成分血,甚至做骨髓移植或外周血干细胞移植。在疾病晚期,患者由于脏器功能和人体机能进一步减退而出现气、血、阴、阳的虚损症状,故应辨证施治。气虚者,方选四君子汤加减;血虚者,方选四物汤加减;阴虚者,方选沙参麦冬汤合六味地黄丸加减;阳虚者,方选理中汤合肾气丸加减。

同时,中医还可通过外治法(如,运用膏剂、散贴、熏蒸等)治疗恶性肿瘤。

此外,若患者全身情况太差,脏器功能严重减退,或肝功能异常,外周血象降低,无法进行手术、放疗、化疗,可采用经动脉灌注纯中药制剂进行治疗,可取得较好的疗效。

诊治误区 肿瘤有良性和恶性之分,不是所有的肿瘤都是癌症。

特别提醒 癌症的心理治疗非常重要。患者要树立战胜疾病的信心,乐观自信,要克服恐惧、绝望心理。

健康管理 须劳逸适度,注意休息,保持愉快舒畅的心情,避免精神情绪的不良刺激。加强营养,忌烟酒辛辣肥甘之品及致癌之物。平时宜多吃蔬菜、水果、鱼类、豆类和薯类食物。根据体质,适当进补。同时,练习太极拳和气功有助于增强体质,提高免疫功能。

小儿肺系疾病

中医讲"肺主气,司呼吸",不仅仅指人体自主呼吸的肺,还包括口、鼻、咽喉、气管、支气管、皮毛、汗孔等组织器官,以及诸如扁桃体、淋巴组织等人体免疫系统。中医有"肺为娇脏"之说,发病则常可出现发热、怕冷、鼻塞、流涕、咽痒、咽痛、扁桃体或淋巴结肿大、咳嗽、咳痰、气急气喘、出汗或无汗、头痛、身痛等各种症状。小儿最常见的肺系疾病,有病毒性肺炎、反复呼吸道感染、哮喘等。

医生大多先根据患儿的症状、体征及实验室检查(如,血常规、胸片等)进行诊断。若症状与体征仅表现在咽喉、口鼻处,大多为上呼吸道感染;症状加重,肺部听诊闻及干湿性啰音等,大多为下呼吸道感染;若出现肺系症状时又见胸闷、腹泻等其他脏器症状,则要考虑呼吸系统疾病并发其他器官疾病。

中医主要根据患儿的临床表现进行辨证施治,所以,即使是西医诊断的同一病种,中医的诊断与辨证也会有不同证候,乃至于有不同的治疗处方。若见发热轻,恶寒重,无汗,流清涕,咽痒,咳嗽气急,痰稀色白,舌苔薄白或白腻,脉浮紧,可诊断为感受风寒。若发热重,恶寒轻,微有汗出,流稠涕,咽红,咽痛,目赤流泪,烦热口渴,咳嗽痰稠色黄,舌红少津,舌苔薄黄,脉浮数,可诊断为感受风热。若高热,汗出不畅,鼻塞流涕,口干咽红,咳嗽哮喘,喉间痰鸣,痰稠色黄,气促喘憋,鼻翼扇动或口唇青紫,头痛,倦怠,泛恶,舌红,苔薄黄或黄腻,脉滑数,可诊断为痰热郁积。

有些患儿反复呼吸道感染,病程延长,低热起伏,气短多汗,咳嗽无力,胃纳少,大便溏薄,面色㿠白,舌苔薄白,舌质淡,脉细无力,可诊断为气虚。有些患儿病程长,低热绵绵,干咳无痰,口干欲饮,午后面部潮热,易盗汗,咽痛,舌红而干,苔光剥,脉细数,可诊断为阴虚。

◎您需要做哪些检查

血常规、外周血嗜酸性粒细胞、胸部 X 线、肺功能、皮肤变应原等检查项目对于病毒性肺炎、反复呼吸道感染、哮喘等小儿常见的肺系疾病有明确的诊断价值。

◎专家忠告

就诊策略 一般可到儿科或呼吸内科就诊,也可到儿科专科医院检查。

治疗主张 对感受风寒的患儿,常用荆防败毒散或小青龙汤等方加减,也可适量服用正柴胡冲剂等中成药。对感受风热的患儿,常用银翘散或桑菊饮等方加减,或适量服用板蓝根冲剂或感冒退热冲剂。对痰热郁积的患儿,常用麻杏石甘汤或葶苈大枣泻肺汤等方,加杏仁、葶苈子、石膏、蛤壳等药。

对气虚的患儿,常用党参、黄芪等药。可服用玉屏风散冲剂,以增强机体免疫力。对阴虚的患儿,常用沙参、麦冬、五味子等药。

诊治误区　小儿肺炎很多是由病毒引起,滥用抗生素类药物不仅达不到治疗效果,还容易引起种种不良反应。

特别提醒　冬季和春季是小儿肺系疾病的高发季节,要注意防寒保暖,预防感冒的发生。如有高热或哮喘发作,应立即去医院就诊。

健康管理　肺部疾病是小儿最常见的病种,导致小儿肺脏得病的原因很多,可因感受风寒、风热等病邪致病;也可因患儿自身虚弱,免疫力低下,抵抗病邪能力差而染疾;还可由于其他脏器的疾病波及。如天气转冷未及时添衣、换衣洗澡不慎着凉、玩闹或天热汗出后再直接吹风、密切接触患者、体质欠佳易不禁风等,都可使孩子一旦接触病邪即可为病。所以,家长平时护理时应注意小儿的保暖,忌喂生冷食物,加强其体育锻炼以增加免疫力。

小儿脾系疾病

中医认为“脾主运化”,涉及其运化水谷和水湿等方面的功能。由于该脏腑体系主要承担对食物的摄入和消化吸收职能,因此脾系疾病常见于现代医学的厌食、营养不良、急慢性胃炎、肠炎、贫血、口疮(又称“口角炎”)、鹅口疮等。

由于人体运化水谷精微的功能失常,脾易被湿邪困,呈现出寒湿困脾或湿热内蕴等主要证候。患儿为寒湿所困,可见呕吐清稀痰水,不酸不臭,四肢欠温,腹痛阵作,得温较舒,痛甚唇色紫黯,大便每日数次或数十次,色较淡,可伴有少量黏液,无臭气,舌苔薄白腻,脉滑。患儿湿热内蕴或内热偏重时,可见口颊、齿龈、口角处溃烂,甚则满口糜烂,周围焮红,疼痛拒食,烦躁不安,口臭涎多,食入即吐,吐物酸臭,口渴唇干,身热烦躁,大便泻如水样,每日数次或数十次,色褐而臭,可有黏液,肛门灼热,小便短赤,发热口渴,舌红,苔黄腻,脉数等。若出现脘腹胀满,疼痛拒按,嗳腐,恶心呕吐,吐出物为乳块或酸臭不消化食物,神软,不思饮食,口气臭秽,便秘或泻下酸臭或如败卵,舌苔厚腻,脉滑,则可诊断为伤食或食积。

另外,还可辨脾的阴阳气虚。若脾气虚,常见消化吸收功能减退,食欲不振,纳食不化或腹胀,便溏,运化无力,水谷精微吸收少,日久致气血两虚,面色萎黄,形体消瘦,四肢无力,少气懒言。若脾阳虚,常见食欲不振,食则腹胀,脘腹冷痛,喜温喜按,下利清谷,形寒肢冷,面目虚浮,舌淡苔白等。若脾阴虚,则滋润与营养无力,常见口干舌燥,或舌红少苔,晨起口气臭秽,形体消瘦,消谷善饥,胃脘嘈杂,大便干结。

◎您需要做哪些检查

一般以体格检查为主,必要时可进行相应的实验室检查。如呕吐、泄泻可检查血常规和大便常规;厌食、消化不良可检查微量元素;鹅口疮反复发作,可取少量白色黏膜化验,找到白念珠菌菌丝及孢子,是实验室诊断依据。

◎专家忠告

就诊策略 一般可到儿科或消化内科就诊,鹅口疮、牙龈炎可到口腔科检查。

治疗主张 中医认为脏与脏之间具有五行生克乘侮的关系,其他脏的病理也会影响脾的生理。如思虑劳神过度,不仅消耗心血,还可影响脾的运化功能,许多学习紧张的孩子常会胃纳减退,排便失常。又如肝失疏泄,气机不畅,胆汁不能正常地分泌和排泄,也会影响脾的运化功能,形成肝脾不和。当家长注意到孩子有其中一个不适症状时,就应带孩子去医院就诊。

中医治疗此类疾病,从整体出发,根据患者就诊时的症状、舌苔、脉象,结合病情前后变化发展,予以处方。对寒湿困脾的患儿,常用白术、木香、藿香正气丸等药。对湿热内蕴或热重的患儿,常用黄连、佩兰、甘露消毒丹等药。对伤食或食积的患儿,常用保和丸、谷麦芽等药。对气虚的患儿,则补党参、黄精、山药等。对阴虚的患儿,则常加沙参、麦冬、生地等。对阳虚的患儿,则多用附子、白术等。

诊治误区 小儿泄泻很多是因为消化不良,不要乱服抗生素等消炎药。

特别提醒 严重的呕吐、腹

泻很容易引起脱水,应到医院输液治疗。

健康管理 脾系疾病的护理重点在于饮食,要注意冷暖和食物的酸甜,不要食过冷、过热,或过辣、味过重的食物,尤其小儿的饮食要符合季节,多食易消化的食物,营养补充要适当。

小儿过敏性疾病

小儿过敏性疾病常见的有过敏性鼻炎、哮喘、过敏性紫癜、荨麻疹等,其他如嗜酸性粒细胞性肺炎、复发性口腔溃疡、肠吸收不良综合征、风湿性心脏病、急性肾小球肾炎、肾病综合征、慢性再生障碍性贫血、偏头痛、湿疹、沙眼等疾病,也与患儿的变态反应相关。

从家族史、患者病史中寻找诊断依据。大多数过敏性疾病的患儿有相应的家族史。

各种实验室检查有助于诊断。通过变应原测试反应,可明确患儿发病是由于接触了何种变应原。通过一些特异性免疫球蛋白检查及其他免疫指标测定,可以知道目前发病的情况等。

◎您需要做哪些检查

变态反应状态的测试 用变应原做皮肤试验,可查明变应原的性质和类型。

血清特异性 IgE 测定 有一定的诊断价值。

◎专家忠告

就诊策略 一般的过敏性皮肤病、过敏性咳嗽、过敏性哮喘等可到儿科就诊,过敏性鼻炎可到耳鼻喉科就诊。

治疗主张 中医范畴的肺、脾、肾三脏在免疫过程中起着重要作用。这三脏的虚弱会相应导致免疫功能低下或紊乱,引发过敏性疾病。所以,治疗此类疾病用归属肺、脾、肾经的中药也居多。但是,中医崇尚辨证论治,"急则治其标,缓则治其本"。在这类疾病发生的初期,患儿正气尚未虚衰,以祛邪为主,再依据寒热用药,寒者可适用麻黄、白前、前胡等;热者可予黄芩、莱菔子等。在久病或疾病缓解期出现虚证时,则以扶正为主。虚证分阴虚、阳虚、气虚、血虚。有多种中药具有提高正常免疫功能与抑制异常免疫反应的作用,如六味地黄汤有提高巨噬细胞呈递抗原的能力，黄芪、人参、何首乌或玉屏风散冲剂等能增强细胞免疫功能，甘草可抑制抗体产生，补中益气汤有诱生干扰素的作用等。

诊治误区 孩子如果出现喷嚏、咳嗽、流涕等症状时，要注意过敏性咳嗽的可能，如果当作感冒或普通咳嗽而服用感冒药或使用抗生素，不仅不能起到治疗作用，而且也可能因乱用药物而引起不良反应。

特别提醒 小儿过敏性疾病要注意及时治疗，以免引发鼻窦炎、咽炎、顽固性头痛、慢性支气管炎、支气管哮喘，进而影响孩子的身体和智力发育。

健康管理 小儿患病与自身的过敏体质有关，而这种体质又绝大多数受之于父母。双亲有变态反应（亦称过敏反应）疾病，其子女的变态反应病发生率可高达70%左右；若只有单亲患过敏性疾病，其子女的变态反应病发生率为50%左右；如双亲无过敏性疾病，其子女变态反应病发生率仅为10%左右。

花粉、尘螨、食物、药物等是发病的诱发因素。食物是人类必需的营养品，家长宠爱孩子，总想给孩子补这补那，多喂些营养成分高的食物，却不知有许多中医所谓的"发物"很容易诱发过敏性疾病。如味道特别鲜美的鱼、虾、蟹、蘑菇，具有特殊气味的葱、蒜、牛肉、羊肉、牛奶，发酵性的酒、醋、糟，生长快速的竹笋、公鸡，这些食物并非每次食后必会有发病，往往在多种附加因素的综合作用下才使具有过敏史的儿童发病。由于各人对"发物"的致敏原的反应不同，为了保证儿童的营养，建议先给患儿做皮肤或血清过敏试验筛选，或结合家长逐一自试，再采取必要的"忌口"措施，以避免诱发因素。当患儿的自身体质增强后，此类疾病的发生率就会有所下降。平时家长应注意对患儿的护理工作，明确变应原，让患儿避免接触变应原，保持空气清新，注意保暖，加强体质锻炼，使患儿得到最佳的治疗和康复。

（李艳红）

22. 中医外科疾病

痱子、热疖

夏秋季节，天气炎热，在太阳底下暴晒，或局部皮肤受到摩擦、不清洁，或喜欢吃鱼腥发物、肥甘厚腻、煎炒辛辣等食品，是痱子、热疖的高发人群，小儿皮肤娇嫩，更易罹患。

痱子主要生在头皮、前额、颈部、项后发际、胸、背部、臀部、皮肤皱褶等容易出汗和受摩擦的部位。痱子分红痱子、白痱子和脓痱子三种。红痱子初起时皮肤发红，继而发生密集的针尖大丘疹或丘疱疹，内含透明浆液，周围有轻度红晕，多发于肘窝、颈部、躯干及小儿面部；白痱子为针尖大小的表浅水疱，易发生在长期卧床的患者身上；脓痱子，亦称痱毒，是长痱子后又出现继发感染引起的，多发于小儿头部。

生痱子抓搔后皮肤破损，可引起继发感染，出现局部红肿疼痛，成为热疖，又称"暑疖"。热疖分有头疖、无头疖两种：局部皮肤色红结块，上有黄白色脓头，灼热疼痛，脓头溃破后，肿痛减轻，疮口迅速愈合的是有头疖；疖上无脓头，灼热疼痛的为无头疖。

此外，连串簇生在一起，状如满天星布，破流脓水成片，伴见全身不适、寒热头痛、心烦胸闷、口苦咽干，便秘溲赤等症状者，称之为疖病；生于面部，初起如用力挤压或碰撞者，则可转成疔疮；生于头顶者，如脓成切开排脓，切口过小，引流不畅，可致头皮窜空，转成蝼蛄疖。

◎您需要做哪些检查

根据病史、体征一般做血常规检查。如果成年人反复发作，可做血糖、免疫功能等检查。

◎专家忠告

就诊策略 如果生痱子、热疖,应该看中医外科或皮肤科门诊。

治疗主张 痱子,局部可用清热解毒的花露水搽之,或外扑止痒扑粉、痱子粉。热疖,可内服清暑利湿解毒的中药煎汤,或金银花、藿香、佩兰、菊花煎汤代茶;或外用金黄膏盖贴,或三黄洗剂外涂,或用鲜野菊花叶、蒲公英、芙蓉叶、马齿苋、鲜丝瓜叶等取其一种,洗净捣烂敷于患处,每日1~2次。如化脓,应切开排脓,溃后用九一丹、金黄膏盖贴。

特别提醒 生了痱子,注意区分红痱子、白痱子及脓痱子;一旦出现大范围痱子,痒痛厉害且有渗出液,或出现脓痱子或热疖,应及时到医院诊治。

健康管理 一旦生痱子,局部宜用温水清洗;不要用刺激性的碱性肥皂;要避免用力擦拭生患处,防止皮肤感染;洗完后用毛巾轻轻拭干后,再薄扑痱子粉;不要用手挤弄、搔抓患处;避免强烈日光照射;经常保持局部皮肤清洁,勤洗澡,勤理发,勤修指甲,勤换衣服,尤其出汗后,应及时洗浴,更换衣服,衣服宜宽松柔软,防止摩擦局部皮肤;忌食鱼腥发物,少食辛辣炙煿及肥甘厚腻之品;多饮清凉饮料,如金银花露、地骨皮露、菊花茶、西瓜汁、绿豆米仁汤等。炎夏季节,搞好防暑降温工作,避免烈日暴晒,注意通风。

◎小贴士

调皮好动是孩子的天性,活动使全身的血液循环加快,出汗量多,家长切不可按照传统的习俗及自己的意志给孩子穿着厚实的衣裳,而应科学地选择轻薄透气、柔软吸汗的全棉制品,使热随汗而解。同时,可用全棉干爽或温热的毛巾给孩子擦去汗液,让孩子每日沐浴2~3次,以保持皮肤的清洁,浴水中可加清热解毒的花露水。避免用毛巾重擦皮肤及抓搔,不要自行挤压,防止碰伤。居室应空气流通,避免过热。

清暑解毒的西瓜汁、绿豆百合汤可有效地预防小儿痱子与热疖。金银花露、菊花茶等可作为孩子夏天的保健品。

甲沟炎

甲沟炎是指(趾)甲两旁与

皮肤接合部分发生的化脓性感染。多因指（趾）甲周围的微小刺伤、裂伤，指（趾）甲修剪过度，感染细菌或真菌所致。中医根据其临床特点，形象地称之为"蛇眼疔"、"沿爪疔"。

有咬指甲陋习的人，或修剪指（趾）甲过深，或"拔肉刺"，或穿新鞋过紧，或手指或足趾不慎被刺伤或咬伤，则有可能指（趾）甲侧缘皮肤发红，然后局部肿痛而发生甲沟炎。如果不及时治疗，肿势扩大，红肿热痛剧烈而呈搏动性，甲床旁可出现黄色或黄白色脓液积聚阴影，或蔓延至甲下，形成甲下脓肿，或出现甲床溃空，趾（指）甲浮起，或有肉芽组织突出，甚或指（趾）甲脱落。

◎您需要做哪些检查

根据病史、体征及血常规检查，诊断并不困难。如果患处肿胀疼痛经久不消，或局部破溃后长期不愈合，应做X线摄片检查或血糖检查，以排除骨髓炎或糖尿病的可能。

◎专家忠告

就诊策略　一般到中医外科门诊治疗。对于治疗效果不好者，如霉菌性甲沟炎、嵌甲性甲沟炎，或合并骨髓炎、闭塞性动脉硬化症患者，建议到专家门诊诊治。

治疗主张　甲沟炎一般不需要内治，严重者可用清热解毒、和营消肿中药内服。根据病情不同阶段，可以采用外治方法施治：初期，用金黄膏外敷；成脓期，宜及早切开排脓，一般应在指（趾）端的侧面切开，沿甲旁0.2厘米挑开引流，或剪去部分边缘组织以扩大引流；破溃后，用药线蘸九一丹插入疮口，外敷金黄膏或红油膏，油膏宜极薄；脓尽，则可用生肌散、白玉膏外敷。若甲下积脓，肉芽组织突出，应切除部分指（趾）甲，或指（趾）甲面"开窗"引流，外敷九一丹或平胬丹。如为嵌甲性甲沟炎，应行修甲术或拔甲术；如为霉菌性甲沟炎，可用土茯苓、土槿皮、大枫子肉、藿香、黄精、皂荚等中药煎液熏洗浸泡敷，并彻底治疗真菌感染。

诊治误区　甲沟炎有急性甲沟炎、慢性甲沟炎（霉菌性甲沟炎等）、单纯性甲沟炎、化脓性甲沟炎、嵌甲性甲沟炎等类型，应注意区分治疗。对经久肿胀疼痛不消者，排除骨髓炎可能。对年龄较大，足趾发冷，不要急于拔甲手术治疗,注意排除闭塞性动脉硬化症。

特别提醒　甲沟炎,趾(指)甲肥厚,凹凸不平,伴有手足癣并存者,为霉菌性甲沟炎,治疗周期长,同时应彻底治疗霉菌感染;对局部炎症超过 3 周,指(趾)甲前端的一个角或两个角刺入甲沟深处,长不出来,不小心碰到就有钻心的剧痛,为嵌甲性甲沟炎,应当修除部分或全部趾(指)甲。

健康管理　注意劳动防护,避免手足部皮肤损伤。一旦外伤,及时治疗,可涂擦 2% 碘酒后,用创可贴包扎。勤剪脚趾甲,且不宜剪得过短,发现脚趾相互挤压应用适量消毒棉、软物放入趾缝中隔开,使脚趾正常发育,防止压迫趾甲扎入甲沟。

◎小贴士

养成良好的卫生习惯,不要随意拔除倒刺,一旦出现倒刺要用剪刀剪,切忌硬性拔除。穿鞋选择大小肥瘦适当、合适轻便的鞋。

下肢丹毒

丹毒又称"丹熛",是一种以皮肤赤红如丹为特征的真皮及皮下淋巴系统感染的急性炎症,多见于营养不良和有慢性疾病的幼儿。发于头面部者称"抱头火丹";发于下肢者称"流火";发于胁肋胸腹部者称"内发丹毒";新生儿丹毒发无定处,称之为"赤游风"。起病时常先有关节酸痛,继而寒战、高热。局部出现小片玫瑰色红斑,边界清楚,稍隆起,迅速向四周扩散,同时病变区中央褪色、脱屑转成棕黄色;反复发作,迁延不愈者可导致大脚风(象皮腿)。有脚癣、下肢溃疡及皮肤破损、皮炎等,有可能发生下肢丹毒。

◎您需要做哪些检查

根据病史、体征,一般做血常规、血糖检查。如果是反复发作,下肢水肿持续不退,可做尿常规、肝肾功能、B 型利钠肽(BNP)、下肢静脉 B 超等检查,以排除肾病、低蛋白血症、心功能减退或下肢静脉回流受阻引起的水肿。

◎专家忠告

就诊策略　如果是急性发作的下肢丹毒,应该看门诊、急诊中医外科。医生检查和治疗后,会根据病情判断是否需要住院治疗。对于医生诊断不明确或治疗效果不好，又不能住院治疗的，则建议到专家门诊进一步诊治。

治疗主张　下肢丹毒俗称流火，采用中医药内服外用有显著疗效。内服以凉血清热、解毒利湿为原则。外用以金黄膏、青黛膏外敷为主。对有糖尿病，感染严重者，可短期选用敏感抗生素治疗。

诊治误区　下肢丹毒反复发作，如小腿伸侧皮下触及结节，触痛明显，可能是血管炎，如皮下扪及条索状硬块，可能合并血栓性浅静脉炎，应注意鉴别。

特别提醒　如果下肢丹毒范围大，全身症状明显，到门急诊"吊盐水"效果不佳，病情反而逐渐加重，当排除合并糖尿病可能。

健康管理　卧床休息，充分饮水，抬高患肢。有皮肤破损者，应及时治疗，以免感染毒邪；因脚癣糜烂致丹毒反复发作，应彻底治愈脚湿气，以减少复发。本病多在多走、多站及劳累后复发，应尽量避免。已形成象皮腿者，每日在起床时可用绷带缠缚，宽紧适度；亦可用医用弹力护套绷缚。

中耳炎

中耳炎系指累及中耳（包括咽鼓管、鼓室、鼓窦与乳突气房）全部或部分结构的急慢性炎症性疾病。临床上有化脓性或非化脓性中耳炎等类型之分。中医因其不同临床表现而有"脓耳"、"耳胀"、"耳闭"等命名。如果有鼻窦炎、扁桃体炎及增殖体肥大等鼻咽部慢性疾病史，擤鼻涕方法不正确，或游泳时将水呛入耳鼻口中，或长时间用耳机听大分贝的摇滚乐，或有长期吸烟史，或婴幼儿仰卧位吃奶，有可能引发中耳炎。

急性中耳炎多发于小孩和青少年。若耳内突起胀闷不适，有压迫感或疼痛，伴耳鸣、听力下降，可诊断为耳胀（急性非化脓性中耳炎）。继发于上呼吸道感染，突起耳内流脓，听力下降，伴发热，耳深部疼痛，可诊断为急性脓耳（急性化脓性中耳炎）；治疗不彻底，或病情严重，可发展成为慢性脓耳（慢性化脓性中耳炎）。若起病缓慢，或耳胀迁延不愈，有耳内胀闷堵塞感，耳鸣，听力下降，可诊断为耳闭（慢性非化脓性中耳炎)。

◎您需要做哪些检查

根据病史、体征,一般做血常规、血糖检查。耳镜检查,可确定中耳炎类型;听力检查,可判断传导性耳聋;X 线或 CT 检查,可确诊慢性中耳炎。

◎专家忠告

就诊策略 一般到耳鼻喉科门诊治疗。对于医生诊断不明确或治疗效果不好,则建议到专家门诊进一步诊治。

治疗主张

耳胀、耳闭的治疗 根据辨证施用不同的通窍方法。如疏风散邪、清热通窍法,化痰降浊、利湿通窍法,健脾益气、升清通窍法,行气活血、通窍开闭法等;另外,医生还会选用鼓膜按摩法、咽鼓管吹张法及鼓膜穿刺抽液法等。对于长期反复不愈,鼓室积液黏稠者,可行鼓膜置管法。内服方选柴胡清肝饮。

急性脓耳的治疗 根据"实则治于风火"的原则论治。若脓出色黄,耳痛阵作,头痛发热,属于风热,予疏风清热治之。若脓出黄稠夹有血丝,耳痛剧烈,高热,口干多饮,便秘,属于热毒,予清肝泻火解毒治之。若恢复期出现脓出清稀,不能干燥,面白神疲,宜扶正祛邪并治。局部可用棉花卷条蘸青吹口油膏塞入耳窍;或将脓液处理干净,予30%的黄连液或30%的黄柏液 10～15 滴洗涤后擦干,再滴 2～3 滴保留,每日 3～4 次。内服方选凉膈散加减。

慢性脓耳的治疗 若长期流脓,脓液转清,如涕无味,属于脾虚中衰,清阳不升,治宜健脾升阳,内服方选补中益气汤加蔓荆子、黄连等。若长期流脓,脓液奇臭而腥,听力较差,头晕头痛,耳鸣便艰,属于肾虚火旺,治宜滋阴降火,内服方选知柏地黄汤加菊花、蔓荆子等。若脓液臭秽而不多,长期难干,属于肝胆郁火、相火上腾,治宜清肝泻火,内服方选龙胆泻肝汤加黄芪、党参等。通常不主张局部用药,因为吹入各种粉剂往往会与分泌物凝结成块,妨碍分泌物的引流。若一定要用,应先清除分泌物,再滴入 1～2 滴核桃油保留,每日 2～3 次。

特别提醒 若发现孩子在看电视时将声音开得过响,或者在与人交谈时,要求别人讲得响一些等异常情况时,一定要排除分泌型中耳炎可能。耳内出水、流脓时,排除外耳道炎症可能。

健康管理　禁忌烟酒,禁忌辛辣、香料等刺激性强的食物,禁忌服热性补药,如人参、肉桂、附子、鹿茸、牛鞭、大补膏之类,禁忌海鲜等鱼腥食物。正确擤鼻涕,不能用力和同时压闭两只鼻孔,应交叉单侧擤鼻涕。避免在婴儿仰面躺着的时候用瓶子喂奶或其他婴儿食品。避免反复上呼吸道感染。洗澡、洗头时,防污水流入鼻及耳内;游泳后可用细小卫生棉签轻轻擦拭外耳道以保持清洁干燥。

急性乳腺炎

急性乳腺炎为乳腺的急性化脓性感染,通常发生于产后第2~4周。临床上以初产妇多见,故又称产后乳腺炎。俗称"积奶"、"奶疮",中医称之为"乳痈"。初产妇往往因乳管不通畅,或哺乳方法不当,致使乳汁淤积,易于继发感染;哺乳期患者多因乳汁分泌过多,或乳头凹陷畸形、乳头破碎,不能吸尽乳汁,或

断乳不当,或非哺乳期给儿女假吸等,致使乳汁淤积,脉络瘀滞,出现患处皮肤红热肿痛,乳房内触及大小不等肿块,即可明确诊断。若乳房肿块增大,持续性的啄痛和压痛,继而肿块中软,按之有波动感。若溃破后脓流不畅,肿势不消,疼痛不减,发热不退,可导致多发性乳房脓肿(中医称传囊乳痈)。本病化脓时可有高热、寒战。若感染严重,可并发败血症。

◎您需要做哪些检查

根据病史、体征,一般做血常规。出现脓肿,可做 B 超检查,或局部穿刺抽脓,以确定脓肿部位及深浅。溃破后,可行局部脓液细菌培养及药敏试验,若高热不退,可做血液细菌培养及药敏试验,以明确细菌种类,指导选用抗生素。

◎专家忠告

就诊策略　如果是急性乳腺炎,应该看门急诊中医外科或乳腺科。医生检查和治疗后,会根据病情及相应的检查结果,决定是门诊治疗随访,还是住院进一步治疗。对于医生诊断不明确或

治疗效果不好,又不能住院治疗的,则建议到专家门诊进一步诊治。

治疗主张 急性乳腺炎的治疗关键在于早期发现,早期治疗。乳汁淤积期,宜内服疏肝清胃、通乳消肿的中药,如瓜蒌牛蒡汤加减。配合局部乳房按摩,把淤积的乳汁推出;皮肤红肿明显者,可外敷金黄膏。化脓期,可内服清热解毒、托里透脓的中药,如透脓散加减。脓熟则切开排脓。溃破后,宜内服益气和营、托毒生肌中药,外用九一丹或八二丹药线提脓引流,脓尽以生肌散、红油膏或白玉膏收口。

诊治误区 急性乳腺炎,可发生败血症,需要注意预防。若发生在非哺乳非妊娠期,可能发生粉刺性乳痈,注意鉴别诊断。青年妇女,尤其在哺乳期或妊娠期,如乳房迅速肿胀变硬,范围在整个乳房的 1/3 以上,皮色暗红或紫红,局部不痛,毛孔深陷如橘皮样改变,一般无恶寒发热等症状,可能是炎性乳腺癌,不要误诊。

特别提醒 急性乳腺炎,若在早期大量使用抗生素,可导致局部结块质硬,数月难以消散,为慢性乳腺炎,注意与乳腺癌鉴别,并定期随访。若有乳汁从疮口中流出者,则形成乳房部窦道。

健康管理 妊娠 5 个月后,尤其是初胎的孕妇,应经常用温开水或 75% 酒精棉球擦洗乳头,如乳头内陷,一般可借助经常挤捏提拉矫正之。保持心情舒畅,饮食合理。哺乳期要养成良好的哺乳习惯,如定时哺乳,避免当风露胸喂乳。注意婴儿口腔清洁,及时治疗口腔炎症。切不可让婴儿含乳而睡。每次哺乳应将乳汁吸空,如有淤积,可用热毛巾热敷,或用吸奶器帮助排出乳汁,哺乳后应清洗乳头。乳头如有破损或皲裂,应及早进行处理,可用麻油或蛋黄油外搽,或用白玉膏外搽。患乳用乳罩托起,减少疼痛及防止袋脓。断奶时应先减少哺乳次数,然后再行断奶。

◎小贴士

乳房按摩方法:适用于急性乳腺炎早期,乳汁淤积,局部肿痛者。先在患侧乳房热敷,或涂上少许润滑油(液状石蜡或凡士林),用五指由乳房四周沿乳络向乳头方向施以压力,按摩挤推,但不宜用力挤压或旋转按压,直至乳晕部，再用手轻轻挤压乳头数次，将宿乳排出。

乳腺增生病

乳腺增生病包括乳腺小叶增生病、乳腺纤维囊性病、乳房囊性增生病等，属于中医"乳癖"范畴。其发病多与情志抑郁、内分泌失调，以及进食含激素食物、应用含激素化妆品等因素有关。多见于35～50岁的女性，尤其是高龄未婚、未生育、未哺乳及精神抑郁、性功能障碍的妇女。临床上主要表现为乳房疼痛、肿块及溢乳等证候。

乳房疼痛 常为胀痛或刺痛，可累及一侧或两侧乳房，严重者不可触碰。乳房疼痛常于月经前数日出现或加重，行经后疼痛明显减轻或消失，亦可随情绪变化而波动。

乳房肿块 可发生在一侧乳房，或双侧同时发病。肿块常为多发性，扁平形，或呈串珠状结节，结节大小不一，质韧而不硬，与周围组织界限不清，与皮肤及深部组织无粘连，推之能活动，每于经前期增大变硬，经后缩小变软。

乳头溢液 少数患者可出现乳头溢液，为自发溢液，草黄色或棕色浆液性溢液。

◎您需要做哪些检查

根据病史、体征，一般做乳房B超、乳房钼靶X线摄片及红外线热图像检查。对肿块较硬者，可考虑做细针穿刺组织病理学检查，以排除乳腺癌。

◎专家忠告

就诊策略 一般应该看门诊中医外科或乳腺科。医生检查和治疗后，会根据病情及相应的检查结果，决定是门诊治疗随访，还是住院进一步手术治疗。对于医生诊断不明确或治疗效果不好者，则建议到专家门诊进一步诊治。

治疗主张 对发于青年妇女者，以乳房疼痛为主症，疼痛较甚，以胀痛、窜痛为主，可放射至肩背、腋部、上肢；触痛明显，甚而不能触碰，凡走路、跑步、骑车引起双乳抖动均可使乳房疼痛加剧。乳房疼痛与月经周期变化关系密切，经前明显、经后减轻，并随喜怒而消长，伴情绪郁闷、忧思多虑、心烦急躁易怒等，宜内服疏肝解郁、理气止痛中药,可用逍遥散合加味金铃子散加减。对乳房疼痛,以刺痛,痛处固定为主者,乳房疼痛及肿块与月经周期无明显相关,伴见乳房肿块质地坚韧等,宜内服理气活血止痛中药,如桃红四物汤合失笑散加减。对见于中年妇女者,以乳房肿块为主症,乳房疼痛较轻,乳房疼痛及肿块与月经周期明显相关,经前疼痛加剧、肿块增大变硬,经后疼痛减轻、肿块缩小变软,伴有腰酸耳鸣、头晕目眩、足跟痛、尿频等,宜内服补肾温阳、调摄冲任中药,如二仙汤合逍遥蒌贝散加减。

诊治误区　对长期服药肿块不消反而增大,并且质地较硬者,或伴有乳头血性液体,或有乳腺癌家族史者,应注意排除乳腺癌可能。

特别提醒　乳腺增生病发病率一直呈上升趋势,发病年龄年轻化,且与乳腺癌有一定相关性。应学会自检,并积极治疗,定期到医院随访。

健康管理　保持心情舒畅,情绪稳定。改变饮食习惯,防止肥胖,少吃油炸食品、动物脂肪、甜食及过多进补含激素食品,多吃蔬菜和水果类,多吃粗粮。生活要有规律、劳逸结合,保持大便通畅。避免长期使用含激素的化妆品。

◎小贴士

乳房自我检查方法:月经正常的妇女,月经来潮的第7～10日是乳腺检查的最佳时间。

首先看:面对镜子,双手下垂,完全显露乳房,观察乳房的形状,大小是否对称,乳房表面有无突起或凹陷,乳头位置有无内缩或抬高,乳房皮肤有无发红、水肿,或橘皮样改变。

其次是按触:左手上提至头部后侧,用右手检查左乳,四指并拢,以指腹轻压乳房,切忌用手抓捏。其顺序是先触按整个乳房,然后按一定顺序触按乳房的四个象限,按顺时针方向检查,最后按乳晕部,挤压乳头有无异常分泌物从乳头溢出,最后触按腋窝、锁骨上,用同样方法检查右边乳房。

再次,平躺下来,左肩下放一枕头,将右手弯曲至头下,重复"触"的方法,检查两侧乳房。如果发现双侧乳房不对称,乳房有肿块或硬结,或质地变硬,乳房皮肤有水肿、凹陷、乳晕有湿疹样改变,应立即去医院请医生检查。

血栓闭塞性脉管炎

血栓闭塞性脉管炎属中医"脱疽"、"脱骨疽"等范畴，是一种周围血管的慢性闭塞性炎症疾病。病因尚未完全明了，可能与长期多量吸烟、寒冷、感染、激素变化及血管神经调节障碍等因素有关。多发于北方男性青壮年。

临床主要表现为患肢局部发凉、疼痛、肤色苍白、干燥或皲裂，趾（指）甲增厚，肌肉松弛萎缩，出现间歇性跛行（步行一定距离路程，即觉步履艰难，足底或小腿肚酸胀，会因疼痛而被迫停步，休息片刻后可缓解或消失）、静息痛（在休息状态下出现持续性疼痛、麻木和感觉异常，尤以夜间为甚），足背或胫后动脉、尺桡动脉减弱或消失。后期则有趾（指）末端紫黑、坏死。

◎您需要做哪些检查

根据病史、体征，一般做血常规、血脂、血液流变学、血糖、出凝血功能等检查。踝—肱指数，下肢血管超声、数字减影血管造影（DSA）、计算机断层扫描血管成像（CTA）、磁共振血管造影成像（MRA）等检查有助于判断受累动脉管腔阻塞部位或管腔狭窄程度，侧支循环建立情况，患肢缺血程度。

◎专家忠告

就诊策略　一般看门诊中医外科或周围血管科。医生检查和治疗后，会根据病情及相应的检查结果，决定是门诊治疗随访，还是住院进一步治疗。对于医生诊断不明确或治疗效果不好，又不能住院治疗的，则建议到专家门诊进一步诊治。

治疗主张　血栓闭塞性脉管炎，中医称脱疽。其治疗，总以活血化瘀贯穿始终。初期，局部缺血期，宜内服温阳散寒，活血通络中药，如阳和汤或独活寄生汤加减；外用冲和膏，或红灵酒外揉，或温阳散寒中药熏洗。中期，营养障碍期，宜内服活血化瘀、通络止痛中药，如血府逐瘀汤或桃红四物汤加减。后期，坏疽期，宜内服和营活血，养阴清热解毒中药，如顾步汤或四妙勇安汤加减；外用红油膏纱布掺少许九一丹。后期，溃疡期，宜内服扶正固本，活血通脉为主，或益气养血，或益气养阴，如八珍汤加减；外用生肌散、白玉膏。

对于疮面大而深、腐肉组织难以脱落者，在感染控制、血液循环改善、坏死组织与健康组织分界线清楚的基础上，可行蚕食疗法分期分批逐步修剪清除坏死组织，必要时行截趾或截肢手术。

诊治误区 血栓闭塞性脉管炎可有动脉狭窄、闭塞，应注意与闭塞性动脉硬化症鉴别；如有糖尿病，注意与糖尿病性足病鉴别。

特别提醒 如果脚一直感到发凉怕冷、麻木酸胀疼痛，冬天尤为明显，不要认为是体质或天气关系，应考虑血栓闭塞性脉管炎可能。

健康管理 禁止吸烟，注意保暖，避免外伤。每晚用温水清洗足部，然后用清洁软毛巾拭干，尤其趾间仔细拭干。积极治疗脚癣。

◎小贴士

Buerger 运动法：平卧，先抬高患肢 45° 以上，维持 1～2 分钟，再在床边下垂 2～5 分钟，然后放置水平位 2 分钟，并做足部的向下、向上、向内、向外旋转活动，和足趾做伸张收缩运动 4 次；再将患肢放平，休息 2 分钟，如此依次运动 5 次，共 20 分钟，并可根据患者的不同情况，每日锻炼 3～5 次，以促使侧支循环建立。禁用于坏疽溃疡感染期。

痔 疮

通常把直肠下端黏膜下和肛管皮肤下扩大曲张的静脉团，称之为"痔"。习惯性便秘、腹腔内压力增高、直肠下端和肛管慢性感染等是引起痔的重要原因。位于齿状线以上、表面为直肠黏膜所覆盖者，称内痔；齿状线以下、表面为肛管皮肤所覆盖者，称外痔；齿状线上、下的静脉丛均扩大、曲张，其上、下部分别为直肠黏膜和肛管皮肤所覆盖者，称混合痔。大便时出血、痔块脱出、疼痛和瘙痒是痔疮的常见症状。一般内痔持续脱出时肛门有分泌物溢出，并有肛门坠胀、疼痛等感觉。出血严重者可导致贫血。

◎您需要做哪些检查

根据病史、体征，一般做肛门镜检查。长期痔疮便血者，可做血常规检查。

◎专家忠告

就诊策略　一般看肛肠科门诊。医生会根据相应的检查结果,决定是门诊治疗随访,还是住院进一步治疗。对于医生诊断不明确或治疗效果不好,又不能住院治疗的,则建议到专家门诊进一步诊治。

治疗主张　根据发病部位及其临床病理特征的不同,有内痔、外痔和混合痔之分。治疗以外治手术为主,内治为辅。对Ⅰ、Ⅱ期内痔,内痔嵌顿伴有继发感染,年老体弱或兼有严重慢性疾病不宜手术治疗者,可根据中医辨证施治,选用清热凉血、清热利湿、清热解毒、补中益气、升阳举陷、润燥止血、活血化瘀等汤剂内服。外治法有熏洗法、外敷法、塞药法及枯痔法;根据痔疮的不同类别及分期,手术疗法有注射法、结扎法、胶圈套扎法、外痔剥离术及PPH微创治疗等。

诊治误区　肛门出血,可见于肛裂、肛管直肠癌等疾病,应注意鉴别。长期慢性咳喘、肝硬化可导致腹压增高,诱发痔疮,不要急于治疗痔疮,应积极治疗原发疾病,痔疮症状可以得到有效改善。

特别提醒　痔疮出血量多,或长期便血,可引起继发性贫血。

健康管理　要定时排便且保持大便通畅,蹲厕时间不宜过长;注意合理饮食,多喝开水,多食蔬菜水果,少喝酒,少食辛辣刺激食物;避免久坐、久立,经常做提肛动作;患内痔后及时治疗,防止进一步发展;保持肛门局部清洁;及时治疗便秘、腹泻、带下、肛门湿疹等肛周疾病;积极治疗慢性咳喘、肝硬化等引起腹压增高的全身性疾病,以防诱发痔疮。

◎小贴士

内痔可分为四期。

Ⅰ期:痔核较小,不脱出,以便血为主。

Ⅱ期:痔核较大,大便时可脱出肛外,便后可自行回纳,便血量多少不定。

Ⅲ期:痔核更大,大便时可脱出肛外,甚至排便、用力、咳嗽、站立、步行过久等亦会脱出,不能自行回纳,须用手推回,或平卧、热敷后才回纳。便血不多或不出血。

Ⅳ期:嵌顿性内痔。痔核脱出,不能及时回纳,嵌顿于外,局部充血、水肿和血栓形成,以致肿痛、糜烂、坏死。

肛 瘘

肛瘘是指肛管、直肠与肛门周围皮肤相通的瘘管。大多是肛管直肠周围脓肿的后遗症,多数为化脓性感染,少数为结核或其他特异性感染。瘘管在外括约肌深部以下者,称低位肛瘘。主要表现为经常有少量脓性分泌物经外口排出。外口有时可暂时闭合而形成脓肿,溃破后又有脓性分泌物流出,如此反复发作,经久不愈。如果长期便秘或腹泻,肛门口潮湿,或过食辛辣醇酒、肥甘厚味,或有结核病,有可能发生肛瘘。

◎您需要做哪些检查

根据病史、体征,一般做肛管超声、瘘管造影、磁共振成像(MRI)检查。长期痔疮便血者,可做血常规检查。

◎专家忠告

就诊策略 一般看肛肠科门诊。医生会根据相应的检查结果,决定是门诊治疗随访,还是住院进一步手术治疗。对于医生诊断不明确或治疗效果不好,又不能住院治疗的,则建议到专家门诊进一步诊治。

治疗主张 肛瘘,临床上有单纯性肛瘘及复杂性肛瘘、低位肛瘘和高位肛瘘之分。治疗以外治手术为主,内治为辅。手术疗法有切开疗法、拖线疗法、挂线疗法、切除缝合疗法等,其关键在于正确地找到内口,并将内口切开或切除,否则复发率高。外治疗法有外敷法、药捻引流法、灌注疗法、垫棉压迫疗法、熏洗疗法、坐浴疗法等。内治法通常用于手术前后以增强体质,减轻症状,控制或消除炎症,可根据中医传统的辨证施治选择清热利湿、养阴清热、托里透毒等汤剂内服。

诊治误区 肛门周围及骶尾部有许多瘘管,易被误诊为肛瘘,应加以鉴别。

特别提醒 肛瘘应及早治疗,避免引发新的支管。

健康管理 要定时排便且保持大便通畅;注意合理饮食,多喝开水,多食蔬菜水果,少喝酒,少食辛辣刺激食物;保持肛门局部清洁,每日排便后清洗肛门;及时治疗肛窦炎、肛乳头炎、肛门湿疹、便秘、腹泻等疾病；发现肛旁脓肿，宜早期彻底治疗。

痤　疮

痤疮，中医称之为"粉刺"。如果颜面、颈、胸背部或臀部出现针头大小的毛囊性丘疹，或为白头丘疹、黑头丘疹，可挤出白色或淡黄色脂栓，出现脓疱、脓肿、结节、囊肿，甚至破溃而形成窦道和疤痕。

如果是油性皮肤，长期便秘，或偏好麻辣、油腻、海鲜、油炸、甜品等饮食，长期滥用化妆品，长期工作紧张，经常熬夜、睡眠不足或睡眠质量差，月经不调，青春发育期，不当的皮肤护理和皮肤病治疗，不注意皮肤生理卫生，有可能发生痤疮。

◎您需要做哪些检查

根据病史、体征，一般做血常规、内分泌激素、免疫功能等检查。

◎专家忠告

就诊策略　一般看中医外科或皮肤科门诊。对于医生治疗效果不好者，则建议到专家门诊进一步诊治。

治疗主张　痤疮分为粉刺性痤疮、丘疹性痤疮、脓疱性痤疮、囊肿性痤疮、结节性痤疮、萎缩性痤疮、聚合性痤疮。以丘疹为主，多发于鼻周，属肺经风热，治疗宜内服疏风清肺中药，如枇杷清肺饮加减；皮肤油腻，以丘疹、脓疱为主，多发于口周，伴口臭、便秘等，属肠胃湿热，治疗宜内服清热化湿中药，如茵陈蒿汤加减；丘疹色暗红，以结节、脓肿、囊肿、瘢痕为主，属痰湿瘀滞，宜内服除湿化痰、活血散结中药，如二陈汤和桃红四物汤加减；如与月经有关，呈周期性变化，伴有月经不调或痛经，属冲任失调，治宜调摄冲任、疏肝解郁，如逍遥散合二仙汤加减。局部可用颠倒散洗剂、痤疮洗剂或三黄洗剂外搽，或中药面膜。有脓肿，可用金黄膏外敷。

诊治误区　痤疮挤压后会遗留瘢痕，导致局部感染，加重痤疮；面部痤疮滥用激素，会刺激皮脂腺增生，使皮脂腺分泌旺盛，皮肤发生多毛、易感染、皮肤变薄、色素沉着、血管扩张、激素依赖性皮炎等继发性损害。

特别提醒　吸烟容易导致青春痘，并加重青春痘的病情。避孕药可抑制患者体内雄激素的分泌,治疗痤疮具有较好疗效,但避孕药有许多副作用,并非所有人都适合用,不可轻易用避孕药治痤疮。

健康管理 要保持愉快的心情和规律的生活;忌食辛辣刺激性食物,如辣椒、酒类;少食油类、甜食、浓咖啡和浓茶;多食新鲜蔬菜、水果,保持大便通畅。注重局部护理,养成用温水洗面的习惯;皮脂较多时,可用偏碱性的香皂、硫黄皂洗面,每日 3~4 次。禁止用手挤压粉刺,以免愈后遗留凹陷疤痕。不要乱用化妆品,尤其粉质化妆品易堵塞毛孔,造成皮脂瘀积而成粉刺。

◎小贴士

痤疮发病部位与脏腑功能相关。中医认为,额为心,鼻为脾,左颊为肝,右颊为肺,颏为肾。发于额头,代表心火旺,多工作压力大;发于鼻部及口周,代表脾胃功能紊乱,多长期进食肥甘油腻辛辣的食物;发于下巴,代表肾功能受损或内分泌系统失调,多与月经有关;发于左颊,代表肝气郁结,多长期的情绪抑郁,或过量饮酒;发于右颊,代表肺部功能失常。

黄褐斑

黄褐斑是指发生在面部的黄褐色色素沉着斑,常见于妊娠、口服避孕药者。临床表现为面部皮肤有淡褐色或淡黑色斑,形状不规则,对称分布于额、眉、颊、鼻、上唇等。

◎您需要做哪些检查

根据病史、体征,一般可做性激素水平、血液流变学等检查。

◎专家忠告

就诊策略 一般看皮肤科或中医外科门诊。对于医生治疗效果不好者,则建议到专家门诊进一步诊治。

治疗主张 中医多从肝、脾、肾论治。兼见情志不畅,心烦易怒,月经不调,口苦咽干,为肝郁,治疗宜疏肝理气、活血消斑,如逍遥丸加减;兼见腰酸耳鸣,为肾虚,治疗宜补益肝肾,如六味地黄丸加减;兼见胃口不好,体倦无力,白带量多,为脾虚,治疗宜益气健脾,祛湿消斑,如参苓白术散加减;兼见痛经、月经色暗有血块,为气滞血瘀,治疗宜理气活血,化瘀消斑,如桃红四物汤加减。可配合中药面膜、按摩、耳穴、针灸、外敷、皮肤磨削术等外治疗法。

特别提醒　黄褐斑的治疗应侧重于内在整体调节,"以内荣外",不要随意使用化妆品。慎用各种有创伤性的治疗及禁忌使用含有激素、铅、汞等有害物质的"速效祛斑霜"等。

健康管理　注意调节情志,保持愉快的心情,保持充足的睡眠。饮食有规律,多喝水,多吃蔬菜和水果,如猕猴桃、西红柿、柠檬、黄瓜、草莓等,慎食刺激性的食物,尤其咖啡、浓茶、香烟、酒等;防日晒,防各种电离辐射;慎用各种化妆品;积极治疗原发疾病。

白 癜 风

白癜风是一种皮肤局限性色素脱失斑,病因尚不清楚。近年来多倾向自身免疫,以及黑素细胞自身破坏、神经化学因子等学说。如果连续熬夜,过度劳累,或长期的心理压力和精神过度紧张,持续强烈日光暴晒,或经常接触橡胶制品、汽油、油漆、沥青等,有可能发生白癜风。皮损可发生于任何部位,但以头部、面部、颈部,前臂或指(趾)背部及外生殖器部位多见,也可泛发全身或限于一侧肢体。皮损表现为大小不等、形态各异的白斑(色素脱失),边界清楚,边缘色素较深,白斑处的毛发常变白。除色素改变外,局部皮肤正常。

◎您需要做哪些检查

根据病史、体征,一般就可确诊。必要时可做皮肤病理等检查。

◎专家忠告

就诊策略　一般看皮肤科或中医外科门诊。对于医生治疗效果不好者,则建议到专家门诊进一步诊治。

治疗主张　中医多从肝肾及气血论治。白斑散在渐起,数目不定,兼见心烦易怒,胸胁胀痛,夜寐不安,女子月经不调,为肝郁气滞,治疗宜疏肝理气、活血祛风,如逍遥丸加减。见于体虚或有家族史的患者,病程长,白斑局限或泛发,伴有头晕耳鸣,失眠健忘,腰膝酸软,为肝肾不足,治疗宜补益肝肾，养血祛风，如六味地黄丸加减。有外伤史，病史较长，白斑局限或泛发，边界清楚，局部可有刺痛，为气血瘀滞，治疗宜活血化瘀，通络祛风，如通窍活血汤加减。可酌加乌梢蛇、丹参、桃仁、防风、蝉蜕等养血、祛风、和络诸药。

局部可用30%补骨脂酊涂抹，也可配合耳穴、局部梅花针刺激等外治疗法，或局部紫外线照射2~3分钟，或日光照射5~10分钟，每日1次。

特别提醒 白癜风的治疗应侧重于内在整体调节，"以内荣外"，要适当多晒太阳，避免滥用外擦药物或直接接触化学物质，特别是酚类化合物，如橡胶、沥青、汽油等。必须坚持治疗，树立信心。局部治愈后，要巩固治疗一段时间，防止复发。

健康管理 注意适当的日光浴及埋疗，要注意光的强度和时间，并在正常皮肤上搽避光剂和盖遮挡物，以免晒伤。调节情志，保持乐观的心态，减少悲伤、紧张、压抑的情绪。应注意休息，不要过度劳累和熬夜。要规律作息，保持充足的睡眠，饮食有规律，多食坚果、豆类和豆制品、黑芝麻、动物肝脏等，慎食刺激性的食物、酒、海鲜及含维生素C高的蔬菜、水果，如西红柿、苹果、橘子；保护皮肤，避免外伤及摩擦，避免滥用外擦药物，尤其是刺激性强的药物。

湿 疹

湿疹是一种与变态反应有密切关系的常见皮肤病，病因比较复杂。中医学有湿疮、浸淫疮、奶癣、旋耳疮、绣球风等命名。临床主要以多种疹形皮损、剧烈瘙痒，常泛发或对称分布，病程不定，反复发作，家族过敏体质倾向等为特点。如果是过敏体质，恣食鱼虾、海鲜、辛辣牛羊肉等发物，或长期精神紧张、过度劳累，或患有慢性胃肠疾病、肠寄生虫，慢性酒精中毒、感染病灶、内分泌失调、代谢障碍等疾病，有可能发生湿疹。

◎您需要做哪些检查

根据病史、体征，一般可做血清变应原测定等检查。

◎专家忠告

就诊策略 一般看皮肤科或

中医外科门诊。对于医生治疗效果不好者，则建议到专家门诊进一步诊治。

治疗主张　按病程不同，湿疹可分为急性、亚急性和慢性三种；根据部位，有耳部湿疹、头部湿疹、面部湿疹、乳房湿疹、脐部湿疹、手部湿疹、阴囊湿疹、小腿湿疹、肛门湿疹等。一般分期论治，再根据发病部位不同，加引经药以加强疗效。急性期，以水疱、渗出为主，治疗宜内服清热利湿、解毒止痒中药，如龙胆泻肝汤加减；外涂三黄洗剂、炉甘石洗剂，或清热利湿止痒的中药煎液湿敷。亚急性期，以丘疹为主，结痂、鳞屑多，治疗宜内服健脾利湿止痒中药，如除湿胃苓汤加减；外用三黄洗剂等。慢性期，以皮肤肥厚粗糙、脱屑、色素沉着为主，治疗宜内服养血祛风润肤止痒中药，如四物消风饮或当归饮子加减；外用青黛膏、湿疹膏。

诊治误区　出现在人体易受摩擦部位，先有瘙痒后发皮疹，皮肤粗糙肥厚明显，无多形性损害，偏干燥，分布不对称，为神经性皮炎；出现在头部，皮肤潮红，斑丘疹，油腻性脱屑比较多，常引起脱发，为脂溢性皮炎，注意鉴别。

特别提醒　湿疹患者一定要在医师指导下用药。不要为图方便自购药品外擦，常愈擦愈严重；不要长期使用长效糖皮质激素而致发生毒副反应，直到不可收拾才就医，贻误了病情。

健康管理　避免皮肤局部刺激，如热水或食盐水烫洗、碱水、肥皂洗涤、过度搔抓等；饮食宜清淡，忌肥甘、辛辣及鱼腥、海鲜之品，忌烟酒，少吃或者不吃豆制品、牛奶、羊肉、牛肉、烧鹅、烧鸭等；不可滥用止痒和刺激性的外用药物，如碘酒、药酒等；尽量少接触洗衣粉等化学成分用品；尽可能追寻病因，隔绝变应原，避免再刺激减少复发；劳逸结合，避免过度疲劳和精神过度紧张。

（阙华发）

23. 中医妇科疾病

月经不调

凡是月经周期、行经的数量等出现异常,并伴有经色、经质的异常,统称为月经不调。人体精神紧张、情绪变化、营养不良、代谢紊乱及环境、气候剧变等内部和外部各种因素的影响,可通过大脑皮质和中枢神经系统引起下丘脑-垂体-卵巢轴功能调节或靶细胞效应异常而导致月经失调。

月经不调包括月经先期、月经后期、月经先后不定期、月经过多、月经过少、经期延长等。如月经周期提前或错后7日以上,并连续3个周期,提前者称之为月经先期,错后者称之为月经后期,时或提前时或延后7日以上者称之为月经先后不定期。如果月经周期正常,行经量少于50毫升或多于80毫升,并连续3次以上,经量少者称之为月经过少,经量多者称之为月经过多。如果月经周期正常,行经时间延长7日以上,称之为经期延长。

◎您需要做哪些检查

卵巢功能检查 每日清晨醒后,不做任何活动,不起床,在静息状态下所测得的体温称为基础体温(BBT)。基础体温呈一高一低的双相型,高相一般维持12日,如果高相少于12日或BBT上升缓慢(低相转为高相一般是1~2日,此为正常;如果超过3日,则称为上升缓慢),提示黄体功能不全。

血性激素测定 卵泡早期卵泡刺激素(FSH)偏高或偏低,黄体生成素/卵泡刺激素(LH/FSH)值偏高,均提示卵泡发育不良,功能欠佳。

B超检查　了解子宫、卵巢的发育大小、质地、病变等。

宫腔镜检查　了解子宫的情况,有无子宫肌瘤,子宫腔内有无息肉,子宫内膜的病理情况,以明确病因。

其他实验室检查　对月经过多者应测定凝血时间及血小板计数。

◎专家忠告

就诊策略　一般的月经失调患者可于妇科门诊就诊,通过各项辅助检查及妇科检查明确病因,对症处理。但是,若出现持续性不规则阴道出血,或突然大量出血伴有腹痛、晕厥、肿物出现时,应及时至医院急诊,根据病情考虑是否需要入院治疗,不能机械地等待月经干净,以免延误病情。

治疗主张　临床上月经不调可呈单一的症状出现,也可多个症状并发,应根据月经周期、量、色、质的改变和患者的月经史、婚育史,有无经期、产后感染史,以及有无采用避孕措施、有无全身慢性疾病、情感内伤、劳力过度等因素做出初步判断。对引起月经不调的器质性病变应针对病因治疗,如切除子宫肌瘤,取出宫内节育器等。对于其他疾病所致的月经不调者,如凝血机制障碍、白血病等,当先治他病。

对于月经不调,中医临床多辨证论治,寒湿凝滞者应温经行滞,方选温经汤加减。实热内盛者应清热凉血,方选芩连四物汤加减。阴虚内热者应养阴清热,方选二地汤加减。气血两虚者应益气补血,方选人参养营汤加减。脾气虚弱者应健脾益气,方选归脾汤加减。肾亏不足者应补肾益精,方选归肾丸加减。肝郁气滞者应疏肝解郁、理气活血,方选逍遥散加减。痰湿阻滞者应燥湿化痰、健脾调经,方选苍附导痰汤加减。

诊治误区　月经失调往往是内分泌紊乱的一种表现,但不能忽略了生殖道发育异常、炎症、肿瘤等病因。门诊上不少月经失调的病例,往往只是"单纯"的调经,结果造成生理机能更为紊乱,延误重要疾病的诊断和治疗。如月经过多时,单纯用一般非妇科出血的止血药来治疗,随着下一周期月经的来临,月经失调仍会重现,反复的出血致使贫血加剧。有的月经失调原因是肿瘤或癌前病变引起,特别对不孕、高血压、糖尿病、肥胖的高危人群,不通过明确的诊断来排除肿瘤,失去了早期治疗肿瘤的机会,耽误了病情。

特别提醒 不来月经首先要排除妊娠的可能。如果并非妊娠,就要检查你的生活方式,旅行、压力、剧烈运动、减肥过度以及气候变化等都会影响月经周期。甲状腺功能异常也会导致月经失调;另外,长期服用口服避孕药也会使月经失调。

健康管理 避免精神刺激,保持乐观情绪,正确对待疾病。注意劳逸结合,避免劳倦过度,损伤气血。注意经期卫生,适当休息,忌房事,防止生殖器官感染。注意饮食调节,不可嗜食生冷及辛辣刺激之物,保护脾胃功能。选择适宜的体育活动,以增强体质,但经期不宜做剧烈的运动。

崩 漏

中医称经血来势凶、出血量多者为"崩中",经血淋漓不尽者为"漏下"。临床上两者常交替出现,故称崩漏。崩漏主要由冲任二脉功能失调所致。常见病因:①脾虚血失统摄,冲任不固。②肾虚封藏失司,冲任不固。③血热热伤冲任,迫血妄行。④七情内伤,瘀阻冲任,血不归经而妄行。

当阴道不规则出血,出血量多势急,或出血淋漓不净,经期长达10余日,甚至数月,伴头晕、乏力、心慌、气短、失眠等症状时,应去医院就诊。

◎您需要做哪些检查

对于育龄期、更年期患者可做诊断性刮宫,以排除子宫内膜病变,并能达到止血的作用。

血常规检查 检查有无贫血。另外,血小板凝血功能检查有助于排除血液病。

基础体温测定 若为单一的无明显的低温相与高温相的区别,近似于一条直线,此即单相型,提示无排卵,本病还可导致不孕症。

B超检查 了解子宫及卵巢情况。

血性激素测定 了解卵巢及垂体的情况,以利于判断与诊治本病。

宫腔镜检查 了解子宫的情

况,有无子宫肌瘤,还可了解子宫内膜的病理情况。

◎专家忠告

就诊策略　如果出血量多导致体虚贫血等,应该及时去妇科门诊就医或看急诊妇科。医生检查和治疗后,会根据病情判断是否需要住院治疗。待病情稳定后,可由妇科门诊随访,青春期、生育期患者调整月经周期,并建立排卵功能;更年期患者防止复发,预防恶性病变。

治疗主张　崩漏的治疗须根据出血的缓急之势、出血时间的长久、患者的年龄及体质情况分阶段、分年龄治疗。在出血期间,应当用大量的止血药以止血防脱,也可进行诊断性刮宫以止血。当出血缓解后,治宜补虚、化瘀或清热凉血,方选清热固经汤加减。在非出血期间,治宜益肾固冲调经,兼以扶脾、调肝,方选归肾丸加味。对于青春期患者,治宜补肾气、益冲任,方选左归丸加减。对育龄期患者,治宜疏肝养肝、调冲任,方选调肝汤加减。对更年期患者,治宜滋肾调肝、扶脾固冲任,方选定经汤加减。

根据月经周期阴阳消长转化来调整用药。卵泡期,治宜补肾健脾、滋肾填精、促卵泡发育,方选归肾丸加减。排卵期,治宜行气活血、补肾促排卵,方选桃红四物汤合毓麟珠加减。黄体期,治宜温补肾阳、促黄体功能,方选附桂地黄丸加减。如果单纯中药收效不显时,可适当辅以西药及其他综合治疗。

诊治误区　对于顽固性崩漏,不论中年或更年期妇女,务必诊刮送病理检查,及早排除癌变,以免贻误病情。

特别提醒　崩漏属不正常的子宫出血,无论诊断、治疗都主张中西结合,以提高疗效。很多疾病可导致子宫出血,临床可做些必要的检查,如妇科检查、B超检查、内分泌激素测定等;特别是久治不愈患者,应排除宫颈炎、盆腔炎、子宫肌瘤等,以免误诊误治,必要时可做诊刮,以明确诊断和止血。亦可中西药同用,如妇康片等。贫血情况严重者,应以纠正贫血为主,可服中药补血,必要时可输血。

健康管理　出血期间禁房事、游泳,注意卫生,防止生殖器官感染。出血期间忌食生冷食物,以防血遇寒凝;同时忌食辛辣及动火之品,以防血热妄行。平时应采取有效的避孕措施,避免或减少子宫腔手术,以免损伤生殖器官。当阴道有不正常出血时,应及早治疗,以防病情变化发展。注意劳逸结合,避免劳倦过度,损伤气血。还可选择适当的体育活动,以增强体质。

痛　经

痛经是指女性在经期或经行前后出现小腹疼痛,或痛引腰骶,痛甚则引发呕吐、昏厥的一类病证。痛经可分为原发性痛经和继发性痛经。原发性痛经多为功能性痛经,其病因包括前列腺素释放增多、精神及神经因素影响等;继发性痛经多为盆腔器质性疾病引起,如子宫内膜异位症、盆腔炎或宫颈狭窄、宫内异物等。

腹痛与月经周期有关,又以青年女性为多见,大多在行经数小时即感觉疼痛。腹痛性质因人而异,可呈阵发性绞痛,或胀痛,或坠痛,或冷痛,有的痛引腰骶,有的放射到肛门、阴道,伴有恶心、呕吐、腹胀、腹泻、尿频、面色苍白、汗出肢冷、甚至昏厥等。

◎您需要做哪些检查

前列腺素测定、血激素测定、妇科检查、避孕药试验、B超检查(详见本书"妇产科疾病"中相关内容)。

◎专家忠告

就诊策略　痛经是妇女常见疾病之一,尤以青少年妇女多见。如在月经将至或行经期仅感觉下腹部轻微的胀痛不适,这是常有的现象,不属于病症。腹痛剧烈的患者应尽早去医院就诊,通过对症治疗好原发病,才能消除症状。

治疗主张　痛经的辨证,主要在于虚实。中医理论有"不通则痛"。应当根据"塞则通之"、"虚则补之"的原则,进行辨证施治。气滞血瘀型痛经,治宜理气活血、化瘀止痛,方选膈下逐瘀汤加减。寒湿凝滞型痛经,治宜温经除湿、化瘀止痛,方选少腹逐瘀汤加减。阳虚寒盛型痛经,治宜温经散寒、暖宫止痛,方选温经汤加减。湿热蕴结型痛经,治宜清热除湿、活血止痛,方选银翘红酱解毒汤加减。肝经郁热型痛经,治宜清肝解热、理气止痛,方选丹栀逍遥散加减。气血虚弱型痛经,治宜益气补血、调经止痛,方选圣愈汤加减。肾阴亏损型痛经,治宜养肝补肾、调经止痛,方选调经汤加减。

可选用针灸治疗痛经,常用穴位有三阴交、足三里等;耳针可选子宫、内分泌等穴。

诊治误区　痛经分为原发性痛经和继发性痛经,许多女性在以前发生过原发性痛经,婚后自然好转甚至消失了。当她们再次遭遇痛经袭击,就认为这无关紧要,忍一忍就过去了,过一段时间就自然会好。事实上,原发性痛经没有器质性病变,大部分可能会自然好转、消失。而继发性痛经一般是婚后发生,有明显的器质性病变。不医治原发疾病,痛经不但不会好转,而且会逐渐加重,甚至引起严重的并发症。

特别提醒　及时排除发生在经期或于经期加重的内、外、妇诸学科引起腹痛症状的疾病,如急性阑尾炎、结肠炎、卵巢囊肿蒂扭转等。若患者有短暂停经史,又见腹痛、阴道流血,需排除异位妊娠、先兆流产或难免流产等妊娠疾病。

健康管理　加强月经生理和卫生教育,正确对待痛经,消除紧张恐惧的心理。经行前后勿食生冷、刺激的食物,经期勿游泳,勿卧湿地,勿被雨淋,勿用冷水洗足部、阴部。

闭　经

所谓"闭经",是指女性年逾18岁而月经尚未来潮,或月经周期建立后又停经3个月以上。女子年逾18岁月经未来者,称为原发性闭经;月经初潮后,除妊娠期、哺乳期与绝经期外,月经停止超过3个月,称为继发性闭经。正常月经周期的建立有赖于下丘脑-垂体-卵巢轴的神经内分泌调节以及靶器官子宫内膜对性激素的周期性反应,其中任何一个环节发生障碍都有导致闭经的可能。①子宫性闭经:先天性子宫缺如、子宫内膜损伤等。②卵巢性闭经:先天性卵巢发育不全或缺如、卵巢功能早衰、卵巢功能性肿瘤等。③垂体性闭经:腺垂体功能减退、垂体肿瘤。④下丘脑性闭经:精神应激性、营养不良或全身消耗性疾病、甲状腺、肾上腺等其他内分泌功能紊乱等。

当月经从未来潮,或原来月

经正常,无妊娠也非哺乳期,月经停止3个月以上,伴有腰酸腿软、头晕耳鸣、神疲乏力、心烦易怒、小腹胀痛等一项或几项症状时,应去医院就诊。

◎您需要做哪些检查

卵巢功能检查、雌激素试验、孕激素试验、血卵泡刺激素(FSH)、黄体生成激素(LH)、泌乳激素(PRL)放射免疫测定、诊断性刮宫、宫腔镜检查或CT检查(详见本书"妇产科疾病"中的相关内容)。

◎专家忠告

就诊策略 在月经初潮后,可能出现一个阶段闭经,或因生活环境变迁,精神因素影响也可出现暂时性闭经,若无其他症状可不需治疗,因机体经过适应后,可自然恢复月经。若观察半年以上仍未恢复者需及时治疗,尽早明确诊断,以免延误病情。

治疗主张 闭经病程较长,疗效较差,是难治病证之一。若月经停闭,伴多毛,肥胖,应考虑多囊卵巢综合征的可能。若月经停闭,伴头痛、视力障碍或泌乳,应考虑有无下丘脑及垂体肿瘤的可能。若月经停闭,伴潮热汗出,烦躁易怒,阴道干涩,应考虑卵巢功能早衰。若月经停闭继发于刮宫术后,应考虑子宫腔粘连或子宫内膜受损。

中医辨证治疗应当分清病之虚实,虚者补而通之,实者泻而通之,虚实夹杂者,当补中有通,攻中有养。无论虚证与实证的治疗,均应当调经至期、量、色质正常。根据临床辨证,肝肾不足者应补肾养肝调经,方选调肝汤加减;气血两虚者应补气养血调经,方选八珍汤加减;气滞血瘀者应活血化瘀,方选红花桃仁煎加减;痰湿郁阻者应豁痰除湿,方选苍附导痰汤加减。

诊治误区 闭经的诊治首先需排除妊娠可能,其次若因他病而致的闭经,当先治他病,病愈经水自通。对因器质性病变而闭经的患者进行针对性治疗,月经大多能恢复正常。如有垂体肿瘤或子宫腔粘连者,当切除垂体肿瘤或分离子宫腔粘连后,月经会正常来潮。

特别提醒 临床治疗闭经需时较长,若单用中药效果不佳,则可采用中西医结合治疗,必要时可适当加用黄体酮或克罗米芬,以免过长时间月经不转对患者在生理上和心理上产生负面影响。

健康管理　加强精神护理，减少精神刺激与精神压力，能促进疾病痊愈。经期、产后注意起居，勿感受寒湿，防止邪气侵袭。经期、产后忌食生冷寒凉酸性之物，以免损伤脾阳或发生凝滞气血。平时应做好计划生育，减少或避免流产及手术损伤。注意劳逸结合，选择适当的体育活动以增强体质，并及时治疗慢性疾病，同时消除导致闭经的因素。当月经后期、量少时就应进行诊治，因为这是继发闭经的信号。

月经前后诸证

女性在月经前后出现包括发热、头痛、眩晕、口舌糜烂、乳房胀痛、泄泻、浮肿、风疹块、身痛等一系列异常征象者，称之为"月经前后诸证"，又称经前期紧张综合征。目前尚无确切病因，可能与卵巢功能失调、雌激素较孕激素相对增高、水钠潴留、自主神经系统功能紊乱、催乳素升高及某些化学物质（如，乙酰胆碱、组胺）增加，以及精神社会因素等有关。

当月经期前后出现一项或几项上述症状时，应该去医院就诊。

◎您需要做哪些检查

头颅 CT 检查　对头痛者，可以排除头颅内肿瘤的可能性。

尿常规检查　对经行浮肿者，可以间接了解肾功能情况。

大便常规检查　对经行泄泻者，可以明确疾病性质，排除消化系统的病变。

内分泌检查　抽血测定雌二醇水平、雌激素孕激素比值、醛固酮比率。当雌二醇水平增高，孕酮放射免疫测定水平降低，雌激素孕激素比值异常，泌乳激素升高，醛固酮比率大于 2 时，有助于诊断本证。

基础体温测定　测定是否呈双相曲线，如果是单相，表明卵巢分泌孕激素功能差。

测血压　可以了解经前期紧张综合征的眩晕与血压之间的关系。

血常规检查、肝功能检查与肾功能检查以及血浆蛋白、血浆葡萄糖、胰岛素测定：以了解经前期紧张综合征是否与这些因素有关，以便对症治疗。

◎专家忠告

就诊策略　一般以中医治疗为主,门诊治疗随访,按经期、经前、经后分别施治,症状严重时以西药控制症状。重视心理治疗,并通过调节生活状态改善病情。

治疗主张　本病的形成机制较为复杂,大多与行经前冲任脉充盛,血液下注血海,使全身阴血相对不足、阴阳失调、脏腑功能紊乱有关。在治疗前,首先应分清疾病的邪正虚实;其次,辨明疾病的性质,属寒或热;再者,辨明主次症状。治疗时应当补虚泻实,扶正祛邪。标急先治其标,标缓先治其本。

辨证分析　若经前乳房、乳头胀痛,不能触衣,情绪不宁,烦躁易怒,属肝郁气滞型,治宜疏肝解郁,方选柴胡疏肝散加减。若经前烦躁易怒,五心烦热,头痛眩晕,两目干涩,腰膝酸软,属肝肾阴虚型,治宜清热滋阴、补肾益肝,方选杞菊地黄丸加减。若经行期面浮肢肿,腹胀纳呆,便溏或泄泻,腰膝酸软,属肝肾阳虚,治宜温补脾肾、升阳止泻,方选右归丸加减。

随症治疗　中西药物均可服用。对经行头痛者,可予镇静剂,如苯巴比妥,或服用谷维素;对经行发热者,可服用中成药活血调经丸;对经行口糜者,可予中成药冰硼散外敷或清胃黄连丸内服;对经行乳胀者,可服用天冬素片、小金丹等;对经行泄泻者,可服用中成药人参健脾丸或肉果四神丸;对经行浮肿者,可服用利尿剂,如螺内酯(安体舒通)或用五苓散等;对经行风疹者,可服用中成药消风止痒冲剂或抗组胺类药,如氯苯那敏(扑尔敏)、阿司米唑(息斯敏)等;对经行身痛者,可予理疗,或服用布洛芬。

诊治误区　经前期紧张综合征容易与通常的精神焦虑及抑郁症相混淆,后者在月经周期的3个阶段(卵泡期、排卵期及黄体期)症状相同,严重程度缺乏规律性改变。经前期紧张综合征是在整个月经周期均可出现症状,而在月经前症状加剧。因此凡具有与经前期紧张综合征同时出现的精神障碍患者,均应首先由精神病学专家诊断,排除精神病后再按照经前期紧张综合征进行治疗。

特别提醒　由于本病病因及发病机制还不清楚,目前还缺乏特异的、规范的治疗方法,主要是对症治疗。因而,首先明确症状的主要方面,因人而异,对症施治。

健康管理　经期保持愉快情绪,勿过劳紧张,避免各种不良刺激,注意休息。平时加强锻炼,增强抵抗力。注意饮食调节,经期少食辛辣刺激性食物,多食瓜果蔬菜,保持大便通畅。平时衣着应宽大,以布衣为佳,不要束胸。限制食盐摄入。从经前 10 日起,少食盐,少饮水,有低血糖症者可适量吃糖。

绝经前后诸证

女性在绝经期前后,由于卵巢功能衰退而导致一系列全身性病理变化,同时出现相关症状者,称之为"绝经前后诸证",即更年期综合征。卵巢功能的衰退,雌激素分泌的减少,是本病的主要病因。此外,患者随着增龄而趋于老化,及其精神、心理创伤和所处社会环境因素等的相互影响,也是导致其更年期症状明显或加重的原因之一。

当妇女进入更年期,出现月经紊乱,并有潮红、轰热、头晕、耳鸣、汗出、记忆力衰退、易怒、抑郁、失眠乏力、性欲减退、阴道干涩、尿频、尿急、大便溏薄、皮肤干燥粗糙等相关症状,在症状严重时应去医院就诊。

◎您需要做哪些检查

妇科检查、血性激素测定、血脂检测、心电图检查、骨质检查、诊断性刮宫、大便常规检查、小便常规检查(详见本书"妇产科疾病"相关内容)。

◎专家忠告

就诊策略　如果症状轻微者,可通过心理治疗改善病情。如果病情严重,影响其工作和生活时须至门诊就诊,中药治疗本病疗效显著,必要时可加予西药以控制精神神经症状。

治疗主张　中医治疗此疾,首先应分清虚实。本病之本在肾,常累及心、肝、脾等多脏。本病多属正虚或虚实夹杂型。对正虚型者,治宜补虚固本;对虚实夹杂型者,治宜补虚泻实。对缓症者,先治其本,急症先治其标,分清主次治之。

根据辨证分型治疗,主要可分为三型:若出现头晕耳鸣,腰酸腿软,轰热汗出,五心烦热,失眠多梦,口干,皮肤瘙痒,月经周期紊乱,量少或多,经色鲜红者,属肾阴虚型,治宜滋肾益阴、育阴潜阳,方选左归饮加减;若出现头晕耳鸣,腰酸如折,腹冷阴坠,形寒肢冷,小便频数,带下量多,月经不调,色淡质稀,精神萎靡,面色晦暗者,属肾阳虚型,治宜温肾壮阳、填精养血,方选右归饮加减;若出现时而畏寒恶风,时而潮热汗出,腰酸乏力,头晕耳鸣,五心烦热,属肾阴阳俱虚型,治宜补肾扶阳、滋肾养血,方选二仙汤加减。因该病又常累及心、肝、脾等,故又会出现心肾不交、肝肾阴虚、脾肾阳虚、痰湿内壅等多种复合证型,因而治疗时,应注意辨证分型,对症下药。但是,治疗该病的关键在治肾,这样才能收到较满意的效果。

诊治误区　本病持续时间长短不一,若对本病未引起足够重视,施以必要的改善措施,或因长期失治或误治等发生情志异常、心悸、心痛、骨质疏松症等。

特别提醒　进入绝经前后期,注重参加社会保健,每年接受一次妇女病普查,并全面体检一次,完善各项目的检验,建立一个

系统的肿瘤筛查医疗保健措施。

健康管理　掌握必要的更年期保健知识,以积极态度对待之。应性格开朗,乐观豁达,保持心情舒畅,克服内向、拘谨、抑郁、多疑等不利的心理因素,处理好与家人、同事、朋友之间的关系。注意劳逸结合,生活规律,避免过度疲劳和紧张。积极参加适当的体育锻炼,增强体质,提高抵抗力,防止早衰。饮食有节,少食辛辣香燥食物,以清淡、营养丰富的饮食为佳。勿暴饮暴食,饥饱无度,饮食搭配要科学合理,戒烟限酒,避免偏嗜。维持适度的性生活,以利于心理和生理健康,防止早衰。定期进行妇科检查及防癌普查,以便疾病早期发现,早期治疗。

带 下 病

正常健康女子的阴道内有少量无色或略带白色、无味、黏而不稠的液体,这是生理性白带,起着润泽、保护阴道的作用,所以有"十女九带"之说。如果白带的量、色、质、味发生改变,则为病理性带下,即带下病。妇女带下量明显增多,色、质、气味异常,可能出于下列原因:久居湿地,涉水淋

雨，或经期产后摄生不慎，湿邪侵袭，或脾虚失运、肾阳虚衰、肝郁乘脾而生"湿"。本病主要病因为"湿"。

若带下的量增多，颜色偏黄、偏红，或五色带下，气味腥臭或恶臭，应去医院就诊。

◎您需要做哪些检查

白带常规检查　阴道内取白带送实验室进行检查，检查白带内有无滴虫、真菌、白细胞等。

白带培养　阴道内取白带送实验室进行细菌培养，观察是否有淋球菌、支原体、衣原体的感染等。

妇科检查　外阴有无湿疹，阴道有无炎症，子宫颈有无糜烂，有无子宫肌瘤，盆腔有无炎症等。

血常规检查　发热伴白带多，怀疑有感染者，应抽血检查血白细胞、中性粒细胞数量变化。

带下量多或伴酸痛或有脓血带下者，必要时做 B 超和宫腔镜检查，了解生殖器官的病变。

◎专家忠告

就诊策略　如果带下色深（黄、赤、青绿），质黏稠，臭秽者，多属实，应该及时去妇科门诊就医或看急诊妇科。医生检查和治疗后，会根据病情判断是否需要住院治疗。如果带下色淡（白、淡黄），质清稀，多属虚，可妇科门诊随访。对于门急诊医生诊断不明确或治疗效果不好，又不能住院治疗的，则建议到专家门诊，甚至特需门诊进一步诊治。

治疗主张　中医根据临床分型，辨证施治。对湿热下注型带下，治宜清热解毒、利湿止带，方选龙胆泻肝汤加减；对肝肾不足型带下，治宜补益肝肾、固冲止带，方选六味地黄汤加减；对脾虚失摄型带下，治宜健脾止带，方选归脾汤加减。对于严重带下，需用外用药物治疗，如中药蛇床子、苦参、白鲜皮等煎水外洗，中药洁尔阴泡腾片阴道纳药等。

诊治误区　在经间期、经前期以及妊娠期带下稍增多，但无颜色、气味、质地异常或者不适，属正常生理现象，不作疾病论治。分清病情之缓急，急则治其标，缓则治其本。对于赤带、赤白带、五色杂下，气味臭秽者，必须排除恶性病变。带下病经过治疗多可痊愈，预后良好。若治疗不及时或不彻底，反复发作，则会影响患者的生活质量。

特别提醒 有阴道炎史的患者,当月经净后复查 3 次白带常规呈阴性时,才能停止治疗,切不可"见好就收"。出现五色带下时应当考虑有无恶性肿瘤的病灶,应及早去医院诊疗。勿食生冷、辛辣、刺激的食物。

健康管理 注意卫生,预防感染,公用厕所、浴池、拖鞋、浴巾等应严格消毒,治疗期间,应注意外阴、阴道清洁,避免盆浴、游泳,防止交叉感染。另外,有淋球菌、支原体、真菌、滴虫感染的患者,应当夫妻双方共同用药治疗。内裤最好放在阳光下暴晒,以棉质宽松为好。

妊娠恶阻

妊娠恶阻又称恶阻,是指孕妇在妊娠早期出现明显的恶心呕吐、头晕倦卧等反应,甚则恶闻食气,食入即吐的病证。如果妊娠早期至妊娠 12 周之间的孕妇,由于年轻初孕、多胎妊娠、葡萄胎、恐惧妊娠、精神紧张、情绪不稳、营养缺乏等原因,有可能发生妊娠恶阻。

妊娠 6 周左右出现择食、食欲不振、恶心嗜酸、头晕倦怠或晨起偶有呕吐痰涎等,这是正常的早孕反应,一般不影响工作生活。至孕 12 周左右,这些反应会自行消失。如果孕妇的妊娠反应严重,出现反复恶心呕吐,或食入即吐,甚至滴水不进,呕吐物中有胆汁或咖啡渣样物,明显消瘦,嘴唇燥裂,舌干苔厚,皮肤弹性变差,甚至脉搏增速,体温上升,血压下降时,应即去医院就诊。

◎您需要做哪些检查

肝、肾功能检查、尿酮体、血电解质检查、血气分析、血绒毛膜促性腺激素(HCG)检查、测定尿比重、心电图、B 超等。

◎专家忠告

就诊策略 如果妊娠反应重,但不影响活动者,可由家属陪同先至妇科门诊就诊;若妊娠反应严重,无法自行就医,可直接至急诊。妇科医生检查和治疗后,会根据病情判断是否需要住院治疗。

治疗主张 中医辨证:本病的治疗原则以调气和中,降逆止呕为主。对脾胃虚弱型恶阻,治宜健脾和胃、降逆止呕,方选香砂六君子汤加减。对肝胃不和型恶阻,治宜抑肝和胃、降逆止呕,方选温胆汤加减。呕吐剧烈,甚则吐出血样物,发热口渴,尿少便秘,舌红苔薄黄干燥,脉细滑数,尿酮体呈阳性时,治宜益气养阴、和胃止呕,方选生脉散合增液汤加减。

康复治疗　用生姜汁点舌根,或口服甘蔗汁,或用手指按压中脘、内关等穴位,可减轻症状。

诊治误区　饱餐后右上腹疼痛,向右肩放射,伴有恶心呕吐,可能伴有高热、寒战;右上腹肌紧张、反跳痛白细胞增多,这是急性胆囊炎的表现,不可误认为妊娠恶阻。饮食或饮酒后突然上腹剧痛,向左肩或腰部放射,伴有恶心呕吐、发热等,这是妊娠合并急性胰腺炎,尿或血清淀粉酶测定有意义,不可误诊为妊娠恶阻。腹痛始于脐周或中上腹部,伴有恶心呕吐,随后腹痛转移至右下腹,有压痛或反跳痛,伴腹肌紧张,发热,白细胞增多,可诊断为妊娠合并急性阑尾炎,不可按照妊娠恶阻进行治疗。

特别提醒　对于病情严重者,应给予输液,对症治疗。诊疗过程中必须注意尿量、尿酮体、电解质和二氧化碳结合力、胆红素、肌酐、尿素氮等变化,必要时进行心电图及眼底检查。

健康管理　饮食少食多餐,膳食宜清淡平和而富于营养。注意食物的色、香、味,并经常更换孕妇喜欢的品种。多给予富含碳水化合物及维生素的食物,易消化的食品。适当参加娱乐活动,多听轻松音乐,在环境优美的地方散步,放松自我,转移注意力,以顺利度过妊娠期。

胎　漏

胎漏是指孕妇在妊娠期内出现阴道少量出血,时下时止,有时伴有下腹痛、腰酸或胎动下坠感,但子宫颈口未开,有继续妊娠的可能,即先兆流产。本病发生在妊娠早期,可见于以下原因。①遗传基因缺陷:染色体数目结构异常。②孕妇患有贫血、高血压、肾炎等全身性疾病。③孕妇有内分泌疾病,如黄体功能不足、甲状腺功能亢进或低下、糖尿病等。④生殖器官疾病如子宫畸形、子宫肌瘤卵巢肿瘤等。⑤早孕时受到创伤,可能刺激子宫收缩而引发流产。⑥母儿血型不合:如 ABO 血型不合、Rh 血型不合等。⑦免疫因素:母体与胎儿双方免疫不适应,可导致母体排斥胎儿而引发流产。⑧怀孕期间母体受有机汞、铅或放射性物质污染,可通过胎盘影响胎儿。

孕妇在怀孕后若出现上述症状,应去医院就诊。

◎您需要做哪些检查

可做妇科检查、B 超检查、绒毛膜促性腺激素(HCG)测定。

◎专家忠告

就诊策略 对于月经过期未至,或者月经量明显减少者需先明确是否妊娠。对于已明确妊娠者,如果有腹痛、阴道不规则流血应尽快去急诊就诊。

治疗主张 胎漏的中医治法,以安胎为主,经过治疗大多能控制出血,腹痛消失,继续妊娠。对肾虚型胎漏者,治宜固肾安胎、佐以益气,方选寿胎丸加味。对气血虚弱型胎漏者,治宜补气养血、固肾安胎,方选胎元饮加味。对血热型胎漏者,治宜滋阴清热、养血安胎,方选保阴煎加味。对外伤型胎漏者,治宜补气和血、安胎,方选圣愈汤加味。但是,在治疗中应注意观察,如果出血量增多,腰酸腹痛加重已发展至堕胎或小产,应当急以去胎益母。

诊治误区 宫内妊娠,是诊治本病的大前提。如果是宫外,需尽早终止妊娠,切不可盲目保胎。本病还应注意与激经相鉴别。激经是妊娠早期仍按月经周期有少量阴道流血,有明显的节律性;而胎漏下血则无规律,时作时止。以前有过流产的患者,建议保胎的时间长于上次流产的孕期。

特别提醒 患者不要急躁、焦虑和恐惧,应卧床休息,安定情绪,树立信心治愈疾病。勿感冒,勿急行,勿攀登,大便勿过分用力,勿乱服药物,严禁性生活。注意饮食营养卫生,避免辛辣刺激食物。经治不见好转或反而加重者,或 B 超检查、血 HCG 测定异常者,提示胚胎发育异常,应停止治疗,并终止妊娠。

健康管理 流产大多是可以预防的,应做婚前、孕前检查,在夫妻双方身体最佳状态下妊娠。孕后禁忌同房,以静养胎,保持心情舒畅,生活有节。如有不适,则及时就诊。

◎小贴士

血绒毛膜促性腺激素（HCG）：妊娠不同时期以及各孕妇之间血清 HCG 绝对值变化大，一般非孕妇女血 HCG < 100 单位/升，在妊娠最初 3 个月，HCG 水平每（2.2 ± 0.5）日约升高 1 倍，尿 HCG（HCG 半定量法）非孕妇女 < 25 单位/升，孕 40 日 > 5 000 单位/升，孕 60 ~ 70 日 > $(8 ~ 32) × 10^4$ 单位/升（清晨尿 HCG 水平最高，接近血清水平）。

不孕症

正值育龄期女性，男方生殖功能正常，婚后性生活正常且未采取避孕措施，同居 2 年以上而未怀孕者，称为不孕症。育龄女性伴有月经失调、带下病、异常胎产史、结核病史等，由于排卵障碍、输卵管阻塞或通而不畅、子宫畸形或宫腔粘连、子宫内膜病变、阴道炎及阴道瘢痕狭窄、阴道纵隔等疾病，可能导致不孕。

若育龄女性婚久不孕，同时出现以下一项或几项伴随症状：小腹冰冷，性欲冷淡，白带清稀，腰膝酸软，精神抑郁，乳房胀痛，烦躁易怒，经期先后不定，月经量少，经色紫黑夹血块，经来腹痛或行而不畅，头晕，胸闷乏力，小便清长，大便不实等，应该去医院就诊。

◎您需要做哪些检查

妇科检查、基础体温、子宫内膜活检、子宫输卵管造影检查、B 超检查、腹腔镜检查、内分泌测定和子宫颈黏液检查。

◎专家忠告

就诊策略　女性不孕症不是一个独立的疾病，而是多种疾病的一个临床表现，因此治疗宜早不宜晚，以免错过治疗的最佳时机。若非器质性病变的不孕，一般可门诊随访，对于某些需手术治疗者，则应住院治疗。

治疗主张　若不孕是由器质性病变引起的，则要根据器质性病变的类型，决定治疗方法。对某些器质性病变，如大型子宫肌瘤、卵巢囊肿，则首先要考虑手术治疗；而对其他一些器质性病变，可以中药治疗为主，西药治疗为辅。若不孕是由某些精神因素引起的，则以心理疗法为主。根据疾病发病缓急决定治疗方法。对正虚型功能不孕症,应首先考虑中医治疗。对邪实型不孕症,如盆腔感染造成的不孕症,发病较急,应以抗生素或激素等药物治疗为主,中药治疗为辅。对某些虚实夹杂型不孕症,应根据临床发病的缓急,进行中西医结合治疗。

根据辨证决定治疗方法　对于肾虚型不孕者,治宜温肾暖宫、养血调经,方选毓麟珠加减;对于肝郁型不孕者,治宜疏肝解郁、补肾养血,方选调肝汤加减;对于血瘀不孕者,治宜活血化瘀、温经助孕,方选少腹逐瘀汤加减;对于痰湿型不孕者,治宜燥湿化痰、补肾调经,方选苍附导痰汤加减(西医治疗方法详见本书"妇产科疾病"中的相关内容)。

诊治误区　引起不孕症的原因中,女方因素的确占很大比例(60%)。因此,往往治疗中过于重视对女性单方面的治疗,这样就有可能忽略了男方因素(如,精液异常、性功能异常等),或者夫妇双方的因素(如,缺乏性生活基本知识、双方盼子心切造成

的精神紧张等)引起的久不受孕。因而需具体情况具体分析,才能达到事半功倍之效。

特别提醒　掌握性知识,预测排卵期,合理安排性生活,积极治疗全身慢性疾病及慢性感染性病灶。加强体质锻炼,增进健康,注意营养,保持心情舒畅。注意饮食调理,经前、经期应忌食寒凉之物,以免气血失和;体肥多痰者,应少食肥甘厚味之品;阴虚体瘦多火者,应少食辛辣香燥之品。注意经期卫生,严禁经期性交,节制房事,注意性卫生。生活有规律,注意劳逸结合,防止过度疲劳。

健康管理　平时注意劳逸结合,不可过劳或过逸,尤其不可房劳。注意调养心情,使形神兼具,不过度紧张,及时排解各方面的精神压力。此外,夫妻双方应及时沟通,解除心理压力。在饮食上注意食疗的作用,多食用生核桃、怀山药、枸杞子、大枣等补肾益精、益气养血的药食同源之品。

(李　佶)

24. 中医针灸、推拿、骨伤科疾病

头　痛

头痛系头面部疼痛敏感结构受到刺激、压迫、牵拉所致。如5-羟色胺、内啡肽、P物质等多种神经递质在头痛的病理过程中起重要作用。从中医学角度而言，头痛不外乎外感和内伤两大类：六淫之邪外袭，上犯巅顶，邪气稽留，阻抑清阳，或内伤诸疾，导致气血逆乱，瘀阻经络，脑失所养，均可发生头痛。

头痛常见于感冒、高血压、血管神经性头痛、肌紧张性头痛、脑血管疾病、偏头痛、神经性头痛、感染性发热性疾患，以及眼、鼻、耳等疾病。

◎您需要做哪些检查

根据头痛反复发作史、病程长短、间歇时期、神经系统检查、有无阳性体征，即可做出初步诊断。同时，可根据头痛时有无呕吐、视乳头水肿、颅内高压这三个主症进行检查，并结合各种辅助检查如CT检查、头颅X线摄片检查、脑血管造影、脑电图检查、头颅超声波检查、磁共振成像（MRI）检查等，明确诊断。

◎专家忠告

就诊策略　头痛发病机制复杂，病因众多，发病应及时去医院急诊或神经内（外）科就诊。专科医生也会根据相应的检查结果，决定是门诊治疗随访，还是住院进一步治疗。

治疗主张　西医治疗头痛，大多采用服药方式，或根据病情采取手术方式。中医治疗头痛，大多采用中药内服，或针灸推拿治疗，也可以将多种治疗方法结合使用。

针灸是治疗头痛的一种独特的有效的手法。中医将头痛分为以下几种类型:①风邪袭络。治法为按头痛部位分经取穴,旨在疏通经络之气。处方为巅顶部取百会、通天、行间,侧头部取率谷、太阳、侠溪,前头部取阳白、太阳、合谷,后头部取后顶、天柱、昆仑,毫针刺,用泻法,留针。②肝阳上亢。治法为取足厥阴、足少阳经穴为主,取二经病部与循经远取相配,以平息亢逆之阳风。处方为取风池、百会、侠溪、太冲,毫针刺,用泻法。③气血不足。治法为补气养血,升清潜阳。处方为取百会、风池、肝俞、脾俞、肾俞、三阴交、足三里,毫针刺,用补法。④血瘀阻络。治法为行气活血,祛瘀止痛。处方为取合谷、太冲、血海、百会、风池、太阳,毫针刺,用泻法,留针。⑤针刺手法。实证用泻法;虚证用补法。

针灸治疗头痛疗效较好,但对颅脑实质性病变,应及时进行临床鉴别并综合治疗。

针灸治疗头痛,处方多以近部取穴与远部循经取穴相结合,即上下配穴法,效果更佳。

诊治误区 头痛是常见的症状,几乎所有的人一生中都曾有过不同程度的头痛经历,而且可能为反复、严重的头痛发作,头痛一旦发作,在诊断上不可掉以轻心,应积极查明病因,在积极治疗的同时也要避免滥用药物。

特别提醒 除原发性头痛外,头痛还是许多疾病的症状,在治疗缓解头痛的同时,应注意对引起头痛症状的疾病的诊治。

健康管理 患者应养成良好的生活习惯和心态,适当休息,适度进行体育活动,避免和减少诱发因素,如饮酒、噪声、刺激性气味等。

三叉神经痛

三叉神经痛是以三叉神经分布区内反复发作、呈阵发性短暂剧烈疼痛为临床特征的一种神经系统疾病。发作时多有咀嚼、刷牙、咳嗽、寒冷刺激等诱因。中医将其称之为"面风痛"、"面游风",属于"面痛"的范畴,主要由风寒、风热等风邪侵袭面部,或因素体阴虚、瘀痰阻滞、经脉受压、经络挛急等复杂因素引起。

中医将三叉神经痛分为四型。①风邪外袭:患侧面部自觉短阵性刀割样剧痛,每因感受风寒而发作或加重，头面部畏寒喜热，面肌抽搐，有紧缩感，四肢远端冷麻，舌苔薄白，脉浮紧或沉迟。②胃火上炎：面颊自觉短阵性剧痛，其痛如灼，昼轻夜重，牙痛似脱，龈肿口臭，胃脘灼痛，口渴喜饮，溲黄便干，舌红苔黄，脉滑数。③肝阳上亢：患者自觉阵发性电击样疼痛，疼时面红目赤，烦躁易怒，怒则痛发作或加重，头痛且胀，口苦口干，溲黄便秘，舌红苔黄，脉弦数。④气血两亏：病程较长，劳累即发，疼痛缠绵、反复发作，间歇性痛如锥刺刀割，痛处固定不移，面色苍白，乏力倦怠，头晕眼花，舌淡苔白，脉细弱或沉细。

◎您需要做哪些检查

详见本书"神经内科疾病"的相关内容。

◎专家忠告

就诊策略 三叉神经痛急性发作应到医院神经内科就诊，待诊断明确后可到针灸科就诊。也可以先到针灸科治疗缓解疼痛后再到神经内科、五官科等科室明确诊断，拟订治疗方案。

治疗主张 三叉神经痛分继发性与原发性两种，在治疗方案上也应区别对待。对继发性三叉神经痛，应针对病因治疗。对原发性三叉神经痛，目前尚无有效而又无副作用的治疗方法，一般采取用药物治疗、针灸治疗、封闭治疗及手术治疗。

药物治疗 详见本书"神经内科疾病"的相关内容。

针刺治疗 中医对三叉神经痛采用针刺治疗，其效果往往比服药来得显著。一般以分部近取与循经远取相结合，施以清热泻火之手法，从而达到疏通经络之气、"通则不痛"的作用。治法：祛风止痛，局部近取与循经远取相结合。处方：主穴取患侧头维、悬颅、悬厘、听宫、颧髎、合谷。额部痛加阳白、鱼腰、上关、太阳、瞳子髎；上颌痛加四白、下关、迎香；下颌痛加夹承浆、颊车、地仓、翳风；风邪外袭加曲池，配合谷；胃火上炎加内庭、丰隆；肝阳上亢加太冲、行间；气血两亏加足三里、血海、三阴交。

水针疗法 采用维生素 B_{12} 100 微克或维生素 B_1 100 毫克注射液或 1% 普鲁卡因注射液注射阿是穴，每穴 0.5~1 毫升，每隔 2~3 日注射 1 次。

刺络拔罐疗法　即取疼痛部位刺络拔罐,每次20分钟。

诊治误区　针灸治疗三叉神经痛主要是缓解其疼痛,在针灸治疗的同时还应积极查明引起三叉神经痛的病因,千万不能因为患者疼痛的缓解而延误对疾病的明确诊断。

特别提醒　三叉神经痛在针刺手法上一般采用泻法,不能强行刺激,以免加剧疼痛。

健康管理　三叉神经痛治疗期间,患者应忌烟、酒、生冷、海鲜、辛辣等有刺激性的易诱发本病的食物。

面　瘫

面瘫,即面神经麻痹,是以口眼歪斜为主要症状的一种疾病,中医称之为"喎僻""口僻""吊线风"等。本病可发生于任何年龄人群,以20～40岁居多,男性略多于女性。春秋两季是发病高潮,近年在夏季也有增多趋势。病因尚未完全明了,一般认为病毒感染(如,单孢病毒或带状疱疹病毒)、受冷或自主神经不稳等,可使局部营养神经的血管痉挛、神经组织缺血或水肿、受压所致。

具体症状详见本书"特发性面神经麻痹"的相关内容。

◎您需要做哪些检查

根据病史与症状诊断并不困难。具体检查方法详见本书"特发性面神经麻痹"相关内容。

◎专家忠告

就诊策略　如果面瘫一侧单纯发作可去医院针灸科、五官科、神经科就诊。若面瘫伴有意识障碍、肢体活动障碍等症状应及时去医院急诊就诊,以免耽误病情。

治疗主张　治疗面瘫时,应设法改善局部血液循环,促使局部水肿、炎症及早消退,促进面神经功能恢复。同时,需保护病侧暴露的角膜免受损害或感染,防止瘫痪肌群被健侧过度牵引。

中医将面瘫的原因分为风寒、风热两种类型。①外感风寒:由于正气不足、脉络空虚、卫外不固,风寒乘虚侵袭面部筋脉,导致筋脉失养、纵缓不收,最终造成面瘫,如迎风睡眠、夏季汗出后面部风吹受凉过久等。②外感风热:风热火毒侵袭面部,耗伤阴津,导致筋肌纵缓不收,遂成面瘫,如感冒发热、中耳炎、乳突炎等。

中医采用针灸、按摩、敷药等多种手法治疗面瘫，疗效较好。

针刺治疗祛风通络，取手、足阳明经穴为主，少阳经穴为辅，采取局部近取与循经远取相结合。处方：主穴取地仓、颊车、翳风、合谷、听宫；配穴取迎香、口禾髎(鼻唇沟平坦)，水沟(鼻中沟歪斜)，承浆(颏唇沟歪斜)，阳白、攒竹、申脉、照海(目不能闭)，四白、巨髎(面颊板滞)。可温针，不可直接灸，以免面部留下瘢痕。上述治疗隔日1次，10次为一疗程。

在针灸治疗的同时辅以外用中药热敷，可加快恢复面神经功能和缩短治疗的时间。处方：板蓝根、地丁草、桑叶、杭菊花、芙蓉叶、制附子、钩藤、僵蚕、延胡索、羌活、川芎各30克，冰片9克。上述药物以纱布包煎，热敷患处，每日1~2次，每次30分钟。其作用为活血化瘀、清热解毒。

此外，适当服用一些营养神经的药物，详见本书"特发性面神经麻痹"中相关内容。

诊治误区　面瘫分中枢性面瘫和周围性面瘫之分，两者诊治、愈后大相径庭，患者出现面瘫应积极就医，避免耽误病情。

特别提醒　面瘫可以是自愈性较强的"特发性面神经麻痹"引起的症状，也可能是局部占位性病变或其他病变引起的症状，在诊治上应尽早明确诊断，既要避免耽误治疗时机，又要防止过度治疗。

健康管理　治疗期间，应避风寒，忌食辛辣刺激、热性食物及海鲜、酒类等。

(姚　捷)

颈 椎 病

颈椎病又称"颈椎综合征"，中医称之为"项痹"，主要是各种原因导致椎间盘退行性病变，刺激或压迫颈部神经根、脊髓、血管等组织而出现的一系列症状的综合征。颈椎病的临床表现十分复杂，从头部到足部、从上肢到下肢、从胸部到腹部、从外表到内脏器官都可能有异常表现。其症状详见本书"骨科疾病"中的相关内容。

◎您需要做哪些检查

详见本书"骨科疾病"中的相关内容。

◎专家忠告

就诊策略　在急性期患者疼痛症状较重时,患者及时前往医院骨伤科门诊详诊,经医生检查和诊断,判断严重程度,决定是否住院治疗,或门诊随访治疗,病情进一步严重时至专家或特需门诊治疗。

治疗主张　大多数患者可通过非手术疗法获得较好的疗效,且花钱少、痛苦小。只有少数患者,神经、血管特别是脊髓受压,主要症状、体征进行性加重或者反复发作,已严重影响工作和生活,才需手术治疗。

中医根据辨证施治,在祛邪的基础上扶正,进行整体调治,适用于各型颈椎病患者。临床上常采用针灸、推拿、牵引、按摩、医疗体操、物理疗法、中药内服或外敷等方法综合治疗,具有安全、有效的优势,适用于大多数患者,有效率在95%以上。

药物疗法　常用的方剂有芪麝颈康汤、葛根汤、温胆汤、益气聪明汤等。西药在颈椎病的治疗中可以起到辅助的对症治疗作用,常用的药物有布洛芬、地巴唑、谷维素、维生素 B_1、维生素 B_{12} 等。

针灸疗法　缓解疼痛症状疗效迅速。常用毫针、温针。取穴:风池穴、病变部位颈椎夹脊穴。每隔 1～2 日治疗一次,10 次为一疗程,最好连续治疗几个疗程。对于脊神经根受压而产生的麻木、刺痛,则疗效较慢,需治疗 1 个月以上。

颈椎牵引　详见本书“骨科疾病”中的相关内容。

推拿疗法　可疏通脉络,解除神经压迫,松解神经根及软组织粘连,缓解症状。有些颈椎病患者在不了解自己病情,也没有到正规医院就诊的情况下,盲目地找江湖郎中进行推拿,这是比较危险的。由于大多数颈椎病患者年龄偏大,往往伴有动脉硬化、骨质增生、韧带弹性下降,甚至钙化、骨化,故强力的颈部被动活动可能会造成神经、脊髓的损伤,加重疼痛,甚至引发瘫痪;也可能因椎动脉的突然阻断使脑部缺血,产生眩晕甚至昏厥,使症状加重。所以,患者宜首先到正规医院找专科医生进行咨询自己是否适合推拿,同时推拿宜采用轻柔和缓的放松手法,来达到对颈椎病的舒筋通络、止痛、解痉和最后缓解症状的目的。

围领和颈托　主要应用于较重的脊髓型、椎动脉型颈椎病患者,白天戴上,休息时除去。患者最好选用软硬适中、透气性好、有一定支持力的颈围。脊髓型颈椎病患者,乘车外出时应尽可能戴颈围,以防急刹车时头颈出现挥鞭样损伤而造成严重后果。长期应用围领和颈托可以引起颈背部肌肉萎缩,关节僵硬,非但无益,反而有害,所以穿戴时间不可过久,且在应用期间要经常进行医疗体育锻炼。在症状逐渐减轻后,要及时除去围领及颈托,加强肌肉锻炼。

绝大多数颈椎病患者都可用非手术疗法治疗。由于手术有一定的风险,术后远期疗效尚循证医学证据尚不充分,因此,对手术治疗应采取慎重的态度。一般初次发病者,不宜首选手术治疗。

康复治疗　颈椎病是中老年的常见病,一些伏案工作的知识分子更易患此病。近年来,由于电脑的广泛运用,颈椎病的发病有低龄化的趋势。颈椎病病程一般有急性发作—缓解—再发作—再缓解的规律。让患者阅读有关颈椎病的书,了解颈椎病的病程特点,掌握用科学的手段防治疾病。保持心情舒畅,树立与疾病斗争的信心,配合医生治疗,减少复发。

在急性期患者疼痛症状较重时,宜适当休息。待症状减轻,病情较为稳定后,患者才可以开始颈部及背部的功能锻炼,锻炼时颈部活动应轻柔缓和,用力不宜过猛。可选用"施氏十二字养生功":洗(脸)、梳(头)、提(耳)、搓(颈)、松(颈)、按(腰)、转(腰)、磨(膝)、蹲(髋)、摩(三焦)、吐(故纳新)、调(理四肢)。这有专门的书籍介绍,在此就不一一详述了。

饮食调补方面,颈椎病患者四肢肿胀不适,宜服用米仁粥,加入茯苓、白术等;气血不足而神疲乏力、少气懒言时,可予参汤代茶;有便秘的患者,可用麻仁、杏仁等煎服。

诊治误区　因颈椎病引发症状较多,应与其他疾病进行详细的鉴别诊断,如偏头痛引起头痛,梅尼埃病诱发的眩晕,胸廓出口综合征诱发的典型臂丛神经痛;以及椎管内肿瘤、颈椎结核、强直性脊柱炎等详细鉴别,以免延误病情。

特别提醒　脊髓型颈椎病患者要注意,使用推拿手法要慎重,尤其禁忌颈部旋转法。由于椎管容量本身小,脊髓已受到不同程度压迫,在突然的旋转手法下,脊髓可能受到突然冲击而造成瘫痪。患者突然转头或眩晕较重时要防止猝倒。

健康管理　近年来,中小学生颈椎病发病率呈上升趋势。这是因为青少年受外伤、姿势不良(如,俯卧习惯)、体质弱、书包过重而造成颈椎软组织损伤,时间一长便引起椎间盘的损害,引起头昏、头痛、复视、视物不清、呃逆频发、食欲减退等症状。青少年患颈椎病后,要注意劳逸结合,进行及时有效的治疗,以避免病情加重。

◎小贴士

临床观察和实验研究证明,急慢性咽喉炎和颈椎病关系密切,两者可相互影响,所以患者在预防颈椎病时,要注意预防急慢性咽喉炎的发生。

肩关节周围炎

肩关节周围炎简称"肩周炎",临床上以50岁左右发病者较多,遂有"五十肩"之称。后期肩关节僵硬,活动明显受限,故又称之为"肩凝症"、"冻结肩"。由于其发病多有睡觉时肩部受风着凉,还有"漏肩风"、"露肩风"的称谓。本病多由于年老体弱,肝肾亏损,气血虚衰,筋肉肌腱失之于濡养,或操劳伤损,风寒湿邪侵袭等,导致肩部血不荣筋,痰浊瘀阻经脉,以致关节经脉气血凝滞、筋肉挛缩。本病为肩关节周围软组织退行性、炎症性病变,肩部受凉、过度劳累、慢性劳损等与本病形成有关。

◎您需要做哪些检查

详见本书"骨科疾病"中相关内容。

◎专家忠告

就诊策略　在急性期患者疼痛症状较重时,患者及时前往医院骨伤科门诊详诊,经医生检查和诊断,判断严重程度,决定是否住院治疗,或门诊随访治疗,病情进一步严重时至专家或特需门诊治疗。

治疗主张　治疗时,应排除肩关节结核、肿瘤等肩部疾病。

中医认为,肩关节周围炎起病的主要原因为风寒湿邪闭阻经络,而以寒邪偏盛,寒为阴邪,其性凝滞,故疼痛剧烈。

内服中药　中医多采用温经散寒、祛风除湿、活血化瘀药物,如羌活、地龙、桑枝、防风、海风藤、藁本、当归、桃仁、红花、川芎等药物;病程日久或年老的患者,还需使用益气养血及补益肝肾的药物,如黄芪、桑寄生、白术、熟地、山萸肉、党参等药物,方选独活寄生汤等。

中药外敷　可以使用温经散寒、祛风除湿的麝香风湿膏、温经等,也可以根据病情采用药物水煎外洗或热敷。

推拿疗法　有些患者长期药物治疗无效或长期未能就医,病情较重,肩关节粘连,肩部僵硬,一般手法难以奏效,这时可以在麻醉下进行推拿治疗。推拿医生先揉按患者的肩关节周围部分,如肩前、肩后、肩外侧等,拨动痛点附近的肌肉。目的是松解局部肌肉、疏通气血,为下一步活动肩关节做准备。患者可感觉到局部有微热感,或感觉疼痛,但较舒适。接下来,推拿医生开始给患者做肩关节的活动,先从小范围开始,如牵拉、抖动、旋转等,然后扩大活动范围,直到患者的患肩高举过头,或外展外旋,或是手后伸摸到对侧肩胛。推拿医生在做这些手法时,患者可能会感觉到不同程度的疼痛,若感觉疼痛剧烈,应及时告诉推拿医生,以便推拿医生能及时减小力度和活动度,循序渐进。推拿结束后,患者应注意保暖,避风寒;同时,不要劳累,最好卧床休息;休息时,患侧向外伸展到90°,并外旋。待疼痛和推拿后的肿胀消退后,可做肩关节的各项运动,先从小范围的运动做起,逐渐扩大运动的范围;开始只做几分钟,逐渐延长到30分钟。

针灸疗法　疼痛是肩关节周围炎的一个较严重的症状,特别是早期的患者,往往无法保持正常的睡眠。这部分患者可选择针灸疗法。医生一般针灸并施,以达通络止痛,活血行气之目的。肩周围关节炎的针灸治疗,根据不同的疼痛部位分别施治,一般取手阳明、手太阳及手少阳经穴为主。肩痛处方:肩髃、肩贞、颈夹脊、后溪、合谷。臂痛处方:臂臑、天府、颈夹脊、后溪、合谷。手痛处方:合谷、后溪、八邪。

上症均以补泻手法于肩臂处,运针后留针。有时医生会使用低频脉冲电针,亦可温针,出针后,拔罐,隔日1次,10次为一疗程。同时,应加强肩关节的功能锻炼。针灸的过程中,患者可以感觉到局部麻胀酸痛等,属正常现象。

封闭疗法　用激素加少量局部麻醉药品,进行痛点注射。其主要作用是消除炎症、止痛、解除肌肉痉挛。

特别提醒　有些患者病程较长,且年龄较大,有骨质疏松征象。这些患者肩部粘连较重,而骨的硬度较弱,医生在做手法推拿时,可能会因用力较重而出现骨折的现象。因此,患者应了解自己是否患有骨质疏松症,若有,则应及时告诉医生。一些同时伴有心脏病的肩关节周围炎患者,在推拿患肩或进行自我锻炼时应特别注意,在做功能锻炼时,应从小范围开始,循序渐进,切忌粗暴急进。

健康管理　50岁左右年龄段的高发人群应特别注意。对于肩关节长时间保持相对固定姿态者,如电脑操作员等,应特别注意间隔一定时间改变一下姿态,或做一下简单的活动。无该病的正常人群也应经常加强肩关节的活动,预防疾病的发生。

胸部屏挫伤

引起胸部损伤的常见原因有三:持重屏气,或强力负重引起胸部气血或经络损伤,称之为胸部屏伤或努伤;突然不协调地用力扭闪或转动身体;暴力跌扑挫伤胸壁等。

屏伤一般仅伤到气血经络,无实质脏器的损伤。气血紊乱,经络阻滞,以疼痛为主,痛处游移。扭闪伤及胸壁软组织,以疼痛为主,部位固定。撞挫伤因外力大小不同,其损伤的程度不同,轻的仅为胸壁软组织损伤,重的可使肋骨骨折,甚至造成气胸、血胸、内脏器官破裂。肋骨骨折时胸壁某个点剧烈疼痛,此即肋骨骨折部。一般软组织损伤不治疗,几日后也会有所减轻;骨折后若不予治疗和固定,则疼痛难以缓解,咳嗽、深呼吸或转动躯干时疼痛加重。气胸、血胸除有疼痛外,还有呼吸困难、胸闷、血压下降等。脏器破裂是较严重的损伤,除疼痛、呼吸困难外,支气管、肺脏等受伤者往往会咯血。损伤血管较大，出血较多者，血压迅速下降，危及生命。

◎您需要做哪些检查

胸壁受伤后，首先要搞清是哪个组织受伤，受伤程度如何。医生在询问患者受伤情况的基础上进行体格检查和 X 线摄片检查，做出初步判断，为治疗提供依据。

体格检查　软组织损伤主要表现为疼痛，部位固定或不固定，受伤当时疼痛明显，按之疼痛较甚，几日后有所减轻，虽有轻压痛但喜轻柔按。外力直接撞击，受伤处皮肤青紫，有瘀斑块。肋骨骨折疼痛部位固定不移，活动加甚，不能按压，压之更甚。一般胸壁随呼气向外膨出，随吸气内收。多根多处肋骨骨折时，两处断裂的肋骨块，会形成随呼气而向内凹陷，随吸气而向外凸出的反常呼吸运动。胸部损伤时，胸壁虽然没有伤口，但肺组织破裂，气体自破裂口进入胸膜腔就形成气胸。根据裂口的情况一般分为闭合性气胸、开放性气胸和张力性气胸（详见本书"气胸"中相关内容）。胸膜腔内积血叫血胸，为胸壁及胸廓内脏器血管损伤所致（详见本书"血胸"中有关内容）。

X 线摄片检查　骨折与否，气胸、血胸有无，X 线摄片上可以清楚地反映。但在摄片之前患者对自己的伤情应有基本的了解，尽早就诊，配合治疗。

◎专家忠告

就诊策略　当患者因上述三种情况导致严重胸痛、胸闷、咳嗽、血压下降等症状，应及时前往医院急诊，经医生体检、必要时进行 X 线或 CT 检查，后做出详细诊断，予以处置。

治疗主张

软组织损伤的治疗　软组织损伤为气血损伤。若疼痛部位不定，以伤及气机、气滞不通为主，治宜理气、活血、止痛，用柴胡、香附、青皮、乌药、桔梗、当归、川芎、延胡索等煎汤内服。若疼痛部位固定，皮肤有青紫、瘀斑，以血瘀气滞为主，治宜活血化瘀、理气止痛，用当归、川芎、桃仁、红花、郁金、五灵脂、蒲黄等煎汤内服。软组织损伤可以配合活血化瘀、理气止痛等中药外敷，但是要注意敷贴后有无皮肤发痒，对外敷药过敏者慎用。患者还应适当进行全身锻炼,有助于促进瘀血消散,加快恢复时间。

肋骨骨折的治疗 以固定为主,单根肋骨或 2~3 根肋骨的一处骨折较简单,医生用胶布或肋骨固定带固定胸壁,内服外敷理气止痛、活血化瘀、接骨续筋药,一般 4~6 周就能痊愈。多根双处肋骨骨折,有反常呼吸,医生常用器械拉住飘浮的肋骨,牵引固定,并要求患者绝对卧床休息,配合固定。愈合的时间稍长。

气胸的治疗 少量闭合性气胸,气体会自行吸收,不需特别处理。大量闭合性气胸,医生会把积气抽吸引流出来。开放性气胸和张力性气胸,医生会进行手术抢救处理。

血胸治疗 一般行胸腔穿刺引流。若出血不止,则必须手术开胸探查,进行急救。

康复治疗 康复期要积极进行全身体育锻炼,多做扩胸运动,锻炼呼吸肌。患者胸壁损伤后,由于疼痛而呼吸减弱,肺脏内分泌物留滞,患者不敢咳嗽,痰涎不能排除,"有液多有菌",故容易并发肺部感染。肺部感染一旦出现,除积极抗菌治疗以外,每次咳嗽时患者家属要帮助拍背以利于痰的排出。患者要多做深呼吸以减少分泌物的留滞。

诊治误区 肺部是结核、肿瘤的好发部位,要注意与胸部损伤鉴别。结核的胸痛,在痛的同时,有长期低热、睡眠出汗、消瘦等。肿瘤早期无症状,一旦发生胸痛,则持续不止,常伴痰中带血,通过 X 线检查、CT 检查、磁共振成像(MRI)检查能够鉴别。

特别提醒 感冒咳嗽的震动可使疼痛加剧,特别是肋骨骨折的震动还会使骨折端不断移动而影响愈合。感冒还会使呼吸道分泌物增加,引发肺部感染。因此,胸部损伤者早期要减少活动,预防感冒。

腰肌劳损

腰肌劳损是指腰肌及其筋膜、骨膜的慢性损伤性炎症。当躯干在负重活动时,腰部受力最大、也最集中,容易产生疲劳损伤,主要表现为腰骶部的酸痛,过劳、前屈、过久卧床等疼痛加重,适当休息或适当活动可减轻;局部有固定压痛点,叩击压痛点时疼痛反而减轻,有些患者的腰痛可能与天气变化有一定关系,通常在阴雨天加重。

长期反复的过度腰部运动及负荷过度,长时间的坐位、直立位,长期保持弯腰、直立等姿势的重复循环,或急性腰扭伤后长期反复,长期风寒湿重天气的刺激,均是腰肌劳损的发病因素。

◎您需要做哪些检查

具体检查方法详见本书"骨科疾病"中相关内容。

◎专家忠告

就诊策略　在急性期患者疼痛症状较重时,患者及时前往医院骨伤科门诊详诊,经医生检查和诊断,判断严重程度,决定是否住院治疗,或门诊随访治疗,病情进一步严重时至专家或特需门诊治疗。

治疗主张　治疗的方法包括推拿、中药治疗、针灸治疗、局部封闭、理疗和功能锻炼。

推拿　目的是调和气血,通畅气机,解除局部痉挛,消除炎症。医生会使用揉按、点穴或压按痛点等手法,重者加用扳法。患者可以感觉按摩部位酸胀、麻痛、温热等不同感受,均为正常。

推拿完毕后,患者应注意休息和保暖。

中药治疗　分为内服和外敷。根据患者的不同症状,医生会给予不同的方药。若患者每逢阴雨天气出现腰痛加重,医生会给予祛风寒湿的中药:羌活、独活、牛膝、木瓜等。若患者反复发作,或年龄偏大,医生会给予补益的中药:杜仲、桑寄生、狗脊等。若患者疼痛较剧烈,医生会给予活血化瘀止痛的中药:当归、地龙、元胡等。外用中药,一般使用红花油、活络油外涂,或各种膏药如狗皮膏、伤湿止痛膏等外敷。

针灸治疗　中医认为劳逸不当,或气血筋骨活动失调,可造成组织劳损;另外,坐卧潮湿之地,或涉水冒雨,或汗出当风,都可使得风寒湿邪侵袭,造成经络痹阻不通。气血运行不畅、经络阻滞,则"不通则痛"。在临床上治疗腰肌劳损通常在局部采用温针、火罐,这是因为针灸能改善局部血液循环,消除肌肉疲劳,改善肌肉、韧带代谢产物乳酸的排泄,从而起到治疗作用。还有一种治疗方式是使用三棱针,在痛点点刺出血,然后拔火罐。针灸治疗腰肌劳损有良效,镇痛的效果较迅速。

局部封闭 用一定量的激素加一定量的局部麻醉药,在最痛的压痛点进针。局部封闭的主要作用是解除疼痛。

理疗 方法很多,如红外线、超短波、热蜡浴等。患者可根据自己的情况,做相应的治疗。理疗的主要作用也是解除疼痛,缓解肌肉痉挛。理疗无副作用。

康复治疗 腰肌劳损康复锻炼的主要作用是增强肌肉力量,加强气血流通。对于长期伏案工作,极少进行锻炼的患者或反复发作的患者,康复锻炼尤为重要。以下是一种简单的锻炼方式:患者在症状彻底消除后,轻松站立,先以双手轻轻自我揉按腰部,然后缓缓地前后左右摆动腰部,反复进行数次,结束时,以双手握空拳,轻轻叩击腰眼。早晚各做1次,每次数分钟。患者可根据自己的条件进行相应的锻炼,也可加大强度,但要注意循序渐进。腰肌劳损患者,特别是反复发作的患者,建议平时使用腰围,以防止复发。同时注意保暖,必要时卧平板床。

特别提醒 除腰肌劳损引起腰部不适外,其他疾病也会产生腰部不适的症状,在治疗缓解腰部不适的同时,应注意对引起腰部不适的疾病的诊治。

健康管理 本病急性发作时应注意休息,慢性期应加强局部保暖和功能锻炼。

腰椎间盘突出症

伴随着年龄的增长,或在日常工作生活中腰椎间盘不断受到各种挤压及牵拉力的影响,使之退行性病变不断加重,或连续受到不平衡外力作用,或长时间弯腰后猛然伸腰等,致使椎间盘受压后,纤维环破裂,髓核向后或后外侧突出,导致腰椎间盘突出。

本病好发于20～40岁青壮年,常见症状为腰痛伴下肢痛(一侧或双侧),习惯上把下肢痛称为"坐骨神经痛"。下肢痛部位多在大腿外侧,牵掣小腿外侧、足跟部或足背外侧。

根据腰椎间盘突出的方向,将腰椎间盘突出症分为外侧型和中央型。中央型除了腰痛外,还有双下肢疼痛,病情严重者可以出现大小便异常。急性腰椎间盘突出症疼痛往往较剧烈,患者采取弯腰抱膝的姿势以减少疼痛。

若治疗不当,疼痛可转为间歇性,患者经过休息,尤其是卧床后疼痛可明显减轻,但容易反复发作。病程长的患者,下肢放射痛的部位可能会出现麻木感觉。

◎您需要做哪些检查

具体检查方法详见本书"骨科疾病"中的相关内容。

◎专家忠告

就诊策略　如出现上述症状,应及时至正规医院骨伤科进行诊治,由医生进行检查诊断,根据严重程度推荐入院治疗或保守治疗,门诊随访。

治疗主张　中医治疗本病主要为非手术治疗,其又分为推拿疗法、中药治疗、针灸治疗、牵引治疗、封闭治疗等。

推拿疗法　手法推拿是腰椎间盘突出症的常用方法,其主要目的是调和气血、缓解腰部肌肉的痉挛、松解粘连、减缓神经根受压迫的程度。常用的手法有揉摩法、按压法、搓法等,用这些手法主要是调和气血,缓解肌肉痉挛,并为进一步手法治疗做准备。接着使用牵引、扳法等,以减缓突出椎间盘对神经根的压迫。在医生做手法过程中,患者应保持放松,不要紧张,以免和医生之间产生抗力。

中药治疗　一般采用口服汤剂,早期使用当归、牛膝、独活等,以活血通络;晚期或患者年龄偏大时,可使用杜仲、狗脊、山萸肉等,以补益肝肾。患者还可同时口服中成药如大活络丸,以温经通络。

针灸治疗　通常取腰部或腿部的穴位,一般每日1次,10次为一疗程。针灸对于缓解疼痛、解除肌肉痉挛效果较好。

牵引治疗　牵引是通过人工或机械的力量做对抗牵引,每日牵引1~2次,每次30~60分钟。在牵引过程中,特别是在第一次牵引过程中,患者应仔细感受牵引的重量和时间,并及时与医生交流,以便及时调整牵引的位置、重量和时间。

封闭治疗　腰椎间盘突出症的封闭治疗较为特殊,在医学上叫硬膜外腔注射,即将药物注射在椎间盘附近。该治疗方法必须在严格的无菌条件下操作,最好在手术室里进行。

手术治疗　患者病情反复发作,用非手术方法治疗无效,或者是中央型腰椎间盘突出,突出的椎间盘直接压迫马尾神经,患者的大小便已受到影响,此时应进行手术治疗。

康复治疗 腰椎间盘突出症的患者,特别是早期患者,卧床休息是非常重要的。急性疼痛发作的患者应绝对卧床,进食和大小便均应该在床上。卧床的时间,一般是 3~4 周;若有条件,应延长卧床休息的时间。床要有一定硬度,床面要较松软,可以在木板上铺一层薄的床垫。

特别提醒 患者最好先选择非手术治疗,在非手术治疗无效后,再选择手术,因为手术毕竟是一种复杂的治疗方式,有时会出现难以预料的后果。当然,若突出的椎间盘已压迫马尾神经,出现大小便异常,应及早手术。手术后患者应注意卧床休息,并戴腰围保护。

急性腰扭伤

急性腰扭伤是腰部肌肉、筋膜、韧带等软组织因外力作用突然受到过度牵拉而引起的急性撕裂伤,常发生于搬抬重物、腰部肌肉强力收缩时,多系突然遭受间接外力所致。

患者往往突然感觉腰部疼痛剧烈,不敢活动;同时,感觉腰部僵硬,难以转侧,用手触摸腰部可以感觉到腰部肌肉很紧。

◎您需要做哪些检查

具体检查方法详见本书"骨科疾病"中相关内容。

◎专家忠告

就诊策略 如出现上述症状,应及时至医院骨伤科或针灸科、推拿科进行诊治,由医生进行检查诊断。

治疗主张 非手术疗法有推拿、中药、针灸、封闭治疗及理疗等。

推拿疗法 是治疗急性腰扭伤较为有效的方法。医生采取的手法为揉按、拿捏、牵抖及扳法等。如果是急性腰肌筋膜损伤,医生常常采用揉按、拿捏等较轻的手法,目的是缓解肌肉的痉挛,增进局部气血的运行,消除瘀血。如果是腰部韧带损伤,医生将采用较重的手法,通过按摩、弹拨等方法,达到舒筋通络的目的。如果是腰椎关节滑膜嵌顿或小关节紊乱,医生会在揉按舒筋的基础上,使用牵拉抖动和扳法,矫正小关节的紊乱,消除症状。

中药治疗　分为中药汤剂和中成药。中药汤剂是医生在辨证的前提下开方下药。常用的中药有活血化瘀理气类:红花、当归、乳香、没药、川楝子、延胡索等;若患者年龄偏大,体质较弱,可酌加补益肝肾的中药,如杜仲、续断、桑寄生等。中成药大多在初得病时使用,常用云南白药、三七片、七厘散等。中药外用:可使用膏药外贴,如狗皮膏、伤湿止痛膏等;也可由医生开方,制成药末,拌醋或饴糖后外敷。

针灸疗法　对腰部疼痛的疗效较好。医生常选择腰部周围的穴位,有时也会取人中穴、腰痛穴和手部或下肢的穴位。对于疼痛剧烈的患者,医生往往采用强刺激手法(人中穴、腰痛穴除外),患者可能感觉局部酸麻较重,一般为正常感觉。

局部封闭　也是缓解疼痛的有效方法,常采用一定量的激素加一定量的局部麻醉药,进针的部位常常是最痛的压痛点。

理疗　通过热量、物理波或音频等方式,作用于疼痛处,使局部气血顺畅,肌肉松弛,从而缓解疼痛,达到治疗的目的。

康复治疗　若急性腰扭伤治疗不及时,或治疗不当,会转为慢性。患者在治疗过程中应注意休息,在临床治愈后(即经过医生处理,症状消失后),仍须在一段时间内小心注意。对于扭伤较重,或是小关节紊乱的患者,可佩戴护腰以防止复发。有条件的可定时进行理疗。对于大多数患者,在彻底消除症状后,应进行腰部和全身的锻炼,通过锻炼提高腰部肌肉的力量和应变能力,减少复发的可能。锻炼应采取循序渐进的方式,一般的保健锻炼即可;也可根据患者的特殊情况,由医生制定特别的锻炼方式。

特别提醒　急性腰扭伤患者应及时治疗,发病初期宜睡硬板床。

健康管理　应加强自我保护,在做扛、抬、搬、提等重体力劳动时,应使用护腰带,以协助稳定腰部脊柱,增强肌肉力量。尽量避免弯腰性强迫姿势工作时间过长。

腰椎滑脱症

腰椎滑脱主要是因各种过度的机械应力引起,诱因包括搬运重物、举重、足球、体育训练、外伤、磨损和撕裂。还有一种腰椎滑脱是退行性的，即由于腰椎各种结构老化而发生结构异常，通常发生于50岁以后。

患者出现腰痛，有时出现下肢的串痛，即放射痛；有时有间歇性跛行，即患者首先出现腰痛和下肢痛，走一段路后，疼痛逐渐加重，患者卧床或坐下休息一会儿后，疼痛消失，继续走一段路后，疼痛又会加重。大多数患者在体位改变时，可出现腰痛加重，如有些患者从椅子上起立时，或做旋腰动作时，会出现疼痛加重。

◎您需要做哪些检查

体格检查 可在腰部找到压痛点。

X线摄片检查 摄正侧位与双斜位X线片。

根据患者的症状、体征及X线检查，医生可确诊该病，以及滑脱的程度。

◎专家忠告

就诊策略 如出现上述症状，应及时至医院骨伤科进行诊治，由医生进行检查诊断。

治疗主张 对于椎弓峡部骨折所导致的腰椎滑脱且症状较重的患者，应采取手术治疗，以矫正滑脱；而对于因退行性变引起的腰椎滑脱患者，只有在出现双下肢力量减弱、大小便异常时，才考虑手术治疗。对于大多数退行性变引起的腰椎滑脱患者，可以使用非手术治疗，如中药治疗、推拿治疗、针灸治疗，理疗和局部封闭也是常用的方法。

推拿治疗 医生常采用较轻的手法，如揉摩法、按压法、滚拿法等，调和局部气血，缓解肌肉痉挛。

中药治疗 一般采用口服汤剂，患者腰痛较重时，可使用当归、红花、独活等药活血通络；患者腰痛反复发作或年龄偏大，可使用杜仲、狗脊、淫羊藿等药补益肝肾。同时，患者可口服中成药如大活络丸，以温经通络。外用中药可选用东方活血膏、伤湿止痛膏等。

针灸治疗 取腰部的穴位，对缓解疼痛、解除肌肉痉挛效果较好。

局部封闭 使用一定量的激素加一定量的局部麻醉药，取压痛点进针。局部封闭的主要作用是消除疼痛。

理疗　方法有多种,如用红外线、超短波照射等,可根据患者的情况,选择相应的治疗。

康复治疗　腰椎滑脱的患者,在进行康复锻炼时要慎重,不要采取剧烈的方式;日常生活中要小心在意,不要从事重体力劳动。

诊治误区　该病应和腰椎间盘突出症及腰肌劳损等疾病相鉴别,一般通过拍摄 X 线片即可区分这几种疾病。

特别提醒　有些患者虽然有椎弓骨折所引起的腰椎滑脱,但症状较轻,在此情况下,应先考虑非手术疗法。

健康管理　本病可通过加强腰背肌肉的功能锻炼,减少腰部过度旋转,减少腰部过度负重,减轻体重,尤其是减少腹部脂肪堆积等方法来加以预防。

膝关节骨性关节炎

膝部长期负重用力、肥胖、骨质疏松、膝关节骨折、软骨韧带的损伤以及遗传因素等均可引起本病。

膝部疼痛,疼痛在劳累时加重,休息时缓解。有时患者感觉到在早晨起床后或久坐后,膝部疼痛加重,稍微活动后疼痛可减轻。阴雨天疼痛加重。膝关节肿胀和活动障碍是膝关节骨性关节炎的晚期症状。一般而言,年轻人出现膝关节骨性关节炎多由外伤引起;老年人起病缓慢,大多没有明显外伤史,患者本人多不能回忆或明确描述发病时间者,多属膝关节退行性变所致。

◎您需要做哪些检查

体格检查　膝关节周围区域可触及压痛点,痛点部位往往就是发病部位;外观可见患病的膝关节增粗变形,这种情况往往显现在病程较长的患者。患者的膝关节活动受限,患者发现自己的膝关节在做某些活动时,出现疼痛症状,甚至有一些关节动作根本做不了。

膝关节穿刺检查　从抽出的关节内滑液中可见白细胞计数增高,或见到软骨碎片和纤维。根据这一检查,医生可以估计膝关节软骨退行性病变的程度。

X 线摄片检查　首先可排除其他疾病,如肿瘤、结核等;其次,在诊断膝关节骨性关节炎方面,也有重要作用。患者在早期时检查可能无明显异常,但在中晚期,可以在 X 线片上看到患者的膝关节间隙变窄,并可以看到骨赘。

CT 检查、磁共振成像(MRI)检查　比 X 线片能更清楚地显示病变情况。

◎专家忠告

就诊策略　如出现上述症状,应及时至医院骨伤科进行诊治,由医生进行检查诊断。

治疗主张　西医治疗本病可采取手术或内服药物的方式,中医的治疗方法如下:

中药治疗　包括内服和外用治疗。医生根据患者不同的症状分别给予不同的中药处方,若患者疼痛较重,关节变形,则给予活血化瘀中药,如桃仁、红花、当归、赤芍等;若患者疼痛较轻,酸软乏力,则给予补益肝肾的中药,如桑寄生、骨碎补、枸杞子等;若患者疼痛遇冷加重,得热减轻,则给予温补中药,如淫羊藿、鹿衔草、肉苁蓉等。外用中药大多采用中药水煎热洗,药用威灵仙、秦艽、伸筋草等,其主要作用为活血化瘀、伸筋止痛。

针灸治疗　以患部与循经取穴为主,也可采用阿是穴,常取犊鼻、梁丘、阳陵泉和膝阳关等穴位;多温针,对缓解疼痛,解除肌肉痉挛效果较好。久病体虚者可加用肾俞、太溪、足三里、三阴交等穴位,补益脾肾。

推拿治疗　大多采用手法点穴,主要取膝关节周围的穴位,使用点、按、揉、拿等手法。

理疗　即通过物理的方法缓解局部疼痛,消除关节肿胀,改善膝部的气血运行,延缓退变的过程。常用的理疗方法有超短波疗法、直流电药物离子导入法、红外线治疗、低中频电疗法、脉冲磁疗法等。这些治疗虽作用途径不同,但功能类似,患者可以根据自己的情况选择相应的治疗。

手术治疗　适用于膝关节退变严重,疼痛持续而剧烈,活动明显受限的患者,或经过非手术治疗症状仍未减轻的患者。手术方式有关节成形术、骨切除术、融合术、部分或全部人工关节置换术等。

康复治疗　由于膝关节是人体重要的负重部位,人体在正常行走或站立时,膝关节都要承受很大的压力,因此,患者的体重对膝关节的功能也有很大的影响。某些体重过大的患者,在康复期间可结合减肥,以减轻膝关节的压力。

特别提醒　本病往往时轻时重,反复发作,中药、针灸及推拿治疗可在一定程度上延缓病情的进展,减轻症状。对大多数患者,特别是早期的患者,手术不是必要的。但是,如果患者疼痛剧烈,膝关节活动严重受限,已影响到患者的日常生活,非手术治疗效果不理想,建议患者考虑采用关节镜手术治疗。手术可以减轻或消除疼痛,增加活动度,提高生活质量。

股骨头缺血性坏死

股骨头缺血性坏死可分为两大类:一种是创伤性股骨头缺血性坏死,主要原因是外伤等因素造成股骨头血液供应突然中断,股骨头缺乏血液滋养引起;一种是非创伤性股骨头坏死,发病过程缓慢日久,主要因素有酗酒、慢性肝病、滥用激素、肾脏移植、红斑狼疮或其他胶原血管疾病、潜水病或减压病、烧伤、痛风、髋关节局部手术等。在以上诸多因素中,以局部创伤、滥用激素药、过量饮酒引起的股骨头坏死多见。主要原因在于引起的股骨头的血

液循环障碍,而导致骨细胞缺血、变性、坏死。

患者可出现患病侧或双侧髋部隐隐作痛或钝痛,但在急性发作期可出现剧烈疼痛。疼痛部位主要在腹股沟区,长时间站立或行走时疼痛加重,出现轻度跛行。疾病至晚期时可因各种劳累后导致疼痛加重、跛行,髋关节屈曲、外展出现明显障碍。

◎您需要做哪些检查

体格检查　髋部有深压痛,髋关节活动障碍,肌肉萎缩,甚至患肢短缩。

X 线检查　在本病诊断中有重要作用。

同位素扫描或磁共振成像(MRI)检查　X 线检查正常,但根据症状和体征怀疑有股骨头坏死时,应进行同位素扫描或 MRI 检查才能发现或排除股骨头是否已开始坏死。

◎专家忠告

就诊策略　如出现上述症状,应及时至医院骨伤科进行诊治,由医生进行检查诊断。

治疗主张

中医疗法　分内治法与外治

法。内治法强调辨证施治,大体分为湿痰型、血瘀型、肾虚型、劳损型,分别用化湿健脾、活血化瘀、补肾壮骨、行气活血等方剂治疗。外治法可用电针、温针、艾灸、理疗等,以解除痉挛,减轻疼痛;也可用轻柔手法,外敷中药以增加血液循环,减轻症状。

康复治疗　强调预防,强调早期诊断,早期治疗。一旦发生,则治疗效果难以令人满意。治疗期和康复期应注意避免一切诱发因素,禁酒,避免高脂饮食,加强营养。既要注意全身体质锻炼,又要不增加关节负担,禁止过于劳累。患者可以进行病变关节的锻炼,进行关节屈伸和各方向的活动,活动要循序渐进,由小到大,由少到多。注意在Ⅲ、Ⅳ期(具体分期详见"骨科疾病"中的相关内容)不要太多活动,以免损伤关节,无论各期都不能增加股骨头的压力。

诊治误区　该病应和髋关节结核、类风湿关节炎、风湿性关节炎等疾病相鉴别。髋关节结核早期可出现低热、盗汗等阴虚内热症状,髋部红肿,X线显示骨关节面破坏。类风湿关节炎关节出现晨僵;关节活动是出现压痛或疼痛,关节往往呈对称性肿胀。风湿性关节炎时关节可出现红、肿、热、痛,疼痛呈游走性。

特别提醒　该病常发生于3~12岁的儿童,又称幼年性畸形性骨软骨病,男孩居多。该阶段股骨头供血系统的血管正在重新建立,血供最差,男孩活动量大,受伤机会较多。家长应提高警惕,发现孩子出现间断的髋膝疼痛,有点跛行时,不要简单地认为软组织损伤,应带孩子及时就诊,以排除本病的可能。

成人大多因大量饮酒、大量放射治疗、大量激素治疗、关节外伤所致,应注意避免。外伤可以是一次严重损伤如骨折脱位,也可以是积累性轻微损伤如大运动量训练、劳损等。故应该尽量避免局部关节的过度使用。

早期因病理改变不严重,有的患者仅表现为膝部疼痛。若出现原因不明的膝部疼痛,应警惕股骨头缺血坏死的可能,及时到医院就诊。

（王拥军）

类风湿关节炎

类风湿关节炎属于中医"痹

证"范畴，是一种以关节病变为主，尤以手、腕、足关节病变最为常见的慢性全身性自身免疫性疾病。所谓痹证，是指由风、寒、湿、热等外邪侵袭人体，闭阻经络，气血运行不畅，导致肌肉、筋骨、关节肿大灼热酸痛，麻木重着，屈伸不利等。本病以青壮年患者较多，80%以上的患者年龄在20～45岁，女性患者多于男性患者。该病病因尚不明了，一般认为本病是一种全身性结缔组织病，与感染、免疫等的改变关系密切。关节的滑膜炎症形成血管肉芽肿组织，侵蚀关节软骨和骨质，造成关节的不可逆损害，最后导致关节畸形和功能障碍。

本病起病缓慢，患者多有数周至数月的疲倦乏力、体重减轻、胃纳不佳、低热、手足麻木或刺痛等先兆症状，随后出现某一关节疼痛、僵硬，关节肿大日趋显著，局部皮肤温热潮红，自动或被动运动都会引起疼痛，以晨起症状较为明显。出现上述症状者应去医院就诊。

◎您需要做哪些检查

具体检查方法详见本书"风湿科疾病"中的相关内容。

对痹证的辨证，首先应辨清是热痹还是风寒湿痹。热痹以关节红肿、灼热、疼痛为特点；而风寒湿痹出现关节酸痛，但无局部红肿、灼热。其中，关节酸痛、游走不定者为行痹；痛有定处、疼痛剧烈者为痛痹；肢体酸痛、重着、肌肤麻木不仁者为着痹。病程久者，尚需辨识有无气血损伤及脏腑亏虚的证候。

◎专家忠告

就诊策略　本病可至医院内科（风湿科）就诊，由医生明确诊断后采取相关治疗手段。

治疗主张　本病可采用中西医结合治疗，西医治疗详见本书"风湿科疾病"中的相关内容。多数患者经综合治疗后尚能控制关节及其他组织的炎症，缓解症状，保持关节功能，防止畸形，修复受损关节，以减轻疼痛和恢复功能。

对痹证的患者，治宜祛风、散寒、除湿、清热及舒经通络，后期还可适当配伍补益正气的药物。行痹：治宜祛风通络、散寒除湿，方用防风汤加减。该方具有活血通络、祛风散寒、解肌止痛、和中调营之功效。痛痹：治宜温经散寒、祛风除湿,方用乌头汤加减。该方具有温经散寒、除湿止痛、益气固表、利血通痹之功效。着痹:治宜除湿通络、祛风散寒,方用薏苡仁汤加减。该方具有健脾除湿、活血散寒、健脾和中之功效。风寒湿偏盛不明显者,方用蠲痹汤。该方具有祛风、除湿、散寒、活血、通络、止痛之功效。风湿热痹:治宜清热通络、祛风除湿,方用白虎桂枝汤加减。该方具有清热除湿、养胃生津、疏风通络之功效。

痹证迁延不逾、正虚邪恋、疼痛时轻时重、关节肿大、强直畸形、屈伸不利、舌暗脉涩时,可用桃红饮加减。该方具有养血活血、化瘀通络、祛痰散结、疏风通络之功。

针灸治疗,尤其是温针、艾灸的疗效较好。因该病缠绵难愈,病程较长,应坚持长期治疗,才能积渐奏功。其主要手法应注意补虚泻实、调和气血、驱邪逐痹,以局部与循经取穴为主,辅以阿是穴,以达行气活血、祛瘀通利之功。主穴:上肢痛取肩髃、臂臑、曲池、外关、合谷、阳池、阳溪、腕骨、八邪、后溪穴;腰背痛取水沟、身柱、腰阳关穴;下肢痛取环跳、

秩边、承扶、犊鼻、膝眼、梁丘、阳陵泉、申脉、照海、昆仑、太溪、丘墟穴。配穴:行痹取膈俞、血海穴;痛痹取肾俞、关元穴;着痹取足三里、阴陵泉穴;热痹取大椎、曲池穴。以上各部均用毫针刺法,风痹用泻法;寒痹加灸,平补平泻;湿痹用补法;热痹用泻法,并可在局部点刺出血。

水针疗法,以中药的当归、防风、威灵仙等注射液进行相应穴位注射。每穴用0.5~1毫升,隔日1次,10次为一疗程。

诊治误区　本病同风湿性关节炎、退行性骨关节病有相类似的症状,通过疼痛部位、关节强直情况、血液和X线检查等可予以鉴别,切勿在未明确诊断的情况下自行采取服用药物等措施。

特别提醒　早诊断早治疗是诊治本病的关键,患者一旦出现相关症状应及早去医院检查治疗。

中　风

中风是指突然昏倒、不省人事,伴有口眼歪斜、半身不遂、语言不利,或未见昏倒仅口眼歪斜、半身不遂为主的一种疾病,相当

于现代医学的脑血管意外、面神经麻痹等。本病发病急骤，常发生于中老年人群，高血压、动脉硬化、糖尿病、颅内动脉瘤、脑血管畸形、心脏小栓子或动脉硬化斑块脱落等多种因素均可引起中风。若患者同时受上述多种致病因素的影响，则中风的发病率更高。发病前大多数患者有头痛、眩晕、肢麻、心悸等症状，多由暴怒或大喜大悲、饮食不当、劳倦等因素而诱发。

◎您需要做哪些检查

脑电图检查、B 超检查、CT检查、磁共振成像(MRI)检查，可确诊中风的性质与部位，区别出血性中风或缺血性中风。相关内容可见本书"脑卒中"章节。

◎专家忠告

就诊策略　中风无论是中经络或中脏腑，均应及时就诊，由医生明确诊断后采取相关治疗手段。

治疗主张　中风之发生，总不外乎在本为阴阳偏胜、气血逆乱，在标为风火相煽、痰浊壅塞、瘀血内阻，出现本虚标实和上盛下虚的证候。

中药治疗　风痰阻络型，治宜祛风化痰通络，方选牵正散合导痰汤加减；阴虚阳亢型，治宜平肝熄风潜阳，方选镇肝息风汤加减。闭证者，治宜清肝息风开窍，方选羚羊角汤加减；脱证者，治宜回阳固脱，方选参附汤加减。半身不遂者，治宜益气活血，方选补阳还五汤加减；言语不利者，治宜祛风除痰开窍，方选解语丹加减。

针灸治疗　滋阴潜阳，养血舒经，祛风通络，采用"补健侧，泻患侧"的手法，取手、足阳明经穴为主，辅以太阳、少阳经穴。

半身不遂者，上肢穴位取肩髃、曲池、手三里、外关、合谷；下肢穴位取环跳、阳陵泉、足三里、丘墟、昆仑。

口眼歪斜者，取穴瞳子髎、地仓、颊车、颧髎、合谷、太冲。

中脏腑之闭证型者，治法取督脉和十二井穴为主，清肝息风，祛瘀通窍；穴位取水沟、十二井、太冲、丰隆、劳宫、涌泉；随证配穴，牙关紧闭配颊车、合谷，语言不利配哑门、廉泉。

中脏腑之脱证型者，治法取任督二脉经穴为主，配用艾炷灸之，回阳固脱，祛邪醒神；穴位取水沟、内关、关元、神阙

（隔盐灸 5 壮）。

此外，可选用头针，以对侧运动区为主，并配以足运感区，失语者用语言区，对治疗脑血栓形成的效果较好。也可使用电针，选取四肢穴位 2 ~ 3 对，采用疏波或断续波，使患者产生酸麻感，使有关肌群出现节律性收缩，对半身不遂患者有显著疗效。还可使用水针，选取四肢穴位 2 ~ 4 穴，采用灯盏花注射液或复方当归注射液 2 ~ 4 毫升，每穴注射 1 毫升，隔日 1 次，10 次为一疗程，对半身不遂者适用。

诊治误区　中风患者急性期治疗后一般会出院居家疗养，此时若过分强调卧床休息则出现肺部感染、压疮、肢体挛缩等并发症。对于这些并发症的防治，应加强患肢的运动、保持室内空气清新、勤翻身，进行局部揉擦等。

特别提醒　加强先兆症状的观察，凡年高形盛气虚、肝阳亢逆、自觉头晕逐渐或突然加重、一侧或部分肢体经常麻木或无力、半身发凉或疼痛、肢体颤动、突然口角歪斜者，可针灸风池、足三里等穴，作为预防措施，并及时到医院进行诊治。

出血性中风急性期头部不宜针刺，发病 2 周且病情稳定后方可针刺头部；缺血性中风，急性期可考虑针刺治疗。

健康管理　须注意饮食起居，控制高血压、高血糖、高血脂等致病因素。

针灸治疗的宜与忌

针灸是运用针刺和艾灸来防治疾病的一种行之有效的临床医疗手法。针灸适应证广、疗效明显、操作方便、经济安全，深受患者欢迎。针灸治疗，应以中医理论为指导，综合应用经络、腧穴、针刺手法及辨证选穴，可以防病治病。

针和灸是两种不同的治疗方法。针法也称为刺法，是采用金属制成的各种针具，通过一定的手法来刺激人体的腧穴。灸法，古称艾灸法，主要是利用艾绒置于病患部位或是腧穴上燃烧，或是将艾条点燃后在局部皮肤上熏烤。两者虽然所用器材和操作方式不同，但同属外治法，都是通过腧穴，作用于经络、脏腑，以调和阴阳、扶正祛邪、疏通经络、行气活血，达到防病治病的目的。然而，临床上针与灸的适应证和疗效是有区别的。一般情况下，针刺适用于体温正常或体温高的患者；灸适用于体温正常或体温比较低的患者。换句话说，针刺适用于热性、亢进和兴奋性的疾病；艾灸适用于寒性、衰退、松弛性的疾病。出于临床治疗需要，即便兴奋性、亢进性疾病，也可以选用温针处理，其目的在于加强针感刺激。临床上为了达到特定的预期疗效，往往将针和灸配合使用，故统称"针灸"。

适合针灸治疗的病证很多，疗效最为显著的有神经系统、消化道系统（胃肠病）、部分呼吸道系统（慢性支气管炎、哮喘），以及部分内科、妇科、外科、五官科等疾病。如神经症、自主神经功能紊乱、关节肌肉酸痛、上呼吸道感染、中风后遗症、妇女月经不调、痛经、风疹、扭伤、腱鞘囊肿、目赤肿痛、麦粒肿、耳鸣、耳聋、牙痛、咽喉肿痛等。此外，针灸疗法还可以治疗晕厥、高热、抽搐、急痛等各种急症，多有应急疗效。

针灸虽然具有简、便、验、廉等许多优点，对有些病种的治疗还须掌握适应证和注意事项。如对癌症患者，不可在癌肿局部区域针灸，以防癌症扩散；针刺后出现渗血现象，对癌症治疗更为不利。对孕妇进行针灸治疗时，必须避免选用有损孕妇健康或有碍胎儿安全的穴位。对强直性脊髓炎患者而言，采取针灸治疗是治疗其疾病的一个比较有效的手段，但要注意针刺不宜过深，刺激不宜过大。对血友病患者严禁针灸。同样艾灸也有禁忌，如眼睛、大血管和大血管丰富的部位，特别是头面部，尽量不用直接灸，以免留下永久性的瘢痕。

针灸手法很有讲究。如风府、哑门穴位的针刺深度，在我国历代医家的针灸著作中，都有比较严格的规定，过深很有可能刺着延髓，发生意外。有人称"腹深如井"，针刺可深5寸，其实，与针刺风府、哑门一样，都必须慎重，不宜过深，必须依照实际情况，因人而异。人体有胖瘦之分，腹部肌肉和脂肪也有丰厚与薄弱之分，若一味认定可针刺5寸，容易引发医疗事故。此外，眼睛、大血管要避开，重要脏器部位禁深刺，耳朵的耳孔禁针，开颅局部禁用头针治疗。

针灸前患者应适当进食，以免发生晕针。一般而言，空腹患者不宜施行针灸治疗；对初次针灸的患者,尽量采用卧位。

选择不同形制的针具,是其临床治疗获取疗效的重要手段。现代临床常用的有毫针、三棱针、梅花针(七星针)、皮内针等多种,其中毫针是临床上应用最多、最广的针具,一般用于寒热、痛痹;三棱针一般用于泻血,治痛肿、热病;梅花针一般用于局部瘀肿、血滞,治气血不畅类病证。

现代常用的刺法有直刺、斜刺、平扬刺、叩刺等,临床上可以结合电针、激光及超声波等方法。激光针是利用光束替代金属针进行治疗的一种方法,适用于临床上某些无法使用毫针或对毫针有恐惧心理的患者,但须注意光束强度,以免灼伤皮肤。超声针也是一种替代金属针进行疾病治疗的新仪器,尤其适用于年老体弱和小儿患者。

针灸疗法很多,临床上除了最常用的体针之外,还有耳针、头针、鼻针、足针等疗法,其中最普遍使用的是体针、耳针和头针,其中又以耳针的止痛效果最佳。

针刺手法是否运用适当,直接影响治疗的效果。针刺手法分为"徐疾"、"迎随"、"提插"、"捻转"等。最常用的是"捻转"手法,其次是"徐疾"手法,或两者配合使用。当人体虚弱的时候,通常只用一种补泻手法,"捻转"或"徐疾",或者只用"迎随"手法。诸多补泻手法中,唯"迎随"手法刺激量最小,适用于年老体弱者及儿童。

刺激量比较大的是"捻转"补泻手法。"徐疾"补泻手法往往配合"捻转"补泻手法。而"提插"补泻手法刺激量最大,一般适用于实证、亢奋性疾病。身体虚弱、退行性疾病一般用补法,身体强壮、亢奋性疾病一般用泻法。在临床上,根据病情也可以将"徐疾"、"捻转"、"提插"三种手法结合运用。

"捻转"补泻与"迎随"补泻结合艾灸,则效果更为显著。总之,肌肉丰厚,用"捻转"补泻、"提插"补泻或"徐疾"补泻。针刺补泻手法的原则为:"盛则泻之,虚则补之,热则疾之,寒则留之,陷下则灸之,不盛不虚则以经取之。"

拔火罐是针灸疗法中的一个方法,常在针灸以后配合使用,而且使用面较为广泛,凡是病态的部位都可运用。当然,也有必须注意的方面,例如眼区、孕妇的下腹部及腰部都是禁用的。此外，还有不易拔火罐的部位，如高低不平处以及手指、足趾等处。拔火罐能加强针刺的治疗效果，但皮肤病患者和大面积溃疡感染者禁用。

针灸治病，虽然比较安全，但若忽视针刺的禁忌证，或针刺手法不当，或对人体解剖部位缺乏全面的了解，也会出现一系列不应有的异常情况；又由于人的生理功能和生活环境等因素，在针刺治病时，必须严格注意下列几个方面：①患者在过于饥饿、疲劳时或精神过度紧张时，不宜立即进行针刺。对体质瘦弱、气血虚亏的患者，针刺时手法不宜过强，并应尽量选用卧位。②对妊娠3个月以上的孕妇，禁忌针刺腹部腧穴及腰骶部腧穴，以及一切有损孕妇健康及胎儿发育的腧穴。对囟门未合的小儿，禁忌针刺头顶部的腧穴。③对自发性出血或损伤后出血不止的患者，不宜针

刺。皮肤有感染、溃疡、瘢痕和肿瘤的部位不宜针刺。④对脑、胁、腰、背脏腑所居之处的腧穴，不宜直刺和深刺。对肝肿大、脾肿大和肺气肿患者，则更应注意这点。⑤针刺眼区和颈部的风府、哑门等穴以及脊椎部的腧穴时，要注意掌握规定的角度和深度，不宜大幅度"提插"、"捻转"和长时间留针，以免伤及重要组织器官，产生严重的不良后果。⑥对尿潴留患者，在针刺小腹部腧穴时，应提醒患者先排尿，并要掌握适当的针刺方向、角度、深度等，以免误伤膀胱，发生意外事故。

总而言之，针灸与拔罐治疗疾病的原则，是根据疾病的性质决定的。临床上，医生要精神专一，随时观察患者的神色，询问患者的感觉，一旦发现患者出现不适的先兆，应及早采取适当措施，以防患于未然。

（姚　捷）

附录:医学检查与诊疗技术

脑脊液检查

脑脊液标本由腰椎穿刺术取得,标本采集后应立即送验。腰椎穿刺后需平卧 6 小时,以避免脑脊液压力减低所致的低颅内压性头疼。脑脊液是一种无色透明液体,包围着整个脑和脊髓,对清除代谢产物和炎性渗出物方面有一定作用。脑脊液每日都有一定数量的产生和吸收,所以做脑脊液检查对身体并无大碍。

造影检查

将造影剂(纯硫酸钡、碘剂、气体)引入人体,形成人工对比,然后摄片,可观察被检查脏器的正常或异常改变。

胃肠道气钡造影检查 检查前空腹 6 小时以上,前 1 日进少渣饮食。造影前 3 日停用铋剂、钙剂等药物。积便过多者服缓泻剂;检查时按医生要求先口服发气散,再服硫酸钡。检查后应等 X 线摄片结果合乎要求后离开放射科。

气钡灌肠检查 检查前 1 日,进少量饮食,晚餐后禁食,检查前 1 小时灌肠,排尽粪便;将涂有润滑剂的肛管缓缓插入直肠,先注气,再灌入钡剂,再摄片;让患者排出大部分钡剂后观察肠道。

口服胆囊造影 造影前 1 日中午应进脂肪丰富的饮食使胆囊排空,晚餐进无脂肪食物,晚餐后禁食,可饮水;晚 10 时后口服碘番酸,每隔 5 分钟服 1 片,共服 6 片;检查当日禁食。摄片胆囊显示满意后进食 2 个油煎鸡蛋,过 30 分钟摄片。少数患者可出现恶心、呕吐、腹泻等症状。检查后多饮水，以便造影剂尽早排出。

静脉胆囊造影　检查前要进行碘过敏试验，摄腹部平片。造影前1日中午应进脂肪丰富的饮食使胆囊排空，晚餐进无脂肪食物；晚8时服缓泻剂，注意排便。检查当日禁食，患者平卧，静脉注射造影剂，然后摄片；胆囊显影良好后进食2个油煎鸡蛋，再摄片。患者若感觉头昏、心悸，应立即告诉医生。

经皮肝穿刺胆管造影　造影前要先检查心脏、肝脏、肾脏功能和凝血功能，做碘过敏试验。患者要学会控制呼吸，检查前灌肠，当日早晨禁食。检查前30分钟服用镇静剂，在X线下找到穿刺点，在无菌操作下用细长针刺入胆管，抽吸一些胆汁，注入造影剂，然后摄片。

纤维内镜逆行胆胰管造影术（ERCP）　检查前的准备同纤维胃镜检查，检查前进行碘过敏试验，咽部喷雾麻醉，当内镜到达十二指肠乳头部时插管注药，然后摄片。检查后2日内注意血、尿淀粉酶，有无腹痛、发热等症状。

支气管造影　检查前行造影剂与麻醉剂过敏试验，检查前3小时不能饮食。检查前用少量镇静剂，咽部喷雾麻醉后从鼻腔插入导管到气管下部，经导管注入适量的麻醉剂，再在不同体位注入造影剂，充盈各支气管，然后摄片。

静脉注射尿路造影　检查前行造影剂过敏试验，检查前晚服缓泻剂，检查前禁水6～12小时，将造影剂缓慢注入静脉，然后摄片。

逆行肾盂造影　术前做碘过敏试验。通过膀胱镜插入输尿管导管，经导管注入造影剂，然后摄片。

腹膜后充气造影　检查前1日穿刺部位剃去毛发并清洁皮肤，检查前1～2小时清洁灌肠，骶尾部前方消毒与麻醉后用细长针穿刺至骶前间隙，抽吸无回血后，分次注入气体，然后摄片。

盆腔充气造影　检查前1日晚服用缓泻剂，或当日灌肠1次。检查前排尿，注入空气，患者俯卧，检查桌头侧放低30°，然后摄片。

子宫输卵管造影　应在月经干净后4～10日进行，先做妇科检查，局部清洁消毒后插入金属导管至宫腔上部，将导管上的圆锥形橡皮塞顶住患者子宫颈口，注入造影剂,然后摄片。

脑室造影 检查前 6 小时禁食,术前服用少量镇静剂,颅骨钻孔,注入造影剂,再摄片。

气脑造影 检查前 6 小时禁食,术前服用少量镇静剂,做腰椎穿刺或小脑延髓池穿刺,放出脑脊液,注入等量气体,调整体位使气体进入脑室并均匀分布于蛛网膜下腔,然后摄片。

心血管造影 检查前 1 日做造影剂静脉注射试验,检查前 1 小时服用镇静剂,注入造影剂,然后摄片。

CT 检查

CT 检查是 X 线电子计算机体层摄影的简称。X 线通过一个层面的被检查组织,该层面的 X 线吸收值记录在灵敏度很高的探测器上,探测器将这些示数输入到电子计算机,经电子计算机处理后,这些示数被转换成图像显示出来。与 X 线片相比,CT 图像的灵敏度要高得多,而且检查时患者无危险、无痛苦、显像清晰、诊断迅速。为了提高正常组织与病变组织的对比度,使病变组织显示更清晰,需要使用造影剂,这就是所谓的"增强 CT 扫描"检查。

检查前 3 日内不能服用含重金属的药片,如钙片。有些患者,如需做胆囊 CT 检查的患者,在检查前 1 周内不能做胃肠道钡剂造影检查。CT 检查前需做碘过敏试验,若过敏,则禁忌进行。CT 检查前 4 小时禁食。烦躁的患者在检查前需肌注地西泮。检查时患者应掌握呼吸与屏气的要领。检查后,需留下观察 0.5 ~ 4 小时。随着计算机技术的发展,现在可以用 64 排或 128 排 CT 做冠状动脉检查,看是否有血管狭窄或阻塞,但做检查时最好把心率控制在 70 次/分以下。心率和心律控制良好的门诊无创冠状动脉 CT 检查可以替代住院有创的冠状动脉造影,节省大量的医疗费用。

PET-CT 检查

PET-CT 通称"派特",是由 PET 和 CT 整合后形成的一种融合型医学影像诊断装置。所谓 PET 是正电子发射计算机断层成像的缩写,由于正电子放射性核素能够很容易地标记在如葡萄糖、氨基酸、水等生命代谢活动所必须的物质上,而 PET 能够灵敏地探测正电子放射性核素的所在并形成三维断层影像,所以 PET 影像可以无创伤地获得人体正常生理和患病时病变部位的葡萄糖、氨基酸、水等代谢影像,从而通过病变部位葡萄糖、氨基酸、水等代谢变化进行疾病的诊断。但是单纯 PET 由于缺乏准确的解剖定位影像诊断功能,使得高灵敏的代谢影像常常因无法准确提供病变所在部位以及无法与一些生理性代谢相鉴别,从而影响了 PET 诊断的准确性。2002 年面世并开始进入临床使用的 PET-CT 作为一种全新的融合医学影像诊断装置,在 PET 上加入了之前已经为大家所普遍了解的 CT 影像装置,将 PET 代谢影像清晰地融合在 CT 解剖影像上,从而使 PET 代谢诊断的高灵敏性与 CT 诊断的清晰解剖定位有机结合,极大地提高了诊断的准确性。目前,临床上普遍采用 ^{18}FDG 作为葡萄糖代谢显像剂进行肿瘤阳性显像。^{18}FDG 作为葡萄糖的类似物,利用了肿瘤细胞高度摄取葡萄糖的代谢特征,可早期发现肿瘤,并可鉴别肿瘤良恶性,对肿瘤进行准确分期和疗效评价。而且由于其反映的是肿瘤组织的生化变化,因此可较 B 超、CT 以及 MRI 等解剖影像技术更早地发现肿瘤的存在。而由于其能够早期发现肿瘤存在的特性,国外已经将它作为体检筛查肿瘤的一个必要项目之一。

检查流程

预约登记 PET-CT 检查由于需要预先为受检者订购检查所用的显像剂,同时为了保证实现高质量的检查,受检者在检查前需要做一些必要的准备,所以采用预约制。

受检者检查前准备 检查前 6 小时即开始禁食、禁饮含糖饮料、禁静脉滴注葡萄糖液、禁做剧烈或长时间的体育锻炼;检查前 24 小时以内禁饮酒;检查当天避免自行驾车;检查当天气温较低时应尽量穿得保暖一些。

检查流程 ①护士接待:登记受检者一般信息,测量受检者身高、体重;测试空腹血糖。②医生接诊:询问病史,告知并签署知情同意书。③注射显像剂:注射后候诊室安静休息 30 分钟至 1 小时,并遵医嘱饮水或阴性造影剂以充盈胃肠道;检查前遵医嘱排净尿液,排尿时注意勿将尿液沾污到衣服或身体皮肤上。④PET-CT影像采集:头部+体部采集共需 20 ~ 25 分钟。⑤影像采集结束后,护士将准备简单的点心和牛奶,并告知患者取报告的时间。

主要适应证　①鉴别肿瘤病变的良、恶性。②肿瘤患者转移灶为首发症状而原发灶不明时,探测原发肿瘤灶。③已确诊恶性肿瘤病变的临床分期,帮助临床医生选择最佳治疗方案。④监测恶性肿瘤治疗疗效(手术、放疗、化疗)。⑤对肿瘤治疗后体格检查或其他影像学检查发现异常者是肿瘤病灶残留亦或治疗后纤维化或坏死进行鉴别。⑥探测有无肿瘤复发,特别是肿瘤标志物升高者。⑦选择最有可能具有诊断信息的肿瘤活检部位。⑧指导肿瘤放疗计划的制订。

磁共振成像(MRI)检查

磁共振成像检查是医学影像学中最新的一种检查技术。为了提高正常组织与病变组织的对比度,使病变组织显示更清晰,需要使用造影剂,这就是所谓的"增强 MRI 扫描"。

患者在进入 MRI 机房前必须除去身上所有的金属物品,带有心脏起搏器、人工心脏瓣膜、眼内有金属异物、人工关节、假牙、内耳有金属假体、节育环的患者应告诉医生。早期妊娠妇女应避免做 MRI 检查。检查时患者不要紧张,不要移动身体,保持安静和平稳呼吸。明显心律失常的患者应在心律失常得到控制后再进行 MRI 检查。冠状动脉置入支架后不影响做 MRI 检查。

放射性核素检查

常用放射性核素检查是利用放射性核素及其标记化合物对疾病进行诊断和研究的一类方法,可以分成脏器(全身)显像、功能测定、体外分析三大类。

脏器显像　核素检查注射的放射性和化学性成分含量很少,一般不会引起不良反应,一般检查无需特别准备。

^{18}F-FDG PET/CT 全身显像　检查前 1 日晚餐后禁食,空腹,测血糖在正常范围后静脉注射 ^{18}F-FDG 后等待 30 分钟至 1 小时后,进行 PET/CT 全身显像(从

头到脚)。

^{99m}Tc-ECT 脏器显像　包括全身骨显像、甲状腺显像、甲状旁腺显像、肺通气/灌注显像、心肌显像等。

全身骨显像:静脉注射^{99}Tc-MDP 1110 兆贝可后进行 ECT 全身显像(采集前后位、后前位,从头到脚)。

甲状腺显像:口服或静脉注射^{99}Tc 370 兆贝可淋洗液后,平卧,进行甲状腺部位的 ECT 显像。

肾小球滤过率测定(GFR):检查前少喝水,建议检查前服用3 杯水。静脉"弹丸"注射^{99}Tc-DTPA 111 兆贝可后采集 6 分钟后进行计算机处理,测定左右分肾的 GFR 数值。

甲状旁腺 SPPET/CT 显像:静脉注射^{99m}Tc-MIBI 1110 兆贝可后在颈部进行甲状腺和甲状旁腺的 SPECT 显像,并再进行 CT 的断层显像。

肺通气/灌注显像:患者先坐位,在专用的核医学雾化器[将185 兆贝可(0.5 毫升)^{99}Tc 溶液气化]的口罩中吸取^{99}TC 的雾化气体 3 分钟后,平卧,做肺通气显像。显像后再等待 30 分钟后,患者平卧静脉注射^{99}Tc-MAA 185 兆贝可后,再进行肺灌注显像。

心肌显像和负荷心肌显像:①静息显像:检查前 3~4 小时禁食,静脉注射^{99m}Tc-MIBI 925兆贝可后 30 分钟,嘱患者喝 250~500 毫升牛奶(或进食 2 个油煎鸡蛋),1~1.5 小时后进行心肌平面及断层显像。②负荷显像(两次注射):应在负荷试验前3~4 小时开始禁食,应尽可能地停用所有可能影响患者的心率或心肌血流灌注的药物。a. 患者行运动试验,运动试验终止前 1 分钟静脉注射^{99m}Tc-MIBI。b. 嘱患者在运动试验后 15~30 分钟喝250~500 毫升牛奶。c. 在注射^{99m}Tc-MIBI 后 30~60 分钟行心肌平面或 SPECT 显像。d. 3~4小时后,在静息状态下,静脉注射^{99m}Tc-MIBI。e. 嘱患者在注射^{99m}Tc-MIBI 后 30 分钟,喝 250~500 毫升牛奶。f. 注射^{99m}Tc-MIBI后 1 小时,行平面或断层显像。

肝显像:①肝显像(胶体显像)。^{99m}Tc-植酸钠,静脉注射185 兆贝可,10 分钟后即可进行显像,采集前后位、后前位、右侧位,必要时增加其他位置。②肝血流、肝血池显像。以"弹丸"式静脉注射 $^{99m}Tc-RBC$ 555 兆贝可,1 帧/3 秒的速度动态示踪肝血管及门静脉的灌注情况,为肝血流显像,以后第 5、10、20、30 分钟各采一帧,必要时延迟显像和断层显像。通过首次图像和计算机计算定量指标进行判断。

脑显像:静脉注射 $^{99m}Tc-ECD$ 1 110 兆贝可后进行脑的断层显像。

下肢深静脉显像:患者仰卧位,双足背静脉内同时注射 $^{99m}Tc-MAA$ 1 110 兆贝可后采用从足跟到头部的全身动态采集的方式进行采集。

功能测定

吸碘率测定 检查前禁服用含碘的药物、富含碘的食物,停抗甲状腺药物 2 周。检查前空腹。口服 ^{131}I 74 千贝可后 2 小时、4 小时和 24 小时(或 3、6、24 小时)分别在专用的吸碘率测定器(头颈部对着测定探头)进行测定。

$^{13}C/^{14}C$ 呼气试验 首次做呼气试验必须停用抗生素和铋剂 1 周,停用硫糖铝的质子泵抑制剂 3 日。幽门螺杆菌感染阳性治疗后的检查必须停用抗生素和铋剂 4 周,停用硫糖铝的质子泵抑制剂 3 周。检查前禁食 6 小时以上。空腹,先呼出的气吹在一个小试管(气囊)内,服用 $^{13}C/^{14}C$ 胶囊后 20 分钟和 30 分钟再分别吹气在两个小试管(气囊)内。

体外分析 是利用竞争结合的原理,将特异的免疫反应或受体配基反应与灵敏的放射性测量技术结合起来形成的一种超微量分析方法。此法已可测定血、尿、各种体液和组织内的 300 多种激素,某些肿瘤和病毒的相关抗原、药物、受体等的含量,最小检出值一般可达纳克(ng)至皮克(pg)水平($10^{-9} \sim 10^{-12}$ 克),有的已接近飞克(fg)(10^{-15} 克),较一般生物化学分析的灵敏度提高 4 倍至百万倍。因此,本法已成为内分泌疾病诊断和研究、药物血浓度监测、某些肿瘤和传染病的诊断分型和受体研究的重要手段,应用广泛。

用放射性 ^{125}I 进行标记,目前最常用的是测定甲状腺功能(ft3、ft4、stsh、tpoab)和抗原标志物(甲胎蛋白、癌胚抗原、CA19-9、CA50、CA724 等),患者无需准备,只要静脉抽血就可以了。

结核菌素试验

结核菌素试验可观察患者是否受过结核杆菌感染。一般先取 1 单位做皮内试验,如阴性,则再用 5 国际单位试验。从试验之日起观察 72 小时皮肤红肿情况,直径小于或等于 4 毫米者为阴性(−),5 ~ 9 毫米者为阳性(+),10 ~ 19 毫米为(++),20 毫米以上为(+++),有水疱和组织坏死为(++++)。

试验方法有:①皮内注射法。于左前臂掌侧皮内注射结核菌素 1∶10 000 或 1∶2 000 稀释液 0.1 毫升,使其成为一个 0.5 厘米直径的皮丘,72 小时后观察结果。若局部无明显反应,或局部红肿直径小于 5 毫米,为阴性;局部红肿 5 毫米以上为阳性。②皮肤划痕法。用未经稀释的结核菌素滴 1 滴于左前臂掌侧皮肤上,用针划破表皮,72 小时后观察结果。若局部红肿直径超过 0.5 厘米为阳性。注意切不可将未经稀释的结核菌素用做皮内试验,以免引起剧烈反应;结核菌素试验阳性表示受过结核菌感染,但并不表明有活动性结核病,不要以为自己肯定患了结核病。

胸腔穿刺

胸腔穿刺是用针穿刺入胸腔,抽取胸水,做常规检查、细菌培养、脱落细胞检查。

患者在检查过程中应避免咳嗽,以防损伤肺,导致气胸。一次抽液、抽气不宜过多或过快。穿刺过程中,若患者有咳嗽、头晕、出汗、面色苍白,应立即停止穿刺。第一次抽液不超过 1 000 毫升。

腹腔穿刺

腹腔穿刺是用针穿刺入腹腔,抽取腹水,做常规检查、细菌培养、脱落细胞检查。

患者不可因腹胀难受而要求过多或过快地放腹水,肝功能不良的患者不应要求放腹水过多。穿刺过程中若患者感觉头晕、心悸、恶心,应立即告诉医生。放腹水后用消毒纱布捆绑,以防腹水漏出和腹压骤降。

肝脏穿刺

肝脏穿刺是用针穿刺入肝

脏，抽液或吸取肝组织标本，进行病理检查。

穿刺之前须了解患者是否有出血倾向，应测定凝血时间和凝血酶原时间。穿刺时患者应屏住呼吸，穿刺后静卧8～12小时，穿刺后患者若有腹痛、心悸、气急、出汗，必须立即告诉医生，千万不可移动用于压迫止血的沙袋，以防出现内出血。

心包穿刺

心包穿刺是用针穿刺入心脏有关部位，抽取心包腔中的积液，积液送化验室化验。

穿刺之前，患者要做B超检查，心包穿刺在无菌情况下进行，局部应用利多卡因麻醉。穿刺过程中患者应避免咳嗽和深呼吸，若有心跳加快、气急等应立即告诉医生。

骨髓穿刺与活检

骨髓穿刺是用针穿刺入骨髓，抽取骨髓液，然后进行骨髓细胞学检查、细菌学检查、寄生虫检查。

骨髓穿刺是在局部麻醉情况

下进行的，操作方便、安全，患者仅有酸胀感，术后即可起床活动，不必过于担心。但在操作前，患者应告诉医生是否患有血友病，血友病患者禁做骨髓穿刺。在操作过程中，当针刺入骨质后，患者千万不要移动体位。穿刺结束后，用消毒纱布压迫片刻，以防出血。

骨髓活检是用特制的骨髓活检针，在髂后上棘先穿刺后活检，活检的骨髓组织为0.5～1厘米长。

关节穿刺

关节穿刺是用针穿刺入关节，抽取关节液进行检查。穿刺过程中患者不要移动体位。

淋巴结穿刺与活检

淋巴结的检查方法有两种：一种是淋巴结穿刺，即用较大的注射针和20毫升注射器直接刺向淋巴结中心，负压吸取部分组织与细胞，做涂片检查。该方法简便，没有痛苦，患者不必顾虑。另一种是通过外科手术摘取完整的淋巴结，做病理切片检查。患者应懂得淋巴结穿刺不能代替淋巴结活检病理检查,因此,不可因穿刺方便而拒绝做活检病理检查。活检后患者应保持手术部位清洁,防止感染。

腰椎穿刺

行腰椎穿刺时,患者侧卧于硬板床上,头向胸部弯曲,背向后弓起,两膝向腹部屈曲,尽量使椎间隙增宽。局部消毒后,用针刺入第三、第四或者第四、第五腰椎棘突间的脊椎管中,接着测压并抽取脑脊液。在操作过程中,当针刺入骨质后,患者千万不要移动体位。穿刺结束后,用消毒纱布压迫片刻,以防出血。穿刺之前患者若有头痛、恶心、呕吐等,应告诉医生,暂停检查。穿刺过程中患者若有头痛或其他不适反应,应立即告诉医生。穿刺后去掉枕头平卧 4~6 小时。腰椎穿刺不会产生不良反应,患者不必顾虑。

肾穿刺

行肾穿刺时,患者取俯卧位,在 B 超导引下确定穿刺点,局部消毒,局部麻醉下进行穿刺。穿刺针进入肾盂后吸出一定量的尿液,再注入等量的造影剂。患者应转动身体使尿液与造影剂混合。摄片后抽出部分含尿液的造影剂,注入抗生素后拔针。

前列腺穿刺活检

近年来,老年男性中前列腺癌的患病检出率明显升高。诊断前列腺癌的主要检查手段包括直肠指检、血清前列腺特异性抗原(PSA)和前列腺穿刺活检。前列腺穿刺活检的病理诊断是目前诊断前列腺癌的金标准。经直肠超声引导前列腺穿刺活检可有两种途径,即经直肠途径和经会阴途径,虽然两种途径都是在经直肠超声引导下进行,但经会阴途径更具有优点,可以减少穿刺后发生感染,尤其是脓毒血症的发生。

穿刺前您需要进行以下准备:①穿刺当天晨起排净大便,必要时清洁灌肠以清除直肠内的粪便和气体,也可自行用甘油灌肠剂灌肠 2 次。②凝血时间和血常规检查。③穿刺前停用抗凝药物

（如,华法林、阿司匹林等）。④预防性口服抗生素及止血药,以减少穿刺并发症。⑤了解各种并发症及术后注意事项,以减轻心理负担。

穿刺后多饮水（8 小时内饮水 3 000 毫升左右）,注意休息,口服抗生素预防感染。注意观察术后反应,如有血尿、血精、便血等,应随时就诊,及时处理。

活组织检查

活组织检查是从身体上有病变的部位取下一小部分组织,然后做病理切片检查。根据病情需要选择不同的方法。有的只需在体表可扪及的肿块或病变组织切取活组织标本。有的经定位和导引后,用针穿刺取得组织标本。有的需要用膀胱镜、乙状结肠镜、纤维结肠镜、胃镜等内镜的组织钳咬取标本。

体腔穿刺液如胸水、腹水,经离心沉淀后取沉渣作病理涂片检查。手术切除的组织做病理细胞检查;有条件的医院可做冰冻切片细胞检查。需要做活组织检查的患者,若原本有出血倾向,应尽早告诉医生,检查后观察有无出血并保持伤口清洁。

纤维支气管镜检查

纤维支气管镜由导光玻璃纤维制成,纤细柔软、可弯曲,可伸入支气管。检查前 30 分钟,患者应用阿托品及镇静剂。检查时先对咽喉部和鼻腔、气管黏膜表面进行麻醉。患者坐着或躺着,经口或鼻腔将纤维支气管镜插入气管或支气管,直接观察支气管黏膜和管腔内的情况。发现有病变时做活检、刷检及冲洗物的细胞学或细菌学检查。

患者检查前 4~6 小时禁食,检查过程中要镇静,检查后休息半小时才能离开检查室,检查后 2 小时内不要进食,检查后若有咳嗽、咯血、发热应请医生对症处理,必要时用抗生素,若检查后患者心跳快、面色苍白、脉细、呼吸困难,应请医生治疗。

身体虚弱、心肺功能不全、严重心脏病、高血压、主动脉瘤压迫气管或食管的患者不能做此项检查,有麻醉药物过敏史的患者事先应告诉医生。

呼气流量峰值测定

检查时患者取坐位或直立位,将峰流速仪箭头拨至"0"位刻度,尽量深吸气后将峰流速仪含入口中,取水平位,用最大速度将肺内气体尽快呼出,观察并记录读数(升/分)。重复 3 次,取最大值。可于清晨(6 时)和傍晚(18 时)各测 1 次。呼气流量峰值昼夜波动率＝[(日内最高呼气流量峰值－日内最低呼气流量峰值)×2/(日内最高呼气流量峰值＋日内最低呼气流量峰值)]×100%,正常人波动率小于20%。

胸腔镜检查

胸腔镜检查是将胸腔镜置入胸腔,通过电视监视器观察胸腔内器官表面的病理变化,用活检钳采取活组织进行组织学诊断。

检查前应注意:①检查前禁食 8~12 小时,检查前 30 分钟注射镇静剂。②胸膜严重粘连、出凝血障碍、心肺功能严重损害者不宜接受胸腔镜检查。③检查后观察 12 小时,有无胸痛、心悸、气急、面色苍白等内出血现象。

腹腔镜检查

腹腔镜检查是将腹腔镜置入腹腔或盆腔,在腹腔镜的直接窥视下,观察腹腔或盆腔内器官表面的病理变化,也可在腹腔镜的直接窥视下采取活组织进行组织学诊断。

检查前应注意:①检查前禁食 8~12 小时,检查前 30 分钟注射镇静剂。②有黄疸或出血、凝血异常的患者,应在治疗正常后方可进行检查。③检查后观察 12 小时,有无腹痛、心悸、气急、面色苍白等内出血现象。

膀胱镜检查

膀胱镜检查是一种经尿道进入膀胱的内镜检查方法,是诊断膀胱、尿道内各种疾病的"金标准"。膀胱镜由金属套管和导光纤维组成,包括硬镜和软镜两种。其检查的主要目的是在直视下对膀胱和尿道腔内进行观察,并可通过活检获得疾病的组织病理学证据。也可以通过观察输尿管口喷尿的情况,观察上尿路血尿、乳糜尿的来源;通过输尿管逆行插管留取尿液做细胞学检查,或通过逆行造影诊断上尿路病变;还可以通过膀胱镜对某些膀胱尿道疾病进行简单的治疗。

医生将含有麻醉药的润滑油经尿道灌注入膀胱,然后将膀胱镜由尿道插入膀胱,进行检查。检查前患者应排空小便,以便于测定膀胱内的残余尿量;检查后尿道黏膜可能会有一定的擦伤,少量轻度的血尿和轻微尿痛比较常见,一般不需特殊处理,多饮水和短期预防性服用抗生素是必要的。如血尿明显、逐渐加重,伴有大量血块,甚至血块引起排尿困难,或者出现尿频、尿急、尿痛、发热,应及时就诊。

胸膜腔闭式引流术

在急性脓胸、气胸、血胸经胸腔穿刺抽液、抽气后症状仍不缓解的患者可采用胸膜腔闭式引流。引流管一端必须连接在水封瓶的长玻璃管上,长玻璃管浸入水面下 4~5 厘米。

患者须知:引流管不要受压扭曲,保持通畅;水封瓶必须低于穿刺部位,切不可超过穿刺部位;每日记录引流量及其性质。

冠状动脉造影术

患者出现下列情况需要做冠状动脉造影检查:①对药物治疗无效的心绞痛。②运动试验和(或)同位素心肌显像(SPECT)证实有严重心肌缺血。③在其他非心脏大手术前发现有心肌缺血。④心脏瓣膜置换术前,尤其是老年前期及老年人。⑤因心肌梗死所造成的室间隔穿孔修补术前。⑥室壁瘤伴发难治性心力衰竭或恶性心律失常而需行外科手术。⑦心脏骤停复苏后需明确病因。

冠心病患者在接受介入治疗之前,先要做冠状动脉造影检查。该检查是发现冠状动脉病变部位、狭窄严重程度及病变特点,并为冠状动脉再通术(介入治疗或搭桥手术)提供依据的一种导管检查技术,属介入性诊断技术,患者无需开刀,被称为冠心病诊断的"金标准",即最可靠的方法。

由于冠状动脉造影检查是一种微创性的检查技术,有一定的并发症发生,严重者可致心跳骤停,尤其是老年人发生率高,因此,必须严格遵守操作规范,尽量缩短造影时间,患者与医生之间必须密切配合。

检查前　①患者应详细如实地向医生告知以往所有病史,尤其是各种过敏史(包括药物、食物、荨麻疹、碘过敏等)、脑血管病史、下肢发作性疼痛史、间歇性跛行病史等。②医生会认真检查患者双侧股动脉、足背动脉、踝后动脉搏动的强弱和对称性,在术前明确该处动脉是否已出现狭窄与闭塞。③抽血检查患者肝功能、肾功能,测定出血与凝血时间、凝血酶原时间及电解质。④患者必须详细了解手术的过程及术中注意事项,解除顾虑,争取最佳的配合。⑤患者应训练在床上排尿、排便,若患者前列腺肥大及排尿困难,需在术前插导尿管。

检查中　患者切莫过度紧张,保持平稳心态,及时与医护人员沟通,有疼痛或任何不适应及时告知,但切勿随便动手以免影响消毒。

检查后　①患者应遵医嘱绝对卧床 24 小时,先平卧 6 小时,以后可以头略高或半卧位。②局部沙袋压迫 6 ~ 24 小时,以免局部出血。若患者大腿有热流潮湿感,应立即通知医生,自己应即刻将沙袋压紧。③患者应注意下肢有无疼痛、活动受限,以防局部栓塞的形成。④患者应注意有无剧烈胸痛、胸闷、心悸、心慌发生,以防急性心肌梗死或发生其他严重的并发症。⑤患者应按医嘱定时定量服药。

经皮腔内冠状动脉成形术

经皮腔内冠状动脉成形术简称 PTCA。此技术是冠心病的介入性治疗方法,无需开刀就能达到使狭窄的冠状动脉扩张的目的。与冠状动脉搭桥手术相比,它的创伤明显减小,费用也较低,容易被患者和家属接受。

手术方法　采用经皮股动脉穿刺或桡动脉穿刺的方法,在 X 线透视和压力监测下,在导引钢丝的导引下,把指引导管送达升主动脉根部,退出导引钢丝,同时静脉注射肝素。再把指引导管送达待扩张的冠状动脉口,确认压力无异常后,再行造影,确认病变的部位、狭窄的性质和程度。然后,将导引钢丝送入病变血管的最远端,沿导引钢丝将球囊导管送到欲扩张的病变处,根据病变的性质选择不同的压力进行扩张,扩张时间一般为30~120秒。每次扩张后要造影,了解扩张效果,最后判断是否需要放置支架。手术结束后,保留动脉鞘管(应内含肝素液),局部包扎。

适应证　①对药物治疗无效的不稳定型心绞痛,包括初发劳力型心绞痛、恶化劳力型心绞痛。②有严重、高危性冠状动脉病变,左心室功能相对良好。③已经做过搭桥术后再狭窄。④患者有冠状动脉病变,但因其他疾病而无法忍受开胸手术。

PTCA技术难度比冠状动脉造影术更高,其并发症和检查前的注意要点与冠状动脉造影术基本相似。

随着医学科学技术的发展,冠心病的介入治疗又有新的发展,如在扩张术后冠状动脉内金属支架安置术,以免扩张术后夹层造成冠状动脉堵塞。

并发症　①局部血管破裂、皮下血肿或大出血。②血管迷走反射造成低血压、严重心动过缓,甚至休克。③造影剂过敏出现过敏性休克,甚至心跳停搏。④严重心律失常,心跳骤停。⑤心肌梗死(包括气栓所致)、脑梗死及

外周动脉栓塞。⑥感染、心内膜炎。⑦严重者可并发多脏器功能衰竭。

为预防并发症,参加手术的心脏专科医生、护理人员、技术人员必须经严格规范培训,必须有高质量的技术设备(计算机化的录像电影摄制系统、齐全的能随时应对紧急状态的所有监护抢救设备)。术前、术中、术后严格按操作规范进行,加强监护。医患之间的沟通应加强,患者有任何不适应随时告知医生,一旦有可疑现象出现,立即停止手术,及时处理。在实践中,上述并发症发生率并不高,严重的更少。在导管操作过程中,患者一旦出现打哈欠,即是脑缺氧、低血压的信号,必须加强血压等的监测。

心脏起搏器安置术

适应证　患者有下列心律失常中的一项可考虑安置心脏起搏器:①患者有Ⅱ度Ⅱ型或Ⅲ度房室传导阻滞,并伴有缓慢心室率相关的症状,如头晕、胸闷、乏力、黑矇、昏厥等,有昏厥者必须紧急安置。②患者被诊断为病态窦房结综合征,尤其是快慢综合征,即

在缓慢心率的基础上伴快速房颤、短阵房性心动过速、室上性心动过速或频发多源、成对室性早搏，甚至短阵室性心动过速，治疗上存在严重矛盾。③患者交替性左右束支传导阻滞伴黑矇、昏厥，并伴有完全性房室传导阻滞。

起搏器种类　起搏器可分为临时起搏器与永久起搏器，在紧急抢救（如，急性心肌梗死抢救）或需做其他手术时，有上述心律失常者可安置临时起搏器，作为过渡。永久起搏器的安置手术就是将起搏导管（阴极）置入右心房或右心室，起搏器（阳极）通常安置在右侧或左侧锁骨下2指胸前区。

起搏器有许多种类，安置何种起搏器，由医生根据患者的病情及经济实力来决定。

术中并发症　术中可能出现的并发症：心律失常，严重的可发生室速、室颤、局部血管破裂出血、皮囊血肿、气胸、肺栓塞。

术后并发症　①导管脱位，术后患者应平卧3～7日，老年人更应注意。②皮囊血肿、继发感染，可进行引流和抗感染治疗，术后皮囊处压迫沙袋12～24小时，

以防血肿发生。③自身排异，造成皮囊局部液化继发感染，此时只能取出。④心律失常，出现房颤，用药物治疗。⑤老年患者由于平卧1周，易并发肺部感染、尿路感染及栓塞性疾病。⑥电池耗竭，起搏失灵。

注意事项　①术后平卧至少1周，以最大限度地避免导管脱位。②预防感染，应用抗生素1周。③术前训练在床上排尿、排便，以适应术后卧床的需要。④随身带好起搏器登记卡，以便意外时让医生了解起搏器的各项参数，明确起搏器功能是否失灵。⑤在机场等安全检查时要告知检查人员自己安置了起搏器。⑥安置永久起搏器的患者，应提醒医生在做其他手术时避免用电刀、电灼，以免干扰。⑦安置永久起搏器的患者应提醒医生不能进行磁共振成像（MRI）检查。

下列情况不应该用起搏治疗：房性早搏未下传所致的缓慢心室率，运动员窦性心动过缓，房颤伴长间隙而无头晕、黑矇、晕厥等症状，神经心源性晕厥（也称为血管迷走性晕厥）以低血压为特征，无心动过缓。

射频消融术

心脏电生理检查与射频消融技术均是在经皮穿刺心脏插管的基础上,进行更为复杂精细的高科技介入性诊断与治疗心律失常,尤其是快速型心律失常的方法。

各类发作性快速型心律失常患者,疑有显性旁道预激综合征或隐性旁道所造成的室上速、快速房颤而药物治疗无效,且生活及工作已受影响的患者,可考虑进行射频消融术。

射频消融术也会产生一些并发症,其并发症与冠状动脉造影术、经皮腔内冠状动脉成形术等基本相似。不同的是,因其在心内有多根电极,更易引起心律失常;由于应用高频电能心内消融,可能会发生心脏穿孔、心包压塞。

介入性诊断技术,必须要在有心胸外科的医院里才能开展,一旦有穿孔或其他意外发生,可立即可行急诊心脏修补术,以免发生意外。

纤维胃镜检查

内镜进入胃部直接观察胃部病理变化,也可采取活组织进行病理检查。

患者于检查前 1 日晚 10 时后禁食,于上午 8～10 时检查;若在下午进行检查,上午可饮些糖水,中午禁食。检查前 30 分钟,肌注阿托品;对精神紧张的患者肌注苯巴比妥或地西泮;有的患者可能要洗胃。检查后无不良反应的患者即可回家休息;而检查中有出血的患者应留医院观察。检查时患者不必紧张;急性咽喉炎患者应在治愈后进行;食管静脉曲张和食管受压的患者、高血压患者、心脏疾病患者应主动将病情告诉医生;检查后 2 小时内仍需禁食;检查后若患者发现消化道出血、上腹部疼痛应就地治疗。

乙状结肠镜、纤维结肠镜检查

检查前 3 日不吃蔬菜、水果等含较多膳食纤维的食物,检查当日最好空腹,可进食牛奶。检查前 1 日晚服番泻叶或甘露醇以清肠,同时多饮水,术前 1～2 小时用温水清洁灌肠。患者不必紧张,若无法控制可肌注地西泮。

遵医嘱,患者保持一定的体位。操作时或操作后若出现剧烈疼痛或出血应及时告诉医生。

肛门、直肠检查

患者在检查之前排清粪便,检查时张口呼吸。有肛裂的患者应告诉医生,不宜做此项检查。

灌肠检查

灌肠是将一定量的溶液或药液通过肛管或导管经肛门灌入肠道。目的是帮助患者排便或治疗肠道疾病。

患者取左侧卧位,双膝屈曲,露出肛门。灌液结束后,患者应忍受5~10分钟。灌肠分保留灌肠与不保留灌肠两种。若做保留灌肠,则事先要通便。有胃肠道出血、腹腔急性炎症的患者应尽早将病情告诉医生,禁忌做灌肠检查。

食管拉网细胞学检查

检查之前,患者必须禁食,将食管拉网管慢慢地吞下,在吞下50厘米时,医生向网囊内注入空气,并将拉网管慢慢拉出,同时用注射器调节网囊中的空气容量,使网囊既能拉动,又能与食管的黏膜接触,当拉网管通过食管的狭窄段后,放尽网囊中的空气,并迅速拉出拉网管,然后将网囊壁上的黏附物涂片、染色,放在显微镜下观察。

患者做检查时应注意:吞入拉网管要慢;如果有食管静脉曲张、急性咽喉炎、上消化道出血、心肺疾病以及妊娠者应主动告诉医生,不宜做检查。

胃肠减压

胃肠减压是将一根橡皮管插到患者的胃内,利用负压吸引将胃肠道内的液体和气体吸出,以降低胃肠道内的压力。

需注意:近期有上消化道出血、食管静脉曲张的患者应将其情况告诉医生;不能牵引胃管,防止胃管滑出。

封闭疗法

局部封闭就是在压痛点最明显的部位注入普鲁卡因,常用于软组织损伤与腱鞘炎;神经周围封闭就是将普鲁卡因注射到神经周围;颈封就是封闭颈部迷走交感神经;还有腰封和四肢封闭。

进行封闭之前,患者应做普鲁卡因过敏试验;封闭过程中,患者若发热、头晕、恶心应及时告诉医生;封闭后休息半小时。

冷　敷

促使毛细血管收缩,减轻局部充血,使体内热量散发,降低体温,抑制神经感觉功能,减轻疼痛。可用冰袋、冷毛巾放在所需处。对于高热的患者,可在额部放冷毛巾,也可用低于患者皮肤温度的温水(32~34℃)揉搓背部,在腋部、肘部、腘窝、腹股沟处反复揉搓,揉搓后用干毛巾擦干皮肤。

需注意:冷敷时间不宜过长;全身冷敷 1 小时后应测体温 1 次,若体温降到 39℃ 以下,停止冷敷;若发现皮肤颜色发紫,应停止冷敷;老弱年幼者不宜全身冷敷。

热　敷

可促进局部组织的血液循环,促使炎症消散,减轻局部肿痛。可用热水袋、热毛巾对有关部位热敷,也可采取热水坐浴的办法。

需注意:急腹痛诊断未明确前不要热敷;化脓性部位不宜热敷;内脏出血不宜热敷。

妇科检查

妇科检查又称盆腔检查,包括外阴、阴道、宫颈、宫体及两侧附件。

检查可能会引起患者不适、紧张或害怕,所以,检查者应关心体贴被检查的患者,以消除患者的顾虑,配合检查。检查室温度要适中,天冷时要保暖。检查前应排空小便,大便充盈者应在排便或灌肠后检查,否则影响妇科检查结果。每检查一人,都应更换臀部下面的垫单,以免交叉感染。

一般妇科检查时均取膀胱截石位。患者臀部置于检查床缘,两手自然平放身旁,使腹肌放松;检查者站在患者两腿之间,应告之患者可能带来的不适,检查时动作要轻柔。月经期应避免妇科检查,但若为异常出血须检查时,应先消毒外阴,并使用无菌手套及器械,以防感染。对无性生活史的患者禁做双合诊及阴道窥器检查,可将示指放入直肠内行直肠腹部扪诊,确有检查必要时需征得患者及家属同意后方可进行检查。

(刘建平　管　樑)